ELECTROFISIOLOGÍA DE LAS ARRITMIAS

2.ª edición

ELECTROFISIOLOGÍA DE LAS ARRITMIAS

2.ª edición

Reginald T. Ho, MD, FACC, FHRS

Professor of Medicine
Department of Cardiology
Electrophysiology Service
Thomas Jefferson University Hospital
Philadelphia, Pennsylvania

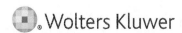. Wolters Kluwer

Philadelphia • Baltimore • New York • London
Buenos Aires • Hong Kong • Sydney • Tokyo

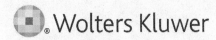

Av. Carrilet, 3, 9.ª planta, Edificio D - Ciutat de la Justícia
08902 L'Hospitalet de Llobregat, Barcelona (España)
Tel.: 93 344 47 18   Fax: 93 344 47 16   e-mail: consultas@wolterskluwer.com

Revisión científica
Carlos Roberto Gutiérrez González
Maestría en Ciencias, adscrito a la Unidad de Electrofisiología Cardíaca del Hospital General de México, México

Jorge Emilio Leal Cavazos
Cardiólogo clínico. Fellow de Electrofisiología Cardíaca del Hospital General de México, México

Traducción
Gustavo Arturo Mezzano
Médico Cirujano por la Universidad de Buenos Aires, Argentina

Pedro Sánchez Rojas
Médico Cirujano por la Universidad Nacional Autónoma de México, México

Armando Robles Hmilowicz
Editor y traductor profesional, Doctores de Palabras, México

Dirección editorial: Carlos Mendoza
Editora de desarrollo: María Teresa Zapata
Gerente de mercadotecnia: Pamela González
Cuidado de la edición: Doctores de Palabras
Adaptación de portada: Zasa Design
Impresión: Mercury Print Productions / Impreso en Estados Unidos

Se han adoptado las medidas oportunas para confirmar la exactitud de la información presentada y describir la práctica más aceptada. No obstante, los autores, los redactores y el editor no son responsables de los errores u omisiones del texto ni de las consecuencias que se deriven de la aplicación de la información que incluye, y no dan ninguna garantía, explícita o implícita, sobre la actualidad, integridad o exactitud del contenido de la publicación. Esta publicación contiene información general relacionada con tratamientos y asistencia médica que no debería utilizarse en pacientes individuales sin antes contar con el consejo de un profesional médico, ya que los tratamientos clínicos que se describen no pueden considerarse recomendaciones absolutas y universales.

El editor ha hecho todo lo posible para confirmar y respetar la procedencia del material que se reproduce en este libro y su copyright. En caso de error u omisión, se enmendará en cuanto sea posible. Algunos fármacos y productos sanitarios que se presentan en esta publicación solo tienen la aprobación de la Food and Drug Administration (FDA) para uso limitado al ámbito experimental. Compete al profesional sanitario averiguar la situación de cada fármaco o producto sanitario que pretenda utilizar en su práctica clínica, por lo que aconsejamos consultar con las autoridades sanitarias competentes.

Este libro está dedicado a mi familia, especialmente a mi mujer, Maromi, y a mis hijos, Ethan y Jeremy,
cuyo amor, paciencia y aliento han hecho posible este libro,
y a mis padres, que siempre han sido una fuente de amor e inspiración.

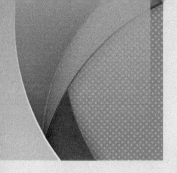

Prefacio

Desde el primer registro mediante cateterismo del haz de His humano en 1960 y de la ablación en 1981, la electrofisiología intracardíaca ha sido la piedra angular del diagnóstico y la ablación de las arritmias. La posibilidad de registrar la actividad eléctrica del corazón y observar su comportamiento ante la estimulación eléctrica ha permitido obtener valiosos conocimientos sobre los mecanismos y la patogenia de las arritmias. Al tratarse de un campo en el que la interpretación de los patrones de activación, las morfologías de los electrogramas y las respuestas a las maniobras de estimulación son esenciales, la electrofisiología se comprende mejor a través de la demostración que de la descripción. Por lo tanto, este libro se ha diseñado deliberadamente para permitir comprender el diagnóstico y la ablación de las arritmias mediante el uso de una colección completa de registros intracardíacos, mapas electroanatómicos codificados por colores e imágenes de fluoroscopia, ecocardiografía intracardíaca y tomografía computarizada/resonancia magnética cardíaca, que detallan la «vida» de cada arritmia en el laboratorio de electrofisiología: inicio, terminación, zonas de transición, maniobras de estimulación diagnóstica, presentaciones clásicas, manifestaciones únicas, técnicas de mapeo (cartografía) y criterios del sitio diana para lograr una ablación satisfactoria. Los registros se seleccionaron para hacer hincapié en la fisiología e ilustrar principios importantes. Los análisis breves pero prácticos explican sistemáticamente los criterios diagnósticos y de ablación, a la vez que proporcionan un marco conceptual que sitúa cada registro en su contexto. Se espera que, a través de esta biblioteca de registros de calidad, el lector no solo comprenda, sino que también disfrute de la electrofisiología de las arritmias.

Reginald T. Ho, MD, FACC, FHRS

Contenido

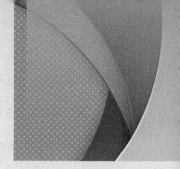

Prefacio   vi

1. Bradicardias   1

2. Mecanismos de la taquicardia   37

3. Ecocardiografía intracardíaca   51

4. Cateterismo transeptal   61

5. Taquicardias de complejo estrecho   74

6. Taquicardias con RP largo   112

7. Taquicardia por reentrada del nodo auriculoventricular   134

8. Ablación de la taquicardia por reentrada del nodo auriculoventricular   180

9. Evaluación básica de las vías accesorias   195

10. Taquicardia por reentrada auriculoventricular ortodrómica   218

11. Tipos inusuales de vías accesorias   250

12. Ablación de las vías accesorias   275

13. Taquicardia auricular   300

14. Aleteo auricular   323

15. Fibrilación auricular   351

16. Modificación/ablación del nodo sinusal y de la unión auriculoventricular   379

17. Taquicardias de complejo ancho   393

18. Taquicardias preexcitadas   413

19. Taquicardia y fibrilación ventriculares idiopáticas   434

20. Ablación de la taquicardia ventricular cicatricial   472

21. Taquicardia ventricular por reentrada rama-rama   507

22. Fenómenos electrofisiológicos inusuales   521

Índice alfabético de materias   541

Bradicardias

Introducción

El estudio electrofisiológico (EF) proporciona un método para evaluar la función del nodo sinoauricular (NSA) y la integridad del eje nodo auriculoventricular (NAV)/His-Purkinje.

El objetivo de este capítulo es:

1. Analizar las técnicas EF para evaluar la función del NSA, el NAV y el sistema His-Purkinje.
2. Localizar el sitio de un posible bloqueo auriculoventricular (AV) mediante un electrocardiograma (ECG) de 12 derivaciones y registros del haz de His.
3. Diferenciar el bloqueo infrahisiano fisiológico del patológico inducido por estimulación.
4. Reconocer manifestaciones inusuales del bloqueo AV en el sistema His-Purkinje.

FUNCIÓN DEL NODO SINUSAL

El NSA, una estructura subepicárdica en forma de media luna situada a lo largo del surco terminal lateral en la unión de la aurícula derecha y la vena cava superior, es el sitio de formación del impulso en el corazón y está densamente inervada por fibras nerviosas colinérgicas y adrenérgicas. La zona perinodal que rodea el NSA conecta las células del nodo sinusal con las de la aurícula derecha. La función del nodo sinusal es una interacción de tres variables: *1)* automatismo del nodo sinusal, *2)* conducción perinodal y *3)* tono autonómico. Las pruebas EF del nodo sinusal incluyen la evaluación de su automaticidad (tiempos de recuperación del nodo sinusal [TRNS]), la conducción perinodal (tiempos de conducción sinoauricular [TCSA]) y el grado de control autonómico sobre el nodo sinusal (frecuencia cardíaca intrínseca [FCi] y masaje del seno carotídeo [MSC]).

TIEMPO DE RECUPERACIÓN DEL NODO SINUSAL

Los TRNS miden la recuperación espontánea del nodo sinusal tras la supresión por sobreestimulación. Se administra una estimulación rápida desde la aurícula derecha alta (ADA) cerca del NSA a diferentes longitudes del ciclo (LC) (p. ej., 600 ms, 500 ms y 400 ms) durante 30 s. En cada LC de estimulación, se mide el intervalo de recuperación o TRNS no corregido (intervalo desde el último ciclo de estimulación hasta el primer electrograma sinusal espontáneo en el catéter de la ADA) (normal: < 1400 ms).[1] El TRNS no corregido es una función de: *1)* la conducción perinodal retrógrada, *2)* la automaticidad del nodo sinusal (y, por lo tanto, la LC sinusal) y *3)* la conducción perinodal anterógrada. El TRNS corregido tiene en cuenta la LC sinusal restándola del intervalo de recuperación (TRNS corregido = intervalo de recuperación – LC sinusal; normal: < 550 ms).[1] La LC de estimulación y el TRNS muestran una relación inversa hasta un punto en el que las LC de estimulación más cortas provocan un acortamiento paradójico del TRNS debido al bloqueo de entrada inducido por la estimulación en la zona perinodal. La *LC de estimulación pico* es la LC de estimulación más corta que da lugar a un TRNS más largo y se extiende más en los pacientes con disfunción del NSA. Las *pausas secundarias* tras la finalización de la estimulación son intervalos sinusales más largos que el TRNS.[2] El *tiempo de recuperación total* es el tiempo necesario tras la estimulación para que la frecuencia sinusal vuelva al valor basal (normal: < 5 s o 4-6 latidos). Mientras que los TRNS anómalos son específicos de la disfunción del NSA, la penetración variable de los impulsos de estimulación en la zona perinodal afecta su sensibilidad. La atropina puede acortar los TRNS al mejorar la automaticidad del NSA o, paradójicamente, aumentar los TRNS al mejorar la conducción perinodal.[3] El equivalente clínico de los TRNS anómalos son las pausas posconversión prolongadas tras la terminación brusca de las taquiarritmias auriculares (fig. 1-1).

TIEMPO DE CONDUCCIÓN SINOAURICULAR

Los TCSA miden la conducción perinodal después de que el NSA ha sido restablecido (pero no suprimido) mediante estimulación.[4,5] Con el método Narula, la estimulación en ráfaga se administra ligeramente más rápido (≤ 10 lpm) que la frecuencia sinusal. Con la técnica de Strauss, los extraestímulos auriculares únicos exploran el ritmo sinusal durante la diástole. Los extraestímulos se clasifican en 1 de 4 zonas: *1)* colisión (compensación), *2)* reinicio, *3)* interpolación y *4)* reentrada, pero solo se analizan los extraestímulos que caen en la zona de reinicio. Con cualquiera de los dos métodos, se mide el intervalo de retorno (tiempo desde el último estímulo hasta el primer electrograma sinusal espontáneo en el catéter de ADA) y es la suma del tiempo de conducción retrógrada desde el sitio de estimulación hasta el NSA + la LC sinusal + el tiempo de conducción anterógrada desde el NSA hasta el sitio de estimulación. Suponiendo que los tiempos

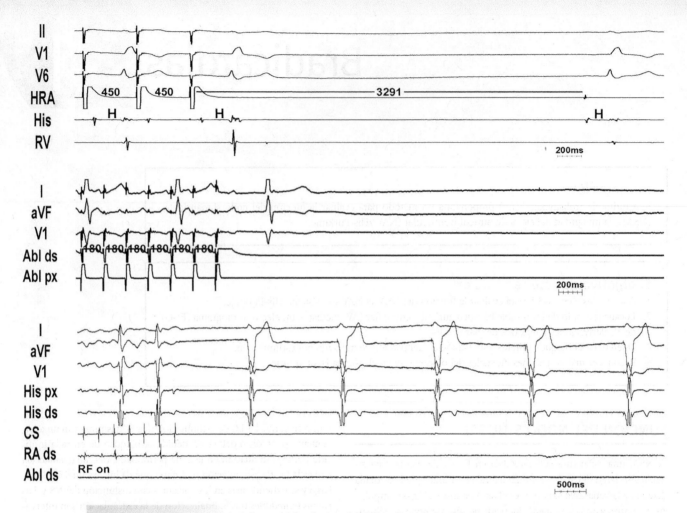

FIGURA 1-1 Manifestaciones de la disfunción del nodo sinusal. TRNS prolongado (*arriba*). Paro sinusal tras la interrupción del aleteo (*flutter*) auricular mediante estimulación rápida (*centro*) y ablación (Abl) por radiofrecuencia (*abajo*). CS: seno coronario; ds: distal; HRA: aurícula derecha alta; md: medio; px: proximal; RA: aurícula derecha; RV: ventrículo derecho.

de conducción hacia y desde el NSA son iguales, el TCSA = (intervalo de retorno − LC sinusal)/2 (normal: 45-125 ms).[1] La conducción perinodal deficiente o ausente causa un TCSA prolongado, cuyo equivalente clínico es el bloqueo de salida sinoauricular (fig. 1-2).

FRECUENCIA CARDÍACA INTRÍNSECA

La FCi es una medida de la automaticidad del nodo sinusal cuando carece de control autonómico. El bloqueo autonómico se consigue con propranolol (0.2 mg/kg a 1 mg/min) (bloqueo simpático) seguido 10 min más tarde de atropina (0.04 mg/kg durante 2 min) (bloqueo colinérgico).[6,7] Tras el bloqueo autonómico, se mide la frecuencia sinusal y se compara con la FCi prevista (FCi prevista = 118.1 − [0.57 × edad]).[8] La FCi inferior a la FCi prevista demuestra una enfermedad intrínseca del NSA. La FCi igual a la FCi prevista confirma la ausencia de enfermedad intrínseca del NSA e implica un tono autonómico exagerado por disfunción del NSA.

MASAJE DEL SENO CAROTÍDEO

La hipersensibilidad del seno carotídeo causa un exagerado reflejo autonómico en respuesta a la estimulación del barorreceptor del seno carotídeo (fig. 1-3).[9,10] Se asocia a edad avanzada y a cardiopatía or-

gánica. Una presión suave sobre el seno carotídeo (masajes, collarines rígidos, corbatas apretadas) desencadena la activación de los barorreceptores situados en el bulbo carotídeo. Las fibras nerviosas aferentes viajan desde los barorreceptores a través del nervio glosofaríngeo hasta el núcleo del tracto solitario (región bulbar vasodepresora del encéfalo). El ramo eferente del arco reflejo es el nervio vago, cuyas terminales inervan abundantemente el NSA y el NAV causando pausas sinusales o bloqueo AV. Las respuestas cardioinhibitorias y vasodepresoras se definen como asistolias ventriculares > 3 s y descensos > 50 mmHg en la presión arterial sistólica, respectivamente.[9,11] Dado que las fibras colinérgicas inervan tanto el NSA como el NAV, la combinación de enlentecimiento sinusal y prolongación del PR antes del bloqueo AV sugiere hipervagotonía (bloqueo AV vagotónico).

EJE NODO AV/HIS-PURKINJE

El intervalo PR del ECG de superficie es la suma de tres intervalos intracardíacos secuenciales: PA + AH + HV, cuyas anomalías pueden causar la prolongación del PR (bloqueo AV de primer grado). El intervalo PA (inicio de la onda P de superficie más temprana o activación auricular intracardíaca hasta el inicio del electrograma auricular en el catéter del haz de His) es el tiempo de conducción

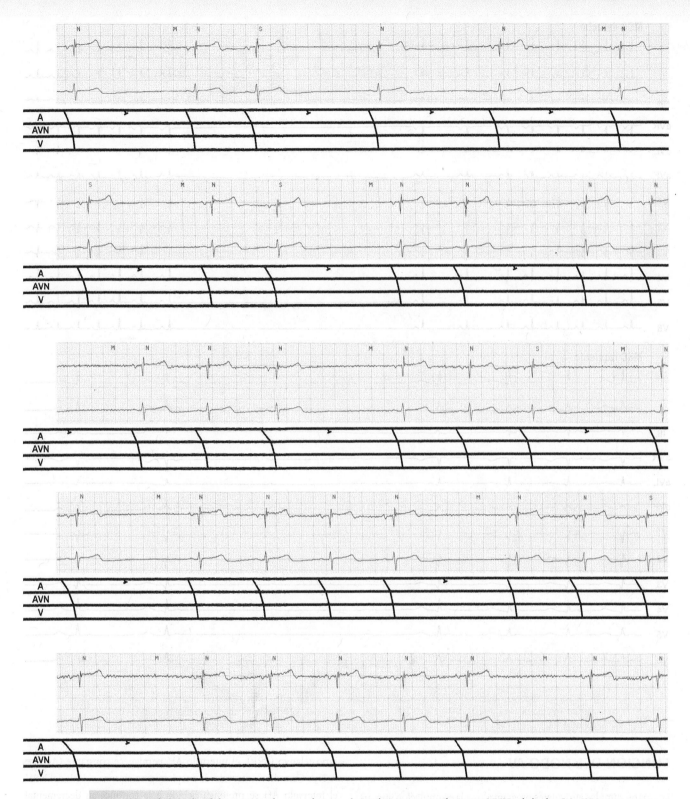

FIGURA 1-2 Bloqueo de salida sinoauricular con relaciones de conducción que oscilan entre 6:5 Wenckebach a 2:1. AVN: nodo auriculoventricular.

auricular derecha o internodal (NSA a NAV) (normal: 20-60 ms).[12] El intervalo AH (atrio-His) (inicio del electrograma auricular en el catéter del haz de His hasta el inicio del potencial del haz de His) refleja el tiempo de conducción a través del NAV (normal: > 50-120 ms). El intervalo HV (His-ventricular) (inicio del potencial del

haz de His hasta el [complejo QRS] de superficie o la activación ventricular intracardíaca más temprana) representa el tiempo de conducción a través del sistema His-Purkinje (normal: 35-55 ms).[12,13] La duración del electrograma del haz de His representa el tiempo de conducción en el haz de His (normal: 15-25 ms).

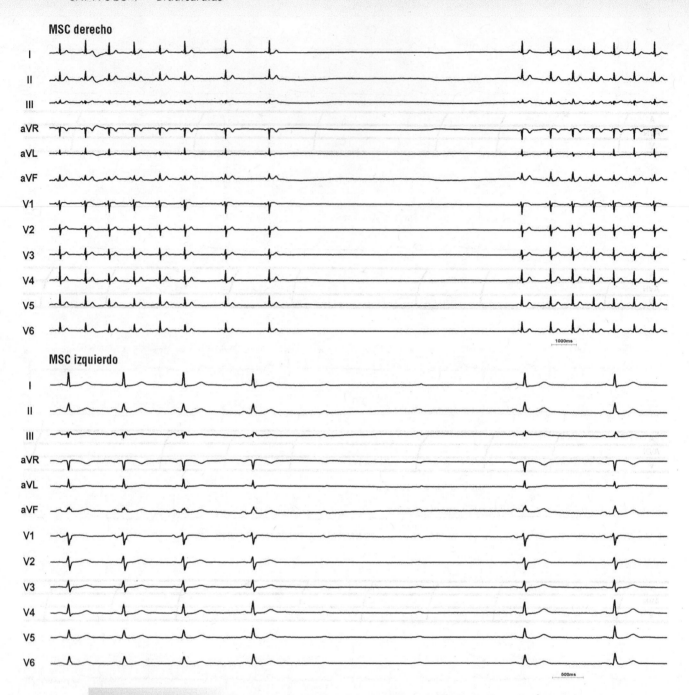

FIGURA 1-3 Hipersensibilidad del seno carotídeo. El masaje del seno carotídeo (MSC) derecho induce un enlentecimiento sinusal seguido de paro sinusal de 10.2 s. El MSC izquierdo desencadena un enlentecimiento sinusal seguido de bloqueo AV de 4.4 s.

FUNCIÓN DEL NODO AV

Los extraestímulos auriculares programados y la estimulación auricular decremental permiten evaluar los períodos refractarios anterógrados del NAV y las LC de Wenckebach, respectivamente.

PERÍODOS REFRACTARIOS DEL NODO AV

Durante la estimulación auricular programada, se administran extraestímulos únicos (A_2) con intervalos de acoplamiento progresivamente más cortos (10 ms) después de un tren de estimulación (A_1). En los intervalos de acoplamiento más allá del período refrac-

tario relativo (PRR), el intervalo AH permanece constante ($A_1H_1 = A_2H_2$). Cuando el intervalo de acoplamiento alcanza el PRR del NAV, el intervalo AH se prolonga debido a la conducción decremental sobre el NAV. El intervalo A_1A_2 más largo en causar $A_2H_2 > A_1H_1$ define el PRR del NAV. En un intervalo de acoplamiento críticamente corto, se alcanza el período refractario efectivo (PRE) del NAV y se bloquea la conducción en dicho nodo. El intervalo A_1A_2 más largo en causar el bloqueo en el NAV (A_2 sin H_2) define el PRE del NAV. El intervalo H_1H_2 más corto para un intervalo A_1A_2 determinado define el período refractario funcional (PRF) del NAV (las curvas de función del NAV grafican A_1A_2 frente a A_2H_2 o A_1A_2 frente a H_1H_2).

LONGITUD DEL CICLO DE WENCKEBACH

La estimulación auricular rápida con LC progresivamente más cortas causa una prolongación constante del intervalo AH debido a la conducción decremental del NAV. El punto en el que se produce el bloqueo en el NAV define su LC de Wenckebach.

FUNCIÓN HIS-PURKINJE

La estimulación auricular rápida pone a prueba la integridad del sistema His-Purkinje y su capacidad para mantener la conducción 1:1.

BLOQUEO FISIOLÓGICO FRENTE AL PATOLÓGICO

El bloqueo infrahisiano inducido por estimulación puede ser 1) fisiológico (funcional) o 2) patológico.[14] El bloqueo infrahisiano fisiológico inducido por estimulación es el resultado de la refractariedad funcional en el tejido de His-Purkinje sano, a menudo desencadenada por secuencias largas-cortas al inicio de la estimulación auricular rápida (PRE normal de His-Purkinje ≤ 450 ms) (fig. 1-4).[15] Dado que los períodos refractarios de His-Purkinje están directamente relacionados con la LC sinusal, la estimulación rápida de inicio abrupto durante frecuencias sinusales lentas facilita el bloqueo infrahisiano fisiológico. Por el contrario, el bloqueo intra- e infrahisiano patológico inducido por

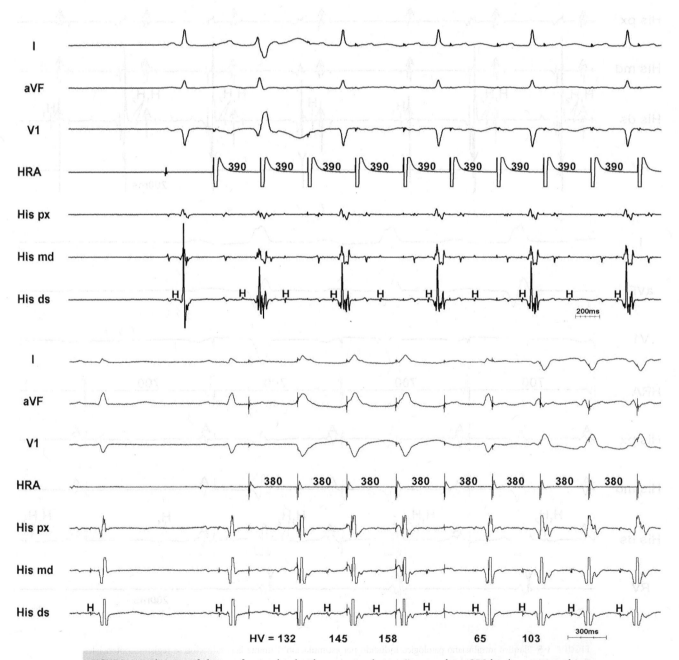

FIGURA 1-4 Bloqueo infrahisiano funcional inducido por estimulación. Los complejos QRS basales son normales. La estimulación auricular rápida de inicio abrupto expone al sistema His-Purkinje a secuencias largas-cortas que inducen aberrancia funcional, prolongación del HV y bloqueo AV infrahisiano. ds: distal; HRA: aurícula derecha alta; md: medio; px: proximal.

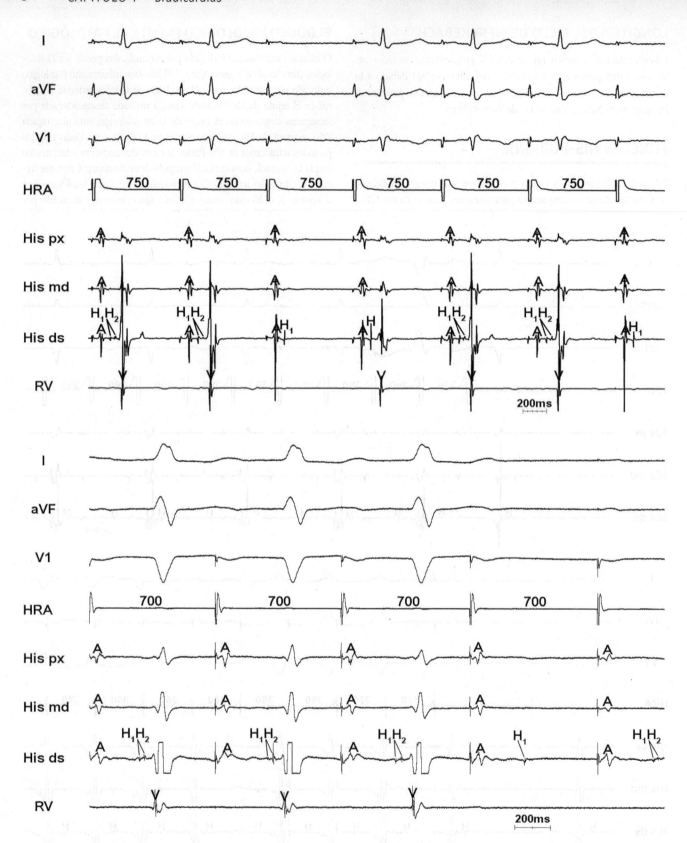

FIGURA 1-5 Bloqueo intrahisiano patológico inducido por estimulación. Durante la conducción se registran potenciales de haz de His fraccionado (H_1H_2). La estimulación auricular lenta induce un bloqueo dentro del haz de His. Obsérvese que, en el trazo superior, el electrograma del haz de His fraccionado se convierte en un gran potencial único tras la pausa debido a la recuperación de la conducción del haz de His. ds: distal; HRA: aurícula derecha alta; md: medio; px: proximal; RV: ventrículo derecho.

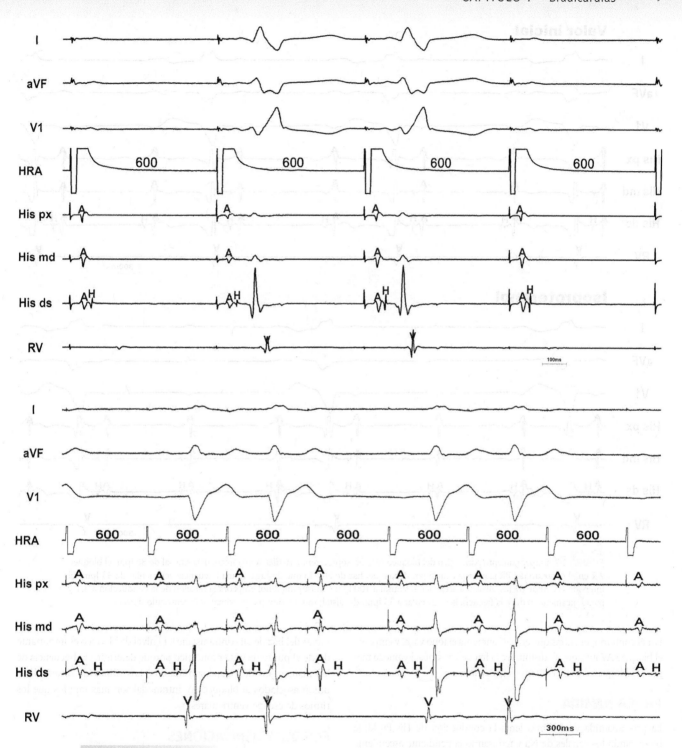

FIGURA 1-6 Bloqueo infrahisiano patológico inducido por estimulación. La estimulación auricular lenta induce un bloqueo por debajo del haz de His en el contexto de un bloqueo de rama derecha (*arriba*) y de un bloqueo de rama izquierda (*abajo*). ds: distal; HRA: aurícula derecha alta; md: medio; px: proximal; RV: ventrículo derecho.

estimulación es el resultado de una refractariedad anómala en el tejido de His-Purkinje enfermo y se observa durante LC de estimulación incrementales o más largas (> 450 ms) (figs. 1-5 y 1-6).[15]

ATROPINA O ISOPROTERENOL

La inervación adrenérgica y colinérgica del NAV, pero no del sistema His-Purkinje, permite la manipulación autonómica del sistema de con-

ducción para identificar el sitio del bloqueo. El NAV protege al sistema His-Purkinje de frecuencias auriculares rápidas, y la evaluación de la función de este sistema está limitada por el PRF del NAV. El acortamiento de la refractariedad del NAV mediante atropina o isoproterenol permite que más estímulos auriculares lleguen al sistema His-Purkinje. Mientras que estos fármacos mejoran el bloqueo AV intranodal, paradójicamente, empeoran el bloqueo AV en el sistema His-Purkinje (fig. 1-7).[16]

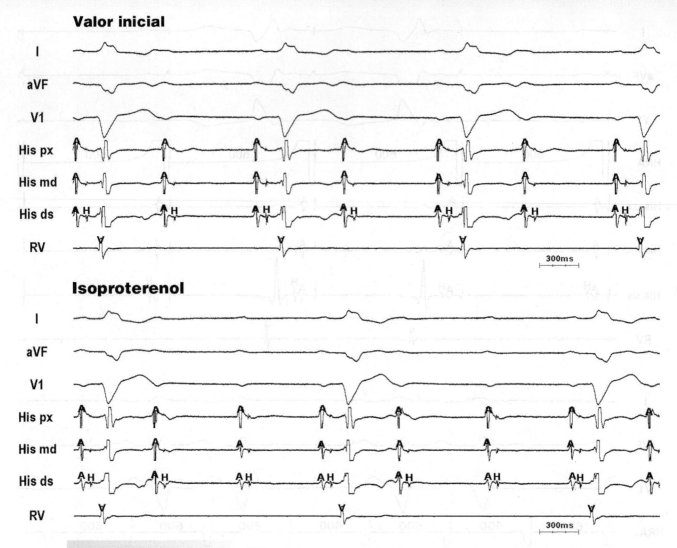

FIGURA 1-7 Empeoramiento paradójico del bloqueo AV por isoproterenol. *Arriba*: a una frecuencia sinusal de 86 lpm, el bloqueo 2:1 en el contexto del BR izquierda ocurre por debajo del haz de His, lo que da lugar a una frecuencia ventricular de 43 lpm. El intervalo HV mide 81 ms. *Abajo*: la aceleración sinusal a 100 lpm con isoproterenol empeora la relación de la conducción a 3:1 y paradójicamente reduce la frecuencia ventricular a 33 lpm. ds: distal; md: medio; px: proximal; RV: ventrículo derecho.

Por el contrario, mientras que el MSC aumenta el tono vagal y empeora el bloqueo AV intranodal, disminuye la frecuencia sinusal y puede mejorar el bloqueo AV en el sistema His-Purkinje.

PROCAINAMIDA

La procainamida vuelve más lenta la conducción de His-Purkinje bloqueando los canales de Na y retrasando la pendiente ascendente (fase 0) de su potencial de acción. Por lo tanto, puede ser una prueba de provocación de la función His-Purkinje.[17] Mientras que la procainamida suele aumentar el intervalo HV en un 15-20%, las siguientes respuestas son anómalas: 1) aumento de HV en un 100%, 2) HV > 100 ms, 3) bloqueo infrahisiano espontáneo de segundo y tercer grado y 4) bloqueo infrahisiano patológico inducido por estimulación no observado en la situación basal.[15]

LOCALIZACIÓN DEL SITIO DEL BLOQUEO AV

El bloqueo AV puede producirse en uno de los tres sitios a lo largo del eje NAV/His-Purkinje: NAV (intranodal), haz de His (intrahisiano) y ramas del haz de His (infrahisiano). El nivel de bloqueo es importante desde el punto de vista pronóstico porque determina la frecuencia de los marcapasos de escape subsidiarios. Los ritmos de escape de la unión asociados al bloqueo AV intranodal son más rápidos que los ritmos de escape ventriculares.

ECG DE 12 DERIVACIONES

Los datos del ECG que proporcionan una presunta localización del sitio del bloqueo AV incluyen 1) el intervalo PR, 2) la duración del QRS, 3) el patrón del bloqueo AV y 4) la morfología de los complejos de escape. Durante el bloqueo AV, los intervalos PR conducidos largos (> 300 ms) y los complejos QRS estrechos sugieren un bloqueo a nivel del NAV, mientras que los intervalos PR normales o ligeramente prolongados con bloqueo de rama (BR) sugieren un bloqueo por debajo del haz de His. La presencia de intervalos PR normales o ligeramente prolongados y complejos QRS estrechos sugiere la posibilidad de un bloqueo dentro del haz de His (figs. 1-8 y 1-9). Los complejos QRS de escape idénticos al complejo QRS conducido se originan por encima de la bifurcación del haz de His y ubican el

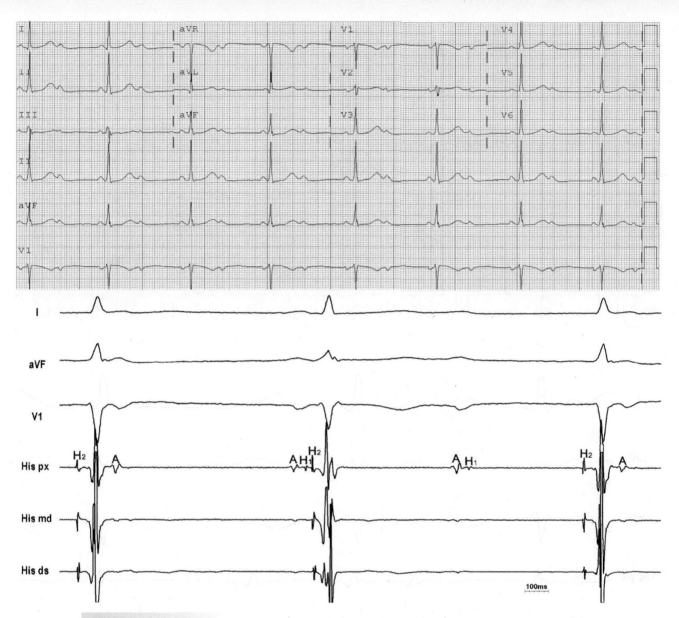

FIGURA 1-8 Bloqueo AV intrahisiano 2:1. Los intervalos PR conducidos son normales y los complejos QRS son estrechos, lo que sugiere bloqueo dentro del haz de His y se confirma mediante registros del haz de His: potenciales del haz de His fraccionados durante la conducción seguidos de bloqueo H_1 y H_2 que preceden a complejos de escape estrechos. Obsérvese que el latido sinusal tras los complejos de escape se bloquea en el NAV debido a la refractariedad funcional causada por la penetración retrógrada de los complejos de escape del haz de His distal en el NAV. Obsérvese también la ligera diferencia de morfología entre los complejos QRS conducidos y de escape. ds: distal; md: medio; px: proximal.

bloqueo en el NAV o en el haz de His. Mientras que el NAV muestra una conducción decremental, la conducción His-Purkinje es típicamente de «todo o nada». Por lo tanto, el bloqueo AV de segundo grado (Mobitz tipo I o Wenckebach) sugiere un bloqueo en el NAV, especialmente si la diferencia entre el primer y el último intervalo PR de una secuencia de Wenckebach es amplia y el complejo QRS es estrecho. Sin embargo, algunas veces el tejido de His-Purkinje enfermo puede mostrar una conducción decremental, pero el incremento del intervalo PR antes del bloqueo suele ser menor. Un patrón de Wenckebach con solo pequeños incrementos en el intervalo PR y un complejo QRS estrecho sugiere un Wenckebach intrahisiano (*véase* fig. 1-9). Un patrón de Wenckebach en el contexto del BR derecha, especialmente cuando la prolongación del intervalo PR se acompaña

de cambios en la morfología del QRS, indica un Wenckebach infrahisiano porque la conducción de la rama del haz de His contribuye a la formación tanto del intervalo PR como del complejo QRS (figs. 1-10 y 1-11). Por el contrario, el bloqueo AV de segundo grado (Mobitz tipo II) indica un bloqueo en el sistema His-Purkinje. Mientras que el bloqueo de Mobitz tipo II se produce típicamente en el contexto del BR derecha, la presencia de un complejo QRS estrecho indica bloqueo dentro del haz de His (*véase* fig. 1-9).

REGISTROS DEL HAZ DE HIS

La presencia de un electrograma del haz de His permite localizar el sitio del bloqueo AV.

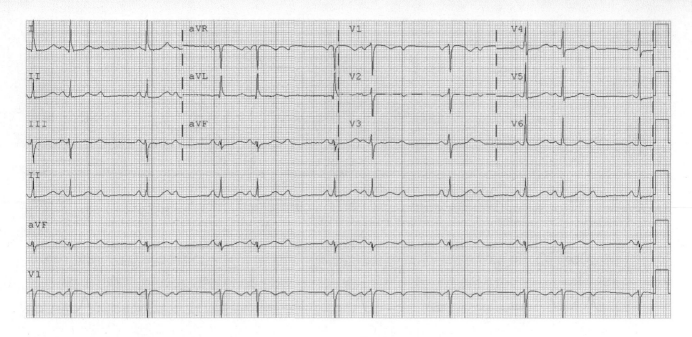

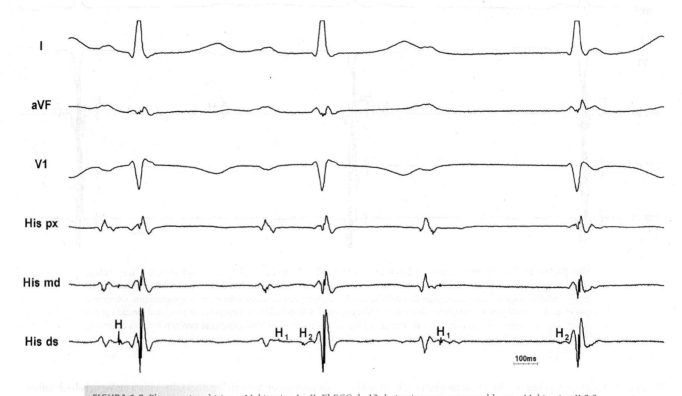

FIGURA 1-9 Bloqueos intrahisianos Mobitz tipo I y II. El ECG de 12 derivaciones muestra un bloqueo Mobitz tipo II 3:2 y un bloqueo AV 2:1 en el contexto de un PR normal y un complejo QRS estrecho. Los registros intracardíacos muestran un Wenckebach intrahisiano 3:2 (Mobitz tipo I). El potencial único del haz de His se divide ($H_1 H_2 = 93$ ms) durante la prolongación del PR seguido de un bloqueo de H_1. El H_2 precede al complejo de escape de la unión. Obsérvese que el desdoblamiento provoca una disminución del electrograma del haz de His debido a la conducción lenta. ds: distal; md: medio; px: proximal.

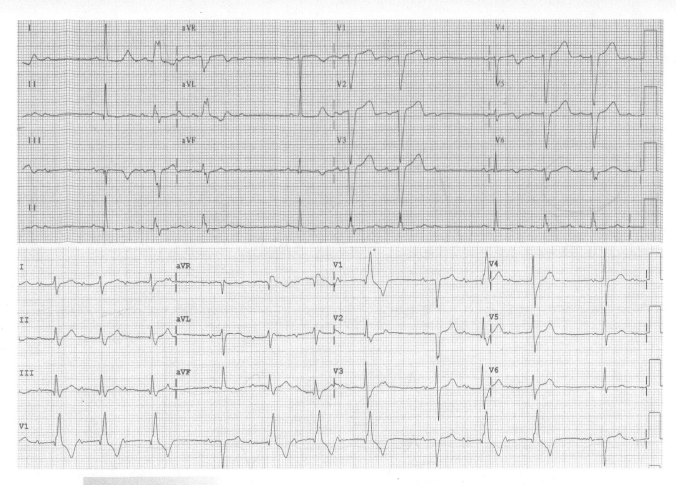

FIGURA 1-10 Patrón inusual de bloqueo AV infrahisiano Mobitz tipo I en el contexto de BR izquierda (*arriba*) y BR derecha (*abajo*). Tras el bloqueo AV, los intervalos PR se acortan y los complejos QRS se estrechan debido a la recuperación de la conducción His-Purkinje. Los intervalos PR posteriores se alargan y los complejos QRS son aberrados debido a la exposición del sistema His-Purkinje enfermo a una secuencia larga-corta hasta que se produce el bloqueo AV. El aumento del intervalo PR acompañado de un ensanchamiento del complejo QRS indica que el sitio del retraso y bloqueo de la conducción se encuentra por debajo del haz de His.

Bloqueo intranodal

El rasgo característico del bloqueo AV intranodal es la ausencia de activación del haz de His tras el bloqueo. El bloqueo AV de segundo grado Mobitz tipo 1 o Wenckebach muestra una prolongación progresiva de AH que precede al bloqueo, mientras que el bloqueo AV de tercer grado con ritmo de escape de la unión presenta un fallo completo de la conducción NAV con activación del haz de His relacionada con el ritmo de escape de la unión (fig. 1-12).

Bloqueo intrahisiano

El rasgo característico del bloqueo AV intrahisiano es un electrograma del haz de His fraccionado o dividido (H_1H_2) durante la conducción con un fallo de la conducción entre los dos potenciales del haz de His durante el bloqueo.[18-20] El bloqueo AV de segundo grado Mobitz tipo I o Wenckebach muestra una prolongación progresiva del intervalo H_1H_2 que precede al bloqueo, mientras que el bloqueo AV de segundo grado Mobitz tipo II se caracteriza por intervalos H_1H_2 fijos que preceden al bloqueo (fig. 1-13).[21] El bloqueo AV de tercer grado con ritmo de escape de la unión (haz de His distal) presenta un fallo completo de la conducción del haz de His, de modo que los dos potenciales del haz están disociados entre sí (H_1 vinculado con la aurícula y H_2 vinculado con el ritmo de escape) (fig. 1-14).

Bloqueo infrahisiano

El rasgo característico del bloqueo AV infrahisiano es la activación del haz de His sin conducción al ventrículo. El bloqueo AV de segundo grado Mobitz tipo I o Wenckebach muestra una prolongación progresiva de HV antes del bloqueo, mientras que el bloqueo AV de segundo grado Mobitz tipo II presenta intervalos de HV constantes antes del bloqueo (figs. 1-15 a 1-18). El bloqueo AV de tercer grado con ritmo de escape ventricular exhibe un fallo completo de la conducción por debajo del haz de His, de forma que el haz y el ventrículo están disociados entre sí, con el primero unido a la aurícula (figs. 1-19 a 1-21). En raras ocasiones, los complejos ventriculares pueden ser más estrechos que la conducción con BR si el complejo ventricular surge del tabique (*septum*), lo que da lugar a una afectación rápida del sistema His-Purkinje y a la activación simultánea de los ventrículos derecho e izquierdo (*véase* fig. 1-17).[22]

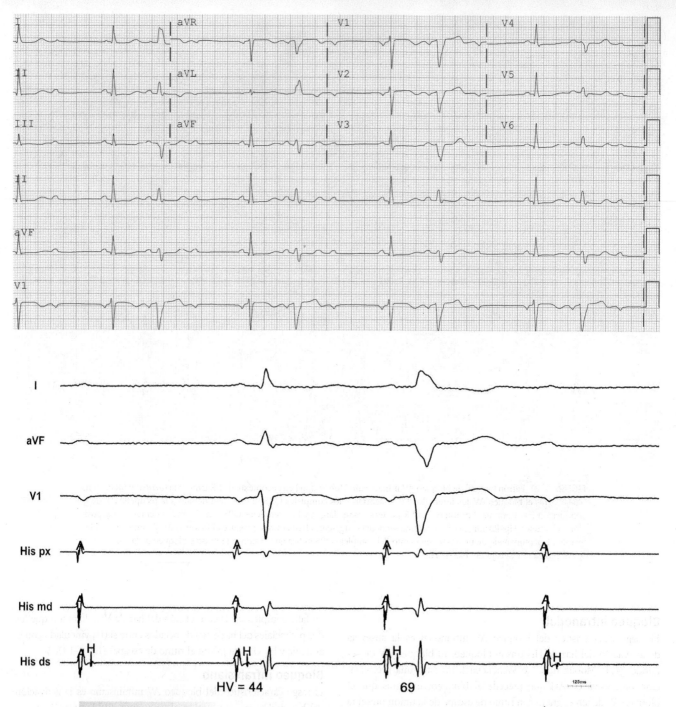

FIGURA 1-11 Patrón inusual de bloqueo AV infrahisiano Mobitz tipo I 3:2 en el contexto de un BR izquierda. Cada ciclo de Wenckebach inicia con un intervalo PR normal y un complejo QRS estrecho. La exposición del sistema His-Purkinje enfermo a una secuencia larga-corta de un bloqueo AV previo causa la prolongación del HV y BR izquierda hasta que se produce un bloqueo AV infrahisiano. La pausa permite la recuperación de la conducción His-Purkinje con la consiguiente normalización del intervalo PR y del complejo QRS. Un ligero aumento del intervalo PR acompañado de un ensanchamiento del complejo QRS implica al sistema His-Purkinje como lugar de retraso y bloqueo de la conducción. ds: distal; md: medio; px: proximal.

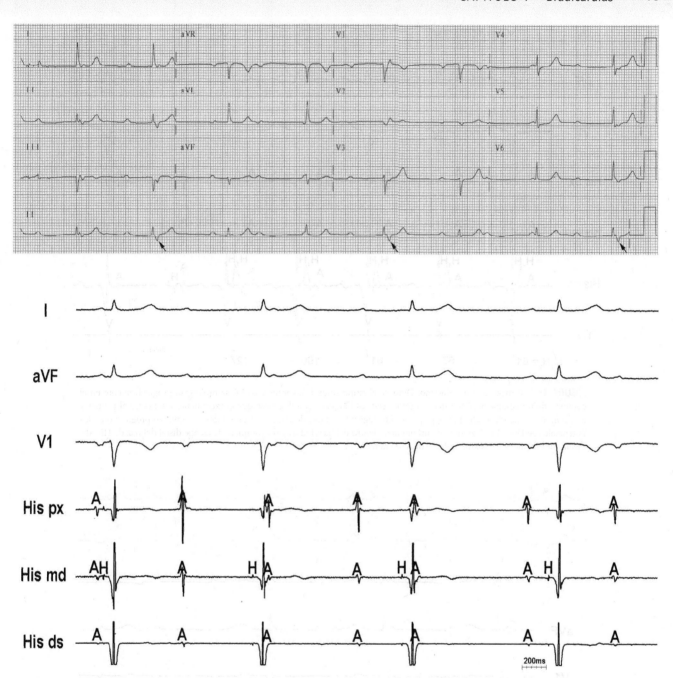

FIGURA 1-12 Bloqueo AV intranodal completo. El ritmo es sinusal con bloqueo AV completo y ritmo de escape de la unión. Los complejos de escape que caen en una ventana durante la diástole auricular tardía (cuando la aurícula y el NAV no son refractarios pero antes del siguiente latido sinusal) conducen retrógradamente sobre el NAV causando ondas P retrógradas (*flechas*). Los registros del haz de His muestran que el sitio del bloqueo está a nivel del NAV con potenciales del haz de His relacionados con complejos de escape (la conducción NAV retrógrada durante el bloqueo AV intranodal es infrecuente y resulta más habitual con el bloqueo de His-Purkinje; otra posibilidad es el bloqueo intrahisiano, pero sin que se aprecie un potencial del haz de His a continuación del electrograma auricular). ds: distal; md: medio; px: proximal.

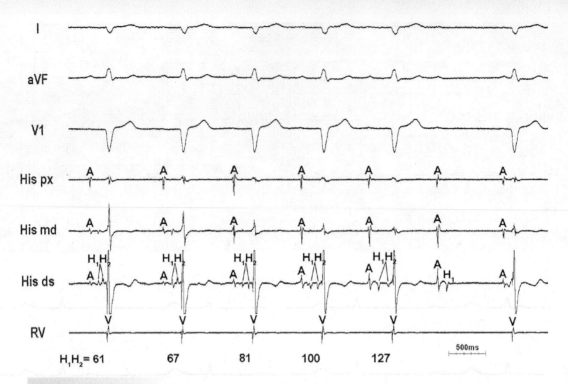

FIGURA 1-13 Wenckebach intrahisiano. Durante el ritmo sinusal, los intervalos PR se prolongan progresivamente en el contexto de un complejo QRS estrecho que precede al bloqueo AV. Obsérvese que el incremento total entre el primer y el último intervalo PR conducido es pequeño. Los registros del haz de His muestran un desdoblamiento progresivo de los potenciales de His (H_1H_2) seguido de un bloqueo dentro del haz de His y un complejo de escape distal del haz de His. ds: distal; md: medio; px: proximal; RV: ventrículo derecho.

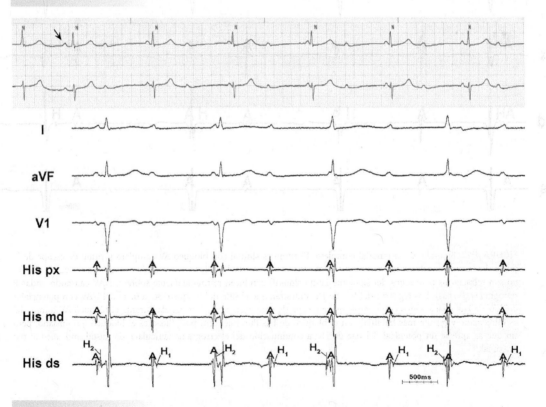

FIGURA 1-14 Bloqueo AV intrahisiano completo. La tira de telemetría (derivaciones II y V1) presenta un ritmo sinusal con bloqueo AV de tercer grado y un ritmo de escape de complejo QRS estrecho excepto por una única onda P (*flecha*) que conduce al ventrículo con un intervalo PR normal. Los registros del haz de His muestran que el sitio del bloqueo se encuentra dentro del haz de His con potenciales del haz fragmentados: H_1 unido a la aurícula y H_2 unido al ventrículo. ds: distal; md: medio; px: proximal.

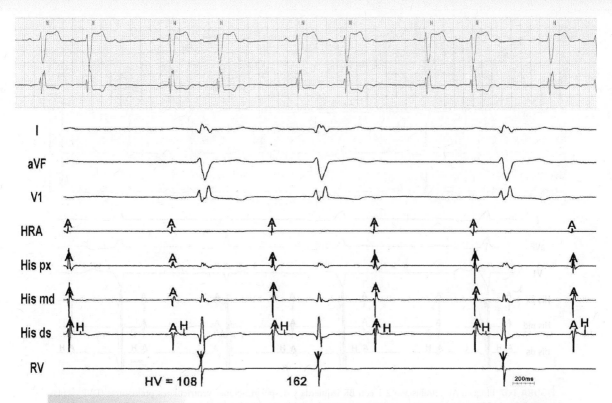

FIGURA 1-15 Wenckebach infrahisiano con BR derecha. La tira de telemetría (derivaciones II y V1) presenta un ritmo sinusal con bloqueo AV Mobitz tipo I (Wenckebach) en el contexto de un BR derecha/bloqueo fascicular anterior izquierdo (BFAI). Los registros de su haz muestran una marcada prolongación HV que precede al bloqueo infrahisiano. En el contexto de un BR derecha/BFAI, el Wenckebach se produce sobre el fascículo posterior izquierdo enfermo. RV: ventrículo derecho.

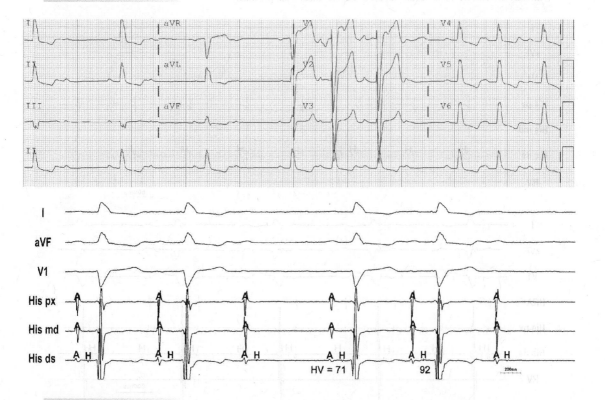

FIGURA 1-16 Wenckebach infrahisiano con BR izquierda. El ECG de 12 derivaciones muestra ritmo sinusal con bloqueo AV Mobitz tipo I (Wenckebach) en el contexto de un BR izquierda. Los registros del haz de His presentan una prolongación del intervalo HV que precede al bloqueo infrahisiano debido a la conducción de Wenckebach sobre el haz derecho. ds: distal; md: medio; px: proximal.

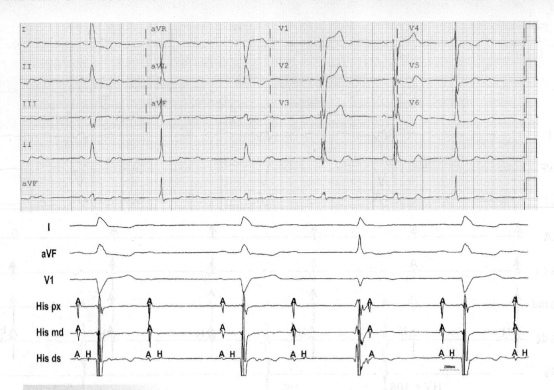

FIGURA 1-17 Bloqueo AV infrahisiano 2:1 con BR izquierda y despolarizaciones ventriculares prematuras (DVP) septales. El ECG de 12 derivaciones muestra un ritmo sinusal con bloqueo AV 2:1 en el contexto de un BR izquierda. En los registros del haz de His se observa un bloqueo por debajo del haz de His. Nótese que las DVP son paradójicamente más estrechas que los complejos QRS del BR izquierda porque surgen del tabique anterior (activación ventricular temprana en el canal del haz de His), lo que provoca una rápida penetración del sistema His-Purkinje y una activación simultánea del ventrículo derecho/ventrículo izquierdo. ds: distal; md: medio; px: proximal.

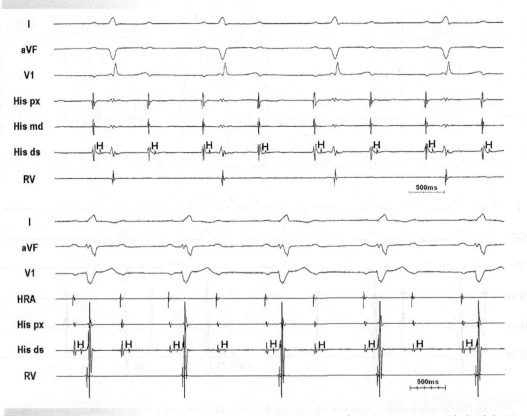

FIGURA 1-18 Bloqueo AV infrahisiano 2:1 en el contexto de BR derecha/bloqueo fascicular anterior izquierdo (*arriba*) y BR izquierda (*abajo*). El intervalo HV de los complejos QRS conducidos mide 125 y 75 ms, respectivamente. ds: distal; HRA: aurícula derecha alta; md: medio; px: proximal; RV: ventrículo derecho.

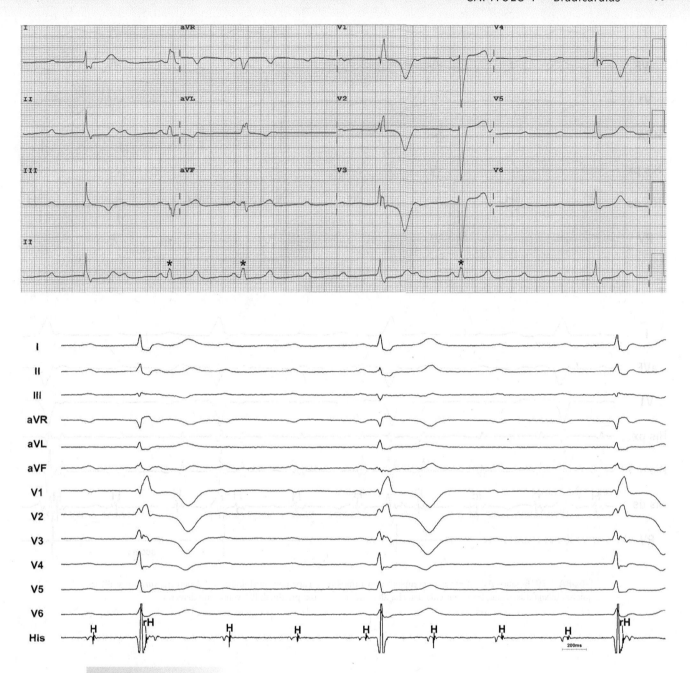

FIGURA 1-19 Bloqueo AV infrahisiano avanzado en el contexto de un BR izquierda. El ECG de 12 derivaciones muestra ritmo sinusal con bloqueo AV de alto grado y conducción AV intermitente con intervalo PR normal y BR izquierda (*asteriscos*). Los complejos de escape tienen morfología de BR derecha (origen ventricular izquierdo). Los registros del haz de His presentan un bloqueo por debajo del haz de His. Obsérvese que los complejos de escape ventriculares vienen seguidos de una activación retrógrada del haz de His (rH), lo que causa una refractariedad funcional en el NAV. Por lo tanto, las ondas P posteriores se bloquean en el NAV.

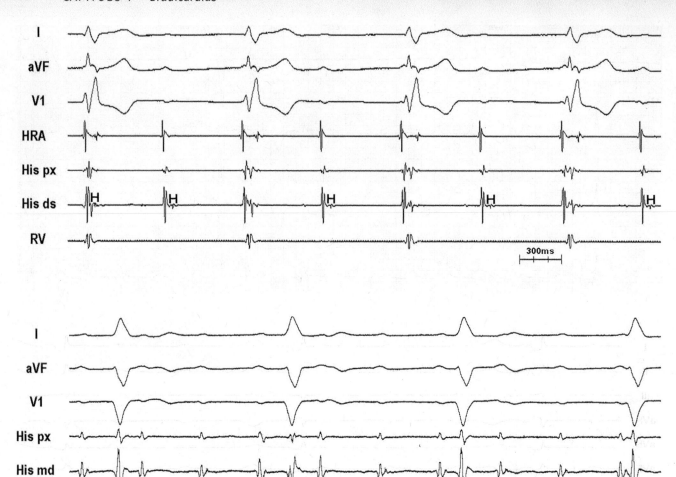

FIGURA 1-20 Bloqueo AV infrahisiano completo con ritmos de escape con morfología de BR derecha (*arriba*) y BR izquierda (*abajo*). ds: distal; HRA: aurícula derecha alta; md: medio; px: proximal; RV: ventrículo derecho.

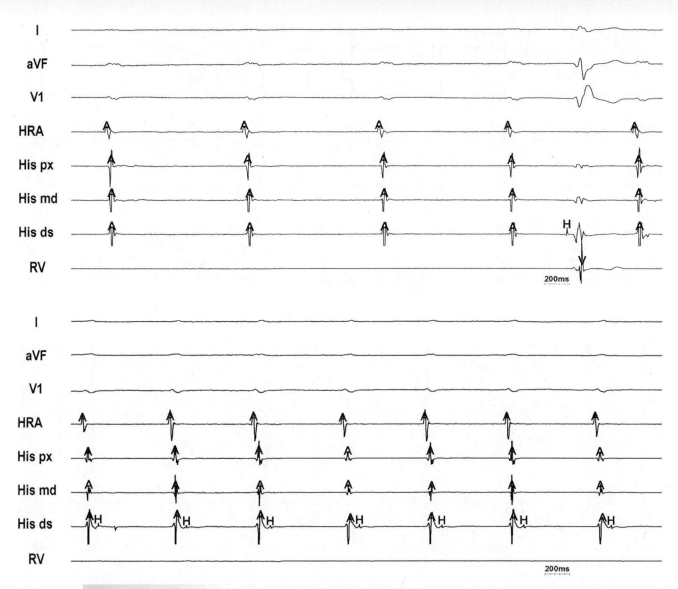

FIGURA 1-21 Asistolia debida a bloqueo AV intranodal (*arriba*) e infrahisiano (*abajo*). El único complejo QRS con BR derecha/bloqueo fascicular anterior izquierdo en el trazo superior es un complejo conducido precedido por un intervalo AH largo o un escape de la unión. ds: distal; HRA: aurícula derecha alta; md: medio; px: proximal; RV: ventrículo derecho.

FENÓMENOS ELECTROFISIOLÓGICOS INUSUALES

BLOQUEO AV PAROXÍSTICO

El bloqueo AV paroxístico (BAVP) es una forma brusca de bloqueo AV de alto grado que puede ser dependiente de bradicardia, dependiente de taquicardia o independiente de frecuencia.[23] El BAVP dependiente de bradicardia (o bloqueo AV de fase IV) es el resultado de extrasístoles diastólicas espontáneas en el tejido de His-Purkinje enfermo.[24-27] Clásicamente, se desencadena por impulsos prematuros o extrasístoles (p. ej., despolarizaciones auriculares prematuras [DAP], despolarizaciones ventriculares prematuras [DVP], despolarizaciones de la unión prematuras [DUP]) que se ocultan en el tejido de His-Purkinje enfermo exponiéndolo a un intervalo diastólico (pausa) más largo que la LC sinusal (figs. 1-22 a 1-25). También puede desencadenarse paradójicamente por el mal funcionamiento de un marcapasos (fig. 1-26).[28] La reanudación de la conducción suele manifestar

una relación temporal predecible con los complejos de escape resultantes de diversos mecanismos potenciales (sumatoria, supernormalidad, facilitación de Wedensky). El BAVP dependiente de taquicardia ocurre durante la aceleración de la frecuencia auricular causando una conducción oculta repetitiva en el tejido de His-Purkinje enfermo y exacerbada por la refractariedad pos-repolarización. La aceleración de la frecuencia sinusal y la ausencia de prolongación del PR que precede al bloqueo AV de alto grado diferencian el BAVP del bloqueo AV vagotónico. Algunos casos de BAVP aparecen espontáneamente sin cambios perceptibles en la frecuencia auricular (independientes de frecuencia).

BLOQUEO DE RAMA BILATERAL

Las manifestaciones ECG del BR bilateral incluyen *1*) bloqueo de rama derecha (BRD)/bloqueo de rama izquierda (BRI) alternantes, *2*) BRD con hemibloqueo alternante (bloqueo fascicular anterior izquierdo [BFAI]/bloqueo fascicular posterior izquierdo [BFPI]) y *3*) BR enmascarado (figs. 1-27 a 1-32).[29-33] Este último es un patrón

(*continúa en la p. 28*)

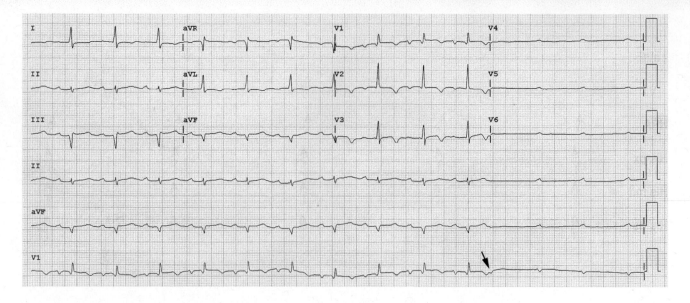

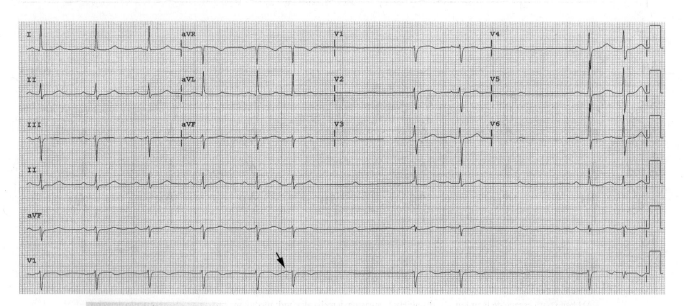

FIGURA 1-22 Bloqueo AV paroxístico desencadenado por complejos auriculares prematuros (*flechas*). Los intervalos PR están solo ligeramente prolongados y los complejos QRS son estrechos.

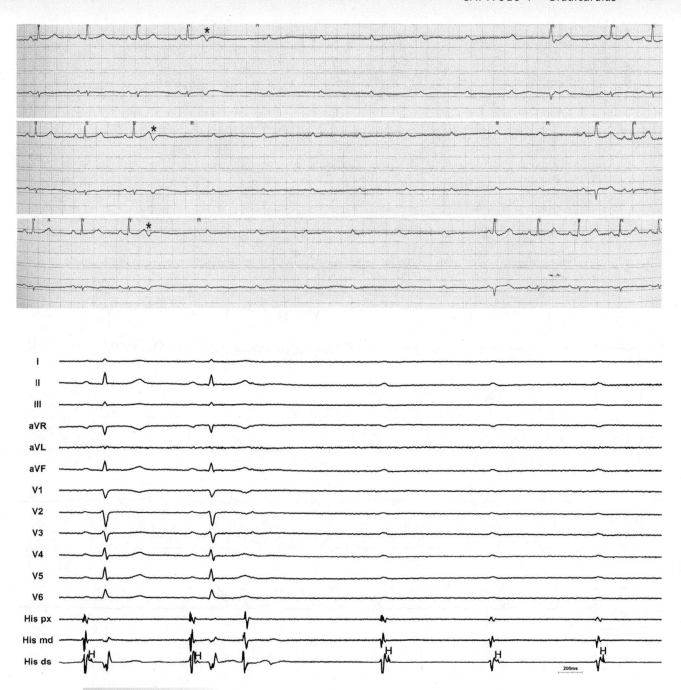

FIGURA 1-23 Bloqueo AV paroxístico desencadenado repetidamente por complejos auriculares prematuros (*asteriscos*). El bloqueo es subnodal: haz de His distal (más allá del sitio de registro del haz de His) o simultáneamente en ambas ramas del haz. ds: distal; md: medio; px: proximal.

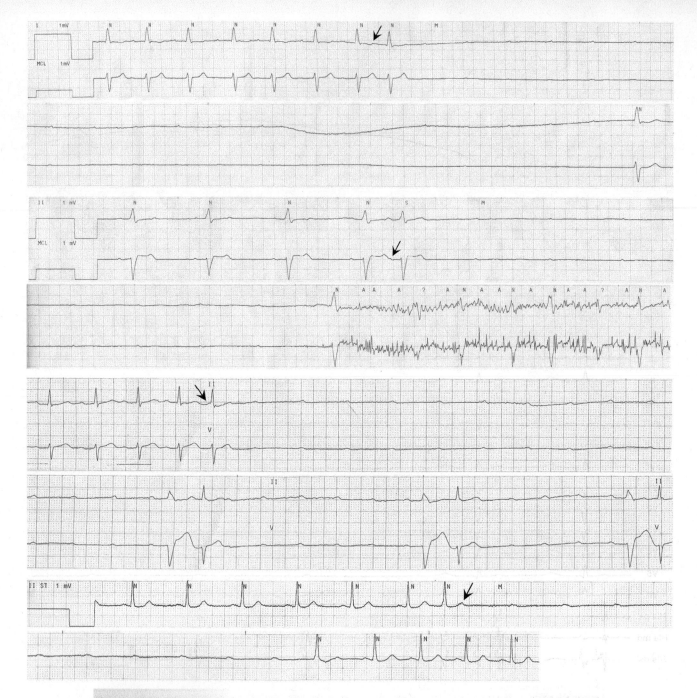

FIGURA 1-24 Bloqueo AV paroxístico desencadenado por despolarizaciones auriculares prematuras (DAP) (*primer y segundo paneles*) y despolarizaciones de la unión prematuras (DUP) (*tercer y cuarto paneles*). *Primer y segundo paneles*: las DAP (*flechas*) reajustan el tiempo sinusal causando una pausa no compensatoria y un bloqueo AV dependiente de bradicardia. Obsérvese el artefacto muscular durante el síncope convulsivo en el segundo episodio. *Tercer y cuarto paneles*: las DUP coinciden o preceden a los complejos sinusales (*flechas*) y no restablecen el tiempo sinusal, exponiendo al sistema His-Purkinje a una pausa compensatoria y produciendo un bloqueo AV dependiente de bradicardia. En el tercer episodio, el BR izquierda de fase IV acompaña a una reanudación intermitente de la conducción AV.

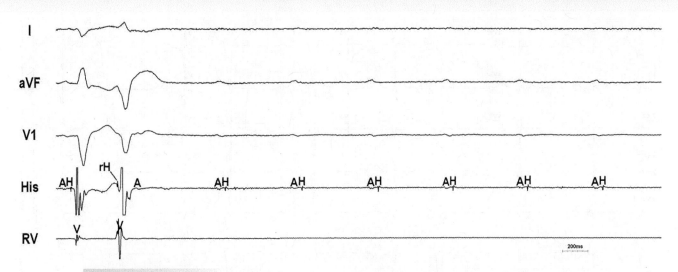

FIGURA 1-25 Bloqueo AV paroxístico desencadenado por una despolarización ventricular prematura (DVP). Durante el BR izquierda, una DVP espontánea procedente del ápice del ventrículo derecho activa retrógradamente el haz de His (rH), provocando un latido de bloqueo AV intranodal. La activación prematura del sistema His-Purkinje y la posterior exposición de la rama derecha a una pausa compensatoria inducen un bloqueo AV de fase IV de alto grado. RV: ventrículo derecho.

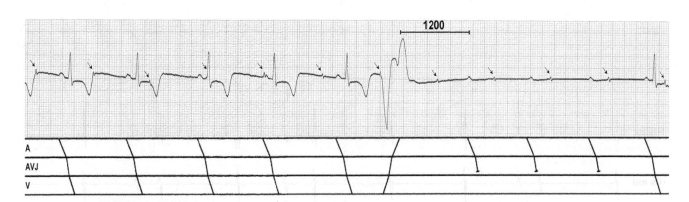

FIGURA 1-26 Bloqueo AV paroxístico desencadenado paradójicamente por un marcapasos. Los impulsos de estimulación (*flechas*) no logran detectar ni capturar el ventrículo, excepto un único impulso que se produce poco después de la onda T y cae en el período supernormal de excitabilidad ventricular. La captura ventricular prematura da lugar a una conducción retrógrada hacia la aurícula, exponiendo al sistema His-Purkinje a una pausa no compensatoria (1200 ms) y desencadenando un bloqueo AV de fase IV. AVJ: unión auriculoventricular.

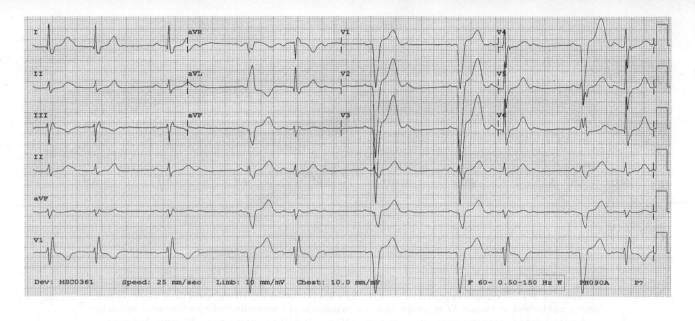

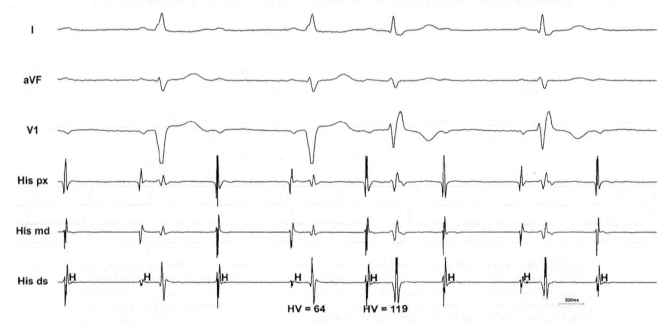

FIGURA 1-27 BR bilateral (BRD/BRI alternantes). El ECG de 12 derivaciones presenta ritmo sinusal con complejos QRS conducidos de BRD y BRI intercalados entre bloqueos AV. Los registros del haz de His muestran que los cambios en el intervalo PR (HV) acompañan a los cambios en el BR con bloqueo AV por debajo del haz de His. ds: distal; md: medio; px: proximal.

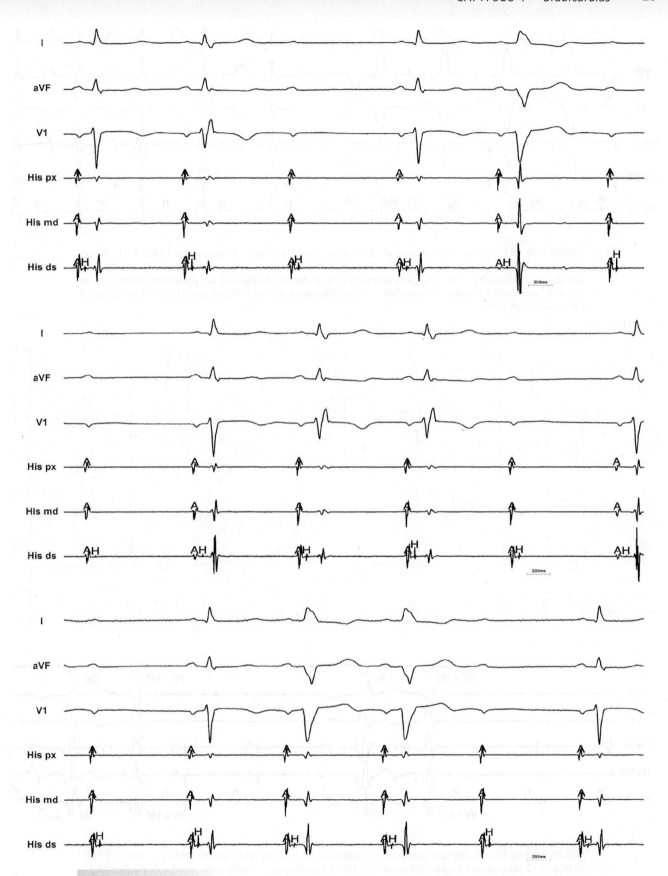

FIGURA 1-28 BR bilateral (BRD/BRI alternantes). Los episodios de bloqueo AV infrahisiano vienen seguidos de complejos QRS estrechos porque la pausa permite la recuperación de la conducción His-Purkinje. La exposición posterior del tejido de His-Purkinje enfermo a secuencias largas-cortas produce tanto BRD como BRI que preceden el bloqueo AV. ds: distal; md: medio; px: proximal.

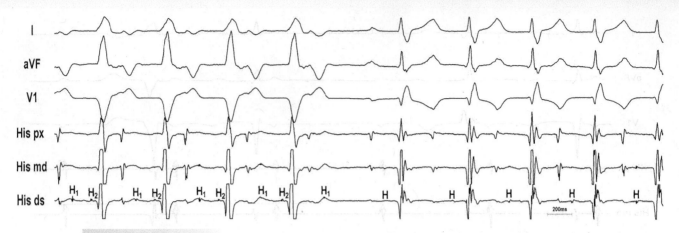

FIGURA 1-29 BR bilateral (BRD/BRI alternantes). En la mitad izquierda del trazo, los potenciales del haz de His fraccionado (H_1H_2: 142 ms) preceden a los complejos QRS del BRI. Un episodio único de bloqueo AV dentro del haz de His viene seguido de una pausa que permite la recuperación parcial de la conducción His-Purkinje. Los potenciales del haz de His individuales subsecuentes preceden a los complejos QRS con BRD tras un intervalo HV prolongado (HV: 134 ms). ds: distal; md: medio; px: proximal.

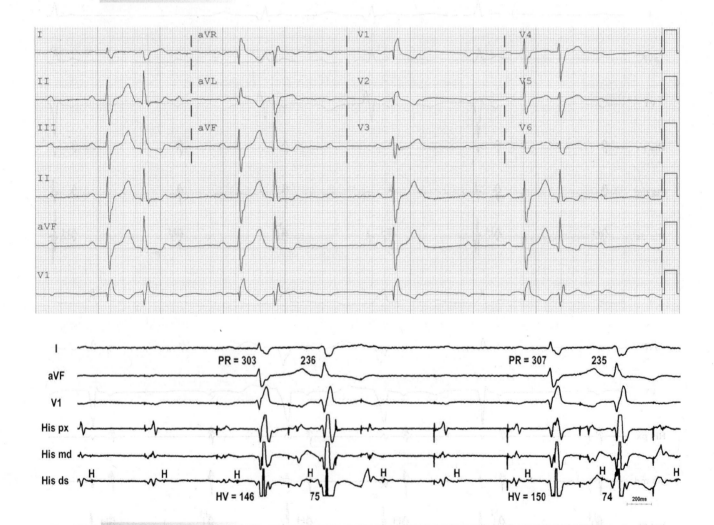

FIGURA 1-30 BR bilateral (BRD con alternancia del bloqueo fascicular izquierdo anterior [BFAI] y posterior [BFPI]). El ECG de 12 derivaciones muestra ritmo sinusal con BRD y hemibloqueo alternante entre períodos de bloqueo AV. Los registros del haz de His presentan un bloqueo por debajo del haz de His. El intervalo PR (y HV) de cada segundo complejo QRS conducido (BRD/BFPI) se acorta paradójicamente debido a la conducción durante el período supernormal del fascículo anterior izquierdo.

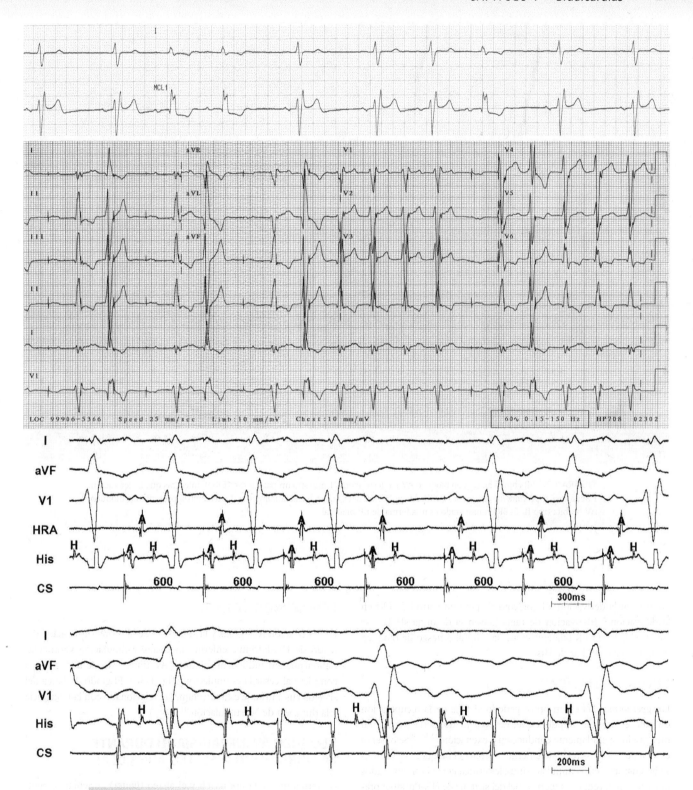

FIGURA 1-31 BR bilateral (BRD con alternancia BFAI/BFPI). Las tiras de telemetría (derivaciones I y V1) muestran arritmia sinusal con frecuencias más rápidas asociadas a intervalos PR más largos y BRD/BFAI y frecuencias más lentas asociadas a intervalos PR más cortos y BRD/BFPI. Tanto la estimulación auricular como el aleteo auricular llevan a un bloqueo AV infrahisiano patológico. Obsérvese que el cambio en el patrón del hemibloqueo causa un cambio en la morfología del BRD debido a la activación desde una parte diferente del ventrículo izquierdo. HRA: aurícula derecha alta; CS: seno coronario.

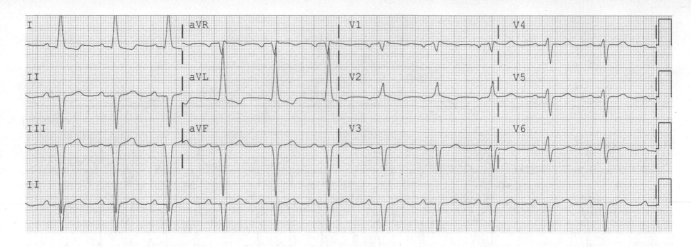

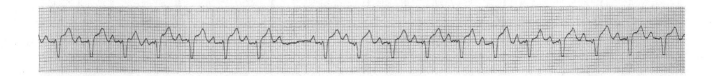

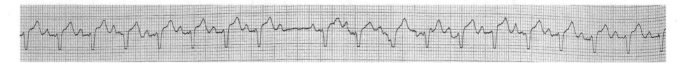

FIGURA 1-32 BR enmascarado con bloqueo AV. La derivación V1 muestra un patrón rSr' (BRD), mientras que la derivación I tiene una R prominente sin onda s (BRI). El eje frontal del QRS es hacia la izquierda. La telemetría presenta un bloqueo AV Mobitz tipo II. El BR enmascarado es una forma de BR bilateral.

de BRD en la derivación V1 (precordial) pero un patrón de BRI en la derivación I (derivación de rama [ausencia de onda s]) (*véase* fig. 1-32).[34,35] El BR bilateral se asocia a un alto riesgo de bloqueo AV por debajo del haz de His.

SUPERNORMALIDAD

La *supernormalidad* es un breve período al final de la recuperación durante el cual un impulso que, de otro modo, sería subumbral muestra inesperadamente conducción o excitación.[32,36-39] Se observa en el tejido de His-Purkinje enfermo durante el bloqueo AV infrahisiano cuando ciertos impulsos sinusales críticamente cronometrados que caen en la ventana supernormal del sistema de His-Purkinje presentan una conducción inesperada al ventrículo (fig. 1-33; *véanse* figs. 1-30 y 22-9). Explica las inusuales relaciones de conducción 3:2, 4:2 y 5:2 durante el bloqueo AV infrahisiano de alto grado (figs. 1-34 y 1-35).[40]

FENÓMENOS DE FATIGA

La penetración retrógrada y la supresión de la sobreestimulación del tejido de His-Purkinje enfermo mediante estimulación ventricular rápida pueden inducir un bloqueo AV transitorio de alto grado o completo al cesar la estimulación (fig. 1-36). El grado de fatiga del sistema His-Purkinje está directamente relacionado con la frecuencia y la duración de la estimulación.[41]

BLOQUEO AV INFRAHISIANO DURANTE LA FIBRILACIÓN O ALETEO AURICULAR

De forma típica, la fibrilación y el aleteo (*flutter*) auricular se ocultan de forma anterógrada en el NAV. En raras ocasiones, el bloqueo AV se produce por debajo del haz de His en el contexto de una enfermedad grave de His-Purkinje (figs. 1-37 y 1-38; *véanse también* figs. 1-31 y 22-5).

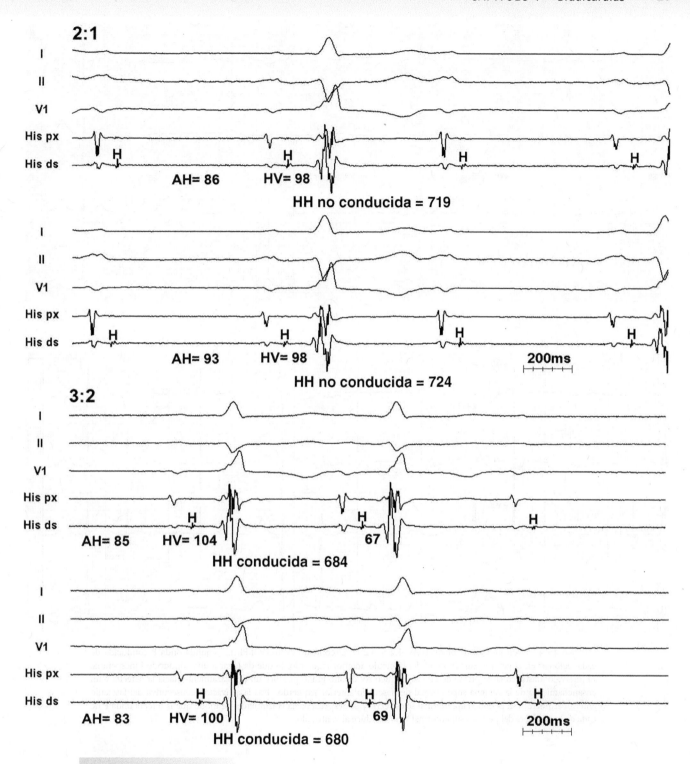

FIGURA 1-33 Bloqueo AV infrahisiano con supernormalidad. Una ligera aceleración de los ritmos sinusales produce la transición de una conducción 2:1 a una 3:2 en el contexto de un BRD/BFAI. Durante la conducción 3:2, la segunda onda P conducida cae en el período supernormal del fascículo posterior izquierdo (FPI). La conducción sobre el FPI no solo es «mejor de la esperada», sino también «más rápida de la esperada», lo que da lugar a un acortamiento paradójico del intervalo HV. La activación consecutiva del FPI estrecha y desplaza su período supernormal hacia la izquierda haciendo que la tercera onda P caiga fuera del período supernormal y no conduzca al ventrículo. AH: atrio-His; HH: haz de His; HV: His-ventrículo.

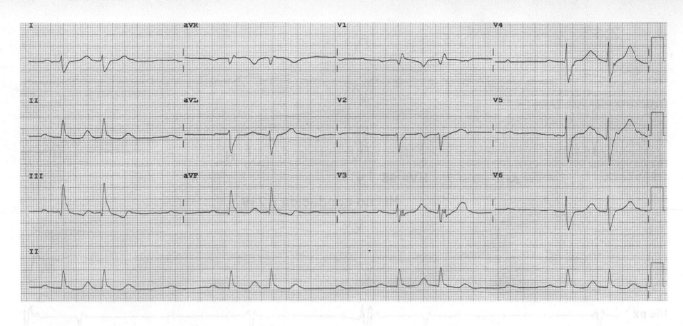

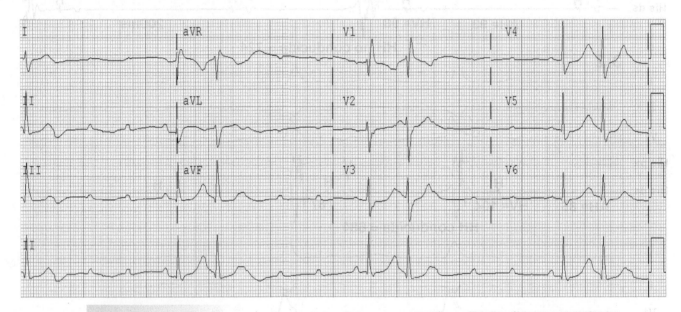

FIGURA 1-34 Patrón inusual de bloqueo AV 4:2 y 5:2 en el contexto de BRD/BFPI. La segunda onda P conducida de cada ciclo cae en el período supernormal del fascículo anterior izquierdo, lo que da lugar a una conducción inesperada. El intervalo diastólico largo previo debido al bloqueo AV de alto grado produce un desplazamiento hacia la derecha y un ensanchamiento de la ventana supernormal del fascículo anterior izquierdo. Tras la activación consecutiva del fascículo anterior izquierdo, su período supernormal se estrecha y se desplaza hacia la izquierda, de modo que la tercera onda P de cada ciclo cae fuera del período supernormal y no conduce al ventrículo.

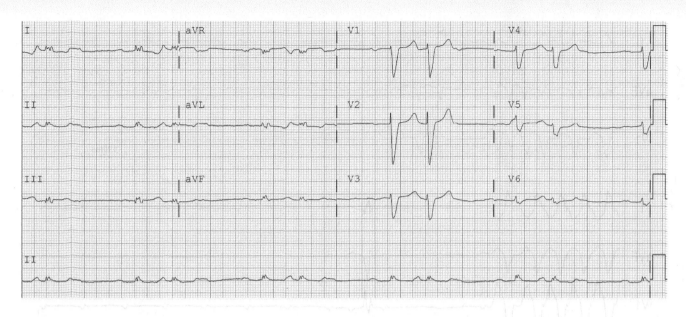

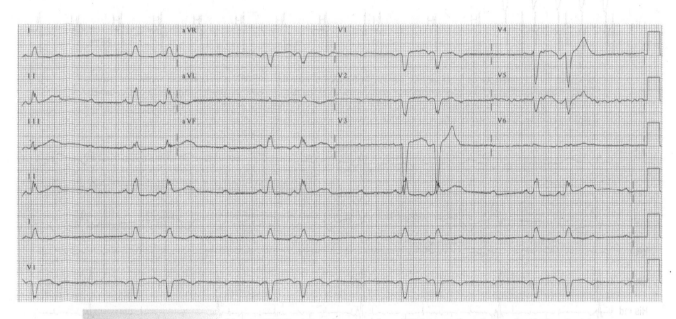

FIGURA 1-35 Patrón inusual de bloqueo AV 3:2 y 4:2 en el contexto de un BRI. La segunda onda P conducida de cada ciclo cae en el período supernormal de la rama derecha dando lugar a una conducción inesperada. El intervalo diastólico largo previo debido al bloqueo AV de alto grado produce un desplazamiento hacia la derecha y un ensanchamiento de la ventana supernormal de la rama derecha. Tras la activación consecutiva de la rama derecha, su período supernormal se estrecha y se desplaza hacia la izquierda, de modo que la tercera onda P de cada ciclo cae fuera del período supernormal y no conduce al ventrículo. Obsérvese que, en el ECG de *arriba*, el segundo intervalo PR es paradójicamente más corto que el primero, ya que la conducción supernormal sobre la rama derecha da origen no solo a una conducción «mejor de la esperada», sino también «más rápida de la esperada».

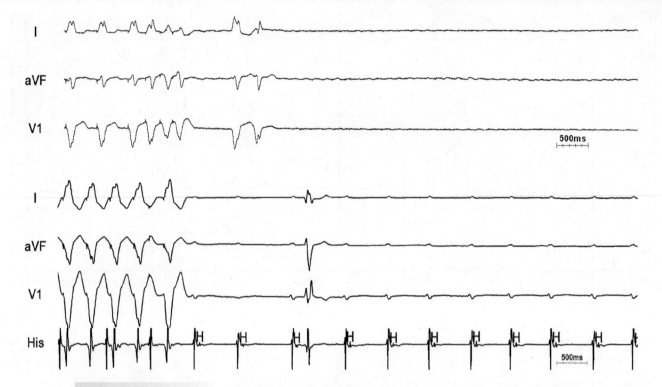

FIGURA 1-36 Fenómenos de fatiga. *Arriba*: durante la fibrilación auricular con BRI, la estimulación ventricular programada usando extraestímulos triples penetra retrógradamente en el haz derecho enfermo produciendo fatiga y asistolia ventricular. *Abajo*: durante el ritmo sinusal con BRD/BFAI, la estimulación ventricular programada con extraestímulos dobles penetra en el fascículo posterior izquierdo enfermo causando fatiga y bloqueo AV infrahisiano prolongado.

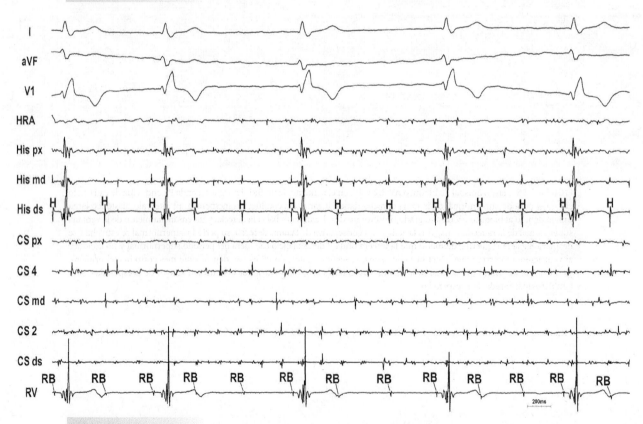

FIGURA 1-37 Fibrilación auricular con bloqueo infrahisiano en el contexto de BRD/BFAI. CS: seno coronario; ds: distal; HRA: aurícula derecha alta; md: medio; px: proximal. RB: bloqueo derecho; RV: ventrículo derecho.

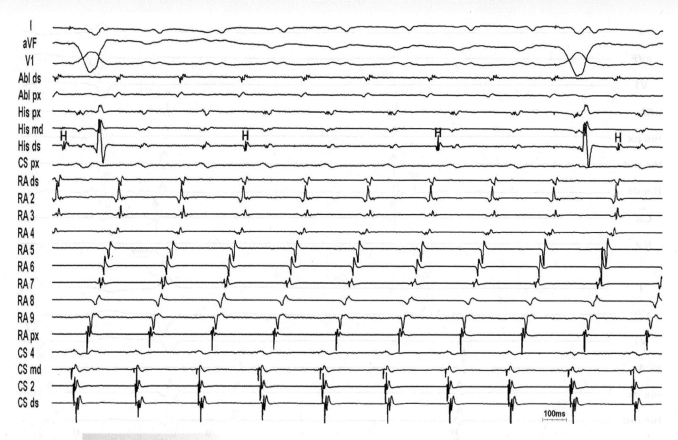

FIGURA 1-38 Aleteo auricular dependiente del istmo cavotricuspídeo en sentido antihorario con bloqueo infrahisiano completo y ritmo ventricular estimulado. Abl: ablación; CS: seno coronario; ds: distal; md: medio; px: proximal. RA: aurícula derecha.

SEUDOBLOQUEO AURICULOVENTRICULAR

El *seudobloqueo AV* se refiere a episodios funcionales o fisiológicos de bloqueo AV (comúnmente en el NAV) resultantes de una conducción oculta que puede imitar el bloqueo AV patológico.

Extrasístoles no propagadas del haz de His

Las extrasístoles no propagadas (ocultas) del haz de His son una causa poco frecuente de bloqueo AV intermitente (fig. 1-39).[42,43] Las descargas del haz de His se manifiestan típicamente en el ECG de superficie porque conducen retrógradamente a la aurícula o anterógradamente al ventrículo. Sin embargo, las descargas no propagadas no se conducen ni retrógrada ni anterógradamente y quedan escondidas (de ahí el término «ocultas») en el ECG. Las extrasístoles ocultas del haz de His en un momento crítico pueden penetrar retrógradamente en el NAV y hacerlo refractario, de modo que el impulso sinusal subsiguiente no pueda conducirse al ventrículo (seudobloqueo AV).

Vías accesorias nodofasciculares (ventriculares)

Las vías accesorias nodofasciculares (o ventriculares) (VANF) son otra causa poco frecuente de seudobloqueo AV. En presencia de una VANF oculta, la conducción puede producirse de forma anterógrada sobre el eje NAV/His-Purkinje y de forma retrógrada sobre la VANF. Cuando esto sucede de forma repetitiva, aparece una taquicardia por reentrada ortodrómica. Cuando esto ocurre una vez, el NAV se vuelve fisiológicamente refractario, de manera que el latido sinusal posterior no consigue conducirse al ventrículo (seudobloqueo AV).[44]

Ciclo autoperpetuante de bloqueo AV intranodal y bloqueo de rama de fase IV

La desaceleración de la frecuencia cardíaca puede desencadenar un BR de fase IV en el tejido de His-Purkinje enfermo (BR dependiente de bradicardia). Tras el BR, la conducción transeptal retrógrada desde el haz «desbloqueado» al «bloqueado» con la subsiguiente activación retrógrada del haz de His y su ocultación en el NAV da origen a un bloqueo AV intranodal funcional. La desaceleración de la frecuencia cardíaca como consecuencia del bloqueo AV intranodal reinduce el BR de fase IV, manteniendo así un ciclo continuo y autoperpetuante de bloqueo AV intranodal y BR de fase IV (fig. 1-40).[45]

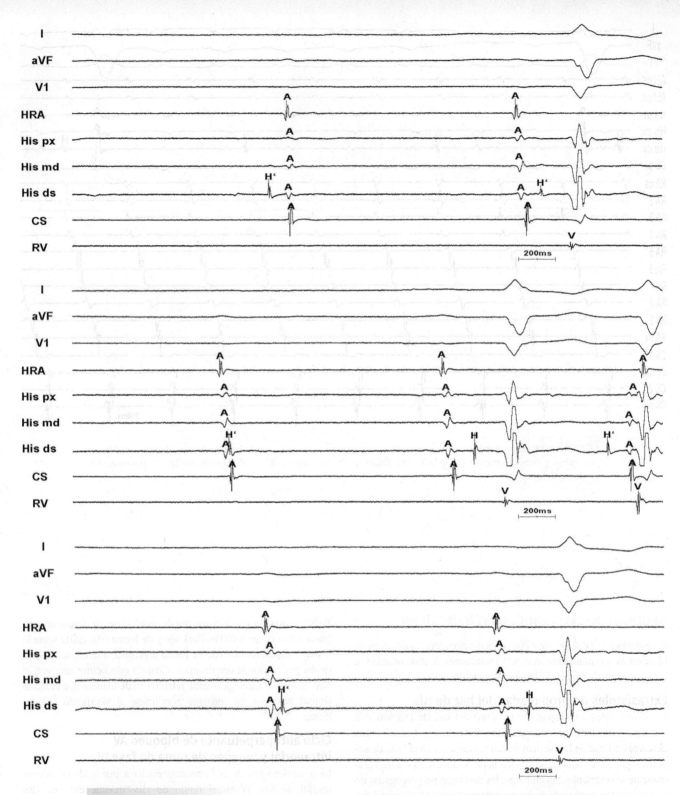

FIGURA 1-39 Seudobloqueo AV (descargas del haz de His no propagadas). Las extrasístoles ocultas del haz de His (H′) preceden (*arriba*), coinciden (*centro*) y siguen (*abajo*) a las ondas P sinusales. Cada extrasístole hace que el NAV sea funcionalmente refractario, produciendo un bloqueo AV (seudobloqueo AV). Las extrasístoles manifiestas del haz de His también están presentes y conducen solo al ventrículo (*arriba*) y tanto a la aurícula como al ventrículo (*centro*). Los intervalos AH y HV de los complejos QRS del BRI sinusal miden 150 y 161 ms, respectivamente. CS: seno coronario; ds: distal; HRA: aurícula derecha alta; md: medio; px: proximal; RV: ventrículo derecho.

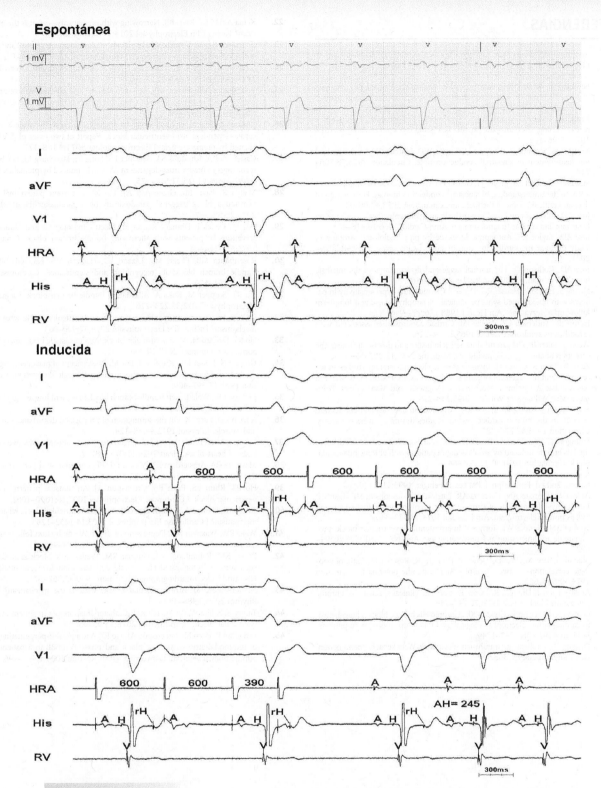

FIGURA 1-40 Ciclo autoperpetuante de bloqueo AV intranodal 2:1 y BRI de fase IV. La telemetría y el registro del haz de His muestran un bloqueo AV intranodal espontáneo 2:1 con BRI. La activación retrógrada del haz de His (rH) sigue al BRI. Inducción: el primer estímulo captura la aurícula y falla en la conducción sobre el NAV exponiendo al sistema His-Purkinje a un intervalo diastólico largo. El segundo estímulo pasa por encima del NAV pero, debido al BRI dependiente de bradicardia, debe viajar por la rama derecha, cruza el tabique y activa de forma retrógrada la rama izquierda, el haz de His y el NAV. El tercer estímulo cae en el PRE del NAV recientemente despolarizado, lo que produce un bloqueo AV funcional que induce de nuevo un BRI de fase IV. Este ciclo de autoperpetuación continúa hasta que se detiene el ritmo. El BRI y el rH acompañan al primer latido sinusal de retorno. El segundo latido sinusal, sin embargo, cae en el PRR del NAV (AH: 245 ms), conduce al ventrículo y rompe el ciclo. HRA: aurícula derecha alta; RV: ventrículo derecho.

REFERENCIAS

1. Josephson ME. Sinus node function. In: Josephson ME, ed. Clinical Cardiac Electrophysiology: Techniques and Interpretations. 2nd ed. Philadelphia, PA: Lea & Febiger, 1993:71–95.

2. Benditt DG, Strauss HC, Scheinman MM, Behar VS, Wallace AG. Analysis of secondary pauses following termination of rapid atrial pacing in man. Circulation 1976;54:436–441.

3. Reiffel JA, Bigger JT, Giardina EV. "Paradoxical" prolongation of sinus nodal recovery time after atropine in the sick sinus syndrome. Am J Cardiol 1975;36:98–104.

4. Narula OS, Shantha N, Vasquez M, Towne WD, Linhart JW. A new method for measurement of sinoatrial conduction time. Circulation 1978;58:706–714.

5. Strauss HC, Saroff AL, Bigger JT, Giardinia EV. Premature atrial stimulation as a key to the understanding of sinoatrial conduction in man. Presentation of data and critical review of the literature. Circulation 1973;47:86–93.

6. Jose AD. Effect of combined sympathetic and parasympathetic blockade on heart rate and cardiac function in man. Am J Cardiol 1966;18:476–478.

7. Jose AD, Taylor RR. Autonomic blockade by propranolol and atropine to study intrinsic myocardial function in man. J Clin Invest 1969;48:2019–2031.

8. Jose AD, Collison D. The normal range and determinants of the intrinsic heart rate in man. Cardiovasc Res 1970;4:160–167.

9. Huang S, Ezri MD, Hauser RG, Denes P. Carotid sinus hypersensitivity in patients with unexplained syncope: clinical, electrophysiologic and long-term follow-up observations. Am Heart J 1988;116:989–996.

10. Heron JR, Anderson EG, Noble IM. Cardiac abnormalities associated with carotid sinus syndrome. Lancet 1965;2:214–216.

11. Weiss S, Baker JP. The carotid sinus reflex in health and disease. Its role in the causation of fainting and convulsions. Medicine 1933;12:297–354.

12. Zaim B, Zaim S, Garan H. Invasive cardiac electrophysiology studies in assessment and management of cardiac arrhythmias. In: Podrid PJ, Kowey PR, eds. Cardiac Arrhythmia: Mechanisms, Diagnosis, and Management. Baltimore, MD: Williams & Wilkins, 1995:258–279.

13. Kupersmith J, Krongrad E, Waldo A. Conduction intervals and conduction velocity in the human cardiac system: studies during open-heart surgery. Circulation 1973;47:776–785.

14. Dhingra RC, Wyndham C, Bauernfeind R, et al. Significance of block distal to the His bundle induced by atrial pacing in patients with chronic bifascicular block. Circulation 1979;60:1455–1464.

15. Josephson ME. Clinical Cardiac Electrophysiology: Techniques and Interpretations. 2nd ed. Philadelphia, PA: Lea & Febiger, 1993:117–149.

16. Akhtar M, Damato AN, Carcacta AR, Batsford WP, Josephson ME, Lau SH. Electrophysiologic effects of atropine on atrioventricular conduction studied by His bundle electrogram. Am J Cardiol 1974;33:333–343.

17. Tonkin AM, Heddle WF, Tornos P. Intermittent atrioventricular block: procainamide administration as a provocative test. Aust NZ J Med 1978;8:594–602.

18. Bharati S, Lev M, Wu D, Denes P, Dhingra R, Rosen KM. Pathophysiologic correlations in two cases of split His bundle potentials. Circulation 1974;49:615–623.

19. Amat-y-Leon F, Dhingra R, Denes P, et al. The clinical spectrum of chronic His bundle block. Chest 1976;70:747–754.

20. Gupta PK, Lichstein E, Chadda KD. Chronic His bundle block: clinical, electrocardiographic, electrophysiological, and follow-up studies in 16 patients. Br Heart J 1976;38:1343–1349.

21. Pasquié JL, Grolleau R. Intrahisian block with Wenckebach phenomenon. Heart Rhythm 2004;1:368.

22. Kenia A, Ho RT, Pavri BB. Narrowing with prematurity—what is the mechanism? Pacing Clin Electrophysiol 2014;37:1404–1407.

23. El-Sherif N, Jalife J. Paroxysmal atrioventricular block: are phase 3 and phase 4 block mechanisms or misnomers? Heart Rhythm 2009;6:1514–1521.

24. Sachs A, Traynor R. Paroxysmal complete auriculo-ventricular heart block. Am Heart J 1933;9:267–271.

25. Rosenbaum MB, Elizari MV, Levi RJ, Nau GJ. Paroxysmal atrioventricular block related to hypopolarization and spontaneous diastolic depolarization. Chest 1973;63:678–688.

26. Coumel P, Fabiato A, Waynberger M, Motte G, Salma R, Bouvrain Y. Bradycardia-dependent atrio-ventricular block. Report of two cases of A-V block elicited by premature beat. J Electrocardiology 1971;4:168–177.

27. Castellanos A, Khuddus SA, Sommer LS, Sung RJ, Myerburg RJ. His bundle recordings in bradycardia-dependent AV block induced by premature beats. British Heart J 1975;37:570–575.

28. Mallya R, Pavri BB, Greenspon AJ, Ho RT. Recurrent paroxysmal atrioventricular block triggered paradoxically by a pacemaker. Heart Rhythm 2005;2:185–187.

29. Wu D, Denes P, Dhingra RC, et al. Electrophysiological and clinical observations in patients with alternating bundle branch block. Circulation 1976;53:456–464.

30. Rosenbaum MB, Elizari MV, Lázzari JO, Halpern MS, Nau GJ. Bilateral bundle branch block: its recognition and significance. Cardiovasc Clin 1971;2:151–179.

31. Ho RT, Stopper M, Koka A. Alternating bundle branch block. Pacing Clin Electrophysiol 2012;35:223–226.

32. Ho RT. An uncommon manifestation of atrio-ventricular block: what is the mechanism? Pacing Clin Electrophysiol 2014;37:900–903.

33. Ho RT, DeCaro M. Atrio-ventricular block from metastatic lung cancer to the aortic root. Europace 2017;19:946.

34. Unger PN, Lesser ME, Kugel VH, Lev M. The concept of masquerading bundle-branch block. An electrocardiographic-pathologic correlation. Circulation 1958;17:397–409.

35. Richman JL, Wolff L. Left bundle branch block masquerading as right bundle branch block. Am Heart J 1954;47:383–393.

36. Adrian ED, Lucas K. On the summation of propagated disturbances in nerve and muscle. J Physiol 1912;44:68–124.

37. Lewis T, Master AM. Supernormal recovery phase, illustrated by two clinical cases of heart-block. Heart 1924;11:371–387.

38. Massumi RA, Amsterdam EZ, Mason DT. Phenomenon of supernormality in the human heart. Circulation 1972;46:264–275.

39. Ho RT, Rhim ES, Pavri BB, Greenspon AJ. An unusual pattern of atrioventricular block. J Cardiovasc Electrophysiol 2007;18:1000–1002.

40. Satullo G, Donato A, Busà G, Grassi R. 4:2 Atrioventricular block: what is the mechanism? J Cardiovasc Electrophysiol 2003;14:1252–1253.

41. Wald RW, Waxman MB. Depression of distal AV conduction following ventricular pacing. Pacing Clin Electrophysiol 1981;4:84–91.

42. Rosen KM, Rahimtoola SH, Gunnar RM. Pseudo A-V block secondary to premature nonpropagated His bundle depolarizations. Documentation by His bundle electrocardiography. Circulation 1970;42:367–373.

43. Ho RT, Tecce M. Atrioventricular block: what is the mechanism? Heart Rhythm 2006;3:488–489.

44. Tuohy S, Saliba W, Pai M, Tchou P. Catheter ablation as a treatment of atrioventricular block. Heart Rhythm 2018;15:90–96.

45. Fedgchin B, Pavri BB, Greenspon AJ, Ho RT. A unique self-perpetuating cycle of intranodal atrio-ventricular block and phase IV LBBB in a patient with bundle branch reentrant tachycardia. Heart Rhythm 2004;1:493–496.

Mecanismos de la taquicardia

2

Introducción

Los tres mecanismos responsables de las taquicardias son 1) reentrada, 2) aumento del automatismo y 3) actividad desencadenada. Las manifestaciones electrocardiográficas de la taquicardia son específicas de cada mecanismo, incluidos su inicio, terminación y respuesta a las maniobras de estimulación. Comprender los mecanismos de las taquicardias es importante para desarrollar estrategias de mapeo específicas para la ablación.

El objetivo de este capítulo es:

1. Analizar los diferentes mecanismos y presentaciones clínicas de las taquicardias.
2. Analizar las estrategias de mapeo (cartografía) para la ablación basadas en el mecanismo de taquicardia.

MECANISMOS

REENTRADA

El mecanismo responsable de la mayoría de las taquicardias patológicas es la reentrada. Estas taquicardias incluyen la fibrilación auricular, el aleteo (*flutter*) auricular, la taquicardia por reentrada intraauricular, la taquicardia por reentrada del nodo auriculoventricular (TRNAV), las taquicardias por reentrada mediadas por vía accesoria (taquicardia por reentrada orto- y antidrómica), la taquicardia por reentrada del nodo sinusal (TRNS), la taquicardia ventricular por reentrada rama-rama (TVRR), la taquicardia ventricular (TV) izquierda idiopática y la TV relacionada con las cicatrices.

Circuito

Un circuito de reentrada simplificado se compone de dos vías longitudinalmente disociadas pero complementarias (α y β) vinculadas para formar un circuito funcional (fig. 2-1).[1] La vía α tiene una conducción lenta y una refractariedad corta, mientras que la vía β tiene una conducción rápida y una refractariedad larga. Las propiedades de conducción y de refractariedad de cada vía deben complementarse de modo que los tiempos de conducción por una vía superen el período refractario de su homóloga. Por lo tanto, el frente de onda despolarizante siempre se encuentra con tejido excitable para perpetuar la excitación de la reentrada. Un sitio de salida permite que el frente de onda despolarizante abandone el circuito y active el resto del corazón. El tiempo de revolución alrededor del circuito es igual a la longitud del ciclo de taquicardia (LCT). Los períodos refractarios tisulares son dinámicos y muestran una restitución o dependencia de la longitud del ciclo (relación hiperbólica entre la duración del potencial de acción [PA] y el intervalo diastólico precedente) que contribuye a la dispersión de la refractariedad (especialmente en la parte empinada de la curva de restitución) y facilita la reentrada.

Dos modelos básicos de reentrada describen el movimiento del circuito alrededor de 1) un obstáculo anatómico fijo o 2) un área funcional de bloqueo.[2,3] Durante la reentrada anatómica, la duración del circuito es fija y supera la longitud de onda de la taquicardia (λ = velocidad de conducción × período refractario). La diferencia entre la duración del circuito y λ es la brecha excitable. La brecha excitable permite que la estimulación prematura penetre en el circuito y reinicie o encarrile la taquicardia. Los fármacos antiarrítmicos que prolongan la refractariedad (bloqueadores de los canales de K) aumentan la λ de la taquicardia, estrechan la brecha excitable y terminan o previenen las taquicardias al aumentar la λ más allá de la longitud del circuito.[4] Los fármacos antiarrítmicos que reducen la velocidad de conducción (bloqueadores de los canales de Na) disminuyen la velocidad de conducción y favorecen el bloqueo de la conducción, en especial a frecuencias rápidas (dependencia del uso), llevando a la terminación de la taquicardia. Sin embargo, reducir la λ también puede hacer que la taquicardia se perpetúe. Dado que la duración del circuito es fija en la reentrada anatómica, la LCT (tiempo de revolución alrededor del circuito) está inversamente relacionada con la velocidad de conducción. Por el contrario, la reentrada funcional es el circuito más pequeño («círculo principal») alrededor de una zona central (núcleo) de refractariedad creada por la convergencia de múltiples ondas centrípetas. La cabeza del frente de onda excitatorio se muerde continuamente la cola de refractariedad y, por lo tanto, no existe una brecha totalmente excitable. En la reentrada funcional, la LCT es proporcional al período refractario tisular (no a la velocidad de conducción).

Las variaciones del modelo de reentrada incluyen 1) reentrada de onda espiral, 2) reentrada de fase 2 y 3) reflejo.[5,6] En la teoría de la onda espiral, la curvatura de la onda y la velocidad de conducción están inversamente relacionadas. Las ondas espirales giran en torno a un núcleo rotor central inexcitable donde la curvatura de la onda es mayor, la velocidad de conducción es más lenta y, por lo tanto, falla la

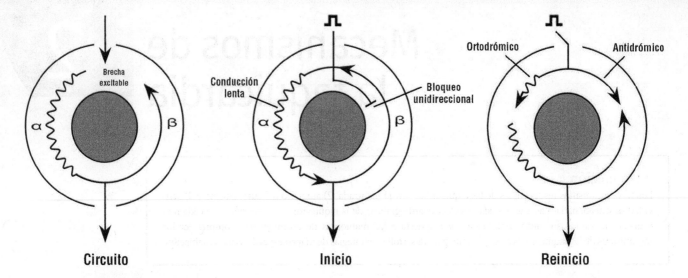

FIGURA 2-1 Diagrama en el que se ilustran un circuito funcional (*izquierda*), los criterios para la iniciación de reentrada (*centro*) y el reciclaje (*derecha*). El circuito representado tiene sitios de entrada y salida separados. La vía α presenta conducción lenta y refractariedad corta, mientras que su contraparte β muestra una conducción rápida y refractariedad larga. La brecha excitable es una zona de tejido no refractario entre la cabeza del frente de onda despolarizante y la cola de refractariedad. El inicio de la reentrada requiere *1*) un circuito funcional, *2*) un bloqueo unidireccional (rama β) y *3*) una conducción lenta (rama α). Un impulso prematuro que cae en la ventana de taquicardia (diferencia en los períodos refractarios entre las dos ramas) no conduce por la vía β (bloqueo unidireccional) y conduce exclusivamente por la vía α (conducción lenta). Un retraso suficiente sobre la vía α da tiempo a la vía β para recuperar la excitabilidad e iniciar la reentrada. Durante el reciclaje, un impulso prematuro penetra en la brecha excitable y genera un frente de onda ortodrómico y antidrómico. El frente de onda antidrómico choca con la taquicardia, mientras que su homóloga ortodrómica hace avanzar el circuito.

propagación. Las partes más distales de la onda espiral tienen menos curvatura y conducción más rápida. Las ondas espirales estacionarias (ancladas) y a la deriva han sido implicadas en la TV mono- y polimórfica, respectivamente. Las ondas espirales que encuentran un tejido inexcitable pueden degradarse y formar ondas hijas cuya multiplicidad es responsable de la fibrilación. La reentrada de fase 2 es el mecanismo presuntivo subyacente a la fibrilación ventricular (FV) en el síndrome de Brugada. En comparación con el PA endocárdico, el PA epicárdico normal muestra una configuración en «pico y cúpula». El pico o muesca epicárdica (fase 1) es el resultado de la corriente de K saliente, I_{to}, mientras que la cúpula (fase 2) es el resultado de la corriente ICa entrante. El síndrome de Brugada da lugar a una espiga exagerada (I_{to} prominente en el epicardio del ventrículo derecho [VD]) y a la pérdida de la cúpula del PA, lo que da origen a un gradiente transmural (epicardio-endocardio) de repolarización que produce las ondas J prominentes y la elevación del segmento ST en la derivación V1 del electrocardiograma [ECG]). La propagación de la cúpula (ICa entrante) a sitios cercanos con pérdida de cúpula provoca una reentrada local (por lo que se denomina *reentrada de fase 2*) dentro del epicardio generando extrasístoles estrechamente acopladas que desencadenan la FV en el contexto de un gradiente de repolarización transmural. El *reflejo* (reentrada reflejada) es la propagación de ida y vuelta de un impulso por una vía funcionalmente inexcitable y podría contribuir a las extrasístoles ventriculares isquémicas.

Inicio

Los tres criterios necesarios para el inicio de la reentrada son: *1*) bloqueo unidireccional, *2*) conducción lenta y *3*) circuito funcional (*véase* fig. 2-1).[5-7] La refractariedad absoluta y pos-repolarización son factores que pueden contribuir al bloqueo unidireccional que

facilita la reentrada. La refractariedad relativa y la anisotropía (diferencias en la velocidad de conducción relacionadas con la orientación de las fibras) son factores que contribuyen a la conducción lenta. Los impulsos prematuros (de ahí el fundamento de los extraestímulos programados) son desencadenantes eficaces de la reentrada al exponer las diferencias en los períodos refractarios entre dos vías disociadas longitudinalmente. Los impulsos prematuros que caen en la ventana de taquicardia (definida como la diferencia de períodos refractarios entre las vías α y β) no conducen por la vía β con su período refractario más largo (bloqueo unidireccional); en cambio, conducen exclusivamente por la vía α (conducción lenta), cumpliendo así dos requisitos para la reentrada. Un retraso suficiente sobre la vía α da tiempo a la vía β para recuperar la excitabilidad e iniciar el primer latido de reentrada (circuito funcional).

El inicio de la reentrada muestra un comienzo abrupto con una relación inversa entre el intervalo de acoplamiento del complejo iniciador y el primer latido de la taquicardia debido a la conducción lenta dentro del circuito. La inducción se ve facilitada por una estimulación rápida (que provoca un enlentecimiento de la conducción), en especial con la estimulación cerca del circuito de taquicardia.

Reciclaje y encarrilamiento

La existencia de una brecha excitable permite que las taquicardias de reentrada se reciclen o se encarrilen. Durante el reciclaje, un extraestímulo críticamente temporizado penetra en la brecha excitable dando lugar a dos frentes de onda de activación: ortodrómico y antidrómico (*véase* fig. 2-1). El frente de onda ortodrómico avanza y recicla la taquicardia, mientras que su homólogo antidrómico choca con el frente de onda de taquicardia. La zona de reciclaje (diferencia entre los extraestímulos acoplados más largos y más cortos que reinician la taquicardia) define la brecha excitable. La capacidad de un impulso prematuro para reciclar la taquicardia depende de *1)* el tamaño de la brecha excitable, *2)* la distancia entre el sitio de estimulación y el circuito y *3)* las propiedades electrofisiológicas (p. ej., la velocidad de conducción) del tejido interviniente. Un circuito de macrorreentrada puede reciclarse con una fusión (reciclaje + fusión = macrorreentrada). Aunque las taquicardias automáticas se pueden reciclar, no se pueden reciclar con fusión. El *encarrilamiento* es el reciclaje continuo de la taquicardia mediante sobreestimulación (*overdrive*) sin terminación de la taquicardia. El encarrilamiento (determinado por la presencia de cualquiera de los cuatro criterios de encarrilamiento transitorio) establece la existencia de una brecha excitable y es específico de un mecanismo de reentrada.

Criterios de encarrilamiento transitorio

Los cuatro criterios del encarrilamiento transitorio son: *1)* fusión constante del ECG (excepto para el último latido encarrilado, que no está fusionado y ocurre en la longitud del ciclo de estimulación [LCE]), *2)* fusión progresiva del ECG, *3)* terminación de la taquicardia asociada a un bloqueo de la conducción localizado en un sitio de activación ortodrómica por la taquicardia, seguido de la activación de ese sitio desde una dirección diferente y con un tiempo de conducción más corto, y *4)* fusión progresiva del electrograma (EGM).[8-14] Aunque no siempre es posible demostrar estos cuatro criterios, la presencia de cualquiera indica un mecanismo de reentrada. La presencia de fusión ECG constante y progresiva implica que el circuito tiene sitios de entrada y salida

separados (no confundir con los sitios de entrada y salida del istmo crítico o la zona de conducción lenta dentro del circuito). Durante el encarrilamiento transitorio, los estímulos chocan con la taquicardia fuera del circuito (dando lugar a la fusión ECG) mientras penetran en el circuito dentro de su brecha excitable para generar frentes de onda ortodrómicos y antidrómicos. El frente de onda antidrómico del primer estímulo (*n*) choca con la taquicardia. Su homólogo ortodrómico lo adelanta. La estimulación acelera la taquicardia a la frecuencia de estimulación con cada frente de onda ortodrómico (*n*) que colisiona con el frente de onda antidrómico (*n* + 1) subsiguiente. Al cesar la estimulación, el último frente de onda ortodrómico no tiene un frente antidrómico con el cual colisionar, lo que produce un complejo activado ortodrómicamente (no fusionado) en la LCE. El encarrilamiento transitorio en una LCE fija da lugar a un sitio de colisión estable entre frentes de onda ortodrómicos (*n*) y antidrómicos (*n* + 1) (fusión ECG [e intracardíaca] constante) (figs. 2-2 a 2-4). La aceleración de la frecuencia de estimulación desplaza el sitio de colisión más lejano del de estimulación, de modo que se estimula una mayor parte del complejo ECG (fusión ECG progresiva) y más sitios EGM son captados antidrómicamente por la estimulación (fusión EGM progresiva) (figs. 2-5 a 2-10). La interrupción de la taquicardia se asocia a un bloqueo localizado de la conducción a un sitio activado ortodrómicamente por la taquicardia, seguido de la activación de ese sitio desde una dirección diferente y con un tiempo de conducción más corto desde el estímulo.

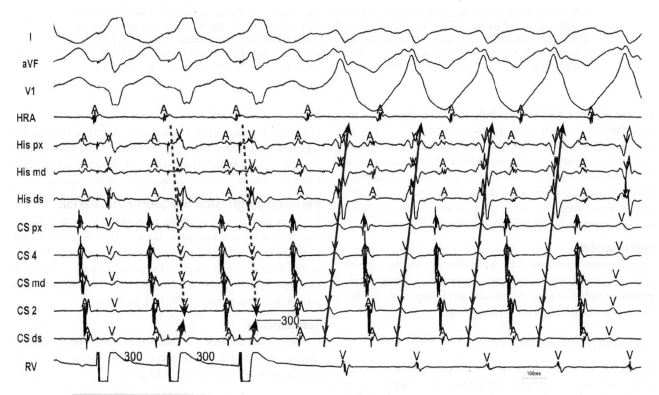

FIGURA 2-2 Fusión ECG constante durante la taquicardia antidrómica (primer criterio de encarrilamiento transitorio). El encarrilamiento desde el RV produce una fusión constante del QRS (colisión fija [CS 2-CS ds] entre frentes de onda antidrómicos del RV estimulados [*flechas discontinuas*] y frentes de onda ortodrómicos del ventrículo izquierdo [VI] [*flechas sólidas*] desde una vía accesoria de la pared libre izquierda de conducción anterógrada). El último complejo ventricular encarrilado se produce en la longitud del ciclo de estimulación (LCE) (el último EGM ventricular encarrilado en el CS ds es capturado ortodrómicamente a 300 ms) y no está fusionado. Obsérvese que la morfología de la EGM ventricular captada ortodrómicamente (CS ds) pero no antidrómicamente (CS px-CS 2) es idéntica a la taquicardia. CS: seno coronario (SC); ds: distal; HRA: aurícula derecha alta; md: medio; px: proximal; RV: ventrículo derecho.

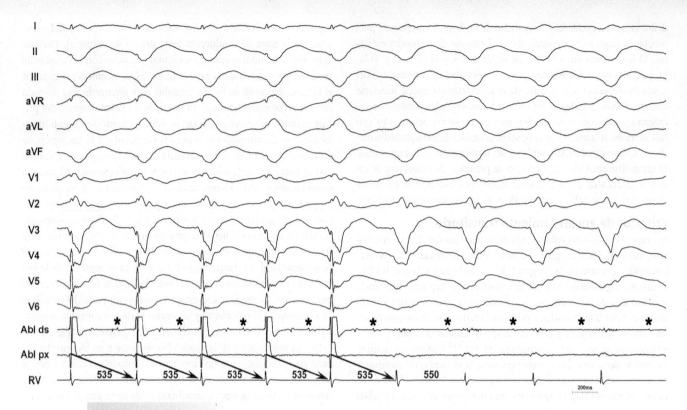

FIGURA 2-3 Fusión constante del ECG durante la TV mediada por una cicatriz (primer criterio de encarrilamiento transitorio). El encarrilamiento desde el VI (Abl ds) produce una fusión constante del QRS. El último complejo ventricular encarrilado acompañado de captura ortodrómica del EGM del ventrículo derecho (RV) se produce en la LCE (535 ms) y no está fusionado. Obsérvense los potenciales diastólicos de baja amplitud (*asteriscos*) registrados en el catéter de ablación (Abl), que no se captan directamente durante el encarrilamiento, se aceleran hacia la LCE y son, por lo tanto, de «campo lejano».

El encarrilamiento transitorio desde dentro del circuito (p. ej., encarrilamiento con fusión oculta durante el mapeo de TV, todos los complejos QRS de taquicardia pura) o desde fuera del circuito con un único sitio de entrada y salida a la cavidad estimulada (p. ej., el encarrilamiento oculto de la TRNAV desde el ventrículo, todos los complejos QRS de taquicardia pura) causa colisión ortodrómica y antidrómica exclusivamente dentro del circuito y, por lo tanto, ausencia de fusión de ECG estimulado (de ahí el término «oculto»).[15-17]

Terminación

La terminación espontánea de las taquicardias de reentrada suele ser brusca. La terminación puede seguir a cualquier estímulo único que penetre en su brecha excitable, colisione con la taquicardia antidrómicamente y no conduzca ortodrómicamente.

AUTOMATISMO AUMENTADO

Un segundo mecanismo responsable de la taquicardia es el automatismo aumentado o anómalo. Es responsable de la taquicardia sinusal inadecuada y de las taquicardias automáticas auricular y de la unión. El automatismo surge del tejido con extrasístoles espontáneas de fase 4 (diastólica) de su potencial transmembrana que alcanzan el valor umbral para desencadenar un PA. El aumento del automatismo se produce cuando 1) el potencial transmembrana diastólico inicial es mayor (más positivo), 2) el valor umbral de extrasístole es menor (más negativo), o 3) la pendiente de la curva de extrasístole diastólica es más pronunciada.

Inicio

El rasgo característico del inicio automático es la aceleración gradual de la frecuencia (calentamiento).[18] Las taquicardias automáticas no suelen ser inducibles por estimulación eléctrica, y la inducción se ve facilitada por la provocación con catecolaminas (p. ej., isoproterenol).[19]

Reciclaje y supresión por sobreestimulación

Un extraestímulo adecuadamente programado y administrado durante la diástole puede penetrar en la región de automatismo anómalo y reiniciar la taquicardia, pero sin fusión. A diferencia de las taquicardias de reentrada, las taquicardias automáticas no se pueden. La estimulación rápida produce una fusión variable del ECG o una supresión por sobreestimulación de la taquicardia.

Terminación

Las taquicardias automáticas muestran característicamente una desaceleración gradual de la frecuencia (enfriamiento) y no suelen ser interrumpidas por la estimulación eléctrica.

ACTIVIDAD DESENCADENADA

Un tercer mecanismo de taquicardia es la actividad desencadenada resultante de los pospotenciales, las cuales son oscilaciones del potencial transmembrana que acompañan (pospotenciales precoces [PPP]) o siguen (pospotenciales tardíos [PPT]) al PA. Los pospotenciales despolarizantes que alcanzan el umbral pueden dar lugar a una excitación repetitiva denominada *actividad desencadenada*. La actividad

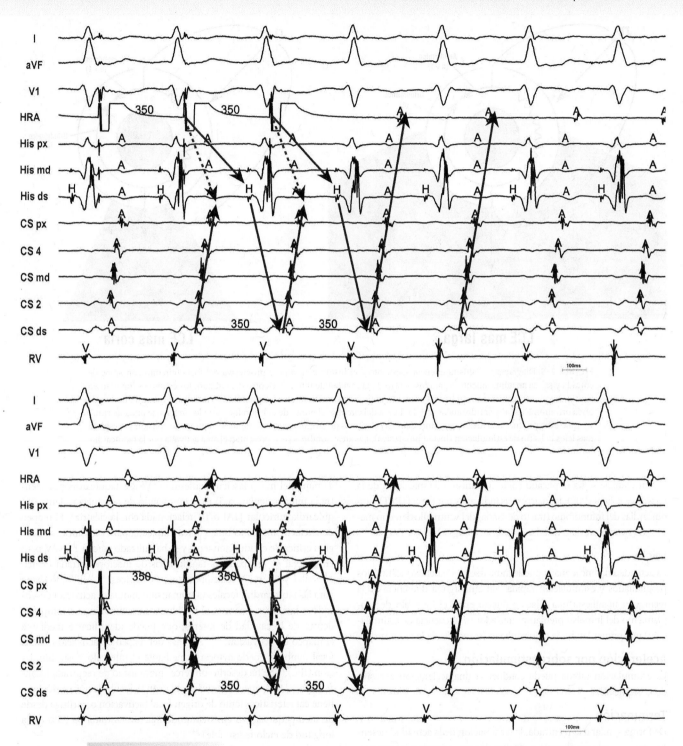

FIGURA 2-4 Fusión EGM constante durante una taquicardia reciprocante ortodrómica (TRAVo) (primer criterio de encarrilamiento transitorio). *Arriba*: el encarrilamiento desde la aurícula derecha alta (HRA) produce una fusión auricular constante (colisión fija [His ds-CS px] entre frentes de onda antidrómicos auriculares derechos estimulados [*flechas discontinuas*] y frentes de onda auriculares izquierdos ortodrómicos [*flechas sólidas*] desde una vía accesoria de la pared libre izquierda de conducción retrógrada). El último complejo auricular encarrilado se produce en la LCE (los últimos EGM auriculares encarrilados en CS ds a px se capturan ortodrómicamente a 350 ms) y no se fusiona. *Abajo*: el encarrilamiento desde el CS proximal da lugar a una fusión auricular constante con colisión entre frentes de onda antidrómicos (*flechas discontinuas*) y ortodrómicos (*flechas sólidas*) en CS md-CS 2. El último complejo auricular encarrilado se produce en la LCE (los últimos EGM auriculares encarrilados en CS ds-CS 2 son capturados ortodrómicamente a 350 ms) y no está fusionado. CS: seno coronario; ds: distal; HRA: aurícula derecha alta; md: medio; px: proximal; RV: ventrículo derecho.

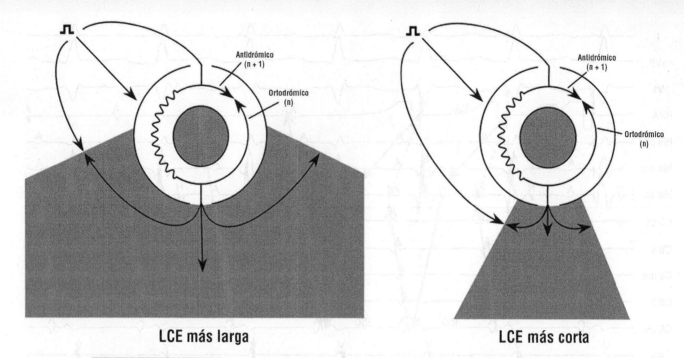

LCE más larga   **LCE más corta**

FIGURA 2-5 Diagrama que ilustra el encarrilamiento con fusión constante y progresiva del ECG (circuito con sitios de entrada y salida anatómicamente separados dentro de la cavidad de interés). Dentro del circuito, los estímulos ingresan en el sitio de entrada, penetran en su brecha excitable y reinician continuamente la taquicardia con colisión fija entre frentes de onda ortodrómicos (*n*) y antidrómicos (*n* + 1). Fuera del circuito, el punto de colisión fijo entre los frentes de onda de ritmo y taquicardia produce una fusión constante del ECG. A ritmos de estimulación más rápidos, el punto de colisión se desplaza más lejos del sitio de estimulación (fusión progresiva). Las áreas sombreadas representan el área activada por la taquicardia.

desencadenada se ha implicado como mecanismo de iniciación de la *torsade de pointes* (PPP), taquiarritmias inducidas por digital (PPT) y taquicardias del infundíbulo (tracto de salida) del ventrículo derecho mediadas por monofosfato de adenosina cíclico (figs. 2-11 y 2-12).[20-23]

Inicio

La actividad desencadenada puede inducirse mediante extraestímulos programados y estimulación rápida. Sin embargo, a diferencia de la reentrada, manifiesta una relación directa entre el intervalo de acoplamiento del impulso prematuro iniciador (o frecuencia de estimulación) y el primer latido de taquicardia (o frecuencia de la taquicardia).

Aceleración por sobreestimulación

La estimulación rápida puede conducir a una aceleración excesiva de la taquicardia.

Terminación

De forma similar a la reentrada, la terminación de la actividad desencadenada puede ser abrupta y resultar de una estimulación rápida o de un extraestímulo prematuro.

MAPEO (CARTOGRAFÍA)

El sitio para la ablación de las taquicardias por reentrada suele ser el istmo crítico de conducción lenta o una rama estrecha necesaria para la reentrada que puede abordarse con éxito con un catéter: *1)* vía lenta del nodo auriculoventricular (TRNAV), *2)* vía accesoria (taquicardia por reentrada auriculoventricular ortodrómica [TRAVo]), *3)* istmo cavotricuspídeo (ICT) (aleteo auricular dependiente del ICT),

4) rama del haz o fascículo enfermo (TVRR o taquicardia por reentrada interfascicular) o *5)* istmo protegido de conducción lenta (taquicardia auricular [TA] o TV relacionada con la cicatriz). El mapeo de encarrilamiento es una técnica empleada para identificar esta región crítica de conducción lenta y se ha utilizado para la TRNAV, pero en general se usa para las taquicardias de macrorreentrada (aleteo auricular y TA y TV relacionadas con cicatrices).[23-31] El sitio diana para las taquicardias focales (automatismo anómalo, actividad desencadenada o microrreentrada) es el lugar de activación más temprana dentro de la cavidad de interés, que puede identificarse mediante el mapeo de activación.[24-32] Además del mapeo de activación, la TA focal también puede mapearse mediante el intervalo postestimulación (IPE).[33] Se ha descrito un tercer mecanismo de reentrada localizada para la TA que surge tras la ablación de la fibrilación auricular y tiene características tanto de origen focal (activación centrífuga desde un área pequeña < 2 cm²) como de macrorreentrada (> 75% de la longitud de ciclo registrable).[34]

MAPEO DE ENCARRILAMIENTO

El mapeo de encarrilamiento identifica si un sitio específico de estimulación es o no una parte integral del circuito de reentrada. Para la taquicardia de macrorreentrada, el mapeo de activación debe venir acompañado de un mapeo de encarrilamiento. Cuando se encarrila una porción crítica del circuito, se captura antidrómicamente una pequeña región «retrógrada» del sitio de estimulación. Con el último estímulo, la región «anterógrada» del sitio de estimulación se captura ortodrómicamente hasta la LCE, pero el EGM en el sitio de estimulación regresa a la LCT porque el frente de onda ortodrómico termina

(continúa en la p. 48)

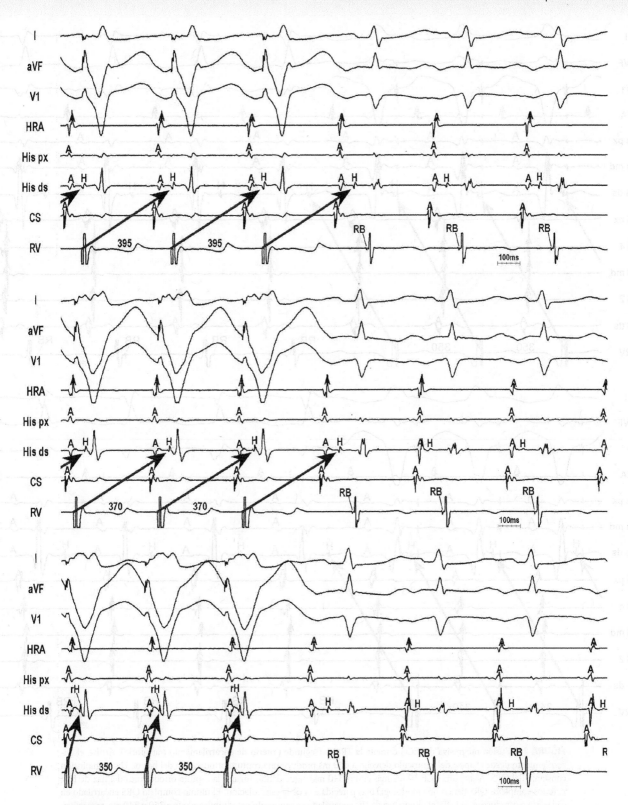

FIGURA 2-6 Fusión constante y progresiva de ECG y EGM durante la forma permanente de taquicardia reciprocante permanente de la unión (TRPU) (primero, segundo y cuarto criterios de encarrilamiento transitorio). Durante la TRPU, el encarrilamiento se realiza desde el ápice del ventrículo derecho con aceleración de la aurícula a la frecuencia de estimulación y fusión QRS constante en cada LCE. A una LCE de 395 y 370 ms, el haz de His es capturado ortodrómicamente y los complejos QRS a una frecuencia de estimulación más rápida tienen una morfología más parecida a la de la estimulación (fusión progresiva del ECG). A una LCE de 350 ms, el haz de His es capturado antidrómicamente y los complejos QRS tienen una morfología lo más parecido a la de la estimulación (fusión progresiva de EGM y ECG). Obsérvese que la morfología de los EGM del haz de His captados ortodrómicamente pero no antidrómicamente es idéntica a la de la taquicardia. CS: seno coronario; ds: distal; HRA: aurícula derecha alta; px: proximal; RV: ventrículo derecho.

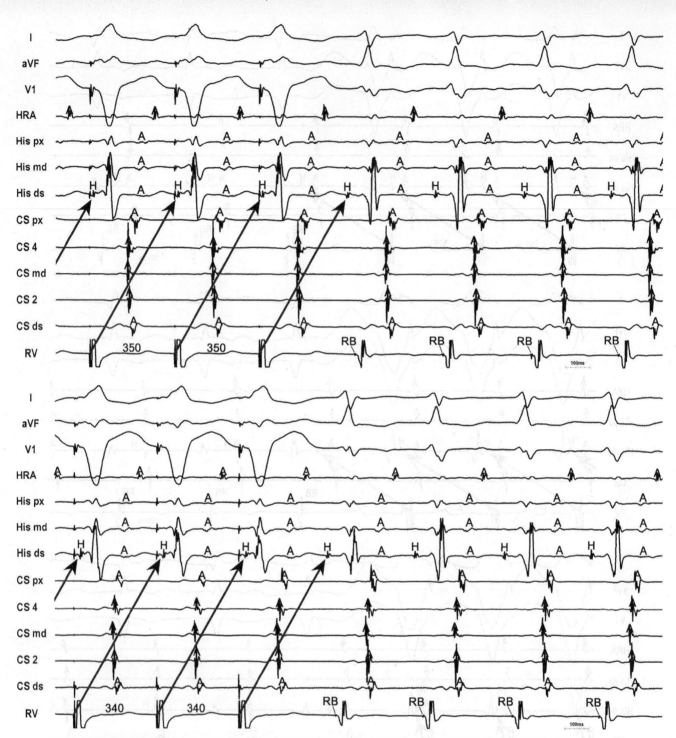

FIGURA 2-7 Fusión progresiva del ECG durante la TRAVo (segundo criterio de encarrilamiento transitorio). *Arriba*: el encarrilamiento desde el ápice del ventrículo derecho a 350 ms produce una captura ortodrómica del haz de His y una fusión constante del QRS. *Abajo*: una LCE 10 ms más corta (340 ms) sigue dando lugar a la captura ortodrómica del haz de His, pero los complejos QRS tienen una morfología más parecida a la de la estimulación. El último complejo QRS encarrilado en cada caso se produce en la LCE (el último haz de His encarrilado es capturado ortodrómicamente a 350 y 340 ms, respectivamente) y no se fusiona. Obsérvese que la morfología de los EGM del haz de His captados ortodrómicamente es idéntica a la de la taquicardia. CS: seno coronario; ds: distal; HRA: aurícula derecha alta; md: medio; px: proximal; RV: ventrículo derecho.

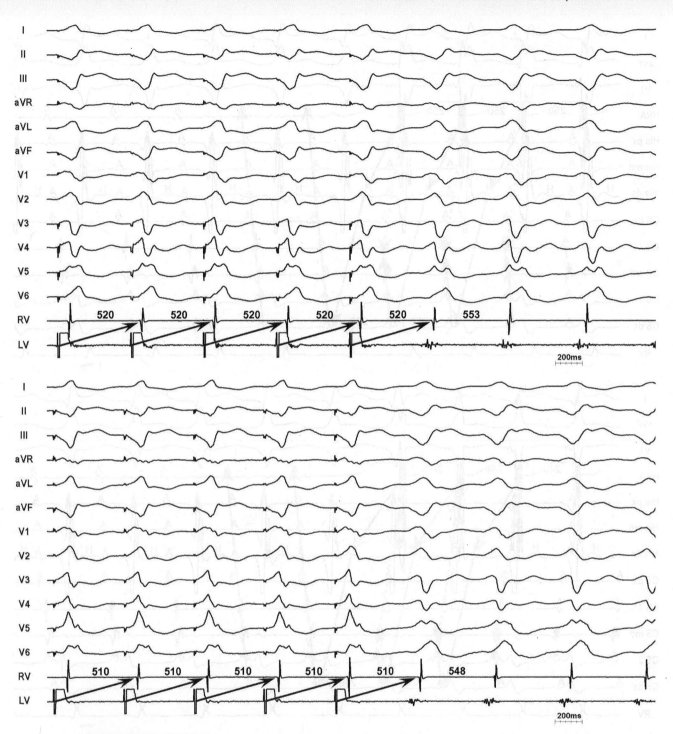

FIGURA 2-8 Fusión progresiva del ECG durante la TV mediada por una cicatriz (segundo criterio de encarrilamiento transitorio). *Arriba*: el encarrilamiento del LV produce una fusión constante de QRS. *Abajo*: una LCE 10 ms más corta da lugar a complejos QRS con morfología más parecida a la de la estimulación. En ambos casos, los últimos complejos ventriculares encarrilados acompañados de captura ortodrómica de los EGM del ventrículo derecho se producen en la LCE (520 y 510 ms, respectivamente) y no están fusionados. LV: ventrículo izquierdo; RV: ventrículo derecho.

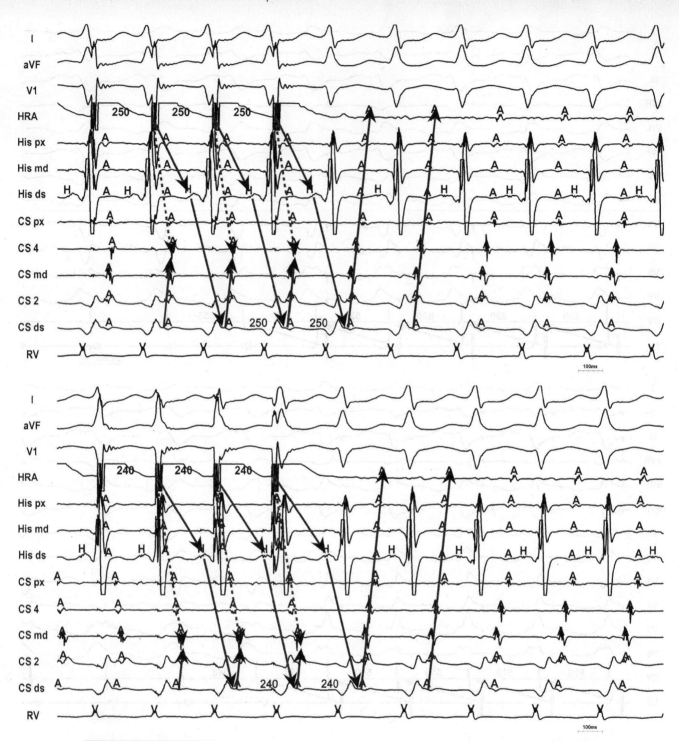

FIGURA 2-9 Fusión progresiva del EGM durante la TRAVo (cuarto criterio de encarrilamiento transitorio). *Arriba*: el encarrilamiento desde la aurícula derecha alta (HRA) a 250 ms da lugar a una fusión auricular constante con colisión fija (CS 4-CS md) entre frentes de onda antidrómicos (*flechas discontinuas*) y ortodrómicos (*flechas sólidas*) provocados por una vía accesoria izquierda de la pared libre con conducción retrógrada. El último complejo auricular encarrilado se produce en la LCE (los últimos EGM auriculares encarrilados en CS ds-CS md son capturados ortodrómicamente a 250 ms) y no se fusiona. *Abajo*: una LCE 10 ms más corta (240 ms) desplaza el punto de colisión más lejos de la HRA hasta entre CS md y CS 2. El último complejo auricular encarrilado se produce en la LCE (los últimos EGM auriculares encarrilados en CS ds-CS 2 son capturados ortodrómicamente a 240 ms) y no está fusionado. Obsérvese que la morfología de los EGM auriculares captados ortodrómicamente pero no antidrómicamente es idéntica a la de la taquicardia. CS: seno coronario; ds: distal; md: medio; px: proximal; RV: ventrículo derecho.

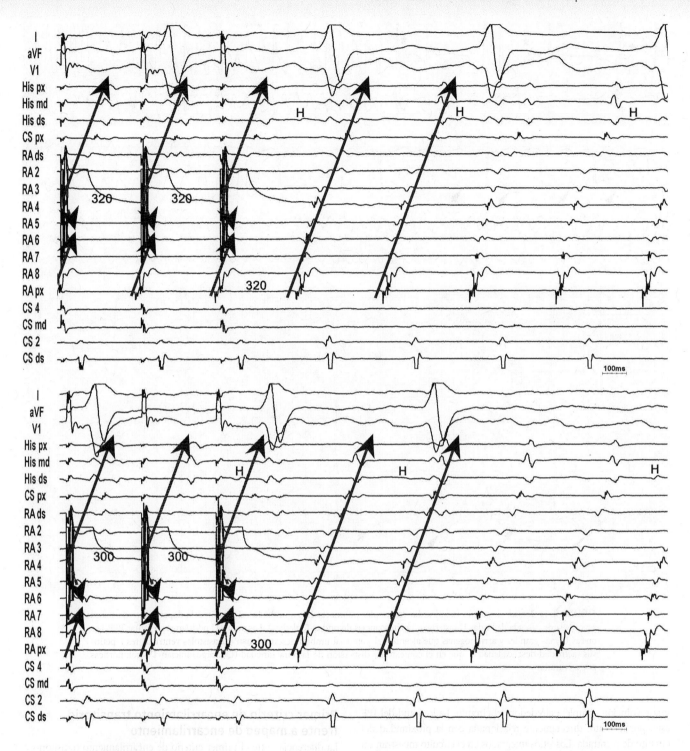

FIGURA 2-10 Fusión EGM progresiva durante el aleteo auricular (cuarto criterio de encarrilamiento transitorio). *Arriba*: el encarrilamiento desde el ICT a 320 ms durante un episodio de aleteo auricular dependiente del ICT en sentido antihorario tiene como resultado una colisión fija (RA 5-RA 6) entre frentes de onda ortodrómicos (*n*) (*flechas sólidas*) y antidrómicos (*n* + 1) (*flechas discontinuas*) en sentido retrógrado del sitio de estimulación. *Abajo*: una LCE 20 ms más corta desplaza el punto de colisión en sentido más retrógrado y lejos del lugar de estimulación (RA 6-RA 7). En cada caso, los últimos complejos auriculares encarrilados se producen en la LCE (EGM auriculares capturados ortodrómicamente en sentido anterógrado del sitio de estimulación [RA 4] hasta el punto de colisión RA 6 [LCE 320 ms] y RA 7 [LCE 300 ms]) y no están fusionados. Obsérvese que la morfología de los EGM captados ortodrómicamente es idéntica a la de la taquicardia. CS: seno coronario; ds: distal; HRA: aurícula derecha alta; md: medio; px: proximal; RA: aurícula derecha.

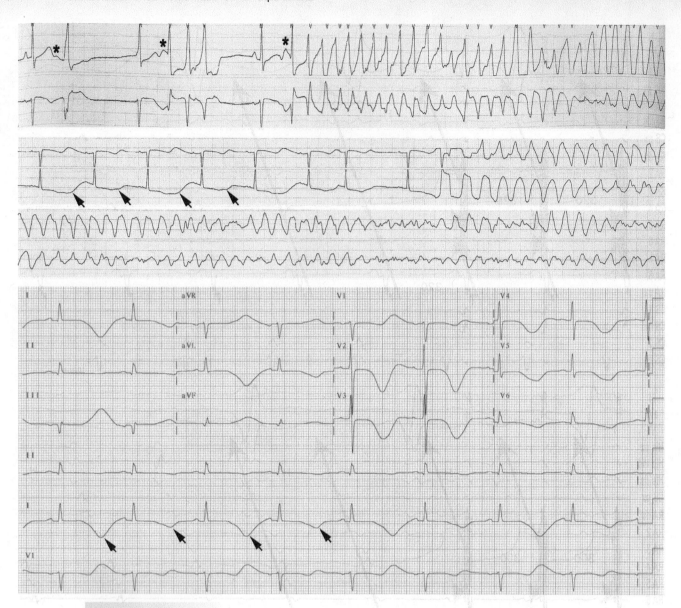

FIGURA 2-11 *Torsade de pointes* (taquicardia ventricular polimorfa en entorchado). TV polimorfa dependiente de pausa precedida de cascada de ondas U (*asteriscos*) y alternancias de ondas T (*flechas*). Las ondas U podrían representar PPP. Las ondas U más grandes y arritmógenas que alcanzan el potencial umbral desencadenan extrasístoles ventriculares repetitivas (actividad desencadenada), que en el contexto de dispersión de la refractariedad (QT largo) inician TV polimórficas por reentrada.

una revolución completa alrededor del circuito. La longitud del IPE está, por lo tanto, directamente relacionada con la proximidad del circuito de reentrada. Los sitios integrados en el circuito muestran un IPE igual a la LCT. Por el contrario, los sitios no implicados en el circuito (*bystander*) muestran un IPE mayor que la LCT e igual a la LCT más el tiempo de conducción hacia y desde el circuito. Durante el mapeo de encarrilamiento, la estimulación desde sitios protegidos dentro del circuito (p. ej., istmo de conducción lenta) activa el corazón a través de su sitio de salida para que los complejos de estimulación y taquicardia sean idénticos (encarrilamiento con fusión oculta). La colisión entre frentes de onda ortodrómicos y antidrómicos se produce dentro del circuito y es indetectable en el ECG de superficie. El encarrilamiento desde sitios no protegidos (p. ej., no implicados [*bystander*] remotos) produce complejos de ritmo que son diferentes a los de la taquicardia (encarrilamiento con fusión manifiesta).

Primer criterio de encarrilamiento transitorio frente a mapeo de encarrilamiento

La diferencia entre el primer criterio de encarrilamiento transitorio y el mapeo de encarrilamiento puede llevar a confusiones. Durante el encarrilamiento transitorio con fusión constante del ECG, el último complejo encarrilado no se fusiona y se produce en la LCE. Indica un circuito de reentrada con sitios de entrada y salida anatómicamente separados dentro de la cavidad de interés (diferentes de los sitios de entrada y salida del istmo crítico). Hay una colisión constante entre los frentes de onda de estimulación y taquicardia fuera del circuito (lo que da lugar a la fusión del ECG) y entre los frentes de onda de estimulación ortodrómico (*n*) y antidrómico (*n* + 1) dentro del circuito (lo que permite el encarrilamiento). El último frente de onda ortodrómico estimulado no tiene frente de onda antidrómico con el cual colisionar, lo que da origen a un complejo no fusionado (junto con los sitios intracar-

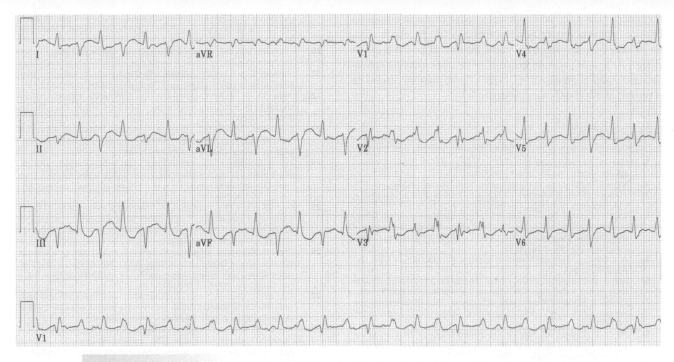

FIGURA 2-12 TV bidireccional (intoxicación por digitálicos). La TV bidireccional se debe a un PPT en el sistema His-Purkinje distal causado por la sobrecarga de calcio por intoxicación por digitálicos. Las frecuencias cardíacas altas de los PPT y la actividad desencadenada en el fascículo anterior izquierdo inducen PPT y actividad desencadenada en el fascículo posterior izquierdo y viceversa, lo que causa ectopias ventriculares que surgen de dos sitios His-Purkinje alternos (modelo «ping pong»).

díacos captados ortodrómicamente en sentido anterógrado del sitio de estimulación) que ocurre en la LCE. Dado que la estimulación sucede fuera del circuito para que tenga lugar la fusión del ECG, el intervalo de retorno en el catéter de estimulación es largo. El encarrilamiento transitorio se usa para demostrar que un mecanismo de taquicardia es de reentrada, pero confirmar el primer criterio no siempre es posible si los sitios de entrada y salida dentro de la cavidad de interés son los mismos (p. ej., TRNAV). En cambio, el mapeo de encarrilamiento se utiliza para identificar el istmo crítico de conducción lenta del circuito de reentrada. La estimulación dentro de las porciones críticas del circuito da lugar a una fusión oculta (sitios de entrada, central, salida) o manifiesta (sitios del circuito externo), y el intervalo de retorno en el catéter de estimulación se produce en la LCT. La estimulación fuera del circuito (sitio no implicado [*bystander*] remoto) lleva a una fusión manifiesta y a un IPE superior a la LCT. La demostración de los primeros criterios de encarrilamiento transitorio durante el mapeo de encarrilamiento de la TV es poco frecuente e identifica un circuito específico de TV con sitios de entrada y salida separados (*véanse* figs. 2-3 y 2-8).[35]

MAPA DE ACTIVACIÓN

A diferencia de las taquicardias de macrorreentrada, en las que la actividad eléctrica dentro del circuito se extiende por toda la LCT, las taquicardias focales surgen de una «fuente puntual» discreta que se propaga radialmente desde este sitio. El sitio diana de la ablación para las taquicardias focales es, por lo tanto, el sitio más temprano de activación (EGM presistólico) referenciado a la onda P (para TA), el complejo QRS (para TV) o un punto de referencia intracardíaco que implique la cavidad de interés.[36-38] Un mapa de activación electroanatómico tridimensional codificado por colores puede diferenciar los mecanismos focales de las macrorreentradas (fig. 2-13). Sin embargo, una taquicardia focal puede producir un patrón de

Focal

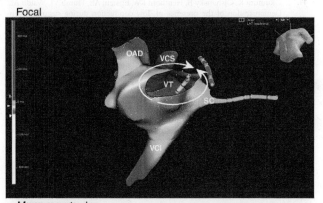

Macrorreentrada

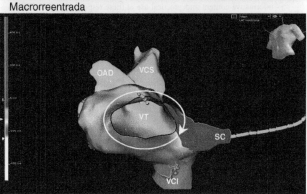

FIGURA 2-13 Mapa de activación electroanatómico de taquicardia focal (*arriba*) y por macrorreentrada (*abajo*). *Arriba:* taquicardia auricular. Nótese la propagación centrífuga de la activación desde el sitio de origen (*blanco*) alrededor del anillo tricuspídeo. *Abajo:* aleteo auricular dependiente del ICT en sentido horario. Note el patrón de activación temprana (*blanco*) y tardía (*morado*). OAD: orejuela auricular derecha; SC: seno coronario; VCI/VCS: vena cava inferior/superior; VT: válvula tricúspide.

macrorreentrada si la fuente puntual es adyacente a una línea de bloqueo (seudomacrorreentrada) (*véase* fig. 6-18). Por el contrario, un circuito de macrorreentrada puede generar un patrón focal en el lugar de una degradación endocárdica de una estructura epicárdica crítica para el circuito (p. ej., taquicardia de macrorreentrada de la vena de Marshall de la aurícula izquierda).

REFERENCIAS

1. Moe GK, Preston JB, Burlington H. Physiologic evidence for a dual A-V transmission system. Circ Res 1956;4:357–375.
2. Mines GR. On dynamic equilibrium in the heart. J Physiol 1913;46:349–383.
3. Allessie M, Bonke F, Schopman F. Circus movement in rabbit atrial muscle as a mechanism of tachycardia. Circ Res 1977;41:9–18.
4. Task Force on the Working Group of Arrhythmias of the European Society of Cardiology. The Sicilian Gambit. A new approach to the classification of antiarrhythmic drugs based on their actions on arrhythmogenic mechanism. Circulation 1991;84:1831–1851.
5. Antzelevitch C. Basic mechanisms of reentrant arrhythmias. Curr Opin Cardiol 2001;16:1–7.
6. Spector P. Principles of cardiac electric propagation and their implications for re-entrant arrhythmias. Circ Arrhythm Electrophysiol 2013;6:655–661.
7. Coumel P. Junctional reciprocating tachycardias. The permanent and paroxysmal forms of A-V nodal reciprocating tachycardias. J Electrocardiol 1975;8:79–90.
8. Waldo AL, Maclean WA, Karp RB, Kouchoukos NT, James TN. Entrainment and interruption of atrial flutter with atrial pacing: studies in man following open heart surgery. Circulation 1977;56:737–745.
9. MacLean WA, Plumb VJ, Waldo AL. Transient entrainment and interruption of ventricular tachycardia. Pacing Clin Electrophysiol 1981;4:358–366.
10. Waldo AL, Henthorn RW, Plumb VJ, MacLean WAH. Demonstration of the mechanism of transient entrainment and interruption of ventricular tachycardia with rapid atrial pacing. J Am Coll Cardiol 1984;3:422–430.
11. Okumura K, Olshansky B, Henthorn RW, Epstein AE, Plumb VJ, Waldo AL. Demonstration of the presence of slow conduction during sustained ventricular tachycardia in man: use of transient entrainment of the tachycardia. Circulation 1987;75:369–378.
12. Waldo AL, Plumb VJ, Arciniegas JA, et al. Transient entrainment and interruption of the atrioventricular bypass pathway type of paroxysmal atrial tachycardia. A model for understanding and identifying reentrant arrhythmias. Circulation 1983;67:73–83.
13. Ormaetxe JM, Almendral J, Arenal A, et al. Ventricular fusion during resetting and entrainment of orthodromic supraventricular tachycardia involving septal accessory pathways. Implications for the differential diagnosis with atrioventricular nodal reentry. Circulation 1993;88:2623–2631.
14. Saoudi N, Anselme F, Poty H, Cribier A, Castellanos A. Entrainment of supraventricular tachycardias: a review. Pacing Clin Electrophysiol 1998;21:2105–2125.
15. Okumura K, Henthorn RW, Epstein AE, Plumb VJ, Waldo AL. Further observations on transient entrainment: importance of pacing site and properties of the components of the reentry circuit. Circulation 1985;72:1293–1307.
16. Almendral J. Resetting and entrainment of reentrant arrhythmias: part II: informative content and practical use of these responses. Pacing Clin Electrophysiol 2013;36:641–661.
17. Almendral J, Caulier-Cisterna R, Rojo-Álvarez JL. Resetting and entrainment of reentrant arrhythmias: part I: concepts, recognition, and protocol for evaluation: surface ECG versus intracardiac recordings. Pacing Clin Electrophysiol 2013;36:508–532.
18. Goldreyer BN, Gallagher JJ, Damato AN. The electrophysiologic demonstration of atrial ectopic tachycardia in man. Am Heart J 1973;85:205–215.
19. Lerman BB, Stein KM, Markowitz SM, Mittal S, Slotwiner DJ. Ventricular tachycardia in patients with structurally normal hearts. In: Zipes DP, Jalife J, eds. Cardiac Electrophysiology: From Cell to Bedside. 3rd ed. Philadelphia, PA: WB Saunders, 2000:640–656.
20. Cranefield P. Action potentials, afterpotentials, and arrhythmias. Circ Res 1977;41:415–423.
21. Surawicz B. Brief history of cardiac arrhythmias since the end of the nineteenth century: part II. J Cardiovasc Electrophysiol 2004;15:101–111.
22. Baher AA, Uy M, Xie F, Garfinkel A, Qu Z, Weiss JN. Bidirectional ventricular tachycardia: ping pong in the His-Purkinje system. Heart Rhythm 2011;8:599–605.
23. Lerman BB, Belardinelli L, West GA, Berne RM, DiMarco JP. Adenosine-sensitive ventricular tachycardia: evidence suggesting cyclic AMP-mediated triggered activity. Circulation 1986;74:270–280.
24. Haines DE, Nath S, DiMarco JP, Lobban JH. Entrainment mapping in patients with sustained atrioventricular nodal reentrant tachycardia: insights into the sites of conduction slowing in the slow atrioventricular nodal pathway. Am J Cardiol 1997;80:883–888.
25. Feld GK, Fleck RP, Chen P, et al. Radiofrequency catheter ablation for the treatment of human type 1 atrial flutter. Identification of a critical zone in the reentrant circuit by endocardial mapping techniques. Circulation 1992;86:1233–1240.
26. Olgin JE, Kalman JM, Fitzpatrick AP, Lesh MD. Role of right atrial endocardial structures as barriers to conduction during human type I atrial flutter. Activation and entrainment mapping guided by intracardiac echocardiography. Circulation 1995;92:1839–1848.
27. Kalman JM, Olgin JE, Saxon LA, Fisher WG, Lee RJ, Lesh MD. Activation and entrainment mapping defines the tricuspid annulus as the anterior barrier in typical atrial flutter. Circulation 1996;94:398–406.
28. Kalman JM, VanHare GF, Olgin JE, Saxon LA, Stark SI, Lesh MD. Ablation of "incisional" reentrant atrial tachycardia complicating surgery for congenital heart disease. Use of entrainment to define a critical isthmus of conduction. Circulation 1996;93:502–512.
29. Triedman JK, Saul JP, Weindling SN, Walsh EP. Radiofrequency ablation of intra-atrial reentrant tachycardia after surgical palliation of congenital heart disease. Circulation 1995;91:707–714.
30. Chen S, Chiang C, Yang C, et al. Radiofrequency catheter ablation of sustained intra-atrial reentrant tachycardia in adult patients. Identification of electrophysiological characteristics and endocardial mapping techniques. Circulation 1993;88:578–587.
31. Morady F, Frank R, Kou WH, et al. Identification and catheter ablation of a zone of slow conduction in the reentrant circuit of ventricular tachycardia in humans. J Am Coll Cardiol 1988;11:775–782.
32. Stevenson WG, Khan H, Sager P, et al. Identification of reentry circuit sites during catheter mapping and radiofrequency ablation of ventricular tachycardia late after myocardial infarction. Circulation 1993;88:1647–1670.
33. Mohamed U, Skanes AC, Gula LJ, et al. A novel pacing maneuver to localize focal atrial tachycardia. J Cardiovasc Electrophysiol 2007;18:1–6.
34. Jaïs P, Matsuo S, Knecht S, et al. A deductive mapping strategy for atrial tachycardia following atrial fibrillation ablation: importance of localized reentry. J Cardiovasc Electrophysiol 2009;20:480–491.
35. Almendral JM, Gottlieb CD, Rosenthal ME, et al. Entrainment of ventricular tachycardia: explanation for surface electrocardiographic phenomena by analysis of electrograms recorded within the tachycardia circuit. Circulation 1988;77:569–580.
36. Stevenson WG, Nademanee K, Weiss JN, Wiener I. Treatment of catecholamine-sensitive right ventricular tachycardia by endocardial catheter ablation. J Am Coll Cardiol 1990;16:752–755.
37. Klein LS, Shih H, Hackett FK, Zipes DP, Miles WM. Radiofrequency catheter ablation of ventricular tachycardia in patients without structural heart disease. Circulation 1992;85:1666–1674.
38. Coggins DL, Lee RJ, Sweeney J, et al. Radiofrequency catheter ablation as a cure for idiopathic tachycardia of both left and right ventricular origin. J Am Coll Cardiol 1994;23:1333–1341.

Ecocardiografía intracardíaca

3

Introducción

La ecocardiografía intracardíaca (EIC) proporciona una herramienta invaluable durante los procedimientos electrofisiológicos invasivos al ofrecer un vínculo importante entre la anatomía y la electrofisiología, en especial cuando se integra con un mapa electroanatómico. Cumple varias funciones, entre ellas: 1) identificar las estructuras críticas implicadas en la arritmogénesis, 2) visualizar la fosa oval para el acceso transeptal y 3) monitorizar las lesiones por radiofrecuencia y las complicaciones de la ablación (p. ej., derrame pericárdico, formación de trombos).

El objetivo de este capítulo es:

1. Permitir la comprensión de las diferentes proyecciones de la EIC en relación con la posición del transductor y la orientación del haz dentro del corazón.
2. Proporcionar técnicas para obtener imágenes de estructuras importantes implicadas en la arritmogénesis.

TIPOS DE SONDAS PARA LA EIC

Los dos tipos básicos de sondas para EIC son 1) la EIC radial y 2) la EIC de matriz en fase.[1-5] La EIC radial (9-12 MHz) utiliza un único elemento de cristal giratorio (1800 rpm) montado en el extremo de un catéter no direccionable que proporciona un campo de visión de 360° perpendicular al eje largo del vaso. No tiene capacidad para hacer estudios Doppler y de resolución de campo lejano (profundidad de penetración < 5 cm), lo que limita la visualización de las estructuras cardíacas izquierdas desde la aurícula derecha (AD). La EIC de matriz en fase (5.5-10 MHz) utiliza un transductor de 64 elementos montados longitudinalmente en un catéter direccionable (articulación en cuatro direcciones) que proporciona un sector de ultrasonido (US) de 90° paralelo al eje largo del vaso. Tiene capacidades Doppler y, debido a su menor frecuencia, tiene una mayor penetración en los tejidos (12 cm), lo que permite la visualización del hemicardio izquierdo desde la AD. Debido a sus mayores capacidades al realizar ablaciones complejas en el hemicardio izquierdo, en este artículo se aborda principalmente el uso de la EIC de matriz en fase con imágenes estándar del hemicardio derecho (AD/ventrículo derecho [VD]), aunque también se han descrito imágenes de la aurícula izquierda (AI), el seno coronario (SC) y el espacio pericárdico.[2,3]

VISTAS DE LA EIC

INICIO (*HOME VIEW*)

La vista neutra o inicial característica proporciona un plano de referencia inicial con fines de orientación (fig. 3-1). La sonda para la EIC se coloca en la porción media de la AD paralelo a la columna vertebral con el haz de US dirigido en dirección anterior hacia la válvula tricúspide (VT). La vista inicial muestra la AD anterior, la VT septal, el VD longitudinal y el infundíbulo, la válvula aórtica (cúspide no coronaria [CNC] y cúspide coronaria derecha [CCD]) y la raíz aórtica proximal. La punta del catéter durante la ablación del tabique (*septum*) posterior (p. ej., vía lenta), el tabique medio (p. ej., vía accesoria [VAcc]), el tabique anterior (p. ej., haz de His) y taquicardias de la cúspide (p. ej., taquicardia auricular [TA] de la CNC) es visible con esta proyección (*véanse* figs. 8-2, 8-3, 13-6 a 13-8 y 16-5). Una ubicación posterior del transductor de EIC en la AD con una ligera rotación horaria desde la vista inicial interseca la válvula aórtica (CNC y cúspide coronaria izquierda [CCI]) y el ventrículo izquierdo (VI) longitudinalmente. Debido al desplazamiento apical de la VT con respecto a la válvula mitral (VM), puede verse el sitio donde se cruzan la AD y el VI («tabique auriculoventricular [AV]») (fig. 3-2).

AURÍCULA IZQUIERDA

Una nueva rotación del catéter de EIC en sentido horario desde la proyección inicial hace visibles las estructuras de la AI en el orden siguiente: 1) VM/orejuela auricular izquierda (OAI)/SC proximal, 2) venas pulmonares izquierdas (vista longitudinal), 3) AI posterior/esófago y 4) venas pulmonares derechas (vista transversal) (figs. 3-3 a 3-6).[6-8] El catéter para la ablación de taquicardias relacionadas con el anillo mitral (p. ej., VAcc) puede observarse en la vista de la VM (*véanse* figs. 12-2 a 12-4 y 12-11 a 12-16). Esta proyección también hace visible la porción anterior de la fosa oval para determinar los sitios de punción transeptal más anteriores (p. ej., crioablación).[9] El retiro del catéter de EIC en dirección inferior visualiza el SC en corte

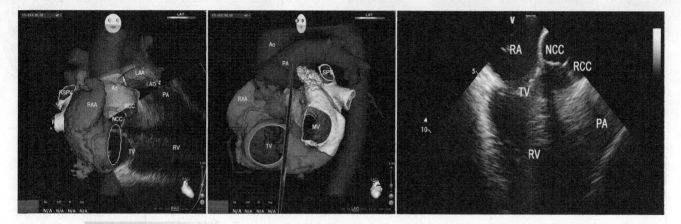

FIGURA 3-1 Vista inicial (*home view*). El transductor de US se encuentra en la parte media de la aurícula derecha con una rotación anterior del haz. Ao: aorta; LAA: orejuela auricular izquierda; LAD: descendente anterior izquierda; LIPV: vena pulmonar inferior izquierda; LSPV: vena pulmonar superior izquierda; MV: válvula mitral; NCC: cúspide no coronaria; PA: arteria pulmonar; RA: aurícula derecha; RAA; orejuela auricular derecha; RCC: cúspide coronaria derecha; RIPV: vena pulmonar inferior derecha; RSPV: vena pulmonar superior derecha.

transversal y el catéter durante la ablación de las taquicardias relacionadas con el SC (p. ej., VAcc, TA) (fig. 3-7; *véase* fig. 13-10).

Pueden obtenerse algunas vistas adicionales de la OAI desde *1)* la AD (inclinación posterior) y el VD anterobasal (nivelar con la vista de eje corto de la válvula aórtica), *2)* el VD por debajo de la válvula pulmonar (inclinación anterior; dada la estrecha proximidad entre la arteria pulmonar [AP] y la OAI), *3)* desde la AI (a través de una vaina transeptal) y *4)* desde el interior del SC (figs. 3-8 y 3-9).[3,6] Con la vista de eje corto de la válvula aórtica, se observa la cresta de Coumadin entre la OAI y la vena pulmonar superior izquierda (VPSI) (una estructura importante durante el aislamiento de la VPSI).

La rotación horaria del catéter de EIC desde la vista de la VM dirige el haz de US detrás de la OAI y hace visible longitudinalmente la vena pulmonar inferior izquierda (VPII), la VPSI y la carina interviniente. Esta proyección muestra los catéteres de ablación por radiofrecuencia y de mapeo circunferencial y el alojamiento del criobalón en el antro de la vena durante el aislamiento de venas pulmonares (*véanse* figs. 15-4, 15-16 y 15-17). El Doppler color o de onda pulsada sobre las venas pulmonares permite evaluar la estenosis de las venas pulmonares (aumento de la velocidad del flujo con un gradiente ostial) o las filtraciones ostiales durante la venooclusión con criobalón. Esta vista también visualiza la fosa oval posterior en busca de sitios de punción transeptal más posteriores (p. ej., oclusión de la OAI).

La rotación horaria desde la vista de la vena pulmonar izquierda (VPI) genera imágenes de la AI posterior, el esófago y la aorta descendente y permite comprender la proximidad del esófago a las venas pulmonares durante la ablación de la fibrilación auricular.

La rotación horaria desde la vista posterior de la AI hace visible la vena pulmonar inferior derecha (VPID), la vena pulmonar superior derecha (VPSD), la carina en la sección transversal y la arteria pulmonar derecha (*véanse* figs. 15-10 y 15-19). Una rotación posterior adicional con el catéter de EIC cerca del tabique interauricular ayuda a conseguir una vista longitudinal de las venas pulmonares derechas. La obtención de imágenes de la VPSD puede exigir el avance del catéter de EIC en sentido superior hacia la vena cava superior (VCS), dada la proximidad entre esta última y la VPSD.

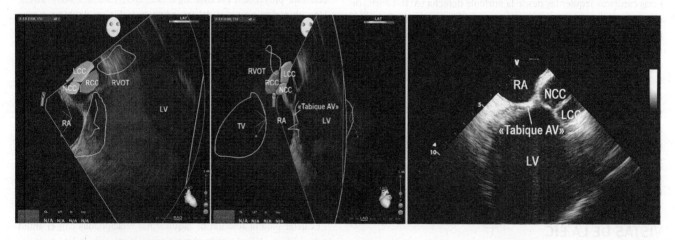

FIGURA 3-2 «Tabique AV». El transductor de US se encuentra en la parte media de la aurícula derecha con su haz dirigido hacia la izquierda (rotación en sentido horario) desde la vista inicial cortando a través de la válvula aórtica (cúspide no coronaria y cúspide coronaria derecha) y el ventrículo izquierdo. Se observa la interfase entre la aurícula derecha y el ventrículo izquierdo («tabique AV»). LCC: cúspide coronaria izquierda; LV: ventrículo izquierdo; NCC: cúspide no coronaria; RA: aurícula derecha; RCC: cúspide coronaria derecha; RVOT: infundíbulo derecho; TV: válvula tricúspide.

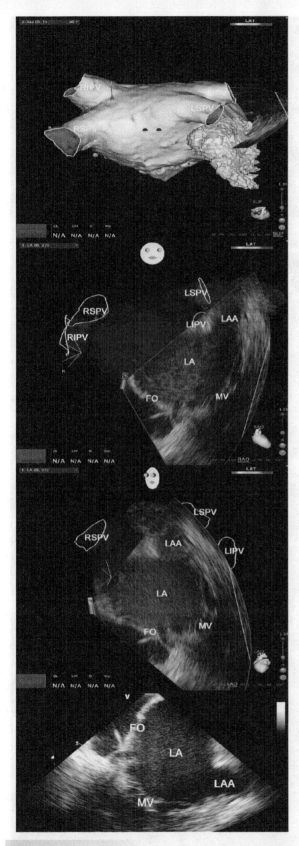

FIGURA 3-3 Vista de la válvula mitral y la orejuela auricular izquierda. FO: fosa oval; LA: aurícula izquierda; LAA: orejuela auricular izquierda; LIPV: vena pulmonar inferior izquierda; LSPV: vena pulmonar superior izquierda; MV: válvula mitral; RIPV: vena pulmonar inferior derecha; RSPV: vena pulmonar superior derecha.

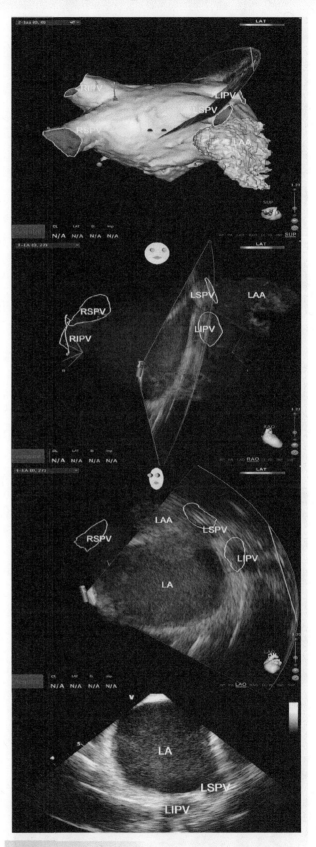

FIGURA 3-4 Vista de la vena pulmonar izquierda. La LSPV y la LIPV se visualizan longitudinalmente («signo del pantalón»). LA: aurícula izquierda; LAA: orejuela auricular izquierda; LIPV: vena pulmonar inferior izquierda; LSPV: vena pulmonar superior izquierda; RIPV: vena pulmonar inferior derecha; RSPV: vena pulmonar superior derecha.

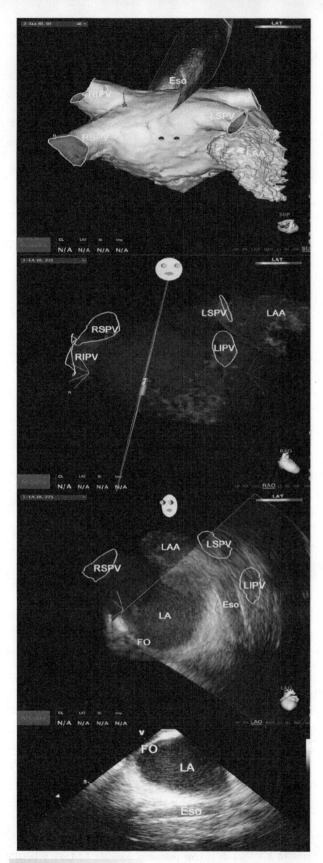

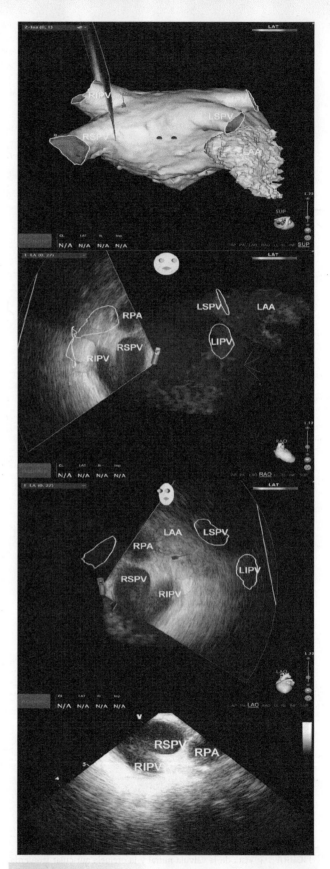

FIGURA 3-5 Vista esofágica. Eso: esófago; FO: fosa oval; LA: aurícula izquierda; LAA: orejuela auricular izquierda; LIPV: vena pulmonar inferior izquierda; LSPV: vena pulmonar superior izquierda; RIPV: vena pulmonar inferior derecha; RSPV: vena pulmonar superior derecha.

FIGURA 3-6 Vista de las venas pulmonares derechas. La RSPV y la RIPV se visualizan transversalmente («ojos de búho»). LAA: orejuela auricular izquierda; LIPV: vena pulmonar inferior izquierda; LSPV: vena pulmonar inferior derecha; RIPV: vena pulmonar inferior derecha; RPA: arteria pulmonar derecha; RSPV: vena pulmonar superior derecha.

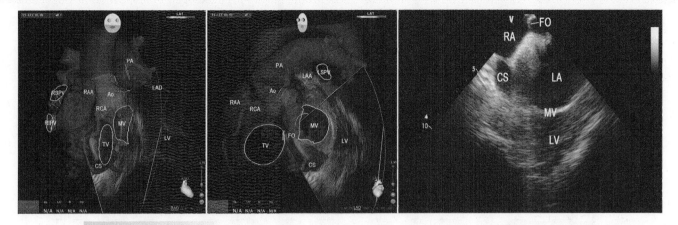

FIGURA 3-7 Seno coronario. El transductor de US está en la aurícula derecha inferior y dirigido hacia la izquierda para visualizar el seno coronario (vista transversal) y la válvula mitral. CS: seno coronario; FO: fosa oval; LA: aurícula izquierda; LAA: orejuela auricular izquierda; LAD: arteria descendente anterior izquierda; LSPV: vena pulmonar superior izquierda; LV: ventrículo izquierdo; MV: válvula mitral; PA: arteria pulmonar; RA: aurícula derecha; RAA: orejuela auricular derecha; RCA: arteria coronaria derecha; RIPV: vena pulmonar inferior derecha; RSPV: vena pulmonar superior derecha; TV: válvula tricúspide.

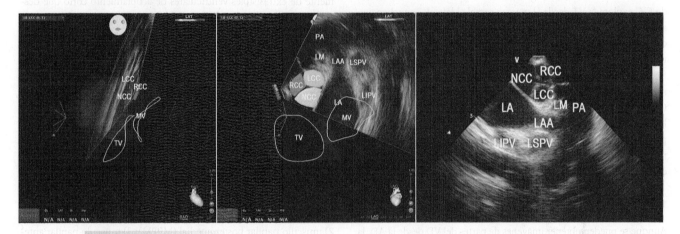

FIGURA 3-8 Orejuela auricular izquierda (desde la aurícula derecha con inclinación posterior). Obsérvese la proximidad entre la OAI, el tronco de la arteria coronaria izquierda y la arteria pulmonar. La cresta de Coumadin entre la LAA y la LSPV puede verse en esta vista. LA: aurícula izquierda; LAA: orejuela auricular izquierda; LCC: cúspide coronaria izquierda; LIPV: vena pulmonar inferior izquierda; LM: tronco de la arteria coronaria izquierda; LSPV: vena pulmonar superior izquierda; MV: válvula mitral; NCC: cúspide no coronaria; PA: arteria pulmonar; RCC: cúspide coronaria derecha; TV: válvula tricúspide.

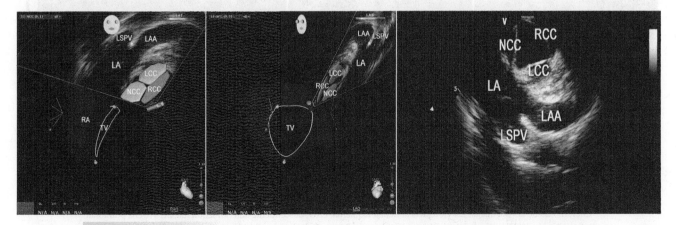

FIGURA 3-9 LAA (desde el ventrículo derecho anterobasal). La cresta de Coumadin (*asterisco*) entre la LAA y la LSPV es prominente. LA: aurícula izquierda; LAA: orejuela auricular izquierda; LCC: cúspide coronaria izquierda; LSPV: vena pulmonar superior izquierda; NCC: cúspide no coronaria; RA: aurícula derecha; RCC: cúspide coronaria derecha; TV: válvula tricúspide.

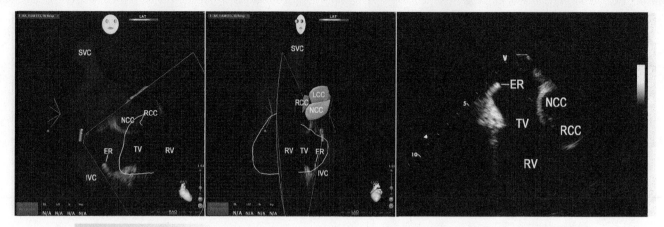

FIGURA 3-10 Istmo cavotricuspídeo (ICT). Una cresta de Eustaquio (ER) prominente despega 90° del extremo posterior de un ICT corto. IVC: vena cava inferior; LCC: cúspide coronaria izquierda; NCC: cúspide no coronaria; RCC: cúspide coronaria derecha; RV: ventrículo derecho; SVC: vena cava superior; TV: válvula tricúspide.

AURÍCULA DERECHA

Desde la vista inicial (*home view*), la rotación antihoraria del catéter de EIC explora la VT desde el margen septal al lateral. La inclinación anterior dirige el haz de US hacia abajo, visualizando el istmo cavotricuspídeo (ICT) y las estructuras anatómicas (p. ej., cresta de Eustaquio, recesos) que pueden dificultar la ablación del ICT (fig. 3-10; *véase* fig. 14-19).[10] La rotación antihoraria del catéter de EIC permite visualizar el anillo tricuspídeo lateral y la orejuela auricular derecha (fig. 3-11). Una rotación posterior en sentido antihorario hace visible la cresta terminal a lo largo del borde anterolateral de la AD, cuya prolongación superior es el nodo sinusal (fig. 3-12). Ambas estructuras pueden ser el sitio diana de la ablación para las taquicardias de la cresta y la modificación del nodo sinusal, respectivamente.[11]

VENTRÍCULO DERECHO

Aunque se pueden obtener imágenes de partes del VD desde la AD, la banda moderadora (trabéculas septomarginales) y el músculo papilar anterior se visualizan mejor avanzando el catéter de EIC a través de la VT (inclinación anterior). La torsión antihoraria desde una vista septal permite ver el VD y la banda moderadora a medida que atraviesa la cavidad del VD desde el tabique hasta el margen lateral (fig. 3-13). La banda moderadora puede ser una fuente de ectopia del VD, especialmente de extrasístoles ventriculares de acoplamiento corto que desencadenan una fibrilación ventricular (*véanse* figs. 19-31 y 19-32). Mientras que la proyección inicial hace visible el infundíbulo (tracto de salida) del VD, pueden obtenerse vistas adicionales del infundíbulo introduciendo el catéter de EIC en el VD y desplazando el catéter de modo que el haz de US apunte hacia arriba para obtener imágenes longitudinales del infundíbulo del VD/vena pulmonar y la AP.

VENTRÍCULO IZQUIERDO

El VI basal puede visualizarse desde la AD, pero las mejores imágenes del VI se obtienen desde el VD. Desde la vista inicial, el catéter de EIC se inclina hacia delante y se introduce en el VD. La rotación horaria por debajo de la válvula aórtica permite ver el VI desde el vértice hacia la base en el siguientes orden: *1*) tabique/vértice del VI; *2*) músculo papilar posteromedial (MPPM); *3*) músculo papilar anterolateral (MPAL); *4*) continuidad VM/aortomitral; *5*) válvulas aórtica (vista transversal) y pulmonar; y *6*) válvula aórtica, aorta y arteria pulmonar (vista longitudinal) (figs. 3-14 a 3-18). El músculo papilar y las uniones cordales de la VM se visualizan desde una vista oblicua

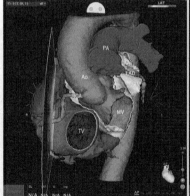
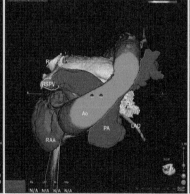
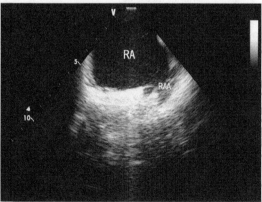

FIGURA 3-11 OAI. El transductor de US está en la parte media de la aurícula derecha y dirigido hacia la derecha (rotación antihoraria) desde la vista inicial. LAA: orejuela auricular izquierda; LAD: descendente anterior izquierda; LIPV: vena pulmonar inferior izquierda; MV: válvula mitral; PA: arteria pulmonar; RA: aurícula derecha; RAA: orejuela auricular derecha; RCA: arteria coronaria derecha; RIPV: vena pulmonar inferior derecha; RSPV: vena pulmonar superior derecha; TV: válvula tricúspide.

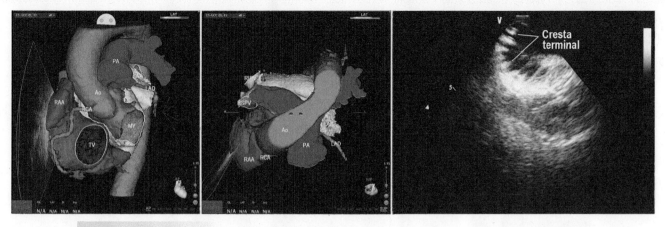

FIGURA 3-12 Cresta terminal. Una rotación más en sentido antihorario desde la orejuela auricular derecha permite ver la cresta terminal, que se caracteriza por su aspecto «enmarañado» debido a los músculos pectíneos. LAA: orejuela auricular izquierda; LAD: descendente anterior izquierda; LIPV: vena pulmonar inferior izquierda; MV: válvula mitral; PA: arteria pulmonar; RAA: orejuela auricular derecha; RCA: arteria coronaria derecha; RIPV: vena pulmonar inferior derecha; RSPV: vena pulmonar superior derecha; TV: válvula tricúspide.

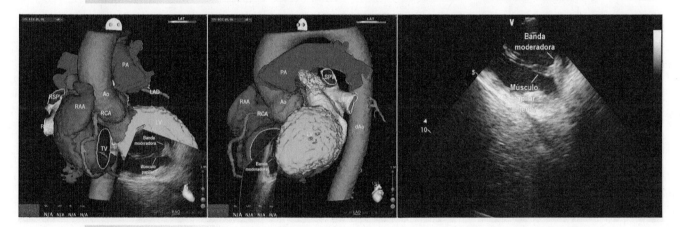

FIGURA 3-13 Banda moderadora. El transductor de US se encuentra en el ventrículo derecho con su haz dirigido hacia abajo (inclinación anterior) para obtener imágenes del complejo músculo papilar anterior de la banda moderadora. dAo: aorta descendente; LAA: orejuela auricular izquierda; LAD: arteria descendente anterior izquierda; LSPV: vena pulmonar superior izquierda; LV: ventrículo izquierdo; PA: arteria pulmonar; RAA: orejuela auricular derecha; RCA: arteria coronaria derecha; RIPV: vena pulmonar inferior derecha; RSPV: vena pulmonar superior derecha; TV: válvula tricúspide.

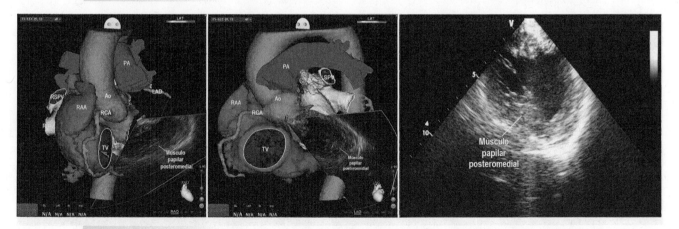

FIGURA 3-14 Músculo papilar posteromedial (MPPM). El transductor de US está en el ventrículo derecho con rotación horaria para dirigir su haz hacia la cavidad del ventrículo izquierdo y obtener imágenes del MPPM. LAA: orejuela auricular izquierda; LIPV: vena pulmonar inferior izquierda; LSPV: vena pulmonar superior izquierda; PA: arteria pulmonar; RAA: orejuela auricular derecha; RCA: arteria coronaria derecha; RIPV: vena pulmonar inferior derecha; RSPV: vena pulmonar superior derecha; TV: válvula tricúspide.

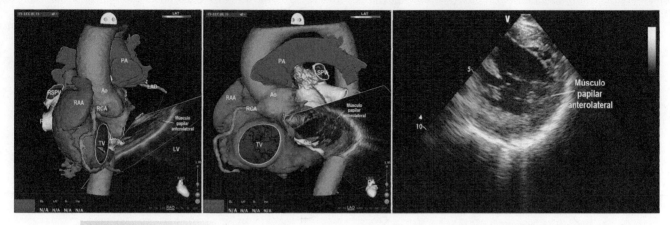

FIGURA 3-15 Músculo papilar anterolateral (MPAL). La rotación en sentido horario del transductor desde el MPPM dirige el haz hacia el MPAL. LAA: orejuela auricular izquierda; LAD: descendente anterior izquierda; LIPV: vena pulmonar inferior izquierda; LSPV: vena pulmonar superior izquierda; LV: ventrículo izquierdo; PA: arteria pulmonar; RAA: orejuela auricular derecha; RCA: arteria coronaria derecha; RIPV: vena pulmonar inferior derecha; RSPV: vena pulmonar superior derecha; TV: válvula tricúspide.

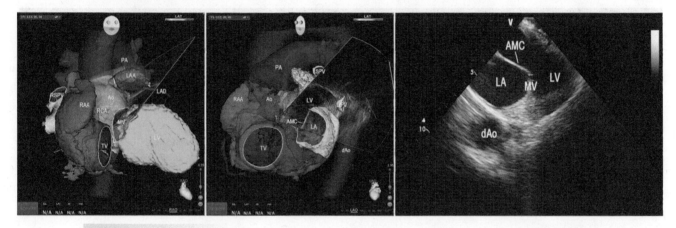

FIGURA 3-16 Continuidad aortomitral. La rotación horaria desde los músculos papilares genera imágenes de la continuidad aortomitral y del infundíbulo del ventrículo izquierdo. AMC: continuidad aortomitral; dAo: aorta descendente; LA: aurícula izquierda; LAA: orejuela auricular izquierda; LAD: descendente anterior izquierda; LIPV: vena pulmonar inferior izquierda; LSPV: vena pulmonar superior izquierda; LV: ventrículo izquierdo; MV: válvula mitral; PA: arteria pulmonar; RAA: orejuela auricular derecha; RIPV: vena pulmonar inferior derecha; RSPV: vena pulmonar superior derecha; TV: válvula tricúspide.

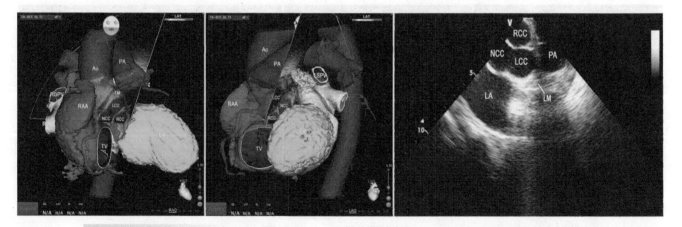

FIGURA 3-17 Válvula aórtica (vista transversal). El tronco de la arteria coronaria izquierda puede visualizarse desde esta proyección. LA: aurícula izquierda; LAA: orejuela auricular izquierda; LCC: cúspide coronaria izquierda; LIPV: vena pulmonar inferior izquierda; LM: tronco principal izquierdo; LSPV: vena pulmonar superior izquierda; LV: ventrículo izquierdo; NCC: cúspide no coronaria; PA: arteria pulmonar; RAA: orejuela auricular derecha; RCC: cúspide coronaria derecha; RIPV: vena pulmonar inferior derecha; RSPV: vena pulmonar superior derecha; TV: válvula tricúspide.

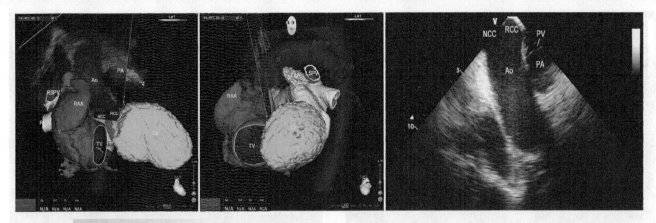

FIGURA 3-18 Válvula aórtica (vista longitudinal). La aorta ascendente (Ao) y la arteria pulmonar también se visualizan en eje largo. LAA: orejuela auricular izquierda; LIPV: vena pulmonar inferior izquierda; LSPV: vena pulmonar superior izquierda; LV: ventrículo izquierdo; NCC: cúspide no coronaria; PA: arteria pulmonar; PV: válvula pulmonar; RAA: orejuela auricular derecha; RCC: cúspide coronaria derecha; RIPV: vena pulmonar inferior derecha; RSPV: vena pulmonar superior derecha; TV: válvula tricúspide.

del VI medio. Los músculos papilares son otra fuente frecuente de ectopia ventricular (*véanse* figs. 19-22 a 19-24). La identificación de la cicatriz del VI (áreas acinéticas con aumento de la ecogenicidad) y de los aneurismas (áreas discinéticas) facilita el mapeo del sustrato durante la ablación de la taquicardia ventricular (*véanse* figs. 20-3, 20-22 y 20-23). La ectopia ventricular también puede originarse en los infundíbulos, especialmente en el tabique anterior del infundíbulo del VD por debajo de la válvula pulmonar, la arteria pulmonar, la CCD, la CCI y la continuidad aortomitral (*véanse* figs. 19-6 a 19-10, 19-11 a 19-14, 19-16, 19-17 y 19-19 a 19-21). Con la ablación dentro de las cúspides aórticas, la EIC permite ver la proximidad de las arterias coronarias al catéter de ablación. Las cúspides aórticas pueden visualizarse desde *1)* la vista inicial, *2)* la AD (vista transversal de la válvula aórtica), *3)* el VD (vista transversal

de la válvula aórtica) y *4)* el VD (vista longitudinal de la válvula aórtica). Mientras que la visualización de las tres valvas de la válvula pulmonar es difícil con la ecocardiografía transtorácica y transesofágica debido a su localización anterior, puede obtenerse una vista transversal única de las tres valvas de la válvula pulmonar colocando el transductor de EIC en la orejuela auricular derecha y dirigiendo el haz hacia la izquierda, hacia la arteria pulmonar vecina (fig. 3-19).

MONITORIZACIÓN CON EIC

La EIC permite monitorizar en tiempo real las lesiones por ablación y las complicaciones. Durante la ablación por radiofrecuencia, la EIC puede hacer visible la localización y estabilidad del

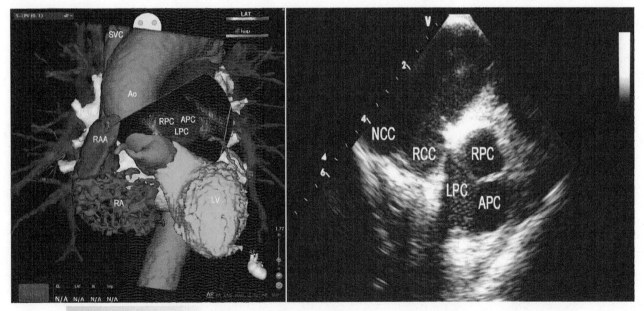

FIGURA 3-19 Válvula pulmonar (vista transversal). El transductor se coloca en la orejuela auricular derecha con el haz dirigido hacia la izquierda, hacia la arteria pulmonar cercana, para visualizar las cúspides pulmonares derecha, izquierda y anterior. APC: cúspide pulmonar anterior; LPC: cúspide pulmonar izquierda; LV: ventrículo izquierdo; NCC: cúspide no coronaria; RA: aurícula derecha; RAA: orejuela auricular derecha; RCC: cúspide coronaria derecha; RPC: cúspide pulmonar derecha; RSPV: vena pulmonar superior derecha; SVC: vena cava superior.

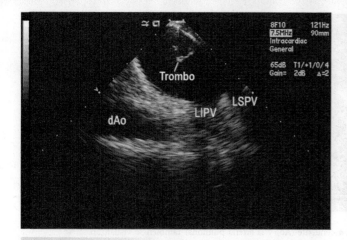

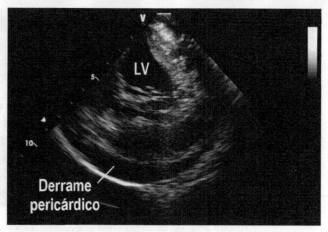

FIGURA 3-20 Trombo móvil adherido al catéter de ablación en la aurícula izquierda. dAo: aorta descendente; LIPV: vena pulmonar inferior izquierda; LSPV: vena pulmonar superior izquierda.

FIGURA 3-21 Derrame pericárdico ecolúcido alrededor del ventrículo izquierdo. LV: ventrículo izquierdo.

contacto electrodo-tejido, los cambios inducidos por la radiofrecuencia en los rasgos tisulares (aumento de la ecogenicidad, edema, formación de cráteres) y las complicaciones a partir de la ablación (formación de trombos, lluvias de microburbujas de formación acelerada [indicativo de sobrecalentamiento del tejido] y derrames pericárdicos) (figs. 3-20 y 3-21).

REFERENCIAS

1. Kim SS, Hijazi ZM, Lang RM, Knight BP. The use of intracardiac echocardiography and other intracardiac imaging tools to guide noncoronary cardiac interventions. J Am Coll Cardiol 2009;53:2217–2228.
2. Hijazi ZM, Shivkumar K, Sahn DJ. Intracardiac echocardiography during interventional and electrophysiological cardiac catheterization. Circulation 2009;119:587–596.
3. Banchs JE, Patel P, Naccarelli GV, Gonzalez MD. Intracardiac echocardiography in complex cardiac catheter ablation procedures. J Interv Card Electrophysiol 2010;28:167–184.
4. Ali S, George LK, Das P, Koshy SK. Intracardiac echocardiography: clinical utility and application. Echocardiography 2011;28:582–590.
5. Bruce CJ, Friedman PA. Intracardiac echocardiography. Eur J Echocardiogr 2001;2:234–244.
6. Ruisi CP, Brysiewicz N, Asnes JD, et al. Use of intracardiac echocardiography during atrial fibrillation ablation. Pacing Clin Electrophysiol 2013;36:781–788.
7. Dello Russo A, Russo E, Fassini G, et al. Role of intracardiac echocardiography in atrial fibrillation ablation. J Atr Fibrillation 2013;5:786.
8. Ren JF, Marchlinski FE. Utility of intracardiac echocardiography in left heart ablation for tachyarrhythmias. Echocardiography 2007;24:533–540.
9. Merchant FM, Delurgio DB. Site-specific transeptal cardiac catheterization guided by intracardiac echocardiography for emerging electrophysiology applications. J Innov Card Rhythm Manage 2013;4:1415–1427.
10. Bencsik G. Novel strategies in the ablation of typical atrial flutter: role of intracardiac echocardiography. Curr Cardiol Rev 2015;11:127–133.
11. Nagarakanti R, Saksena S. Three-dimensional mapping and intracardiac echocardiography in the treatment of sinoatrial nodal tachycardias. J Interv Card Electrophysiol 2016;46:55–61.

Cateterismo transeptal

4

Introducción

El cateterismo transeptal se desarrolló originalmente para acceder de forma directa a la aurícula izquierda con el fin de realizar mediciones hemodinámicas del lado izquierdo del corazón.[1-5] Se ha convertido en una técnica fundamental de los electrofisiólogos para proporcionar acceso a diferentes procedimientos auriculares (p. ej., aislamiento de venas pulmonares) y ventriculares (p. ej., ablación de taquicardias ventriculares) izquierdos y se puede llevar a cabo de forma segura utilizando referencias táctiles y visuales.

El objetivo de este capítulo es:

1. Analizar la anatomía del tabique (*septum*) interauricular y de la fosa oval.
2. Describir diferentes técnicas y consejos para la resolución de problemas durante el cateterismo transeptal.

FOSA OVAL

El sitio diana principal para el cateterismo transeptal es la porción más delgada del tabique interauricular: la fosa oval (una depresión ovalada poco profunda, del tamaño de la huella de un pulgar, en el centro del tabique interauricular) (fig. 4-1). Otro sitio de acceso transeptal es el foramen (agujero) oval, una hendidura superior a la fosa oval entre el *septum primum* y *secundum*. Sin embargo, el cruce del foramen oval por encima de la fosa oval podría dificultar la manipulación del catéter hacia las dianas auriculares inferiores izquierdas.

EMBRIOLOGÍA Y ANATOMÍA

La aurícula primitiva está dividida en aurícula derecha e izquierda por dos tabiques: el *septum primum*, fino y membranoso, y el *septum secundum*, más grueso. El *septum primum* crece en dirección caudal desde el techo de la aurícula para fusionarse con las almohadillas endocárdicas y cerrar el *foramen primum*. La confluencia de las perforaciones y la reabsorción de la porción craneal del *septum primum* crean el *foramen secundum*. El *septum secundum* crece entonces en dirección caudal desde el techo de la aurícula a la derecha del *septum primum* y cierra el *foramen secundum*. La hendidura que se forma entre los dos tabiques, detrás del grueso borde muscular inferior del *septum secundum*, es el foramen oval, que está fusionado de manera incompleta en un 25% de los casos (foramen oval permeable).[6] La fosa oval es una depresión central en la cara derecha del *septum primum*, inferior al foramen oval, que se encuentra oblicuamente fuera del plano coronal (fig. 4-2). Está delimitado por encima por el grueso *septum secundum* (limbo superior), cuya porción más caudal es el «borde límbico».[7]

Las estructuras críticas que rodean la fosa oval incluyen la raíz y prominencia (*torus*) aórtica (por delante y por encima), el seno coronario (SC) (por delante y por debajo) y la aurícula derecha (por detrás). La porción posterior de la aurícula se crea mediante un pliegue del tejido de las aurículas derecha e izquierda entre capas de grasa epicárdica donde la punción transeptal sería inicialmente epicárdica antes de entrar en la aurícula izquierda. Puede producirse un taponamiento tardío una vez retirada la vaina de la aurícula izquierda.

CATETERISMO TRANSEPTAL

EQUIPAMIENTO

El equipo básico para el cateterismo transeptal consiste en: *1)* una aguja transeptal (AT), *2)* un dilatador transeptal (DT) con su vaina (VT), *3)* una vía de presión arterial (no venosa) conectada a un transductor de presión y *4)* anticoagulación.[8] La AT manual clásica de Brockenbrough tiene una curva de 135° para entrar directamente en la fosa oval y una luz interna con un orificio final para la inyección de contraste o solución salina, la transducción de presión y la introducción de una guía de 0.36 mm (0.014 pulg). Una flecha en la base de la AT señala la dirección de su curvatura. También se puede utilizar una aguja SafeSept® (Pressure Products) de 0.8 mm (0.0315 pulg) sola o junto con la AT de Brockenbrough para punzar la fosa oval.[9] Adopta una punta en forma de «J» atraumática cuando entra en la aurícula izquierda, lo que permite colocarla en una vena pulmonar

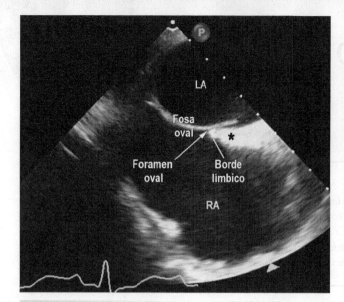

FIGURA 4-1 Anatomía de la fosa oval (ecografía transesofágica). Obsérvese el *septum secundum* muscular grueso (*asterisco*) que forma el «borde límbico» con el delgado *septum primum*. LA: aurícula izquierda; RA: aurícula derecha.

izquierda para dar soporte al conjunto DT/VT. Una alternativa a la punción transeptal manual (forzada) con la AT de Brockenbrough es una aguja de radiofrecuencia NRG® (Baylis Medical) específica con una luz interna con orificios laterales que permiten la inyección de líquido o la transducción de presión, pero no la introducción de una guía interna de 0.36 mm (0.014 pulg).[10] La energía de radiofrecuencia también puede aplicarse a la aguja de Brockenbrough mediante un lápiz de electrocauterio o un catéter de ablación.[11-13]

La VT está disponible en varias longitudes y curvaturas en función de la aplicación prevista. Las curvaturas pueden ser «defectables» (desviables) o fijas (curvas cortas para alcanzar las venas pulmonares posteriores y curvas largas para alcanzar el anillo mitral anterior y el ventrículo izquierdo). La rama lateral de la VT se encuentra en el mismo plano y en general apunta en la dirección de la curva de la VT. Una marca en el puerto del DT indica la dirección de la curva. Al montar el conjunto DT/VT, la rama lateral de la VT debe alinearse con la marca del puerto del DT para que las curvas de la unidad DT/VT queden alineadas.

EVITACIÓN DE ESTRUCTURAS CRÍTICAS

Dado que las estructuras críticas vecinas a la fosa oval son invisibles desde el punto de vista fluoroscópico, es importante conocer su ubicación para evitar las punciones inadvertidas.[14-16] La raíz de la aorta por delante de la fosa oval puede marcarse con un catéter en «J» (cola de cochino) colocado en la cúspide no coronaria (CNC) de la válvula aórtica o con un catéter del haz de His colocado correctamente, ya que el haz penetra en el tabique membranoso por debajo de la comisura de la cúspide no coronaria y la cúspide coronaria derecha (CCD). Un catéter «deflectable» dentro del SC por debajo de la fosa oval traza su recorrido a lo largo del surco auriculoventricular izquierdo.

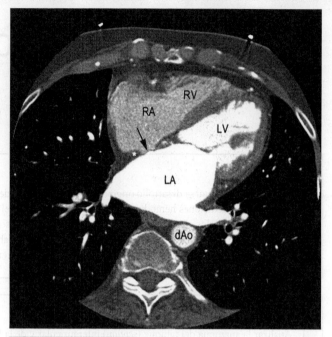

FIGURA 4-2 Anatomía de la fosa oval (tomografía computarizada). La fosa oval se encuentra oblicuamente fuera del plano coronal y, por lo tanto, se accede a ella con una AT apuntada entre las 4 y las 5 horas en el plano horizontal (*flecha*). Obsérvese el prominente «borde límbico» desde el *septum secundum* muscular grueso (*asterisco*) hasta el delgado *septum primum*. dAo: aorta descendente; LA: aurícula izquierda; LV: ventrículo izquierdo; RA: aurícula derecha; RV: ventrículo derecho.

TÉCNICA DE TRACCIÓN DESCENDENTE (*PULL-DOWN*)

En lugar de un abordaje directo, la técnica transeptal de uso más frecuente es la técnica de arrastre o desplegable, que aprovecha no solo la relación coaxial de la vena cava superior (VCS), el tabique interauricular y la vena cava inferior (VCI), sino también el movimiento de la AT sobre puntos de referencia específicos que permiten al operador conocer la ubicación de la punta de la AT en relación con la fosa oval.[7] La preparación inicial requiere que el conjunto AT/DT/VT se purgue meticulosamente con solución salina heparinizada. Sobre una guía de 0.82 mm (0.032 pulg), el DT/VT avanza hasta la VCS (a nivel de la carina). La AT se introduce en la unidad DT/VT de forma que la punta de la AT se encuentre justo dentro (pero no más allá) de la punta de la DT bajo fluoroscopia de gran aumento (también puede utilizarse un estilete que viene con la AT de Brockenbrough para guiar su introducción en el DT/VT y evitar perforar la pared de la unidad DT/VT). Una vez que la punta de la AT está justo dentro de la punta del DT, es importante mantener fija la distancia entre los puertos de la AT/DT para evitar que la AT avance más allá del DT. La flecha de la AT debe alinearse con la rama lateral de la VT y la marca del puerto de la VT para que las curvas de los tres (AT/DT/VT) estén alineadas y no compitan entre sí.[14] Utilizando la flecha de la DT, se rota el conjunto de modo que la punta de la AT apunte en dirección posteromedial (4-5 en punto) cuando se mira hacia abajo por el eje de la aguja (plano horizontal) y en la misma dirección que el haz de la ecocardiografía intracardíaca (EIC) que permite visualizar la fosa oval.[14] La rotación en sentido horario y antihorario dirige la aguja en dirección más posterior (hacia la pared auricular posterior) y anterior (hacia la raíz aórtica), respectivamente.

Tracción descendente

Con la punta de la AT apuntando en dirección posteromedial (4-5 en punto), se tira lentamente de toda la unidad AT/DT/VT en dirección descendente desde el VCS, manteniendo fija la distancia entre los puertos de la AT y el DT. Durante la tracción hacia abajo (*pull-down*), se encuentran tres referencias táctiles y visuales («rebordes» o «saltos») a nivel de *1)* la escotadura aórtica, *2)* la unión VCS-AD y *3)* el borde límbico.[3,7,14-16] En particular, el «salto» del borde límbico cuando el conjunto cae del *septum secundum* muscular grueso en la depresión de la fosa oval es más prominente. Una vez que el conjunto AT/DT/VT se engancha en la fosa oval, una suave presión hacia adelante levanta aún más la fosa (no es infrecuente que esta simple presión hacia adelante pueda perforar el tabique sin una AT, ya que la fosa oval puede ser muy fina [a veces casi transparente] o el conjunto atraviesa en dirección más superior un foramen oval permeable a la sonda).[17,18]

Estiramiento (*tenting*)

Antes de desplegar la AT fuera del DT, es crucial verificar que la aguja se ha enganchado a la fosa oval y no a alguna otra estructura, confirmando el estiramiento (*tenting* o tienda de campaña) de la fosa oval. Fluoroscópicamente, la AT está detrás del haz de His (raíz aórtica) y se alinea casi paralela al catéter del SC (en vista oblicua anterior derecha) y hacia la aurícula izquierda (en vista oblicua anterior izquierda) (fig. 4-3).[19,20] Con el tacto, se puede sentir la AT moviéndose con el latido del corazón. El estiramiento puede confirmarse con *1)* EIC (o ecocardiografía transesofágica [ETE]) o *2)* tinción del tabique interauricular (en las AT con orificio terminal) (figs. 4-3 a 4-6).[21] En particular, la EIC identifica el punto de máximo estiramiento en la fosa oval y la trayectoria de la AT hacia la aurícula izquierda.

Punción

Una vez confirmado el estiramiento, se aplica presión hacia delante para sacar la AT del DT y perforar el tabique. La punción exitosa de la fosa oval se asocia a menudo a un «chasquido» o «sensación de atravesar» y la pérdida visual del estiramiento en la EIC (*véanse figs. 4-4 a 4-6*). Como alternativa, la punción transeptal también puede lograrse utilizando una AT con energía de radiofrecuencia (fig. 4-7).

Despliegue de la unidad DT/VT

Antes de desplegar la unidad DT/VT a través del tabique interauricular, es crucial verificar que la punta de la AT se encuentre en la aurícula izquierda. La confirmación del acceso auricular izquierdo puede confirmarse con *1)* la presencia de burbujas en la aurícula izquierda mediante la inyección de solución salina bajo imagen de EIC, *2)* un remolino de contraste en la aurícula izquierda bajo fluoroscopia, *3)* una guía SafeSepto® de 0.36 mm (0.014 pulg) introducida a través de la AT y colocada en una vena pulmonar izquierda, *4)* las ondas de presión de aurícula izquierda (no aórticas) con transducción de presión, *5)* la saturación arterial de oxígeno (aunque esto no excluye la punción aórtica) y *6)* la localización electroanatómica de la AT en la aurícula izquierda (figs. 4-8 a 4-10; *véanse figs. 4-4, 4-5 y 4-7*). Debido a las diferentes viscosidades entre el contraste y la solución salina, el contraste afecta las formas de onda de presión y, por lo

tanto, debe purgarse de la AT. La AT puede ubicarse en el sistema de cartografía electroanatómica, pero requiere un adaptador especial que convierte la punta metálica de la aguja en un electrodo, y la visualización requiere que la punta de la AT esté fuera del conjunto DT/VT.

Una vez confirmado el acceso auricular izquierdo, la AT se mantiene fija y la DT/VT se avanza sobre la aguja hacia la aurícula izquierda bajo fluoroscopia en vista oblicua anterior izquierda hasta un punto en el que la VT cruza el tabique pero el DT no alcanza la pared auricular izquierda libre para evitar la punción de dicha pared (fig. 4-11). En este punto, el DT/AT se mantiene fijo y la VT avanza sobre el DT hasta la aurícula izquierda. Una vez que la VT se ubica en la aurícula izquierda, tanto la AT como el DT se extraen lentamente de la VT (su extracción rápida puede crear presión negativa dentro de la VT [efecto Venturi], introducir aire en la VT y causar embolias gaseosas). A continuación, se extrae el aire minuciosamente de la VT, se lava y se conecta a la vía arterial llena de líquido y al transductor de presión.

TIPOS DE PUNCIONES

Doble punción transeptal

Ciertas aplicaciones (p. ej., el aislamiento de venas pulmonares) podrían requerir una segunda punción transeptal. El segundo conjunto AT/DT/VT se tracciona hacia abajo de forma similar al primer conjunto. La localización fluoroscópica en la vista oblicua anterior derecha/izquierda de la primera VT ofrece una referencia visual de la fosa oval para un segundo sitio de punción (p. ej., ligeramente inferior), pero la interferencia acústica de la primera VT podría limitar las imágenes de EIC (fig. 4-12). Una alternativa a la doble punción transeptal es la técnica de cateterismo transeptal doble con una sola punción.[22] Tras la punción inicial, se introduce una guía de 0.81 mm (0.032 pulg) en la unidad DT/VT y se coloca en una vena pulmonar izquierda como apoyo. El movimiento hacia adelante y hacia atrás del DT/VT a través del tabique dilata la zona de punción. En una variante de esta técnica, el DT/VT se retrae a la aurícula derecha. A continuación, se introduce un catéter de ablación en la aurícula izquierda a través de la zona de punción dilatada, se curva hacia adelante y hacia abajo, en dirección a la válvula mitral (VM), y se tracciona hacia abajo para estirar la zona de punción. A continuación, el conjunto DT/VT se hace avanzar de nuevo sobre la guía hasta la aurícula izquierda. En otra variante de esta técnica, el DT se retira tras dilatar la zona de punción. A continuación, se introducen dos guías de 0.81 mm (0.032 pulg) a través de la VT en las venas pulmonares izquierdas, lo que brinda un doble acceso a la aurícula izquierda. A continuación, se retira la VT y se introducen dos vainas de DT/VT por separado sobre cada alambre guía en la aurícula izquierda. Sin embargo, esta técnica puede asociarse a un mayor riesgo de sangrado de la vena femoral y a una comunicación interauricular residual.

Punción transeptal selectiva

Ciertas aplicaciones pueden requerir un sitio de punción más anterior (plano dirigido hacia la VM/orejuela auricular izquierda [OAI]) o posterior (plano dirigido hacia las venas pulmonares izquierdas), en particular cuando se utilizan vainas voluminosas con radios de giros grandes (figs. 4-13 y 4-14).[23,24] La crioablación de las venas pulmonares posteriores (en particular, la vena pulmonar inferior derecha) puede requerir un sitio de punción más anteroinferior, mientras que la oclusión de la OAI (p. ej., Watchman) ubicada anterior y superiormente es más fácil con un sitio de punción posteroinferior.

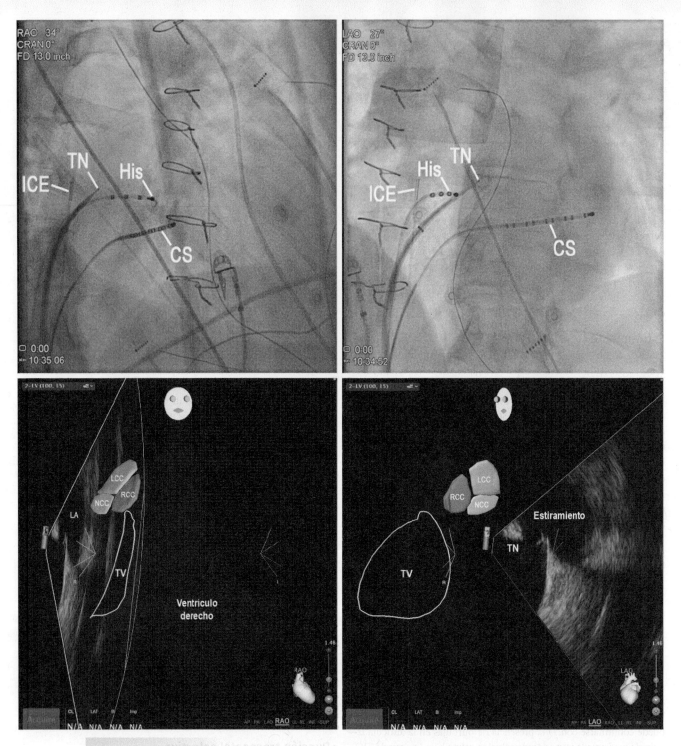

FIGURA 4-3 Estiramiento (*tenting*) de la fosa oval. En la fluoroscopia, la aguja transeptal se encuentra detrás del catéter del haz de His y paralelo al catéter del seno coronario. En la ecocardiografía intracardíaca se observa la penetración en la aurícula izquierda. Obsérvese la ubicación de la fosa oval en relación con la válvula aórtica. CS: seno coronario; ICE: eco-cardiografía intracardíaca; LA: aurícula izquierda; LCC: cúspide coronaria izquierda; NCC: cúspide no coronaria; RCC: cúspide coronaria derecha; TN: aguja transeptal; TV: vaina transeptal.

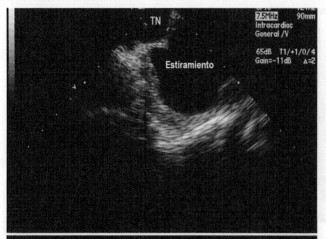

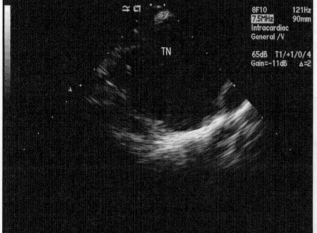

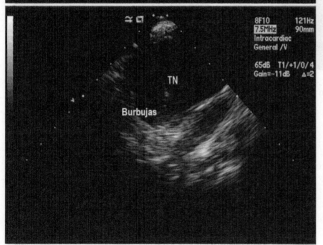

FIGURA 4-4 Punción transeptal. Estiramiento (*tenting*) de la fosa oval en la EIC. El éxito de la punción se confirma por la pérdida del estiramiento y la visualización de la punta de la AT y de burbujas en la aurícula izquierda. TN: aguja transeptal.

SOLUCIÓN DE PROBLEMAS

FRACASO DE LA PRIMERA INTRODUCCIÓN

Durante la técnica de tracción descendente, el conjunto AT/DT/VT podría eludir la fosa oval, ya sea porque el conjunto no estaba alineado con la fosa oval (demasiado posterior o anterior) o porque la curva de la AT tenía un alcance insuficiente hacia la fosa oval (p. ej., en caso de crecimiento de la aurícula derecha). Con el conjunto por debajo de la fosa oval, se retira la AT y se sustituye por una guía de 0.81 mm (0.032 pulg), que se vuelve a hacer avanzar hasta la VCS, y se repite el proceso. Se lleva a cabo una segunda tracción hacia abajo con un eje de rotación diferente de la AT (más posterior [hacia las 5 en punto] o anterior [hacia las 4 en punto]) o una mayor curvatura de la AT (p. ej., curvado manual o BRK-1 [107°]). Una alternativa a los cambios repetidos de guías y agujas es la técnica de la escalera anterior, que aprovecha el espacio libre por delante de la aurícula derecha. Con la AT dentro del DT/VT, se rota el conjunto de modo que la flecha y la curvatura de la AT apunten hacia delante (12 en punto). A continuación, se hace avanzar lentamente todo el conjunto hasta la VCS con rotación de la curva hacia delante y hacia atrás entre las 10 (rotación en sentido antihorario) y las 2 (rotación en sentido horario) para evitar que el conjunto se enganche en la aurícula derecha.[25]

TABIQUES DIFERENTES

Algunos tabiques interauriculares pueden dificultar la punción transeptal. Un tabique aneurismático flácido puede extender la fosa oval durante el estiramiento (*tenting*) de forma que el punto de máximo estiramiento esté cerca de la pared libre de la aurícula izquierda (fig. 4-15). Si el tabique «cede» y se avanza la AT hacia adelante, se puede perforar la pared libre de la aurícula izquierda. La energía de radiofrecuencia o el uso de una aguja SafeSept® permiten la punción del tabique sin necesidad de aplicar una fuerza excesiva a la AT. Por el contrario, un tabique grueso y fibrótico (p. ej., después de procedimientos transeptales repetidos) puede dificultar la punción con una AT o el despliegue del DT/VT. También puede utilizarse energía de radiofrecuencia para perforar el tabique. El despliegue de la vaina puede requerir la dilatación o el uso de una unidad DT/VT con una transición suave y sin un incremento significativo de tamaño entre el DT y la VT. Algunos parches septales reparados quirúrgicamente (con pericardio o dacrón, pero en general con Gore-Tex® no resistente) pueden perforarse.[14] Los dispositivos oclusores del tabique interauricular también pueden perforarse directamente, aunque una alternativa es perforar el tabique nativo que rodea el borde del dispositivo protésico.[26]

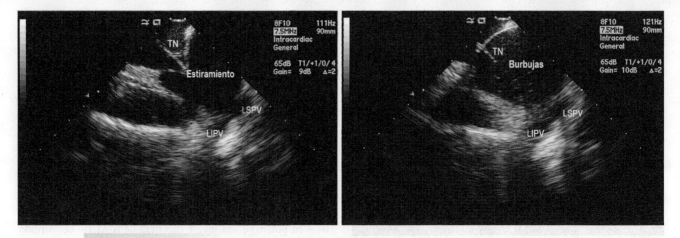

FIGURA 4-5 Punción transeptal. Estiramiento (*tenting*) de la fosa oval en la EIC. El éxito de la punción se confirma por la pérdida del estiramiento y la identificación de la punta de la aguja transeptal y las burbujas en la aurícula izquierda. El cruce transeptal en dirección a las venas pulmonares izquierdas permite identificar un sitio de punción más posterior. LIPV: vena pulmonar inferior izquierda; LSPV: vena pulmonar superior izquierda; TN: aguja transeptal.

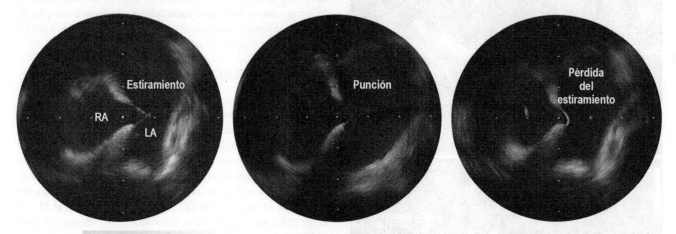

FIGURA 4-6 Punción transeptal. En la EIC radial se aprecia un estiramiento (*tenting*) de la fosa oval. LA: aurícula izquierda; RA: aurícula derecha.

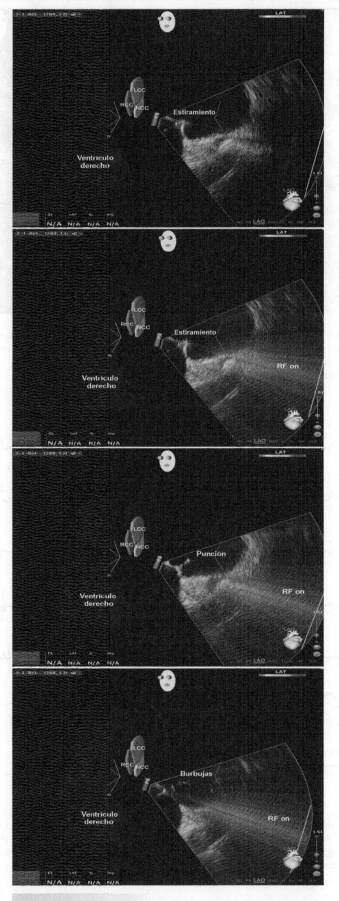

FIGURA 4-7 Punción transeptal con radiofrecuencia. LCC: cúspide coronaria izquierda; NCC: cúspide no coronaria; RCC: cúspide coronaria derecha.

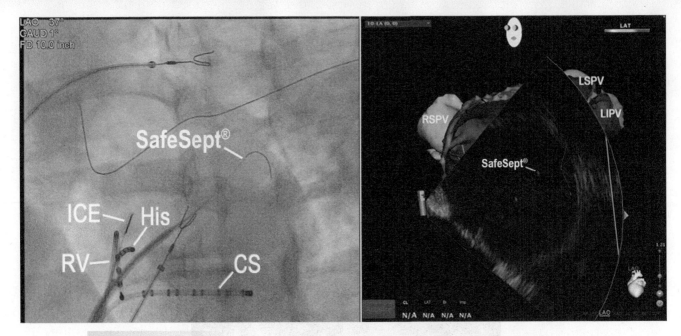

FIGURA 4-8 Punción transeptal con aguja SafeSept®. La confirmación del acceso a la aurícula izquierda se logra visualizando la guía SafeSept® de 0.8 mm (0.0315 pulg) en dicha cavidad mediante fluoroscopia y ecografía intracardíaca. CS: seno coronario; ICE: ecocardiografía intracardíaca; LIPV: vena pulmonar inferior izquierda; LSPV: vena pulmonar superior izquierda; RSPV: vena pulmonar superior derecha; RV: ventrículo derecho.

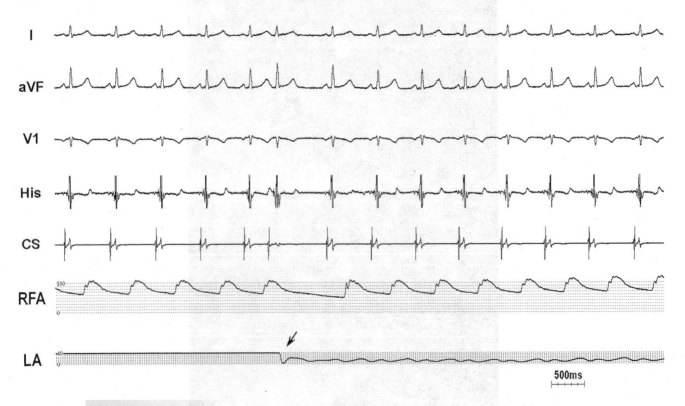

FIGURA 4-9 Onda de presión de la aurícula izquierda. El acceso a la aurícula izquierda se confirma registrando una onda hemodinámica auricular izquierda. La forma de onda se amortigua mientras la aguja está contra el tabique. La punción satisfactoria (*flecha*) provoca un complejo auricular prematuro seguido de un registro de la presión auricular izquierda. CS: seno coronario; LA: aurícula izquierda; RFA: ablación por radiofrecuencia.

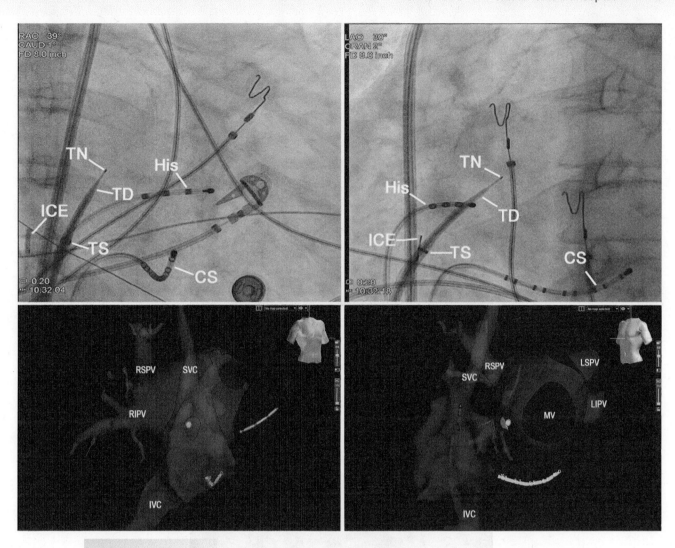

FIGURA 4-10 Localización electroanatómica de la aguja transeptal. En la fluoroscopia, la aguja se encuentra detrás del haz de His y casi paralelo al catéter del seno coronario. El acceso a la aurícula izquierda se confirma visualizando la punta de la aguja (*punto verde*) en dicha cavidad en el mapa electroanatómico tridimensional. CS: seno coronario; ICE: ecocardiografía intracardíaca; IVC: vena cava inferior; LIPV: vena pulmonar inferior izquierda; LSPV: vena pulmonar superior izquierda; MV: válvula mitral; RIPV: vena pulmonar inferior derecha; RSPV: vena pulmonar superior derecha; SVC: vena cava superior; TD: dilatador transeptal; TN: aguja transeptal; TS: vaina transeptal.

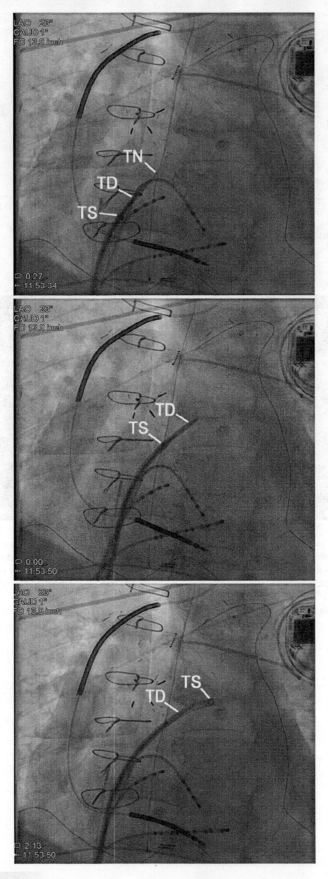

FIGURA 4-11 Despliegue de la vaina transeptal. *Arriba*: la aguja transeptal ha perforado la fosa oval. *Medio*: la aguja se mantiene fija y el conjunto dilatador/vaina avanza sobre la aguja hacia la aurícula izquierda hasta que la vaina acaba de cruzar el tabique. *Abajo*: a continuación, se mantiene fija la unidad aguja/dilatador y se avanza la vaina sobre el dilatador hasta la aurícula izquierda. TD: dilatador transeptal; TN: aguja transeptal; TS: vaina transeptal.

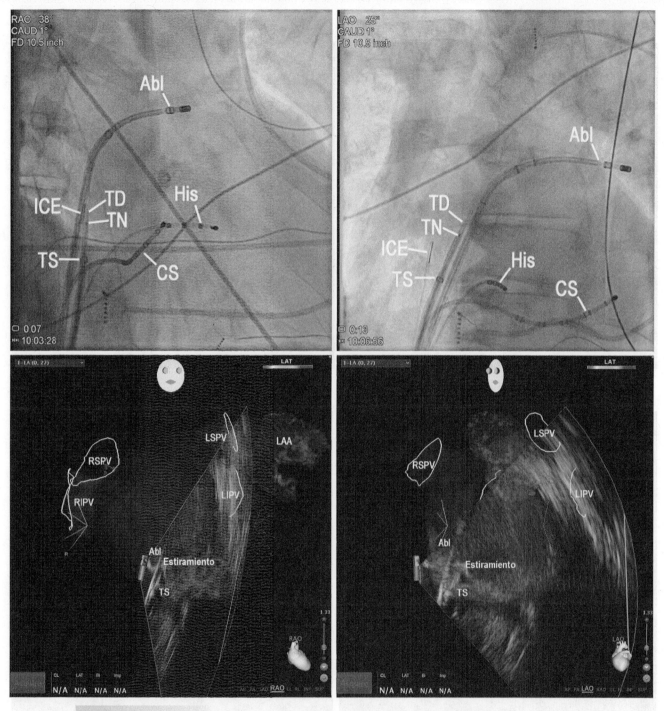

FIGURA 4-12 Doble punción transeptal. En la fluoroscopia, el catéter de ablación de la primera punción transeptal proporciona un punto de referencia para la localización de la fosa oval. Las imágenes de ecocardiografía intracardíaca muestran la formación de una tienda de campaña (estiramiento) en la fosa oval inferior al catéter de ablación, donde se realizó la segunda punción transeptal. CS: seno coronario; ICE: ecocardiografía intracardíaca; LAA: orejuela auricular izquierda; LIPV: vena pulmonar inferior izquierda; LSPV: vena pulmonar superior izquierda; RIPV: vena pulmonar inferior derecha; RSPV: vena pulmonar superior derecha; TD: dilatador transeptal; TN: aguja transeptal; TS: vaina transeptal.

Punción posterior

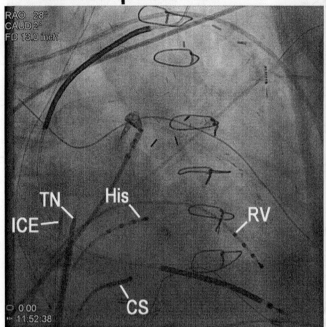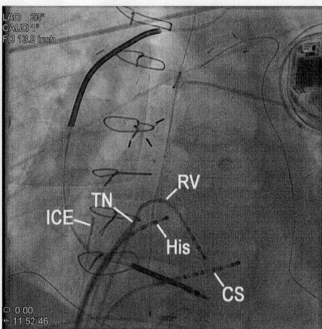

Punción anterior

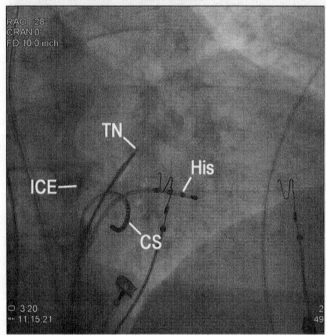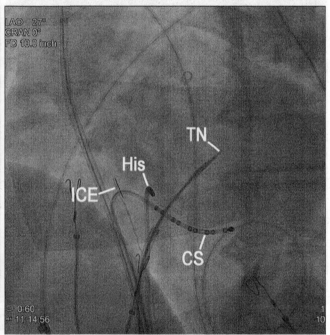

FIGURA 4-13 Punción transeptal selectiva. *Arriba*: con una punción posterior, la fluoroscopia en vista oblicua anterior derecha muestra la aguja transeptal apuntando lejos del haz de His y del seno coronario y más cerca de la columna vertebral (aspecto «vertical o recto»). *Abajo*: con una punción anterior, la fluoroscopia en vista oblicua anterior derecha muestra la aguja apuntando más cerca del haz de His y del seno coronario y más lejos de la columna vertebral (aspecto «curvado»). CS: seno coronario; ICE: ecocardiografía intracardíaca; RV: ventrículo derecho; TN: aguja transeptal.

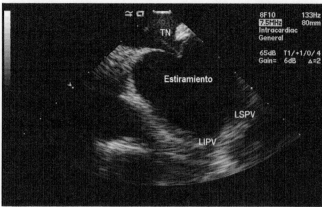

Punción posterior

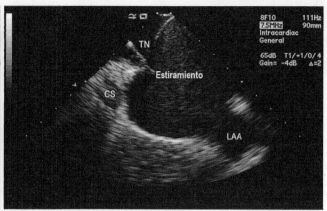

Punción anterior

FIGURA 4-14 Punción transeptal selectiva. *Izquierda:* punción posterior con el plano de la EIC dirigido hacia las venas pulmonares izquierdas superior e inferior. *Derecha:* punción anterior con el plano de la EIC dirigido hacia la válvula mitral/orejuela auricular izquierda. La punción también es inferior en la fosa oval para la crioablación de la fibrilación auricular. CS: seno coronario; LAA: orejuela auricular izquierda; LIPV: vena pulmonar inferior izquierda; LSPV: vena pulmonar superior izquierda; TN: aguja transeptal.

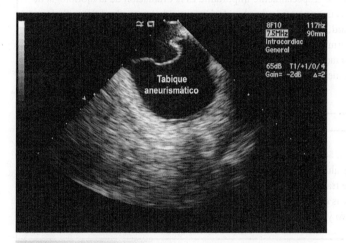

FIGURA 4-15 Tabique aneurismático («colgante»). El estiramiento podría extender el tabique cerca de la pared libre de la aurícula izquierda con riesgo de punción si el tabique «cede» repentinamente y la aguja transeptal avanza hacia la pared libre. En esta situación, una aguja de radiofrecuencia o una guía SafeSept® podrían ser de beneficio.

REFERENCIAS

1. Ross J Jr. Transeptal left heart catheterization: a new method of left atrial puncture. Ann Surg 1959;149:395–401.
2. Ross J Jr, Braunwald E, Morrow AG. Transseptal left atrial puncture; new technique for the measurement of left atrial pressure in man. Am J Cardiol 1959;3:653–655.
3. Ross J Jr. Considerations regarding the technique for transseptal left heart catheterization. Circulation 1966;34:391–399.
4. Brockenbrough EC, Braunwald E, Ross J Jr. Transseptal left heart catheterization. A review of 450 studies and description of an improved technic. Circulation 1962;225:15–21.
5. Ross J Jr. Transseptal left heart catheterization: a 50-year odyssey. J Am Coll Cardiol 2008;51:2107–2115.
6. Hara H, Virmani R, Ladich E, et al. Patent foramen ovale: current pathology, pathophysiology, and clinical status. J Am Coll Cardiol 2005;46: 1768–1776.
7. Bloomfield DA, Sinclair-Smith BC. The limbic ledge. A landmark for transseptal left heart catheterization. Circulation 1965;331:103–107.
8. Mullins CE. Transseptal left heart catheterization: experience with a new technique in 520 pediatric and adult patients. Pediatr Cardiol 1983;4: 239–245.
9. de Asmundis C, Chierchia GB, Sarkozy A, et al. Novel trans-septal approach using a Safe Sept J-shaped guidewire in difficult left atrial access during atrial fibrillation ablation. Europace 2009;11:657–659.
10. Winkle RA, Mead RH, Engel G, Patrawala RA. The use of a radiofrequency needle improves the safety and efficacy of transseptal puncture for atrial fibrillation ablation. Heart Rhythm 2011;8:1411–1415.
11. Bidart C, Vaseghi M, Cesario DA, et al. Radiofrequency current delivery via transseptal needle to facilitate septal puncture. Heart Rhythm 2007;4: 1573–1576.
12. Knecht S, Jaïs P, Nault I, et al. Radiofrequency puncture of the fossa ovalis for resistant transseptal access. Circ Arrhythm Electrophysiol 2008;1:169–174.
13. McWilliams MJ, Tchou P. The use of a standard radiofrequency energy delivery system to facilitate transseptal puncture. J Cardiovasc Electrophysiol 2009;20:238–240.
14. Tzeis S, Andrikopoulos G, Deisenhofer I, Ho SY, Theodorakis G. Transseptal catheterization: considerations and caveats. Pacing Clin Electrophysiol 2010;33:231–242.
15. Earley MJ. How to perform a transseptal puncture. Heart 2009;95:85–92.
16. Gard J, Swale M, Asirvatham SJ. Transseptal access for the electrophysiologist: anatomic considerations to enhance safety and efficacy. J Innov Cardiac Rhythm Manage 2011;2:332–338.
17. Gorlin R, Krasnow N, Levine HJ, Neill WA, Wagman RJ, Messer JV. A modification of the technic of transseptal left heart catheterization. Am J Cardiol 1961;7:580.
18. Aldridge HE. Transseptal left heart catheterization without needle puncture of the interatrial septum. Am J Cardiol 1964;13:239–243.
19. Cheng A, Calkins H. A conservative approach to performing transseptal punctures without the use of intracardiac echocardiography: stepwise approach with real-time video clips. J Cardiovasc Electrophysiol 2007; 18:686–689.
20. Croft CH, Lipscomb K. Modified technique of transseptal left heart catheterization. J Am Coll Cardiol 1985;5:904–910.
21. Daoud EG, Kalbfleisch SJ, Hummel JD. Intracardiac echocardiography to guide transseptal left heart catheterization for radiofrequency catheter ablation. J Cardiovasc Electrophysiol 1999;10:358–363.
22. Yamada T, McElderry HT, Epstein AE, Plumb VJ, Kay GN. One-puncture, double-transseptal catheterization manoeuvre in the catheter ablation of atrial fibrillation. Europace 2007;9:487–489.
23. Bazaz R, Schwartzman D. Site-selective atrial septal puncture. J Cardiovasc Electrophysiol 2003;14:196–199.
24. Merchant FM, Delurgio DB. Site-specific transseptal cardiac catheterization guided by intracardiac echocardiography for emerging electrophysiology applications. J Innov Cardiac Rhythm Manage 2013;4:1415–1427.
25. Shaw TR. Anterior staircase manoeuvre for atrial transseptal puncture. Br Heart J 1994;71:297–301.
26. Santangeli P, Di Biase L, Burkhardt JD, et al. Transseptal access and atrial fibrillation ablation guided by intracardiac echocardiography in patients with atrial septal closure devices. Heart Rhythm 2011;8:1669–1675.

5 Taquicardias de complejo estrecho

Introducción

Las tres causas principales de la taquicardia supraventricular (TSV) paroxística son: *1)* taquicardia por reentrada del nodo auriculoventricular (TRNAV; ~80%), *2)* taquicardia por reentrada auriculoventricular ortodrómica (TRAVo; ~15%) y *3)* taquicardia auricular (TA; ~5%). Las menos frecuentes son las taquicardias de la unión (TdU) (más frecuentes en poblaciones pediátricas o en el postoperatorio de cirugía cardíaca). Clínicamente, la TRAVo se presenta a una edad más temprana que la TRNAV.[1] Las pulsaciones rápidas y regulares en el cuello (signo de la rana) son características de la TRNAV (debido a la contracción de la aurícula derecha contra una válvula tricúspide cerrada).[2] Electrofisiológicamente, el diagnóstico de una taquicardia de complejo estrecho (TCE) se establece mediante la evaluación sistemática de: *1)* el electrocardiograma (ECG) de 12 derivaciones y sus características electrofisiológicas, *2)* las zonas de transición y *3)* la respuesta a la estimulación y a las maniobras vagales.[3] Especialmente importante es la evaluación de la morfología de la onda P y el patrón intracardíaco de activación auricular, la relación auriculoventricular (AV) y el efecto del bloqueo de rama (BR) en la taquicardia. Las zonas de transición son regiones de cambios espontáneos o inducidos en la taquicardia (inicio, terminación, oscilaciones en la longitud del ciclo) que proporcionan pistas valiosas sobre el mecanismo de la taquicardia. Por último, las alteraciones de la taquicardia inducidas por estimulación o maniobras vagales (adenosina, masaje del seno carotídeo) también aportan información importante sobre el diagnóstico.

El objetivo de este capítulo es:

1. Diagnosticar una TCE mediante la evaluación sistemática de su ECG de 12 derivaciones, sus características electrofisiológicas y sus zonas de transición.
2. Comprender las maniobras específicas de estimulación mediante la diferenciación de: *1)* TRAVo frente a TRNAV, *2)* TA frente a TRNAV/TRAVo y *3)* TRNAV frente a TdU.

CARACTERÍSTICAS ELECTROFISIOLÓGICAS

ELECTROCARDIOGRAMA DE 12 DERIVACIONES

El diagnóstico presuntivo de una TCE puede establecerse a menudo mediante la inspección del ECG de 12 derivaciones.[4] La pista más importante depende de la morfología de la onda P, que a menudo se observa como una desviación de alta frecuencia (en contraste con la onda T de baja frecuencia) que distorsiona la porción terminal del complejo QRS o el segmento ST. Un ECG en ritmo sinusal (RSN) es muy valioso para establecer una plantilla del complejo QRS basal y del segmento ST con fines de comparación.

Intervalo RP

Las TCE se clasifican por la duración de su intervalo RP (inicio del complejo QRS a inicio de la onda P) en las taquicardias RP cortas y largas. Las taquicardias RP cortas (RP < PR) incluyen la TRNAV típica (lenta-rápida), la TRAVo, la TA con prolongación de PR y la TdU con conducción retrógrada por la vía rápida (VR). Durante la TRNAV típica (lenta-rápida), la activación simultánea de la aurícula y el ventrículo produce un intervalo RP muy corto (< 70 ms) (taquicardia «A en V») con ondas P sepultadas dentro del complejo QRS o que distorsionan su porción terminal (ondas seudo-S en II, III, aVF; onda seudo-r′ en V1) (*véase* fig. 7-13).[5,6] La activación secuencial del ventrículo a la aurícula durante la TRAVo permite un intervalo VA finito obligatorio durante la taquicardia (≥ 70 ms; ≥ 50 ms para poblaciones pediátricas), de modo que las ondas P quedan sepultadas dentro del segmento ST.[6,7] Por lo tanto, una TCE con un intervalo RP < 70 ms en esencia descarta una TRAVo. Las taquicardias con RP largo (RP > PR) incluyen la TRNAV atípica (rápida-lenta), la TRAVo que utiliza una vía accesoria (VAcc) de conducción lenta y decremental (forma permanente de taquicardia reciprocante de la unión [TRPU] o la taquicardia por reentrada nodofascicular [TRNF]) y la TA (*véase* cap. 6). Una taquicardia con RP medio con ondas P sepultadas exactamente entre los complejos QRS (RP = PR) debe hacer sospechar una TRNAV típica con bloqueo 2:1 en la vía final común inferior (VFCI) (fig. 5-1). Entre las TCE sin ondas P identificables se

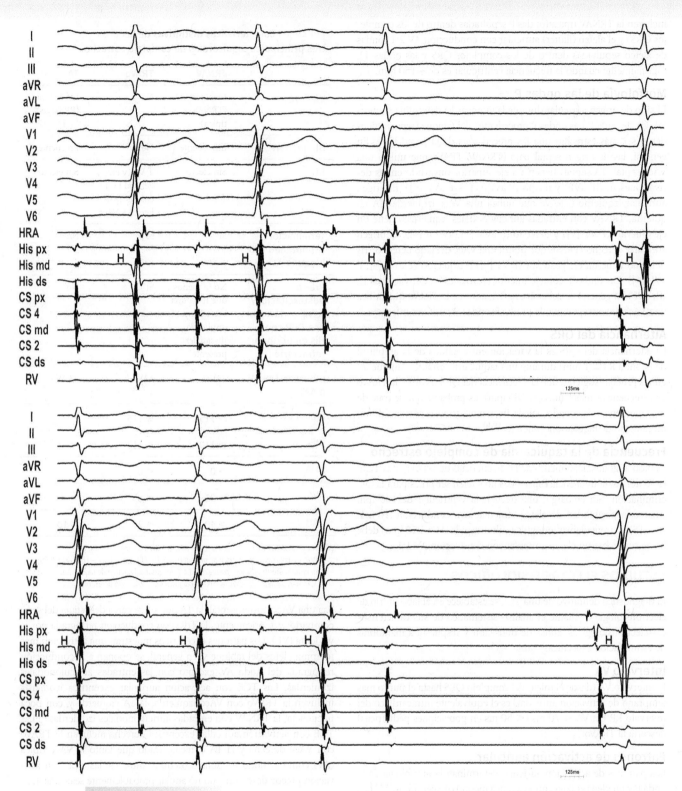

FIGURA 5-1 TRNAV típica (lenta-rápida) con bloqueo 2:1 en el nodo AV distal (VFCI). La taquicardia termina con bloqueo en la vía lenta durante dos ciclos diferentes de conducción-bloqueo de la VFCI. Las ondas P alternas (estrechas, dirigidas hacia arriba) quedan sepultadas exactamente en la mitad de la diástole. CS: seno coronario; ds: distal; HRA: aurícula derecha alta; md: medio; px: proximal; RV: ventrículo derecho.

incluyen la TRNAV típica (ondas P sepultadas dentro de los complejos QRS) y el aleteo (*flutter*) auricular con conducción AV 2:1 (ondas de aleteo sepultadas dentro de los complejos QRS y las ondas T), especialmente cuando la frecuencia ventricular es de ~150 lpm.

Morfología de las ondas P

El sitio de origen auricular durante la taquicardia determina su morfología de onda P. Las ondas P procedentes del tabique (*septum*) tienden a ser más estrechas que las procedentes de la pared libre. En general, las de origen septal bajo (TRNAV, TRAVo que utiliza una VAcc septal, TA septal) tienen un eje superior (invertido en las derivaciones II, III, aVF) y medio (P aVR [+] ~ P aVL [+]). El origen auricular izquierdo (TRAVo que utiliza una VAcc izquierda, TA izquierda, TRNAV con entradas auriculonodales izquierdas) tiene un eje anterior (P V1 [+]) y derecho (P aVR [+], aVL P [−]). El origen auricular derecho (TRAVo que utiliza una VAcc del lado derecho, TA derecha) tiene un eje posterior (P V1 [−]) e izquierdo (P aVR [−], P aVL [+]). Las ondas P con eje inferior (verticales en derivaciones II, III, aVF) en general se deben a una TA, aunque la TRAVo que utiliza una VAcc anteroseptal puede producir ondas P positivas inferiores.[8]

Alternancia del QRS

La alternancia del QRS es la variación entre latidos de la amplitud de la onda R (≥ 1 mm) durante una taquicardia estable. Aunque algunas pruebas sugieren que la alternancia del QRS favorece la TRAVo con frecuencias más lentas (< 180 lpm), es probable que se trate de un fenómeno relacionado con la frecuencia y no específico de un mecanismo de taquicardia concreto.[4,9,10]

Frecuencia de la taquicardia de complejo estrecho

Debido al gran solapamiento de las frecuencias de las distintas TCE, los criterios de frecuencia específicos no suelen ser útiles para la discriminación. Sin embargo, una frecuencia ventricular de 150 lpm sugiere la posibilidad de aleteo auricular con conducción AV 2:1. Una TSV extremadamente rápida («ultrarrápida») (> 250 lpm) debe hacer sospechar un aleteo auricular con conducción AV 1:1.

ESTUDIOS ELECTROFISIOLÓGICOS

El diagnóstico definitivo de una TCE se establece en el laboratorio de electrofisiología mediante el análisis sistemático de sus características electrofisiológicas, zonas de transición y respuesta a maniobras de estimulación específicas (tabla 5-1).

Intervalo VA

El intervalo VA (desde el inicio del complejo QRS hasta el punto más temprano de activación auricular) es el equivalente intracardíaco del intervalo RP. Un VA < 70 ms (< 50 ms en poblaciones pediátricas) descarta la TRAVo.[6,7]

Patrones de activación auricular

Los patrones de activación auricular determinan la morfología de la onda P y pueden ser concéntricos (línea media) o excéntricos.[11-13] Los patrones concéntricos muestran la activación más temprana a lo largo del tabique interauricular, cerca del *ostium* del seno coronario (posteroseptal) o de la región del haz de His (anteroseptal). Las TCE con activación más temprana en el tabique anterior incluyen la TRNAV típica, la TRAVo que utiliza una VAcc anteroseptal, la TA que surge cerca del haz de His (p. ej., cúspide no coronaria) y la TdU con conducción retrógrada sobre la VR. Las TCE con activación más precoz en el tabique posterior incluyen la TRNAV atípica; la TRAVo que uti-

TABLA 5-1 Características distintivas de las tres principales taquicardias de complejo estrecho

	TRNAV	TRAVo	TA
VA < 70	Frecuente (TRNAV típica)	No	Infrecuente (PR largo ≈ LCT)
Bloqueo AV	Infrecuente	No	Frecuente
BR	Sin efecto	↑ VA (y en general LCT) con BR ipsilateral a VAcc	Sin efecto
Terminación espontánea con bloqueo AV	Sí	Sí	No
Pre- o postexcitación/ terminación por una DVP con His en período refractario	No (a menos que haya una VAcc NF no implicada [*bystander*] presente)	Sí	No
«Respuesta» AV o AAV	«AV»	«AV»	«AAV»
IPE − LCT	> 115	≤ 115	
IPEc	≥ 110	< 110	
ΔHA	> 0	< 0	
ΔVA	> 85	≤ 85	—
ΔAH	> 40	< 20	< 10

Abreviaturas: ΔAH: AH(estimulación A en LCT) − AH(TSV); BR: bloqueo de rama; DVP: despolarización ventricular prematura; ΔHA: HA(encarrilamiento) − HA(TSV); IPE(c): intervalo postestimulación (corregido); LCT: longitud del circuito de taquicardia; ΔVA: St-A(encarrilamiento) − VA(TSV); NF: nodofascicular; VAcc: vía accesoria.

liza una VAcc posteroseptal; la TA que surge cerca del *ostium* del seno coronario; y, teóricamente, la TdU con conducción retrógrada por la vía lenta (VL). Los patrones excéntricos muestran una activación más temprana lejos del tabique y, en general, se oponen a la conducción retrógrada del nodo AV, excepto con las entradas auriculonodales izquierdas. Las TCE con activación auricular excéntrica izquierda incluyen la TRAVo con VAcc izquierda, la TA izquierda y, con poca frecuencia, la TRNAV con entradas auriculonodales izquierdas.[14] Las TCE con activación auricular excéntrica derecha incluyen la TRAVo con VAcc derecha y la TA derecha. Dado que tanto la VAcc típica (AV) como el nodo AV son estructuras anulares, las TCE con activación precoz desde un sitio no anular probablemente sean una TA.

Relación AV

La TRAVo es la única TCE que incorpora el ventrículo como parte integral de su circuito con reentrada y, por lo tanto, una TCE con bloqueo AV descarta la TRAVo. Por otra parte, el bloqueo AV es posible pero infrecuente durante la TRNAV y habitual durante la TA. En general, la TRNAV con bloqueo de VFCI es un fenómeno transitorio precipitado por cambios bruscos (secuencia larga-corta) en la longitud del ciclo (particularmente al inicio de la TSV) (*véase* fig. 5-1).[15,16]

Una TCE con grados sostenidos y variables de bloqueo AV probablemente sea una TA. Durante la asociación AV 1:1, los cambios en los intervalos AH que preceden y predicen los intervalos VV y AA posteriores indican una taquicardia dependiente del nodo AV (TRNAV o TRAVo) y pesan en contra de la TA. Los intervalos AA constantes a pesar de los cambios en los intervalos AH y VV confirman la independencia del nodo AV (TA).

A diferencia de la TCE con bloqueo AV, la TCE con disociación AV es infrecuente e incluye 1) la TRNAV con bloqueo de la vía final común superior (VFCS), 2) la TdU con bloqueo UA, 3) la TRAVo que usa una VAcc nodofascicular/nodoventricular con bloqueo nodoauricular y 4) la reentrada intrahisiana con bloqueo His-auricular (*véase* más adelante).[17,18] Mientras que la TRAVo que utiliza una VAcc AV obliga a una relación AV 1:1, la TRAVo que utiliza una VAcc nodofascicular/ventricular no lo hace y puede mostrar una disociación AV (pero no un bloqueo AV).

Bloqueo de rama

La TRAVo es la única TCE que incorpora el sistema His-Purkinje como parte integral de su circuito de reentrada y utiliza específicamente la rama del haz y las fibras de Purkinje ipsilaterales a la VAcc para formar el circuito funcional más corto que sostiene la reentrada. El bloqueo de la rama ipsilateral de la VAcc fuerza la conducción anterógrada sobre la rama contralateral ampliando el circuito con conducción transeptal.[19-22] La adición de tiempo de conducción transeptal a la taquicardia aumenta su 1) intervalo VA y, en general, su 2) longitud de ciclo (signo de Coumel) (figs. 5-2 y 5-3). Los intervalos VA aumen-

tan en > 35 ms para la VAcc de la pared libre y en < 25 ms para la VAcc septal.[20] Por lo tanto, la desaceleración de la longitud del ciclo con BR (o a la inversa, la aceleración de la longitud del ciclo con pérdida del BR) indica que el sistema His-Purkinje es una parte integral del circuito y establece un diagnóstico de TRAVo que utiliza una VAcc ipsilateral al haz bloqueado. Por el contrario, el fracaso de la desaceleración de la longitud del ciclo con BR es inespecífico de un mecanismo de taquicardia e incluso no descarta la TRAVo que utiliza una VAcc ipsilateral al BR. El aumento del intervalo VA puede ser compensado por un acortamiento equivalente del intervalo AV, en general debido a una disminución del intervalo AH (*véanse* figs. 10-5 y 10-6).

ZONAS DE TRANSICIÓN

INICIO

Espontáneo

Las claves importantes para el diagnóstico de taquicardia durante el inicio espontáneo incluyen su 1) modo de inicio y sus 2) complejos iniciadores. El inicio gradual (fenómeno de calentamiento) se produce con las taquicardias automáticas (p. ej., TA automática). La aparición brusca se observa con la actividad desencadenada y la reentrada (p. ej., TRNAV, TRAVo). Las TCE cuya onda P inicial es idéntica a las ondas P de taquicardia incluyen la TA automática (en la que un foco ectópico impulsa todas las ondas P de taquicardia) y la TRPU (que se produce espontáneamente durante el ritmo

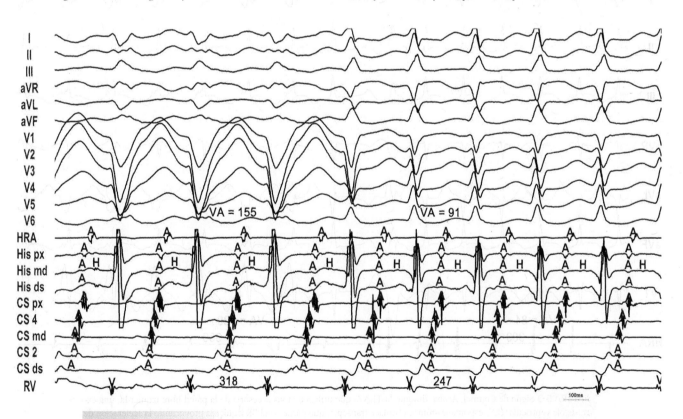

FIGURA 5-2 Signo de Coumel (TRAVo que utiliza una VAcc de la pared libre izquierda). La activación auricular es excéntrica izquierda (más precoz en el seno coronario distal). La pérdida del bloqueo de rama izquierda (BRI) del haz de His causa un acortamiento de 64 ms y 71 ms del intervalo VA y de la longitud del ciclo de taquicardia, respectivamente, lo que indica que el sistema His-Purkinje forma parte integral del circuito de la taquicardia. CS: seno coronario; ds: distal; HRA: aurícula derecha alta; md: medio; px: proximal; RV: ventrículo derecho.

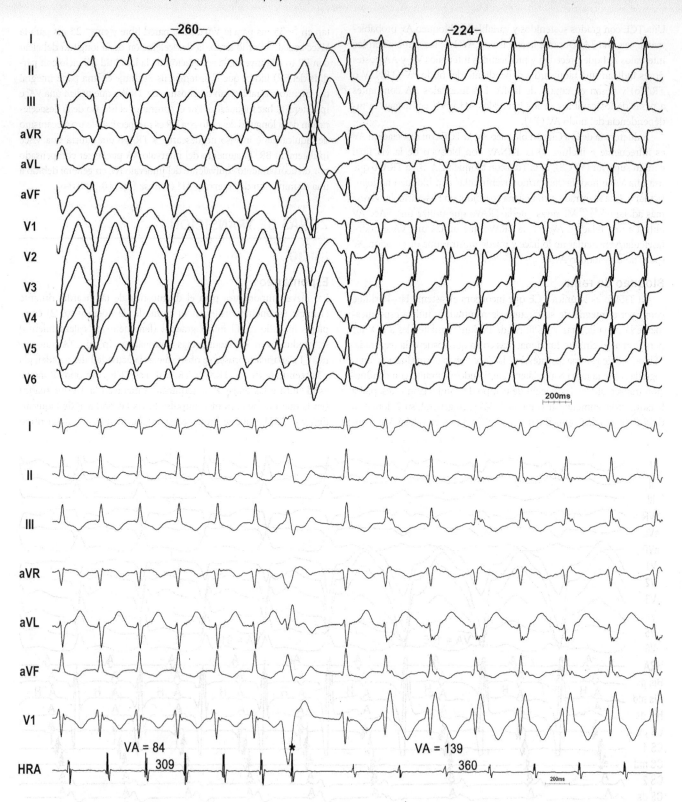

FIGURA 5-3 Signo de Coumel. *Arriba*: durante la TRAVo que utiliza una vía accesoria de la pared libre izquierda, una extrasístole ventricular (EV) espontánea rompe el enlace transeptal que perpetúa el BR izquierda provocando la aceleración de la taquicardia y confirmando la dependencia de la taquicardia del sistema His-Purkinje. *Abajo*: durante la TRAVo que utiliza una vía accesoria de la pared libre derecha, una EV acoplada tardíamente avanza sobre la aurícula (*asterisco*) indicando la presencia de una vía accesoria. La taquicardia se reinicia con retraso en el nodo AV, lo que expone al sistema His-Purkinje a una secuencia largo-corto que induce la fase 3 del BR derecha y la subsiguiente prolongación tanto del intervalo VA (55 ms) como de la longitud del ciclo de taquicardia (51 ms). HRA: aurícula derecha alta.

sinusal sin necesidad de prematuridad auricular). Las TCE desencadenadas por una despolarización auricular prematura (DAP) (onda P inicial ≠ ondas P de la taquicardia) incluyen la TRNAV, la TRAVo y la TA desencadenada y por reentrada. La TCE iniciada por una despolarización ventricular prematura (DVP) (en particular, una DVP acoplada tardíamente) favorece la TRAVo porque el ventrículo es parte integral del circuito. En raras ocasiones, la TCE puede inducirse al finalizar una fibrilación auricular (fig. 5-4).

Inducido

Los extraestímulos auriculares programados facilitan la inducción de taquicardias por reentrada al proporcionar desencadenantes que caen dentro de la ventana de taquicardia (diferencia de períodos refractarios entre las dos ramas del circuito de reentrada). El impulso prematuro no se conduce a través de la rama β con mayor refractariedad (bloqueo unidireccional) y se conduce con suficiente retraso (conducción lenta) a través de su rama homóloga α, lo que da tiempo suficiente

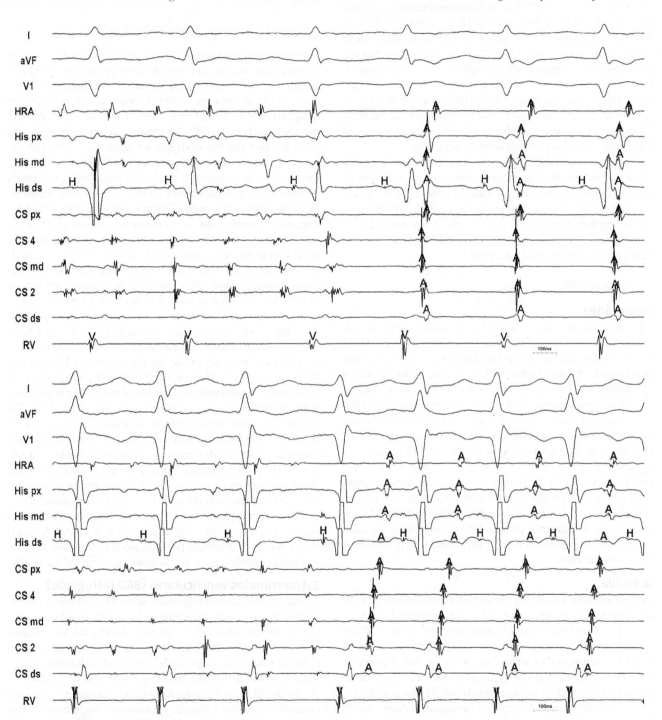

FIGURA 5-4 Terminación espontánea de la fibrilación auricular a TRNAV (*arriba*) y TRAVo (*abajo*) que utiliza una vía accesoria de la pared libre izquierda. CS: seno coronario; ds: distal; HRA: aurícula derecha alta; md: medio; px: proximal; RV: ventrículo derecho.

para recuperar la excitabilidad e iniciar la reentrada. La inducción de taquicardia por reentrada intraauricular, TRNAV y TRAVo requiere un grado crítico de conducción lenta dentro de la aurícula, el nodo AV y a lo largo del eje nodo AV/His-Purkinje, respectivamente.[23] El intervalo AH crítico para la TRNAV típica se consigue mediante el cambio de conducción VR a VL (*véanse* figs. 7-32 y 7-33). El intervalo AV crítico para la TRAVo puede producirse dentro del nodo AV, el haz de His o las ramas del haz (en particular el BR ipsilateral a la VAcc) (*véanse* figs. 10-8 a 10-10). Aunque los extraestímulos ventriculares programados pueden inducir tanto una TRNAV como una TRAVo, la TRNAV atípica es inducida más fácilmente desde el ventrículo que su homóloga típica. Un rasgo característico de la TRAVo que utiliza una VAcc izquierda es la inducción tras complejos típicos de reentrada de la rama del haz (RRH) (fig. 5-5). Los complejos de RRH únicos y típicos atraviesan el tabique interventricular inferior, no conducen sobre el nodo AV debido a la refractariedad retrógrada del haz izquierdo (bloqueo unidireccional) y alcanzan la VAcc con suficiente retraso del VA (conducción transeptal) para iniciar la taquicardia.

Cuando los extraestímulos auriculares y ventriculares en un solo sitio no consiguen inducir la taquicardia, varias técnicas podrían facilitar la inducción: *1)* estimulación desde diferentes sitios (inducción dependiente del sitio), *2)* extraestímulos siguiendo diferentes ciclos de conducción o durante el ritmo sinusal (simulando DAP o DVP clínicas), *3)* extraestímulos auriculares dobles y *4)* estimulación farmacológica (isoproterenol o atropina).

TERMINACIÓN

Espontánea

Entre las claves importantes durante la terminación espontánea de la taquicardia se incluyen *1)* el modo de terminación y *2)* los complejos de terminación. La desaceleración gradual que precede a la terminación (período de enfriamiento) sugiere una taquicardia automática (TA automática), mientras que la terminación repentina se produce con mecanismos desencadenados y por reentrada. La terminación espontánea con bloqueo AV (terminación de la taquicardia con una onda P) confirma la dependencia de la taquicardia del nodo AV (TRNAV, TRAVo) y descarta la TA (figs. 5-6 y 5-7). La terminación de la taquicardia por una DVP que no alcanza la aurícula (bloqueo VA) también excluye la TA (figs. 5-8 y 5-9). Electrocardiográficamente, el bloqueo VA viene sugerido por el retorno temprano de un latido sinusal (inferior a la longitud del ciclo sinusal) tras la DVP. La terminación de la taquicardia por una DVP acoplada de forma tardía (≥ 85% de la longitud del ciclo de taquicardia [LCT]) favorece el diagnóstico de TRAVo.

Inducida

Las DVP acopladas tardíamente administradas cuando el haz de His ha sido despolarizado («comprometido») de forma anterógrada por la taquicardia tienen el «His en período refractario» y no afectan la TRNAV (a menos que esté presente una VAcc nodofascicular/nodoventricular) o la TA (a menos que haya una VAcc AV con su sitio de inserción auricular en el sitio de origen de la TA). La terminación de la taquicardia por su DVP en refractario que no alcanza la aurícula (bloqueo VA) descarta la TRNAV pura y la TA y favorece fuertemente el diagnóstico de TRAVo (fig. 5-10). La terminación de la taquicardia por DVP acoplada precozmente (sin His en período refractario) que no alcanza la aurícula (bloqueo VA) permite descartar la TA (*véanse* figs. 5-8 y 5-9).

MANIOBRAS DE ESTIMULACIÓN DESDE EL VENTRÍCULO (REGLA INVERSA)

Para el diagnóstico de TCE es fundamental identificar la rama retrógrada de la taquicardia: el nodo AV (TRNAV), una VAcc (TRAVo) o ninguna (TA). Por lo tanto, el diagnóstico de la TCE se establece de mejor manera mediante maniobras de estimulación desde el ventrículo (regla inversa).

DURANTE EL RSN (NODO AV CONTRA VAcc)

La estimulación ventricular identifica si la conducción VA está ausente y, cuando está presente, su patrón de activación auricular retrógrado. La ausencia total de conducción VA (incluso con isoproterenol) sugiere una TA y descarta una TRAVo. En raras ocasiones, la conducción retrógrada de la VA puede estar ausente durante una TRNAV con bloqueo retrógrado de la VFCI. En presencia de conducción VA, una activación auricular retrógrada que sea idéntica a la activación auricular durante la taquicardia se opone a la TA (a menos que esta surja cerca de la estructura de conducción retrógrada). La activación auricular concéntrica más precoz en el tabique anterior (región del haz de His) indica una conducción retrógrada sobre la VR o una VAcc anteroseptal, mientras que la más precoz en el tabique posterior (*ostium* del seno coronario) indica una conducción retrógrada sobre la VL o una VAcc posteroseptal. La activación auricular excéntrica izquierda es el resultado de una VAcc izquierda o, con menor frecuencia, de entradas izquierdas al nodo AV, mientras que la activación auricular excéntrica derecha indica la presencia de una VAcc del lado derecho.

La característica distintiva de la conducción retrógrada del nodo AV es una conducción en la línea media, decremental (dependiente de la velocidad) y sensible a la adenosina, que está relacionada con la activación retrógrada del haz de His. Por el contrario, la VAcc típica (AV) muestra una conducción no decremental (independiente de la frecuencia) o mínimamente decremental insensible a la adenosina independiente de la activación retrógrada del haz de His.[24,25] La VR, sin embargo, puede mostrar solo un decremento mínimo antes del bloqueo. Ciertas VA de la región posteroseptal también pueden manifestar una conducción de ritmo lento, decremental, sensible a la adenosina (TRPU) que imita la conducción retrógrada sobre la VL. Dado el solapamiento de estos hallazgos, *1)* los extraestímulos ventriculares, *2)* la estimulación diferencial del ventrículo derecho (VD) y *3)* la estimulación parahisiana son tres maniobras útiles para diferenciar la conducción del nodo AV de la conducción de una VAcc, cada una de las cuales determina por separado si la activación auricular retrógrada depende o no de la activación precedente del haz de His.

Extraestímulos ventriculares (BRD retrógrado)

La estimulación ventricular programada con extraestímulos estrechamente acoplados puede inducir un «salto de VH» cuando se alcanza la refractariedad retrógrada de la rama derecha del haz (bloqueo de la rama derecha [BRD] del haz retrógrado), particularmente en ciclos de conducción largos cuando el período refractario efectivo (PRE) de la rama derecha del haz es mayor que el PRE del VD. Durante el salto de VH, el BRD retrógrado fuerza a la activación retrógrada a cruzar el tabique interventricular y conducirse retrógradamente sobre la rama izquierda para activar el haz de His. Aprovechar el salto de VH permite determinar si la activación auricular retrógrada está asociada (nodo AV) o disociada (VAcc) del haz de His.[26] Con la conducción

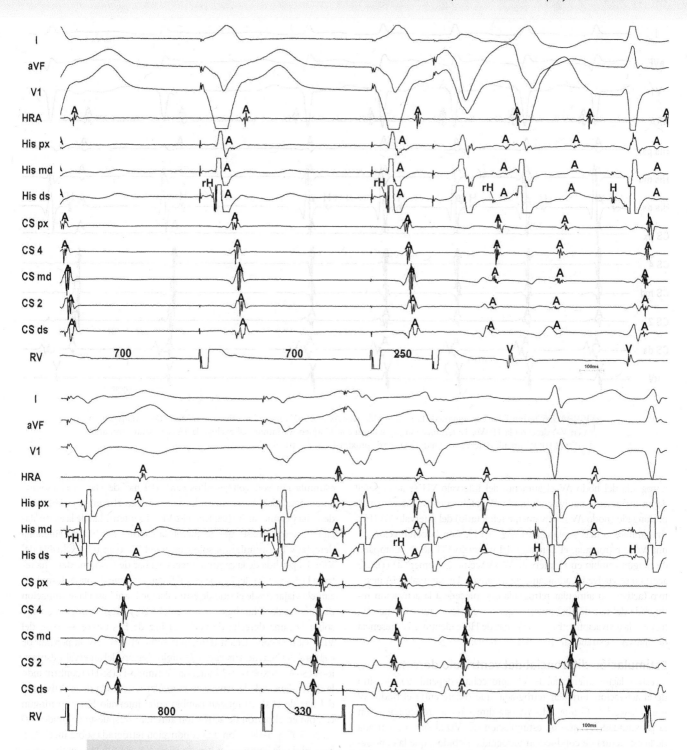

FIGURA 5-5 Inducción de una TRAVo izquierda mediante latidos de RRH únicos. *Arriba*: durante la estimulación, la activación auricular retrógrada es concéntrica y se produce sobre la vía rápida. Un único extraestímulo ventricular induce un «salto de VH» que expone una vía accesoria de la pared libre izquierda (activación auricular excéntrica más temprana en el seno coronario distal que precede a la activación retrógrada del haz de His) y produce un latido RRH. El latido RRH atraviesa el tabique, no se conduce retrógradamente sobre la rama izquierda (bloqueo unidireccional) y se conduce sobre la vía accesoria para iniciar la TRAVo. *Abajo*: durante la estimulación, la activación auricular retrógrada es excéntrica sobre una vía accesoria de la pared libre izquierda (más precoz en CS ds). Un único extraestímulo ventricular induce un «salto de VH» que confirma una vía accesoria (activación auricular retrógrada que precede al haz de His) y produce un latido RRH que inicia la TRAVo. Tanto la ocultación retrógrada en el nodo AV tras el salto de VH como la activación anterógrada repetitiva de la aurícula sobre la vía accesoria hacen que el primer AH sea mayor que el segundo al inicio de la TRAVo. CS: seno coronario; ds: distal; HRA: aurícula derecha alta; md: medio; px: proximal; RV: ventrículo derecho.

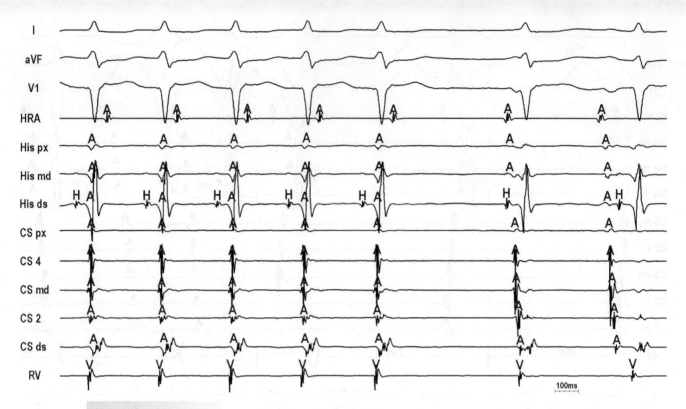

FIGURA 5-6 Terminación espontánea de la TCE con bloqueo AV (TRNAV típica). La activación AV simultánea (taquicardia «A en V») descarta la TRAVo. La terminación espontánea con bloqueo AV intranodal excluye la TA. CS: seno coronario; ds: distal; HRA: aurícula derecha alta; md: medio; px: proximal; RV: ventrículo derecho.

retrógrada del nodo AV, el aumento del intervalo VH se acompaña de un incremento equivalente (nodo AV totalmente excitable) o más prolongado (nodo AV relativamente refractario) del intervalo VA (HA sin cambios o más prolongado) (fig. 5-11). Con la conducción de una VAcc retrógrada, el aumento del intervalo VH no se acompaña de ningún cambio en el intervalo VA (VAcc no decremental) (HA se acorta o se vuelve paradójicamente negativo). Un intervalo HA negativo (activación auricular retrógrada que precede a la activación retrógrada del haz de His) muestra que la activación auricular no está ligada a la activación retrógrada del haz de His e identifica la presencia de una VAcc extranodal (figs. 5-12 a 5-14).

Estimulación diferencial del ventrículo derecho

La estimulación diferencial del VD aprovecha la dependencia del sitio de la activación auricular retrógrada, que difiere entre el nodo AV y una VAcc.[27,28] El intervalo VA está directamente relacionado con la proximidad del sitio de estimulación del VD al sitio de entrada de la estructura de conducción retrógrada. Debido a que la conducción retrógrada sobre el nodo AV está ligada al haz de His, el intervalo VA en el ápice del VD (cerca de la terminación de la rama derecha) es más corto que en la base (fig. 5-15). Por el contrario, el intervalo VA para la VAcc en la base del VD (cerca de su lugar de inserción ventricular) es más corto que en el ápice (figs. 5-16).

Ritmo parahisiano

La estimulación parahisiana aprovecha la capacidad de capturar directamente el sistema His-Purkinje y, por lo tanto, determina si la activación auricular retrógrada depende de la captura del haz de His/rama derecha (nodo AV) o del miocardio (VAcc).[29] Se administra una

estimulación con voltajes altos cerca del haz de His en el tabique anterobasal del VD capturando directamente el complejo His/rama derecha y el miocardio (captura His/VD). La intensidad de la estimulación se reduce hasta que se pierde la captura del haz de His/rama derecha y la estimulación solo captura el VD (captura exclusiva del VD). La pérdida de la captura directa del haz de His/rama derecha retrasa la activación del haz de His al forzar al frente de onda despolarizante a viajar desde el sitio de estimulación basal hasta la terminación de la rama derecha (base → ápice del VD) y luego retrógradamente sobre la rama derecha de vuelta al haz de His (ápice → base del VD). Con la conducción retrógrada sobre el nodo AV, la pérdida de captura del haz de His causa 1) prolongación del intervalo estímulo-A (St-A) a expensas del intervalo estímulo-H (St-H) (confirmando la dependencia de la activación auricular retrógrada de la activación del haz de His), 2) ningún cambio en el intervalo HA y 3) ningún cambio en el patrón de activación auricular (respuesta del nodo AV) (figs. 5-17 y 5-18). Con una conducción retrógrada sobre una VAcc, la pérdida de captura del haz de His causa: 1) ningún cambio en el intervalo St-A (confirmando la dependencia de la activación auricular retrógrada de la activación miocárdica, no del haz de His), 2) acortamiento o inversión del intervalo HA y 3) ningún cambio en el patrón de activación auricular (respuesta de la VAcc) (*véanse* figs. 5-17 y 5-18). Con la fusión retrógrada tanto sobre el nodo AV como sobre una VAcc, la pérdida de captura del haz de His muestra un posible aumento de los intervalos St-A (dependiendo de los tiempos de conducción relativos sobre el nodo AV y la VAcc), pero un cambio en el patrón de activación auricular retrógrado (fig. 5-19). Debido a que se requiere una cantidad finita de tiempo (en general, ≥ 35 ms)

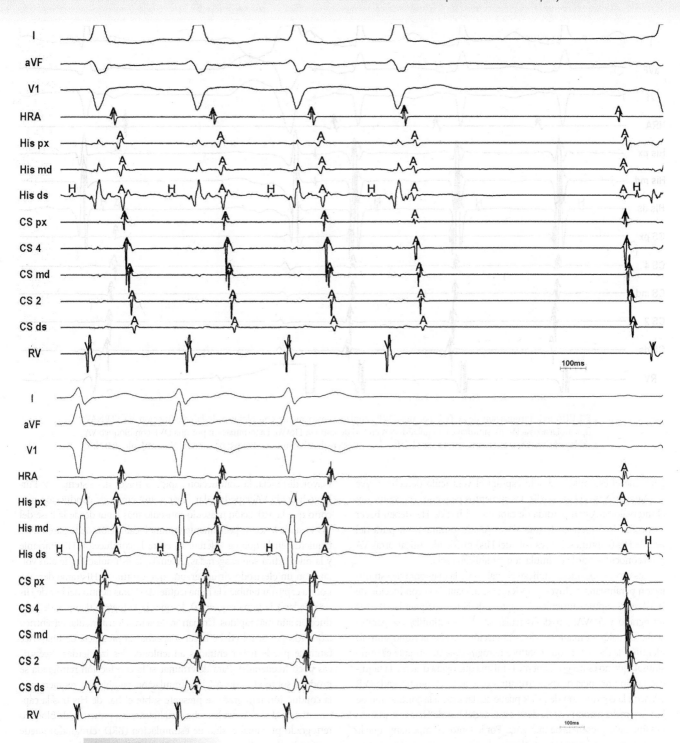

FIGURA 5-7 Terminación espontánea de la TCE con bloqueo AV. *Arriba*: TRAVo que utiliza una VAcc de la pared libre derecha. *Abajo*: TRAVo que usa una VAcc de la pared libre izquierda. La activación auricular excéntrica descarta la TRNAV (excepto la TRNAV con entradas auriculonodales izquierdas excéntricas). La terminación espontánea con bloqueo AV excluye la TA. CS: seno coronario; ds: distal; HRA: aurícula derecha alta; md: medio; px: proximal; RV: ventrículo derecho.

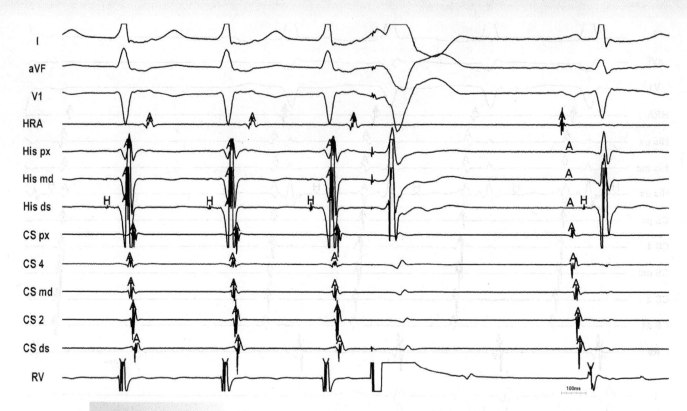

FIGURA 5-8 Terminación de la TCE por una DVP acoplada precozmente con bloqueo de la construcción VA (TRNAV típica). La activación AV simultánea (taquicardia «A en V») descarta la TRAVo. La terminación por una DVP con bloqueo VA excluye la TA. CS: seno coronario; ds: distal; HRA: aurícula derecha alta; md: medio; px: proximal; RV: ventrículo derecho.

para que el estímulo que solo captura el ventrículo derecho active retrógradamente el haz de His, los aumentos pequeños (< 35 ms) en el intervalo St-A con pérdida de captura del haz de His deben hacer sospechar la presencia de una VAcc. Añadir estimulación pura del haz de His (captura selectiva solo del His) puede identificar otras VA no reconocidas por la estimulación parahisiana sola.[30]

Los escenarios que complican el análisis de la maniobra de estimulación parahisiana incluyen: *1)* VR que se adelanta a la conducción de la VAcc, *2)* captura auricular, *3)* captura de la rama izquierda, *4)* BRD retrógrado y *5)* VAcc nodofasciculares.[31-33] La estimulación parahisiana (o cualquier maniobra de estimulación durante el ritmo sinusal) identifica la estructura que conduce retrógradamente durante el ritmo sinusal, que no es necesariamente la misma que opera durante la taquicardia. En presencia de dos estructuras de conducción retrógrada (VR y VAcc), la conducción de la VR puede adelantarse a la conducción de la VAcc incluso con pérdida de la captura del haz de His, descartando falsamente la presencia de una VAcc. Por lo tanto, es importante que la activación auricular retrógrada durante la estimulación parahisiana sea idéntica a la que se produce durante la taquicardia. Con un sitio de estimulación parahisiano proximal, el umbral de captura para la aurícula podría ser menor que para el haz de His/rama derecha y el ventrículo, lo que daría lugar a la captura auricular durante la captura de His/VD y solo VD. El intervalo «St-A», por lo tanto, no cambia con la pérdida de captura del haz de His, lo que da lugar a un falso diagnóstico de una VAcc. Los intervalos St-A muy cortos, como St-A (CS px) < 60 ms y St-A (aurícula derecha alta [HRA]) < 70 ms, indican una captura auricular directa (fig. 5-20).[32] Con una VAcc izquierda, el tiempo St-A con captura His/VD podría ser paradójicamente más corto que durante la captura solo del VD (respuesta del nodo AV). A pesar de la

mayor distancia, la conducción rápida a través del sistema His-Purkinje hasta la VAcc podría dar lugar a un tiempo de conducción más corto que la activación músculo-músculo más lenta desde la base del VD hasta la VAcc, especialmente en una localización de la pared libre izquierda en la que las diferencias entre la conducción His-Purkinje y la miocárdica son exageradas. Además, la estimulación de alto voltaje con un electrodo virtual grande que capture el His/rama derecha podría capturar también la rama izquierda (fibras dentro del haz de His destinadas a la rama izquierda), lo que daría lugar a tiempos de conducción aún más rápidos. Un patrón de activación auricular excéntrico izquierdo por sí solo debe hacer sospechar la presencia de una VAcc (aunque puede haber entradas auriculonodales izquierdas excéntricas poco frecuentes). Para determinar si la conducción retrógrada se produce sobre el nodo AV, la estimulación parahisiana requiere que la conducción retrógrada se presente sobre el haz de His tras la captura directa de His/rama derecha distalmente. La presencia de bloqueo retrógrado proximal al sitio de estimulación (BRD retrógrado) puede confundir el uso de esta maniobra. Por último, puede observarse una respuesta del nodo AV con una VAcc nodofascicular porque la conducción retrógrada depende de la captura de His/rama derecha. Por el contrario, una VAcc nodoventricular da lugar a una respuesta de la VAcc porque la conducción retrógrada depende de la captura miocárdica (*véanse* caps. 6 y 11).[34]

Cuando el intervalo St-A se prolonga con la captura del haz de His, se produce una respuesta parahisiana paradójica. En este caso, la transición de la captura pura del VD con activación tardía del haz de His a la captura directa del His/VD acorta el intervalo HH, que al invadir el PRE del nodo AV causa un bloqueo y permite la conducción de una vía alterna más lenta (VL, VAcc lenta).

(continúa en la p. 96)

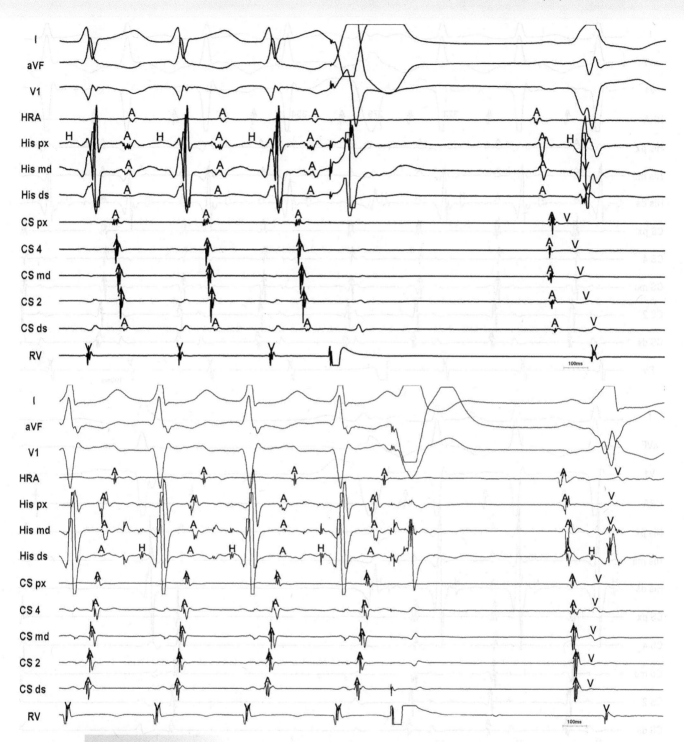

FIGURA 5-9 Terminación de la TCE por DVP acoplada precozmente con bloqueo VA (TRAVo que utiliza una VAcc postero-septal derecha manifiesta [*arriba*] y de la pared libre izquierda [*abajo*]). La terminación por una DVP acoplada precozmente con bloqueo VA descarta la TA. El sitio más temprano de activación auricular durante la TRAVo coincide con el sitio más temprano de activación ventricular durante el ritmo sinusal preexcitado. CS: seno coronario; ds: distal; HRA: aurícula derecha alta; md: medio; px: proximal; RV: ventrículo derecho.

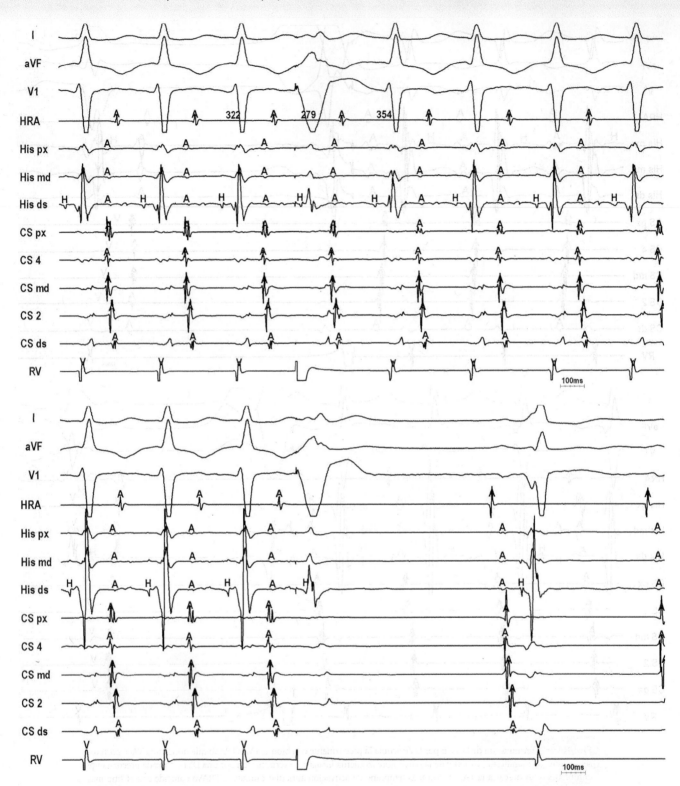

FIGURA 5-10 Reciclaje (*arriba*) y terminación (*abajo*) de la TCE por una DVP con His en período refractario (TRAVo que utiliza una VAcc posteroseptal). *Arriba*: una DVP con His en período refractario avanza 43 ms a la aurícula. *Abajo*: una DVP con His en período refractario termina la taquicardia con bloqueo VA. Ambas respuestas positivas son prueba de la presencia de una VAcc. CS: seno coronario; ds: distal; HRA: aurícula derecha alta; md: medio; px: proximal; RV: ventrículo derecho.

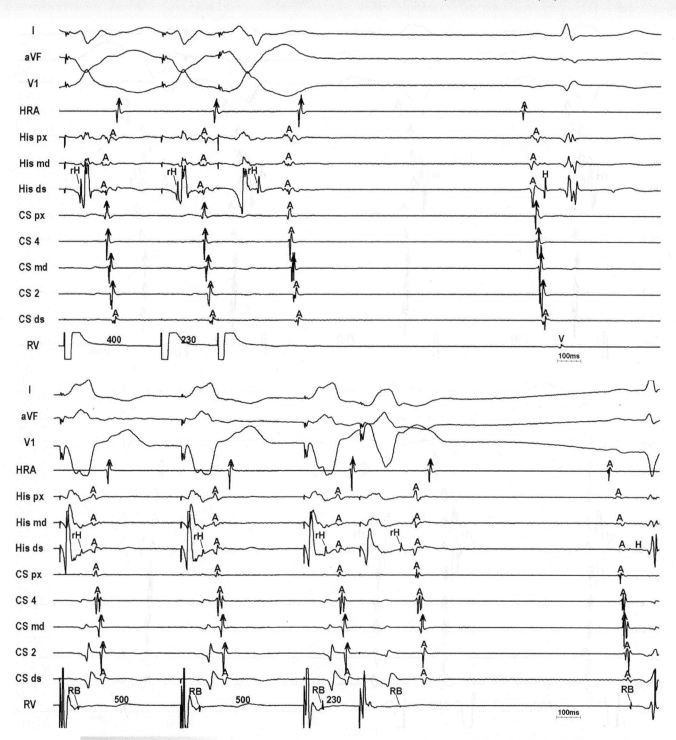

FIGURA 5-11 Estimulación ventricular con un BRD retrógrado (nodo AV). Durante la estimulación, la activación auricular retrógrada es concéntrica (más precoz en la región del haz de His). El extraestímulo encuentra refractariedad retrógrada de la rama derecha induciendo un «salto de VH». El aumento del intervalo VH se acompaña de un incremento equivalente del intervalo VA (HA constante), lo que indica que la activación auricular retrógrada está ligada al haz de His y, por lo tanto, ocurre por medio de la VR del nodo AV. Obsérvese que los potenciales retrógrados del haz de His preceden a los electrogramas ventriculares locales durante la estimulación apical del ventrículo derecho (*arriba*), pero los siguen durante la estimulación basal del ventrículo derecho (*abajo*). CS: seno coronario; ds: distal; HRA: aurícula derecha alta; md: medio; px: proximal; RB: rama derecha; RV: ventrículo derecho.

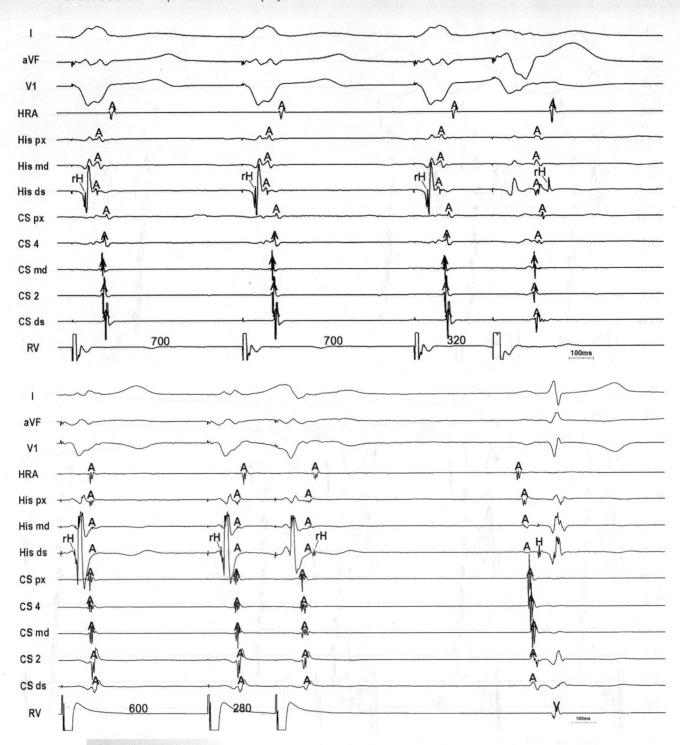

FIGURA 5-12 Estimulación ventricular con BRD retrógrado (vía rápida y vía accesoria). Durante la estimulación, la activación auricular retrógrada es concéntrica (más precoz en la región del haz de His). El extraestímulo encuentra la refractariedad retrógrada de la rama derecha, lo que induce un «salto de VH» y un cambio en la activación auricular (más temprano en el seno coronario medio [*arriba*] y el seno coronario proximal [*abajo*]). Los nuevos patrones de activación auricular retrógrada preceden la activación retrógrada del haz de His, lo que indica la presencia de una vía accesoria. Durante la estimulación, la activación auricular retrógrada representa la fusión sobre la vía rápida y la vía accesoria. CS: seno coronario; ds: distal; HRA: aurícula derecha alta; md: medio; px: proximal; RV: ventrículo derecho.

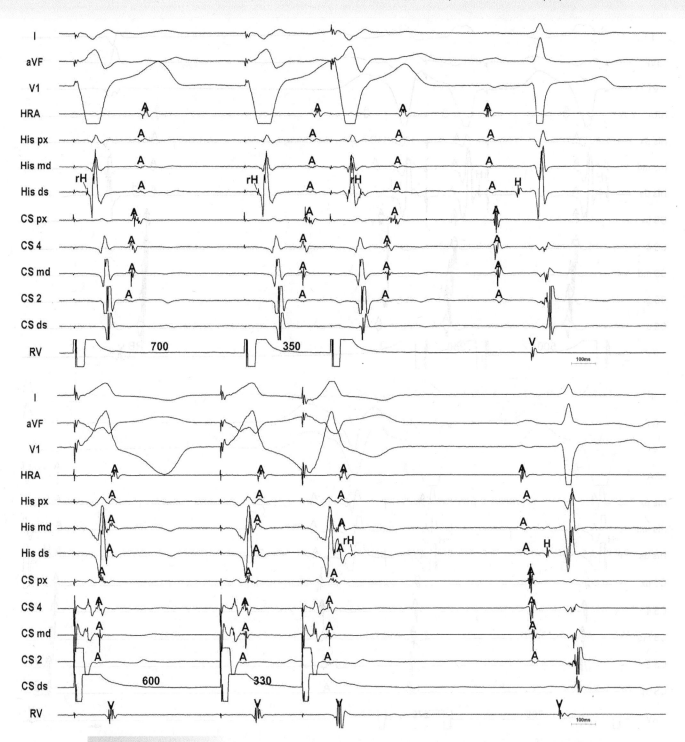

FIGURA 5-13 Estimulación ventricular con un BRD retrógrado y BRI (VAcc). Durante la estimulación, la activación auricular retrógrada es excéntrica (más precoz en el seno coronario 2), lo que sugiere una vía accesoria de la pared libre izquierda. *Arriba*: con la estimulación apical del ventrículo derecho, el extraestímulo encuentra una refractariedad retrógrada de la rama derecha, lo que induce un «salto de VH» (sobre la rama izquierda). Sin embargo, a pesar del aumento del intervalo VH, el intervalo VA permanece inalterado (HA más corto), lo que indica que la activación auricular retrógrada no está relacionada con el haz de His y confirma la presencia de una vía accesoria. *Abajo*: con una estimulación basal ventricular izquierda (seno coronario distal en la rama ventricular del seno coronario), el extraestímulo encuentra refractariedad retrógrada de la rama izquierda que induce un «salto de VH» (sobre la rama derecha). La activación auricular retrógrada precede la activación del haz de His, confirmando de nuevo la presencia de una vía accesoria. CS: seno coronario; ds: distal; HRA: aurícula derecha alta; md: medio; px: proximal; RV: ventrículo derecho.

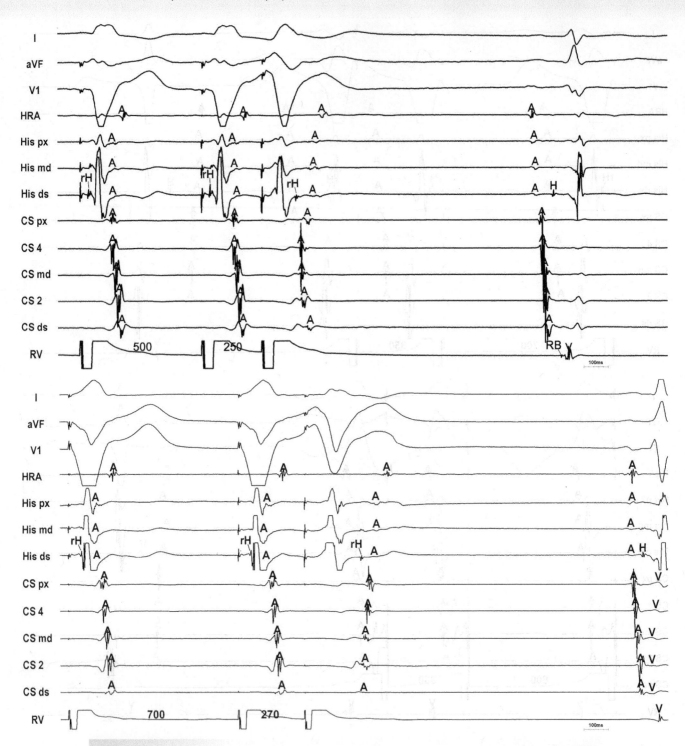

FIGURA 5-14 Estimulación ventricular con BRD retrógrado (vía rápida y vía accesoria). Durante la estimulación, la activación auricular retrógrada es concéntrica (más precoz en la región del haz de His). El extraestímulo encuentra la refractariedad retrógrada de la rama derecha, lo que induce un «salto de VH» y un cambio en la activación auricular (más temprano en el seno coronario medio [*arriba*] y el seno coronario distal [*abajo*]). Los nuevos patrones de activación auricular retrógrada son casi simultáneos con la activación retrógrada del haz de His, lo que indica la presencia de una vía accesoria. Durante la estimulación, la activación auricular retrógrada representa la conducción sobre la vía rápida. En el trazo inferior, se observa una preexcitación mínima (no evidente) con un intervalo HV corto (29 ms) y la activación ventricular local más temprana en el seno coronario distal. CS: seno coronario; ds: distal; HRA: aurícula derecha alta; md: medio; px: proximal; RB: rama derecha; RV: ventrículo derecho.

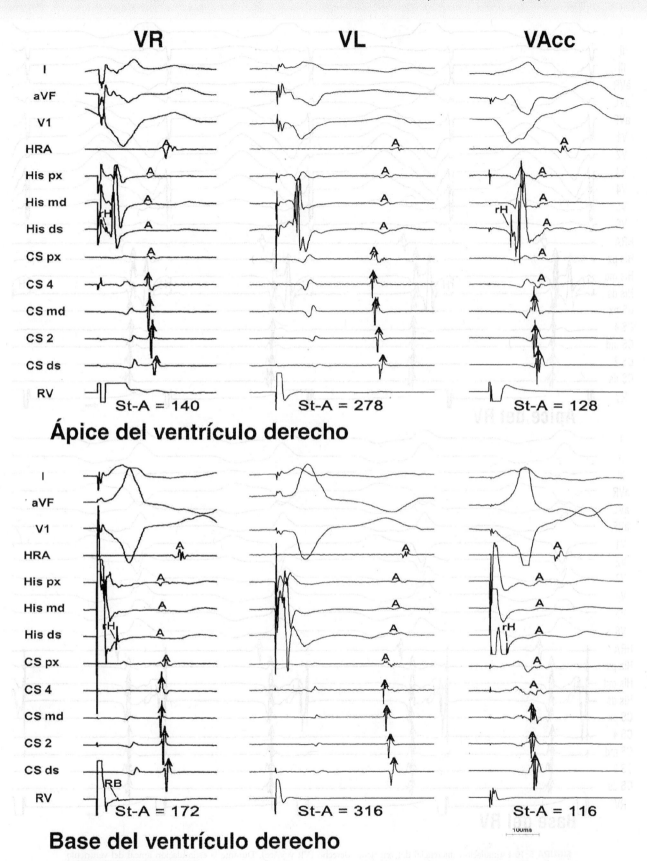

FIGURA 5-15 Estimulación diferencial del ventrículo derecho (VR, VL y VAcc). La estimulación apical del ventrículo derecho causa un intervalo St-A más corto que la estimulación basal con conducción retrógrada sobre el nodo AV pero lo contrario sobre una vía accesoria. Obsérvese que la activación retrógrada del haz de His (rH) precede al electrograma ventricular local durante la estimulación apical del ventrículo derecho, pero lo sigue durante la estimulación basal de dicho ventrículo. CS: seno coronario; ds: distal; HRA: aurícula derecha alta; md: medio; px: proximal; RV: ventrículo derecho.

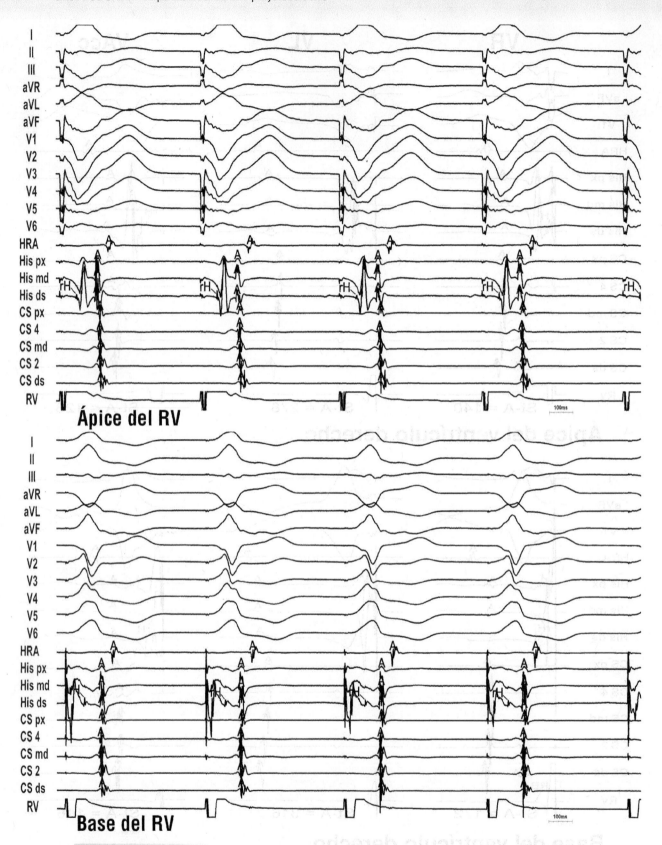

FIGURA 5-16 Estimulación diferencial del ventrículo derecho (VR y VAcc). Durante la estimulación apical del ventrículo derecho, la conducción retrógrada es más precoz en la región del haz de His debido a la conducción retrógrada sobre la vía rápida. La estimulación basal del ventrículo derecho causa un retraso sobre la vía rápida desenmascarando una vía accesoria posteroseptal (más precoz en el seno coronario 4). Obsérvese que la activación retrógrada del haz de His (rH) precede al electrograma ventricular local durante la estimulación apical del ventrículo derecho, pero lo sigue durante la estimulación basal de este ventrículo. CS: seno coronario; ds: distal; HRA: aurícula derecha alta; md: medio; px: proximal; RV: ventrículo derecho.

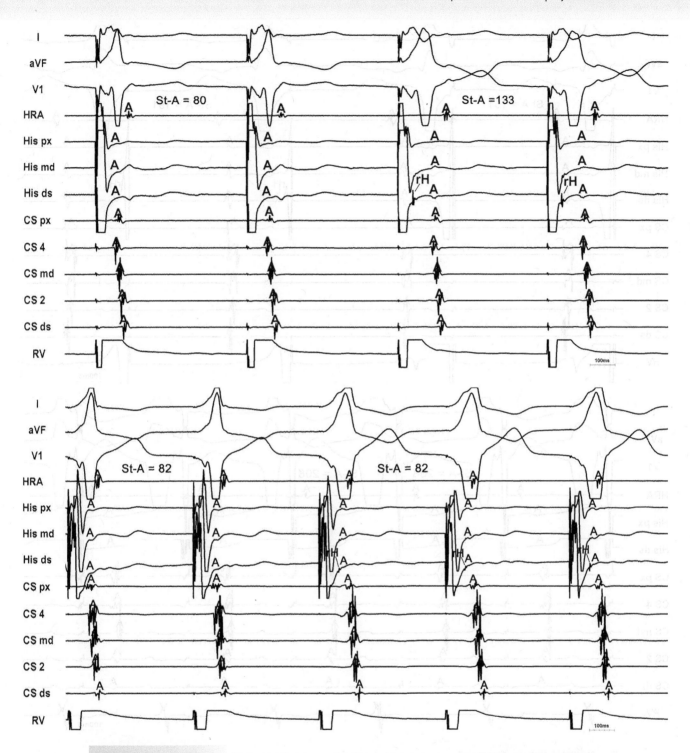

FIGURA 5-17 Estimulación parahisiana (*arriba*: vía rápida; *abajo*: vía accesoria anteroseptal). La activación auricular retrógrada es rápida y concéntrica (más precoz en la región del haz de His). *Arriba*: la pérdida de la captura del haz de His causa la aparición de un potencial retrógrado del haz de His y un aumento de 53 ms en el intervalo St-A, lo que confirma la dependencia de la activación auricular retrógrada de la activación del haz de His e indica una conducción retrógrada sobre la vía rápida. *Abajo*: la pérdida de la captura del haz de His da lugar a un potencial retrógrado del haz de His, pero sin cambios en el intervalo St-A, lo que indica que la activación auricular retrógrada es independiente de la activación del haz de His y, por lo tanto, se produce sobre una VAcc anteroseptal. CS: seno coronario; ds: distal; HRA: aurícula derecha alta; md: medio; px: proximal; RV: ventrículo derecho.

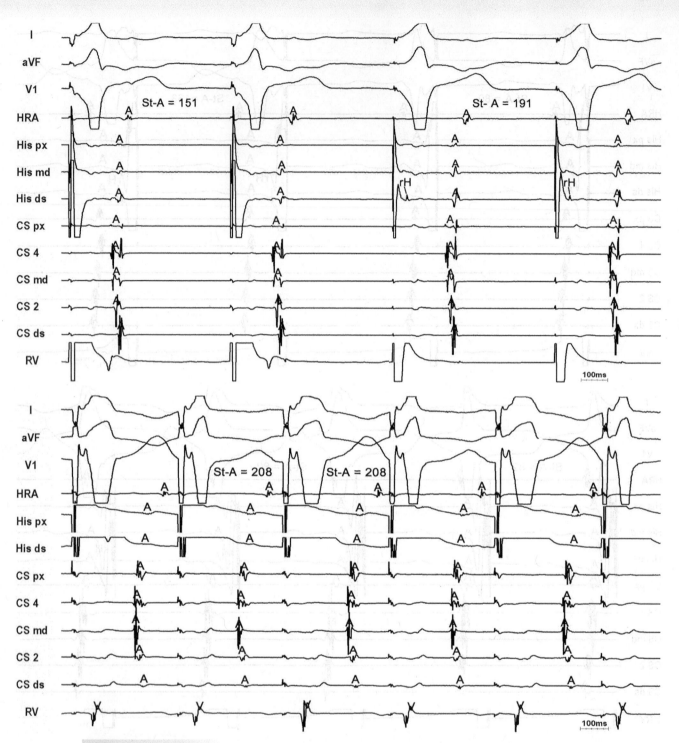

FIGURA 5-18 Estimulación parahisiana (*arriba*: vía lenta; *abajo*: vía accesoria posteroseptal). La activación auricular retrógrada es lenta y concéntrica (la más precoz en la región del *ostium* del seno coronario). *Arriba*: la pérdida de la captura del haz de His lleva a la aparición de un potencial retrógrado del haz de His y un aumento de 40 ms en el intervalo St-A, lo que confirma la dependencia de la activación auricular retrógrada de la activación del haz de His e indica conducción retrógrada sobre la vía lenta. *Abajo*: la pérdida de la captura del haz de His no produce cambios en el intervalo St-A, lo que indica que la activación auricular retrógrada es independiente de la activación del haz de His y, por lo tanto, tiene lugar sobre una vía accesoria posteroseptal de conducción lenta. CS: seno coronario; ds: distal; HRA: aurícula derecha alta; md: medio; px: proximal; RV: ventrículo derecho.

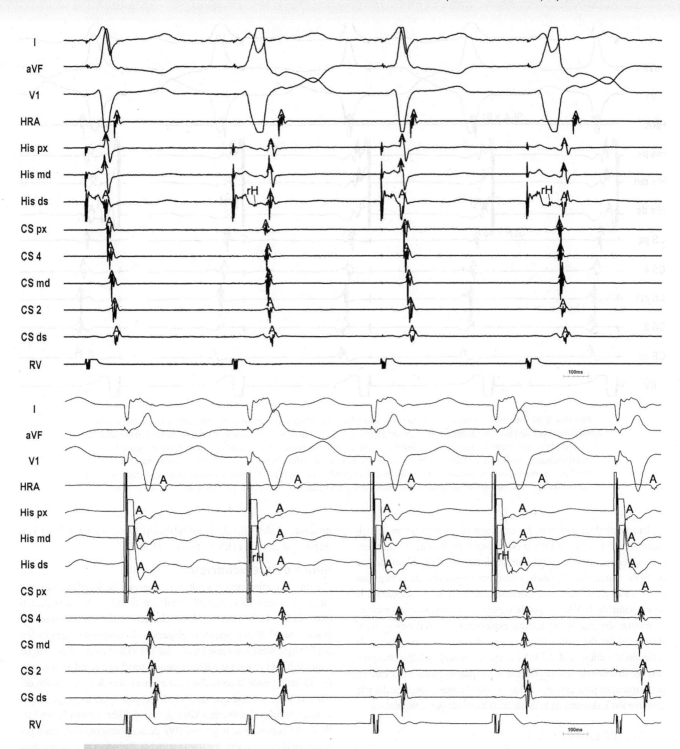

FIGURA 5-19 Estimulación parahisiana (vía rápida y vía accesoria). Con la captura del haz de His, la activación auricular retrógrada es rápida y concéntrica (más temprana en la región del haz de His) y se produce sobre la vía rápida. La pérdida de la captura del haz de His lleva a la aparición de un potencial retrógrado del haz de His y a un cambio en el patrón de activación auricular retrógrado (ahora más precoz en el seno coronario proximal [*arriba*] y el seno coronario medio [*abajo*]) que expone la presencia de una vía accesoria. CS: seno coronario; ds: distal; HRA: aurícula derecha alta; md: medio; px: proximal; RV: ventrículo derecho.

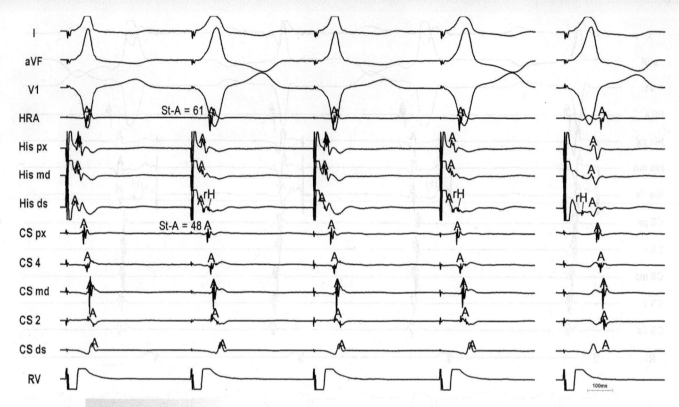

FIGURA 5-20 Estimulación parahisiana (captura auricular). La activación auricular es concéntrica (más precoz en la región del haz de His) con un tiempo St-A corto (31 ms en His, 48 ms en seno coronario, 61 ms en aurícula derecha alta). La pérdida de la captura del haz de His da lugar a la aparición de un potencial retrógrado del haz de His después de la aurícula y ningún cambio en los intervalos St-A, lo que produce un falso diagnóstico de vía accesoria (respuesta seudo-VAcc). El último panel muestra el verdadero intervalo St-A con pérdida de captura auricular y conducción retrógrada sobre la vía rápida. CS: seno coronario; ds: distal; HRA: aurícula derecha alta; md: medio; px: proximal; RV: ventrículo derecho.

La principal limitación de los extraestímulos ventriculares, la estimulación diferencial del VD y la estimulación parahisiana es que identifican la estructura conductora retrógrada durante el ritmo sinusal, que no es necesariamente la misma estructura responsable de la taquicardia. Esto es particularmente evidente cuando la VR se adelanta a la conducción de la VAcc y puede superarse realizando estas mismas maniobras durante la taquicardia: exploración de DVP, estimulación diferencial del VD y encarrilamiento parahisiano.[35-37] Sin embargo, la estimulación diferencial del VD y el encarrilamiento parahisiano pueden ser difíciles de realizar debido a ectopias frecuentes del catéter, la incapacidad para capturar el haz de His durante la taquicardia y la terminación indeseada de la taquicardia inducida por estimulación.

DURANTE LA TCE

Dado que la estructura de conducción retrógrada responsable de la taquicardia puede no ser evidente durante el ritmo sinusal, las maniobras de estimulación durante la taquicardia establecen con mayor precisión el diagnóstico. Estas maniobras de estimulación incluyen *1)* la exploración de las DVP diastólicas y *2)* el encarrilamiento desde el ventrículo.

DVP diastólicas

Los extraestímulos únicos administrados desde el VD durante el período diastólico de la taquicardia (exploración diastólica) pueden reciclar (preexcitar/postexcitar) o terminar la taquicardia. La capacidad del extraestímulo para alterar la taquicardia depende de la proximidad del sitio de la estimulación (ápice frente a base) con respecto al circuito (TRNAV frente a TRAVo).[38]

Índice de preexcitación

Durante la exploración diastólica, el intervalo de acoplamiento más largo que preexcita la aurícula establece el índice de preexcitación (IP).[39] El IP = LCT – intervalo de acoplamiento más largo que preexcita la aurícula. El IP depende de la ubicación del catéter de estimulación del VD (que suele colocarse en el ápice del VD) respecto al circuito de taquicardia. El IP para la TRAVo que usa una VAcc septal es pequeño (< 45 ms) porque la corta distancia entre el sitio de estimulación del VD y la VAcc permite que las DVP de acoplamiento largo preexciten la aurícula, mientras que una VAcc de la pared libre izquierda tiene un IP > 75 ms porque se requieren DVP de acoplamiento corto para penetrar en el circuito y preexcitar la aurícula. Debido a la gran distancia entre el ápice del VD y el nodo AV, el IP para la TRNAV es ≥ 100 ms.

DVP con His en período refractario («V sobre H»)

La DVP acoplada tardíamente cuando el haz de His se ha despolarizado («comprometido») de forma anterógrada por la taquicardia se denomina «con His en período refractario» y es importante para determinar la presencia de una VAcc, puesto que no puede conducir de forma retrógrada a la aurícula a menos que haya una VAcc.[40] Tres signos de que una DVP tiene el His en período refractario son *1)* aparición sincrónica con un electrograma del haz de His a tiempo («His sincrónico» o «V en H»), *2)* aparición en presencia de un electrograma del haz de His visible a tiempo pero no necesariamente sincrónico con el His y 3) fusión marcada del QRS. Tres respuestas positivas de una DVP con His en período refractario durante la taquicardia que confirman la presencia de una VAcc (pero no necesariamente su participación en la taquicardia) son 1) el avance (preexcitación) de la aurícula, 2) el retraso (postexcitación) de la aurícula y la 3) terminación sin alcanzar la aurícula (bloqueo VA) (*véanse* figs. 5-10 y 6-11 a 6-14). Las tres respuestas positivas indican la presencia de una VAcc y excluyen la TRNAV pura y la TA. Aunque la TRAVo es la opción más probable, no la confirman necesariamente (una DVP con His en período refractario puede restablecer o terminar la TRNAV en presencia de una vía nodofascicular/nodoventricular secundaria). Los retrasos de la postexcitación se observan ante una VAcc de conducción decremental (taquicardias de RP largo) (*véase* cap. 6).[34,41-43]

DVP sin His en período refractario

Aunque la DVP con His en período refractario que altera la taquicardia es más útil que la DVP sin His en período refractario para el diagnóstico, también puede obtenerse información importante de estas DVP acopladas tempranamente. Una DVP precoz que termina la taquicardia con bloqueo VA descarta la TA. La DVP precoz que adelanta la aurícula y recicla la taquicardia es esencialmente equivalente al encarrilamiento de un solo latido de la taquicardia desde el ventrículo. En presencia de un potencial retrógrado visible del haz de His, un ΔHA ($HA_{[reciclado]} - HA_{[TSV]}$) > 0 o < 0 diferencia la TRNAV de la TRAVo, respectivamente (o una DVP temprana que adelanta la aurícula más que el haz de His indica la presencia de una VAcc).

Encarrilamiento desde el ventrículo

La sobreestimulación (*overdrive*) ventricular administrada a una longitud de ciclo inferior a la longitud de ciclo de la TCE puede penetrar en la brecha excitable del circuito de reentrada y acelerar la aurícula hasta la longitud de ciclo de estimulación sin terminar la taquicardia. En el encarrilamiento, el frente de onda ortodrómico (*n*) de cada impulso de estimulación choca con el frente de onda antidrómico (*n* + 1) dentro del circuito hasta que se detiene la estimulación. Mientras que la colisión entre frentes de onda ortodrómicos y antidrómicos durante la TRNAV se produce en el nodo AV, la colisión en la TRAVo puede ocurrir por encima o debajo del haz de His. La captura antidrómica del haz de His (punto de colisión por encima del haz de His) sucede a frecuencias de estimulación más rápidas con activación retrógrada del haz de His. La captura ortodrómica del haz de His (punto de colisión por debajo del haz de His) se produce a frecuencias de estimulación más lentas, lo que permite la activación anterógrada del haz de His.[44,45] La estimulación basal ventricular derecha (lejos de la terminación de la rama derecha) facilita la captura ortodrómica del haz de His.[46]

Captación ortodrómica del haz de His

Es importante reconocer la captura ortodrómica del haz de His durante el encarrilamiento de la TCE desde el ventrículo porque equivale a un reciclaje continuo de la taquicardia por DVP con His en período refractario de forma reiterada, indica la presencia de una VAcc y establece un diagnóstico probable de TRAVo (una alternativa a la TRAVo es la posibilidad teórica de una TRNAV con una VAcc nodofascicular/nodoventricular secundaria que evita el haz de His y permite el encarrilamiento de la TRNAV con captura ortodrómica del haz de His). La identificación del último electrograma del haz de His acelerado a la longitud del ciclo de estimulación es fundamental para determinar si el haz de His está captado ortodrómica o antidrómicamente (*véase* fig. 2-6). La captura ortodrómica del haz de His causa

una fusión constante del QRS con el último electrograma del haz de His capturado ortodrómicamente (la misma morfología que durante la taquicardia) que se produce en la longitud del ciclo de estimulación (primer criterio de encarrilamiento transitorio) (fig. 5-21).

Cuatro criterios posteriores al encarrilamiento

Aunque es útil identificar la captura ortodrómica del haz de His durante el encarrilamiento, los potenciales del haz no siempre son visibles durante la estimulación. Los siguientes hallazgos tras el encarrilamiento ayudan a establecer el diagnóstico de taquicardia: 1) respuesta «AV» o «AAV» (TRNAV/TRAVo frente a TA), 2) intervalo postestimulación (IPE)-LCT (TRNAV frente a TRAVo), 3) valor ΔHA (TRNAV frente a TRAVo) y 4) valor ΔVA (TRNAV frente a TRAVo) (fig. 5-22).[44,47-50]

Respuesta «AV» o «AAV»

La respuesta al encarrilamiento desde el ventrículo es «AV» tanto para la TRNAV como para la TRAVo (cumpliendo la relación AV 1:1 obligatoria en esta última) y «AAV» para la TA (fig. 5-23; *véanse* figs. 5-21 y 5-22).[47] La respuesta AV es muy específica de la TRNAV/TRAVo y solo se describe en raras ocasiones para la TA (una TA de macrorreentrada cuando la duración del circuito supera el período refractario del nodo AV/His-Purkinje y el registro procede de un sitio auricular captado ortodrómicamente).[51] Sin embargo, la respuesta AAV es menos específica de la TA y puede observarse en casos de TRNAV/TRAVo en diversos contextos (tabla 5-2) (*véanse* figs. 6-12 a 6-14 y 6-16).[41,42,52-55]

IPE – LCT

El IPE tras el encarrilamiento de la taquicardia desde el ventrículo refleja la distancia entre el lugar de estimulación (ápice del VD) y el circuito de taquicardia. El IPE – LCT para la TRNAV es largo (> 115 ms) debido a la gran distancia entre el ápice del VD y el nodo AV, pero es corto (≤ 115 ms) para la TRAVo porque el ventrículo es una parte integral de su circuito de reentrada.[48] Un IPE – LCT ≤ 115 ms es muy específico de TRAVo. Sin embargo, un IPE – LCT > 115 ms es menos específico de TRNAV y puede ocurrir en una TRAVo debido a 1) decremento en la conducción retrógrada en la VAcc (TRPU) o 2) decremento en la conducción anterógrada en el nodo AV, en particular ante frecuencias de estimulación rápidas (*véanse* figs. 6-14 y 10-27). Las frecuencias de estimulación rápidas facilitan la captura antidrómica del haz de His con penetración retrógrada del nodo AV haciéndolo relativamente refractario o causando un cambio de VR a VL al cesar la estimulación.[44,56] Esta limitación puede superarse con los estímulos a una longitud de ciclo justo por debajo (10-20 ms) de la LCT o corrigiendo el IPE por el retraso en el nodo AV (IPE corregido [IPEc] < 110 ms: TRAVo; IPEc ≥ 110 ms: TRNAV).[57,58] Sin embargo, la corrección del IPE por el retraso en el nodo AV no corrige un IPE largo debido al decremento en la conducción retrógrada en una VAcc (TRPU).[34]

Valor ΔHA

El haz de His y las aurículas se activan secuencialmente sobre el nodo AV durante el encarrilamiento de la TRNAV desde el ventrículo, pero simultáneamente durante la taquicardia ($HA_{[encarrilamiento]} > HA_{[TRNAV]}$ o $\Delta HA = HA_{[encarrilamiento]} - HA_{[TRNAV]} > 0$). Por el contrario, se activan en paralelo sobre el haz de His y la VAcc durante el encarrilamiento de la TRAVo, pero secuencialmente durante la taquicardia ($HA_{[encarrilamiento]} < HA_{[TRAVo]}$ o $\Delta HA = HA_{[encarrilamiento]} - HA_{[TRAVo]} < 0$) (*véanse* figs. 5-21 y 5-22).[44,49]

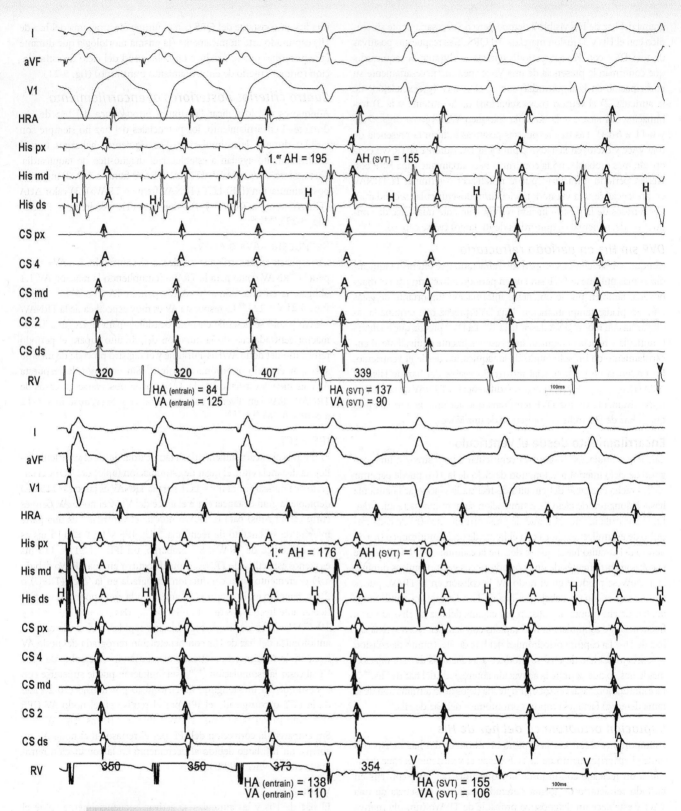

FIGURA 5-21 Encarrilamiento de una TRAVo con captura ortodrómica del haz de His. La respuesta al encarrilamiento es AVA, lo que descarta la TA. *Arriba*: TRAVo que usa una VAcc posterolateral izquierda. IPE – LCT: 68 ms, IPEc: 28 ms, ΔHA: –53, ΔVA: 35. *Abajo*: TRAVo que emplea una VAcc posteroseptal derecha. IPE – LCT: 19 ms, IPEc: 13 ms, ΔHA: –17, ΔVA: 4 ms. En ambos casos, el haz de His es captado ortodrómicamente, lo que indica, por sí solo, la presencia de una VAcc. Obsérvese que la morfología del haz de His durante el encarrilamiento y la taquicardia son idénticas. CS: seno coronario; ds: distal; entrain: encarrilamiento; HRA: aurícula derecha alta; md: medio; px: proximal; RV: ventrículo derecho; SVT: taquicardia supraventricular.

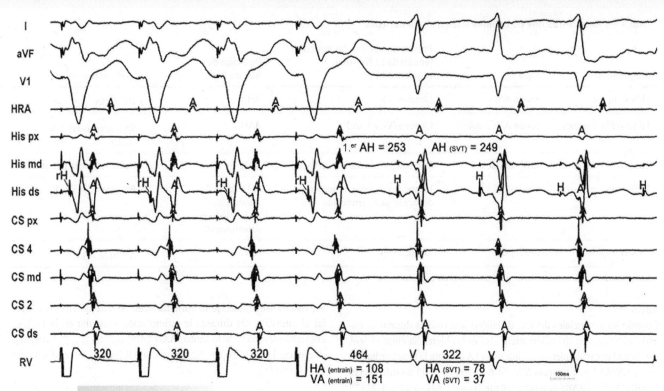

FIGURA 5-22 Encarrilamiento de la TCE desde el ventrículo (TRNAV típica). La respuesta al encarrilamiento es AVA (AHA), lo que descarta la TA. La activación auricular es concéntrica y simultánea con la ventricular (taquicardia «A sobre V»), lo que excluye la TRAVo. IPE – LCT: 142, IPEc: 138, ΔHA: 30, ΔVA: 114. CS: seno coronario; ds: distal; entrain: encarrilamiento; HRA: aurícula derecha alta; md: medio; px: proximal; RV: ventrículo derecho; SVT: taquicardia supraventricular.

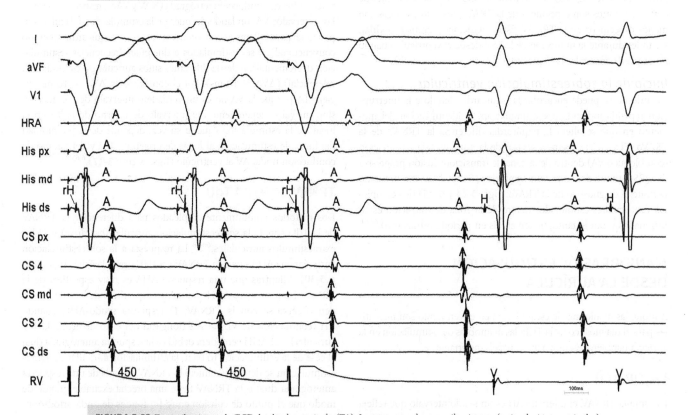

FIGURA 5-23 Encarrilamiento de TCE desde el ventrículo (TA). La respuesta al «encarrilamiento» (estimulación ventricular) es AAV. Note cómo los patrones de activación auricular durante el encarrilamiento y la taquicardia difieren y que la morfología de la onda P de la taquicardia es incompatible con una TRNAV o una TRAVo. La TA surgió de la cúspide no coronaria de la válvula aórtica. CS: seno coronario; ds: distal; HRA: aurícula derecha alta; md: medio; px: proximal; RV: ventrículo derecho.

TABLA 5-2 Respuestas AAV no debidas a taquicardia auricular

Diagnóstico	Tipo	Patrón de activación auricular (encarrilado frente a taquicardia)	Posición del haz de His	Explicación
TRNAV típica	Seudo-AAV	Idéntico (VR)	AHA	HV > HA
TRNAV/TRPU atípica	Seudo-AAV (clásico)	Idéntico (VL o VAcc)	AAH	VA (encarrilada) > VV (LCE)
TRNAV/TRPU atípica	AAV verdadero	Diferente (VR frente a VL o VAcc)	AAH	Doble respuesta retrógrada
TRNAV atípica	Seudo-AAV	Idéntico (VL) a menos que exista doble respuesta retrógrada	AHA (bloqueo infrahisiano) AAH (bloqueo suprahisiano)	Bloqueo de la VFCI
TRNAV atípica	Seudo-AAV	Idéntico (VL)	AAH	AH largo > LCT

LCE: longitud del ciclo de estimulación; LCT: longitud del ciclo de taquicardia.

Valor ΔVA

Cuando los potenciales del haz de His no son visibles durante el encarrilamiento, una medición alternativa es la diferencia entre el St-A durante el encarrilamiento y el intervalo VA durante la taquicardia (intervalo ΔVA). Los intervalos ΔVA (St-A – VA) > y ≤ 85 ms diferencian la TRNAV y la TRAVo, respectivamente (*véanse* figs. 5-21 y 5-22).[48]

IPE – LCT, ΔHA y ΔVA son mediciones indirectas del circuito TRNAV/TRAVo propensas a valores «artificialmente» grandes debido a la conducción decremental inherente a la rama anterógrada (y posiblemente retrógrada) de los circuitos. Mientras que los valores de corte más cortos son específicos de la TRAVo, los valores largos son menos específicos de la TRNAV. Estas mediciones también podrían ser útiles durante la inducción de la TSV desde el ventrículo cuando no se puede encarrilar la taquicardia.[59]

Inicio de la sobreestimulación ventricular

Cuando no se puede encarrilar la taquicardia debido a la interrupción repetida inducida por estimulación, la identificación del momento en que se altera la taquicardia diferencia la TRNAV de la TRAVo. El reciclaje (avance/retraso) de la aurícula o la terminación (con bloqueo VA) dentro de la zona de transición (fusión progresiva de QRS estimulados) o por un complejo QRS totalmente estimulado permite el diagnóstico de la TRAVo (figs. 5-24 y 5-25) (los complejos ventriculares estimulados dentro de la zona de transición están fusionados y, por lo tanto, tienen el His en período refractario).[60,61]

MANIOBRAS DE ESTIMULACIÓN DESDE LA AURÍCULA

Aunque las maniobras de estimulación en el ventrículo son más útiles para el diagnóstico de la TCE, las maniobras de estimulación en la aurícula también desempeñan un papel importante.

VALOR ΔAH

Durante la TRNAV, el intervalo AH es un seudointervalo que refleja la activación simultánea de la aurícula de forma retrógrada y del haz de His de forma anterógrada sobre el nodo AV. Durante la TRAVo y la TA, el intervalo AH es un intervalo verdadero que representa la activación secuencial de la aurícula/nodo AV/haz de His y es similar al intervalo AH durante la estimulación auricular en la LCT (o encarrilamiento). Por lo tanto, ΔAH (AH[estimulación en LCT] – AH[TSV]) diferencia la TRNAV (> 40 ms) de la TRAVo (< 20 ms) y la TA (< 10 ms).[62]

CONEXIÓN VA (*VA LINKING*) (TA FRENTE A TRNAV/TRAVo)

A diferencia de la TA, tanto la TRNAV como la TRAVo utilizan una estructura fija de conducción retrógrada (NAV y VAcc, respectivamente). Los intervalos VA, un latido después de la estimulación auricular, son por lo tanto similares (están «conectados») a la taquicardia (método convencional) al ser estimulados a diferentes frecuencias (estimulación decremental), o desde diferentes sitios auriculares (estimulación diferencial) (ΔVA < 10 ms). Por el contrario, un ΔVA > 10 ms sugiere TA porque la VA no es un verdadero intervalo de conducción sino un valor dependiente del intervalo de retorno de la TA en el lugar de la estimulación (que, a su vez, depende de la proximidad del lugar de estimulación al lugar de origen de TA) y del tiempo de conducción nodal AV al ventrículo (figs. 5-26 y 5-27).[6,63-65]

TRNAV CONTRA TdU

Dos métodos comúnmente empleados para diferenciar la TRNAV de la TdU son *1)* la sobreestimulación auricular (*overdrive*) y *2)* los extraestímulos auriculares.[66-68] La respuesta a la sobreestimulación auricular es «AHA» para la TRNAV y «AHH» para la TdU (figs. 5-28 a 5-30). Mientras que una respuesta AHA es muy específica de la TRNAV, las respuestas AHH son menos específicas de la TdU y pueden observarse con la TRNAV: *1)* respuesta seudo-AHH cuando AH (conducción de VL) > AA (longitud del ciclo de estimulación auricular) y *2)* AHH verdadera debida a la respuesta anterógrada dual al cese de la estimulación (o bien, la estimulación auricular de sobreestimulación se detuvo y reinició la TRNAV seguida de una respuesta anterógrada dual o la TRNAV tiene una brecha excitable grande de modo que el punto de colisión entre [n] frentes de onda ortodrómicos y [n + 1] antidrómicos ocurre en la VL anterógrada [no VR retrógrada], dando lugar a una respuesta anterógrada doble al cesar la estimulación).

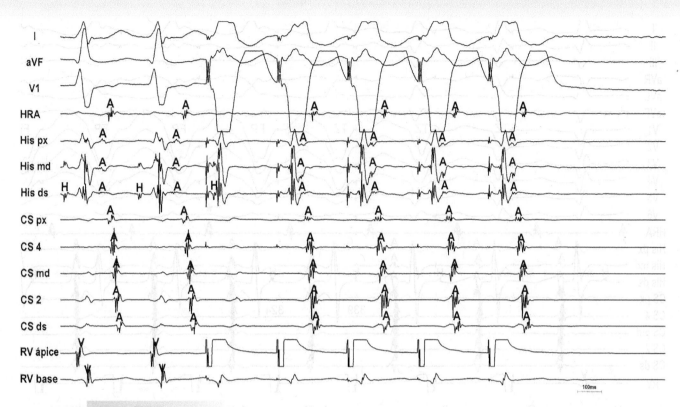

FIGURA 5-24 Inicio de la estimulación ventricular durante la TCE (TRAVo que utiliza una vía accesoria anteroseptal). La activación auricular es concéntrica (más precoz en la región del haz de His). El primer complejo estimulado tiene el His en período refractario y termina la taquicardia con bloqueo VA que indica la presencia de una vía accesoria. CS: seno coronario; ds: distal; HRA: aurícula derecha alta; md: medio; px: proximal.

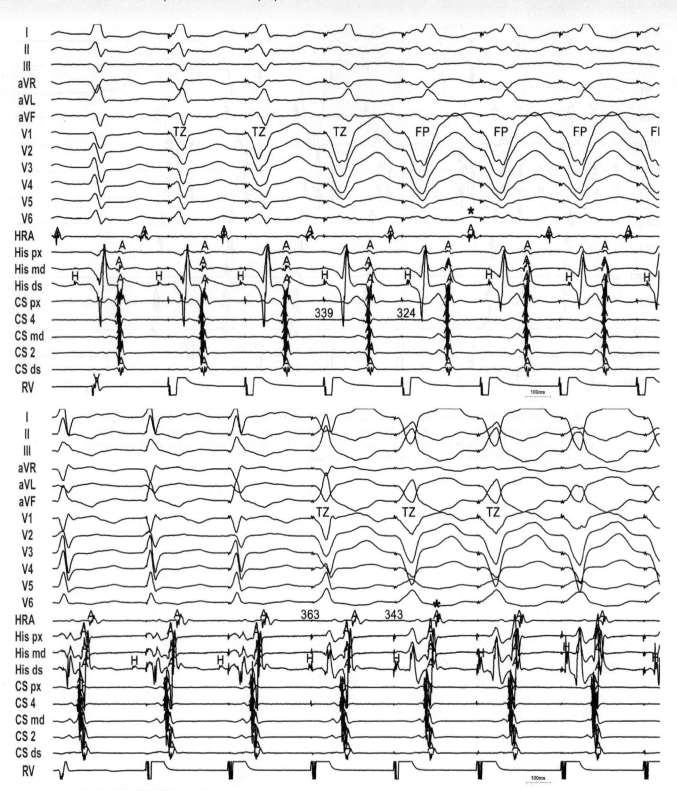

FIGURA 5-25 Inicio de la estimulación ventricular durante la TCE. *Arriba*: TRAVo que usa una VAcc posteroseptal izquierda. El primer complejo totalmente estimulado (FP, *fully paced*) después de la zona de transición (TZ, *transition zone*) sigue teniendo el His en período refractario y adelanta la aurícula (*asterisco*) 15 ms, lo que indica la presencia de una vía accesoria. *Abajo*: TRAVo que usa una vía accesoria posteroseptal izquierda. Un complejo ventricular estimulado dentro de la TZ (con His en período refractario) adelanta 20 ms la aurícula (*asterisco*), lo que indica la presencia de una vía accesoria. CS: seno coronario; ds: distal; HRA: aurícula derecha alta; md: medio; px: proximal; RV: ventrículo derecho.

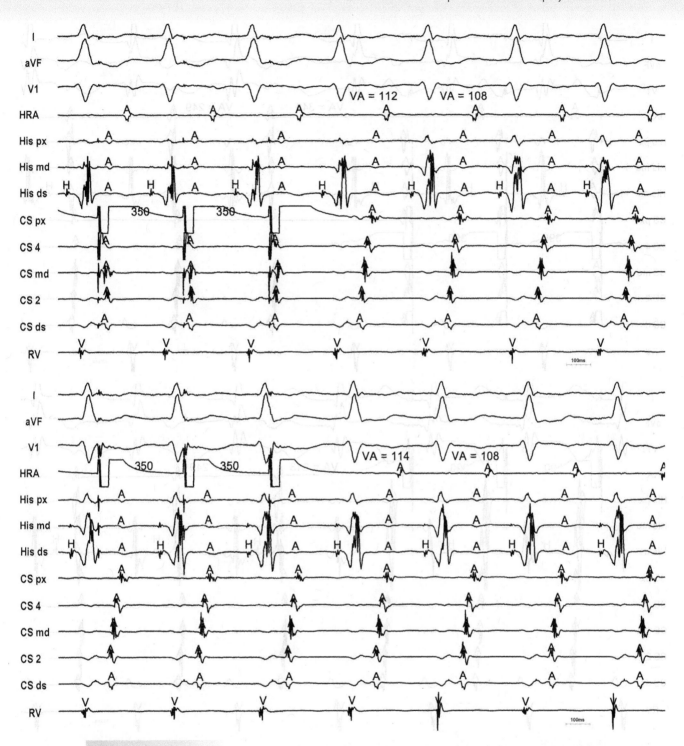

FIGURA 5-26 Conexión VA (*VA linking*) (TRAVo que usa una vía accesoria de la pared libre izquierda). La sobreestimulación auricular desde el seno coronario proximal (*arriba*) y la aurícula derecha alta (*abajo*) induce una TRAVo con fusión auricular constante (primer criterio de encarrilamiento transitorio). ΔVA (1.ª VA [HRA] – 1.ª VA [CS px]) = 2 ms. CS: seno coronario; ds: distal; HRA: aurícula derecha alta; md: medio; px: proximal; RV: ventrículo derecho.

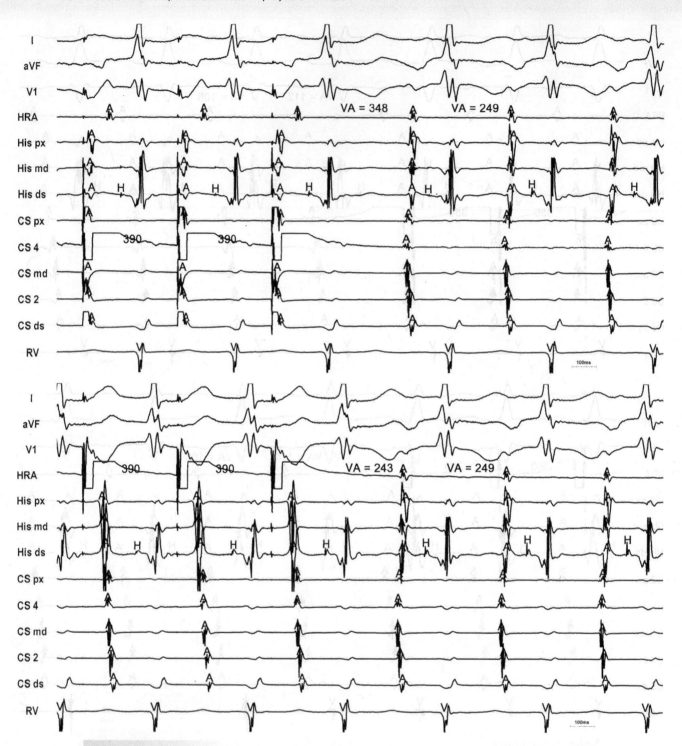

FIGURA 5-27 Ausencia de conexión VA (*VA linking*) (TA). La sobreestimulación auricular desde el seno coronario 4 (*arriba*) y la aurícula derecha alta (*abajo*) acelera la aurícula hasta la longitud del ciclo de estimulación. ΔVA (1.ª VA [CS 4] – 1.ª VA [HRA]): 105 ms. CS: seno coronario; ds: distal; HRA: aurícula derecha alta; md: medio; px: proximal; RV: ventrículo derecho.

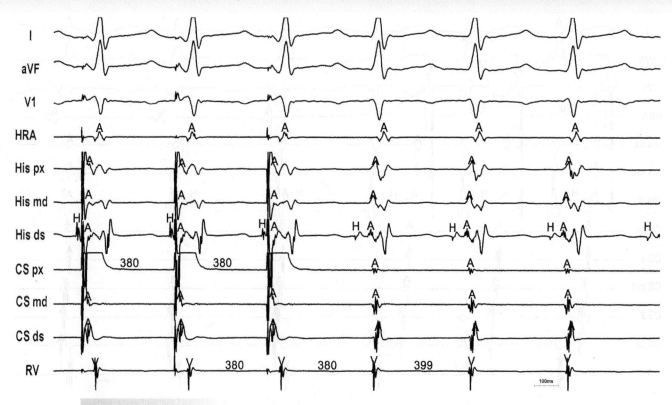

FIGURA 5-28 Respuesta AHA (TRNAV típica). La sobreestimulación auricular desde el seno coronario proximal induce una TRNAV típica y la respuesta al cese de la estimulación es «AHA». CS: seno coronario; ds: distal; HRA: aurícula derecha alta; md: medio; px: proximal; RV: ventrículo derecho.

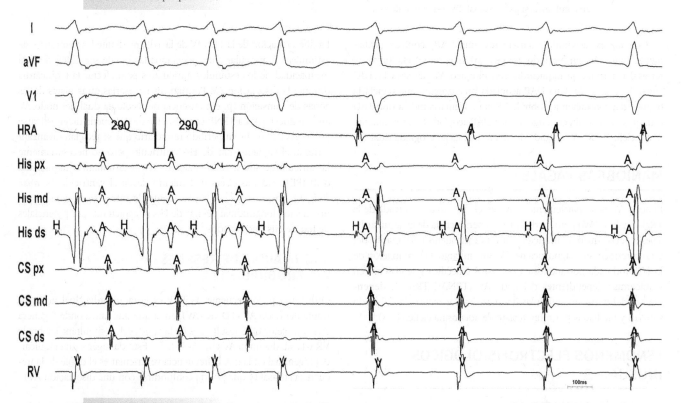

FIGURA 5-29 Respuesta AHH verdadera (TdU). La sobreestimulación auricular desde la aurícula derecha alta produce una respuesta «AHH» verdadera al cesar la estimulación, lo que indica una TdU. Sin embargo, otra posibilidad es una TRNAV típica con «doble disparo» (vía rápida y vía lenta) seguida de la continuación de la taquicardia. CS: seno coronario; ds: distal; HRA: aurícula derecha alta; md: medio; px: proximal; RV: ventrículo derecho.

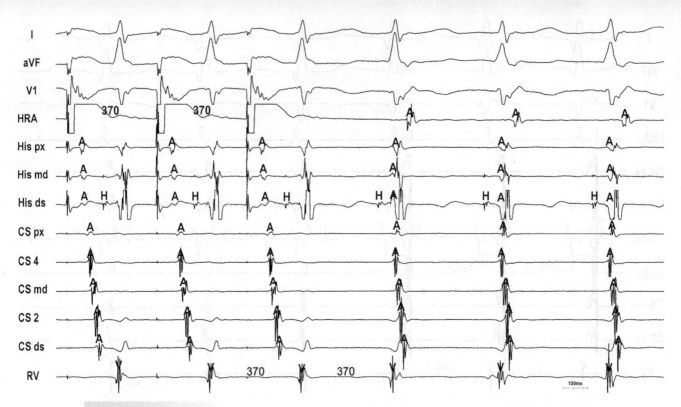

FIGURA 5-30 Respuesta seudo-AHH (TRNAV típica). Se trata de una verdadera respuesta AHA con un patrón «AHH» debido a la conducción marcadamente prolongada sobre la vía lenta (la primera y la segunda H después de la estimulación son impulsadas por el penúltimo y el último estímulo, respectivamente). CS: seno coronario; ds: distal; HRA: aurícula derecha alta; md: medio; px: proximal; RV: ventrículo derecho.

Con los extraestímulos auriculares, una DAP acoplada tardíamente (con His en período refractario) que se recicla (avanza/retrasa) o termina la taquicardia con bloqueo AV descarta la TdU (figs. 5-31 y 5-32). Una DAP acoplada precozmente que recicla la taquicardia conduciendo sobre la VR sin terminarla indica una TdU (otra posibilidad, sin embargo, es una DAP acoplada tempranamente que recicla la TRNAV seguida de una respuesta anterógrada dual).

MANIOBRAS VAGALES

El nodo AV es un participante activo en el circuito de reentrada de la TRNAV y la TRAVo pero no de la TA. La persistencia de la taquicardia a pesar del bloqueo AV inducido por vía vagal (adenosina o masaje del seno carotídeo) es diagnóstica de TA. Sin embargo, la terminación de la TCE inducida por adenosina es menos específica y se observa en taquicardias dependientes del nodo AV (TRNAV, TRAVo), dependientes del nodo sinoauricular (taquicardia por reentrada del nodo sinusal) y mediadas por monofosfato de adenosina cíclico (TA).[69,70]

FENÓMENOS ELECTROFISIOLÓGICOS INUSUALES

TCE CON DISOCIACIÓN AV

El diagnóstico diferencial de la poco frecuente TCE con disociación AV es 1) TRNAV con bloqueo VFCS, 2) TdU con bloqueo UA, 3) TRAVo con VAcc nodofascicular/nodoventricular (TRNF) con bloqueo nodoauricular y 4) reentrada intrahisiana con bloqueo HA.

La diferenciación de la TRNAV de la TdU mediante las maniobras de estimulación auricular antes mencionadas puede ser difícil dada la incapacidad de los estímulos auriculares para afectar la taquicardia durante la disociación AV. Podrían ser necesarias otras pistas de las zonas de transición (p. ej., ausencia de fisiología dual del nodo AV en la inducción). La TRNF con disociación AV puede diagnosticarse por 1) DVP con His en período refractario que se reciclan (avanzan/retrasan el siguiente haz de His/ventrículo pero no necesariamente la aurícula debido a la disociación AV) o terminan la taquicardia o 2) IPE corto tras el encarrilamiento desde el ventrículo (véanse figs. 11-1 y 11-12).[17,18,71,72] La reentrada intrahisiana debida a la disociación longitudinal del haz de His se caracteriza por potenciales de haz de His fraccionados.[73]

TAQUICARDIA DE RESPUESTA ANTERÓGRADA DUAL

Otra causa poco frecuente de TCE es la taquicardia dual no reentrante del nodo AV (TDNRNAV), en la que una única onda P genera dos complejos QRS resultantes de la conducción simultánea sobre la VR y la VL del nodo AV (fig. 5-33).[74,75] Esto da lugar a una taquicardia bigeminal en la que la frecuencia ventricular es el doble de la frecuencia sinusal (y que podría confundirse con una disociación AV).

TAQUICARDIA VENTRICULAR DE QRS ESTRECHO

No todas las TCE son de origen supraventricular. En raras ocasiones, la taquicardia ventricular (TV) puede asociarse a un complejo QRS estrecho (< 120 ms), sobre todo en el contexto de un infarto de miocardio inferior o de un origen próximo a los fascículos (fig. 5-34).[76-78]

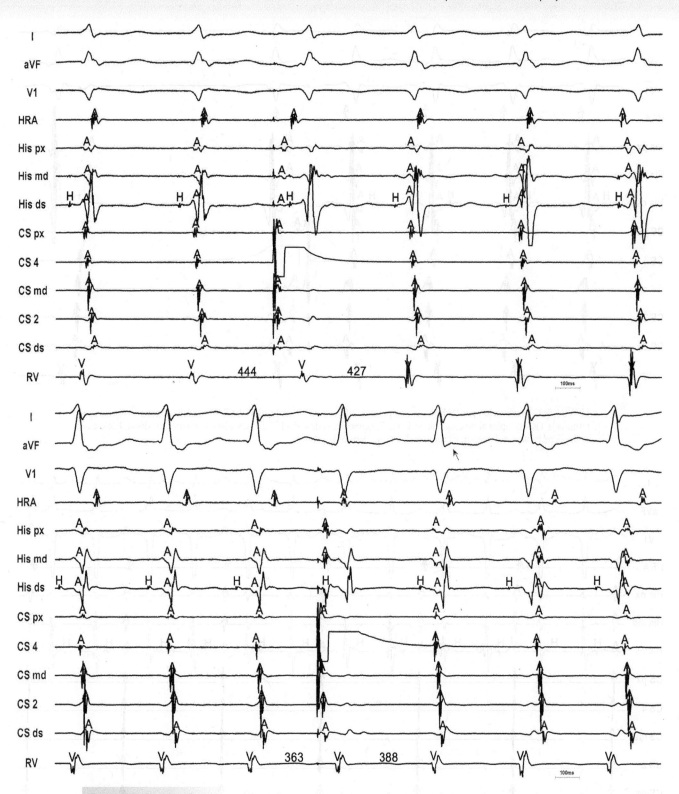

FIGURA 5-31 Reciclaje mediante DAP con His en período refractario (TRNAV típica). La DAP con His en período refractario restablece la TRNAV típica adelantando (*arriba*) y retrasando (*abajo*) el haz de His sobre la VL. Estos resultados descartan una TdU. El reciclaje en el trazo inferior se confirma por el desplazamiento de la localización de la onda P retrógrada desde el final al centro del complejo QRS (*flecha*). CS: seno coronario; ds: distal; HRA: aurícula derecha alta; md: medio; px: proximal; RV: ventrículo derecho.

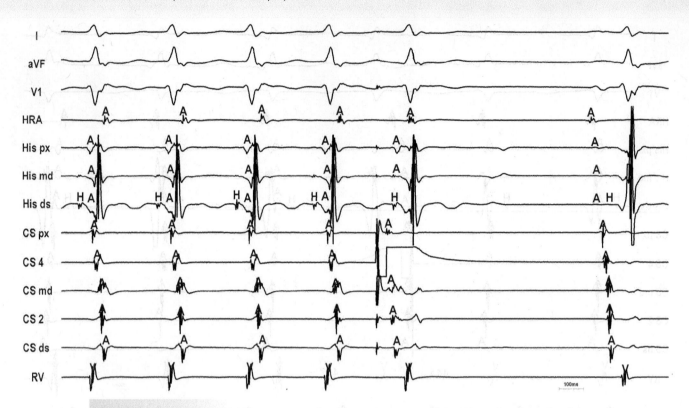

FIGURA 5-32 Terminación por DAP con His en período refractario (TRNAV típica). La DAP con His en período refractario termina la TRNAV típica al no conducir en la VL. Tal conclusión descarta la TdU. CS: seno coronario; ds: distal; HRA: aurícula derecha alta; md: medio; px: proximal; RV: ventrículo derecho.

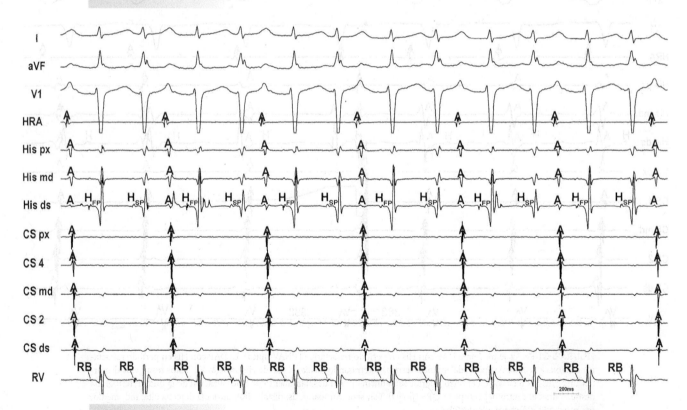

FIGURA 5-33 TDNRNAV. La disociación longitudinal del nodo AV hace que cada onda P sinusal genere dos complejos QRS («doble disparo»), ya que la conducción se produce simultáneamente sobre la VR y la VL. Obsérvese que la taquicardia no es regular, sino que presenta ciclos bigeminales (largo-corto). CS: seno coronario; ds: distal; FP: vía rápida; HRA: aurícula derecha alta; md: medio; px: proximal; RB: rama derecha; RV: ventrículo derecho; SP: vía lenta.

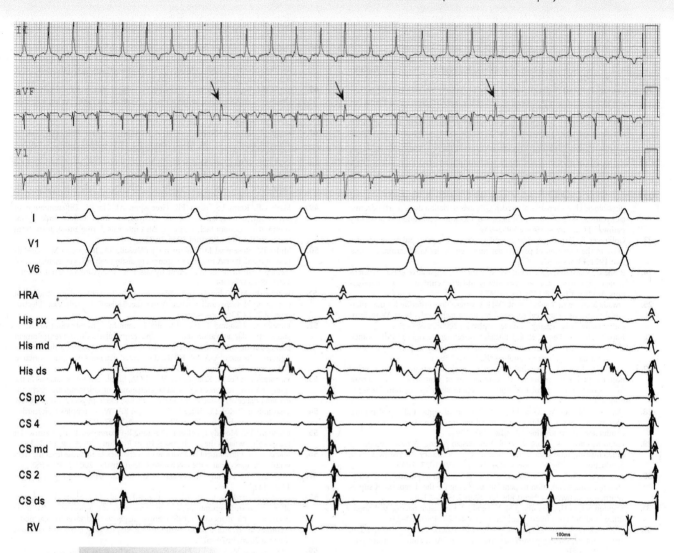

FIGURA 5-34 TV de complejo QRS estrecho. Un fenómeno de Wenckebach retrógrado sobre el nodo AV genera ecos nodales AV atípicos intermitentes (*flechas*) que reinician la TV con un ligero avance. La capacidad de estos latidos de captura para reiniciar la TV indica la proximidad de la TV al sistema His-Purkinje, lo que explica su complejo QRS estrecho. Obsérvese que los potenciales del haz de His no preceden a los complejos QRS. CS: seno coronario; ds: distal; HRA: aurícula derecha alta; md: medio; px: proximal; RV: ventrículo derecho.

REFERENCIAS

1. Goyal R, Zivin A, Souza J, et al. Comparison of the ages of tachycardia onset in patients with atrioventricular nodal reentrant tachycardia and accessory pathway-mediated tachycardia. Am Heart J 1996;132:765–767.

2. González-Torrecilla E, Almendral J, Arenal A, et al. Combined evaluation of bedside clinical variables and the electrocardiogram for the differential diagnosis of paroxysmal atrioventricular reciprocating tachycardias in patients without pre-excitation. J Am Coll Cardiol 2009;53:2353–2358.

3. Katritsis DG, Josephson ME. Differential diagnosis of regular, narrow-QRS tachycardia. Heart Rhythm 2015;12:1667–1676.

4. Kay GN, Pressley JC, Packer DL, Pritchett EL, German LD, Gilbert MR. Value of the 12-lead electrocardiogram in discriminating atrioventricular nodal reciprocating tachycardia from circus movement atrioventricular tachycardia utilizing a retrograde accessory pathway. Am J Cardiol 1987;59:296–300.

5. Benditt D, Pritchett E, Smith W, Gallagher J. Ventriculoatrial intervals: diagnostic use in paroxysmal supraventricular tachycardia. Ann Intern Med 1979;91:161–166.

6. Knight BP, Ebinger M, Oral H, et al. Diagnostic value of tachycardia features and pacing maneuvers during paroxysmal supraventricular tachycardia. J Am Coll Cardiol 2000;36:574–582.

7. Ceresnak SR, Doan LN, Motonaga KS, et al. 50 is the new 70: short ventriculoatrial times are common in children with atrioventricular reciprocating tachycardia. Heart Rhythm 2015;12:1541–1547.

8. Tai C, Chen S, Chiang C, Lee S, Chang M. Electrocardiographic and electrophysiologic characteristics of anteroseptal, midseptal, and para-Hisian accessory pathways. Implication for radiofrequency catheter ablation. Chest 1996;109:730–740.

9. Green M, Heddle B, Dassen W, et al. Value of QRS alteration in determining the site of origin of narrow QRS supraventricular tachycardia. Circulation 1983;68:368–373.

10. Morady F. Significance of QRS alternans during narrow QRS tachycardias. Pacing Clin Electrophysiol 1991;14:2193–2198.

11. Josephson M, Scharf D, Kastor J, Kitchen J. Atrial endocardial activation in man. Electrode catheter technique of endocardial mapping. Am J Cardiol 1977;39:972–981.

12. Wellens H, Durrer D. Patterns of ventriculo-atrial conduction in the Wolff-Parkinson-White syndrome. Circulation 1974;49:22–31.

13. Amat-y-Leon F, Dhingra R, Wu D, Denes P, Wyndham C, Rosen K. Catheter mapping of retrograde atrial activation. Observations during ventricular pacing and AV nodal re-entrant paroxysmal tachycardia. Br Heart J 1976;38:355–362.

14. Hwang C, Martin DJ, Goodman JS, et al. Atypical atrioventricular node reciprocating tachycardia masquerading as tachycardia using a left-sided accessory pathway. J Am Coll Cardiol 1997;30:218–225.

15. Wellens H, Wesdorp J, Düren D, Lie K. Second degree block during reciprocal atrioventricular nodal tachycardia. Circulation 1976;53:595–599.

16. Willems S, Shenasa M, Borggrefe M, et al. Atrioventricular nodal reentry tachycardia: electrophysiologic comparisons in patients with and without

2:1 infra-His block. Clin Cardiol 1993;16:883–888.

17. Lau EW. Infraatrial supraventricular tachycardias: mechanisms, diagnosis, and management. Pacing Clin Electrophysiol 2008;31:490–498.

18. Hamdan MH, Kalman JM, Lesh MD, et al. Narrow complex tachycardia with VA block: diagnostic and therapeutic implications. Pacing Clin Electrophysiol 1998;21:1196–1206.

19. Coumel P, Attuel P. Reciprocating tachycardia in overt and latent preexcitation. Influence of functional bundle branch block on the rate of the tachycardia. Eur J Cardiol 1974;1:423–436.

20. Kerr C, Gallagher J, German L. Changes in ventriculoatrial intervals with bundle branch block aberration during reciprocating tachycardia in patients with accessory atrioventricular pathways. Circulation 1982;66:196–201.

21. Pritchett E, Tonkin A, Dugan F, Wallace A, Gallagher J. Ventriculo-atrial conduction time during reciprocating tachycardia with intermittent bundle-branch block in Wolff-Parkinson-White syndrome. Br Heart J 1976;38: 1058–1064.

22. Jazayeri M, Caceres J, Tchou P, Mahmud R, Denker S, Akhtar M. Electrophysiologic characteristics of sudden QRS axis deviation during orthodromic tachycardia. Role of functional fascicular block in localization of accessory pathway. J Clin Invest 1989;83:952–959.

23. Goldreyer B, Damato A. The essential role of atrioventricular conduction delay in the initiation of paroxysmal supraventricular tachycardia. Circulation 1971;43:679–687.

24. Rinne C, Sharma AD, Klein GJ, Yee R, Szabo T. Comparative effects of adenosine triphosphate on accessory pathway and atrioventricular nodal conduction. Am Heart J 1988;115:1042–1047.

25. Owada S, Iwasa A, Sasaki S, et al. "V-H-A pattern" as a criterion for the differential diagnosis of atypical AV nodal reentrant tachycardia from AV reciprocating tachycardia. Pacing Clin Electrophysiol 2005;28:667–674.

26. Kapa S, Henz B, Dib C, et al. Utilization of retrograde right bundle branch block to differentiate atrioventricular nodal from accessory pathway conduction. J Cardiovasc Electrophysiol 2009;20:751–758.

27. Martínez-Alday JD, Almendral J, Arenal A, et al. Identification of concealed posteroseptal Kent pathways by comparison of ventriculoatrial intervals from apical and posterobasal right ventricular sites. Circulation 1994;89: 1060–1067.

28. Derval N, Skanes AC, Gula LJ, et al. Differential sequential septal pacing: a simple maneuver to differentiate nodal versus extranodal ventriculoatrial conduction. Heart Rhythm 2013;10:1785–1791.

29. Hirao K, Otomo K, Wang X, et al. Para-Hisian pacing. A new method for differentiating retrograde conduction over an accessory AV pathway from conduction over the AV node. Circulation 1996;94:1027–1035.

30. Takatsuki S, Mitamura H, Tanimoto K, et al. Clinical implications of "pure" Hisian pacing in addition to para-Hisian pacing for the diagnosis of supraventricular tachycardia. Heart Rhythm 2006;3:1412–1418.

31. Sheldon SH, Li H, Asirvatham SJ, McLeod CJ. Parahisian pacing: technique, utility, and pitfalls. J Interv Card Electrophysiol 2014;40:105–116.

32. Obeyesekere M, Leong-Sit P, Skanes A, et al. Determination of inadvertent atrial capture during para-Hisian pacing. Circ Arrhythm Electrophysiol 2011;4:510–514.

33. Kenia A, Ho RT, Pavri BB. An uncommon response to para-His pacing. J Cardiovasc Electrophysiol 2014;25:796–798.

34. Ho RT, Frisch DR, Pavri BB, Levi SA, Greenspon AJ. Electrophysiological features differentiating the atypical atrioventricular node-dependent long RP supraventricular tachycardias. Circ Arrhythm Electrophysiol 2013;6:597–605.

35. Segal OR, Gula LJ, Skanes AC, Krahn AD, Yee R, Klein GJ. Differential ventricular entrainment: a maneuver to differentiate AV node reentrant tachycardia from orthodromic reciprocating tachycardia. Heart Rhythm 2009;6:493–500.

36. Platonov M, Schroeder K, Veenhuyzen GD. Differential entrainment: beware from where you pace. Heart Rhythm 2007;4:1097–1099.

37. Reddy VY, Jongnarangsin K, Albert CM, et al. Para-Hisian entrainment: a novel pacing maneuver to differentiate orthodromic atrioventricular reentrant tachycardia from atrioventricular nodal reentrant tachycardia. J Cardiovasc Electrophysiol 2003;14:1321–1328.

38. Benditt D, Benson DW Jr, Dunnigan A, et al. Role of extrastimulus site and tachycardia cycle length in inducibility of atrial preexcitation by premature ventricular stimulation during reciprocating tachycardia. Am J Cardiol 1987;60:811–819.

39. Miles W, Yee R, Klein G, Zipes D, Prystowsky E. The preexcitation index: an aid in determining the mechanism of supraventricular tachycardia and localizing accessory pathways. Circulation 1986;74:493–500.

40. Zipes DP, De Joseph RL, Rothbaum DA. Unusual properties of accessory pathways. Circulation 1974;49:1200–1211.

41. Ho RT, Patel U, Weitz HH. Entrainment and resetting of a long RP tachycardia: which trumps which for diagnosis? Heart Rhythm 2010;7:714–715.

42. Ho RT, Fischman DL. Entrainment versus resetting of a long RP tachycardia: what is the diagnosis? Heart Rhythm 2012;9:312–314.

43. Bardy G, Packer D, German L, Coltorti F, Gallagher J. Paradoxical delay in accessory pathway conduction during long R-P' tachycardia after interpolated ventricular premature complexes. Am J Cardiol 1985;55:1223–1225.

44. Ho RT, Mark GE, Rhim ES, Pavri BB, Greenspon AJ. Differentiating atrioventricular nodal reentrant tachycardia from atrioventricular reentrant tachy-

cardia by DHA values during entrainment from the ventricle. Heart Rhythm 2008;5:83–88.

45. Nagashima K, Kumar S, Stevenson WG, et al. Anterograde conduction to the His bundle during right ventricular overdrive pacing distinguishes septal pathway atrioventricular reentry from atypical atrioventricular nodal reentrant tachycardia. Heart Rhythm 2015;12:735–743.

46. Boyle PM, Veenhuyzen GD, Vigmond EJ. Fusion during entrainment of orthodromic reciprocating tachycardia is enhanced for basal pacing sites but diminished when pacing near Purkinje system end points. Heart Rhythm 2013;10:444–451.

47. Knight B, Zivin A, Souza J, et al. A technique for the rapid diagnosis of atrial tachycardia in the electrophysiology laboratory. J Am Coll Cardiol 1999;33:775–781.

48. Michaud GF, Tada H, Chough S, et al. Differentiation of atypical atrioventricular node re-entrant tachycardia from orthodromic reciprocating tachycardia using a septal accessory pathway by the response to ventricular pacing. J Am Coll Cardiol 2001;38:1163–1167.

49. Mark GE, Rhim ES, Pavri BB, Greenspon AJ, Ho RT. Differentiation of atrio-ventricular nodal reentrant tachycardia from orthodromic atrioventricular reentrant tachycardia by ΔhA intervals during entrainment from the ventricle. Heart Rhythm 2006;3:S321.

50. Miller JM, Rosenthal ME, Gottlieb CD, Vassallo JA, Josephson ME. Usefulness of the delta HA interval to accurately distinguish atrioventricular nodal reentry from orthodromic septal bypass tract tachycardias. Am J Cardiol 1991;68:1037–1044.

51. Jastrzebski M, Kukla P. The V-A-V response to ventricular entrainment during atrial tachycardia: what is the mechanism? J Cardiovasc Electrophysiol 2012;23:1266–1268.

52. Kaneko Y, Nakajima T, Irie T, Iizuka T, Tamura S, Kurabayashi M. Atrial and ventricular activation sequence after ventricular induction/entrainment pacing during fast-slow atrioventricular nodal reentrant tachycardia: new insight into the use of V-A-A-V for the differential diagnosis of supraventricular tachycardia. Heart Rhythm 2017;14:1615–1622.

53. Vijayaraman P, Lee BP, Kalahasty G, Wood MA, Ellenbogen KA. Reanalysis of the "pseudo A-A-V" response to ventricular entrainment of supraventricular tachycardia: importance of His-bundle timing. J Cardiovasc Electrophysiol 2006;17:25–28.

54. Vijayaraman P, Kok LC, Rhee B, Ellenbogen KA. Wide complex tachycardia: what is the mechanism? Heart Rhythm 2005;2:107–109.

55. Crawford TC, Morady F, Pelosi F Jr. A long R-P paroxysmal supraventricular tachycardia: what is the mechanism? Heart Rhythm 2007;4:1364–1365.

56. Michaud GF. Entrainment of a narrow QRS complex tachycardia from the right ventricular apex: what is the mechanism? Heart Rhythm 2005;2: 559–560.

57. Michaud GF, Morady F. Letters to the editor. Heart Rhythm 2006;7: 1114–1115.

58. González-Torrecilla E, Arenal A, Atienza F, et al. First postpacing interval after tachycardia entrainment with correction for atrioventricular node delay: a simple maneuver for differential diagnosis of atrioventricular nodal reentrant tachycardias versus orthodromic reciprocating tachycardias. Heart Rhythm 2006;3:674–679.

59. Obeyesekere M, Gula LJ, Modi S, et al. Tachycardia induction with ventricular extrastimuli differentiates atypical atrioventricular nodal reentrant tachycardia from orthodromic reciprocating tachycardia. Heart Rhythm 2012;9:335–341.

60. AlMahameed ST, Buxton AE, Michaud GF. New criteria during right ventricular pacing to determine the mechanism of supraventricular tachycardia. Circ Arrhythm Electrophysiol 2010;3:578–584.

61. Dandamudi G, Mokabberi R, Assal C, et al. A novel approach to differentiating orthodromic reciprocating tachycardia from atrioventricular nodal reentrant tachycardia. Heart Rhythm 2010;7:1326–1329.

62. Man KC, Niebauer M, Daoud E, et al. Comparison of atrial-His intervals during tachycardia and atrial pacing in patients with long RP tachycardia. J Cardiovasc Electrophysiol 1995;6:700–710.

63. Kadish AH, Morady F. The response of paroxysmal supraventricular tachycardia to overdrive atrial and ventricular pacing: can it help determine the tachycardia mechanism? J Cardiovasc Electrophysiol 1993;4:239–252.

64. Maruyama M, Kobayashi Y, Miyauchi Y, et al. The VA relationship after differential atrial overdrive pacing: a novel tool for the diagnosis of atrial tachycardia in the electrophysiologic laboratory. J Cardiovasc Electrophysiol 2007;18:1127–1133.

65. Sarkozy A, Richter S, Chierchia G, et al. A novel pacing manoeuvre to diagnose atrial tachycardia. Europace 2008;10:459–466.

66. Fan R, Tardos JG, Almasry I, Barbera S, Rashba EJ, Iwai S. Novel use of atrial overdrive pacing to rapidly differentiate junctional tachycardia from atrioventricular nodal reentrant tachycardia. Heart Rhythm 2011;8:840–844.

67. Padanilam BJ, Manfredi JA, Steinberg LA, Olson JA, Fogel RI, Prystowsky EN. Differentiating junctional tachycardia and atrioventricular node re-entry tachycardia based on response to atrial extrastimulus pacing. J Am Coll Cardiol 2008;52:1711–1717.

68. Roberts-Thomson KC, Seiler J, Steven D, et al. Short AV response to atrial extrastimuli during narrow complex tachycardia: what is the mechanism? J Cardiovasc Electrophysiol 2009;20:946–948.

69. DiMarco JP, Sellers TD, Berne RM, West GA, Belardinelli L. Adenosine: electrophysiologic effects and therapeutic use for terminating paroxysmal supraventricular tachycardia. Circulation 1983;68:1254–1263.

70. Camm AJ, Garratt CJ. Adenosine and supraventricular tachycardia. N Engl J Med 1991;325:1621–1629.

71. Ho RT. A narrow complex tachycardia with atrioventricular dissociation: what is the mechanism? Heart Rhythm 2017;14:1570–1573.

72. Roberts-Thomson KC, Seiler J, Raymond JM, Stevenson WG. Exercise induced tachycardia with atrioventricular dissociation: what is the mechanism? Heart Rhythm 2009;6:426–428.

73. Kusa S, Taniguchi H, Hachiya H, et al. Bundle branch reentrant ventricular tachycardia with wide and narrow QRS morphology. Circ Arrhythm Electrophysiol 2013;6:e87–e91.

74. Gaba D, Pavri BB, Greenspon AJ, Ho RT. Dual antegrade response tachycardia induced cardiomyopathy. Pacing Clin Electrophysiol 2004;27:533–536.

75. Wang N. Dual atrioventricular nodal nonreentrant tachycardia: a systematic review. Pacing Clin Electrophysiol 2011;34:1671–1681.

76. Sakamoto T, Fujiki A, Nakatani Y, Sakabe M, Mizumaki K, Inoue H. Narrow QRS ventricular tachycardia from the posterior mitral annulus without involvement of the His-Purkinje system in a patient with prior inferior myocardial infarction. Heart Vessels 2010;25:170–173.

77. Bogun F, Good E, Reich S, et al. Role of Purkinje fibers in post-infarction ventricular tachycardia. J Am Coll Cardiol 2006;48:2500–2507.

78. Talib AK, Nogami A, Nishiuchi S, et al. Verapamil-sensitive upper septal idiopathic left ventricular tachycardia: prevalence, mechanism, and electrophysiological characteristics. JACC Clin Electrophysiol 2015;1:369–380.

6 Taquicardias con RP largo

Introducción

Las taquicardias con RP largo son un tipo inusual de taquicardia de complejo estrecho (TCE) que incluyen la taquicardia auricular (TA) y cuatro taquicardias dependientes del nodo auriculoventricular (AV): *1)* taquicardia por reentrada en el nodo auriculoventricular (TRNAV) atípica pura (rápida-lenta); *2)* TRNAV atípica con una vía accesoria (VAcc) nodofascicular (NF)/nodoventricular (NV) oculta que se inserta en la vía lenta (VL) del nodo AV (TRNAV-NF VAcc-VL); *3)* taquicardia por reentrada AV ortodrómica (TRAVo) que utiliza una VAcc NF/NV oculta que se inserta en la VL del nodo AV (taquicardia por reentrada nodofascicular [TRNF] VAcc-VL); y *4)* TRAVo que utiliza una VAcc AV oculta de conducción lenta y decremental (también denominada *de taquicardia reciprocante permanente de la unión* [TRPU]) (fig. 6-1).[1] Debido a su escasa frecuencia, no existen criterios diagnósticos estandarizados y a menudo se extrapolan a partir de las respuestas a maniobras de estimulación convencionales aplicadas a la taquicardia con RP corto. Estas taquicardias, sin embargo, responden de forma diferente que sus homólogas con RP corto a las maniobras de estimulación debido a las propiedades decrementales en la rama retrógrada de su circuito.

El objetivo de este capítulo es:

1. Analizar las características electrofisiológicas de las cuatro TCE con RP largo dependiente del nodo AV.
2. Examinar la delimitación de las ramas superior e inferior de cada circuito mediante maniobras de estimulación auricular y ventricular, respectivamente.
3. Analizar los sitios diana para la ablación exitosa de cada taquicardia con RP largo.

CARACTERÍSTICAS ELECTROFISIOLÓGICAS

Dado que la rama retrógrada de la taquicardia con RP largo dependiente del nodo AV afecta a la VL (TRNAV atípica, TRNF VAcc-VL) o a una VL de conducción lenta y decremental, cuya localización es a menudo (pero no siempre) posteroseptal (TRPU), la activación auricular en general se produce en la línea media y más precozmente a lo largo del tabique (*septum*) posterior (figs. 6-2 a 6-4). Tanto el nodo AV como las VAcc de conducción lenta son sensibles a la adenosina, lo que hace pensar que estas VAcc con conducción decremental contienen tejido auricular despolarizado o nodal AV accesorio.[2] Aunque los signos de la zona de transición (terminación espontánea con bloqueo AV que descarta la TA, prolongación de VA/longitud de ciclo de taquicardia [LCT] con bloqueo de rama [BR]) siguen siendo aplicables a las taquicardias con RP largo, tales hallazgos son menos frecuentes que con su homóloga con RP corto (fig. 6-5). La terminación espontánea suele producirse en la rama retrógrada (VL o VAcc de conducción lenta), lo que no es útil para el diagnóstico. Además, los cambios VA/LCT inducidos por el BR son difíciles de apreciar o incluso están ausentes en las TRAVo con RP largo porque: *1)* la taquicardia es más lenta y menos susceptible a la aberrancia, *2)* la localización septal de la mayoría de las VAcc aumenta los intervalos VA solo ligeramente

(≤ 25 ms) y *3)* cualquier alargamiento del circuito de macrorreentrada mediante la adición de conducción transeptal se ve contrarrestado por una conducción más rápida sobre la VAcc con conducción decremental, o a la inversa, la reducción del circuito de macrorreentrada por la pérdida de conducción transeptal (pérdida del BR ipsilateral a la VAcc) se ve contrarrestada por una conducción más lenta sobre la VAcc decremental (prolongación de VA). Por lo tanto, se requieren maniobras de estimulación para establecer un diagnóstico más definitivo.

MANIOBRAS DE ESTIMULACIÓN

Para las taquicardias con RP largo dependientes del nodo AV, las maniobras de estimulación desde el ventrículo durante el ritmo sinusal (estimulación parahisiana, estimulación diferencial del ventrículo derecho [VD]) son menos útiles que las realizadas durante la taquicardia (despolarizaciones ventriculares prematuras [DVP] con His en período refractario, encarrilamiento) porque: *1)* podría haber un bloqueo VA de Wenckebach a pesar de la estimulación a la frecuencia más lenta permitida por el ritmo sinusal, *2)* la vía rápida (VR) puede adelantarse a la conducción de la VL o de la VAcc más lenta e impedir la identificación de la rama retrógrada de conducción lenta del circuito responsable de la taquicardia y *3)* la inducción de taquicardia reproducible con el

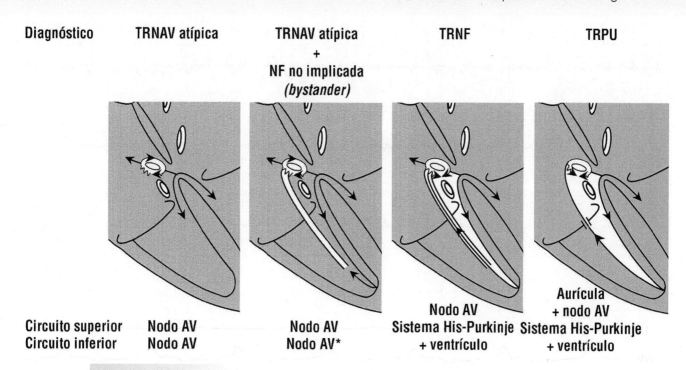

Diagnóstico	TRNAV atípica	TRNAV atípica + NF no implicada (bystander)	TRNF	TRPU
Circuito superior	Nodo AV	Nodo AV	Nodo AV	Aurícula + nodo AV
Circuito inferior	Nodo AV	Nodo AV*	Sistema His-Purkinje + ventrículo	Sistema His-Purkinje + ventrículo

FIGURA 6-1 Las cuatro taquicardias con RP largo dependiente del nodo auriculoventricular (AV). Las ramas superior e inferior del circuito se determinan mediante maniobras de estimulación en la aurícula y el ventrículo, respectivamente. El asterisco indica que la VAcc NF/NV se inserta en la vía lenta (VL).

inicio de la estimulación ventricular puede interferir con las maniobras de estimulación.[3] Además, puede haber una «respuesta nodal AV» durante la estimulación parahisiana con una VAcc NF, mientras que puede observarse una «respuesta nodal AV» durante la estimulación diferencial del VD con una VAcc AV o NF/NV larga y aislada que se inserta más cerca del ápice que de la base del VD (figs. 6-6 y 6-7).[4,5]

DVP con His en período refractario (identificación de la presencia de una vía accesoria decremental)

En las taquicardias con RP largo, una respuesta positiva a las DVP con His en período refractario es la maniobra más útil para identificar la existencia de una VAcc.[1] En las taquicardias con RP largos, las respuestas positivas incluyen *1)* la terminación reproducible con bloqueo VA, *2)* el reciclaje con avance y *3)* el reciclaje con retraso; este último ocurre solo en las VAcc con propiedades decrementales significativas (figs. 6-8 a 6-14).[6-13] Sin embargo, una respuesta positiva demuestra la presencia de una VAcc, pero no necesariamente su participación en el mecanismo de la taquicardia (participante *vs.* no implicada [*bystander*]).[8,9] Es posible que una DVP con His en período refractario termine o reinicie una TRNAV atípica en presencia de una VAcc NF sin implicación y oculta que se inserta en la VL (rama retrógrada) del nodo AV (*véanse* figs. 6-12 y 6-13; *véase* fig. 11-16).[8-10] Tal DVP se transmite sobre la VAcc NF-VL y penetra en la brecha excitable en la VL por delante del frente de onda de taquicardia, que acababa de cruzar el punto de giro inferior del circuito. El frente de onda antidrómico estimulado choca con la taquicardia, mientras que su frente de onda ortodrómico encuentra una refractariedad distal absoluta o relativa de la VL que termina o se recicla la taquicardia con retraso, respectivamente.

Sus DVP en período refractario que reciclan la taquicardia con retraso («postexcitación») identifican una VAcc con propiedades decre-

mentales graves (grado de retraso de la VAcc > grado de prematuridad de la DVP que da lugar a una pausa más que plenamente compensatoria) que también puede generar largos intervalos postestimulación (IPE) y respuestas seudo-AAV durante el encarrilamiento desde el ventrículo, dando lugar a un posible diagnóstico erróneo de TRNAV y TA, respectivamente (*véase* fig. 6-14).[11,14] Además, es importante administrar múltiples DVP porque puede haber una ausencia aparente de reciclaje tras una única DVP (falso negativo) si el grado de prematuridad de la despolarización se compensa con un grado igual de retraso de la VAcc (compensación completa) (fig. 6-15).

Encarrilamiento

Los diferentes mecanismos de las taquicardias con RP largo dependiente del nodo AV son complejos. La rama inferior de su circuito puede implicar al sistema His-Purkinje/ventrículo (TRAVo: TRPU/TRNF) o no (TRNAV). La rama superior de su circuito puede limitarse al nodo AV («taquicardias nodales»: TRNAV/TRNF) o no (TRPU).[1] En consecuencia, el diagnóstico requiere maniobras de estimulación separadas en la aurícula y el ventrículo para delinear las extremidades superior e inferior del circuito, respectivamente (*véase* fig. 6-1).

Encarrilamiento desde el ventrículo (delineación del circuito inferior: TRAVo atípica [TRPU/TRNF] frente a TRNAV atípica)

A diferencia del encarrilamiento de las taquicardias con RP corto de los ventrículos, las taquicardias con RP largo suelen mostrar respuestas atípicas (patrones AAV, IPE largos) debido a las propiedades decrementales de su rama retrógrada (VL o VAcc). Además, las oscilaciones en la longitud del ciclo y la prolongación VA inducida

(*continúa en la p. 116*)

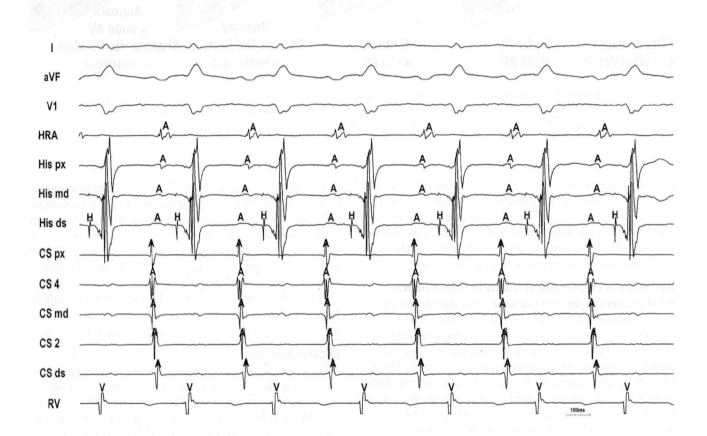

FIGURA 6-2 TRNAV atípica. Las ondas P están invertidas y son ligeramente positivas en V1. La activación auricular se produce en la línea media (la más temprana a lo largo del tabique posterior). CS: seno coronario; ds: distal; HRA: aurícula derecha alta; md: medio; px: proximal; RV: ventrículo derecho.

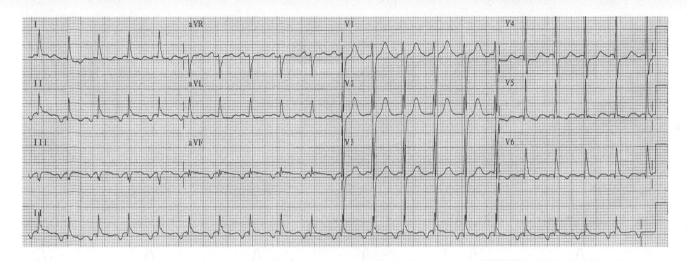

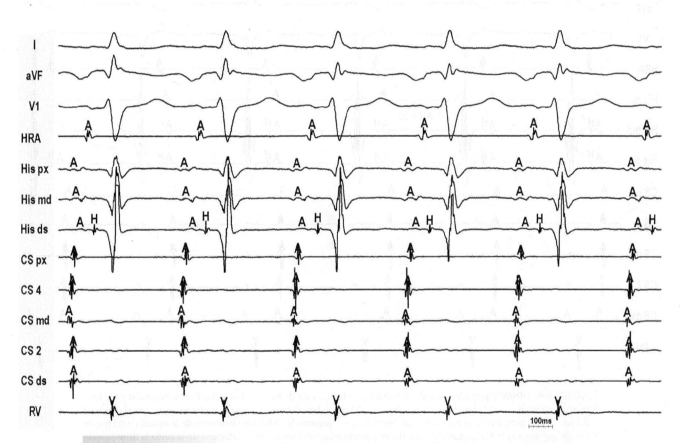

FIGURA 6-3 TRPU. Las ondas P están invertidas y son ligeramente negativas en V1 (en contraste con la ligera positividad en V1 de la TRNAV atípica). La activación auricular es medial (casi simultánea entre el tabique anterior y el posterior). CS: seno coronario; ds: distal; HRA: aurícula derecha alta; md: medio; px: proximal; RV: ventrículo derecho.

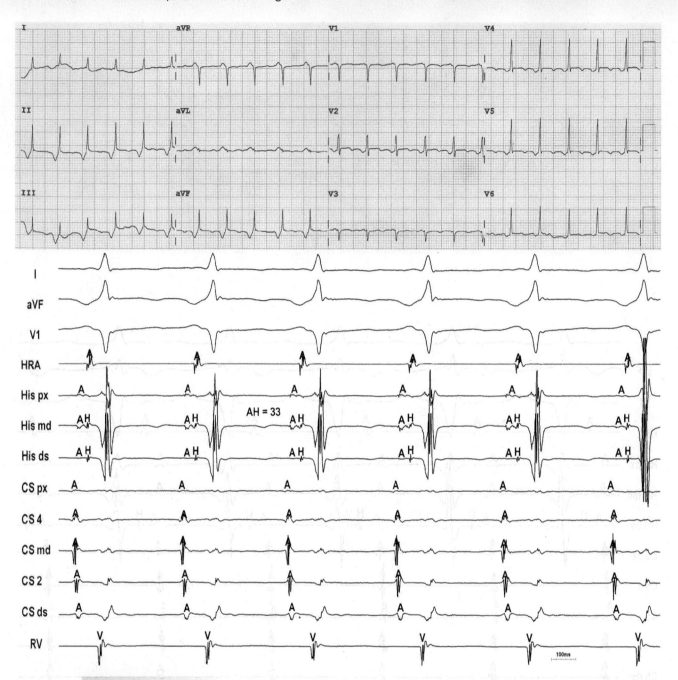

FIGURA 6-4 TRNAV atípica con una VAcc NF oculta y sin implicación (*bystander*). Las ondas P están invertidas y son ligeramente positivas en V1. El intervalo AH es muy corto (33 ms; el final del electrograma auricular se solapa con el potencial del haz de His) porque en realidad es un seudointervalo que representa la activación simultánea de la aurícula y del haz de His (lo que descarta la TRPU). Las DVP con His en período refractario retrasaron la velocidad de la aurícula demostrando la presencia de una VAcc (fig. 6-13). CS: seno coronario; HRA: aurícula derecha alta; RV: ventrículo derecho.

por la estimulación hacen más difícil la interpretación de los criterios de encarrilamiento.

Patrones AAV

En general, una respuesta AAV se considera diagnóstica de TA, pero los patrones AAV son frecuentes en las taquicardias con RP largo dependientes del nodo AV, lo que puede llevar a un diagnóstico erróneo de TA. El patrón AAV puede ser *1)* una respuesta seudo-AAV (AV verdadera) o *2)* una respuesta AAV verdadera resultante de un «doble disparo» retrógrado (*véase* tabla 5-2) (fig. 6-16; *véanse* figs. 6-12

a 6-14).[8,9,11,15-19] Las respuestas seudo-AAV clásicas son más habituales con la TRNAV atípica que con la TRAVo debido a su intervalo VA estimulado más largo y ocurren cuando un decremento significativo inducido por la estimulación sobre la VL o la VAcc hace que el intervalo VA estimulado exceda la longitud del ciclo de estimulación (intervalo VV). En este caso, el primer electrograma auricular después del encarrilamiento es en realidad impulsado por el penúltimo estímulo. La identificación de la última aurícula encarrilada tras el estímulo muestra una respuesta «AV» verdadera y un patrón de

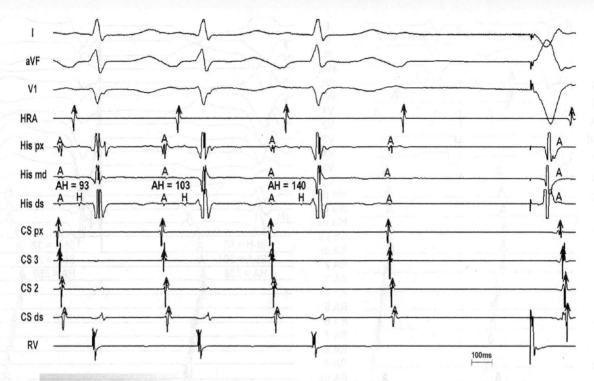

FIGURA 6-5 Terminación espontánea de TRNAV atípica con bloqueo AV. El fenómeno de Wenckebach de la VR anterógrada provoca enlentecimiento y terminación de la taquicardia, lo que indica que la taquicardia depende del nodo AV, descartando así la TA. Un complejo ventricular estimulado conduce retrógradamente sobre la VR (adelantándose a la VL). CS: seno coronario; ds: distal; HRA: aurícula derecha alta; md: medio; px: proximal; RV: ventrículo derecho.

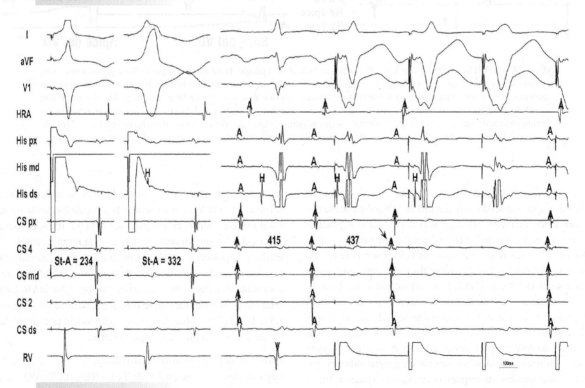

FIGURA 6-6 TRNF con VAcc-VL. *A la izquierda*: la estimulación parahisiana causa una «respuesta nodal AV» que descarta una VAcc AV de conducción lenta (TRPU). Note cómo los patrones de activación auricular durante la estimulación parahisiana y la TRNF son idénticos. *A la derecha*: terminación de la TRNF con VAcc-VL al inicio de la estimulación ventricular. El primer complejo estimulado (con His en período refractario) retrasa la aurícula 22 ms (*flecha*), mientras que el segundo (también con His en período refractario) termina la taquicardia con bloqueo VA; ambos demuestran la presencia de una VAcc. CS: seno coronario; ds: distal; HRA: aurícula derecha alta; md: medio; px: proximal; RV: ventrículo derecho.

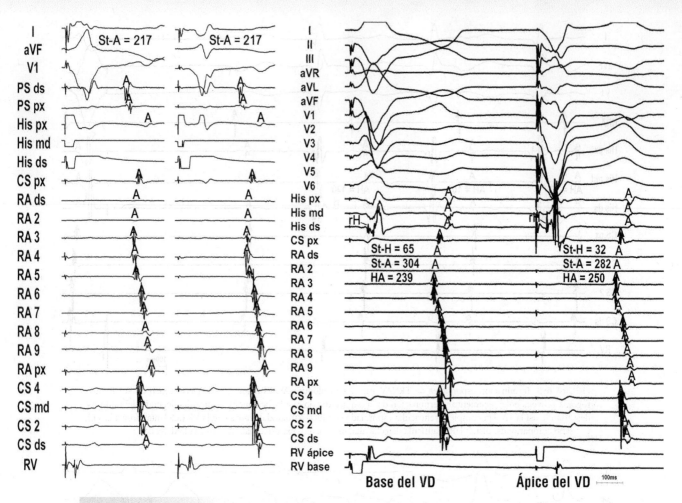

FIGURA 6-7 TRPU utilizando una VAcc AV larga y aislada. *A la izquierda*: la estimulación parahisiana provoca una «respuesta VAcc». *A la derecha*: sin embargo, la estimulación diferencial del ventrículo derecho muestra que el sitio de inserción ventricular de la VAcc está más cerca del ápice de este ventrículo que de la base. Un hallazgo similar podría observarse con una VAcc NV insertándose cerca del ápice del ventrículo derecho, pero se excluye al demostrar que la aurícula es parte integrante del circuito de TRAVo (fig. 6-22). Obsérvese que la estimulación basal del ventrículo derecho da lugar a un intervalo St-H más largo. CS: seno coronario; ds: distal; px: proximal; PS: vía lenta; RA: aurícula derecha; RV: ventrículo derecho.

activación auricular idéntico al de la taquicardia. Otras causas poco frecuentes de respuestas seudo-AAV durante la TRNAV atípica se observan cuando los intervalos AH largos superan la LCT o se produce un bloqueo momentáneo de la vía final común inferior al cesar la estimulación.[15,17,19] Las respuestas AAV verdaderas son el resultado de respuestas retrógradas dobles («doble disparo») con conducción simultánea sobre la VR y la VL/VAcc de conducción lenta. Esto difiere de la verdadera respuesta AAV de la TA, en la que la activación auricular retrógrada sobre el nodo AV viene seguida por el primer latido de retorno de la TA tras la estimulación. En contraste con las respuestas seudo-AAV, los patrones de activación auricular primero y segundo con respuestas AAV verdaderas en general difieren. Un mecanismo para explicar las respuestas retrógradas duales durante la TRNAV/TRAVo atípica es la presencia de una gran brecha excitable con colisión entre frentes de onda antidrómicos y ortodrómicos en la VL o VAcc (rama ortodrómica o retrógrada) del circuito. El último (*n*) frente de onda antidrómico estimulado conduce completamente sobre la VR hasta la aurícula (primer A) mientras colisiona con el frente de onda ortodrómico anterior (*n* – 1) en la VL o la VAcc. El último (*n*) frente de onda ortodrómico estimulado no tiene frente

de onda antidrómico con el cual colisionar, se conduce lentamente sobre la VL o la VAcc para activar la aurícula (segunda A) antes de conducirse de forma anterógrada sobre la VL hacia el haz de His/ventrículo. Un mecanismo alternativo es la terminación de la taquicardia y su posterior reciclaje. Con el inicio de la estimulación ventricular, se produce un bloqueo retrógrado en la VL/VAcc que pone fin a la taquicardia y conduce exclusivamente sobre la VR. Cuando se interrumpe la estimulación, se produce conducción retrógrada tanto sobre la VR como sobre el VL/VAcc, reiniciando este último la taquicardia con una respuesta retrógrada doble.

Intervalos postestimulación largos

Los criterios convencionales de TCE (IPE – LCT, ΔVA, ΔHA) establecen la porción inferior del circuito como de macrorreentrada que implica al sistema/ventrículo His-Purkinje (TRAVo: TRPU/TRNF) o no (TRNAV).[20,21] Sin embargo, debido a la conducción lenta y decremental de la VAcc, el encarrilamiento de la TRAVo atípica puede generar valores grandes de IPE – LCT (> 115 ms), ΔVA (> 85 ms) y ΔHA (> 0 ms), lo que lleva a un diagnóstico erróneo de TRNAV (*véase* fig. 6-14).[1,11,22] Se ha sugerido un valor de corte

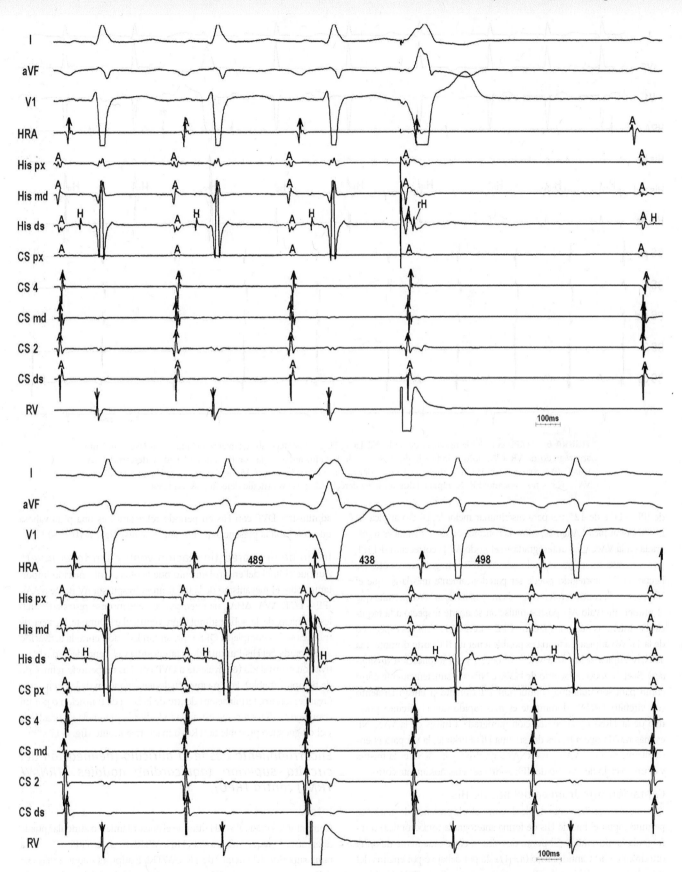

FIGURA 6-8 TRPU. *Arriba*: una DVP precoz termina la taquicardia con un bloqueo VA, lo que descarta la TA. *Abajo*: una DVP con His en período refractario adelanta la aurícula 51 ms, lo que demuestra la presencia de una VAcc. CS: seno coronario; ds: distal; HRA: aurícula derecha alta; md: medio; px: proximal; rH: potencial retrógrado del haz de His; RV: ventrículo derecho.

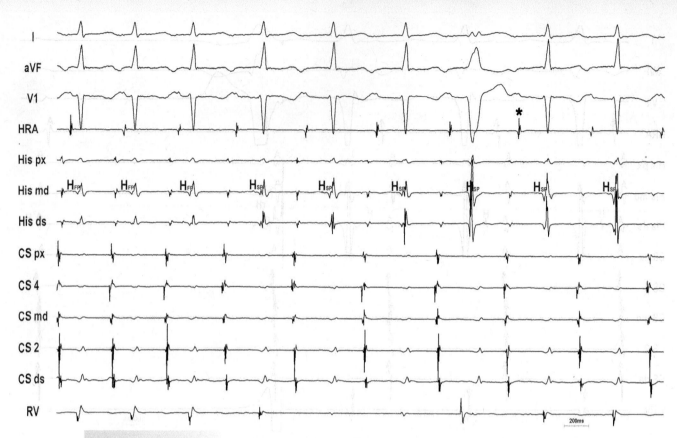

FIGURA 6-9 TRPU con doble fisiología de nodo AV. La TRPU se enlentece abruptamente debido a un desplazamiento anterógrado de VR a VL, lo que indica la dependencia de la taquicardia de la conducción nodal AV y descarta la TA. Una DVP espontánea con His en período refractario adelanta la aurícula (*asterisco*) 25 ms, demostrando la presencia de una VAcc. CS: seno coronario; FP: vía rápida; HRA: aurícula derecha alta; RV: ventrículo derecho; SP: vía lenta.

de IPE – LCT de 125 ms para discriminar mejor la TRAVo atípica de la TRNAV atípica.[1] Además, como la conducción decremental es retrógrada en la VAcc y no anterógrada en el nodo AV, la corrección del IPE por el retraso anterógrado en el nodo AV (IPE corregido) no es útil. De hecho, el IPE corregido puede ser paradójicamente más largo que el IPE cuando la conducción retrógrada muy lenta de la VAcc permite que el primer intervalo AH postestimulación se acorte respecto a la taquicardia. Mientras que un IPE corto (IPE – LCT ≤ 115 ms) es específico de la TRAVo atípica, en teoría es posible tener un IPE corto durante una TRNAV atípica si hay una VAcc NF oculta y sin implicación (*bystander*). Si el período refractario de la VAcc NF es lo suficientemente corto como para soportar una conducción 1:1 durante el encarrilamiento (un circuito TRNAV dominante es más rápido que el circuito putativo de la TRNF) y la conducción retrógrada a través de la VAcc NF es más rápida que a través del sistema His-Purkinje, la vía para el encarrilamiento de la VAcc de TRNAV atípica/NF y la TRNF es la misma y el único ciclo de retorno del IPE podría ser engañosamente corto.

Captación ortodrómica del haz de His

Durante el encarrilamiento desde el ventrículo, la presencia de una VAcc permite captar el haz de His de forma anterógrada (ortodrómica) o retrógrada (antidrómica). El punto de colisión entre cada frente de onda ortodrómico (*n*) y antidrómico (*n* + 1) está por debajo o por encima del sitio de registro del haz de His, respectivamente. En la TRNAV, el haz debe captarse de forma retrógrada para que los estímulos penetren en el circuito de taquicardia dentro del nodo AV. Por lo tanto, identificar los potenciales del haz de His durante la estimulación y determinar si son captados ortodrómicamente durante el encarrilamiento (equivalente a

administrar DVP con His en período refractario) es una pista valiosa que confirma la presencia de una VAcc (*véanse* figs. 6-10 y 6-11).[21]

Inicio de la sobreestimulación ventricular (*overdrive*)

Aunque el final del encarrilamiento puede ofrecer información importante sobre el mecanismo de la taquicardia (respuesta AV frente a AAV, IPE – LCT, ΔVA, ΔHA), también pueden encontrarse pistas adicionales al inicio de la sobreestimulación ventricular. Durante la zona de transición, los complejos QRS representan la fusión entre la activación anterógrada del His-Purkinje de la taquicardia y el frente de onda de activación estimulado (equivalente a DVP con His en período refractario de tiempo variable). Por lo tanto, cualquier alteración de la taquicardia (avance, retraso, terminación) dentro de la zona de transición o por un complejo QRS totalmente estimulado indica la presencia de una VAcc y el diagnóstico probable de TRAVo macrorreentrante (fig. 6-17).[23,24]

Encarrilamiento desde la aurícula (delineación del circuito superior: taquicardias nodales [TRNAV/ TRNF] contra TRPU)

Intervalo ΔAH

Comparar los intervalos AH durante el encarrilamiento auricular puede diferenciar la taquicardia nodal (TRNAV/TRNF) de la TRPU.[7-9,25-27] La rama superior del circuito de TRNAV/TRNF atípica («taquicardias nodales») se limita al nodo AV y sus entradas auriculonodales. El intervalo AH es un seudointervalo que refleja la activación simultánea de la aurícula de forma retrógrada y de la VR/haz de His de forma anterógrada. Por lo tanto, el intervalo AH de las taquicardias nodales puede ser muy corto y paradójicamente más corto que el intervalo AH durante el ritmo

(continúa en la p. 127)

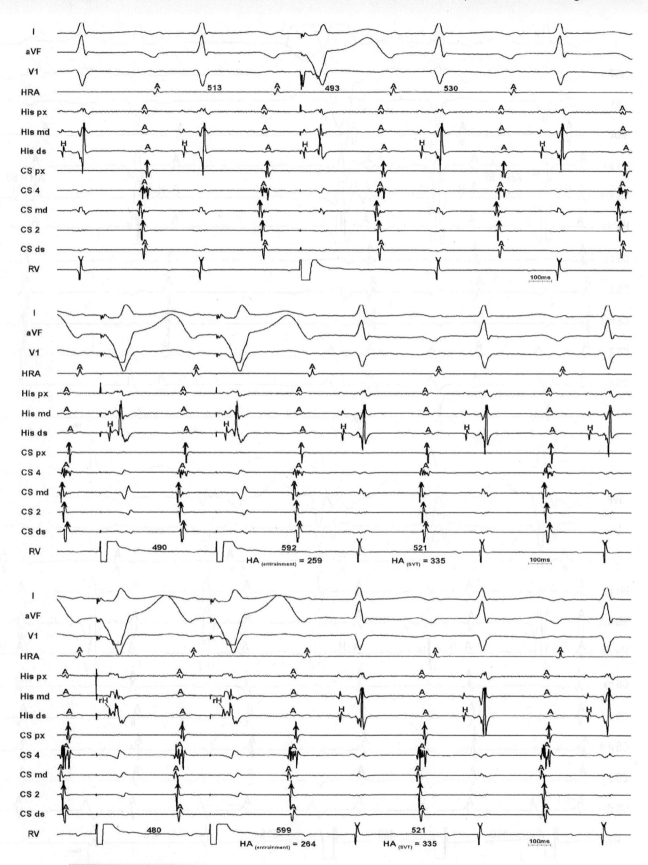

FIGURA 6-10 TRPU. *Arriba*: una DVP con His en período refractario preexcita la aurícula 20 ms, lo que indica la existencia de una VAcc. *Medio*: encarrilamiento desde el ventrículo con captura ortodrómica del haz de His (fusión QRS constante) confirmando aún más la presencia de una VAcc. *Abajo*: encarrilamiento desde el ventrículo con captura antidrómica del haz de His a una longitud de ciclo de estimulación más corta (10 ms) (fusión progresiva del QRS). En ambos casos, el IPE − LCT < 125 ms y ΔHA < 0. CS: seno coronario; ds: distal; *entrainment*: encarrilamiento; HRA: aurícula derecha alta; md: medio; px: proximal; RV: ventrículo derecho; SVT: taquicardia supraventricular.

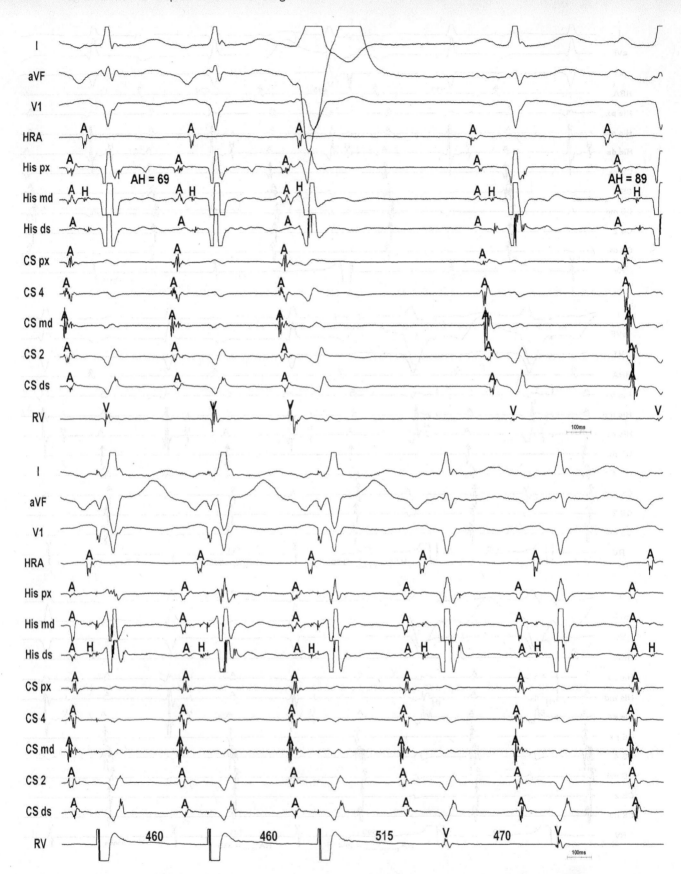

FIGURA 6-11 TRNF. *Arriba*: una DVP con His en período refractario termina una taquicardia con bloqueo VA. Paradójicamente, AH$_{(TSV)}$ < AH$_{(RSN)}$ descarta la TRPU. *Abajo*: encarrilamiento desde el ventrículo con captura ortodrómica del haz de His. El IPE − LCT es corto (45 ms), lo que excluye una TRNAV atípica con una VAcc NF secundaria. CS: seno coronario; ds: distal; HRA: aurícula derecha alta; md: medio; px: proximal; RSN: ritmo sinusal; RV: ventrículo derecho.

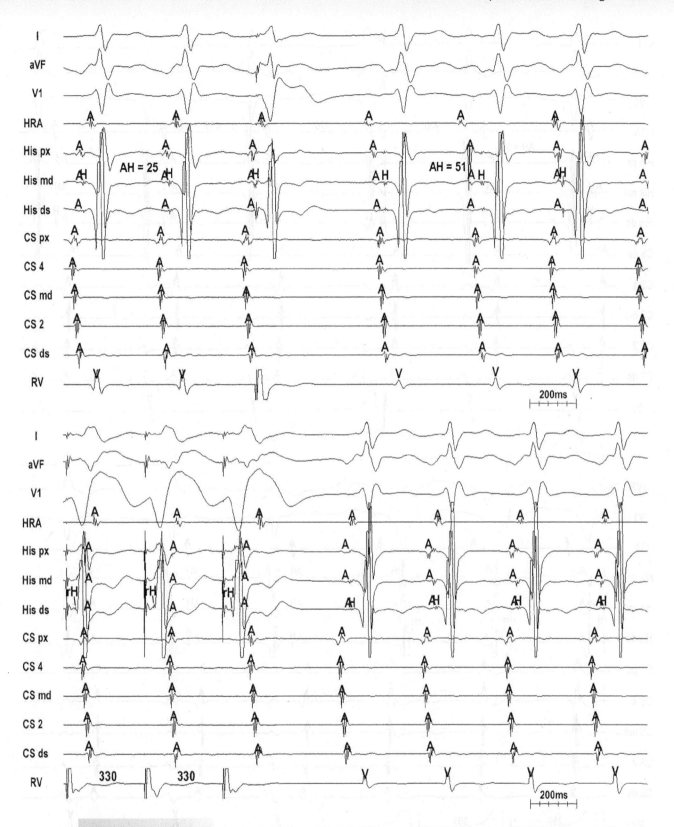

FIGURA 6-12 TRNAV atípica con una VAcc NF-VL secundaria no implicada (*bystander*). *Arriba*: una DVP con His en período refractario termina momentáneamente la taquicardia con bloqueo VA antes del reciclaje espontáneo después de dos latidos sinusales. El AH$_{(TSV)}$ es extremadamente corto (25 ms) y paradójicamente más corto que el AH$_{(RSN)}$, lo que descarta la TRPU. *Abajo*: encarrilamiento desde el ventrículo con captura antidrómica del haz de His y respuesta AAV verdadera (doble disparo retrógrado). Los complejos ventriculares estimulados capturan el haz de His de forma retrógrada (rH) pero no inducen una taquicardia hasta el último complejo estimulado, lo que indica que el haz de His no forma parte del circuito, descartando la TRNF. El cese de la estimulación da lugar a una conducción retrógrada sobre la VR y la VAcc NF-VL con un IPE muy largo (581 ms, IPE – LCT: 140 ms). CS: seno coronario; ds: distal; HRA: aurícula derecha alta; md: medio; px: proximal; RV: ventrículo derecho.

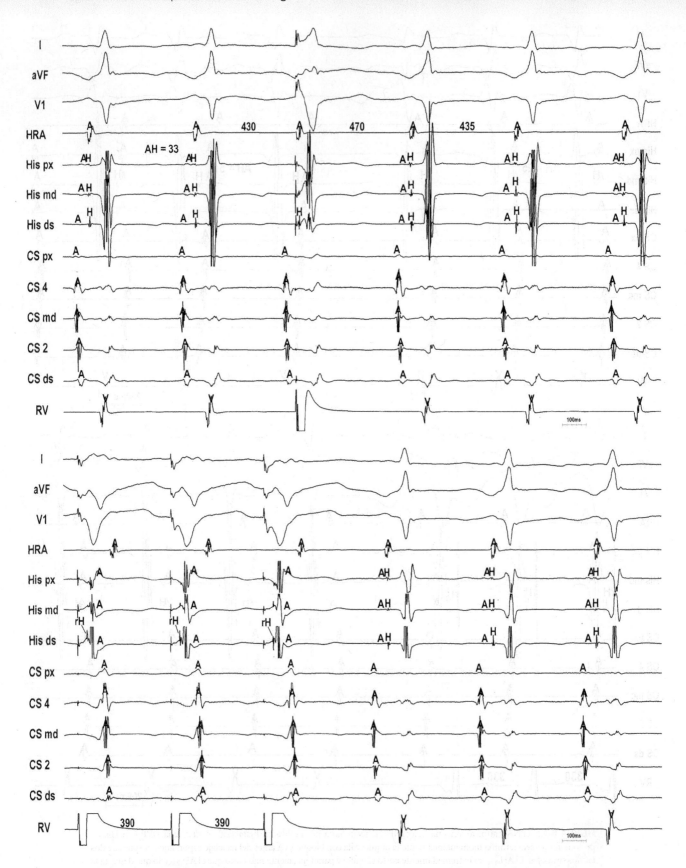

FIGURA 6-13 TRNAV atípica con una VAcc NF-VL secundaria. *Arriba*: una DVP con His en período refractario retrasa la aurícula 40 ms. El AH$_{(TSV)}$ es muy corto (33 ms), lo que descarta la TRPU. *Abajo*: encarrilamiento desde el ventrículo con captura antidrómica del haz de His y una respuesta AAV verdadera (doble disparo retrógrado). El cese de la estimulación da lugar a una conducción retrógrada sobre la VR y la VAcc NF-VL con un IPE muy largo (564 ms, IPE – LCT: 141 ms). CS: seno coronario; ds: distal; HRA: aurícula derecha alta; md: medio; px: proximal; RV: ventrículo derecho.

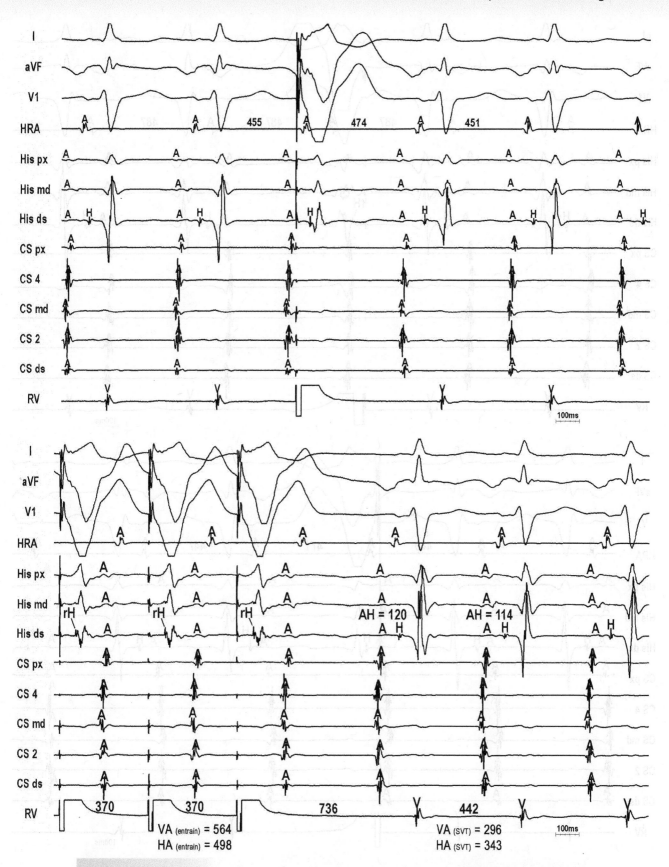

FIGURA 6-14 TRPU. *Arriba*: una DVP con His en período refractario retrasa la aurícula 19 ms, lo que indica la presencia de una VAcc con conducción decremental. *Abajo*: encarrilamiento desde el ventrículo con captura antidrómica del haz de His y una respuesta seudo-AAV (AV verdadera). Las activaciones auriculares durante el encarrilamiento y la taquicardia son idénticas. Los valores IPE – LCT: 294 ms, IPE corregido (IPEc): 288 ms, ΔVA: 268 ms y ΔHA: 155 ms llevaron a un diagnóstico falso de TRNAV atípica. CS: seno coronario; ds: distal; *entrain*: encarrilamiento; HRA: aurícula derecha alta; md: medio; px: proximal; RV: ventrículo derecho; SVT: taquicardia supraventricular.

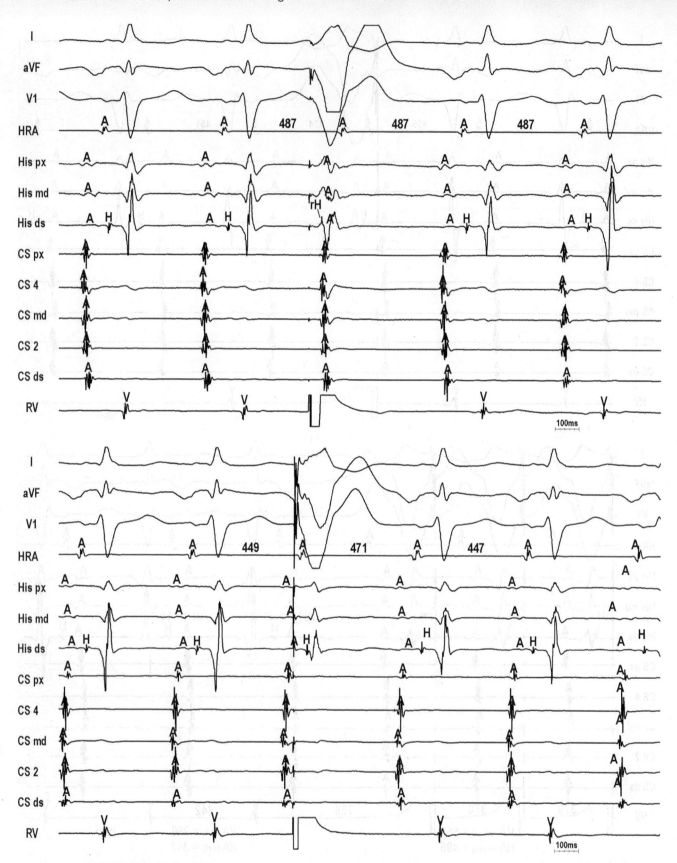

FIGURA 6-15 Ausencia aparente de reciclaje durante la TRPU. *Arriba*: una DVP acoplada precozmente aparentemente no consigue reiniciar la taquicardia porque el grado de prematuridad de la despolarización se compensa con un grado igual de retraso en la conducción de la VAcc (compensación completa). *Abajo*: una DVP tardía doble (con His en período refractario) recicla la taquicardia con retraso (22 ms) confirmando la presencia de una VAcc con conducción decremental. CS: seno coronario; ds: distal; HRA: aurícula derecha alta; md: medio; px: proximal; RV: ventrículo derecho.

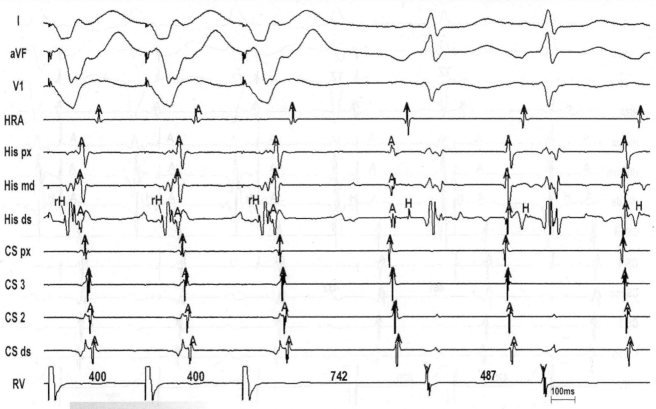

FIGURA 6-16 TRNAV atípica con una verdadera respuesta AAV. Durante el encarrilamiento desde el ventrículo con captura antidrómica del haz de His, se produce una conducción retrógrada sobre la VR. Al cesar la estimulación, la conducción retrógrada se produce tanto sobre la VR como sobre la VL (doble disparo retrógrado), dando lugar a una verdadera respuesta AAV y a un IPE muy largo (742 ms, IPE – LCT: 255 ms). CS: seno coronario; ds: distal; HRA: aurícula derecha alta; md: medio; px: proximal; RV: ventrículo derecho.

sinusal (*véanse* figs. 6-4 y 6-11 a 6-13). Por el contrario, la rama superior del circuito de la TRPU implica tanto a la aurícula como al nodo AV, y el intervalo AH es, por lo tanto, un intervalo verdadero que refleja la activación secuencial del eje aurícula/nodo AV/haz de His y es similar al intervalo AH durante el encarrilamiento auricular. Durante el encarrilamiento de la taquicardia desde la aurícula (o estimulación auricular en la LCT), el ΔAH (AH$_{(encarril)}$ – AH$_{(TSV)}$) diferencia los circuitos de taquicardia cuya porción superior es completamente intranodal (TRNF/TRNAV atípica) frente a los parcialmente extranodales (TRPU).[1,27] El ΔAH es largo (> 40 ms) para TRNAV/TRNF pero corto (< 20 ms) para TRPU. Sin embargo, una limitación importante del criterio de ΔAH es la sensibilidad del nodo AV a las fluctuaciones rápidas del tono autonómico, por lo que la comparación de los intervalos AH entre la taquicardia y la estimulación debe hacerse en un tiempo cercano, que permita un cambio mínimo en el estado autonómico del paciente.

ABLACIÓN

Dado que el objetivo de la ablación depende del mecanismo de la taquicardia con RP largo dependiente del nodo AV, es fundamental establecer su diagnóstico preciso. Las VAcc AV decrementales ocultas (TRPU) pueden localizarse mediante el mapeo de activación durante la TRAVo o la estimulación ventricular constante con la mayoría de las VAcc localizadas a lo largo del tabique posterior cerca del *ostium* del seno coronario (figs. 6-18 a 6-20). El mapeo durante la estimulación ventricular, sin embargo, puede ser más difícil que durante la TRAVo cuando: *1)* la VR se adelanta a la conducción de la VAcc, *2)* el blo-

queo retrógrado se produce sobre la VAcc a pesar de la frecuencia de estimulación ventricular más lenta permitida por el ritmo sinusal y *3)* la TRAVo se inicia de forma reproducible mediante estimulación ventricular. Las VAcc NF/NV ocultas implicadas en las taquicardias con RP largo (TRNF, TRNAV-NF atípica) parecen originarse en la entrada auriculonodal izquierda del nodo AV.[4,7-9] Por lo tanto, la entrada auriculonodal izquierda del nodo AV puede ser el sitio de destino de estas VAcc, así como de la TRNAV atípica, y se usa la ablación de la entrada auriculonodal estándar durante el ritmo sinusal o el mapeo de activación de la salida auricular de la entrada auriculonodal izquierda.[28] A diferencia de la ablación de las VL para las TRNAV típicas (lentas-rápidas), la conducción retrógrada de la VR puede estar ausente en las taquicardias con RP largo, lo que dificulta la evaluación con radiofrecuencia (RF) de la conducción aurícula-unión (AU). Un abordaje gradual prudente, aceptando solo ritmos de unión lentos durante la administración de la RF, y la interrupción inmediata de la energía de RF ante la ectopia de unión rápida pueden permitir una ablación de la VL satisfactoria sin causar un bloqueo AV inadvertido.

RESUMEN

En las taquicardias con RP largo dependiente del nodo AV, las respuestas positivas a las DVP con His en período refractario (terminación con bloqueo VA, reciclaje con avance o retraso) son la mejor maniobra para identificar la presencia de una VAcc, pero no prueban necesariamente su participación en el circuito. Establecer el mecanismo preciso de una taquicardia con RP largo que muestra una respuesta positiva

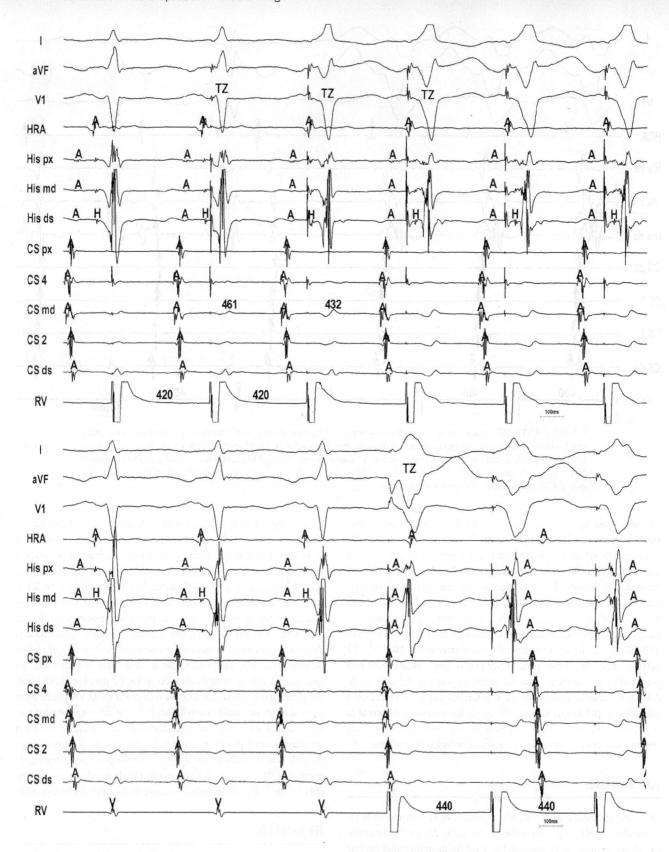

FIGURA 6-17 *Avance* (*arriba*) y terminación (*abajo*) de la TRPU en la zona de transición durante el inicio de la estimulación ventricular. *Arriba*: el tercer impulso de estimulación tiene el His en período refractario (potencial de haz de His no alterado, fusión de QRS) y avanza la aurícula 29 ms, lo que indica la presencia de una VAcc. *Abajo*: el primer impulso de estimulación tiene el His en período refractario (fusión de QRS) y termina la taquicardia con bloqueo VA, identificando también la presencia de una VAcc. Los complejos de estimulación posteriores se conducen sobre la VR del nodo AV. CS: seno coronario; ds: distal; HRA: aurícula derecha alta; md: medio; px: proximal; RV: ventrículo derecho; TZ: zona de transición.

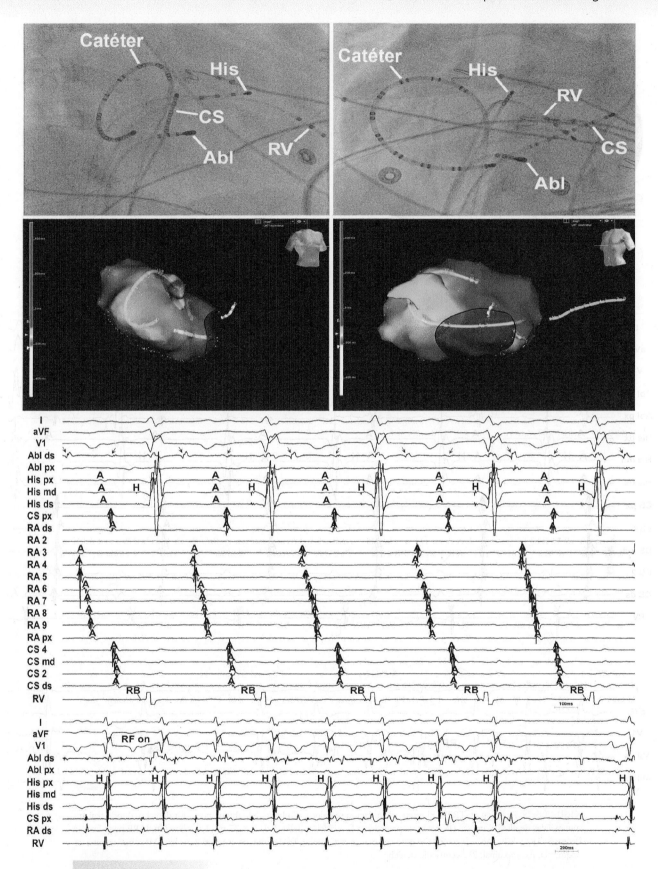

FIGURA 6-18 Ablación de TRPU. El catéter de ablación se coloca a lo largo del tabique auricular posterior derecho, donde registra potenciales dobles (*flechas*) a través de una línea funcional de bloqueo del istmo cavotricuspídeo en sentido antihorario durante la TRPU. Obsérvese que el «temprano (*blanco*) se une al tardío (*violeta*)» a lo largo del tabique posterior con agrupación isocrónica entre ellos. El primer potencial es muy temprano (onda pre-P × 80 ms), donde la aplicación de radiofrecuencia terminó la taquicardia en 2.9 s. Abl: ablación; CS: seno coronario; ds: distal; md: medio; px: proximal; RA: aurícula derecha; RB: rama derecha; *RF on*: radiofrecuencia encendida; RV: ventrículo derecho.

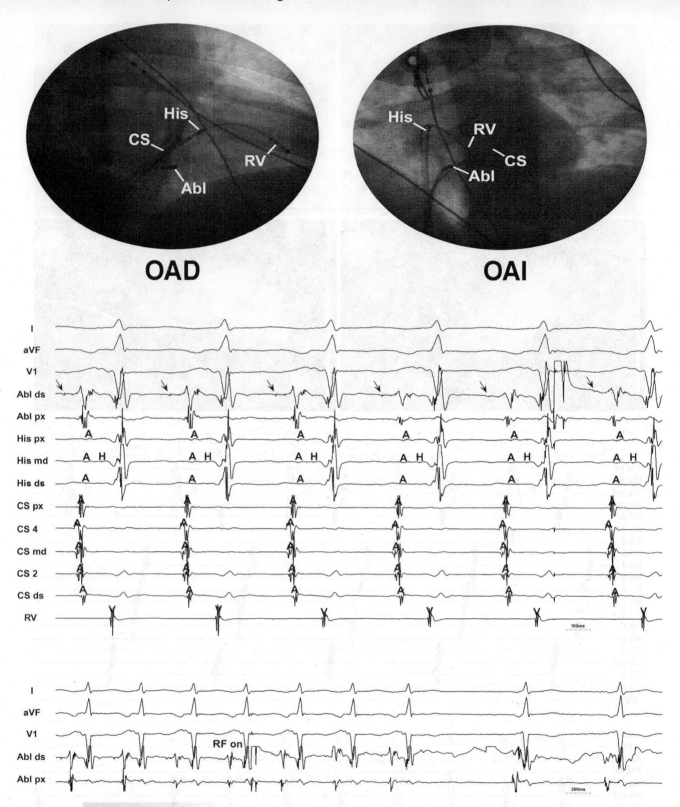

FIGURA 6-19 Ablación de TRPU. El catéter de ablación se coloca a lo largo del tabique posterior derecho, donde registra potenciales de alta frecuencia (*flechas*) que preceden a la aparición de la onda P × 77 ms. La aplicación de RF puso fin a la taquicardia en 1.3 s. Abl: ablación; CS: seno coronario; md: medio; OAD: oblicua anterior derecha; OAI: oblicua anterior izquierda; px: proximal; RV: ventrículo derecho.

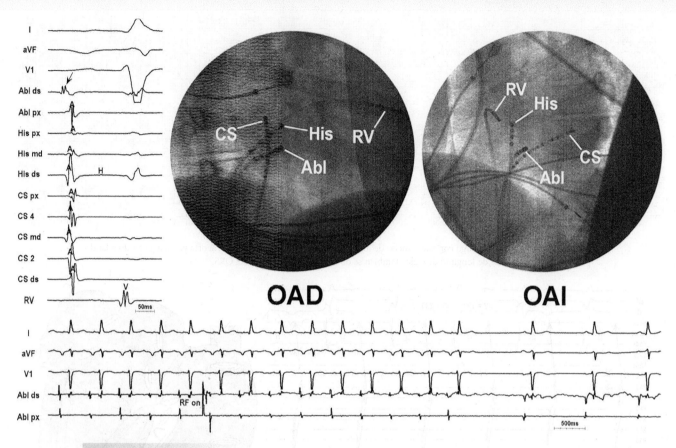

FIGURA 6-20 Ablación de una TRPU. El catéter de ablación se coloca a lo largo del tabique anterior derecho en el *ostium* del seno coronario, donde se registra el sitio más temprano de activación auricular durante la taquicardia (*flecha*, onda pre-P en 26 ms). La aplicación de energía de radiofrecuencia puso fin a la taquicardia en 4.1 s. Abl: ablación; CS: seno coronario; md: medio; OAD: oblicua anterior derecha; OAI: oblicua anterior izquierda; px: proximal; RV: ventrículo derecho.

a las DVP con His en período refractario requiere maniobras de estimulación adicionales en la aurícula y el ventrículo para delinear las ramas superior e inferior de su circuito, respectivamente (tabla 6-1).[1]

FENÓMENOS ELECTROFISIOLÓGICOS INUSUALES

ALTERNANCIAS DE LONGITUD DE CICLO

La alternancia de la longitud del ciclo durante una taquicardia con RP largo puede ser el resultado de la alternancia de la conducción a través de dos vías diferentes en las ramas anterógrada o retrógrada. Durante la conducción retrógrada, estas dos vías diferentes podrían ser una VL/VAcc disociada longitudinalmente (o dos VL/VAcc dis-

tintas pero muy próximas entre sí) con diferentes velocidades de conducción o refractariedad que causan intervalos RP alternos cortos y largos con el mismo patrón de activación auricular durante la TRNAV atípica o la TRAVo atípica, respectivamente (fig. 6-21; *véase* fig. 7-45).

LEY DE COUMEL EN LA AURÍCULA

De forma similar al aumento del intervalo VA con BR ipsilateral a la VAcc durante la TRAVo, el bloqueo del istmo cavotricuspídeo o mitral septal a una VAcc derecha o izquierda, respectivamente, puede aumentar el intervalo AV y, en general, la LCT (siempre que el aumento del intervalo AV no se vea contrarrestado por igual por una disminución del intervalo VA), lo que demuestra que la aurícula ipsilateral es parte integral del circuito (fig. 6-22).[5] En las taquicardias

TABLA 6-1 Criterios que diferencian las tres taquicardias con RP largo dependiente del nodo AV terminadas o reiniciadas por extrasístoles ventriculares prematuras con His en período refractario

Diagnóstico	TRPU	TRNF	TRNAV atípica + VAcc NF no implicada (*bystander*)
Circuito superior (ΔAH)	< 20 ms	> 40 ms o $AH_{(TSV)} < AH_{(RSN)}$	> 40 ms o $AH_{(TSV)} < AH_{(RSN)}$
Circuito inferior (IPE − LCT)	< 125 ms	< 125 ms	> 125 ms

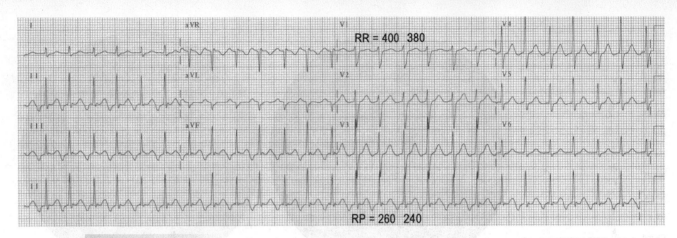

FIGURA 6-21 TCE con RP largo con alternancias de longitud de ciclo y de QRS. El RP se acorta y se alarga latido a latido provocando alternancias de longitud de ciclo. También se observa una alternancia del QRS.

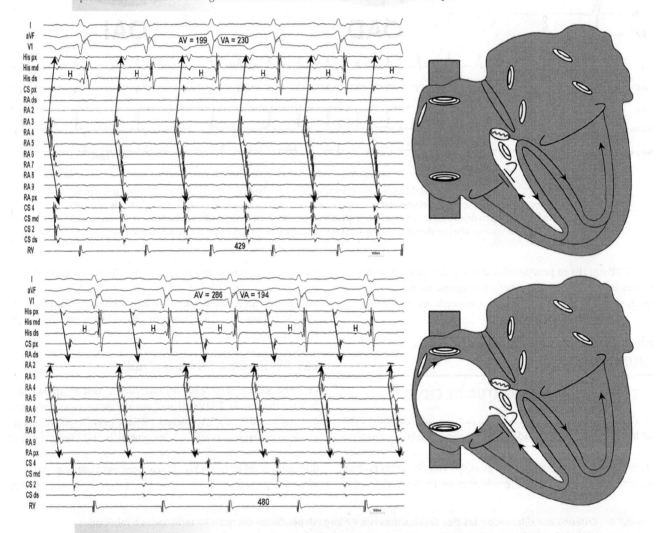

FIGURA 6-22 Ley de Coumel en la aurícula. Durante la TRPU, el sitio más temprano de activación auricular es a lo largo del tabique posterior derecho (RA 4). *Arriba*: TRPU con conducción del istmo cavotricuspídeo (ICT) en sentido antihorario (de lateral a medial) septal a la VAcc. *Abajo*: TRPU con bloqueo ICT funcional antihorario (lateral a medial) septal a la VAcc. Con el bloqueo del ICT, la pared libre de la aurícula derecha se incorpora al circuito, aumentando el tiempo de conducción intraauricular (RA 4-His A) en 34 ms. Un aumento del tiempo de conducción interauricular junto con un aumento de 53 ms en el intervalo AH convierte la taquicardia con RP largo en una taquicardia con RP corto. El aumento global de 87 ms en el intervalo AV se compensa parcialmente con una disminución de 36 ms en el intervalo VA (debido a las propiedades decrementales de la VAcc), lo que lleva a un aumento neto de la LCT de 51 ms. CS: seno coronario; ds: distal; md: medio; px: proximal; RA: aurícula derecha; RV: ventrículo derecho.

con RP largo, este hallazgo es exclusivo de la TRPU y descarta las taquicardias nodales (TRNAV atípica, TRNF) en las que la aurícula no forma parte del circuito.

REFERENCIAS

1. Ho RT, Frisch DR, Pavri BB, Levi SA, Greenspon AJ. Electrophysiological features differentiating the atypical atrioventricular node-dependent long RP supraventricular tachycardias. Circ Arrhythm Electrophysiol 2013;6: 597–605.

2. Lerman BB, Greenberg M, Overholt ED, et al. Differential electrophysiologic properties of decremental retrograde pathways in long RP' tachycardia. Circulation 1987;76:21–31.

3. Ho RT. Diagnosis and ablation of long RP supraventricular tachycardias. Curr Treat Options Cardiovasc Med 2015;17:370.

4. Ho RT, Pavri BB. A long RP-interval tachycardia: what is the mechanism? Heart Rhythm 2013;10:456–458.

5. Ho RT, Yin A. Spontaneous conversion of a long RP to short RP tachycardia: what is the mechanism? Heart Rhythm 2014;11:522–525.

6. Rhim ES, Hillis MB, Mark GE, Ho RT. The ΔHA value during entrainment of a long RP tachycardia: another useful criterion for diagnosis of supraventricular tachycardia. J Cardiovasc Electrophysiol 2008;19:559–561.

7. Ho RT, Luebbert J. An unusual long RP tachycardia: what is the mechanism? Heart Rhythm 2012;9:1898–1901.

8. Ho RT, Levi SA. An atypical long RP tachycardia—what is the mechanism? Heart Rhythm 2013;10:1089–1090.

9. Ho RT, Fischman DL. Entrainment versus resetting of a long RP tachycardia: what is the diagnosis? Heart Rhythm 2012;9:312–314.

10. Bansal S, Berger RD, Spragg DD. An unusual long RP tachycardia: what is the mechanism? Heart Rhythm 2015;12:845–846.

11. Ho RT, Patel U, Weitz HH. Entrainment and resetting of a long RP tachycardia: which trumps which for diagnosis? Heart Rhythm 2010;7:714–715.

12. Bardy G, Packer D, German L, Coltorti F, Gallagher J. Paradoxical delay in accessory pathway conduction during interpolated ventricular premature complexes. Am J Cardiol 1985;55:1223–1225.

13. Michaud GF, John R. Unusual response to a premature ventricular complex introduced during an episode of paroxysmal supraventricular tachycardia: what is the mechanism? Heart Rhythm 2009;6:279–280.

14. Divakara Menon S, Healey J, Nair G, et al. A case of long-RP tachycardia: what is the mechanism? J Cardiovasc Electrophysiol 2009;20:702–704.

15. Crawford TC, Morady F, Pelosi F Jr. A long R-P paroxysmal supraventricular tachycardia: what is the mechanism? Heart Rhythm 2007;4:1364–1365.

16. Yamabe H, Okumura K, Tabuchi T, Tsuchiya T, Yasue H. Double atrial responses to a single ventricular impulse in long RP tachycardia. Pacing Clin Electrophysiol 1996;19:403–410.

17. Gauri AJ, Knight BP. Unusual response to ventricular pacing during a long RP tachycardia. J Cardiovasc Electrophysiol 2004;15:241–243.

18. Kaneko Y, Nakajima T, Irie T, Ota M, Iijima T, Kurabayashi M. V-A-A-V activation sequence at the onset of a long RP tachycardia: what is the mechanism? J Cardiovasc Electrophysiol 2015;26:101–103.

19. Kaneko Y, Nakajima T, Irie T, Iizuka T, Tamura S, Kurabayashi M. Atrial and ventricular activation sequence after ventricular induction/entrainment pacing during fast-slow atrioventricular nodal reentrant tachycardia: new insight into the use of V-A-A-V for the differential diagnosis of supraventricular tachycardia. Heart Rhythm 2017;14:1615–1622.

20. Michaud GF, Tada H, Chough S, et al. Differentiation of atypical atrioventricular node re-entrant tachycardia from orthodromic reciprocating tachycardia using a septal accessory pathway by the response to ventricular pacing. J Am Coll Cardiol 2001;38:1163–1167.

21. Ho RT, Mark GE, Rhim ES, Pavri BB, Greenspon AJ. Differentiating atrioventricular nodal reentrant tachycardia from atrioventricular reentrant tachycardia by ΔHA values during entrainment from the ventricle. Heart Rhythm 2008;5:83–88.

22. Bennett MT, Leong-Sit P, Gula LJ, et al. Entrainment for distinguishing atypical atrioventricular node reentrant tachycardia from atrioventricular reentrant tachycardia over septal accessory pathways with long-RP [corrected] tachycardia. Circ Arrhythm Electrophysiol 2011;4:506–509.

23. AlMahameed ST, Buxton AE, Michaud GF. New criteria during right ventricular pacing to determine the mechanism of supraventricular tachycardia. Circ Arrhythm Electrophysiol 2010;3:578–584.

24. Dandamudi G, Mokabberi R, Assal C, et al. A novel approach to differentiating orthodromic reciprocating tachycardia from atrioventricular nodal reentrant tachycardia. Heart Rhythm 2010;7:1326–1329.

25. Good E, Morady F. A long-RP supraventricular tachycardia: what is the mechanism? Heart Rhythm 2005;2:1387–1388.

26. Okabe T, Hummel JD, Kalbfleisch SJ. A long RP supraventricular tachycardia: what is the mechanism? Heart Rhythm 2017;14:462–464.

27. Man KC, Niebauer M, Daoud E, et al. Comparison of atrial-His intervals during tachycardia and atrial pacing in patients with long RP tachycardia. J Cardiovasc Electrophysiol 1995;6:700–710.

28. Jackman WM, Beckman KJ, McClelland JH, et al. Treatment of supraventricular tachycardia due to atrioventricular nodal reentry by radiofrequency catheter ablation of slow-pathway conduction. N Engl J Med 1992;327:313–318.

7

Taquicardia por reentrada del nodo auriculoventricular

Introducción

La taquicardia por reentrada del nodo auriculoventricular (TRNAV) es la taquicardia supraventricular (TSV) paroxística más frecuente.

El objetivo de este capítulo es:

1. Analizar las características del nodo auriculoventricular (AV) con doble fisiología y sus manifestaciones en el electrocardiograma (ECG).
2. Examinar el circuito de la TRNAV.
3. Indicar las características electrofisiológicas y las zonas de transición de la TRNAV.
4. Diferenciar la TRNAV de la taquicardia por reentrada AV ortodrómica (TRAVo)/taquicardia auricular (TA).
5. Distinguir la TRNAV de la taquicardia de la unión (TdU).

FISIOLOGÍA DUAL DEL NODO AV

Tanto el nodo AV como el haz de His están situados en el triángulo de Koch, formado por: *1)* la valva septal de la válvula tricúspide, *2)* el tendón de Todaro y *3)* el *ostium* del seno coronario (SC). El haz de His penetrante está situado en el vértice del triángulo. El nodo AV compacto es una estructura subendocárdica de la aurícula derecha ubicada detrás y por debajo del haz de His a lo largo del tabique (*septum*) interauricular. La fisiología dual del nodo AV (disociación longitudinal del nodo AV) se refiere a entradas (*inputs*) o abordajes anatómica y funcionalmente distintos al nodo AV: la vía lenta (VL, o extensión inferior derecha) y la vía rápida (VR, o extensión superior).[1] La VL se localiza a lo largo de la aurícula derecha posteroseptal, cerca del *ostium* del SC, y muestra una conducción lenta y refractariedad corta (rama α). La VR se sitúa a lo largo de la aurícula derecha anteroseptal por encima del haz de His y presenta una conducción rápida/refractariedad larga (rama β). Cuando la refractariedad de cada vía complementa las propiedades de conducción de la otra, pueden crear el sustrato para una TRNAV. También existen conexiones auriculonodales izquierdas (prolongaciones inferiores izquierdas), que en general se encuentran a menos de 2 cm del *ostium* del SC.[2]

MANIFESTACIONES ECG DE LA FISIOLOGÍA DUAL DEL NODO AV

Las manifestaciones en el ECG de 12 derivaciones de la fisiología dual del nodo AV incluyen: *1)* dos familias distintas de intervalos PR ante una frecuencia sinusal determinada, *2)* alternancia del PR, *3)* taquicardia dual no reentrante del nodo AV (TDNRNAV, también denominada de «doble disparo», taquicardia «1:2» y «taquicardia paroxística sin reentrada») y *4)* TRNAV (figs. 7-1 a 7-11).[3] Dos familias de inter-

valos PR pueden aparecer espontáneamente o ser desenmascaradas por despolarizaciones ventriculares prematuras (DVP) o auriculares críticamente cronometradas que se ocultan en un nodo AV longitudinalmente disociado (conducción secuencial VR/VL) (*véanse* figs. 7-1 a 7-3). La conducción sostenida a través de la VL (o la VR) se mantiene mediante la conducción oculta repetitiva de la VL a la VR (o viceversa), haciendo que la última sea refractaria con cada impulso sinusal posterior.[4] Una manifestación poco frecuente es la alternancia del PR (alternancia de conducción entre la VR y la VL después de cada complejo sinusal) (*véanse* figs. 7-4 y 7-5).[5] La alternancia del PR es el resultado de un bloqueo 2:1 en la VR cuando la VL es capaz de tener una conducción 1:1. La conducción por la VL solo se manifiesta cuando la conducción por la VR está ausente. Las respuestas anterógradas duales, aisladas o sostenidas, son el resultado de la conducción simultánea sobre la VR y la VL que genera dos complejos QRS por cada onda P, pudiendo esta última causar una miocardiopatía mediada por taquicardia (conducción simultánea VR/VL) (*véanse* figs. 7-6 a 7-11).[6-10] La irregularidad RR generada por la conducción 2:1 y 1:1 puede confundirse con una fibrilación auricular. Los factores determinantes de la TDNRNAV son: *1)* una diferencia suficiente entre los tiempos de conducción VL y VR (en general, AH_{VL}-AH_{VR} > 300 ms), *2)* el intervalo H_{VL}-H_{VR} es mayor que el período refractario efectivo (PRE) del His-Purkinje, *3)* ausencia de conducción retrógrada por cada vía del nodo AV tras la conducción anterógrada por su homóloga y *4)* una sincronización adecuada de los impulsos sinusales con respecto a la conducción nodal AV precedente (intervalo crítico HA).[8,9] Las respuestas anterógradas duales a menudo requieren un AH_{VL} > 400 ms. El intervalo H_{VL}-H_{VR} debe exceder la refractariedad del His-Purkinje para permitir la activación consecutiva del His-Purkinje por una sola entrada sinusal. La aberrancia es frecuente debido a la disociación longitudinal dentro del sistema His-Purkinje (*véase* fig. 7-9).

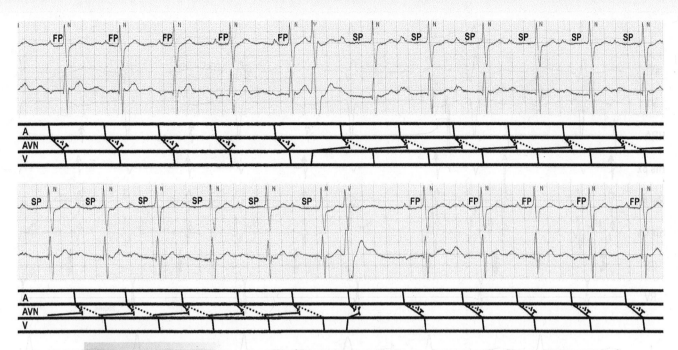

FIGURA 7-1 Fisiología dual del nodo AV (alternancia VR/VL inducida por despolarizaciones ventriculares prematuras [DVP]). Las ondas P sinusales conducen por la VR con leve prolongación del PR (260 ms). Una DVP interpolada tiene conducción oculta retrógrada tanto en la VR como en la VL. Debido a que la VR tiene un período refractario más largo, la onda P subsecuente la encuentra refractaria y conduce sobre la VL con un intervalo PR largo (520 ms). La conducción oculta repetitiva de VL a VR («conexión» o *linking*) mantiene la conducción sobre la VL hasta otra DVP. Esta segunda DVP conduce ocultamente de nuevo tanto en la VR como en la VL, haciéndolas refractarias a la llegada del siguiente impulso sinusal. La pausa compensatoria posterior permite que ambas vías se recuperen, pero entonces la VR se adelanta a la conducción de la VL. Las líneas continuas y discontinuas representan la conducción VR y VL, respectivamente. AVN: nodo auriculoventricular; FP: vía rápida; SP: vía lenta.

Respuesta anterógrada dual contra extrasístoles del haz de His

Las extrasístoles del haz de His pueden imitar respuestas anterógradas duales aisladas. De forma similar a las respuestas anterógradas duales, las extrasístoles del haz de His pueden asociarse a una aberrancia debida a su prematuridad en relación con la refractariedad His-Purkinje o con el sitio de origen dentro del haz de His (fibras comprometidas en el haz de His destinadas a ramas específicas del haz). Un intervalo HV corto y una secuencia de activación retrógrada del haz de His (His ds a px) sugieren una extrasístole que surge del haz de His distal al sitio de registro (fig. 7-12).[11] Sin embargo, la activación anterógrada del haz de His no es específica de una respuesta anterógrada dual y puede producirse con una extrasístole que surge del nodo AV o del haz de His proximal. Aunque el sitio de ablación objetivo para la TDNRNAV es la VL, la ablación de extrasístoles del haz de His conlleva un mayor riesgo de bloqueo AV en función de su localización a lo largo del eje nodo AV-haz de His.

ESTUDIOS ELECTROFISIOLÓGICOS

Durante los extraestímulos auriculares programados, la fisiología dual del nodo AV se define por un incremento ≥ 50 ms en el intervalo AH («salto AH») ante un decremento de 10 ms en el intervalo de acoplamiento A_1A_2.[12] Un salto AH ≥ 50 ms diferencia arbitrariamente la conducción decremental fisiológica sobre la VR de la conducción sobre la VL, y el intervalo A_1A_2 define el PRE de la VR anterógrada. Durante la estimulación auricular rápida, se sugiere la conducción sobre la VL cuando el intervalo PR excede la longitud del ciclo de estimulación auricular (fenómeno de cruce [*crossover*]).[13] Durante los extraestímulos

ventriculares programados, la fisiología dual del nodo AV retrógrado se manifiesta por un mayor intervalo VA acompañado por un cambio de un patrón de activación auricular de la línea media más temprano a lo largo del tabique anterior (VR) al tabique posterior (VL).

CIRCUITO DE TAQUICARDIA POR REENTRADA DEL NODO AURICULOVENTRICULAR

Para la TRNAV típica (lenta-rápida), las ramas anterógrada y retrógrada del circuito son la VL y la VR, respectivamente, y al revés para su contraparte atípica (TRNAV rápida-lenta). Sin embargo, la presencia de vías nodales AV variables (p. ej., VL intermedia, VL «superior», entradas auriculonodales izquierdas) puede producir otras TRNAV atípicas (lenta-lenta, rápida-lenta con VL «superior» y TRNAV con entradas auriculonodales izquierdas que imitan la TRAVo con vía accesoria [VAcc] izquierda).[14-16] El tiempo de conducción a través de cada vía debe superar el período refractario de su homóloga para permitir que el frente de onda despolarizante encuentre constantemente tejido excitable. En el punto de inflexión inferior del circuito, el frente de onda se divide para activar el ventrículo de manera anterógrada y, al mismo tiempo, activar la aurícula de forma retrógrada (activación ventriculoauricular simultánea). En el punto de inflexión superior, el frente de onda activa la aurícula de manera retrógrada y, simultáneamente, activa el ventrículo de forma anterógrada. La existencia de una vía final común superior (VFCS) separada de la aurícula es controvertida.[17,18] La aparición de un bloqueo del sitio de unión a la aurícula (UA) durante la TRNAV sustenta la presencia de una VFCS. La vía final común inferior (VFCI)

(continúa en la p. 139)

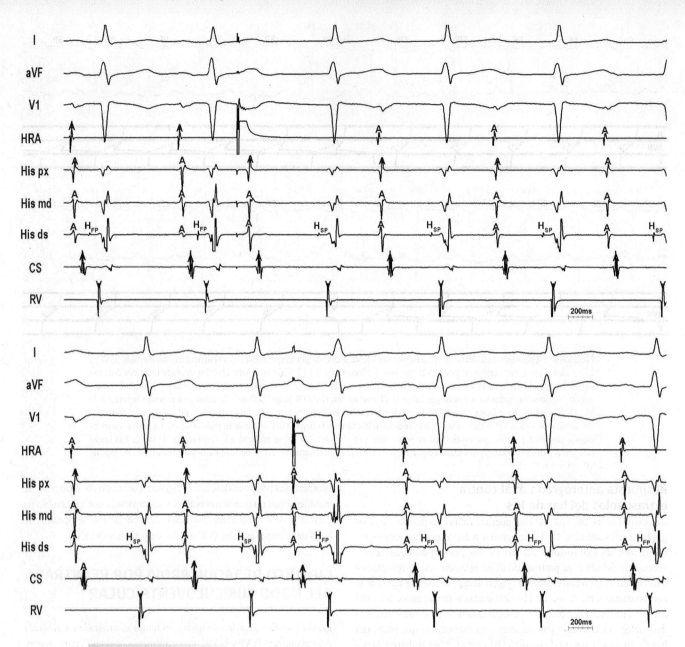

FIGURA 7-2 Fisiología dual del nodo AV (alternancia VR/VL inducida por despolarizaciones auriculares prematuras [DAP]). Los impulsos sinusales se transmiten sobre la VR. Se administra una DAP, que se encuentra con la refractariedad de la VR y conduce sobre la VL. La conducción oculta repetitiva de VL a VR («conexión» o *linking*) mantiene la conducción de la VL. La conducción espontánea de la VR se reanuda coincidiendo con un estímulo administrado durante un latido sinusal. CS: seno coronario; ds: distal; FP: vía rápida; HRA: aurícula derecha alta; md: medio; px: proximal; RV: ventrículo derecho; SP: vía lenta.

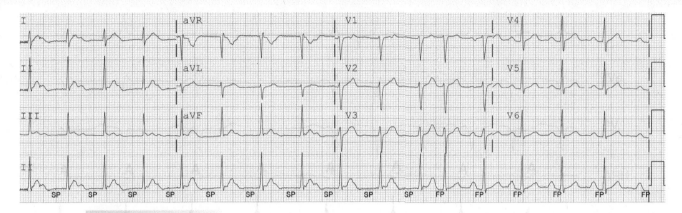

FIGURA 7-3 Fisiología dual del nodo AV. Conversión espontánea de la conducción VL a VR (ritmo sinusal con dos familias de intervalos PR). FP: vía rápida; SP: vía lenta.

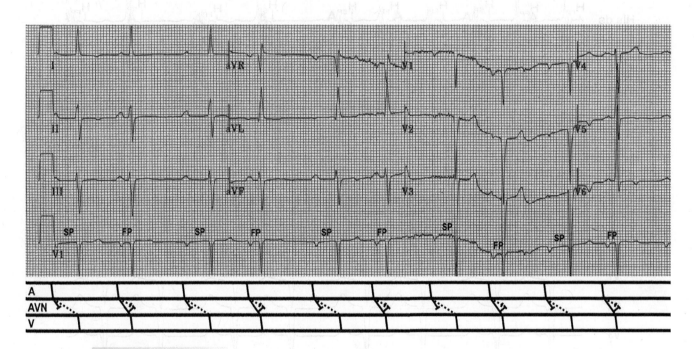

FIGURA 7-4 Alternancia de PR. La conducción alternante sobre la VR y la VL produce dos conjuntos de intervalos PR (180 y 380 ms) que cambian latido a latido. La conducción sobre la VL se manifiesta solo cuando la conducción de la VR está ausente. Las líneas continuas y discontinuas representan la conducción VR y VL, respectivamente. AVN: nodo auriculoventricular; FP: vía rápida; SP: vía lenta.

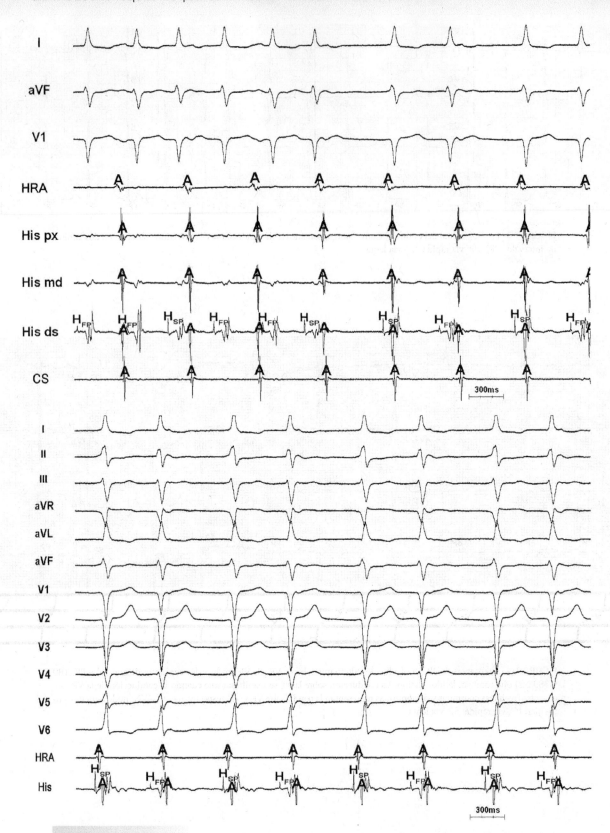

FIGURA 7-5 TDNRNAV en transición a alternancias PR. Durante la TDNRNAV, la conducción oculta retrógrada desde la VL hacia la VR hace que la VR sea relativa y absolutamente refractaria, aboliendo la respuesta anterógrada dual después del segundo y cuarto latidos sinusales, respectivamente. La conducción aislada de la VL después del cuarto latido sinusal viene seguida por una conducción alternante VL/VR con una AH$_{FP}$ prolongada debido a la conducción oculta de la VL en la VR («conexión») y a la refractariedad relativa de la VL. CS: seno coronario; ds: distal; FP: vía rápida; HRA: aurícula derecha alta; md: medio; px: proximal; RV: ventrículo derecho; SP: vía lenta.

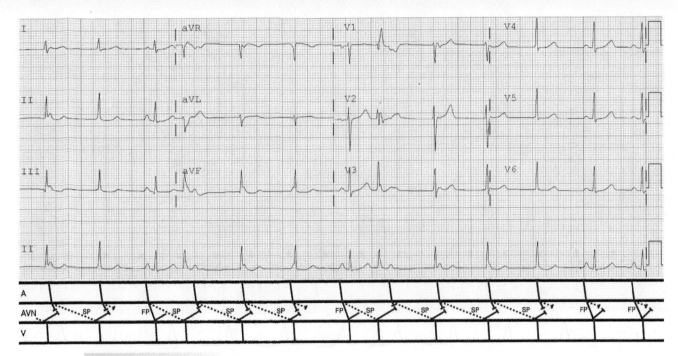

FIGURA 7-6 Respuestas anterógradas duales intermitentes seguidas de conducción aislada por VL de Wenckebach. AVN: nodo auriculoventricular; FP: vía rápida; SP: vía lenta.

es menos controvertida.[19-22] Los bloqueos de tipo Wenckebach y 2:1 por encima del sitio de registro del haz de His durante la TRNAV apoyan una VFCI que involucra el nodo AV distal/haz de His proximal.

CARACTERÍSTICAS ELECTROFISIOLÓGICAS DE LA TRNAV

ECG DE 12 DERIVACIONES

El ECG de 12 derivaciones de una TRNAV típica presenta *1)* taquicardia regular de complejo estrecho, *2)* intervalo RP corto < 70 ms y *3)* eje de la onda P superior en la línea media (figs. 7-13 y 7-14).[23-25] La activación anterógrada del ventrículo simultáneamente con la activación retrógrada de la VR y la aurícula da lugar a un intervalo RP corto < 70 ms. Las ondas P retrógradas quedan sepultadas o distorsionadas en la porción terminal del complejo QRS causando seudoondas S en las derivaciones inferiores y seudo-r' en V1. Como la activación auricular se origina a través de la VR a lo largo del tabique interauricular, las ondas P son estrechas y tienen un eje superior en la línea media (negativas en las derivaciones inferiores, positivas en aVR y aVL). La TRNAV atípica es una taquicardia regular, de complejo estrecho, con un intervalo RP largo y un eje de la onda P superior en la línea media, debido a que la conducción retrógrada se produce sobre la VL (fig. 7-15; *véase* fig. 7-13).

ESTUDIOS ELECTROFISIOLÓGICOS

Las características electrofisiológicas de la TRNAV típica son *1)* electrogramas anterógrados del haz de His que preceden a los complejos QRS, *2)* intervalo VA < 70 ms y *3)* un sitio más temprano de activación auricular en la VR (región del haz de His) (*véase* fig. 7-14).[23-25]

El intervalo VA es corto (< 70 ms) porque la activación del ventrículo es simultánea con la de la aurícula (taquicardia «A en V»). Un intervalo VA negativo aparece cuando el tiempo de conducción anterógrado hacia el ventrículo supera el tiempo de conducción retrógrado hacia la aurícula. La activación auricular es concéntrica y más precoz en la región del haz de His. La TRNAV atípica manifiesta un intervalo VA largo y un sitio más temprano de activación auricular en la VL (región del *ostium* del SC) (fig. 7-15). Sin embargo, la variabilidad de las vías nodales AV puede causar diferentes tipos de TRNAV con patrones de activación auricular excéntrica media o izquierda que se producen en cualquier sitio dentro de la longitud del ciclo de taquicardia (LCT).

Relación AV

La presencia de una VFCI y una VFCS permite que la TRNAV persista a pesar del bloqueo ventricular y auricular, respectivamente. Por lo tanto, la TRNAV no tiene una relación AV 1:1 obligatoria.[19,21,22] El bloqueo fisiológico del ventrículo puede producirse por encima o por debajo del haz de His, y suele ser un fenómeno transitorio inducido por cambios bruscos (secuencias largas-cortas) en la longitud del ciclo (p. ej., inicio de la taquicardia) (figs. 7-16 a 7-25). Un signo ECG de una TRNAV típica con bloqueo VFCI 2:1 representa el hallazgo de una onda P (estrecha, eje superior) sepultada exactamente entre dos complejos QRS (mitad de la diástole). Una TRNAV con bloqueo de tipo Wenckebach por encima del haz de His sugiere que la VFCI puede afectar el nodo AV distal (*véase* fig. 7-20). La TRNAV puede inducirse también a pesar de un bloqueo AV patológico en el sistema His-Purkinje (figs. 7-26 y 7-27).[26] El bloqueo auricular es menos frecuente y sustenta la presencia de una VFCS (figs. 7-28 a 7-30). La TRNAV oculta es el resultado de un bloqueo transitorio tanto en la VFCS como en la VFCI que da lugar a una pausa, que es un múltiplo de la LCT.[27]

(continúa en la p. 161)

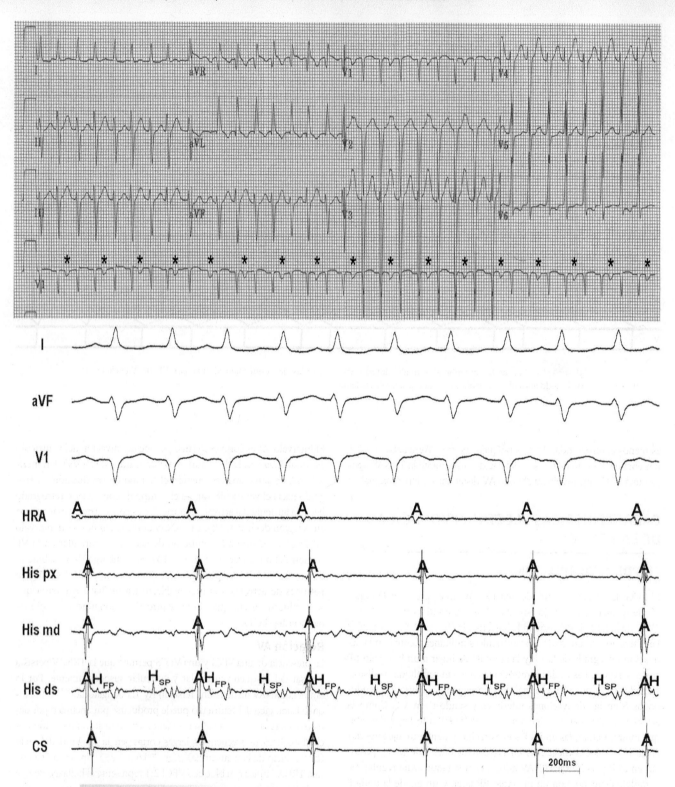

FIGURA 7-7 TDNRNAV. Todas las ondas P (*asteriscos*) excepto la cuarta se transmiten sobre la VR y la VL produciendo dos series de intervalos PR (160 y 460 ms). La cuarta onda P viene precedida por el intervalo RP más corto del trazado, cae dentro del período refractario relativo de la VR (debido a la conducción oculta precedente de la VL) y se transmite con retraso sobre la VR (PR: 280 ms). La reducción de la diferencia entre la conducción VL y VR causa la pérdida momentánea de la respuesta anterógrada dual. Los registros del haz de His muestran que cada impulso sinusal genera dos potenciales del haz de His (AH$_{FP}$: 75 ms, AH$_{SP}$: 383 ms) y complejos QRS. CS: seno coronario; ds: distal; HRA: aurícula derecha alta; md: medio; px: proximal.

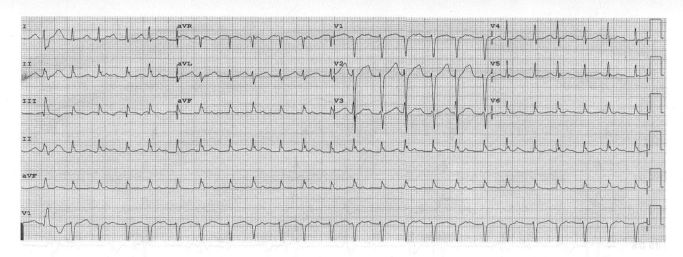

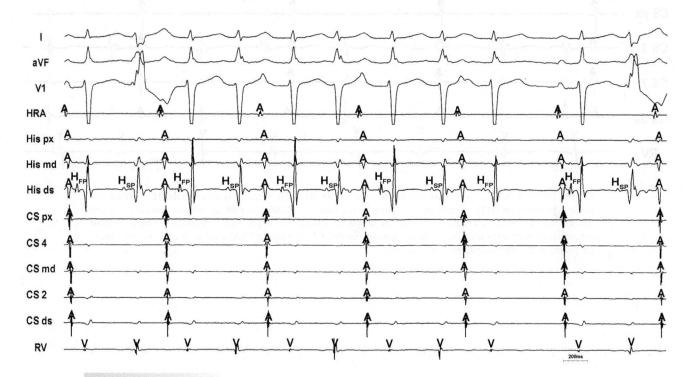

FIGURA 7-8 TDNRNAV. Las ondas P generan dos potenciales del haz de His y complejos QRS que dan lugar a una taquicardia bigeminal. La disminución progresiva del intervalo $H_{SP}A$ invade la refractariedad de la VR, lo que da lugar a la prolongación de los intervalos AH_{FP} subsiguientes y a la eventual pérdida de la respuesta anterógrada dual. La reanudación de esta respuesta anterógrada dual se acompaña de una secuencia larga-corta que induce la aberrancia del bloqueo de rama (BR) derecha. CS: seno coronario; ds: distal; FP: vía rápida; HRA: aurícula derecha alta; md: medio; px: proximal; RV: ventrículo derecho; SP: vía lenta.

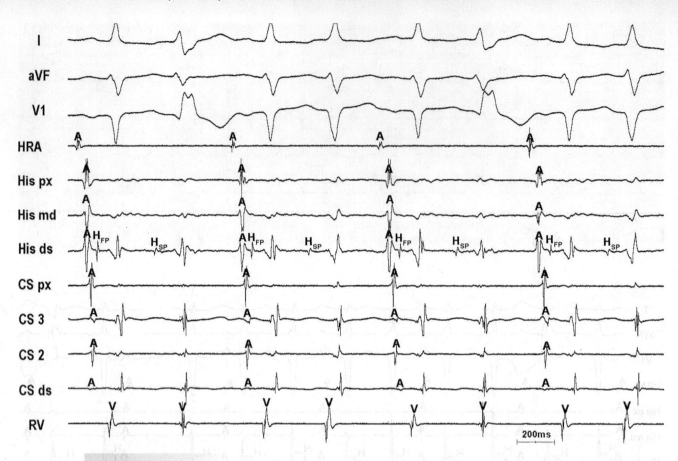

FIGURA 7-9 TDNRNAV. Las activaciones sucesivas del haz de His (H_{FP} + H_{SP}) invaden la refractariedad His-Purkinje causando la prolongación del HV y un bloqueo de rama. La alternancia de BR derecha y BR izquierda es causada por la conducción transeptal retrógrada oculta desde el haz no bloqueado al bloqueado, exponiendo a cada rama del haz a diferentes secuencias alternantes largas-cortas. CS: seno coronario; ds: distal; FP: vía rápida; HRA: aurícula derecha alta; md: medio; px: proximal; RV: ventrículo derecho; SP: vía lenta.

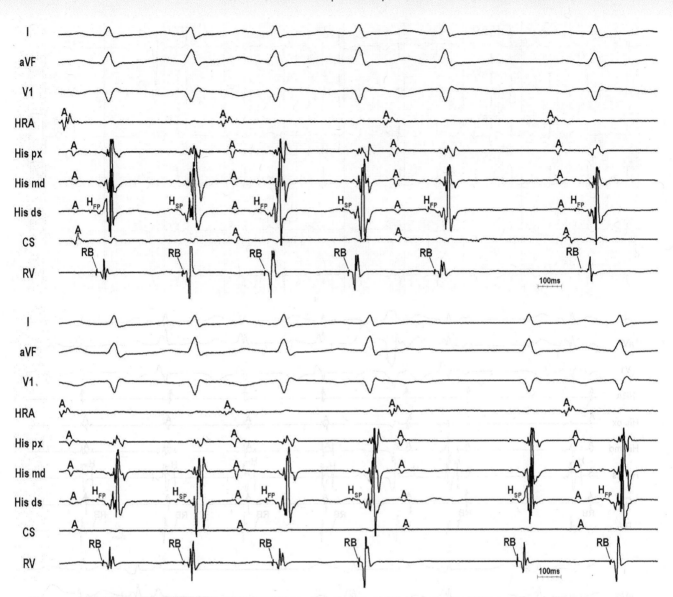

FIGURA 7-10 TDNRNAV. La disminución progresiva del intervalo H_{SP} invade la refractariedad de la VR, lo que causa la prolongación de los intervalos AH_{FP} posteriores. Un retraso de conducción suficiente (*arriba*) o un bloqueo (*abajo*) debido a la refractariedad relativa y absoluta de la VR produce la pérdida momentánea de la respuesta anterógrada dual. Nótese que el intervalo AH_{SP} es más largo con la respuesta anterógrada dual que sin ella debido a la conducción oculta retrógrada de VR a VL. CS: seno coronario; ds: distal; FP: vía rápida; HRA: aurícula derecha alta; md: medio; px: proximal; RB: potencial de rama derecha; RV: ventrículo derecho; SP: vía lenta.

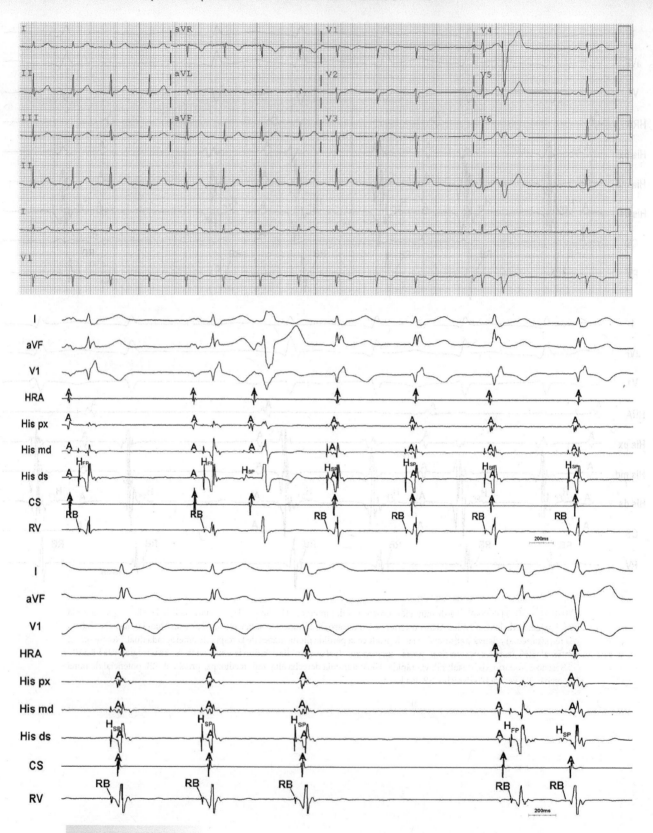

FIGURA 7-11 TDNRNAV que inicia una TRNAV típica. El ECG de 12 derivaciones capta la terminación espontánea de la TRNAV lenta típica seguida de una respuesta anterógrada doble. Los registros intracardíacos muestran conducción sinusal de la onda P con doble respuesta anterógrada seguida del inicio de la TRNAV. Las secuencias largo-corto causan la aberrancia BR izquierda. La taquicardia termina con un bloqueo AV seguido de otra respuesta anterógrada dual. CS: seno coronario; ds: distal; FP: vía rápida; HRA: aurícula derecha alta; md: medio; px: proximal; RB: potencial de rama derecha; RV: ventrículo derecho; SP: vía lenta.

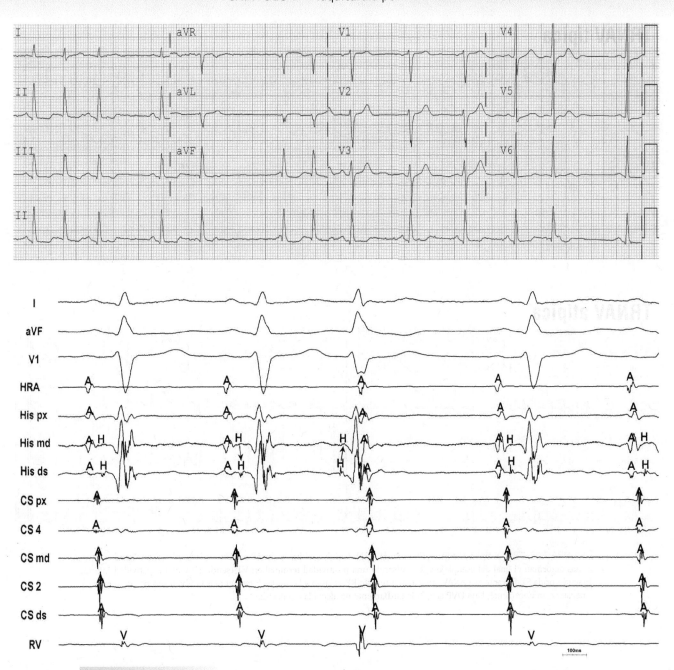

FIGURA 7-12 Extrasístoles del haz de His que imitan respuestas anterógradas duales. Obsérvese la secuencia de activación retrógrada del haz de His (His ds a His md) que precede a las extrasístoles. CS: seno coronario; ds: distal; HRA: aurícula derecha alta; md: medio; px: proximal; RV: ventrículo derecho.

TRNAV típica

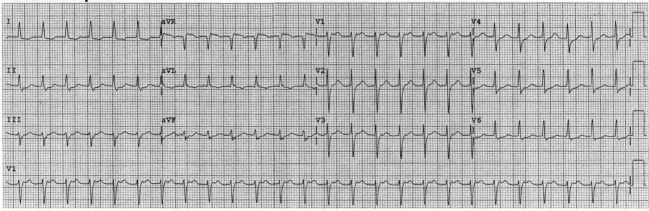

TRNAV atípica

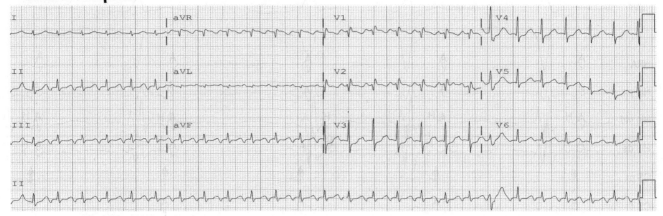

FIGURA 7-13 TRNAV típica y atípica. Durante la TRNAV típica, el intervalo RP es corto y las ondas P retrógradas estrechas deforman el final del complejo QRS causando una positividad terminal en V1 (seudo-r') y una negatividad inferior (seudo-onda S). Durante la TRNAV atípica, el intervalo RP es largo y las ondas P retrógradas también son positivas en V1 y negativas inferiormente. Una DVP acoplada tardíamente no afecta la taquicardia.

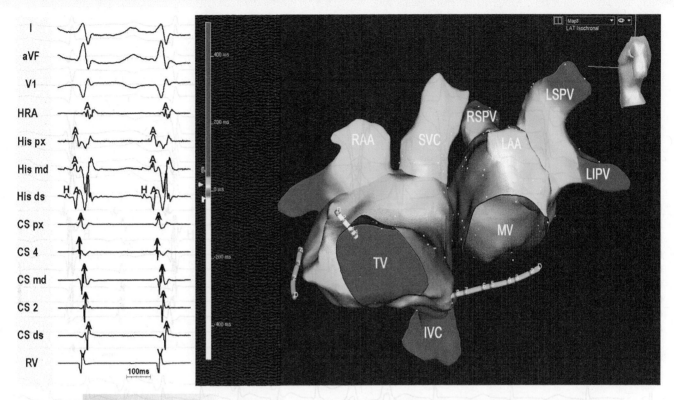

FIGURA 7-14 TRNAV típica. El sitio de activación auricular más temprano (*blanco*) se encuentra en el tabique anterior (región del haz de His). CS: seno coronario; HRA: aurícula derecha alta; IVC: vena cava inferior; LAA: orejuela auricular izquierda; LIPV: vena pulmonar inferior izquierda; LSPV: vena pulmonar superior izquierda; MV: válvula mitral; RAA: orejuela auricular derecha; RSPV: vena pulmonar superior derecha; RV: ventrículo derecho; SVC: vena cava superior; TV: válvula tricúspide.

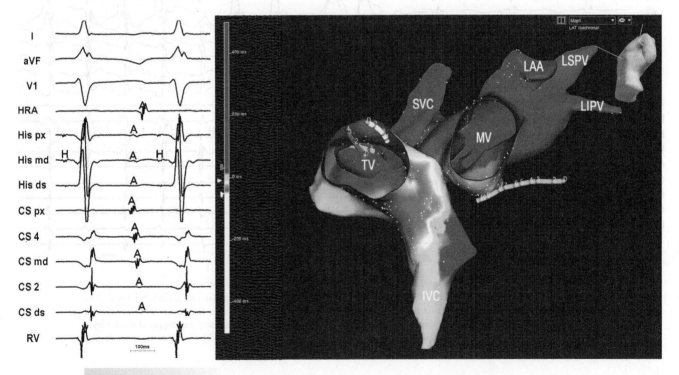

FIGURA 7-15 TRNAV atípica. El sitio más temprano de activación auricular (*blanco*) se encuentra en el tabique posterior (región del *ostium* del seno coronario). CS: seno coronario; HRA: aurícula derecha alta; IVC: vena cava inferior; LAA: orejuela auricular izquierda; LIPV: vena pulmonar inferior izquierda; LSPV: vena pulmonar superior izquierda; MV: válvula mitral; RV: ventrículo derecho; SVC: vena cava superior; TV: válvula tricúspide.

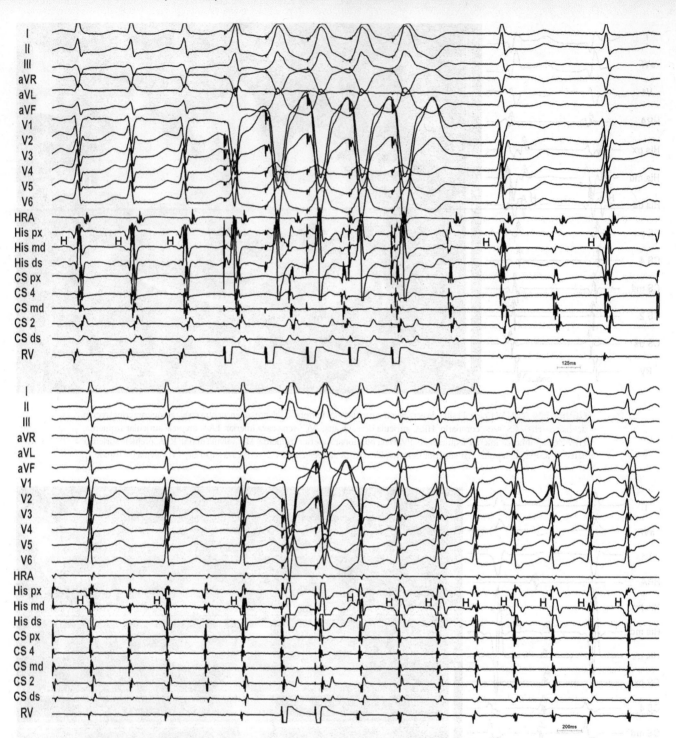

FIGURA 7-16 TRNAV típica con bloqueo 2:1 por encima del haz de His. *Arriba*: la sobreestimulación ventricular no consigue acelerar la aurícula hasta la longitud del ciclo de estimulación, pero penetra retrógradamente en la VFCI, haciéndola funcionalmente refractaria al cesar la estimulación e induciendo el bloqueo de la VFCI. La exposición de la VFCI a una secuencia «larga-corta» inicia y perpetúa el bloqueo 2:1 de dicha vía final hasta que es interrumpido por dos complejos ventriculares estimulados con reanudación de la conducción 1:1 (aunque con BR derecha 3:2). CS: seno coronario; ds: distal; HRA: aurícula derecha alta; md: medio; px: proximal; RV: ventrículo derecho.

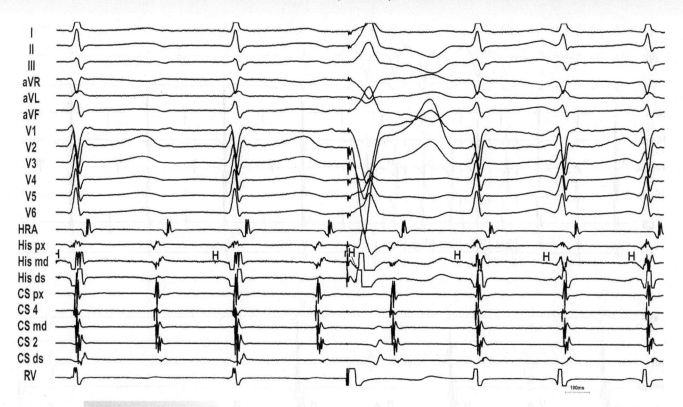

FIGURA 7-17 TRNAV típica con bloqueo 2:1 por encima del haz de His. Una única DVP penetra retrógradamente en el haz de His y avanza hacia la aurícula. Esto interrumpe el ciclo H-H «largo-corto» que perpetúa el bloqueo de la VFCI 2:1 y causa un «cambio de marco» momentáneo en el patrón de conducción. Tras la DVP, la exposición de la VFCI a un ciclo «largo» más corto (intervalo rH-H) reduce la refractariedad de la VFCI y permite la reanudación de la conducción 1:1. CS: seno coronario; ds: distal; HRA: aurícula derecha alta; md: medio; px: proximal; rH: His retrógrado; RV: ventrículo derecho.

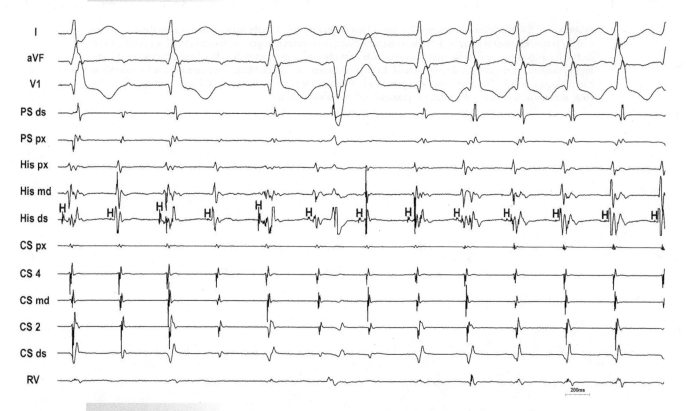

FIGURA 7-18 TRNAV típica con bloqueo 2:1 por debajo del haz de His. Una única DVP penetra retrógradamente en la VFCI por debajo del haz de His, interrumpiendo la secuencia «larga-corta» que reerpetúa el bloqueo 2:1 de la VFCI y permitiendo la conducción 1:1. CS: seno coronario; HRA: aurícula derecha alta; PS: sistema de Purkinje; RV: ventrículo derecho.

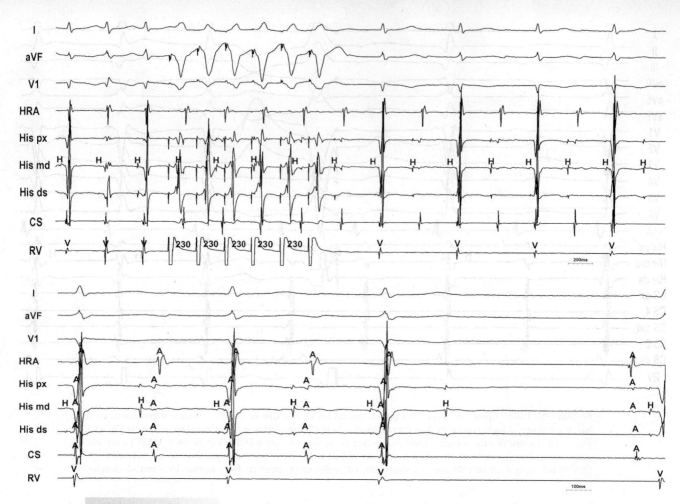

FIGURA 7-19 TRNAV típica con bloqueo 2:1 por debajo del haz de His. La sobreestimulación ventricular no consigue acelerar la aurícula hasta la longitud del ciclo de estimulación, pero penetra retrógradamente en la VFCI por debajo del haz de His, haciéndola funcionalmente refractaria al cesar la estimulación. La exposición de la VFCI a secuencias «larga-corta» inicia y perpetúa el bloqueo 2:1 de esta vía final. La taquicardia termina con un bloqueo retrógrado en la VR coincidente con el bloqueo de la VFCI. La terminación espontánea con bloqueo de HA descarta la TdU. CS: seno coronario; ds: distal; HRA: aurícula derecha alta; md: medio; px: proximal; RV: ventrículo derecho.

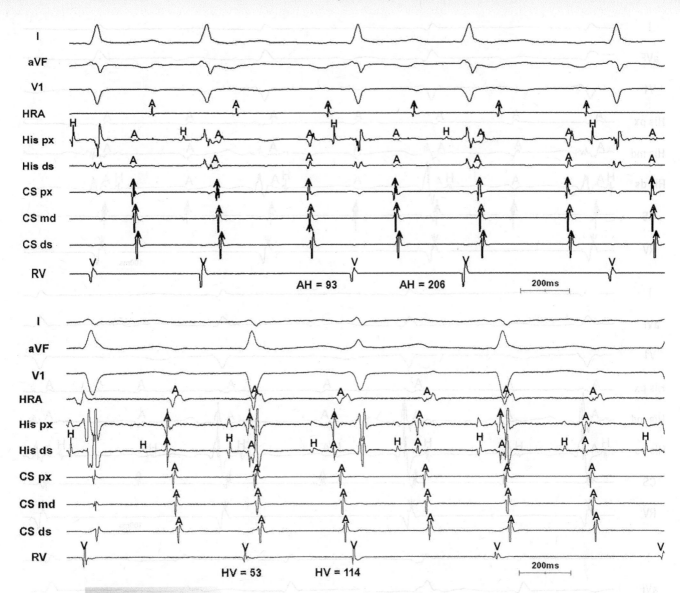

FIGURA 7-20 TRNAV con bloqueo de Wenckebach 3:2 suprahisiano (*arriba*) e infrahisiano (*abajo*). Durante el bloqueo suprahisiano, el intervalo AH aumenta de 93 a 206 ms antes del bloqueo, mientras que el intervalo HV permanece constante. Durante el bloqueo infrahisiano, el intervalo HV aumenta de 53 a 114 ms antes del bloqueo, mientras que el intervalo AH permanece constante. El complejo QRS es estrecho a pesar de la prolongación HV, lo que indica que el sitio del retraso se encuentra en el haz de His distal (más allá de su sitio de registro) o simultáneamente en ambas ramas del haz. CS: seno coronario; ds: distal; HRA: aurícula derecha alta; md: medio; px: proximal; RV: ventrículo derecho.

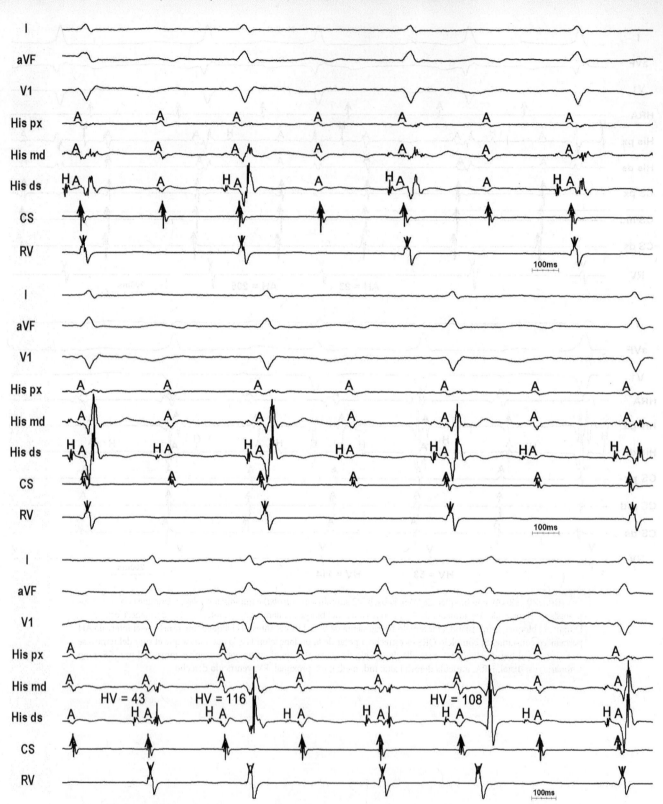

FIGURA 7-21 TRNAV típica que muestra bloqueo suprahisiano 2:1 (*arriba*), infrahisiano 2:1 (*centro*) e infrahisiano 3:2 de Wenckebach (*abajo*). El bloqueo infrahisiano de Wenckebach se asocia al BR derecha e izquierda. CS: seno coronario; ds: distal; HRA: aurícula derecha alta; md: medio; px: proximal; RV: ventrículo derecho.

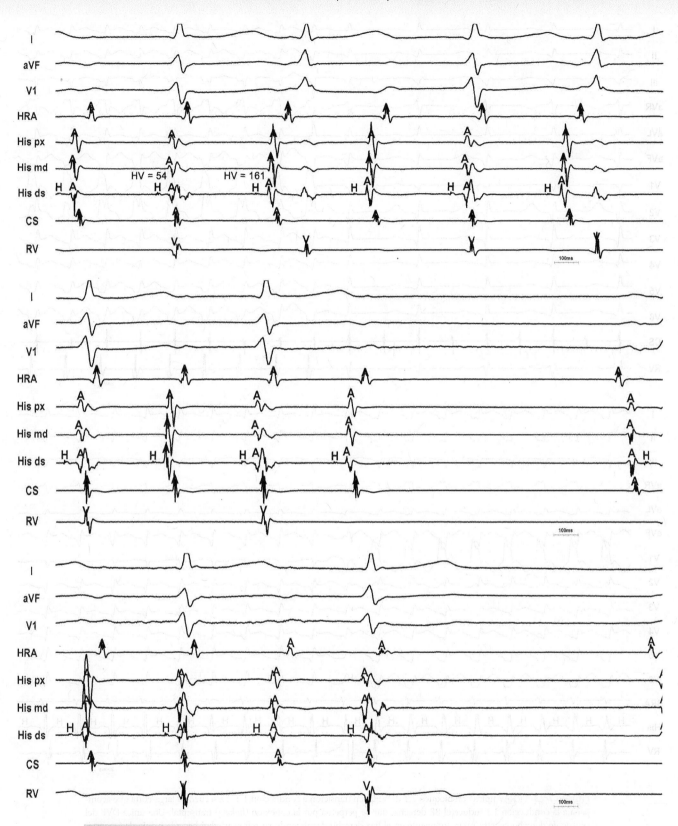

FIGURA 7-22 TRNAV típica con bloqueo de Wenckebach 3:2 y bloqueo infrahisiano 2:1. Durante el bloqueo de Wenckebach 3:2, el intervalo HV aumenta de 54 a 161 ms acompañado de un BR derecha incompleto antes del bloqueo. El bloqueo de la VL interrumpe la taquicardia con y sin bloqueo infrahisiano simultáneo. CS: seno coronario; ds: distal; HRA: aurícula derecha alta; md: medio; px: proximal; RV: ventrículo derecho.

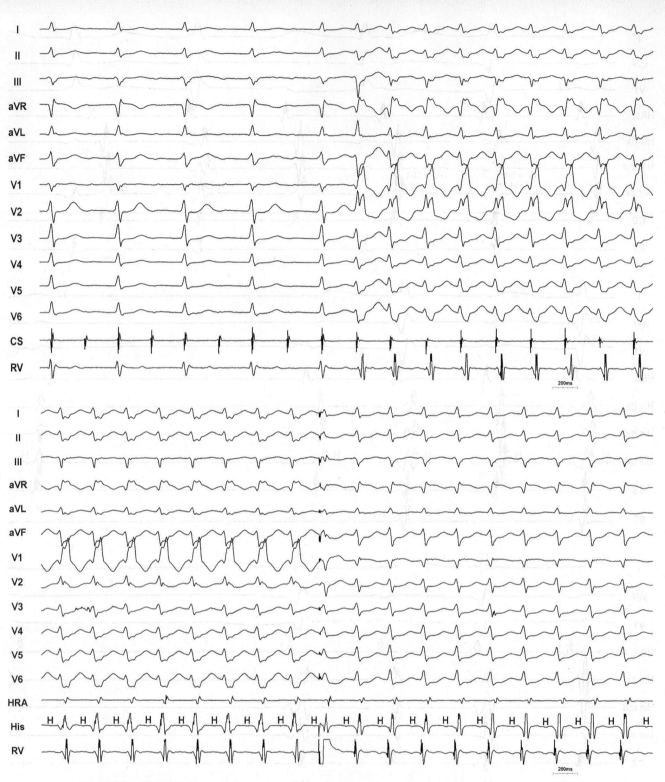

FIGURA 7-23 TRNAV típica con bloqueo 2:1 de VFCI en transición a conducción 1:1. La secuencia larga-corta que acompaña a la conducción 1:1 induce el BR derecha, que se perpetúa por la conexión (*linking*) transeptal. Una única DVP del ventrículo derecho penetra prematuramente en el haz derecho desplazando su refractariedad hacia la izquierda («acortamiento de la refractariedad»), altera la conexión transeptal y provoca la pérdida del BR derecha. CS: seno coronario; HRA: aurícula derecha alta; RV: ventrículo derecho.

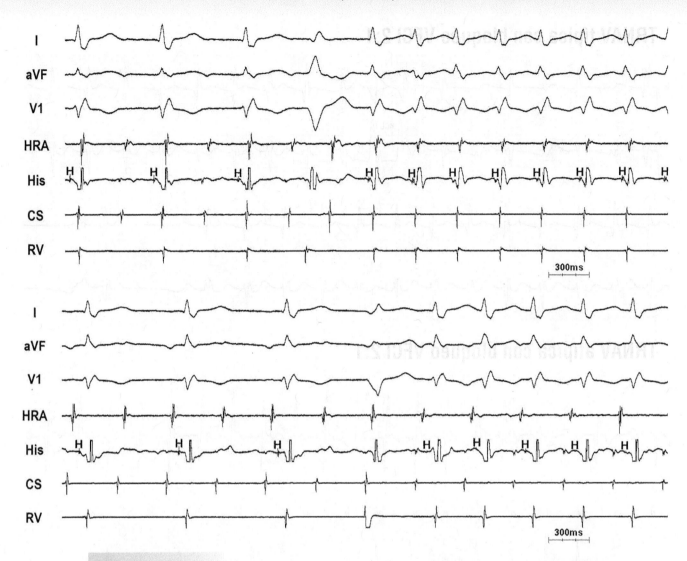

FIGURA 7-24 TRNAV típica (*arriba*) y atípica (*abajo*) con bloqueo 2:1 por encima del haz de His. La activación auricular es más precoz en el tabique anterior y posterior, respectivamente. Una sola DVP penetra retrógradamente en la VFCI, «acortando» su refractariedad y cambiando el momento y el patrón de bloqueo. Esto interrumpe la secuencia larga-corta que perpetúa el bloqueo 2:1, permitiendo la conducción 1:1. CS: seno coronario; HRA: aurícula derecha alta; RV: ventrículo derecho.

TRNAV típica con bloqueo VFCI 2:1

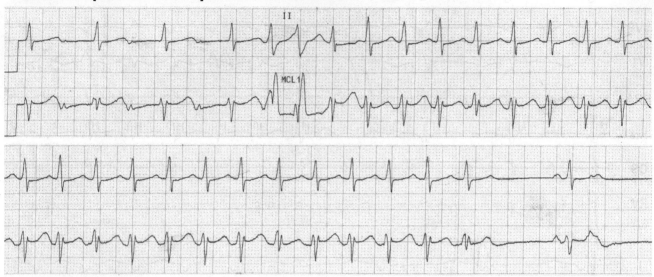

TRNAV atípica con bloqueo VFCI 2:1

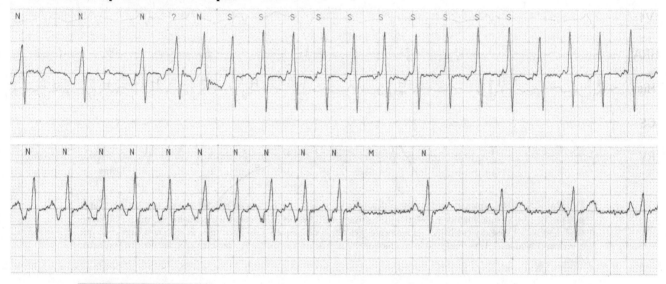

FIGURA 7-25 TRNAV típica y atípica con bloqueo VFCI 2:1. Durante la TRNAV típica, las ondas P retrógradas y estrechas son sepultadas exactamente en la mitad de la diástole. La aberrancia transitoria acompaña al inicio de la conducción 1:1.

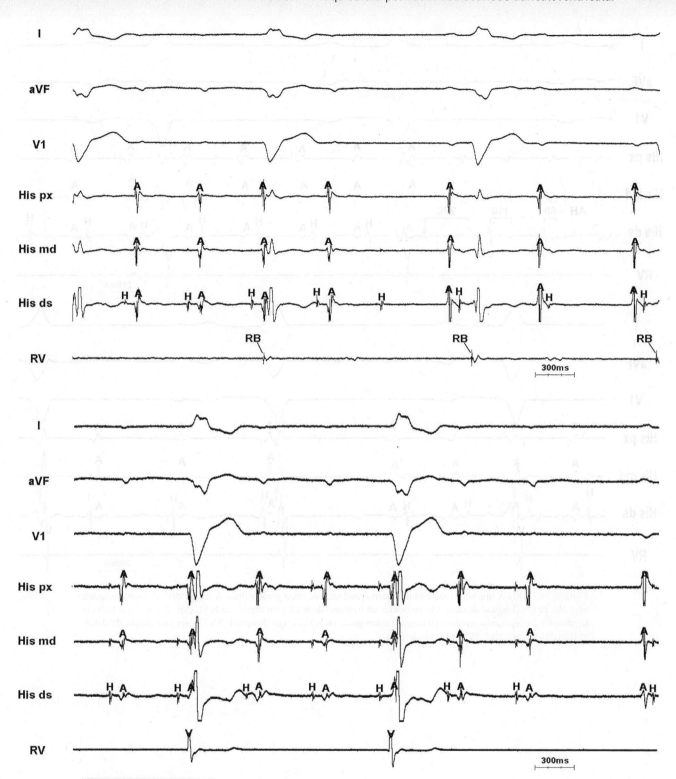

FIGURA 7-26 TRNAV típica con bloqueo infrahisiano patológico de alto grado y BR izquierda. Los intervalos HV que preceden al BR izquierda miden 83 ms. Durante la taquicardia y el ritmo sinusal, el bloqueo se produce por debajo del haz de His. La taquicardia finaliza con bloqueo en la VR (*arriba*) y la VL (*abajo*), lo que descarta la TdU y la TA, respectivamente. CS: seno coronario; ds: distal; md: medio; px: proximal; RB: potencial de rama derecha; RV: ventrículo derecho.

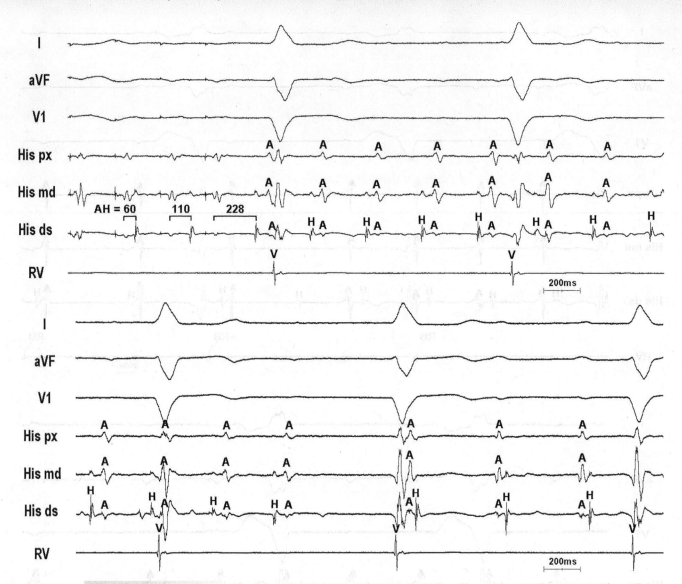

FIGURA 7-27 TRNAV típica con bloqueo infrahisiano patológico de tercer grado y ritmo de escape del VD. La estimulación auricular rápida (longitud de ciclo: 250 ms) causa un descenso de la VR y un cambio en la VL (AH: 228 ms) que inicia la taquicardia. La taquicardia termina con bloqueo anterógrado en la VL, lo que descarta la TA. CS: seno coronario; ds: distal; md: medio; px: proximal; RV: ventrículo derecho.

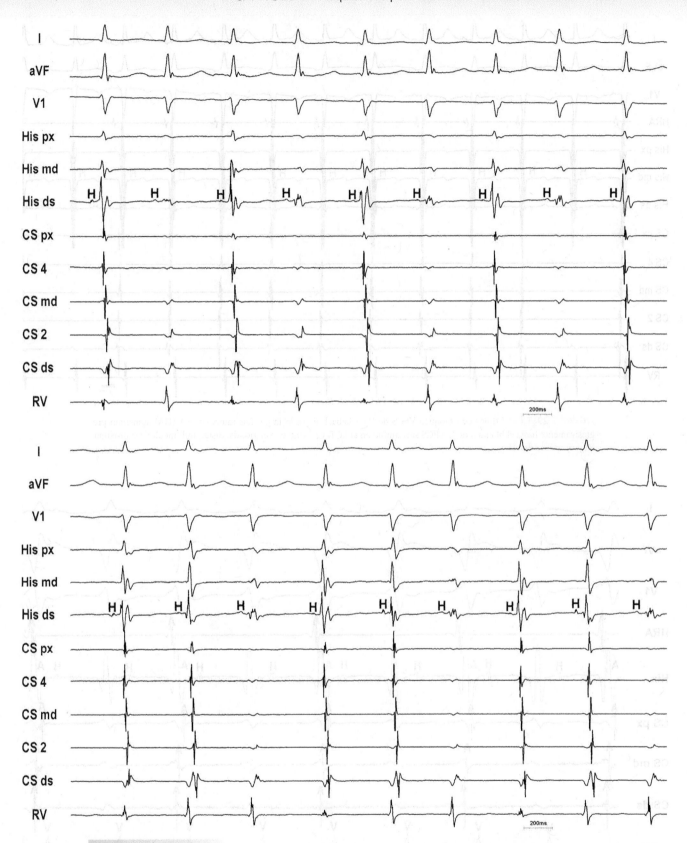

FIGURA 7-28 TRNAV típica con bloqueo VFCS 2:1 (*arriba*) y 3:1 (*abajo*). CS: seno coronario; ds: distal; md: medio; px: proximal; RV: ventrículo derecho.

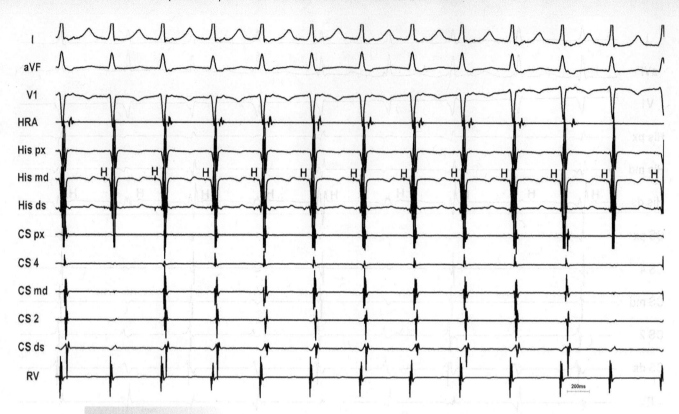

FIGURA 7-29 TRNAV típica con bloqueo VFCS de Wenckebach de ciclo largo. Los intervalos VA (HA) aumentan progresivamente hasta el bloqueo de la VFCS sin cambio en la LCT. CS: seno coronario; ds: distal; md: medio; px: proximal; RV: ventrículo derecho.

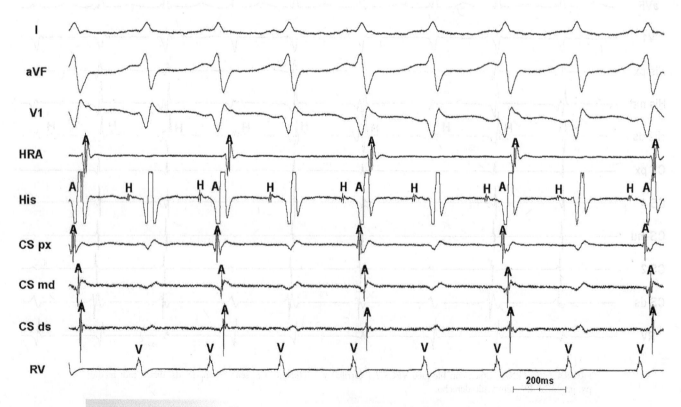

FIGURA 7-30 TRNAV típica con bloqueo VFCS 2:1. CS: seno coronario; ds: distal; HRA: aurícula derecha alta; md: medio; px: proximal; RV: ventrículo derecho.

Bloqueo de rama

El sistema His-Purkinje no es parte integral del mecanismo de taqui-cardia, por lo que el desarrollo de un bloqueo de rama (BR) no afecta la TRNAV (fig. 7-31).[28]

ZONAS DE TRANSICIÓN

INICIO

La inducción de una TRNAV típica es más simple con una estimula-ción auricular que con una ventricular (figs. 7-32 y 7-33). Un im-pulso auricular regulado con precisión cae en la ventana de la taquicardia (definida por la diferencia en los períodos refractarios anterógrados de la VR y la VL). El impulso: *1)* no se trasmite por la VR (bloqueo unidireccional) y *2)* se trasmite exclusivamente por la VL (conducción lenta). Se requiere un retraso AH crítico para dar tiempo suficiente a la VR para recuperar la excitabilidad, transmitirse retrógradamente e iniciar la taquicardia.[29] Con menor frecuencia, la TRNAV típica puede iniciarse por estimulación ventricular o tras una respuesta anterógrada doble (fig. 7-34; *véase* fig. 7-11). Por el contrario, la TRNAV atípica es más fácil de inducir con una estimu-lación ventricular que con una auricular (*véanse* figs. 7-32 y 7-33).

TERMINACIÓN

La VR y la VL del nodo AV son componentes críticos del mecanismo de la taquicardia, y el bloqueo en cualquiera de las vías termina la taquicardia. La terminación espontánea con bloqueo AV demuestra la dependencia del nodo AV y descarta una TA (fig. 7-35). La ter-minación espontánea con un bloqueo UA argumenta en contra de la TdU (*véanse* figs. 7-19 y 7-26).

MANIOBRAS DE ESTIMULACIÓN DESDE EL VENTRÍCULO

El diagnóstico de la taquicardia de complejo estrecho se facilita con las maniobras de estimulación aplicadas desde el ventrículo (regla inversa).

DVP DIASTÓLICAS

Los extraestímulos únicos administrados durante el período diastó-lico de la TRNAV (exploración diastólica) pueden penetrar en su circuito y reiniciar o terminar la taquicardia (*véase* fig. 5-8). Sin em-bargo, a diferencia de la TRAVo, se requieren DVP tempranas (sin His en período refractario) debido a la gran distancia entre el sitio de estimulación del ventrículo derecho (VD) y el nodo AV.

(continúa en la p. 164)

TRNAV con BR derecha 2:1

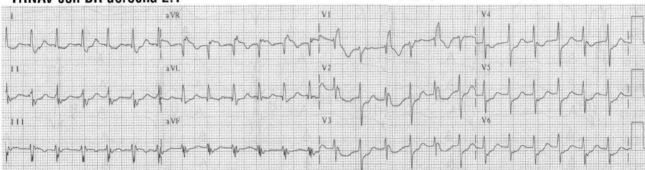

TRNAV con BR izquierda 2:1

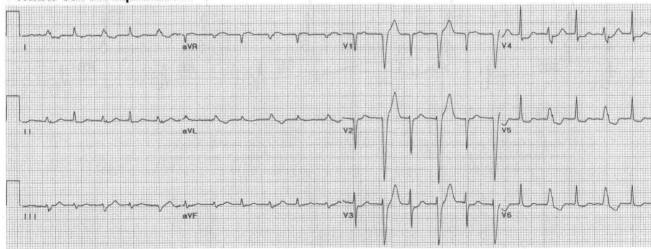

FIGURA 7-31 TRNAV típica con BR derecha 2:1 (*arriba*) y BR izquierda (*abajo*). La LCT no se ve afectada por el BR.

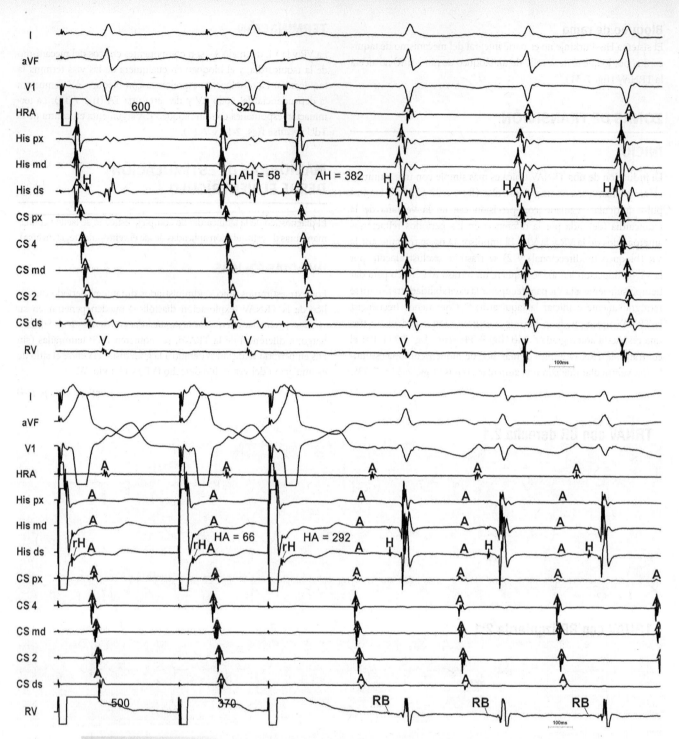

FIGURA 7-32 Inducción de una TRNAV típica (*arriba*) y atípica (*abajo*) mediante extraestímulos programados tras un salto anterógrado (AH) y retrógrado (HA), respectivamente. Obsérvese que, en el trazado inferior, el paso de la VR retrógrada a VL se acompaña de: *1*) prolongación del intervalo HA y *2*) cambio en la activación auricular más precoz del tabique anterior (región del haz de His) a tabique posterior (región del *ostium* del seno coronario). CS: seno coronario; ds: distal; HRA: aurícula derecha alta; md: medio; px: proximal; RB: potencial de rama derecha; rH: His retrógrado; RV: ventrículo derecho.

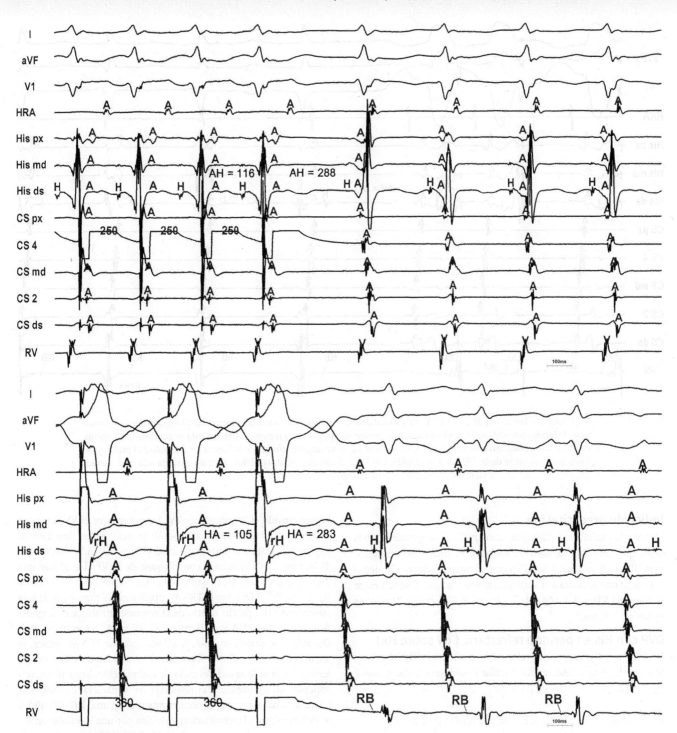

FIGURA 7-33 Inducción de una TRNAV típica (*arriba*) y atípica (*abajo*) mediante estimulación rápida tras un salto anterógrado (AH) y retrógrado (HA), respectivamente. Obsérvese que, en el trazado inferior, el paso de la VR retrógrada a la VL se acompaña de: *1*) prolongación del intervalo HA y *2*) cambio en la activación auricular más precoz del tabique anterior (región del haz de His) al tabique posterior (región del *ostium* del seno coronario). CS: seno coronario; ds: distal; HRA: aurícula derecha alta; md: medio; px: proximal; RB: potencial de rama derecha; rH: His retrógrado; RV: ventrículo derecho.

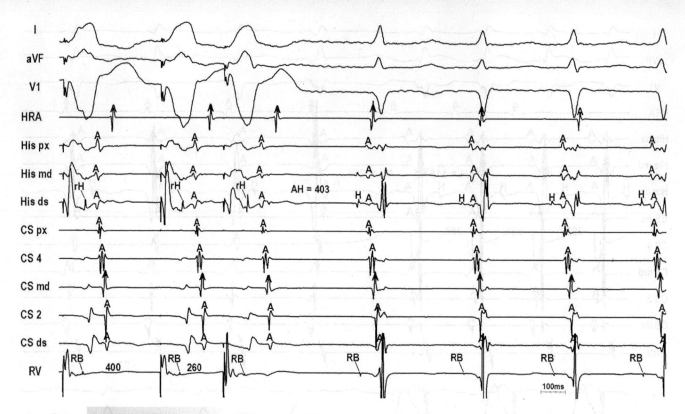

FIGURA 7-34 Inducción de una TRNAV típica mediante estimulación ventricular programada. El extraestímulo se transmite de forma retrógrada sobre la VR (activación auricular más precoz en la región del haz de His) y se conduce ocultamente en la VL. La conducción posterior desde la VR hacia la VL relativamente refractaria da lugar a un intervalo AH prolongado (403 ms) y al inicio de la TRNAV lenta-rápida. CS: seno coronario; ds: distal; HRA: aurícula derecha alta; md: medio; px: proximal; RB: potencial de rama derecha; rH: His retrógrado; RV: ventrículo derecho.

Índice de preexcitación

Durante la exploración diastólica, el intervalo de acoplamiento más largo que preexcita la aurícula establece el índice de preexcitación (IP). El IP es igual a la LCT menos el intervalo de acoplamiento más largo que adelanta a la aurícula. Debido a la gran distancia entre el ápice del VD y el circuito de la TRNAV, el IP para una TRNAV es mayor de 100 ms.[30]

DVP con His en período refractario («V sobre H»)

Las DVP con His en período refractario no afectan la TRNAV a menos que haya una VAcc nodofascicular o nodoventricular (*véanse* figs. 6-12, 6-13 y 11-16 a 11-19).[31-35]

ENCARRILAMIENTO DESDE EL VENTRÍCULO

La sobreestimulación ventricular puede penetrar en el circuito de reentrada del nodo AV y acelerar la aurícula hasta la longitud del ciclo de estimulación sin terminar la taquicardia. Dado que el encarrilamiento requiere la activación retrógrada del haz de His para alcanzar el nodo AV, todos los complejos QRS están completamente estimulados («encarrilamiento oculto»).

Respuesta «AV»

La respuesta de la TRNAV al encarrilamiento desde el ventrículo es «AV» (figs. 7-36 y 7-37).[36] Sin embargo, la TRNAV puede generar respuestas «AAV» en las siguientes situaciones: 1) una TRNAV típica cuando el HV es mayor que el intervalo HA, 2) una TRNAV atípica cuando el VA retrógrado (VL) es mayor que el VV (longitud del ciclo de estimulación) (seudo-AAV clásica), 3) hay una TRNAV atípica con respuesta retrógrada dual (VR y VL) (AAV verdadera), 4) hay una TRNAV atípica con bloqueo de la VFCI y 5) hay una TRNAV atípica con AH mayor que la LCT (*véase* tabla 5-2) (*véase* fig. 6-16).[32,37-41] Durante la TRNAV típica con HV mayor que HA, la posición del haz de His dentro de la respuesta establece el diagnóstico (respuestas AHA y AAH para TRNAV y TA, respectivamente). Durante la respuesta seudo-AAV clásica con una TRNAV atípica, la identificación de la última secuencia de activación auricular que se acelera hasta la longitud del ciclo de estimulación (encarrilamiento auricular final) muestra una respuesta AV verdadera. Las respuestas AAV verdaderas tras el encarrilamiento de una TRNAV atípica se deben ya sea a la terminación inducida por una estimulación seguida de una respuesta retrógrada doble (VR y VL) y el reinicio de la taquicardia, o bien, al encarrilamiento de una TRNAV atípica con una brecha excitable grande, de modo que se produce una colisión entre frentes de onda ortodrómicos y antidrómicos en la VL (no en la VR). Al cesar la estimulación, el último frente de onda antidrómico se transmite sobre el VR, mientras que su contraparte ortodrómica se transmite sobre la VL, generando una respuesta dual.

Intervalo postestimulación (IPE)

El IPE que sigue al encarrilamiento de la TRNAV desde el ápice del VD es largo en relación con la LCT (IPE – LCT > 115 ms) debido a la gran distancia entre el sitio de estimulación y el circuito de la TRNAV (*véanse* figs. 7-36 y 7-37).[42]

(continúa en la p. 168)

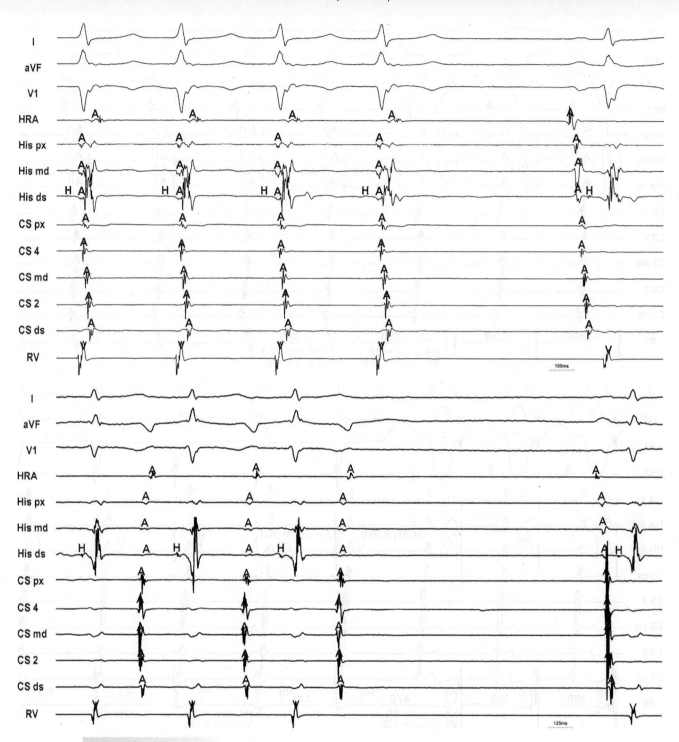

FIGURA 7-35 Terminación de una TRNAV típica (*arriba*) y atípica (*abajo*) con bloqueo AV (VL y VR, respectivamente). CS: seno coronario; ds: distal; HRA: aurícula derecha alta; md: medio; px: proximal; RV: ventrículo derecho.

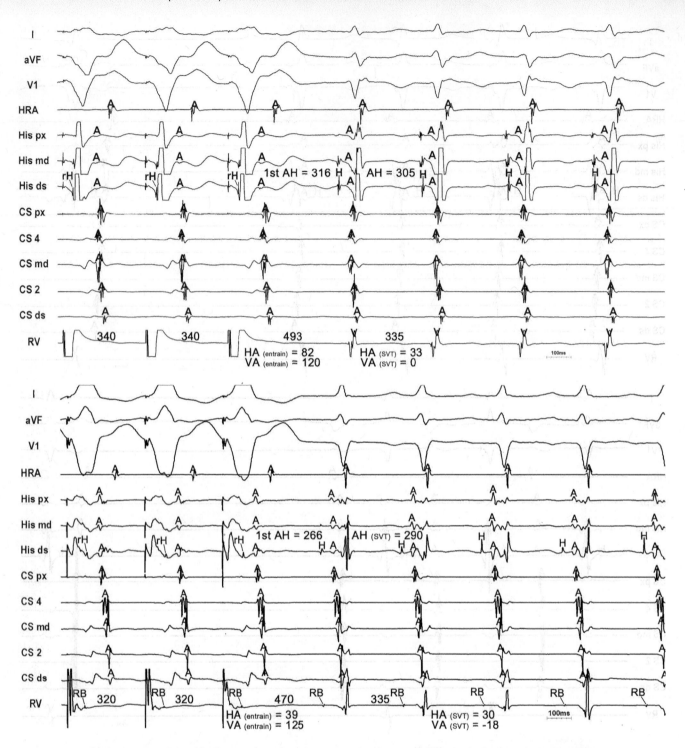

FIGURA 7-36 Encarrilamiento de una TRNAV típica desde el ápice (*arriba*) y la base (*abajo*) del VD, respectivamente. La respuesta al cese de la estimulación es «AV» (o AH). *Arriba*: IPE – LCT: 158 ms, IPEc: 147 ms, ΔHA: 49 ms, ΔVA: 120 ms. *Abajo*: IPE – LCT: 135 ms, IPEc: 159 ms, ΔHA: 9 ms, ΔVA: 143 ms (VA[SVT] es negativo, lo que descarta la TRAVo). El primer AH es paradójicamente 24 ms más corto porque la taquicardia se aceleró durante un ciclo después del encarrilamiento. Obsérvese que los potenciales retrógrados del haz de His preceden y siguen al electrograma ventricular local durante la estimulación apical y basal del VD, respectivamente. CS: seno coronario; ds: distal; *entrain*: encarrilamiento; HRA: aurícula derecha alta; md: medio; px: proximal; RB: potencial de rama derecha; rH: His retrógrado; RV: ventrículo derecho; SVT: taquicardia supraventricular.

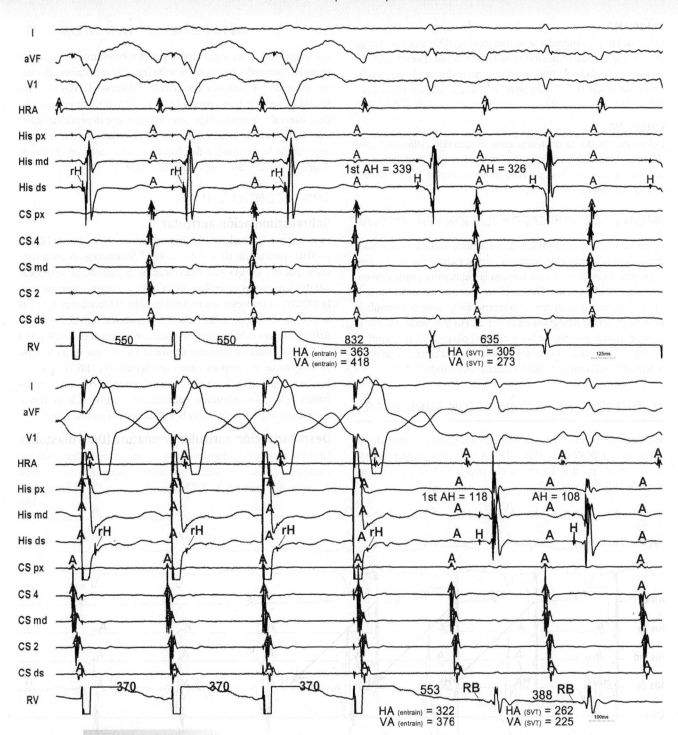

FIGURA 7-37 Encarrilamiento de la TRNAV atípica desde el ápice (*arriba*) y la base (*abajo*) del ventrículo derecho, respectivamente. La respuesta al cese de la estimulación es «AV» (o AH). *Arriba*: IPE – LCT: 197 ms, IPEc: 184 ms, ΔHA: 58 ms, ΔVA: 145 ms. *Abajo*: solo los dos últimos complejos de estimulación aceleran la aurícula hasta la longitud del ciclo de estimulación después de un intervalo VA largo. La capacidad de los dos primeros complejos estimulados para capturar de forma retrógrada el haz de His sin acelerar la aurícula hasta la longitud del ciclo de estimulación, por sí misma, argumenta en contra de una forma permanente de taquicardia reciprocante de la unión. IPE – LCT: 165 ms, IPEc: 155 ms, ΔHA: 60 ms, ΔVA: 151 ms. Obsérvese que los potenciales retrógrados del haz de His preceden y siguen al electrograma ventricular local durante la estimulación apical y basal del VD, respectivamente. CS: seno coronario; ds: distal; *entrain*: encarrilamiento; HRA: aurícula derecha alta; md: medio; px: proximal; RB: potencial de rama derecha; rH: His retrógrado; RV: ventrículo derecho; SVT: taquicardia supraventricular.

Valor ΔHA

El haz de His y las aurículas se activan secuencialmente sobre el nodo AV durante el encarrilamiento de la TRNAV desde el ventrículo (intervalo HA verdadero), pero simultáneamente durante la taquicardia (intervalo seudo-HA). Por lo tanto, el HA$_{(encarrilamiento)}$ > HA$_{(TRNAV)}$ o ΔHA = HA$_{(encarrilamiento)}$-HA$_{(TRNAV)}$ > 0 (*véanse* figs. 7-36 y 7-37).[43,44]

Valor ΔVA

Del mismo modo, la diferencia entre el intervalo estímulo-A (SA) durante el encarrilamiento de la TRNAV (intervalo verdadero) y el intervalo VA durante la taquicardia (seudointervalo) (ΔVA = SA-VA) es mayor de 85 ms (*véanse* figs. 7-36 y 7-37).[42]

INICIO DE LA SOBREESTIMULACIÓN VENTRICULAR

La taquicardia de complejo estrecho no siempre puede ser encarrilada debido a una terminación inducida por un estímulo repetido, pero identificar cuándo se altera o termina la taquicardia puede diferenciar una TRNAV de una TRAVo. El reinicio o la terminación de la TRNAV requiere que un complejo ventricular totalmente estimulado penetre de forma retrógrada en el haz de His y el nodo AV. Por lo tanto, el avance o retraso de la aurícula o el bloqueo VA con terminación de la taquicardia no pueden producirse en la zona de transición o dentro de un complejo QRS totalmente estimulado.[45,46]

MANIOBRAS DE ESTIMULACIÓN AURICULAR

Mientras que las maniobras de estimulación desde el ventrículo diferencian la TRNAV de la TRAVo/TA, las maniobras de estimulación en la aurícula pueden diferenciar aún más la TRNAV de la TA, así como la TRNAV de una TdU.

TRNAV CONTRA TA (CONEXIÓN VA O *VA LINKING*)

Los intervalos VA un latido después de la sobreestimulación auricular están conectados con la taquicardia (método convencional) o tras una estimulación auricular decreciente o diferencial: ΔVA < 10 ms para la TRNAV y > 10 ms para la TA. Para la TA, el VA no es un verdadero intervalo de conducción, sino un valor que depende del intervalo de retorno de la TA en el sitio de estimulación (que a su vez depende de la proximidad del sitio de estimulación con el sitio de origen de la TA) y del tiempo de conducción AV.[24,47-49]

TRNAV CONTRA TdU

Sobreestimulación auricular

La respuesta a la sobreestimulación auricular es «AHA» para la TRNAV y «AHH» para la TdU (figs. 7-38 a 7-40).[50] Sin embargo, mientras que las respuestas «AHA» son específicas de la TRNAV, las respuestas «AHH» son menos específicas de la TdU y pueden observarse con la TRNAV: *1*) respuesta seudo-AHH cuando AH (conducción VL) es mayor que AA (longitud del ciclo de estimulación auricular) y *2*) hay AHH verdadera debido a una respuesta anterógrada dual (VR y VL) (la sobreestimulación auricular detuvo la TRNAV, que luego se reinició después de una respuesta anterógrada dual o la TRNAV tiene una brecha excitable grande de modo que el punto de colisión entre los frentes de onda ortodrómico y antidrómico ocurre en la VL dando lugar a una respuesta anterógrada dual al cesar la estimulación).

Despolarización auricular prematura (DAP) diastólica

Las DAP acopladas tardíamente (con His en período refractario) que reinician (adelantan/retrasan) o terminan la taquicardia con bloqueo AV permiten descartar la TdU (figs. 7-41 y 7-42).[51-55] Una DAP

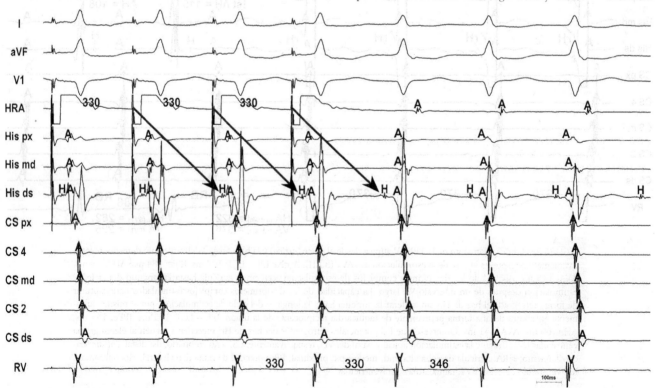

FIGURA 7-38 Respuesta «AHA» durante la sobreestimulación auricular (encarrilamiento) de una TRNAV típica. CS: seno coronario; ds: distal; HRA: aurícula derecha alta; md: medio; px: proximal; RV: ventrículo derecho.

(continúa en la p. 172)

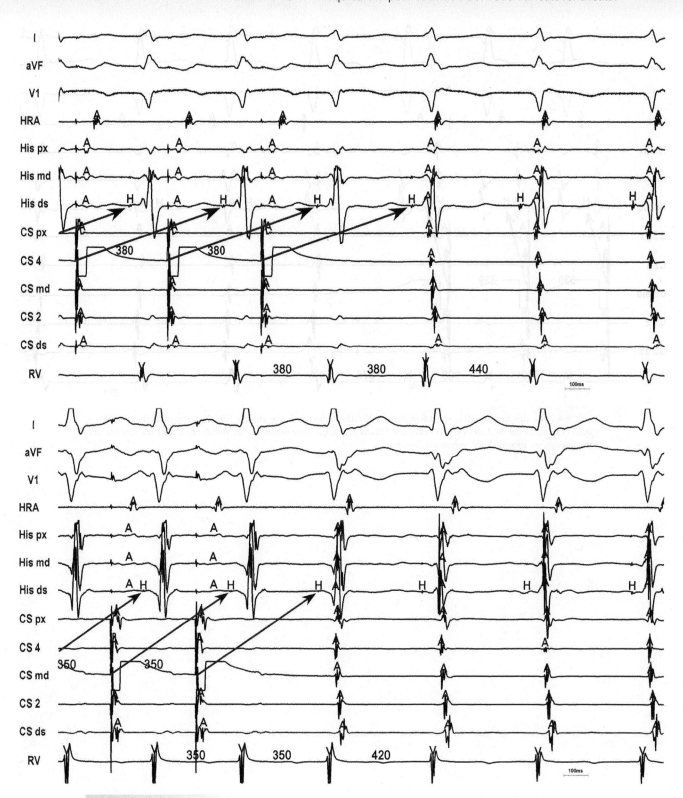

FIGURA 7-39 Respuestas seudo «AHH» durante la estimulación auricular (encarrilamiento) de una TRNAV típica. Se trata de una verdadera respuesta AHA con un patrón «AHH» resultante de una conducción VL marcadamente prolongada. CS: seno coronario; ds: distal; HRA: aurícula derecha alta; md: medio; px: proximal; RV: ventrículo derecho.

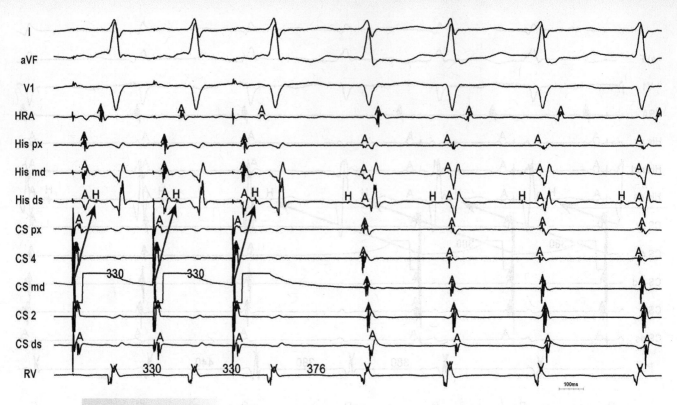

FIGURA 7-40 Respuesta «AHH» verdadera durante la estimulación auricular en una TdU. Una posibilidad alternativa es una respuesta nodal AV dual (VR y VL) con una TRNAV típica. CS: seno coronario; ds: distal; HRA: aurícula derecha alta; md: medio; px: proximal; RV: ventrículo derecho.

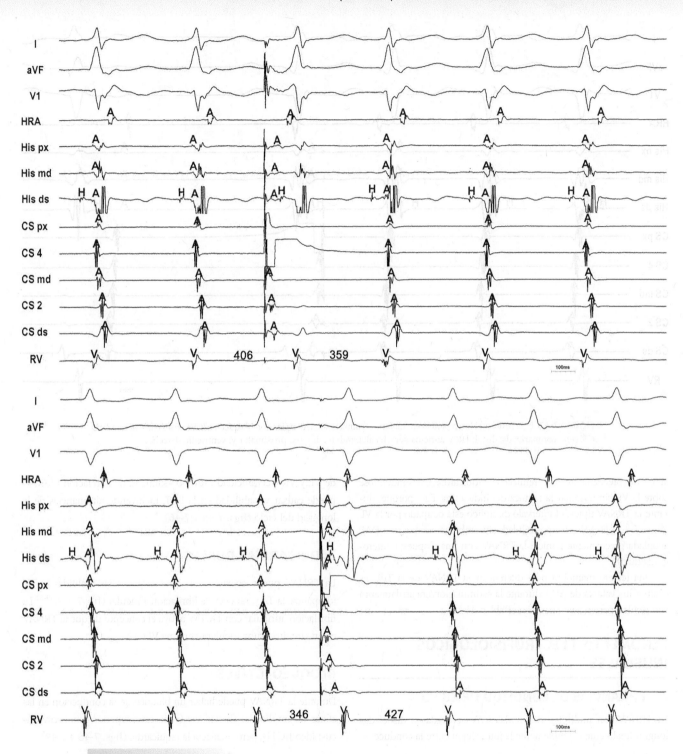

FIGURA 7-41 Las DAP con His en período refractario adelantan (*arriba*) y retrasan (*abajo*) el haz de His durante una TRNAV típica. Tales hallazgos excluyen una TdU. CS: seno coronario; ds: distal; HRA: aurícula derecha alta; md: medio; px: proximal; RV: ventrículo derecho.

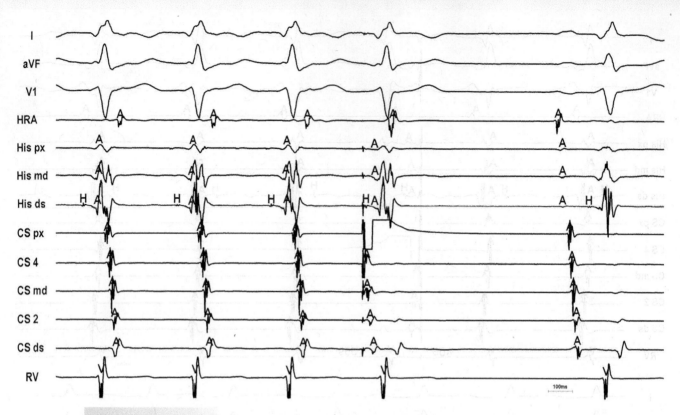

FIGURA 7-42 Una DAP con His en período refractario termina la TRNAV típica con bloqueo en la VL. Esto excluye una TdU. CS: seno coronario; ds: distal; HRA: aurícula derecha alta; md: medio; px: proximal; RV: ventrículo derecho.

acoplada precozmente que reinicia la taquicardia transmitiéndose sobre la VR sin terminar la taquicardia indica una TdU porque, durante la TRNAV típica, el intervalo diastólico está ocupado por la VL (figs. 7-43 y 7-44) (otra posibilidad, sin embargo, es que una DAP acoplada precozmente reinicie la TRNAV con una respuesta anterógrada dual).[52-54]

Una tercera maniobra para diferenciar la TRNAV de la TdU es evaluar los valores de ΔHA durante la estimulación/encarrilamiento ventricular, pero no está tan bien establecida.[56,57]

FENÓMENOS ELECTROFISIOLÓGICOS INUSUALES

ALTERNANCIAS DE LONGITUD DE CICLO

La TRNAV con múltiples vías nodales AV separadas o disociadas longitudinalmente o simplemente la interacción entre la conducción de VL y VR (reciprocidad PR/RP o «santidad de la relación PR/RP») puede causar variabilidad en la LCT, incluyendo alternancias de la longitud del ciclo (figs. 7-45 y 7-46).[58]

TAQUICARDIAS DUALES

La TRNAV puede coexistir con otras taquicardias incluidas la TV idiopática, la TA y, rara vez, la fibrilación auricular (fig. 7-47).[59-62] La fibrilación auricular con TRNAV apoya el concepto de que la TRNAV es un circuito «subauricular» con una VFCS.

BLOQUEO ICT/VCS

Durante la TRNAV puede haber un bloqueo de la conducción en las zonas no implicadas (*bystander*) (vena cava superior, istmo cavotricuspídeo [ICT]), pero no afecta la taquicardia (figs. 7-48 y 7-49).

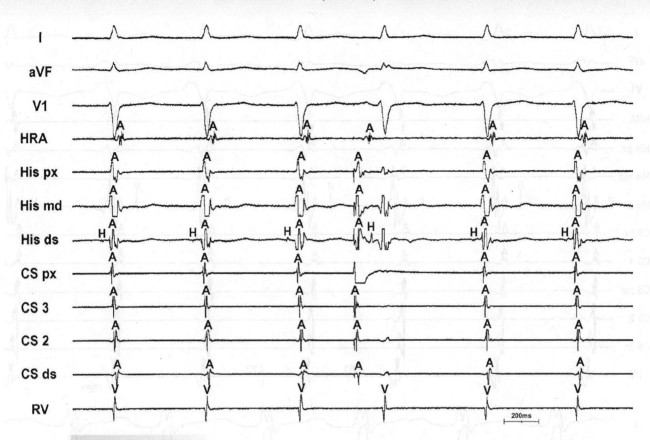

FIGURA 7-43 Una DAP temprana se transmite sobre la VR y recicla la TdU. Una posibilidad alternativa es una DAP precoz que se transmite con una respuesta nodal AV dual (VR y VL) reiniciando la TRNAV típica. CS: seno coronario; ds: distal; HRA: aurícula derecha alta; md: medio; px: proximal; RV: ventrículo derecho.

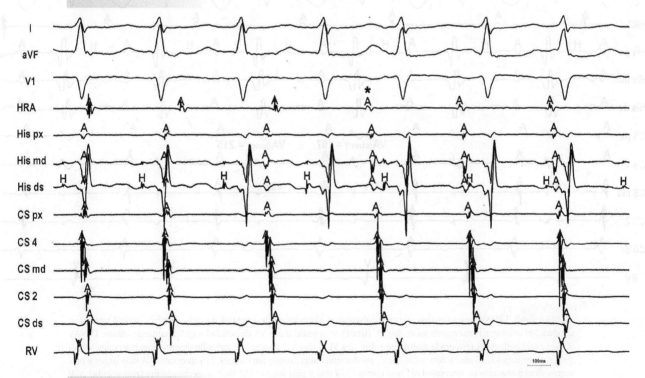

FIGURA 7-44 TdU con UA con fenómeno de Wenckebach. Los intervalos HA se prolongan hasta que ocurre el bloqueo, lo que permite la aparición del ritmo sinusal, cuyo primer latido (*asterisco*) conduce por la VR y reinicia la TdU. La ausencia de conducción UA posterior es resultado de la refractariedad auricular o de la VR durante el ritmo sinusal superpuesto. Otra posibilidad es una TRNAV típica con bloqueo de Wenckebachde la VFCS. El primer complejo sinusal se transmite con respuesta dual nodal AV (VR y VL) durante la TRNAV. CS: seno coronario; HRA: aurícula derecha alta; RV: ventrículo derecho.

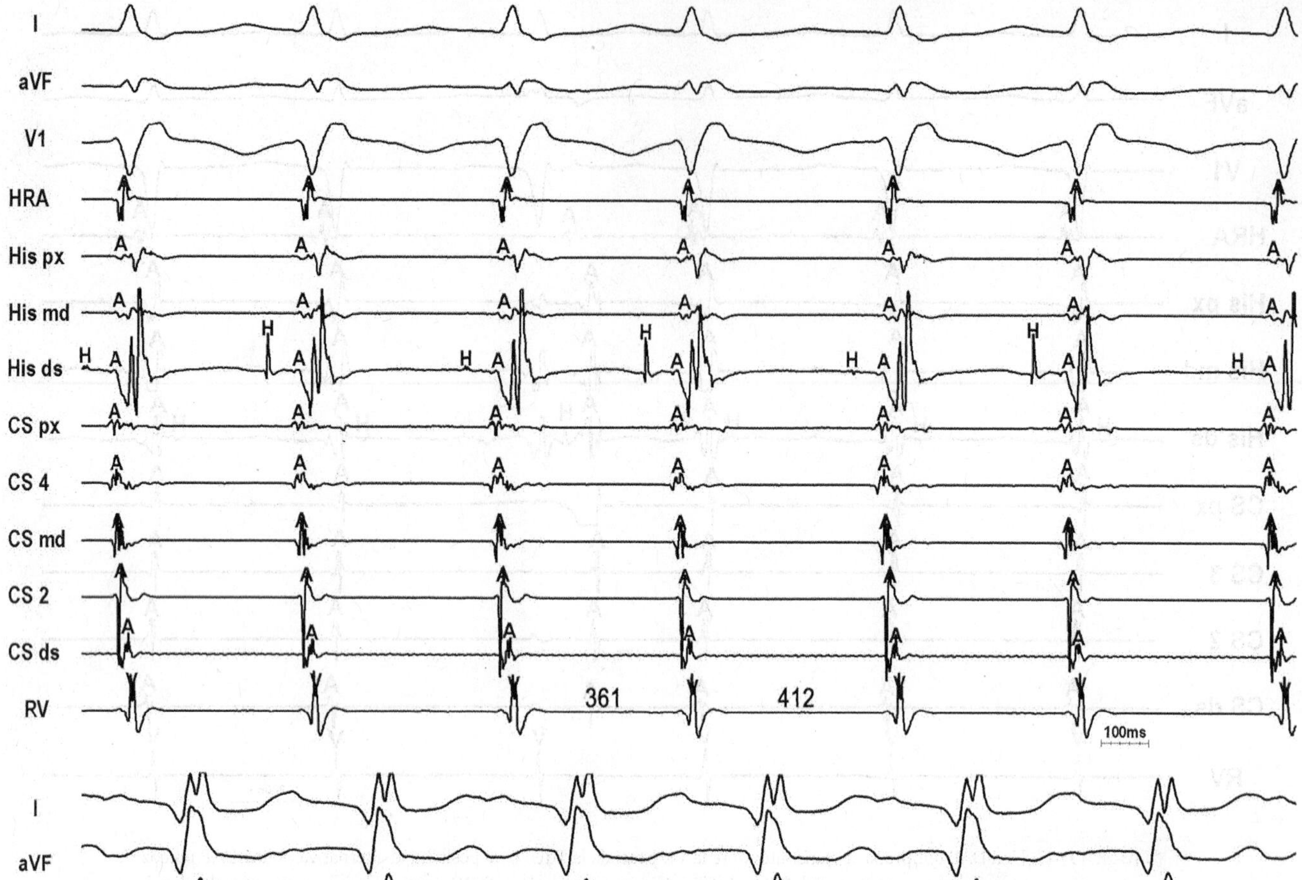

FIGURA 7-45 TRNAV típica (*arriba*) y atípica (*abajo*) con alternancias de longitud de ciclo. *Arriba*: TRNAV típica con conducción anterógrada alternante sobre dos VL (lenta y más lenta) o una VL disociada longitudinalmente. *Abajo*: TRNAV atípica con conducción retrógrada alternante sobre dos VL o una VL disociada longitudinalmente. Los intervalos VA alternan entre largos (215 ms) y cortos (167 ms), produciendo alternancias auriculares. Los intervalos VA más largos y más cortos vienen seguidos de intervalos AH más cortos (119 ms) y más largos (151 ms), respectivamente (reciprocidad AH/HA), de modo que la alternancia ventricular es menos prominente (VV corto/largo: 392 ms/408 ms). CS: seno coronario; ds: distal; HRA: aurícula derecha alta; md: medio; px: proximal; RV: ventrículo derecho; VA(short): VA(corto); VA(long): VA(largo).

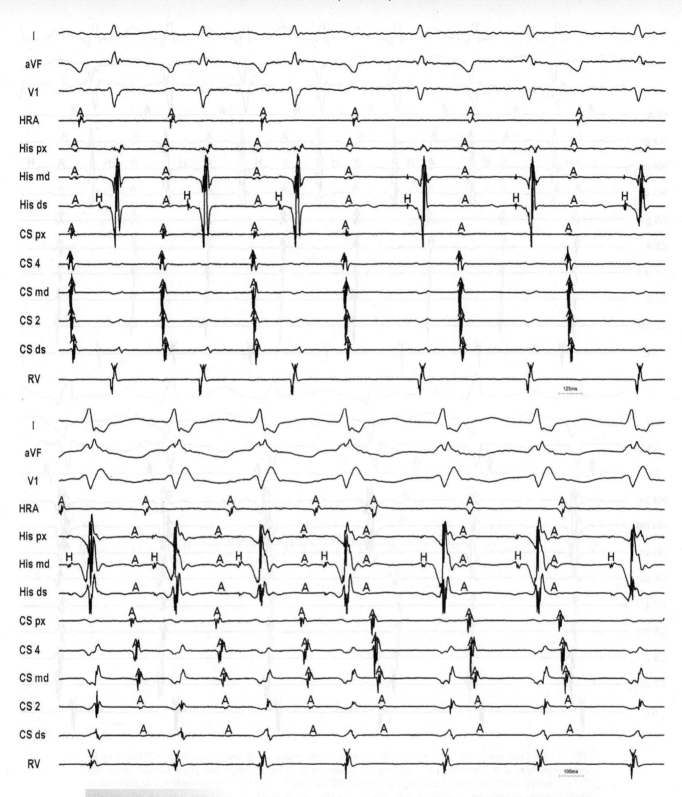

FIGURA 7-46 Fisiología del nodo AV triple. *Arriba*: la TRNAV atípica (rápida-lenta) pasa bruscamente a una TRNAV más lenta (lenta-lenta) sin cambio en el patrón de activación auricular retrógrado (VL): una retrógrada (VL) y dos anterógradas (VR y VL diferentes). Téngase en cuenta la reciprocidad PR/RP. *Abajo*: la TRNAV atípica (rápida-lenta) pasa bruscamente a una TRNAV más lenta (lenta-«superior» lenta). La activación auricular retrógrada pasa de ser más precoz en el tabique posterior (VL en el *ostium* del seno coronario) al tabique anterior (VL «superior» en el haz de His). Es posible que la VL retrógrada para la TRNAV rápida-lenta sea la VL anterógrada para la TRNAV lenta «superior». CS: seno coronario; ds: distal; HRA: aurícula derecha alta; md: medio; px: proximal; RV: ventrículo derecho.

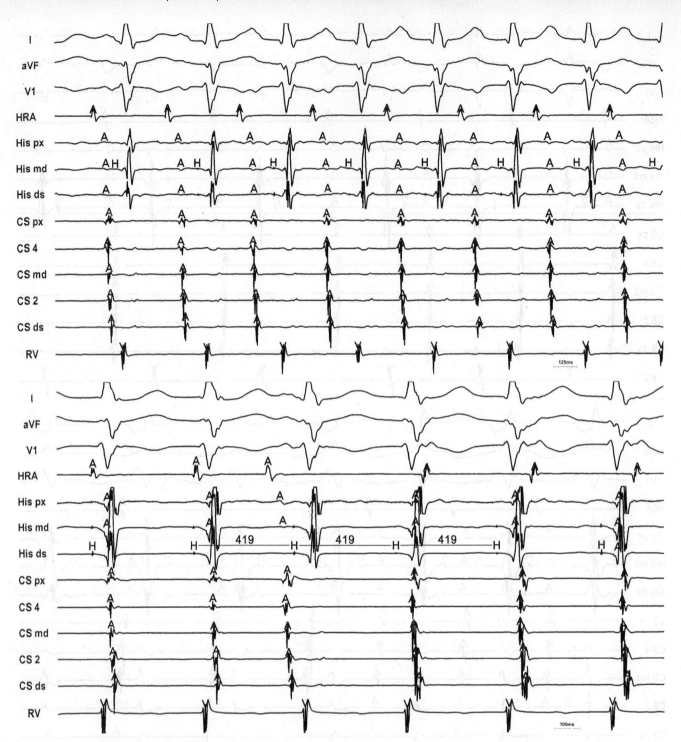

FIGURA 7-47 Taquicardia doble (TA derecha y TRNAV típica). *Arriba:* transición de una taquicardia con RP largo a un RP corto porque la aurícula (controlada por la TA) late más rápido que el ventrículo (controlado por la TRNAV). *Abajo:* una DAP espontánea con His en período refractario no afecta la TRNAV pero termina la TA, permitiendo que se manifieste la activación auricular retrógrada desde la VR. Esto indica que el bloqueo UA en el trazo superior se debió a la refractariedad fisiológica de la aurícula o de la VFCS debido a la TA superpuesta (seudobloqueo UA en lugar de verdadero bloqueo UA). CS: seno coronario; ds: distal; HRA: aurícula derecha alta; md: medio; px: proximal; RV: ventrículo derecho.

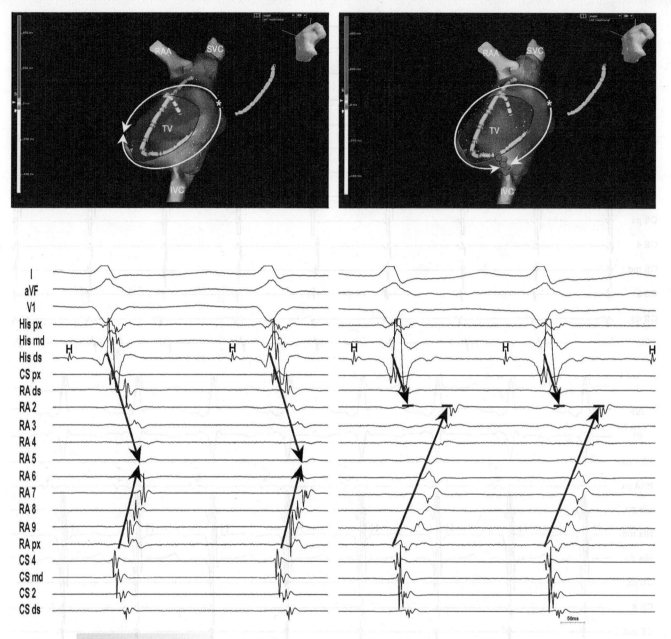

FIGURA 7-48 TRNAV típica sin (*izquierda*) y con (*derecha*) bloqueo del ICT. Durante la taquicardia, el sitio de activación auricular más temprano es el tabique anterior (*asterisco*). CS: seno coronario; ds: distal; IVC: vena cava inferior; md: medio; px: proximal; RA: aurícula derecha; RAA: orejuela auricular derecha; SVC: vena cava superior; TV: válvula tricúspide.

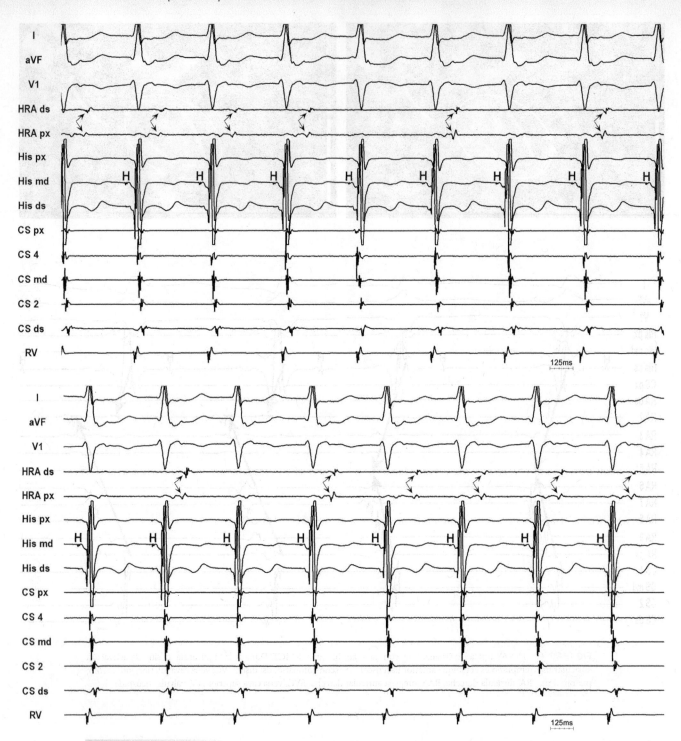

FIGURA 7-49 TRNAV típica con bloqueo transitorio 2:1 a la VCS. Las *flechas* indican potenciales de la VCS. CS: seno coronario; ds: distal; HRA: aurícula derecha alta; md: medio; px: proximal; RV: ventrículo derecho.

REFERENCIAS

1. Moe GK, Preston JB, Burlington H. Physiologic evidence for a dual A-V transmission system. Circ Res 1956;4:357–375.
2. Anselme F, Papageorgiou P, Monahan K, et al. Presence and significance of the left atrionodal connection during atrioventricular nodal reentrant tachycardia. Am J Cardiol 1999;83:1530–1536.
3. Fisch C, Knoebel S. Dual atrioventricular conduction. In: Fisch C, Knoebel S, eds. Electrocardiography of Clinical Arrhythmias. Armonk, NY: Futura Publishing Company, 2000:345–356.
4. Itagaki T, Ohnishi Y, Inoue T, Yokoyama M. Linking phenomenon in dual atrioventricular nodal pathways. Jpn Circ J 2001;65:937–940.
5. Fisch C, Steinmetz EF. Supernormal phase of atrioventricular (A-V) conduction due to potassium. A-V alternans with first-degree A-V block. Am Heart J 1961;62:211–220.
6. Csapo G. Paroxysmal nonreentrant tachycardia due to simultaneous conduction in dual atrioventricular nodal pathways. Am J Cardiol 1979;43:1033–1045.
7. Massumi RA. Interpolated His bundle extrasystoles. An unusual cause of tachycardia. Am J Med 1970;49:265–270.
8. Gaba D, Pavri BB, Greenspon AJ, Ho RT. Dual antegrade response tachycardia induced cardiomyopathy. Pacing Clin Electrophysiol 2004;27:533–536.

9. Lin FC, Yeh SJ, Wu D. Determinants of simultaneous fast and slow pathway conduction in patients with dual atrioventricular nodal pathways. Am Heart J 1985;109:963–970.

10. Wang NC. Dual atrioventricular nodal nonreentrant tachycardia: a systematic review. Pacing Clin Electrophysiol 2011;34:1671–1681.

11. Morris KE, Steinberg LA, Prystowsky EN, Padanilam BJ. Premature beats and unexpected heart block: an unusual mechanism confirmed by ablation. Circ Arrhythm Electrophysiol 2012;5:e44–e45.

12. Otomo K, Wang Z, Lazzara R, Jackman W. Atrioventricular nodal reentrant tachycardia: electrophysiological characteristics of four forms and implications for the reentrant circuit. In: Zipes D, Jalife J, eds. Cardiac Electrophysiology: From Cell to Bedside. 3rd ed. Philadelphia, PA: WB Saunders Company, 2000:504–521.

13. Baker JH II, Plumb VJ, Epstein AE, Kay GN. PR/RR interval ratio during rapid atrial pacing: a simple method for confirming the presence of slow AV nodal pathway conduction. J Cardiovasc Electrophysiol 1996;7:287–294.

14. Katritsis DG, Camm AJ. Atrioventricular nodal reentrant tachycardia. Circulation 2010;122:831–840.

15. Hwang C, Martin DJ, Goodman JS, et al. Atypical atrioventricular node reciprocating tachycardia masquerading as tachycardia using a left-sided accessory pathway. J Am Coll Cardiol 1997;30:218–225.

16. Kaneko Y, Naito S, Okishige K, et al. Atypical fast-slow atrioventricular nodal reentrant tachycardia incorporating a "superior" slow pathway: a distinct supraventricular tachyarrhythmia. Circulation 2016;133:114–123.

17. Josephson M, Kastor J. Paroxysmal supraventricular tachycardia: is the atrium a necessary link? Circulation 1976;54:430–435.

18. Miller J, Rosenthal M, Vassallo J, Josephson M. Atrioventricular nodal reentrant tachycardia: studies on upper and lower 'common pathways.' Circulation 1987;75:930–940.

19. DiMarco J, Sellers T, Belardinelli L. Paroxysmal supraventricular tachycardia with Wenckebach block: evidence for reentry within the upper portion of the atrioventricular node. J Am Coll Cardiol 1984;3:1551–1555.

20. Hariman R, Chen C, Caracta A, Damato A. Evidence that AV nodal re-entrant tachycardia does not require participation of the entire AV node. Pacing Clin Electrophysiol 1983;6:1252–1257.

21. Wellens H, Wesdorp J, Düren D, Lie K. Second degree block during reciprocal atrioventricular nodal tachycardia. Circulation 1976;4:595–599.

22. Willems S, Shenasa M, Borggrefe M, et al. Atrioventricular nodal reentry tachycardia: electrophysiologic comparisons in patients with and without 2:1 infra-His block. Clin Cardiol 1993;16:883–888.

23. Benditt D, Pritchett E, Smith W, Gallagher J. Ventriculoatrial intervals: diagnostic use in paroxysmal supraventricular tachycardia. Ann Intern Med 1979;91:161–166.

24. Knight BP, Ebinger M, Oral H, et al. Diagnostic value of tachycardia features and pacing maneuvers during paroxysmal supraventricular tachycardia. J Am Coll Cardiol 2000;36:574–582.

25. Amat-y-Leon F, Dhingra R, Wu D, Denes P, Wyndham C, Rosen K. Catheter mapping of retrograde atrial activation. Observations during ventricular pacing and AV nodal re-entrant paroxysmal tachycardia. Br Heart J 1976;38:355–362.

26. Ravindran BK, Pavri BB, Greenspon AJ, Ho RT. Tachycardia during bradycardia: what is the mechanism? J Cardiovasc Electrophysiol 2003;14(8):894–896.

27. Das M, Gizurarson S, Roshan J, Nair K. Spontaneous ECG observations during an incessant long RP tachycardia—what is the tachycardia mechanism? Heart Rhythm 2014;11:325–327.

28. Barold HS, Newman M, Flanagan M, Barold SS. Two-to-one bundle branch block during atrioventricular nodal reentrant tachycardia: what is the mechanism? Heart Rhythm 2007;4:371–373.

29. Goldreyer B, Damato A. The essential role of atrioventricular conduction delay in the initiation of paroxysmal supraventricular tachycardia. Circulation 1971;43:679–687.

30. Miles W, Yee R, Klein G, Zipes D, Prystowsky E. The preexcitation index: an aid in determining the mechanism of supraventricular tachycardia and localizing accessory pathways. Circulation 1986;74:493–500.

31. Ho RT, Frisch DR, Pavri BB, Levi SA, Greenspon AJ. Electrophysiological features differentiating the atypical atrioventricular node-dependent long RP supraventricular tachycardias. Circ Arrhythm Electrophysiol 2013;6:597–605.

32. Ho RT, Fischman DL. Entrainment versus resetting of a long RP tachycardia: what is the diagnosis? Heart Rhythm 2012;9:312–314.

33. Ho RT, Levi SA. An atypical long RP tachycardia—what is the mechanism? Heart Rhythm 2013;10:1089–1090.

34. Ho RT, Kenia AS, Chhabra SK. Resetting and termination of a short RP tachycardia: what is the mechanism? Heart Rhythm 2013;10:1927–1929.

35. Ho RT. Unusual termination of a short RP tachycardia: what is the mechanism? Heart Rhythm 2017;14:935–937.

36. Knight B, Zivin A, Souza J, et al. A technique for the rapid diagnosis of atrial tachycardia in the electrophysiology laboratory. J Am Coll Cardiol 1999;33:775–781.

37. Kaneko Y, Nakajima T, Irie T, Iizuka T, Tamura S, Kurabayashi M. Atrial and ventricular activation sequence after ventricular induction/entrainment pacing during fast-slow atrioventricular nodal reentrant tachycardia: new insight into the use of V-A-A-V for the differential diagnosis of supraventricular tachycardia. Heart Rhythm 2017;14:1615–1622.

38. Kaneko Y, Nakajima T, Irie T, Kato T, Iijima T, Kurabayashi M. Long RP' tachycardia with an initial A-A-V activation sequence: what is the mechanism? J Cardiovasc Electrophysiol 2011;22:945–947.

39. Vijayaraman P, Lee BP, Kalahasty G, Wood MA, Ellenbogen KA. Reanalysis of the "pseudo A-A-V" response to ventricular entrainment of supraventricular tachycardia: importance of His-bundle timing. J Cardiovasc Electrophysiol 2006;17:25–28.

40. Vijayaraman P, Kok LC, Rhee B, Ellenbogen KA. Wide complex tachycardia: what is the mechanism? Heart Rhythm 2005;2:107–109.

41. Crawford TC, Morady F, Pelosi F Jr. A long R-P paroxysmal supraventricular tachycardia: what is the mechanism? Heart Rhythm 2007;4:1364–1365.

42. Michaud GF, Tada H, Chough S, et al. Differentiation of atypical atrioventricular node re-entrant tachycardia from orthodromic reciprocating tachycardia using a septal accessory pathway by the response to ventricular pacing. J Am Coll Cardiol 2001;38:1163–1167.

43. Ho RT, Mark GE, Rhim ES, Pavri BB, Greenspon AJ. Differentiating atrioventricular nodal reentrant tachycardia from atrioventricular reentrant tachycardia by ΔHA values during entrainment from the ventricle. Heart Rhythm 2008;5:83–88.

44. Mark GE, Rhim ES, Pavri BB, Greenspon AJ, Ho RT. Differentiation of atrio-ventricular nodal reentrant tachycardia from orthodromic atrio-ventricular reentrant tachycardia by ΔHA intervals during entrainment from the ventricle [abstract]. Heart Rhythm 2006;3:S321.

45. AlMahameed ST, Buxton AE, Michaud GF. New criteria during right ventricular pacing to determine the mechanism of supraventricular tachycardia. Circ Arrhythm Electrophysiol 2010;3:578–584.

46. Dandamudi G, Mokabberi R, Assal C, et al. A novel approach to differentiating orthodromic reciprocating tachycardia from atrioventricular nodal reentrant tachycardia. Heart Rhythm 2010;7:1326–1329.

47. Kadish AH, Morady F. The response of paroxysmal supraventricular tachycardia to overdrive atrial and ventricular pacing: can it help determine the tachycardia mechanism? J Cardiovasc Electrophysiol 1993;4:239–252.

48. Maruyama M, Kobayashi Y, Miyauchi Y, et al. The VA relationship after differential atrial overdrive pacing: a novel tool for the diagnosis of atrial tachycardia in the electrophysiologic laboratory. J Cardiovasc Electrophysiol 2007;18:1127–1133.

49. Sarkozy A, Richter S, Chierchia G, et al. A novel pacing manoeuvre to diagnose atrial tachycardia. Europace 2008;10:459–466.

50. Fan R, Tardos JG, Almasry I, Barbera S, Rashba EJ, Iwai S. Novel use of atrial overdrive pacing to rapidly differentiate junctional tachycardia from atrioventricular nodal reentrant tachycardia. Heart Rhythm 2011;8:840–844.

51. Padanilam BJ, Manfredi JA, Steinberg LA, Olson JA, Fogel RI, Prystowsky EN. Differentiating junctional tachycardia and atrioventricular node re-entry tachycardia based on response to atrial extrastimulus pacing. J Am Coll Cardiol 2008;52:1711–1717.

52. Ho RT, Pietrasik G, Greenspon AJ. A narrow complex tachycardia with intermittent atrioventricular dissociation: what is the mechanism? Heart Rhythm 2014;11(11):2116–2119.

53. Chen H, Shehata M, Cingolani E, Chugh SS, Chen M, Wang X. Differentiating atrioventricular nodal re-entrant tachycardia from junctional tachycardia: conflicting responses? Circ Arrhythm Electrophysiol 2015;8:232–235.

54. Roberts-Thomson KC, Seiler J, Steven D, et al. Short AV response to atrial extrastimuli during narrow complex tachycardia: what is the mechanism? J Cardiovasc Electrophysiol 2009;20:946–948.

55. Boonyapisit W, Chalfoun N, Morady F, Jongnarangsin K. Supraventricular tachycardia with simultaneous atrial and ventricular activation: what is the mechanism? Heart Rhythm 2008;5:622–623.

56. Srivathsan K, Gami AS, Barrett R, Monahan K, Packer DL, Asirvatham SJ. Differentiating atrioventricular nodal reentrant tachycardia from junctional tachycardia: novel application of the delta H-A interval. J Cardiovasc Electrophysiol 2008;19:1–6.

57. Luebbert J, Greenspon AJ, Pavri BB, Frisch DR, Ho RT. Do ΔHA values differentiate slow-fast atrio-ventricular nodal reentrant tachycardia from automatic junctional tachycardia arising from the slow pathway of the AV node. Heart Rhythm 2011;8:S302.

58. Buch E, Tung R, Shehata M, Shivkumar K. Alternating cycle length during supraventricular tachycardia: what is the mechanism? J Cardiovasc Electrophysiol 2009;20:1071–1073.

59. Ho RT, Idris S, Joshi N, Mehrotra P. A narrow complex tachycardia with varying RP intervals: what is the mechanism? Heart Rhythm 2015;12:1878–1881.

60. Saluja D, Beauregard L, Patel A, Coromilas J. The simultaneous presence of sustained atrial fibrillation and atrioventricular nodal reentrant tachycardia. Heart Rhythm 2015;12:229–233.

61. Richter S, Brugada P. Atrioventricular nodal reentry: the atrium is not a necessary link. J Cardiovasc Electrophysiol 2009;20:697–698.

62. Chen J, Josephson ME. Atrioventricular nodal tachycardia occurring during atrial fibrillation. J Cardiovasc Electrophysiol 2000;11:812–815.

8

Ablación de la taquicardia por reentrada del nodo auriculoventricular

El objetivo de este capítulo es:

1. Describir la anatomía del nodo AV y sus abordajes auriculares (VL y VR).
2. Analizar la técnica de ablación de la VL.
3. Definir los criterios de valoración para la ablación de la TRNAV.

ANATOMÍA DEL NODO AV

El nodo AV compacto y sus estructuras perinodales se encuentran dentro del triángulo de Koch, que está delimitado por: *1)* el tendón de Todaro, *2)* la valva septal de la válvula tricúspide y *3)* el *ostium* del seno coronario (SC), que constituye la base del triángulo.[9,10] El cuerpo fibroso central y el haz de His penetrante se encuentran en el ápice del triángulo. El nodo AV compacto está situado a lo largo del tabique (*septum*) interauricular derecho, por detrás y por debajo del haz de His y por encima del *ostium* del SC. La VL (prolongación inferior derecha) se localiza a nivel del *ostium* del SC, mientras que la VR (prolongaciones superiores) se sitúa encima del haz de His, por encima del tendón de Todaro y fuera del triángulo de Koch.[11] Las entradas auriculonodales izquierdas (prolongaciones inferiores izquierdas, entradas inferolaterales) discurren a lo largo del SC.

ABLACIÓN DE LA VÍA LENTA (EXTENSIÓN INFERIOR DERECHA)

Los catéteres del haz de His y del SC colocados correctamente son puntos de referencia útiles para identificar el triángulo de Koch y el haz de His durante la ablación. Sin embargo, el catéter del haz de His no define la ubicación completa de dicho haz, y el mapeo (cartografía) electroanatómico del haz de His (nube del haz de His) identifica sitios adicionales que deben evitarse durante la ablación. Además, el catéter del SC colocado desde la vena femoral en comparación con la vena yugular interna perfila el SC de forma diferente (techo frente a piso del SC, respectivamente).

El intervalo PR basal debe analizarse antes de la ablación. Aunque la ablación de la VL puede tener éxito en los pacientes con bloqueo AV de primer grado, la prolongación del PR (en especial > 300 ms) su-

giere una conducción deficiente o ausente de la VR, en la que la ablación de la VR puede causar un bloqueo AV agudo o tardío.[12-14]

MAPEO DEL RITMO SINUSAL DE LAS VÍAS LENTAS

La ablación anatómica de la VL dirigida a la prolongación inferior derecha trata la mayoría de las TRNAV (lenta-rápida, rápida-lenta, lenta-lenta e incluso TRNAV que utilizan entradas auriculonodales izquierdas).[15,16] El catéter de ablación se introduce a través de la válvula tricúspide en el ventrículo derecho. Con una rotación en el sentido horario, se tracciona lentamente hacia atrás a lo largo del tabique posterior hasta que se registra un pequeño electrograma auricular y un gran electrograma ventricular inferior al haz de His y ligeramente anterior al *ostium* del SC. Los criterios de localización de la VL son *1)* un electrograma auricular de baja amplitud (campo lejano), *2)* un potencial de VL tardío, agudo y de alta frecuencia (campo cercano), *3)* un electrograma ventricular de moderado a grande (relación AV ≤ 0.5) y *4)* un potencial del haz de His ausente (figs. 8-1 a 8-6).[1,2] Sin embargo, pueden encontrarse potenciales agudos de «tipo VL» en múltiples localizaciones diferentes dentro del triángulo de Koch.[17] En ausencia de un potencial VL discreto, la señal auricular suele ser un electrograma multicomponente de baja amplitud. Dado que el nodo AV compacto se encuentra detrás y debajo del haz de His, el techo del SC y los sitios con electrogramas auriculares grandes deben evitarse para la ablación.

MAPEO RETRÓGRADO DE LA VÍA LENTA

La VL también puede ser mapeada cuando se conduce de forma retrógrada durante la estimulación ventricular o la TRNAV atípica (rápida-lenta, lenta-lenta) identificando el sitio más temprano de activación auricular (figs. 8-7 a 8-10). Debido a que la conducción

(continúa en la p. 191)

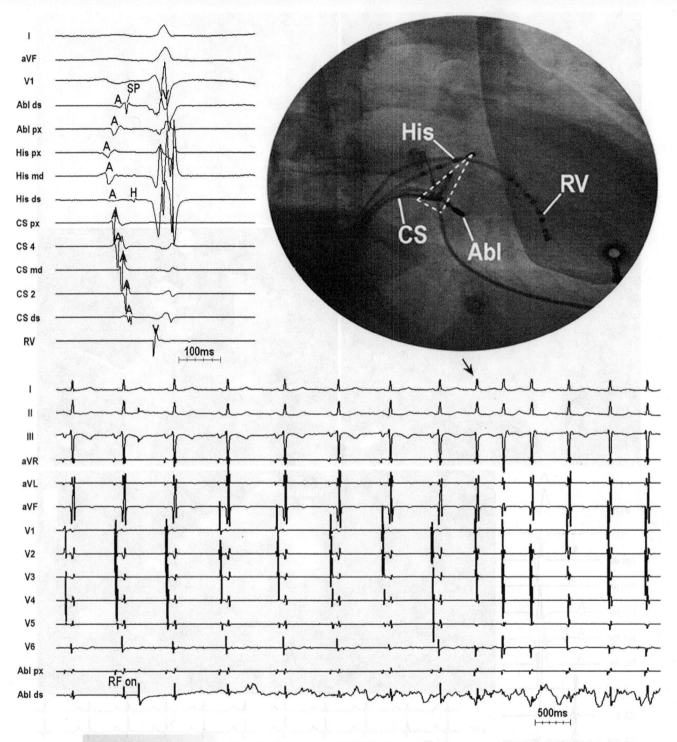

FIGURA 8-1 Ablación de la VL del nodo AV (ritmo sinusal [RSN]). El catéter de ablación se coloca a lo largo del tabique posterior, donde registra un electrograma auricular de baja amplitud (campo lejano) seguido de un potencial de VL de alta frecuencia (campo cercano). El electrograma ventricular es amplio y no hay signos del haz de His. La aplicación de energía de radiofrecuencia causa una taquicardia de la unión (*flecha*) en la que se conserva la conducción de la unión a la aurícula (UA). Las líneas discontinuas indican el triángulo de Koch. Abl: ablación; CS: seno coronario; ds: distal; md: medio; px: proximal; *RF on*: radiofrecuencia encendida; RV: ventrículo derecho; SP: vía lenta.

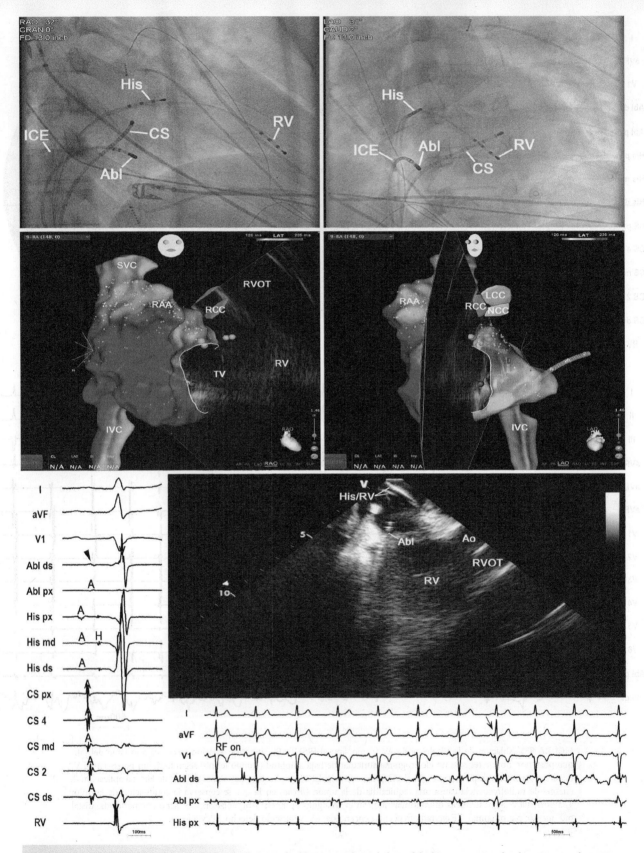

FIGURA 8-2 Ablación de la VL del nodo AV (RSN). El catéter de ablación se coloca a lo largo del tabique posterior, donde registra un electrograma auricular de baja amplitud (*punta de flecha*) y un electrograma ventricular amplio. No hay signos del haz de His. El sitio de activación auricular más temprano durante la TRNAV típica (*rojo*) es a lo largo del tabique anterior (región del haz de His). La aplicación de energía de radiofrecuencia en el tabique posterior (región del *ostium* del seno coronario) provoca un ritmo de la unión lento (*flecha*). Las *marcas amarillas* muestran los sitios del haz de His. Abl: ablación; CS: seno coronario; ds: distal; ICE: ecocardiografía intracardíaca; IVC: vena cava inferior; LCC: cúspide coronaria izquierda; md: medio; NCC: cúspide no coronaria; px: proximal; RAA: orejuela auricular derecha; RCC: cúspide coronaria derecha; *RF on*: radio-frecuencia encendida; RV: ventrículo derecho; RVOT: infundíbulo (tracto de salida) del ventrículo derecho ; SP: vía lenta; SVC: vena cava superior; TV: válvula tricúspide.

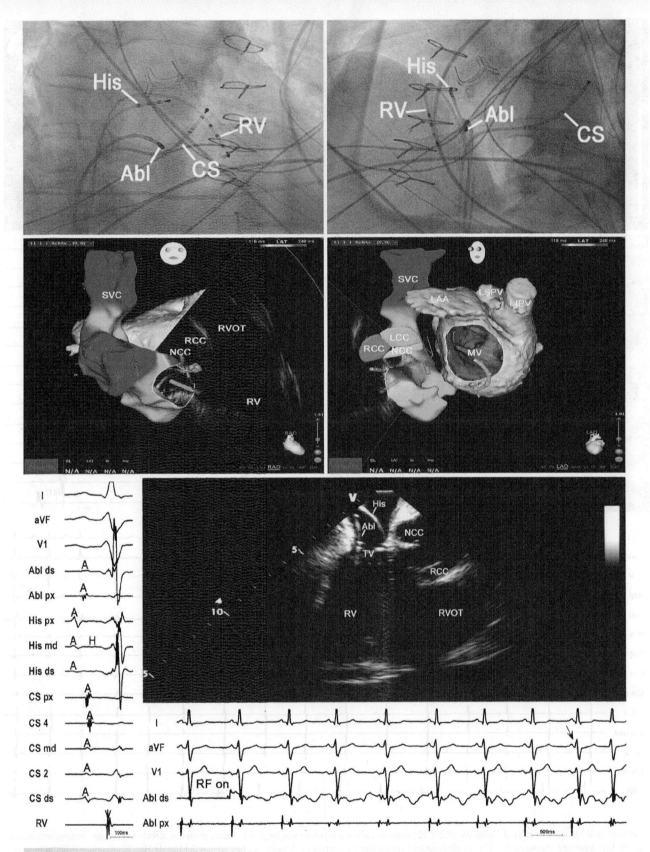

FIGURA 8-3 Ablación de la VL del nodo AV (RSN). El catéter de ablación se coloca a lo largo del tabique posterior, donde registra un electrograma auricular de baja amplitud y un electrograma ventricular de gran amplitud. No hay signos del haz de His. El sitio de activación auricular más temprano durante la TRNAV típica (*rojo*) es a lo largo del tabique anterior (región del haz de His). La aplicación de energía de radiofrecuencia en el tabique posterior (región del *ostium* del seno coronario) causa un ritmo de la unión (*flecha*) con conducción UA. Las *marcas amarillas* muestran los sitios del haz de His. Abl: ablación; CS: seno coronario; ds: distal; LCC: cúspide coronaria izquierda; LIPV: vena pulmonar inferior izquierda; LSPV: vena pulmonar superior izquierda; md: medio; MV: válvula mitral; NCC: cúspide no coronaria; px: proximal; RCC: cúspide coronaria derecha; *RF on*: radiofrecuencia encendida; RV: ventrículo derecho; RVOT: infundíbulo (tracto de salida) del ventrículo derecho; SVC: vena cava superior; TV: válvula tricúspide.

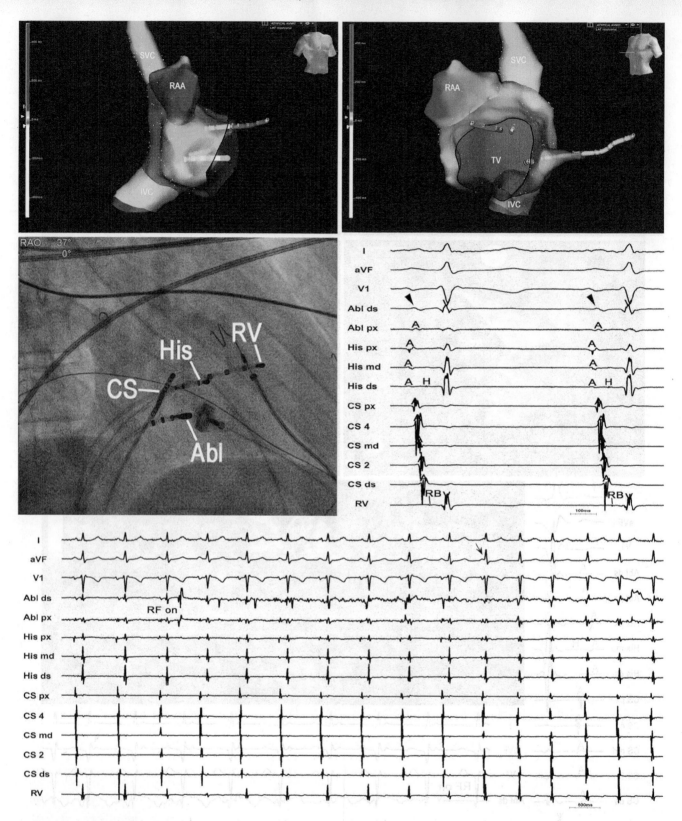

FIGURA 8-4 Ablación de la VL del nodo AV (RSN). El catéter de ablación se coloca a lo largo del tabique posterior, donde registra un electrograma auricular de baja amplitud (*puntas de flecha*) y un electrograma ventricular de tamaño moderado. No hay signos del haz de His. El sitio de activación auricular más temprano durante la TRNAV atípica (*blanco*) se encuentra a lo largo del tabique posterior (región del *ostium* del seno coronario), donde la aplicación de energía de radiofrecuencia durante el RSN produce un ritmo de la unión (*flecha*) con conducción UA intacta. Abl: ablación; CS: seno coronario; ds: distal; IVC: vena cava inferior; md: medio; px: proximal; RAA: orejuela auricular derecha; RB: rama derecha; *RF on:* radiofrecuencia encendida; RV: ventrículo derecho; SVC: vena cava superior; TV: válvula tricúspide.

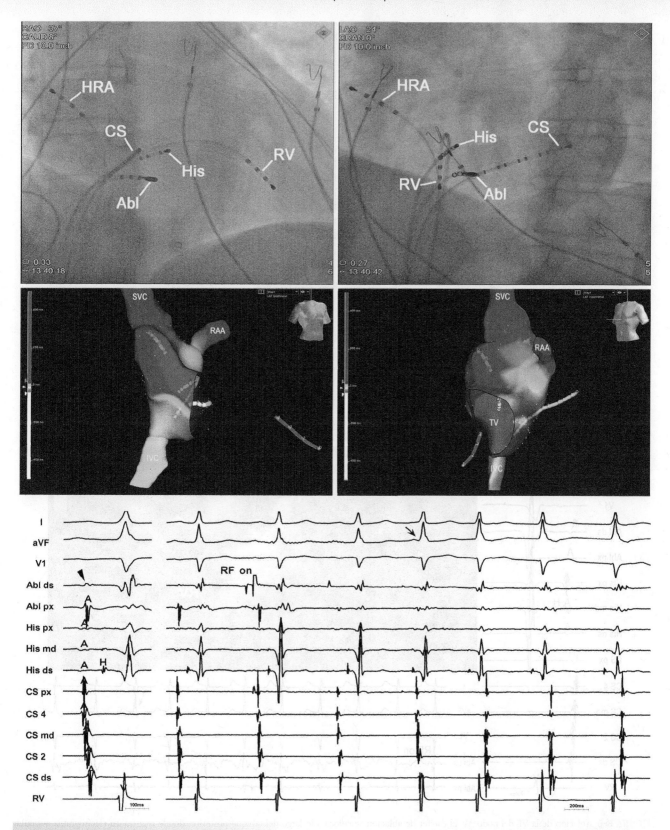

FIGURA 8-5 Ablación de la VL del nodo AV (RSN). El catéter de ablación se coloca a lo largo del tabique posterior, donde registra un electrograma auricular multicomponente de baja amplitud (*punta de flecha*) y un electrograma ventricular de tamaño moderado. No hay signos del haz de His. El sitio de activación auricular más temprano durante la TRNAV atípica (*blanco*) se encuentra a lo largo del tabique posterior (región del *ostium* del seno coronario), donde la aplicación de energía de RF durante el RSN produce un ritmo de la unión lento (*flecha*) con conducción UA intacta. Abl: ablación; CS: seno coronario; ds: distal; HRA: aurícula derecha alta; IVC: vena cava inferior; md: medio; px: proximal; RAA: orejuela auricular derecha; *RF on*: radiofrecuencia encendida; RV: ventrículo derecho; SVC: vena cava superior; TV: válvula tricúspide.

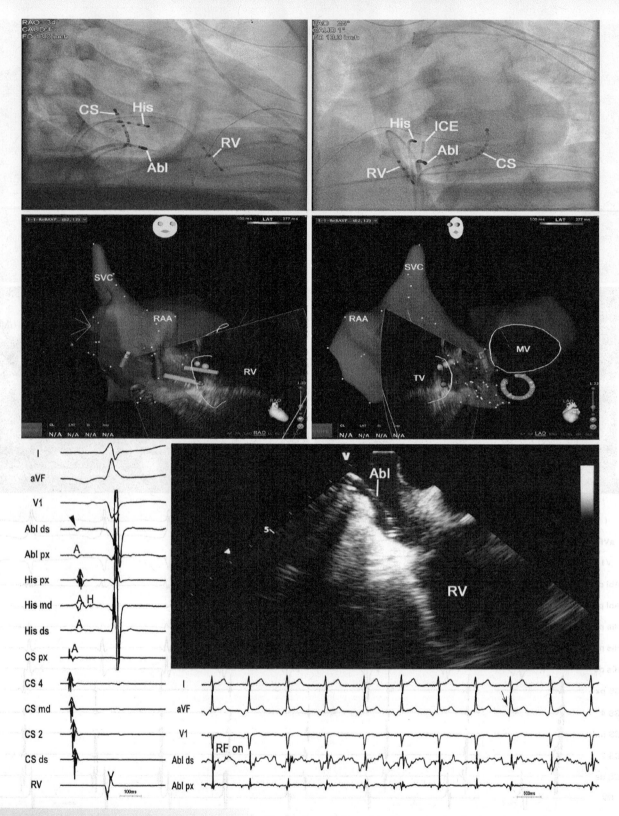

FIGURA 8-6 Ablación de la VL del nodo AV. El catéter de ablación se coloca a lo largo del tabique posterior, donde registra un electrograma auricular de baja amplitud (*punta de flecha*) durante un ritmo auricular ectópico persistente y un electrograma ventricular amplio. El electrograma auricular en el sitio de la VL es más tardío que en el seno coronario proximal (sitio más cercano al origen de la taquicardia auricular [TA]). No hay signos del haz de His. El sitio de activación auricular más temprano durante la TRNAV típica (*rojo*) es a lo largo del tabique anterior (región del haz de His). La aplicación de energía de radiofrecuencia en el tabique posterior (región del *ostium* del seno coronario) provoca un ritmo de la unión lento (*flecha*). Las *marcas amarillas* muestran los sitios del haz de His. Abl: ablación; CS: seno coronario; ds: distal; ICE: ecografía intracardíaca; md: medio; MV: válvula mitral; px: proximal; RAA: orejuela auricular derecha; *RF on*: radiofrecuencia encendida; RV: ventrículo derecho; SVC: vena cava superior; TV: válvula tricúspide.

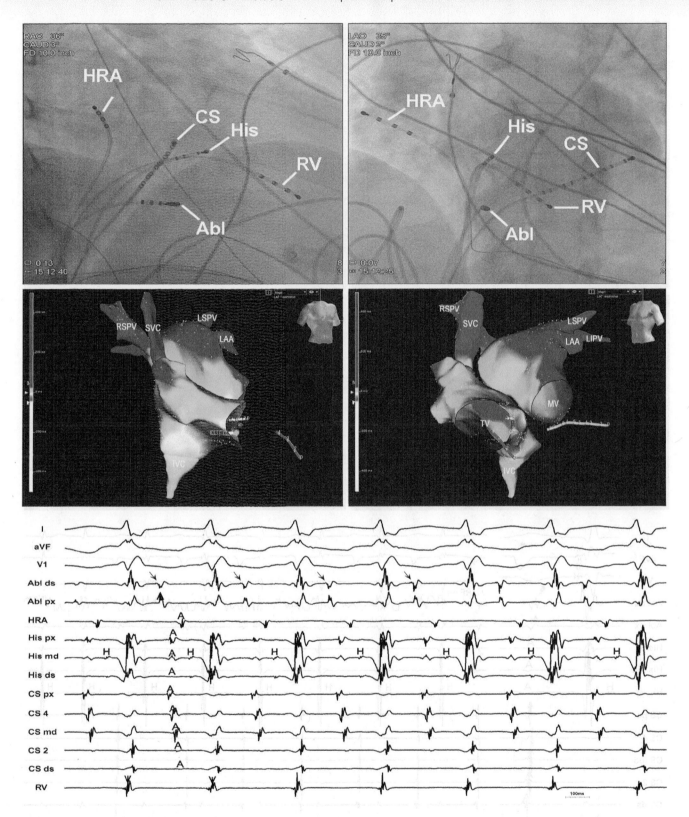

FIGURA 8-7 Ablación de la VL del nodo AV (TRNAV atípica). El catéter de ablación se coloca cerca del *ostium* del seno coronario a lo largo del tabique posterior, donde registra un electrograma auricular de baja amplitud (*flechas*) y un electrograma ventricular de moderado a grande en el sitio más temprano de activación auricular (*blanco*) durante la TRNAV atípica. No hay signos del haz de His. La aplicación de energía de radiofrecuencia en este sitio logró la ablación exitosa de la TRNAV. Abl: ablación; CS: seno coronario; ds: distal; HRA: aurícula derecha alta; LAA: orejuela auricular izquierda; LIPV: vena pulmonar inferior izquierda; LSPV: vena pulmonar superior izquierda; md: medio; MV: válvula mitral; px: proximal; RSPV: vena pulmonar superior derecha; RV: ventrículo derecho; SVC: vena cava superior; TV: válvula tricúspide.

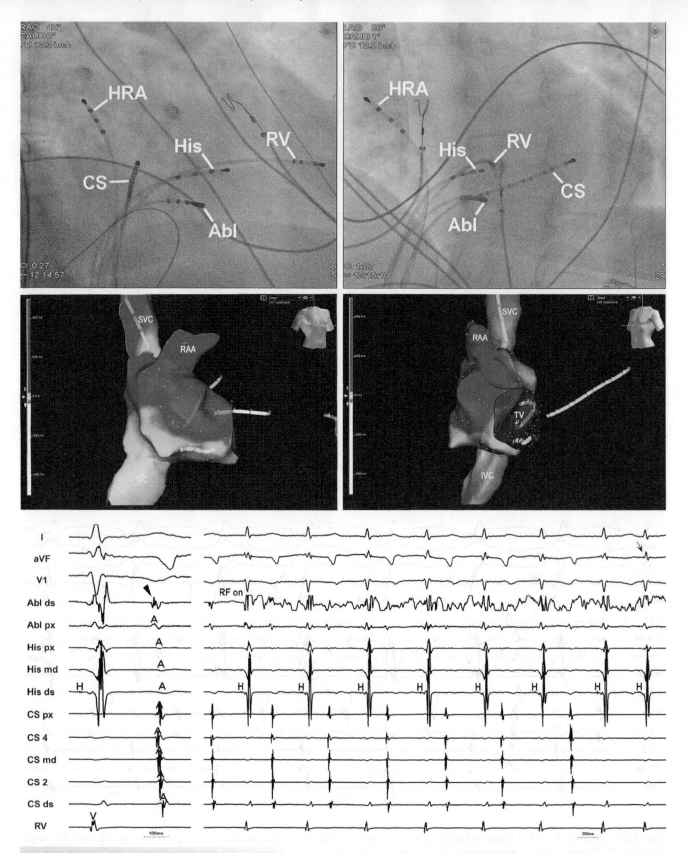

FIGURA 8-8 Ablación de la VL del nodo AV (TRNAV atípica). El catéter de ablación se coloca a lo largo del tabique posterior derecho, donde registra un electrograma auricular de baja amplitud (*punta de flecha*) y un electrograma ventricular amplio en el sitio más temprano de activación auricular (*blanco,* onda pre-P × 32 ms) durante la TRNAV atípica. No hay signos del haz de His. La aplicación de energía de radiofrecuencia produjo un retraso retrógrado y un bloqueo en la VL que terminó con una TRNAV seguida de un complejo de la unión prematuro (*flecha*). Obsérvese que el complejo de la unión no se asocia a la conducción UA porque la conducción retrógrada de la VR está ausente en la línea de base, lo que dificulta la monitorización de la conducción UA durante la aplicación de la radiofrecuencia. Abl: ablación; CS: seno coronario; ds: distal; HRA: aurícula derecha alta; IVC: vena cava inferior; md: medio; px: proximal; RAA: orejuela auricular derecha; *RF on*: radiofrecuencia encendida; RV: ventrículo derecho; SVC: vena cava superior; TV: válvula tricúspide.

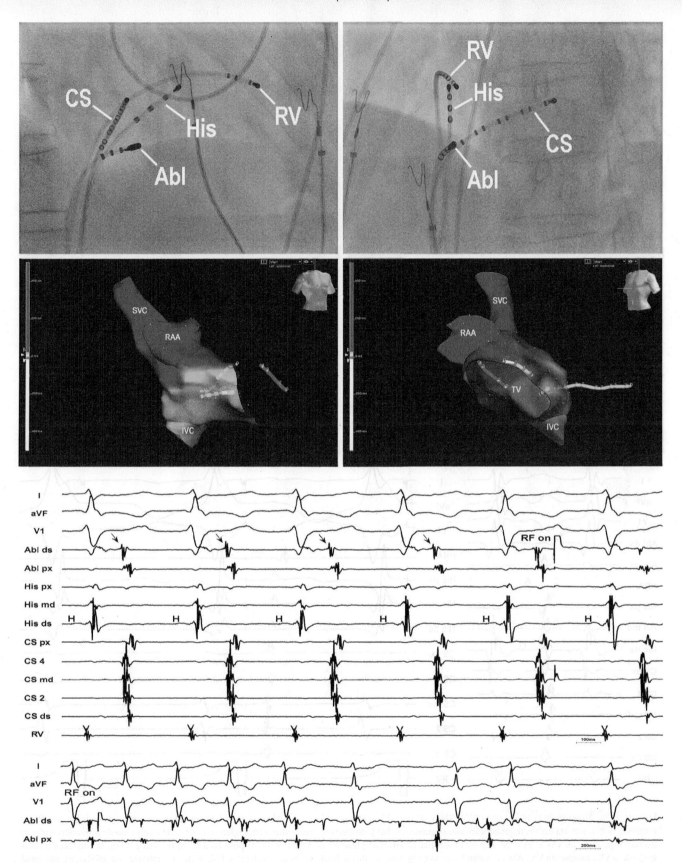

FIGURA 8-9 Ablación de la VL del nodo AV (TRNAV atípica). El catéter de ablación se coloca en el *ostium* del seno coronario a lo largo del tabique posterior, donde registra el sitio más temprano de activación auricular (*blanco, flechas*) durante la TRNAV atípica. No hay signos del haz de His. La aplicación de energía de radiofrecuencia pone fin a la taquicardia. Al final del trazo aparece un complejo de escape de la unión con conducción UA. Abl: ablación; CS: seno coronario; ds: distal; IVC: vena cava inferior; md: medio; px: proximal; RAA: orejuela auricular derecha; *RF on*: radiofrecuencia encendida; RV: ventrículo derecho; SVC: vena cava superior; TV: válvula tricúspide.

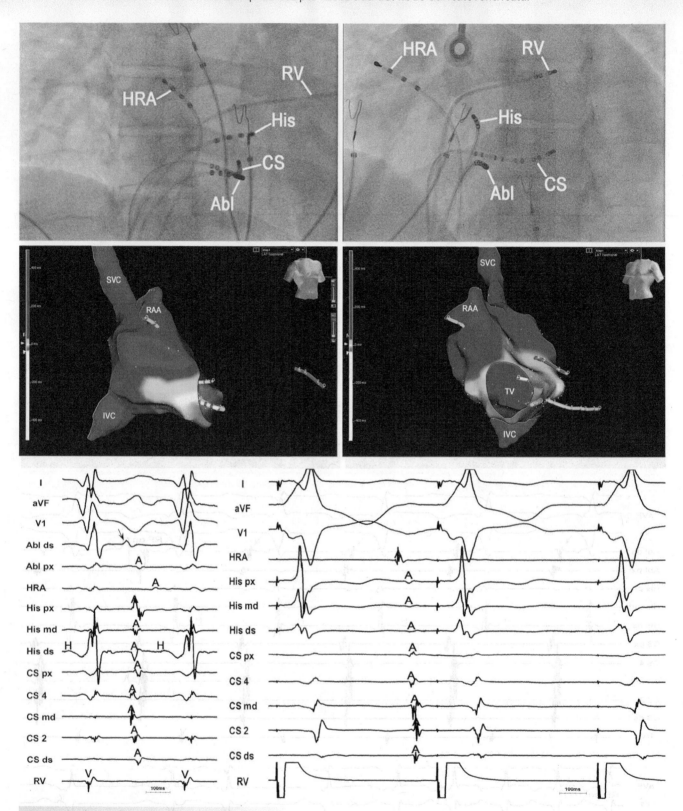

FIGURA 8-10 Ablación de la VL del nodo AV (TRNAV atípica). El catéter de ablación se coloca cerca del *ostium* del seno coronario a lo largo del tabique posterior, donde registra un electrograma auricular pequeño (*flecha*) y un electrograma ventricular amplio en el sitio más temprano de activación auricular (*blanco*) durante la TRNAV atípica. No hay signos del haz de His. La aplicación de radiofrecuencia puso fin a la taquicardia y abolió la conducción retrógrada de la VL (disociación VA). Abl: ablación; CS: seno coronario; ds: distal; HRA: aurícula derecha alta; IVC: vena cava inferior; md: medio; px: proximal; RAA: orejuela auricular derecha; RV: ventrículo derecho; SVC: vena cava superior; TV: válvula tricúspide.

retrógrada de la VL precede a la activación auricular, el orden del potencial de alta frecuencia (campo cercano) de la VL con respecto al electrograma auricular de baja amplitud (campo lejano) se invierte en comparación con el ritmo sinusal.[1]

ABLACIÓN IZQUIERDA

En raras ocasiones, la TRNAV es resistente a la ablación del lado derecho y requiere ablación dentro del SC o endocárdica a lo largo del tabique posterior izquierdo (extensión inferior izquierda) o del anillo mitral lateral (entradas inferolaterales).[18-21] Los criterios de localización del ritmo sinusal (electrograma auricular pequeño y multicomponente, electrograma ventricular grande) son similares a lo largo del tabique posterior izquierdo, lo que da lugar a un ritmo de la unión. Dado que se desconoce la localización exacta de una entrada inferolateral de conducción anterógrada integral a la taquicardia, puede mapearse a lo largo del anillo mitral identificando el sitio auricular con el intervalo de acoplamiento más largo que recicla la taquicardia.

MONITORIZACIÓN DURANTE LA APLICACIÓN DE RADIOFRECUENCIA

La ablación de la VL induce características una ectopia de la unión (un marcador sensible pero inespecífico de éxito).[22] La ectopia de la unión segura 1) es lenta y 2) se asocia a la conducción de la unión a la aurícula (UA). En raras ocasiones, se puede lograr una ablación exitosa sin ectopia de la unión.[23] Debido al riesgo de bloqueo AV, el movimiento del catéter (fluoroscopia, mapeo electroanatómico) y el ritmo de la unión deben monitorizarse continuamente durante la aplicación de la radiofrecuencia (RF). Los signos que predicen un bloqueo AV y que requieren la interrupción inmediata de la energía de RF son 1) taquicardia de la unión rápida (< 350 ms), 2) bloqueo UA, 3) prolongación del PR (que sugiere lesión del nodo AV compacto) y 4) ensanchamiento de la morfología QRS (debido a una aceleración del ritmo ventricular desde una localización de ablación más distal) (fig. 8-11).[22,24-26] Una técnica útil para la ablación de la VL es un abordaje parcial con interrupción inmediata inicial de la energía de RF al inicio de la ectopia de la unión, seguida de la ablación repetida con duraciones progresivamente más largas.[27]

Cuando la conducción VA retrógrada basal es deficiente, la monitorización de la conducción UA durante la aplicación de RF puede resultar difícil, ya que tanto las ectopias de unión seguras como las malignas no muestran conducción UA. Pueden emplearse dosis bajas de isoproterenol (para mejorar la conducción retrógrada del nodo AV) o una sobreestimulación (*overdrive*) auricular con inicio del ritmo de la unión (frecuencia de estimulación más rápida que la del ritmo de la unión para monitorizar la conducción AV anterógrada) para ayudar a garantizar que la función del nodo AV permanezca intacta durante la aplicación continua de RF (fig. 8-12).[28] El isoproterenol, en particular puede facilitar la ablación de la VL durante la taquicardia de respuesta anterógrada dual al: 1) abolir la conducción anterógrada de la VL (que en sí misma imita la ectopia de la unión con bloqueo UA) y 2) facilitar la conducción retrógrada de la VR (que está característicamente ausente durante la taquicardia de respuesta anterógrada dual).[29-31]

CRITERIOS DE VALORACIÓN DEL PROCEDIMIENTO

La ablación de la VL es un tratamiento eficaz para los pacientes con TRNAV o fisiología nodal AV dual con una taquicardia supraventricular documentada pero no inducible que concuerda con la TRNAV.[32] El objetivo de una ablación exitosa de la VL puede ser: 1) la abolición total (eliminación completa de la conducción de la VL) o 2) la modificación (conducción residual de la VL con ecos nodales AV únicos como máximo, pero sin reentrada nodal AV repetida).[33]

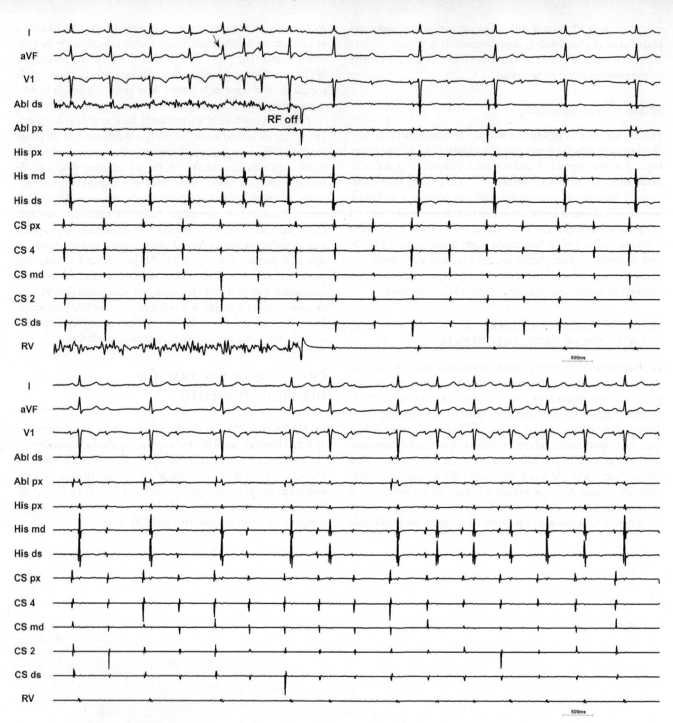

FIGURA 8-11 Bloqueo AV inadvertido durante la ablación de una TRNAV. La aplicación de energía de radiofrecuencia causó una taquicardia de la unión rápida (*flecha*) con bloqueo UA. A pesar de la interrupción de la energía de radiofrecuencia en 0.94 s, se produjo un bloqueo AV transitorio. Abl: ablación; CS: seno coronario; ds: distal; md: medio; px: proximal; *RF off*: radiofrecuencia apagada; RV: ventrículo derecho.

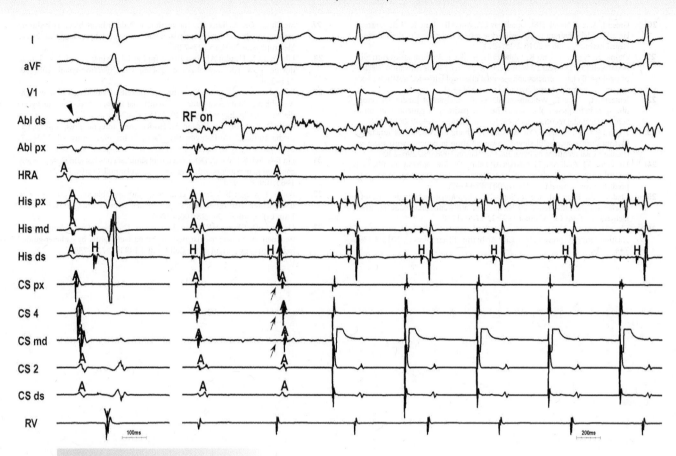

FIGURA 8-12 Estimulación auricular durante la ablación de la VL. El catéter de ablación se coloca a lo largo del tabique posterior, donde registra un electrograma auricular fraccionado de baja amplitud (*punta de flecha*) y un gran electrograma ventricular. No hay signos del haz de His. La aplicación de energía de radiofrecuencia produce un ritmo de la unión, pero la conducción UA rápida está ausente (*flechas*). La sobreestimulación (*overdrive*) auricular (más rápida que el ritmo de la unión) con conducción AV 1:1 intacta garantiza la integridad anterógrada del nodo AV durante la aplicación continua de radiofrecuencia. Abl: ablación; CS: seno coronario; ds: distal; md: medio; px: proximal; *RF on*: radiofrecuencia encendida; RV: ventrículo derecho.

REFERENCIAS

1. Jackman WM, Beckman KJ, McClelland JH, et al. Treatment of supraventricular tachycardia due to atrioventricular nodal reentry by radiofrequency catheter ablation of slow-pathway conduction. N Engl J Med 1992;327:313–318.

2. Haissaguerre M, Gaita F, Fischer B, et al. Elimination of atrioventricular nodal reentrant tachycardia using discrete slow potentials to guide application of radiofrequency energy. Circulation 1992;85:2162–2175.

3. Kay GN, Epstein AE, Dailey SM, Plumb VJ. Selective radiofrequency ablation of the slow pathway for the treatment of atrioventricular nodal reentrant tachycardia. Evidence for involvement of perinodal myocardium within the reentrant circuit. Circulation 1992;85:1675–1688.

4. Roman CA, Wang X, Friday KJ, et al. Catheter technique for selective ablation of slow pathway in AV nodal reentrant tachycardia [abstract]. Pacing Clin Electrophysiol 1990;13:498.

5. Haissaguerre M, Warin JF, Lemetayer P, Saoudi N, Guillem JP, Blanchot P. Closed-chest ablation of retrograde conduction in patients with atrioventricular nodal reentrant tachycardia. N Engl J Med 1989;320:426–433.

6. Goy JJ, Fromer M, Schlaepfer J, Kappenberger L. Clinical efficacy of radiofrequency current in the treatment of patients with atrioventricular node reentrant tachycardia. J Am Coll Cardiol 1990;16:418–423.

7. Lee MA, Morady F, Kadish A, et al. Catheter modification of the atrioventricular junction with radiofrequency energy for control of atrioventricular nodal reentry tachycardia. Circulation 1991;83:827–835.

8. Jazayeri MR, Hempe SL, Sra JS, et al. Selective transcatheter ablation of the fast and slow pathways using radiofrequency energy in patients with atrioventricular nodal reentrant tachycardia. Circulation 1992;85:1318–1328.

9. Cox JL, Holman WL, Cain ME. Cryosurgical treatment of atrioventricular node reentrant tachycardia. Circulation 1987;76:1329–1336.

10. Ross DL, Johnson DC, Denniss AR, Cooper MJ, Richards DA, Uther JB. Curative surgery for atrioventricular junctional ("AV nodal") reentrant tachycardia. J Am Coll Cardiol 1985;6:1383–1392.

11. Katritsis DG, Becker A. The atrioventricular nodal reentrant tachycardia circuit: a proposal. Heart Rhythm 2007;4:1354–1360.

12. Sra JS, Jazayeri MR, Blanck Z, Deshpande S, Dhala AA, Akhtar M. Slow pathway ablation in patients with atrioventricular node reentrant tachycardia and a prolonged PR interval. J Am Coll Cardiol 1994;24:1064–1068.

13. Reithmann C, Remp T, Oversohl N, Steinbeck G. Ablation for atrioventricular nodal reentrant tachycardia with a prolonged PR interval during sinus rhythm: the risk of delayed higher-degree atrioventricular block. J Cardiovasc Electrophysiol 2006;17:973–979.

14. Rigden LB, Klein LS, Mitrani RD, Zipes DP, Miles WM. Increased risk of heart block following slow pathway ablation for AV nodal reentrant tachycardia in patients with marked PR interval prolongation during sinus rhythm [abstract]. Pacing Clin Electrophysiol 1995;18:II-918.

15. Katritsis DG, Marine JE, Contreras FM, et al. Catheter ablation of atypical atrioventricular nodal reentrant tachycardia. Circulation 2016;134:1655–1663.

16. Hwang C, Martin DJ, Goodman JS, et al. Atypical atrioventricular node reciprocating tachycardia masquerading as tachycardia using a left-sided accessory pathway. J Am Coll Cardiol 1997;30:218–225.

17. Asirvatham SJ, Stevenson WG. Atrioventricular nodal block with atrioventricular nodal reentrant tachycardia ablation. Circ Arrhythm Electrophysiol 2015;8:745–747.

18. Jaïs P, Haïssaguerre M, Shah DC, et al. Successful radiofrequency ablation of a slow atrioventricular nodal pathway on the left posterior atrial septum. Pacing Clin Electrophysiol 1999;22:525–527.

19. Katritsis DG, Giazitzoglou E, Zografos T, Ellenbogen KA, Camm AJ. An approach to left septal slow pathway ablation. J Interv Card Electrophysiol 2011;30:73–79.

20. Green J, Aziz Z, Nayak HM, Upadhyay GA, Moss JD, Tung R. "Left ventricular" AV nodal reentrant tachycardia: case report and review of the literature. HeartRhythm Case Rep 2016;2:367–371.

21. Otomo K, Nagata Y, Uno K, Fujiwara H, Iesaka Y. Atypical atrioventricular nodal reentrant tachycardia with eccentric coronary sinus activation: electrophysiological characteristics and essential effects of left-sided ablation inside the coronary sinus. Heart Rhythm 2007;4:421–432.

22. Jentzer JH, Goyal R, Williamson BD, et al. Analysis of junctional ectopy during radiofrequency ablation of the slow pathway in patients with atrioventricular nodal reentrant tachycardia. Circulation 1994;90:2820–2826.

23. Hsieh M, Chen S, Tai C, Yu W, Chen Y, Chang M. Absence of junctional rhythm during successful slow-pathway ablation in patients with atrioventricular nodal reentrant tachycardia. Circulation 1998;98:2296–2300.

24. Lipscomb KJ, Zaidi AM, Fitzpatrick AP, Lefroy D. Slow pathway modification for atrioventricular node re-entrant tachycardia: fast junctional tachycardia predicts adverse prognosis. Heart 2001;85:44–47.

25. Thakur RK, Klein GJ, Yee R, Stites HW. Junctional tachycardia: a useful marker during radiofrequency ablation for atrioventricular node reentrant tachycardia. J Am Coll Cardiol 1993;22:1706–1710.

26. Chen H, Shehata M, Ma W, et al. Atrioventricular block during slow pathway ablation: entirely preventable? Circ Arrhythm Electrophysiol 2015;8:739–744.

27. Meininger GR, Calkins H. One method to reduce heart block risk during catheter ablation of atrioventricular nodal reentrant tachycardia. J Cardiovasc Electrophysiol 2004;15:727–728.

28. Liberman L, Hordof AJ, Pass RH. Rapid atrial pacing: a useful technique during slow pathway ablation. Pacing Clin Electrophysiol 2007;30:221–224.

29. Wang NC, Razak EA, Jain SK, Saba S. Isoproterenol facilitation of slow pathway ablation in incessant dual atrioventricular nodal nonreentrant tachycardia. Pacing Clin Electrophysiol 2012;35:e31–e34.

30. Gaba D, Pavri BB, Greenspon AJ, Ho RT. Dual antegrade response tachycardia induced cardiomyopathy. Pacing Clin Electrophysiol 2004;27:533–536.

31. Lin F-C, Yeh S-J, Wu D. Determinants of simultaneous fast and slow pathway conduction in patients with dual atrioventricular nodal pathways. Am Heart J 1985;109:963–970.

32. Bogun F, Knight B, Weiss R, et al. Slow pathway ablation in patients with documented but noninducible paroxysmal supraventricular tachycardia. J Am Coll Cardiol 1996;28:1000–1004.

33. Lindsay BD, Chung MK, Gamache C, et al. Therapeutic end points for the treatment of atrioventricular node reentrant tachycardia by catheter-guided radiofrequency current. J Am Coll Cardiol 1993;22:733–740.

Evaluación básica de las vías accesorias

9

Introducción

La vía accesoria (VAcc) típica (haz de Kent) es una fibra muscular que tiende un puente sobre el surco auriculoventricular (AV) y proporciona continuidad eléctrica entre la aurícula y el ventrículo en paralelo al eje nodo AV/His-Purkinje.[1] Puede transmitir de forma anterógrada, retrógrada o bidireccional. Las VAcc de conducción anterógrada muestran preexcitación ventricular en el electrocardiograma (ECG) de 12 derivaciones y, por lo tanto, son «manifiestas». Si transmiten exclusivamente en sentido anterógrado, son «manifiestas solamente». Si solo se transmiten en sentido retrógrado, no producen preexcitación y, en consecuencia, se denominan «ocultas». Los factores que limitan la conducción anterógrada de las VAcc ocultas casi siempre aparecen en su sitio de inserción ventricular (interfase VAcc-ventrículo [V]) e incluyen: 1) «desajuste de impedancia» (pequeña fibra de VAcc incapaz de generar suficiente corriente para activar la gran masa de músculo ventricular) y 2) conducción oculta retrógrada del nodo AV/His-Purkinje en la VAcc con un período refractario anterógrado prolongado (que puede desenmascararse si se produce un bloqueo AV).[2-4] El patrón de Wolff-Parkinson-White (WPW) es una preexcitación ventricular en el ECG, mientras que el síndrome de WPW es la asociación de síntomas con el patrón de WPW.

El objetivo de este capítulo es:

1. Analizar el ECG de 12 derivaciones y las características electrofisiológicas de la preexcitación manifiesta.
2. Localizar las VAcc mediante el ECG de 12 derivaciones y registros intracardíacos.
3. Definir las propiedades electrofisiológicas de las VAcc.
4. Analizar la estratificación del riesgo de muerte súbita de las VAcc.

CARACTERÍSTICAS DE LA PREEXCITACIÓN MANIFIESTA

ECG DE 12 DERIVACIONES

Durante el ritmo sinusal, los signos ECG de preexcitación ventricular son: 1) intervalo PR corto (≤ 120 ms), 2) onda delta (empastamiento o *slurring* de las fuerzas iniciales del complejo QRS) y 3) anomalías secundarias de la onda ST-T.[5,6] El intervalo PR es corto porque la VAcc «puentea» el sistema nodo AV/His-Purkinje para activar prematuramente el ventrículo («preexcitación»). El intervalo PJ, sin embargo, es normal porque el tiempo necesario para completar la activación ventricular no cambia.[6] El complejo QRS es una fusión entre la conducción His-Purkinje y la VAcc, y la onda delta refleja la activación inicial del ventrículo por la VAcc. Por lo tanto, durante el ritmo sinusal, el grado de preexcitación viene determinado principalmente por: 1) la localización de la VAcc en relación con el nodo sinusal y 2) el estado de la conducción del nodo AV. La preexcitación es mayor con las VAcc del lado derecho cerca del nodo sinusal debido al corto tiempo de conducción a la VAcc en relación con el eje nodo AV/His-Purkinje. Con las VAcc de la pared libre izquierda puede producirse una preexcitación mínima o inaparente porque la

gran distancia entre el nodo sinusal y la VAcc provoca una activación mínima del ventrículo. La preexcitación inaparente puede desenmascararse mediante adenosina o estimulación del seno coronario (SC) o descartarse por la presencia de una onda q septal en la derivación V6 (activación septal normal de izquierda a derecha no oculta por el sistema His-Purkinje) (figs. 9-1 y 9-2).[7-10] La preexcitación latente se refiere a la preexcitación que está ausente durante el ritmo sinusal y que solo se manifiesta con la estimulación auricular y se produce con VAcc lentas de conducción decremental (p. ej., VAcc auriculofascicular). La preexcitación intermitente se refiere a la pérdida brusca de la preexcitación durante el ritmo sinusal que identifica una VAcc de mala conducción con un período refractario anterógrado largo y, en general, un bajo riesgo de muerte súbita (en especial si está presente durante la provocación con catecolaminas, p. ej., isoproterenol) (fig. 9-3). La preexcitación fija se refiere a la preexcitación constante durante el ritmo sinusal. La mejoría de la conducción nodal AV (ejercicio, isoproterenol) reduce el grado de preexcitación.

ESTUDIOS ELECTROFISIOLÓGICOS

El signo intracardíaco de la preexcitación es un intervalo HV corto (< 35 ms) o negativo (*véase* fig. 9-3).[11] Se corresponde inversa-

Pre ARF (VA lateral izquierda)

Post ARF (VA lateral izquierda)

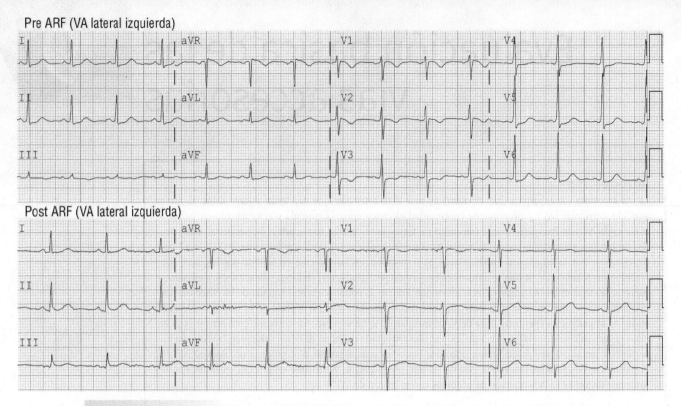

FIGURA 9-1 Preexcitación inaparente. *Arriba*: la preexcitación es sutil y solo se observan signos de onda delta en las derivaciones V3 y V4. *Abajo*: tras la ablación de una VAcc de la pared libre izquierda, la onda delta desaparece. Aunque no se ve una onda q en V6, las ondas q inferiores ahora son evidentes. ARF: ablación con radiofrecuencia.

mente con el tamaño de la onda delta en el ECG de superficie. Dado que las VAcc AV se originan por encima del haz de His, las extrasístoles de His se transmiten al ventrículo sin preexcitación. Una extrasístole del haz de His con preexcitación permite identificar una VAcc fasciculoventricular que se origina por debajo del haz de His.

LOCALIZACIÓN DE LA VÍA ACCESORIA

Las VAcc pueden estar en cualquier sitio a lo largo de los anillos tricuspídeo o mitral, exceptuando de forma clásica la continuidad fibrosa aortomitral (región anteroseptal izquierda), aunque se han descrito casos raros.[12] En orden decreciente de frecuencia, las localizaciones de las VAcc incluyen la pared libre izquierda, el área posteroseptal, la pared libre derecha y el área anteroseptal.[11] En raras ocasiones, las VAcc se sitúan en las orejuelas auriculares, un divertículo del SC, el ligamento de Marshall y la cúspide no coronaria de la válvula aórtica.[13-17]

ECG DE 12 DERIVACIONES

Los signos ECG para identificar la localización aproximada de una VAcc son: *1)* el eje de la onda delta durante la preexcitación manifiesta y *2)* el eje de la onda P durante la taquicardia por reentrada auriculoventricular ortodrómica (TRAVo).[11,18-23]

Eje de la onda delta

La transición horizontal de la onda delta en el precordio anterior (V1-V3) diferencia las VAcc izquierdas, septales y derechas, mien-

tras que el eje vertical de la onda delta determina su localización anterior o posterior a lo largo del anillo (fig. 9-4).[11,18-22] La transición temprana de la onda delta (en o antes de V1) indica una VAcc izquierda porque las fuerzas ventriculares iniciales van en dirección anterior hacia el ventrículo derecho. Las ondas delta negativas en las derivaciones laterales (I, aVL) o inferiores identifican una VAcc de la pared libre izquierda o posterior izquierda, respectivamente. La transición en V2 (por encima del tabique [*septum*] interventricular) indica una VAcc posteroseptal o medioseptal derecha. Las VAcc posteroseptales muestran una suma de polaridades de ondas delta en las derivaciones inferiores (II, III, aVF) ≤ −2, mientras que las VAcc medioseptales muestran una suma de −1, 0 o +1. En ausencia de un bloqueo de rama derecha (BRD) incompleto del haz de His o un patrón infundibular, una onda r terminal en V1 plantea la posibilidad de una VAcc septal izquierda (posiblemente debido a una activación precoz del haz izquierdo proximal por la VAcc izquierda con activación tardía del ventrículo derecho) (fig. 9-5).[24,25] Una onda delta negativa en II, una onda delta positiva pronunciada (≥ 45°) en aVR y una onda S profunda (R ≤ S) en V6 sugieren una VAcc posteroseptal epicárdica dentro del SC o sus ramas.[26] La transición tardía (en V3 o más allá) indica una VAcc derecha. Las VAcc anteroseptales muestran un patrón de tipo «bloqueo de rama izquierda (BRI) del haz de His» con una pequeña onda delta positiva estrecha de transición en V3, suma de polaridades de onda delta en las derivaciones inferiores (II, III, aVF) ≥ +2 y un eje frontal de +30° a +120°. Sin embargo, las VAcc parahisianas clásicas verdaderas muestran ondas delta negativas en V1 y V2 o la suma de la onda r inicial (V1 + V2) < 0.5 mV (porque las fuerzas

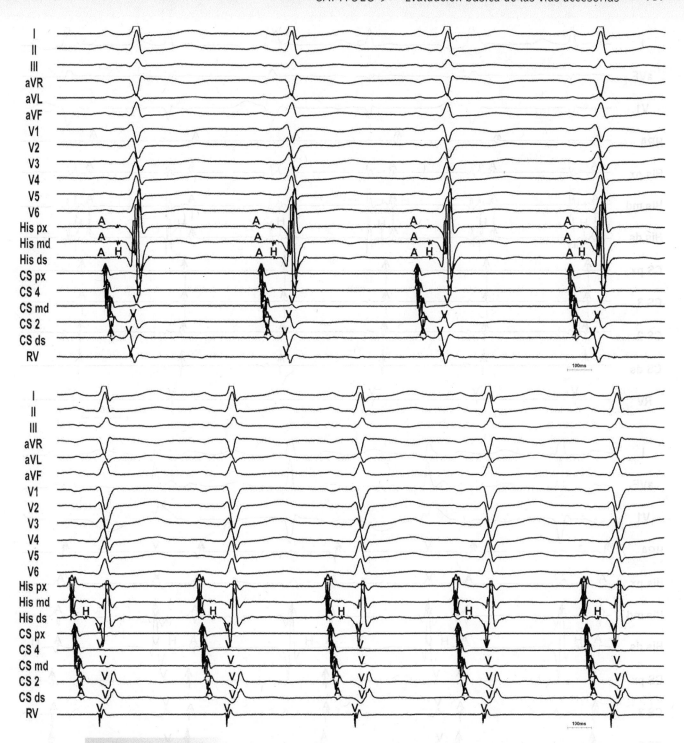

FIGURA 9-2 Preexcitación inaparente. *Arriba*: el HV es corto (31 ms). Un signo de la presencia de una VAcc de la pared libre izquierda es el electrograma ventricular temprano en el seno coronario distal con activación ventricular distal a proximal a lo largo del seno coronario. *Abajo*: tras la ablación de la VAcc de la pared libre izquierda, el HV se normaliza (44 ms) y el electrograma ventricular en el seno coronario distal ahora es tardío. CS: seno coronario; ds: distal; md: medio; px: proximal; RV: ventrículo derecho.

iniciales se alejan de V1 y V2, ambas equidistantes de la línea media del esternón sobre el tabique membranoso).[21] Las VAcc de la pared libre derecha en general transicionan más tarde, más allá de V3, lo que indica que las fuerzas ventriculares iniciales van en dirección posterior hacia el ventrículo izquierdo y muestran un eje frontal de +30° a –60°.

Eje de las ondas P

Las polaridades de las ondas P durante la TRAVo también diferencian las VAcc izquierdas, septales y derechas. Un eje hacia la derecha (aVR [+], aVL [−]) indica una activación auricular excéntrica procedente de una VAcc izquierda, mientras que un eje hacia la izquierda (aVR[−], aVL [+]) identifica una activación excéntrica procedente de

(continúa en la p. 200)

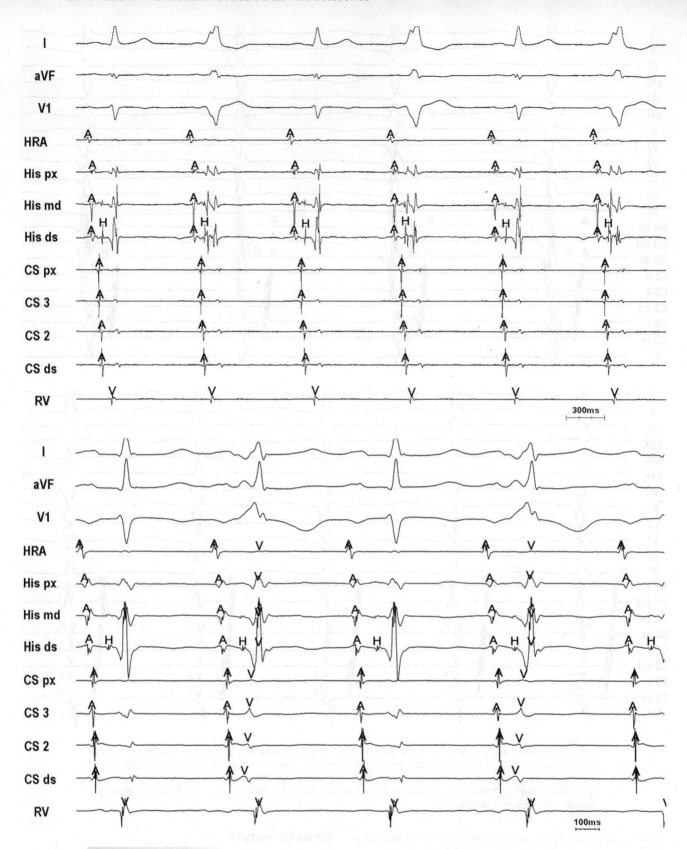

FIGURA 9-3 Preexcitación intermitente (2:1) sobre una VAcc de la pared libre derecha (*arriba*) e izquierda (*abajo*). Durante la preexcitación, el HV es corto (negativo). CS: seno coronario; ds: distal; HRA: aurícula derecha alta; md: medio; px: proximal; RV: ventrículo derecho.

Pared libre derecha

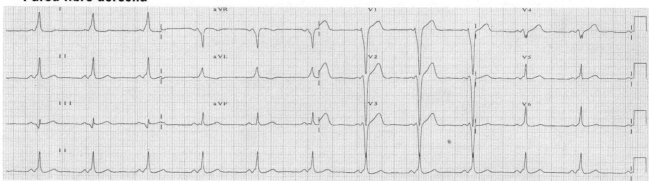

Posteroseptal

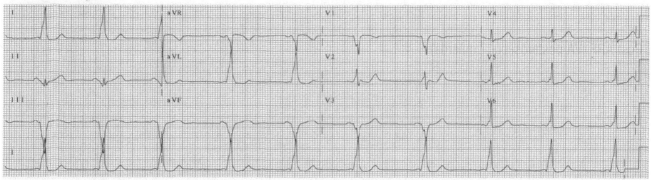

Anteroseptal

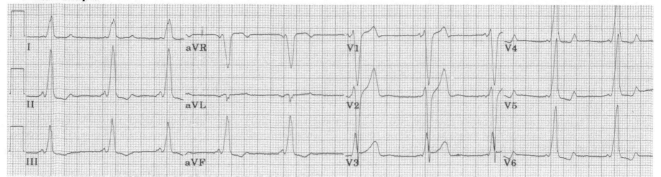

Pared libre izquierda

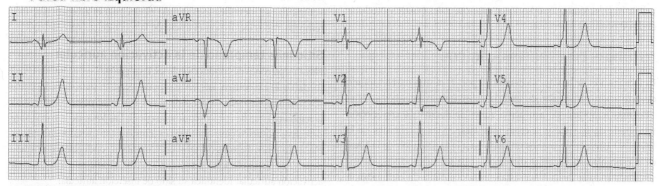

FIGURA 9-4 ECG de 12 derivaciones de preexcitación manifiesta sobre una VAcc de la pared libre derecha, posteroseptal, anteroseptal y de la pared libre izquierda. La VAcc de la pared libre derecha muestra una morfología de «BRI» con transición precordial tardía (V4-V5). La VAcc posteroseptal derecha muestra transición en V2 (por encima del tabique) y ondas delta negativas en dirección inferior. La VAcc anteroseptal presenta una morfología de «BRI» con ondas delta positivas en dirección inferior. La VAcc de la pared libre izquierda exhibe morfología de «BRD» y onda delta negativa en la derivación I.

Pre ARF (VA posteroseptal izquierda)

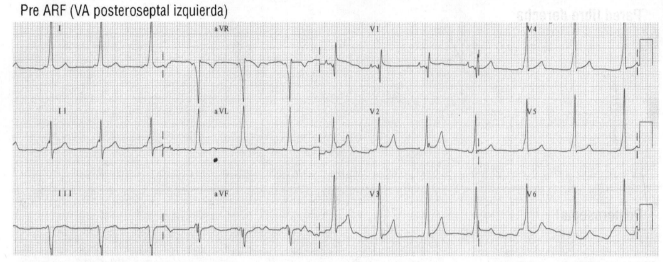

Post ARF (VA posteroseptal izquierda)

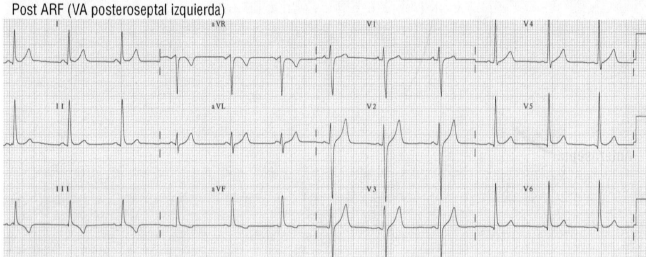

FIGURA 9-5 Onda r terminal V1 (VAcc septal izquierda). ECG de 12 derivaciones antes (*arriba*) y después (*abajo*) de la ablación de una VAcc posteroseptal izquierda. Obsérvese la transición de la onda delta (V1-V2) y el complejo QR (onda R terminal) en V1, que desaparece tras la ablación (el ECG superior también tiene una inversión de la derivación de la extremidad).

una VAcc derecha. Las VAcc posteroseptales y medioseptales generan una onda P estrecha con un eje superior en la línea media (aVR y aVL [+]), mientras que las VAcc anteroseptales pueden producir ondas P positivas inferiores.[12,23]

ESTUDIOS ELECTROFISIOLÓGICOS

La localización de la VAcc se determina por: 1) el sitio más temprano de activación ventricular durante la preexcitación manifiesta, 2) el sitio más temprano de activación auricular durante la conducción retrógrada de la VAcc y, si están presentes, 3) los potenciales de la VAcc.[11,20] Un método menos utilizado para la localización de la VAcc es la estimulación auricular diferencial, que identifica el sitio de inserción auricular de la VAcc estableciendo el sitio de estimulación auricular que produce el intervalo estímulo-delta más corto.[27] Durante el estudio electrofisiológico, se mapean varios sitios en el anillo mediante catéteres colocados en la región del haz de His (tabique anterior) y dentro del SC (tabique posterior y surco AV izquierdo). Aunque en el anillo tricuspídeo no existe un equivalente venoso al SC, su endocardio puede mapearse con un catéter multipolar «Halo».

Sitio más temprano de la activación ventricular

Dado que la VAcc preexcita el ventrículo, su sitio de inserción ventricular se identifica localizando el electrograma ventricular más temprano en relación con el inicio de la onda delta («pre-delta»).

Sitio más temprano de la activación auricular

Hay dos patrones de conducción VAcc retrógrada: 1) concéntrico (línea media) o 2) excéntrico. Las VAcc septales generan patrones concéntricos más tempranos cerca del orificio del SC (VAcc posteroseptal) o de la región del haz de His (VAcc anteroseptal). Las VAcc de la pared libre derecha e izquierda crean patrones excéntricos con los sitios auriculares más tempranos alejados del tabique. Durante la conducción retrógrada de la VAcc (estimulación ventricular, TRAVo), el sitio más temprano de activación auricular identifica su sitio de inserción auricular.

Potenciales de las vías accesorias

Los registros directos de la VAcc pueden generar desviaciones de alta frecuencia (potenciales VAcc o de Kent) entre los electrogramas auricular y ventricular durante el ritmo sinusal de preexcitación o la TRAVo (*véanse* figs. 10-20 y 12-10).

PROPIEDADES ELECTROFISIOLÓGICAS DE LAS VÍAS ACCESORIAS

PRE DE LAS VÍAS ACCESORIAS ANTERÓGRADAS

Durante los extraestímulos auriculares programados, el intervalo A_1A_2 más largo que no conduce las VAcc define su período refractario efectivo (PRE) anterógrado (figs. 9-6 a 9-10).[28] En los intervalos de acoplamiento A_1A_2 largos que exceden tanto el PRE del nodo AV como el de la VAcc, A_2 estimula el ventrículo con fusión sobre la VAcc y el sistema His-Purkinje. A medida que el intervalo de acoplamiento se acorta e invade el período refractario relativo del nodo AV, el intervalo HV disminuye, mientras que el grado de preexcitación se incrementa porque aumenta la contribución de la VAcc a la activación ventricular. En un intervalo de acoplamiento crítico (PRE de la VAcc), la conducción sobre la VAcc falla y se produce solo sobre el nodo AV, siempre que no se haya alcanzado el PRE del nodo AV.

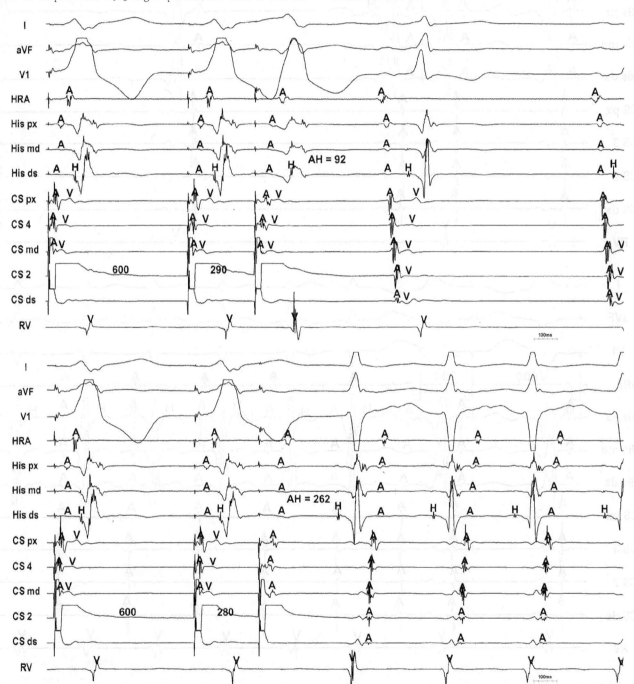

FIGURA 9-6 PRE anterógrado de la VAcc (VAcc de la pared libre izquierda). A un intervalo de acoplamiento de 290 ms se produce la conducción anterógrada por la vía rápida (VR) (AH: 92 ms) y la VAcc. A los 280 ms, la conducción anterógrada se bloquea sobre la VR y la VAcc (PRE), y se transmite solo sobre la vía lenta (VL) (AH: 262 ms) causando un retraso AV suficiente para iniciar una TRAVo. CS: seno coronario; ds: distal; HRA: aurícula derecha alta; md: medio; px: proximal; RV: ventrículo derecho.

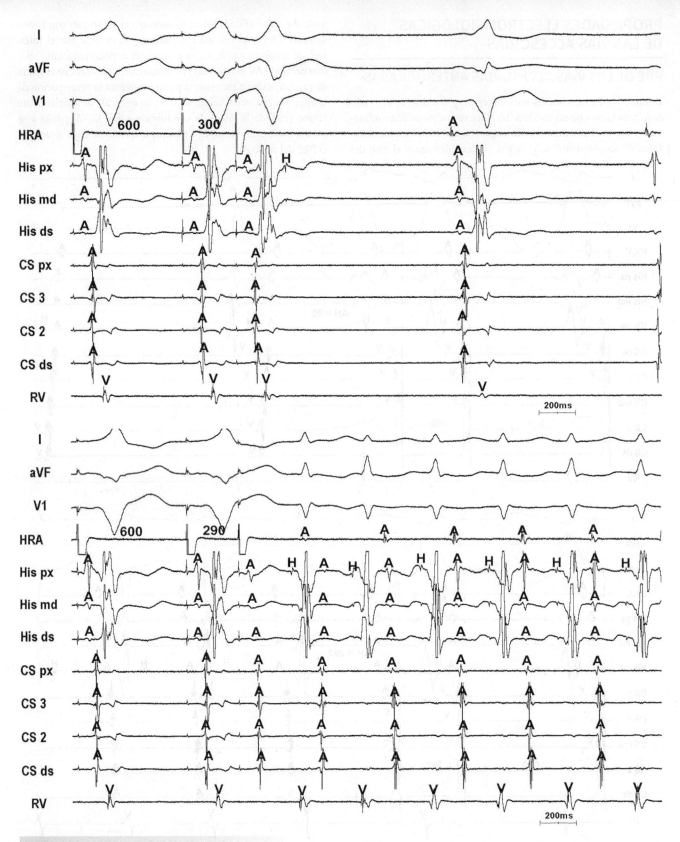

FIGURA 9-7 PRE anterógrado de la VAcc (VAcc de la pared libre derecha). A un intervalo de acoplamiento de 300 ms, la conducción anterógrada se produce a través del nodo AV y la VAcc. A los 290 ms, la conducción anterógrada se bloquea sobre la VAcc (PRE) y transmite solo sobre el nodo AV. Una posterior despolarización auricular prematura inicia una TRAVo. CS: seno coronario; ds: distal; HRA: aurícula derecha alta; md: medio; px: proximal; RV: ventrículo derecho.

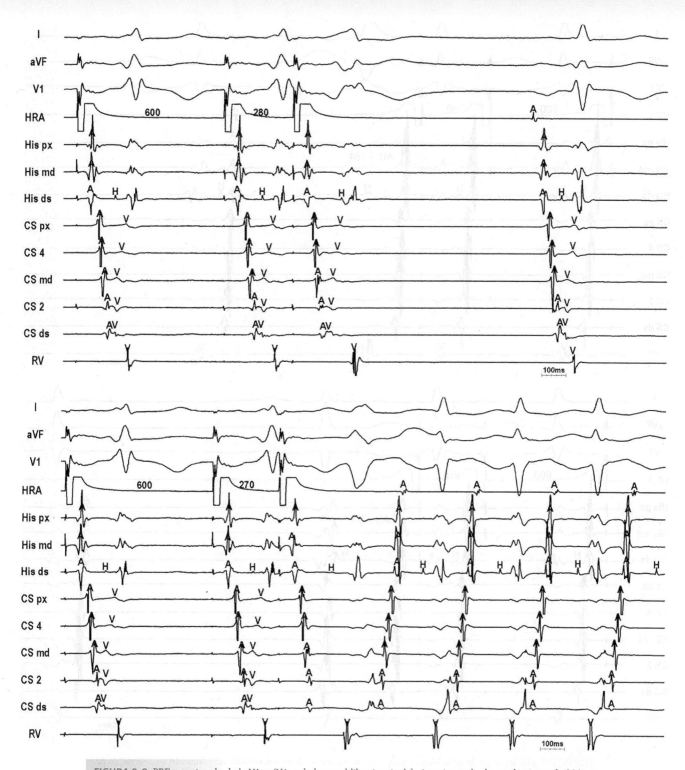

FIGURA 9-8 PRE anterógrado de la VAcc (VAcc de la pared libre izquierda). A un intervalo de acoplamiento de 280 ms, la conducción anterógrada se produce sobre el nodo AV y la VAcc. A los 270 ms, la conducción anterógrada se bloquea sobre la VAcc (PRE) y se transmite solo sobre el eje nodo AV/His-Purkinje. La exposición de las ramas del haz a una secuencia larga-corta inherente a los extraestímulos programados induce una aberrancia del BRI, lo que facilita la inducción de una TRAVo izquierda. CS: seno coronario; ds: distal; HRA: aurícula derecha alta; md: medio; px: proximal; RV: ventrículo derecho.

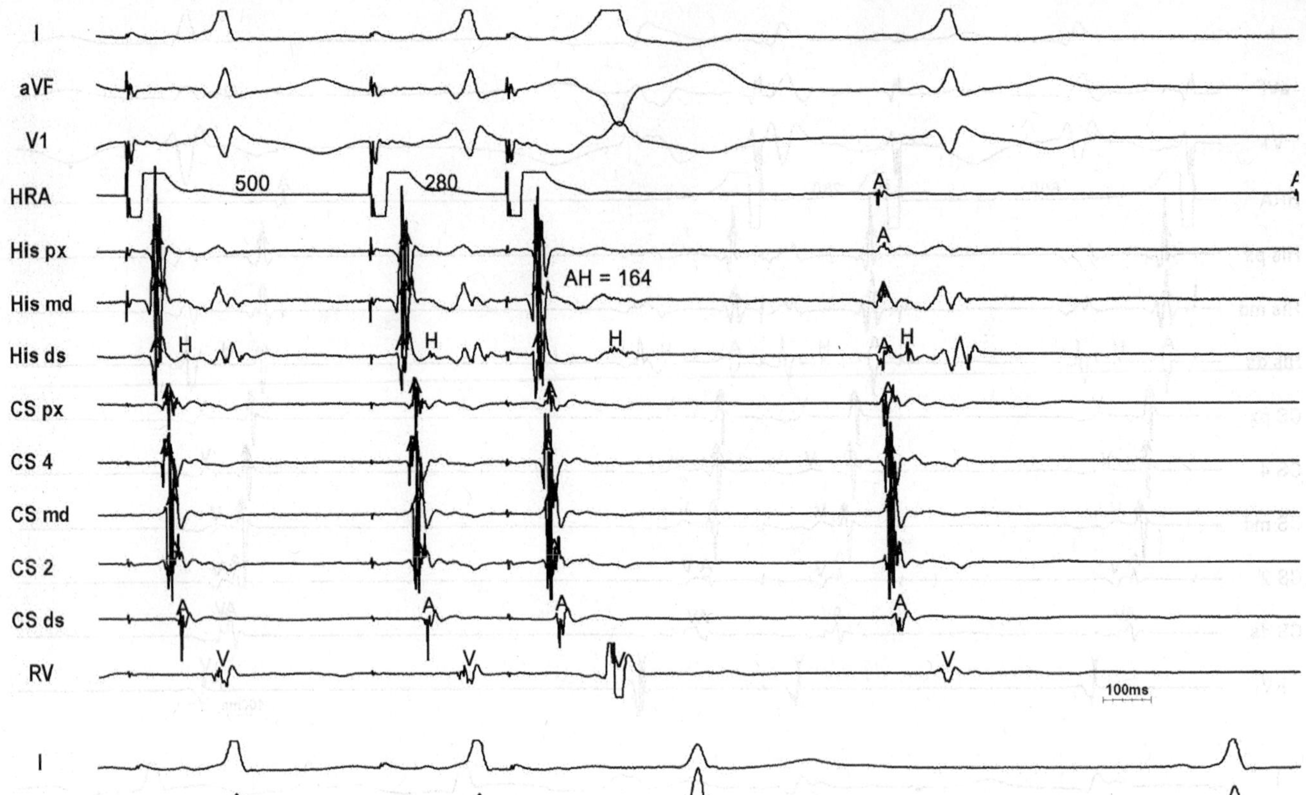

FIGURA 9-9 PRE anterógrado de la VAcc (VAcc posterior izquierda). A un intervalo de acoplamiento de 280 ms, se produce la conducción anterógrada por la VR (AH: 164 ms) y la VAcc. A los 270 ms, la conducción anterógrada se bloquea sobre la VR y la VAcc (PRE), conduce solo sobre la VL e induce un único eco nodal AV típico (la VR retrógrada se adelanta a la VAcc). CS: seno coronario; ds: distal; HRA: aurícula derecha alta; md: medio; px: proximal; RV: ventrículo derecho.

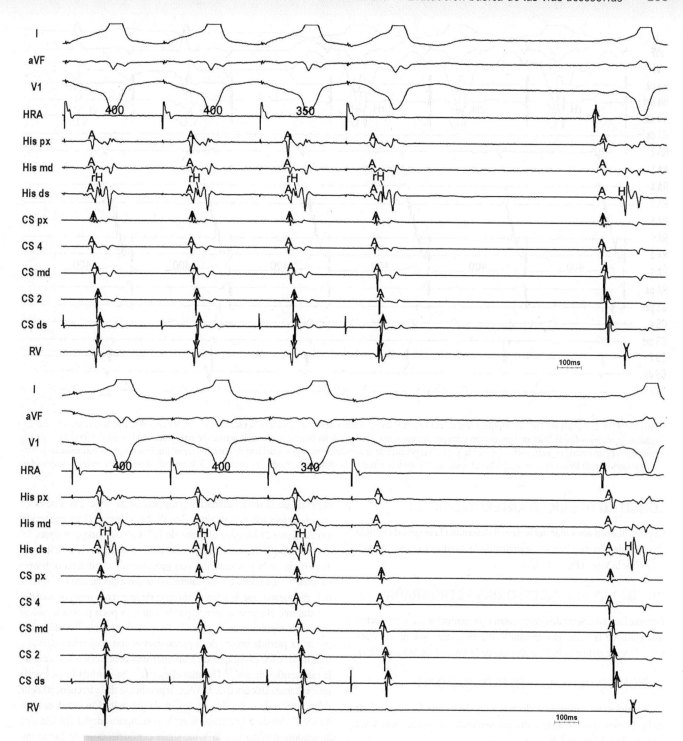

FIGURA 9-10 PRE anterógrado de la VAcc (VAcc de la pared libre derecha). A un intervalo de acoplamiento de 350 ms, la conducción anterógrada se produce solo sobre la VAcc seguida de la activación retrógrada del haz de His (rH). Obsérvese el corto intervalo «AH». A los 340 ms, la conducción anterógrada se bloquea sobre la VAcc (PRE), lo que produce la ausencia de conducción hacia el ventrículo y la pérdida del haz de His retrógrado. CS: seno coronario; ds: distal; HRA: aurícula derecha alta; md: medio; px: proximal; RV: ventrículo derecho.

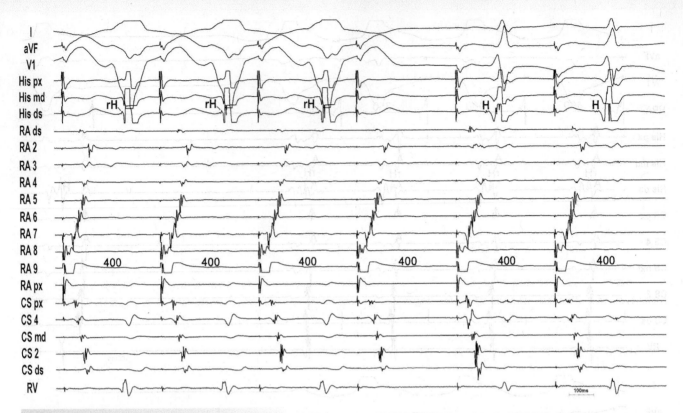

FIGURA 9-11 Longitud del ciclo de bloqueo anterógrado de la VAcc (posterior derecha). Durante la estimulación auricular a 400 ms, la conducción anterógrada solo ocurre sobre la VAcc de conducción lenta con un intervalo estímulo-delta largo seguido de la activación retrógrada del haz de His (rH). Los cuartos complejos estimulados no se transmiten sobre la VAcc (con pérdida de la activación retrógrada del haz de His), mientras que los complejos estimulados posteriores conducen de forma decremental sobre el nodo AV. CS: seno coronario; ds: distal; md: medio; px: proximal; RA: aurícula derecha; RV: ventrículo derecho.

LONGITUD DEL CICLO ANTERÓGRADO 1:1

La estimulación auricular decremental determina la longitud de ciclo de estimulación más corta, manteniendo la conducción anterógrada 1:1 sobre la VAcc (fig. 9-11).

PRE DE LAS VÍAS ACCESORIAS RETRÓGRADAS

Durante los extraestímulos ventriculares programados con conducción retrógrada de la VAcc, el intervalo V1-V2 más largo que no conduce sobre la VAcc define el PRE retrógrado de la VAcc (figs. 9-12 a 9-15).

LONGITUD DEL CICLO RETRÓGRADO 1:1

La estimulación ventricular decremental determina la longitud de ciclo de estimulación más corta manteniendo la conducción VAcc retrógrada 1:1 (fig. 9-16).

RIESGO DE MUERTE SÚBITA

La muerte súbita asociada al WPW se ha atribuido a la fibrilación auricular (FA) rápida preexcitada que degenera en una fibrilación ventricular.[28-31] A diferencia del nodo AV, que actúa como filtro manifestando una conducción decremental dependiente de la frecuencia que se enlentece con frecuencias auriculares más rápidas, las VAcc muestran una conducción fija no decremental que puede generar frecuencias ventriculares rápidas durante la FA, en especial con sobrecargas de catecolaminas (p. ej., ejercicio). Por lo tanto, el riesgo de muerte súbita

depende de la refractariedad anterógrada de la VAcc. Las siguientes características identifican una VAcc de bajo riesgo: 1) preexcitación intermitente, 2) bloqueo abrupto de la VAcc inducido por ejercicio, 3) intervalo RR de preexcitación más corto durante la FA > 250 ms y 4) pérdida de la preexcitación con procainamida, ajmalina o disopiramida.[32-38] La preexcitación intermitente (en especial con isoproterenol) demuestra que la VAcc es incapaz de mantener una conducción 1:1 durante el ritmo sinusal y, por lo tanto, es poco probable que se transmita rápidamente durante la FA con el ejercicio.[32] Del mismo modo, la pérdida brusca de la preexcitación con el ejercicio demuestra que la VAcc es incapaz de mantener una conducción 1:1 durante la taquicardia sinusal.[33] Durante el ejercicio, la pérdida brusca de la preexcitación (bloqueo de la VAcc dependiente de la frecuencia) debe diferenciarse de la pérdida gradual de la preexcitación (seudonormalización) debida a una mejoría en la conducción nodal AV. Durante la seudonormalización, la VAcc sigue conduciéndose de forma anterógrada, pero la onda delta desaparece lentamente a medida que aumenta la contribución relativa a la activación ventricular por parte del sistema nodo AV/His-Purkinje. Dado que el período refractario anterógrado se correlaciona con el intervalo RR preexcitado más corto durante la FA (equivalente al período refractario funcional de la VAcc anterógrada), un PRE de la VAcc anterógrada o una longitud del ciclo de estimulación auricular más corta que mantenga una conducción de la VAcc 1:1 > 250 ms es un sustituto razonable, aunque no ideal, del intervalo RR de preexitación más corto cuando no hay una FA.[34,35] Por último, la capacidad para alterar la conducción de la VAcc con bloqueadores de los canales de sodio sugiere una VAcc de bajo riesgo, aunque esto es controvertido.[36-38]

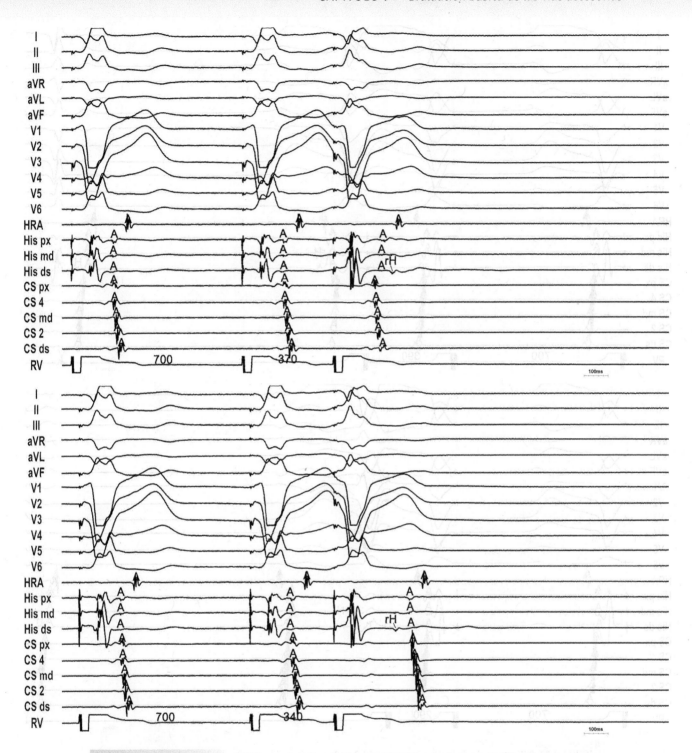

FIGURA 9-12 PRE retrógrado de la VAcc (posteroseptal derecha). Durante la estimulación, la conducción retrógrada se produce a través de la VR (activación auricular más temprana en la región del haz de His). A un intervalo de acoplamiento de 370 ms, la refractariedad retrógrada del haz derecho provoca un «salto VH» que expone una VAcc posteroseptal (activación auricular más temprana en el seno coronario proximal). A los 340 ms, la conducción retrógrada se bloquea sobre la VAcc (PRE) y se transmite exclusivamente sobre el haz de His y la VR. CS: seno coronario; ds: distal; HRA: aurícula derecha alta; md: medio; px: proximal; RV: ventrículo derecho.

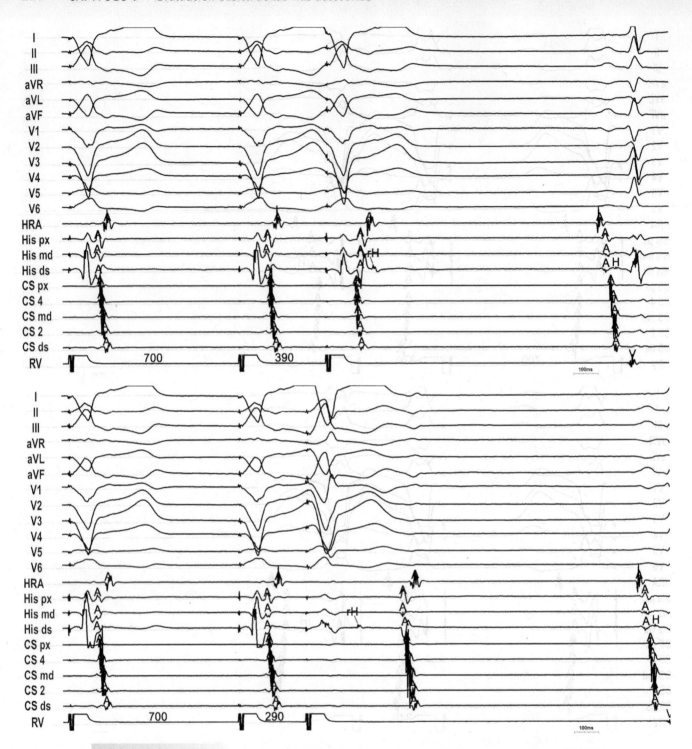

FIGURA 9-13 PRE retrógrado de la VAcc (posteroseptal derecha). Durante la estimulación, la conducción retrógrada se produce a través de la VR (activación auricular más temprana en la región del haz de His). A un intervalo de acoplamiento de 390 ms, la refractariedad retrógrada del haz derecho causa un «salto VH» que expone una VAcc posteroseptal izquierda (activación auricular más temprana en el seno coronario proximal). A los 290 ms, la conducción retrógrada se bloquea sobre la VAcc (PRE) y se transmite exclusivamente sobre el haz de His y una VR refractaria relativa, lo que da lugar a un tiempo de HA prolongado. CS: seno coronario; ds: distal; HRA: aurícula derecha alta; md: medio; px: proximal; RV: ventrículo derecho.

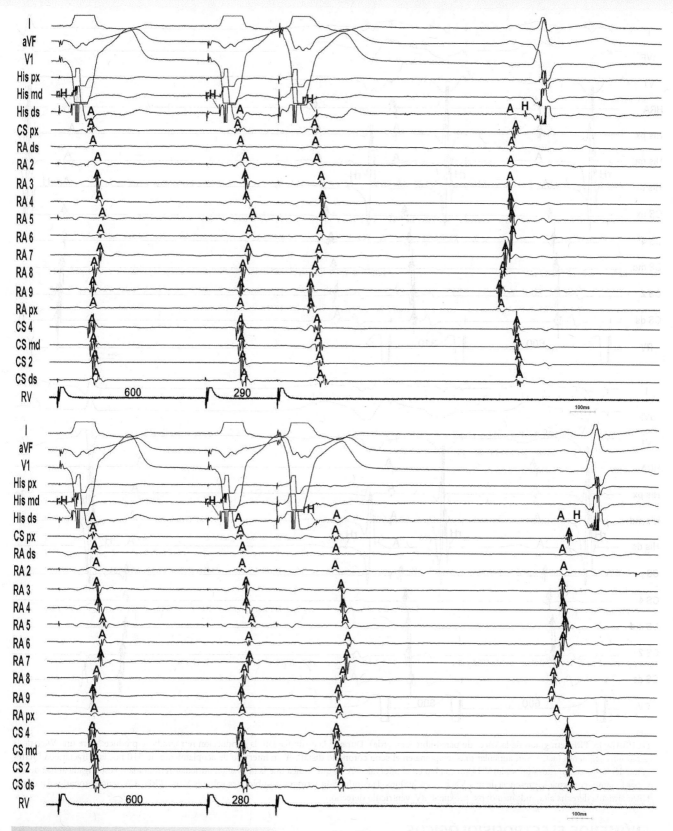

FIGURA 9-14 PRE retrógrado de la VAcc (anteroseptal). Durante la estimulación, la conducción retrógrada se produce a través de la VR (activación auricular más temprana en la región del haz de His). A un intervalo de acoplamiento de 290 ms, la refractariedad retrógrada del haz derecho causa un «salto VH» que expone una VAcc anteroseptal (activación auricular más temprana también en la región del haz de His, pero con un intervalo estímulo-A [St-A] más largo y un patrón de activación auricular ligeramente diferente). A los 280 ms, la conducción retrógrada se bloquea sobre la VAcc (PRE) y conduce exclusivamente sobre el haz de His y la VR. CS: seno coronario; ds: distal; md: medio; px: proximal; RA: aurícula derecha; RV: ventrículo derecho.

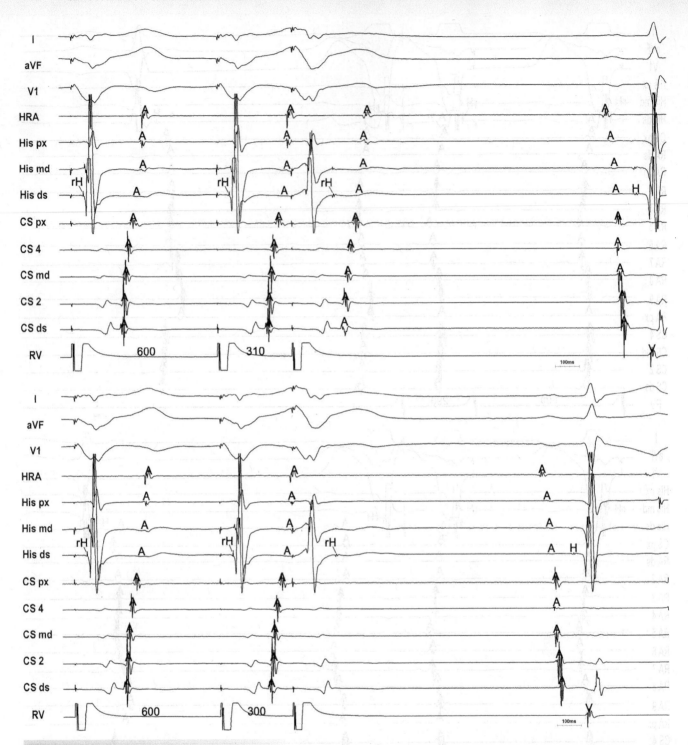

FIGURA 9-15 PRE retrógrado de la VAcc (de pared libre izquierda). Durante la estimulación, la conducción retrógrada se produce sobre una VAcc de la pared libre izquierda (activación auricular más temprana en el seno coronario distal). A un intervalo de acoplamiento de 310 ms, la refractariedad retrógrada del haz derecho causa un «salto VH» sin cambio en el intervalo VA, lo que indica que la activación auricular retrógrada no está ligada al haz de His y, por lo tanto, confirma la presencia de una VAcc. A los 300 ms, la conducción retrógrada se bloquea sobre la VAcc (PRE). CS: seno coronario; ds: distal; HRA: aurícula derecha alta; md: medio; px: proximal; RV: ventrículo derecho.

FENÓMENOS ELECTROFISIOLÓGICOS INUSUALES

BLOQUEO DE FASE 4

El bloqueo de la VAcc de fase 3 se produce cuando las frecuencias sinusales o de estimulación rápida invaden la refractariedad de la VAcc, mientras que el bloqueo de la VAcc de fase 4 se presenta a frecuencias sinusales más lentas cuando las extrasístoles diastólicas espontáneas elevan los potenciales de membrana de la VAcc por encima del potencial de reposo (figs. 9-17 y 9-18).[39,40] La presencia de ambos bloqueos de VAcc de fase 3 y 4 da lugar a la normalización del QRS a frecuencias más rápidas y más lentas, respectivamente, de modo que

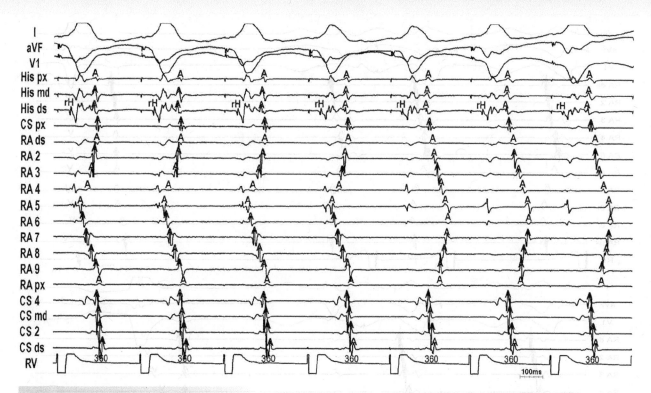

FIGURA 9-16 Longitud del ciclo de bloqueo retrógrado de la VAcc (VAcc de pared libre derecha). Durante la estimulación ventricular a 360 ms, la conducción retrógrada cambia bruscamente de una VAcc de la pared libre derecha (activación auricular más temprana en RA 5) a la vía rápida (VF) (activación auricular más temprana en la región del haz de His). CS: seno coronario; ds: distal; md: medio; px: proximal; RA: aurícula derecha; RV: ventrículo derecho.

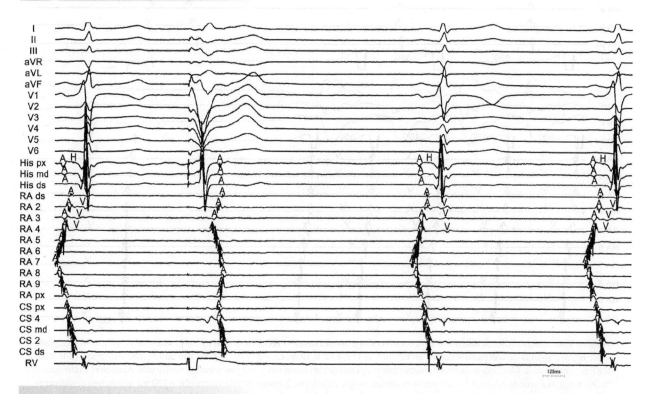

FIGURA 9-17 Bloqueo VAcc de fase 4. El primer y el último latido sinusal se transmiten con un intervalo HV corto y una preexcitación sutil sobre una VAcc posterolateral derecha de conducción lenta. Un único extraestímulo ventricular conduce sobre la VAcc (activación auricular más temprana en RA 4), reciclando el nodo sinusal e induciendo una pausa no compensatoria. La pausa produce un bloqueo de fase 4 en la VAcc con normalización del intervalo HV y pérdida de la preexcitación (pérdida de la activación ventricular precoz en RA 4). Obsérvese que los intervalos AH permanecen inalterados, lo que indica además que la pérdida de preexcitación no fue una seudonormalización debida a una conducción nodal AV mejorada tras la pausa. CS: seno coronario; ds: distal; md: medio; px: proximal; RA: aurícula derecha; RV: ventrículo derecho.

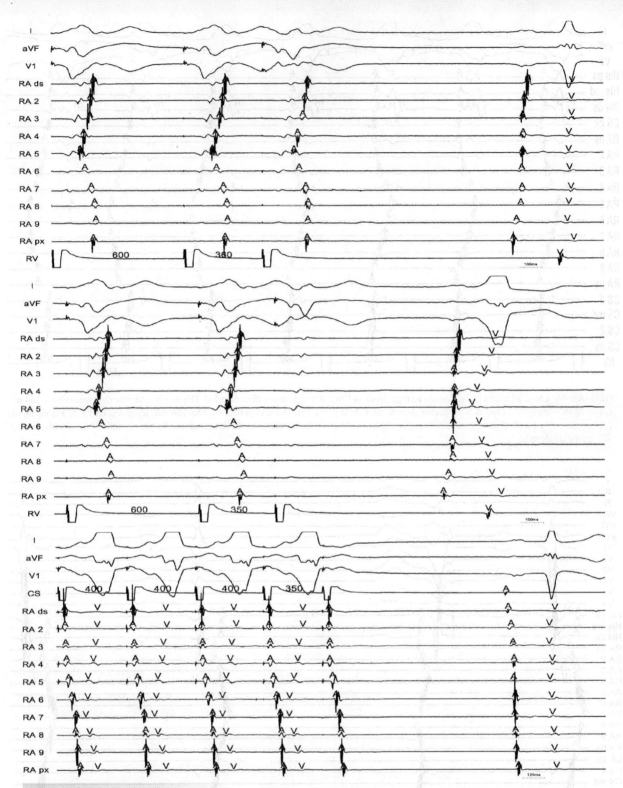

FIGURA 9-18 Bloqueo VAcc de fase 4. *Arriba*: a un intervalo de acoplamiento ventricular de 360 ms, se produce una conducción retrógrada sobre la VAcc seguida de una pausa sinusal y un bloqueo de fase 4 en la VAcc. *Centro*: a los 350 ms, hay un bloqueo retrógrado en la VAcc (PRE retrógrado de la VAcc) que provoca un retorno más temprano del latido sinusal y una preexcitación ventricular. Aunque el latido sinusal vuelve antes, el intervalo AA entre los dos trazos es similar, lo que indica que el extraestímulo ventricular a 350 ms se condujo ocultamente en la VAcc (pero no se transmitió). *Abajo*: la preexcitación se presenta durante la estimulación auricular rápida, pero desaparece tras el extraestímulo (bloqueo de fase 3) y, paradójicamente, tras la pausa sinusal (bloqueo de fase 4). La pérdida de activación ventricular precoz a lo largo del anillo tricuspídeo lateral que acompaña a la normalización del QRS indica que la ausencia de preexcitación no se debe a un aumento de la conducción del nodo AV (seudonormalización) tras la pausa. La supresión de la sobreestimulación (*overdrive*) y la fatiga en la VAcc son otras posibilidades. CS: seno coronario; ds: distal; md: medio; px: proximal; RA: aurícula derecha; RV: ventrículo derecho.

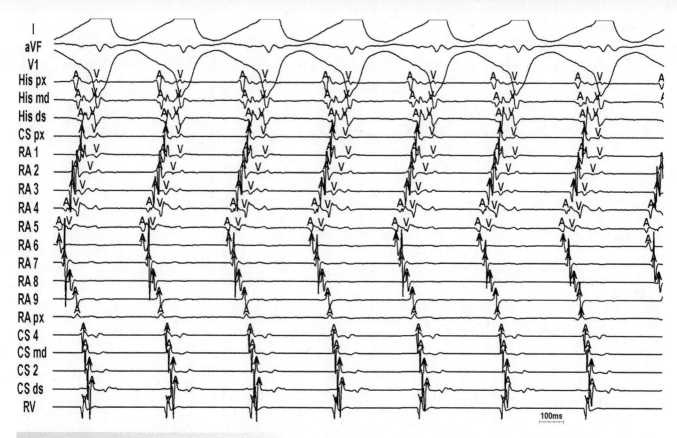

FIGURA 9-19 Automaticidad VAcc. La automaticidad inducida por isoproterenol de una VAcc de la pared libre derecha da lugar a una taquicardia por preexcitación en la que el sitio más temprano de activación auricular y ventricular es el mismo (no puede descartarse definitivamente una taquicardia auricular originada en el sitio de inserción auricular de la VAcc). CS: seno coronario; ds: distal; md: medio; px: proximal; RA: aurícula derecha; RV: ventrículo derecho.

la preexcitación ventricular solo ocurre en una estrecha ventana de frecuencias cardíacas (flanqueada por dos zonas de bloqueo o «efecto acordeón»). Los bloqueos de rama (BR) de fase 3 y 4 producen lo contrario, con un BR a frecuencias rápidas y lentas, respectivamente, y la normalización del QRS dentro de una estrecha ventana de frecuencias cardíacas. El bloqueo de la VAcc en fase 4 sugiere una VAcc enferma, y esto queda sustentado por la automaticidad de la VAcc (extrasístoles diastólicas espontáneas que alcanzan el umbral de disparo).[41]

FATIGA

Además del bloqueo de fase 4, el fenómeno de fatiga es una explicación alterna de la pérdida de preexcitación tras la estimulación.[42-44] La estimulación auricular o ventricular rápida se hace con conducción oculta de forma repetida en una VAcc y suprime la conducción posterior (supresión de la sobreestimulación [*overdrive*]).

AUTOMATICIDAD

En raras ocasiones, las VAcc manifiestas muestran automaticidad espontánea (complejo QRS de preexcitación espontáneo con o sin activación auricular simultánea derivada de la VAcc) (fig. 9-19).[41,45-47]

SUPERNORMALIDAD

El período supernormal de una VAcc es una breve ventana al final de su período de recuperación durante la cual los impulsos sinusales,

de lo contrario subumbrales, muestran inesperadamente preexcitación y se producen en una VAcc con refractariedad prolongada. Aunque la supernormalidad en una VAcc se ha descrito en el laboratorio de electrofisiología, los episodios espontáneos son poco frecuentes porque requieren una combinación única tanto de bloqueo AV como de una VAcc con mala conducción (fig. 9-20).[42,48-51] La preexcitación solo se produce cuando los complejos sinusales caen en la ventana de supernormalidad de la VAcc que sigue a los complejos de escape.

DISOCIACIÓN LONGITUDINAL

La VAcc disociada longitudinalmente es una VAcc que muestra tiempos de conducción cortos y largos sin un cambio en la morfología del QRS de preexcitación (disociación anterógrada) o en la activación auricular retrógrada (disociación retrógrada). Se ha descrito tanto para la VAcc AV como para la auriculofascicular y es una causa de alternancia de la longitud de ciclo durante las taquicardias por reentrada auriculoventriculares antidrómicas y ortodrómicas.[52-54]

BLOQUEO AV

La preexcitación durante el bloqueo AV es infrecuente (figs. 9-21 y 9-22). Se ha descrito con mayor frecuencia para las VAcc izquierdas con bloqueo AV desenmascarado o provocado por una ablación con catéter.[55,56]

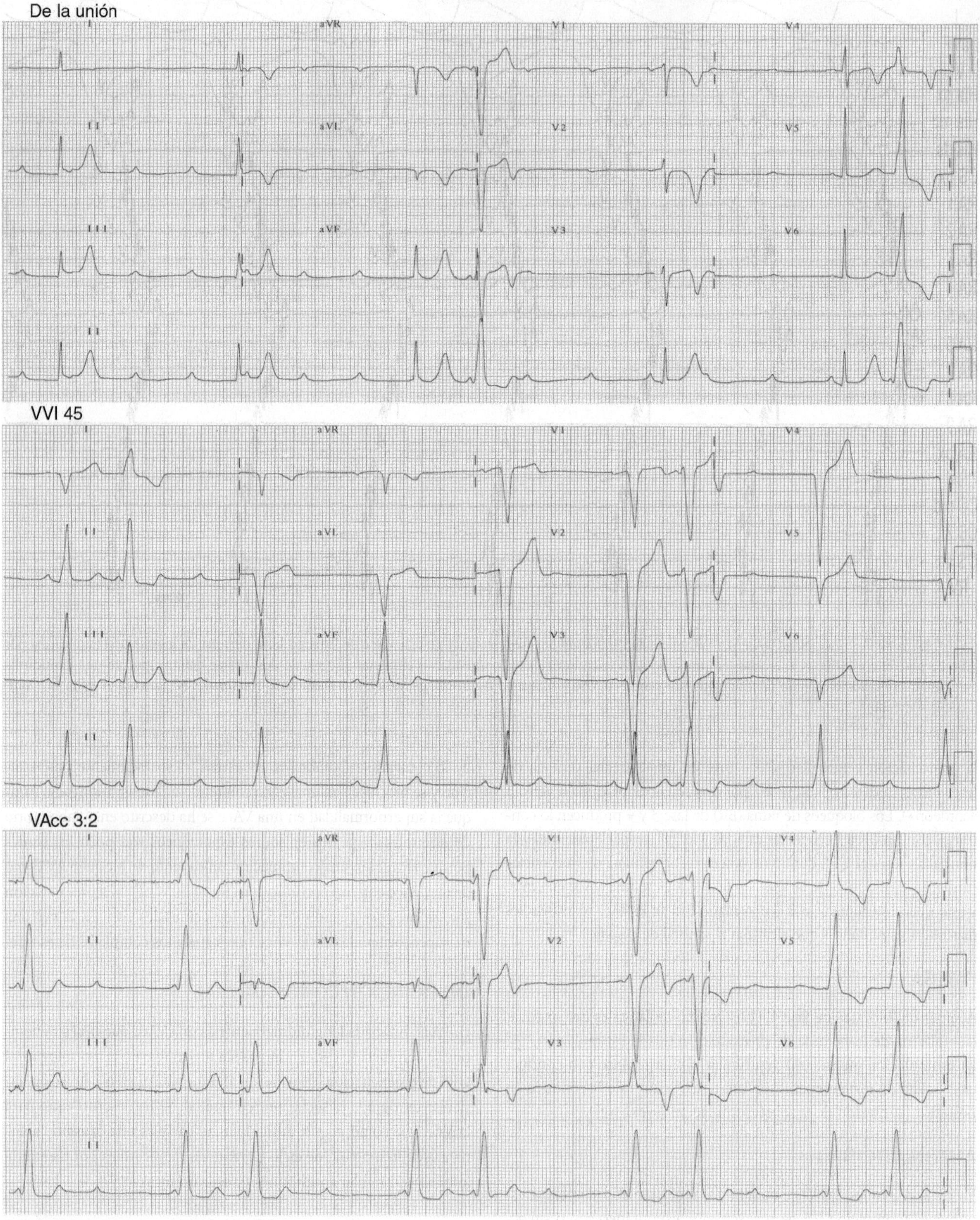

De la unión

VVI 45

VAcc 3:2

FIGURA 9-20 Supernormalidad en una VAcc durante el bloqueo AV. La preexcitación solo se produce durante impulsos sinusales de tiempo crítico que caen dentro de la ventana supernormal de excitabilidad de la VAcc durante el escape de la unión (*arriba*) y el ritmo ventricular estimulado (*centro*). La ventana supernormal se presenta tardíamente después de la onda T porque se ensancha y se desplaza hacia la derecha por la frecuencia ventricular lenta subyacente. Durante la conducción VAcc 3:2, la preexcitación aparece después de una larga pausa (debido a la recuperación de la excitabilidad) e inmediatamente después (debido a la excitabilidad supernormal). La tercera onda P de cada ciclo cae fuera de la ventana supernormal debido a la arritmia sinusal ventriculofásica y a un estrechamiento y desplazamiento hacia la izquierda de la ventana supernormal tras la activación sucesiva de la VAcc.

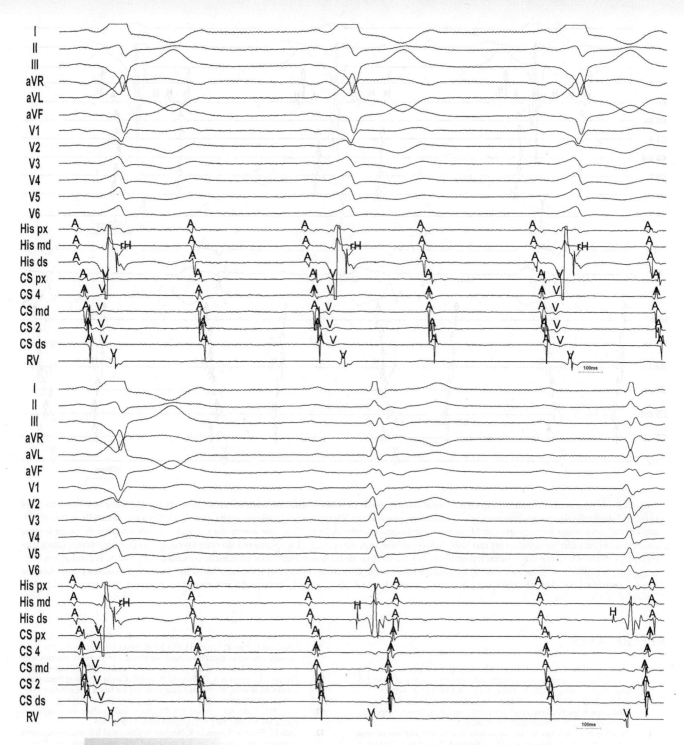

FIGURA 9-21 Preexcitación durante el bloqueo AV. *Arriba*: preexcitación 2:1 en el contexto de un bloqueo AV intranodal. Obsérvese que, tras los complejos preexcitados se produce la activación retrógrada del haz de His, pero no se desarrolla taquicardia antidrómica recíproca debido al bloqueo retrógrado en el nodo AV. *Abajo*: desaparece la preexcitación y surge un ritmo de escape de la unión. Obsérvese que los complejos de escape de la unión vienen seguidos de una activación retrógrada sobre la VAcc, pero la taquicardia reciprocante ortodrómica no llega a desarrollarse debido al bloqueo anterógrado en el nodo AV. CS: seno coronario; ds: distal; md: medio; px: proximal; rH: His retrógrado; RV: ventrículo derecho.

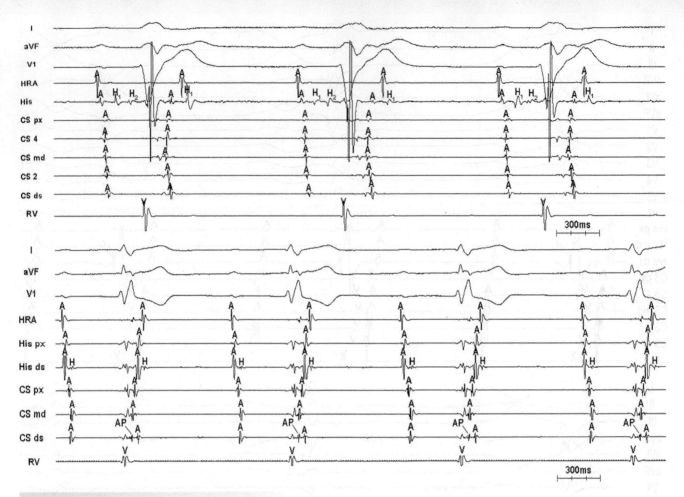

FIGURA 9-22 VAcc oculta durante el bloqueo AV. *Arriba*: conducción de impulsos sinusales con retraso intrahisiano (H_1H_2: 110 ms) y BRI. Este retraso AV permite el desarrollo de ecos recíprocos ortodrómicos únicos sobre una VAcc posterior izquierda oculta, pero la TRAVo no se desarrolla debido al bloqueo intrahisiano. *Abajo*: ritmo sinusal con bloqueo AV infrahisiano completo y ritmo de escape ventricular izquierdo. A cada complejo de escape le sigue una activación auricular retrógrada sobre una VAcc de la pared libre izquierda oculta. El acoplamiento fijo entre los complejos de escape ventriculares y las ondas P posteriores favorece la activación retrógrada de la VAcc en lugar de las despolarizaciones prematuras auriculares. A pesar de la conducción VAcc retrógrada, la TRAVo no se presenta debido al bloqueo AV infrahisiano. Obsérvese el potencial VAcc entre los electrogramas ventriculares y auriculares en el seno coronario distal. AP: potencial VAcc; CS: seno coronario; ds: distal; HRA: aurícula derecha alta; md: medio; px: proximal; RV: ventrículo derecho.

REFERENCIAS

1. Wood FC, Wolferth CC, Geckeler GD. Histologic demonstration of accessory muscular connections between auricle and ventricle in a case of short P-R interval and prolonged QRS complex. Am Heart J 1943;25:454–462.

2. Kuck K, Friday KJ, Kunze K, Schlüter M, Lazzara R, Jackman WM. Sites of conduction block in accessory atrioventricular pathways. Basis for concealed accessory pathways. Circulation 1990;82:407–417.

3. De la Fuente D, Sasyniuk B, Moe GK. Conduction through a narrow isthmus in isolated canine atrial tissue. A model of the W-P-W syndrome. Circulation 1971;44:803–809.

4. Prystowsky EN, Pritchett EL, Gallagher JJ. Concealed conduction preventing anterograde preexcitation in Wolff-Parkinson-White syndrome. Am J Cardiol 1984;53:960–961.

5. Wolff L, Parkinson J, White PD. Bundle-branch block with short P-R interval in healthy young people prone to paroxysmal tachycardia. Am Heart J 1930;5:685–704.

6. Wolferth CC, Wood FC. The mechanism of production of short P-R intervals and prolonged QRS complexes in patients with presumably undamaged hearts: hypothesis of an accessory pathway of auriculoventricular conduction (bundle of Kent). Am Heart J 1933;8:297–311.

7. Teo WS, Klein GJ, Yee R, Leitch JW, Murdock CJ. Significance of minimal preexcitation in Wolff-Parkinson-White syndrome. Am J Cardiol 1991;67:205–207.

8. Bogun F, Kalusche D, Li Y, Auth-Eisernitz S, Grönefeld G, Hohnloser SH. Septal Q waves in surface electrocardiographic lead V6 exclude

minimal ventricular preexcitation. Am J Cardiol 1999;84:101–104, A9.

9. Liberman L, Pass RH, Starc TJ, Hordof AJ, Silver ES. Uncovering the septal Q wave and other electrocardiographic changes in pediatric patients with pre-excitation before and after ablation. Am J Cardiol 2010;105:214–216.

10. Garratt CJ, Antoniou A, Griffith MJ, Ward DE, Camm AJ. Use of intravenous adenosine in sinus rhythm as a diagnostic test for latent preexcitation. Am J Cardiol 1990;65:868–873.

11. Cain ME, Luke RA, Lindsay BD. Diagnosis and localization of accessory pathways. Pacing Clin Electrophysiol 1992;15:801–824.

12. Tada H, Naito S, Taniguchi K, Nogami A. Concealed left anterior accessory pathways: two approaches for successful ablation. J Cardiovasc Electrophysiol 2003;14:204–208.

13. Guo X, Sun Q, Ma J, et al. Electrophysiological characteristics and radiofrequency catheter ablation of accessory pathway connecting the right atrial appendage and the right ventricle. J Cardiovasc Electrophysiol 2015;26:845–852.

14. Mah D, Miyake C, Clegg R, et al. Epicardial left atrial appendage and biatrial appendage accessory pathways. Heart Rhythm 2010;7:1740–1745.

15. Sun Y, Arruda M, Otomo K, et al. Coronary sinus-ventricular accessory connections producing posteroseptal and left posterior accessory pathways: incidence and electrophysiological identification. Circulation 2002;106:1362–1367.

16. Hwang C, Peter CT, Chen PS. Radiofrequency ablation of accessory pathways guided by the location of the ligament of Marshall. J Cardiovasc Electrophysiol 2003;14:616–620.

17. Suleiman M, Brady PA, Asirvatham SJ, Friedman PA, Munger TA. The noncoronary cusp as a site for successful ablation of accessory pathways:

electrogram characteristics in three cases. J Cardiovasc Electrophysiol 2011;22:203–209.

18. Fitzpatrick AP, Gonzales RP, Lesh MD, Modin GW, Lee RJ, Scheinman MM. New algorithm for the localization of accessory atrioventricular connections using a baseline electrocardiogram. J Am Coll Cardiol 1994;23:107–116.

19. Milstein S, Sharma AD, Guiraudon GM, Klein GJ. An algorithm for the electrocardiographic localization of accessory pathways in the Wolff-Parkinson-White syndrome. Pacing Clin Electrophysiol 1987;10:555–563.

20. Szabo TS, Klein GJ, Guiraudon GM, Yee R, Sharma AD. Localization of accessory pathways in the Wolff-Parkinson-White syndrome. Pacing Clin Electrophysiol 1989;12:1691–1705.

21. González-Torrecilla E, Peinado R, Almendral J, et al. Reappraisal of classical electrocardiographic criteria in detecting accessory pathways with a strict para-Hisian location. Heart Rhythm 2013;10:16–21.

22. Liu Q, Shehata M, Lan DZ, et al. Accurate localization and catheter ablation of superoparaseptal accessory pathways. Heart Rhythm 2018;15:688–695.

23. Tai C, Chen S, Chiang C, Lee S, Chang M. Electrocardiographic and electrophysiologic characteristics of anteroseptal, midseptal, and para-Hisian accessory pathways. Implications for radiofrequency catheter ablation. Chest 1996;109:730–740.

24. Young C, Lauer MR, Liem LB, Sung RJ. A characteristic electrocardiographic pattern indicative of manifest left-sided posterior septal/paraseptal accessory atrioventricular connections. Am J Cardiol 1993;72:471–475.

25. Liu E, Shehata M, Swerdlow C, et al. Approach to the difficult septal atrioventricular accessory pathway: the importance of regional anatomy. Circ Arrhythm Electrophysiol 2012;5:e63–e66.

26. Takahashi A, Shah DC, Jaïs P, et al. Specific electrocardiographic features of manifest coronary vein posteroseptal accessory pathways. J Cardiovasc Electrophysiol 1998;9:1015–1025.

27. Denes P, Wyndham CR, Amat-y-leon F, et al. Atrial pacing at multiple sites in the Wolff-Parkinson-White syndrome. Br Heart J 1977;39:506–514.

28. Klein GJ, Bashore TM, Sellers TD, Pritchett EL, Smith WM, Gallagher JJ. Ventricular fibrillation in the Wolff-Parkinson-White syndrome. N Engl J Med 1979;301:1080–1085.

29. Dreifus LS, Haiat R, Watanabe Y, Arriaga J, Reitman N. Ventricular fibrillation. A possible mechanism of sudden death in patients and Wolff-Parkinson-White syndrome. Circulation 1971;43:520–527.

30. Olen MM, Baysa SJ, Rossi A, Kanter RJ, Fishberger SB. Wolff-Parkinson-White syndrome: a stepwise deterioration to sudden death. Circulation 2016;133:105–106.

31. Sarrias A, Villuendas R, Bisbal F, et al. From atrial fibrillation to ventricular fibrillation and back. Circulation 2015;132:2035–2036.

32. Klein GJ, Gulamhusein SS. Intermittent preexcitation in the Wolff-Parkinson-White syndrome. Am J Cardiol 1983;52:292–296.

33. Strasberg B, Ashley WW, Wyndham C, et al. Treadmill exercise testing in the Wolff-Parkinson-White syndrome. Am J Cardiol 1980;45:742–748.

34. Wellens HJ, Durrer D. Wolff-Parkinson-White syndrome and atrial fibrillation. Relation between refractory period of accessory pathway and ventricular rate during atrial fibrillation. Am J Cardiol 1974;34:777–782.

35. Yee R, Klein GJ, Prystowsky E. The Wolff-Parkinson-White syndrome and related variants. In: Zipes DP, Jalife J, eds. Cardiac Electrophysiology: From Cell to Bedside. 3rd ed. Philadelphia, PA: WB Saunders, 2000:845–861.

36. Wellens HJ, Braat S, Brugada P, Gorgels AP, Bär FW. Use of procainamide in patients with the Wolff-Parkinson-White syndrome to disclose a short refractory period of the accessory pathway. Am J Cardiol 1982;50:1087–1089.

37. Sharma AD, Yee R, Guiraudon G, Klein GJ. Sensitivity and specificity of invasive and noninvasive testing for risk of sudden death in Wolff-Parkinson-White syndrome. J Am Coll Cardiol 1987;10:373–381.

38. Fananapazir L, Packer DL, German LD, et al. Procainamide infusion test: inability to identify patients with Wolff-Parkinson-White syndrome who are potentially at risk of sudden death. Circulation 1988;77:1291–1296.

39. Przybylski J, Chiale PA, Quinteiro RA, Elizari MV, Rosenbaum MB. The occurrence of phase-4 block in the anomalous bundle of patients with Wolff-Parkinson-White syndrome. Eur J Cardiol 1975;3:267–280.

40. Fujiki A, Tani M, Mizumaki K, Yoshida S, Sasayama S. Rate-dependent accessory pathway conduction due to phase 3 and phase 4 block. Antegrade and retrograde conduction properties. J Electrocardiol 1992;25:25–31.

41. Lerman BB, Josephson ME. Automaticity of the Kent bundle: confirmation by phase 3 and phase 4 block. J Am Coll Cardiol 1985;5:996–998.

42. Lum JJ, Ho RT. Dynamic effects of exercise and different escape rhythms on the supernormal period of an accessory pathway. J Cardiovasc Electrophysiol 2007;18:672–675.

43. Ohe T, Shimonura K, Shiroeda O. Fatigue phenomenon of the accessory pathway. Int J Cardiol 1985;8:211–214.

44. Fujimura O, Smith BA, Kuo CS. Effect of verapamil on an accessory pathway manifesting as "fatigue phenomenon" in Wolff-Parkinson-White syndrome. Chest 1993;104:305–307.

45. Tseng ZH, Yadav AV, Scheinman MM. Catecholamine dependent accessory pathway automaticity. Pacing Clin Electrophysiol 2004;27:1005–1007.

46. Przybylski J, Chiale PA, Halpern MS, Lázzari JO, Elizari MV, Rosenbaum MB. Existence of automaticity in anomalous bundle of Wolff-Parkinson-White syndrome. Br Heart J 1978;40:672–680.

47. Deam AG, Burton ME, Walter PF, Langberg JJ. Wide complex tachycardia due to automaticity in an accessory pathway. Pacing Clin Electrophysiol 1995;18:2106–2108.

48. McHenry PL, Knoebel SB, Fisch C. The Wolff-Parkinson-White (WPW) syndrome with supernormal conduction through the anomalous bypass. Circulation 1966;34:734–739.

49. Calabrò MP, Saporito F, Carerj S, Oreto G. "Early" capture beats in advanced A-V block: by which mechanism? J Cardiovasc Electrophysiol 2005;16:1108–1109.

50. Chang M, Miles WM, Prystowsky EN. Supernormal conduction in accessory atrioventricular connections. Am J Cardiol 1987;59:852–856.

51. Przybylski J, Chiale PA, Sánchez RA, et al. Supernormal conduction in the accessory pathway of patients with overt or concealed ventricular pre-excitation. J Am Coll Cardiol 1987;9:1269–1278.

52. Belhassen B, Misrahi D, Shapira I, Laniado S. Longitudinal dissociation in an anomalous accessory atrioventricular pathway. Am Heart J 1983;106:1441–1443.

53. Atié J, Brugada P, Brugada J, et al. Longitudinal dissociation of atrioventricular accessory pathways. J Am Coll Cardiol 1991;17:161–166.

54. Sternick EB, Sosa E, Scanavacca M, Wellens HJ. Dual conduction in a Mahaim fiber. J Cardiovasc Electrophysiol 2004;15:1212–1215.

55. Barbhaiya C, Rosman J, Hanon S. Preexcitation and AV block. J Cardiovasc Electrophysiol 2012;23:106–107.

56. Seidl K, Hauer B, Zahn R, Senges J. Unexpected complete AV block following transcatheter ablation of a left posteroseptal accessory pathway. Pacing Clin Electrophysiol 1998;21:2139–2142.

10 Taquicardia por reentrada auriculoventricular ortodrómica

Introducción

La taquicardia por reentrada auriculoventricular ortodrómica (TRAVo) es la segunda taquicardia supraventricular (TSV) paroxística más frecuente y la taquicardia prototípica mediada por la vía accesoria (VAcc).

El objetivo de este capítulo es:

1. Analizar el mecanismo de las TRAVo y sus características electrofisiológicas.
2. Diagnosticar las TRAVo mediante el análisis de las zonas de transición (ZT).
3. Comprender las maniobras de estimulación específicas para diagnosticar la TRAVo.

MECANISMO

La TRAVo es una taquicardia por macrorreentrada mediada por la VAcc que utiliza el eje del nodo auriculoventricular (AV)/His-Purkinje como rama anterógrada (verdadera u «orto») y una VAcc como rama retrógrada del circuito. Los ventrículos son activados por el sistema His-Purkinje y, por lo tanto, los complejos QRS son normales. Tras la activación del ventrículo, la VAcc y la aurícula se activan secuencialmente («en serie»). Las ondas P son el resultado de la activación retrógrada de la VAcc y su eje refleja la localización de la VAcc.

CARACTERÍSTICAS ELECTROFISIOLÓGICAS

ELECTROCARDIOGRAMA DE 12 DERIVACIONES

El ECG de 12 derivaciones de la TRAVo presenta 1) una taquicardia de complejo estrecho (TCE) regular, 2) un intervalo RP corto ≥ 70 ms y 3) un eje de la onda P (en general superior) que refleja la localización de la VAcc.[1,2] La conducción retrógrada de la VAcc suele ser rápida, pero como los ventrículos y las aurículas se activan secuencialmente, el intervalo RP es ≥ 70 ms con la onda P sepultada dentro del segmento ST. Por lo tanto, una TCE con un intervalo RP < 70 ms descarta la TRAVo. Los ejes de la onda P hacia la derecha (aVR [+], aVL [−]) y hacia la izquierda (aVR [−], aVL [+]) identifican las VAcc izquierdas y derechas, respectivamente. Un eje de onda P superior en la línea media (aVR [+], aVL [+]) sugiere una VAcc septal. Las VAcc anteroseptales pueden producir ejes de ondas P inferiores.[3]

ESTUDIOS ELECTROFISIOLÓGICOS

Las características electrofisiológicas de la TRAVo incluyen 1) electrogramas anterógrados del haz de His que preceden a los complejos QRS, 2) un intervalo VA ≥ 70 ms y 3) una activación auricular más temprana en el sitio de la VAcc (figs. 10-1 y 10-2).[1,2] El intervalo VA es el equivalente intracardíaco del intervalo RP en la superficie y es ≥ 70 ms.

La activación auricular es concéntrica o excéntrica dependiendo de la localización de la VAcc.[4] Las VAcc septales generan patrones de activación concéntricos (anteroseptales o posteroseptales), mientras que las VAcc de las paredes libres derecha e izquierda producen patrones excéntricos derechos e izquierdos, respectivamente. Dado que las VAcc abarcan los anillos tricúspide o mitral, la activación auricular más temprana ocurre en el anillo. En general, una TCE con la activación auricular más temprana lejos de un sitio anular argumenta en contra de la TRAVo y sugiere el diagnóstico de taquicardia auricular (TA), aunque se han descrito VAcc no anulares (p. ej., VAcc de la orejuela auricular).

Relación AV

Excepto para la TRAVo que utiliza una VAcc nodofascicular/nodoventricular (taquicardia por reentrada nodofascicular [TRNF]), todas las TRAVo requieren la participación tanto de la aurícula como del ventrículo (relación AV obligatoria 1:1).[5] Por lo tanto, la TRAVo no puede producirse con un bloqueo AV (véanse figs. 9-21 y 9-22).[6,7] La TRAVo, sin embargo, puede aparecer con una disociación AV (TRNF) (véanse figs. 11-11 y 11-12).[8] Dado que la TRAVo depende del nodo AV y que la conducción de la VAcc retrógrada es en general rápida y fija, las oscilaciones en los intervalos AH y HH preceden y predicen los intervalos VV y AA posteriores.

Bloqueo de rama

Los cambios de longitud del ciclo inducidos por aberrancias durante la TCE reflejan la participación del sistema His-Purkinje en la taquicardia y son exclusivos de la TRAVo. La TRAVo utiliza el circuito funcional más corto capaz de una reentrada sostenida y, por lo tanto, incorpora la rama del haz ipsilateral a la VAcc como parte integral de su circuito. Durante la taquicardia, el desarrollo de un bloqueo de rama (BR) ipsilateral a la VAcc fuerza la conducción anterógrada sobre el haz contralateral y amplía el circuito con conducción transeptal (fig. 10-3). La adición de una conducción transeptal provoca 1) un aumento obligatorio del intervalo VA y, en general, 2) un incremento no obligatorio de la longitud del ciclo de taquicardia (LCT) (signo de Coumel) (figs. 10-4 a 10-7).[9-13] El grado de aumento del intervalo

218

(continúa en p. 222)

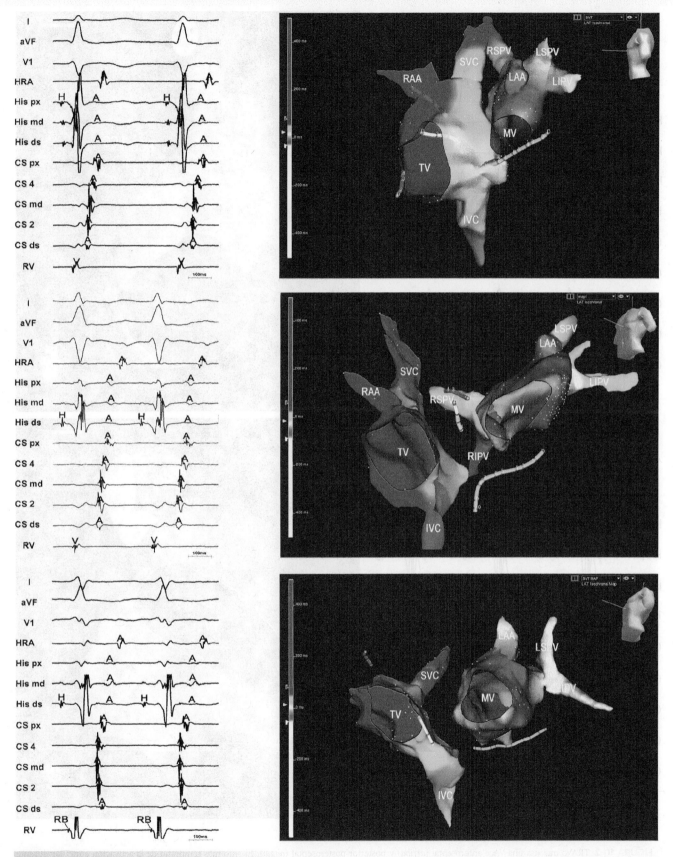

FIGURA 10-1 TRAVo que utiliza una VAcc izquierda anterolateral (*arriba*), lateral (*centro*) y posterolateral (*abajo*). El sitio más temprano de activación auricular durante la conducción retrógrada de la VAcc se representa en *blanco*. CS: seno coronario; ds: distal; HRA: aurícula derecha alta; IVC: vena cava inferior; LAA: orejuela auricular izquierda; LIPV: vena pulmonar inferior izquierda; LSPV: vena pulmonar superior izquierda; md: medio; MV: válvula mitral; px: proximal; RAA: orejuela auricular derecha; RB: rama derecha; RIPV: vena pulmonar inferior derecha; RSPV: vena pulmonar superior derecha; RV: ventrículo derecho; SVC: vena cava superior; TV: válvula tricúspide.

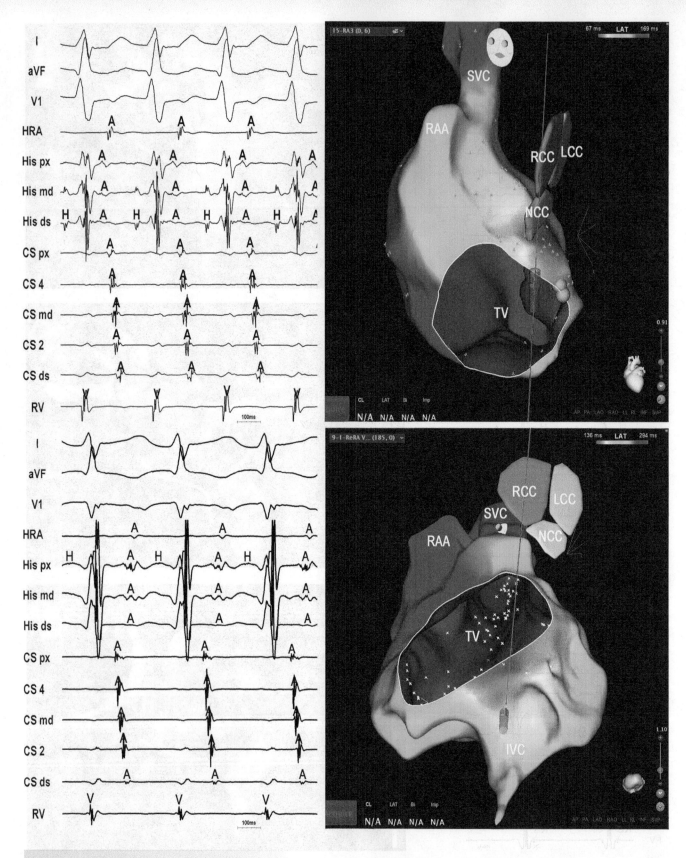

FIGURA 10-2 TRAVo que usa una VAcc anteroseptal (*arriba*) y posterior-posteroseptal (*abajo*). El sitio más temprano de la activación auricular durante la conducción retrógrada de la VAcc se representa en *rojo*. CS: seno coronario; ds: distal; HRA: aurícula derecha alta; IVC: vena cava inferior; LCC: cúspide coronaria izquierda; md: medio; px: proximal; NCC: cúspide no coronaria; RAA: orejuela auricular derecha; RCC: cúspide coronaria derecha; RV: ventrículo derecho; SVC: vena cava superior; TV: válvula tricúspide.

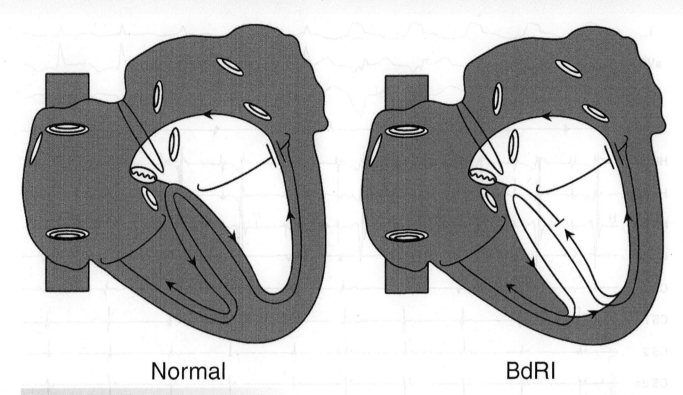

FIGURA 10-3 Diagrama en el que se ilustra el signo de Coumel. TRAVo que utiliza una VAcc de la pared libre izquierda. El bloqueo de rama izquierda (BRI) (ipsilateral a la VAcc) fuerza la conducción anterógrada sobre la rama derecha y a través del tabique, ampliando el circuito y obligando a aumentar el intervalo VA. La conducción retrógrada transeptal oculta («conexión o *linking* transeptal») perpetúa el BR. El bloqueo de rama derecha (BRD) (contralateral a la VAcc) no afecta al circuito.

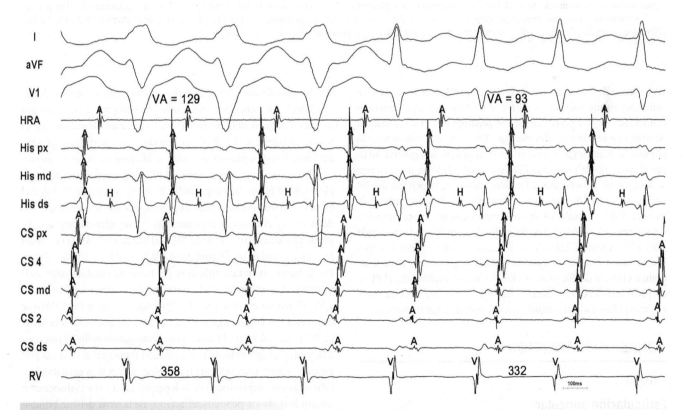

FIGURA 10-4 Signo de Coumel (TRAVo que utiliza una VAcc de la pared libre izquierda). La activación auricular es excéntrica izquierda. La pérdida del BRI produce un acortamiento de 36 ms del intervalo VA y una aceleración de la taquicardia. CS: seno coronario; ds: distal; HRA: aurícula derecha alta; md: medio; px: proximal; RV: ventrículo derecho.

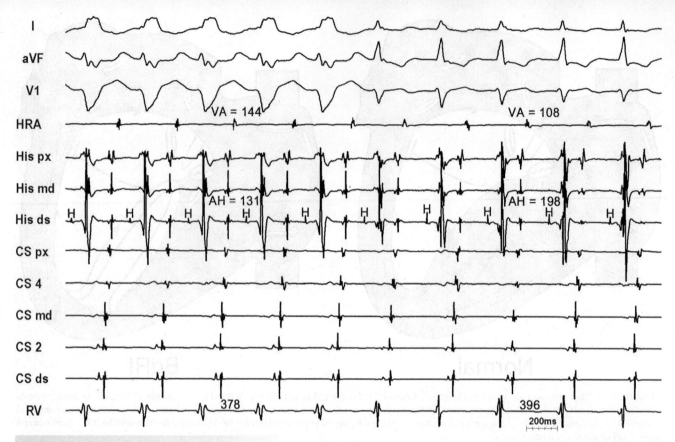

FIGURA 10-5 Signo de Coumel (TRAVo que utiliza una VAcc de la pared libre izquierda). La activación auricular es excéntrica izquierda. La pérdida del BRI produce un acortamiento de 36 ms del intervalo VA pero un alargamiento de 67 ms del intervalo AH (debido a la conducción decremental sobre el nodo AV), provocando el enlentecimiento paradójico de la taquicardia. El intervalo VA es más importante que la LCT para evaluar el efecto del BR en la TRAVo. CS: seno coronario; ds: distal; HRA: aurícula derecha alta; md: medio; px: proximal; RV: ventrículo derecho.

VA depende de la localización de la VAcc. Las VAcc de la pared libre aumentan el intervalo VA > 35 ms, y las VAcc septales aumentan el intervalo VA < 25 ms.[10] La LCT se prolonga con el BR ipsilateral siempre que el aumento del intervalo VA no se vea contrarrestado por una disminución equivalente del intervalo AV (en general, AH). Por el contrario, la pérdida del BR ipsilateral a la VAcc provoca una aceleración de la taquicardia. En raras ocasiones, la pérdida del BR podría causar un *enlentecimiento* paradójico de la taquicardia si la reducción del intervalo VA se contrarresta con un mayor aumento del intervalo AV (disminución del nodo AV o cambio de la vía rápida [VR] a la vía lenta [VL]) (*véanse* figs. 10-5 y 10-6).[14] Por lo tanto, el intervalo VA (no la LCT) es la variable importante a la hora de evaluar el efecto del BR sobre la TRAVo. Una vez establecido, el BR se perpetúa mediante la conducción transeptal repetitiva y oculta desde el haz no bloqueado al bloqueado (conexión [*linking*] transeptal).[15]

ZONAS DE TRANSICIÓN

INICIO

Estimulación auricular

La inducción de la TRAVo mediante estimulación auricular (extraestímulo programado o estimulación en ráfaga) requiere que un impulso caiga dentro de la ventana de la taquicardia (definida como

la diferencia de períodos refractarios anterógrados entre el nodo AV y la VAcc). Un impulso cronometrado críticamente: *1)* no viaja por la VAcc (bloqueo unidireccional) y *2)* viaja exclusivamente por el nodo AV/sistema de His-Purkinje (conducción lenta). Para las VAcc manifiestas, este estímulo auricular se bloquea en la VAcc, produciendo una prolongación abrupta del PR y la normalización del complejo QRS al inicio de la taquicardia. El retardo crítico de AV sobre el eje nodo AV/His-Purkinje permite la recuperación de la excitabilidad de la VAcc y el inicio de la taquicardia.[16] Este retraso crítico de AV puede producirse en: *1)* el nodo AV, *2)* el haz de His o *3)* las ramas del haz (en particular, un BR ipsilateral a la VAcc) (figs. 10-8 a 10-10). Puede haber un retraso suficiente del nodo AV (prolongación AH) mediante dos mecanismos: disminución fisiológica o cambio de VR a VL. El retraso en el sistema His-Purkinje que facilita la TRAVo se manifiesta por la prolongación del HV o un BR ipsilateral a la VAcc. El BR ipsilateral fuerza la conducción anterógrada sobre el haz contralateral, y el agregado de la conducción transeptal al circuito permite un tiempo adicional para que la VAcc recupere la excitabilidad. La restitución (dependencia de la longitud del ciclo) y la disociación longitudinal de los períodos refractarios de la rama del haz brindan las condiciones favorables para inducir el BR funcional utilizando secuencias largas-cortas inherentes a los extraestímulos auriculares programados, particularmente en los ciclos de conducción largos.[17]

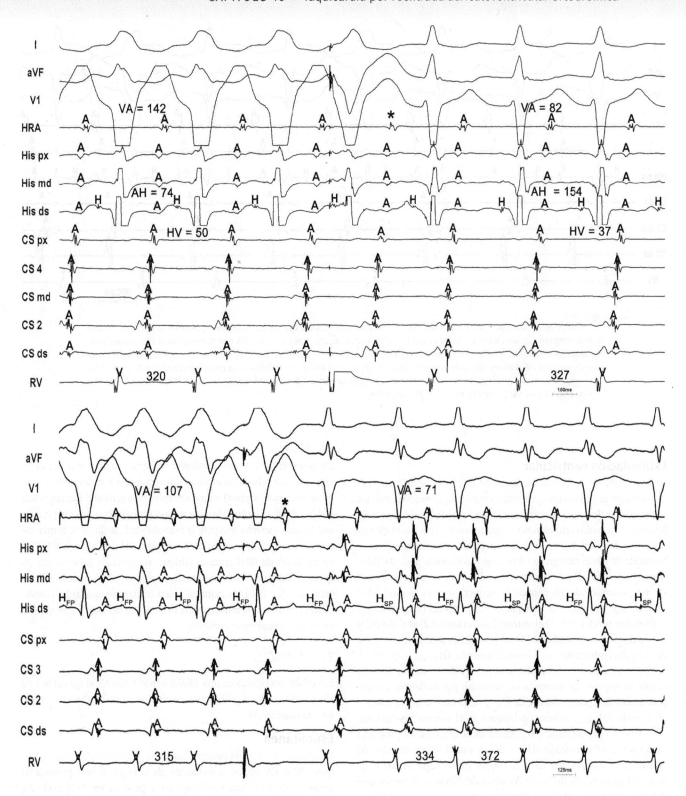

FIGURA 10-6 Signo de Coumel (TRAVo que utiliza una VAcc de la pared libre izquierda). La activación auricular es excéntrica izquierda. *Arriba*: un extraestímulo ventricular derecho con His en período refractario atraviesa el tabique, se transmite por la aurícula (*asterisco*) sobre la VAcc y rompe el enlace transeptal que perpetúa el BRI. La pérdida del BRI produce un acortamiento de 60 ms del intervalo VA pero un alargamiento de 80 ms del intervalo AH (debido a la conducción decremental sobre el nodo AV), provocando el enlentecimiento paradójico de la taquicardia. *Abajo*: un extraestímulo ventricular con His en período refractario se transmite por la aurícula (*asterisco*) sobre la VAcc, rompe la conexión transeptal que perpetúa el BRI e induce una fisiología dual del nodo AV (alternancia VR/VL). La pérdida del BRI provoca un acortamiento de 36 ms del intervalo VA, pero la disminución de VR/VL causa una ralentización paradójica de la taquicardia y alternancias de longitud de ciclo. CS: seno coronario; ds: distal; HRA: aurícula derecha alta; md: medio; px: proximal; RV: ventrículo derecho.

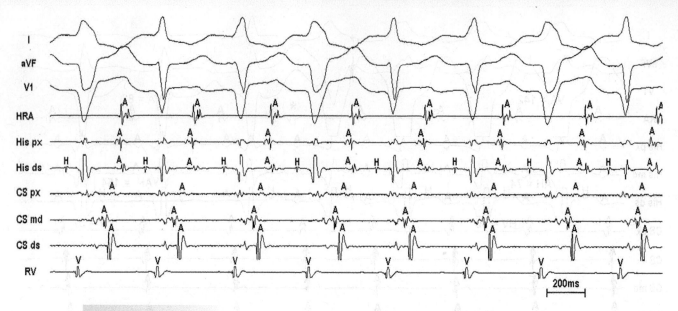

FIGURA 10-7 Signo de Coumel con BRI 3:2 de Wenckebach (TRAVo que utiliza una VAcc posterior izquierda). El sitio más temprano de activación auricular es en el seno coronario medio. Los intervalos VA que acompañan al BRI normal e incompleto son similares (VA: 93 ms), pero más largos con el BRI completo (VA: 147 ms). Obsérvese la secuencia repetida de prolongación AA durante tres ciclos sucesivos que acompañan el BRI de Wenckebach, ya que los intervalos AA que delimitan el BRI normal y total son los más cortos y largos, respectivamente. CS: seno coronario; ds: distal; HRA: aurícula derecha alta; md: medio; px: proximal; RV: ventrículo derecho.

Estimulación ventricular

La inducción de la TRAVo mediante estimulación ventricular (extraestímulos programados o estimulación en ráfaga) requiere que un impulso caiga dentro de la ventana de la taquicardia (definida por la diferencia de períodos refractarios retrógrados entre el eje His-Purkinje/nodo AV y la VAcc). Un estímulo cronometrado críticamente: 1) no se transmite de forma retrógrada sobre el eje His-Purkinje/nodo AV (bloqueo unidireccional) y 2) se transmite exclusivamente sobre la VAcc.[18] Un retraso crítico de VA permite la recuperación del eje nodo AV/His-Purkinje y el inicio de la taquicardia. El sitio del bloqueo unidireccional se produce en: 1) el sistema His-Purkinje o 2) el nodo AV, y puede determinarse mediante: 1) los potenciales retrógrados del haz de His y 2) el primer AH$_{(TRAVo)}$ frente al segundo AH$_{(TRAVo)}$ (figs. 10-11 a 10-15). La ausencia de un potencial retrógrado del haz de His tras el último impulso de estimulación (cuando, por lo demás, existen potenciales retrógrados del haz de His) y un primer AH$_{(TRAVo)}$ inferior al segundo AH$_{(TRAVo)}$ indican un bloqueo en el sistema His-Purkinje y un fallo en la penetración retrógrada en el nodo AV. La presencia de un potencial retrógrado del haz de His tras el último impulso de estimulación y un primer AH$_{(TRAVo)}$ mayor que el segundo AH$_{(TRAVo)}$ indica la penetración del nodo AV antes del bloqueo (a menos que el haz de His esté activado ortodrómicamente [véase fig. 10-13]).

Latidos por reentrada de rama («respuesta V3»)

Un rasgo característico de la TRAVo que utiliza una VAcc izquierda es su inducción mediante latidos de reentrada de la rama del haz (RRH) durante los extraestímulos ventriculares programados (figs. 10-16 y 10-17). Los latidos de RRH típicos: 1) siguen a un «salto VH», 2) muestran una morfología de bloqueo de rama izquierda y 3) van precedidos de electrogramas del haz de His (HV$_{[RRH]}$ ≥ HV$_{[RSN no preexcitado]}$).

Un único extraestímulo ventricular no se transmite por el haz derecho (período refractario efectivo retrógrado del haz derecho) y atraviesa el tabique (*septum*) interventricular para activar el haz izquierdo y el haz de His («salto VH»). Un retraso retrógrado suficiente permite que la rama derecha recupere la excitabilidad, se dirija de forma anterógrada e induzca un único latido de RRH («respuesta V3»). El único latido de RRH cruza el tabique, no conduce sobre el haz izquierdo (bloqueo unidireccional) y se transmite exclusivamente sobre la VAcc del lado izquierdo para iniciar la taquicardia (condiciones similares a la inducción de una TRAVo del lado izquierdo por estimulación auricular con BRI).

TERMINACIÓN

Los eslabones débiles de una TRAVo son el nodo AV, el eje del haz de His y la VAcc, donde el bloqueo en cualquiera de los dos sitios pone fin a la taquicardia.

Espontánea

La relación AV 1:1 obligatoria durante la TRAVo implica que el bloqueo AV o VA impide la inducción de la taquicardia o provoca su terminación. El bloqueo anterógrado se produce en: 1) el nodo AV o 2) el sistema His-Purkinje. La terminación espontánea con bloqueo en el nodo AV muestra la dependencia de la taquicardia del nodo AV y descarta la TA (fig. 10-18). La poco frecuente terminación espontánea con bloqueo por debajo del nodo AV demuestra la dependencia de la taquicardia del sistema His-Purkinje y excluye tanto la taquicardia de reentrada en el nodo AV (TRNAV) como la TA (fig. 10-19).[7] El bloqueo retrógrado de la VAcc puede producirse en sus puntos de inserción auricular o ventricular (fig. 10-20).[6,19,20]

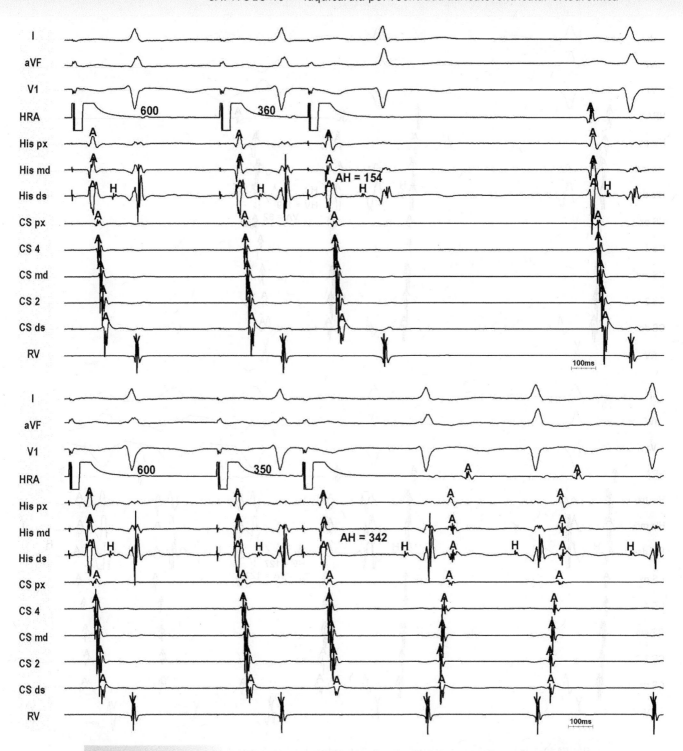

FIGURA 10-8 Inducción de una TRAVo facilitada por la conducción por la VL. A un intervalo de acoplamiento de 360 ms, la conducción se produce sobre la VR (AH: 154 ms). A los 350 ms, el extraestímulo encuentra la refractariedad de la VR (período refractario efectivo [PRE] de la VR anterógrada) y se transmite por la VL (AH: 342 ms) con suficiente retraso de AV para iniciar la TRAVo que utiliza una VAcc de la pared libre izquierda. CS: seno coronario; ds: distal; HRA: aurícula derecha alta; md: medio; px: proximal; RV: ventrículo derecho.

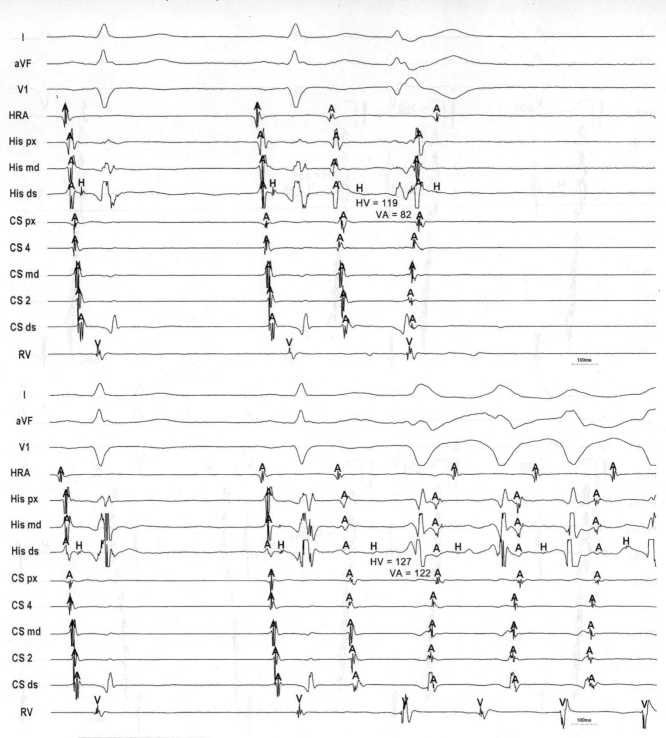

FIGURA 10-9 Inducción de una TRAVo facilitada por el BR ipsilateral. *Arriba*: durante el ritmo sinusal, una despolarización auricular prematura (DAP) espontánea se introduce en la refractariedad de His-Purkinje, se transmite con prolongación de HV (119 ms)/bloqueo de rama derecha (BRD), e induce un único eco reciprocante ortodrómico sobre una VAcc de la pared libre izquierda que no consigue iniciar la TRAVo debido a un bloqueo AV infrahisiano. *Abajo*: una DAP acoplada de manera similar precedida por una longitud de ciclo sinusal ligeramente más larga se transmite con prolongación de HV (127 ms) y BRI. El BRI aumenta el intervalo VA del eco reciprocante, lo que da tiempo suficiente para que el sistema His-Purkinje, que de otro modo sería refractario, recupere la excitabilidad parcial iniciando la TRAVo con BRI. CS: seno coronario; ds: distal; HRA: aurícula derecha alta; md: medio; px: proximal; RV: ventrículo derecho.

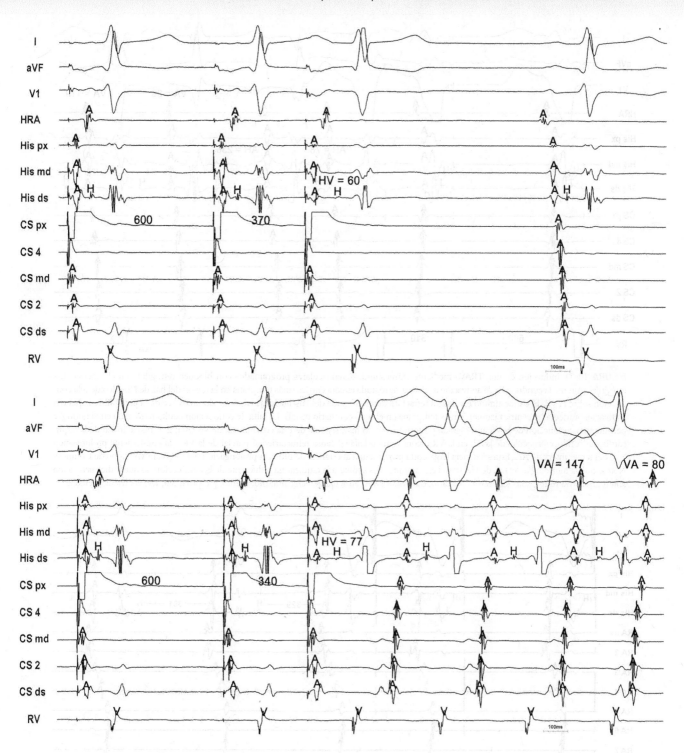

FIGURA 10-10 Inducción de una TRAVo facilitada por el BR ipsilateral. A un intervalo de acoplamiento de 370 ms, la conducción se produce normalmente sobre el eje VR/His-Purkinje (HV: 60 ms). A los 340 ms, la conducción invade la refractariedad de His-Purkinje, dando lugar a una mayor prolongación de HV (77 ms) y BRI, lo que permite un retraso de AV suficiente para inducir una TRAVo que utiliza una VAcc de la pared libre izquierda. Obsérvese el acortamiento del intervalo VA (67 ms) y de la LCT con pérdida del BRI (signo de Coumel). CS: seno coronario; ds: distal; HRA: aurícula derecha alta; md: medio; px: proximal; RV: ventrículo derecho.

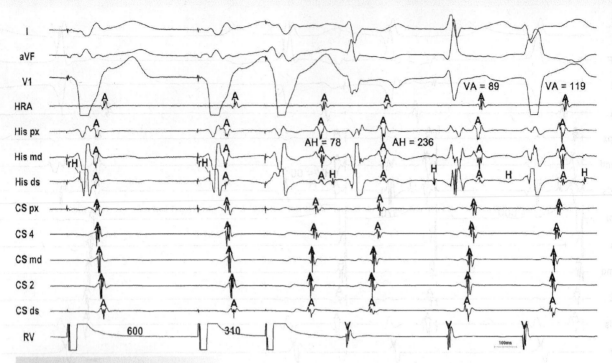

FIGURA 10-11 Inducción de una TRAVo mediante extraestímulos ventriculares programados con bloqueo retrógrado en el sistema His-Purkinje. Durante la conducción, la activación auricular retrógrada es concéntrica (más temprana en la región del haz de His) debido a la conducción sobre la VR. El extraestímulo encuentra refractariedad retrógrada del His-Purkinje exponiendo una VAcc de la pared libre izquierda (activación auricular excéntrica izquierda más temprana en el seno coronario distal). La falta de conducción oculta retrógrada en el nodo AV permite una conducción de la VR anterógrada posterior (AH: 78 ms), seguida de una conducción de VL (AH: 236 ms) al inicio de la taquicardia. La conducción oculta de la VL en la VR («conexión» o *linking*) causa refractariedad parcial de la VR y la consiguiente prolongación leve del tercer intervalo AH. Esta secuencia larga-corta provoca una aberrancia de BRI con prolongación del intervalo VA (signo de Coumel). Nótese que la morfología del haz de His tras el extraestímulo es similar a la taquicardia y diferente de la conducción, lo que indica activación anterógrada (no retrógrada). CS: seno coronario; ds: distal; HRA: aurícula derecha alta; md: medio; px: proximal; RV: ventrículo derecho.

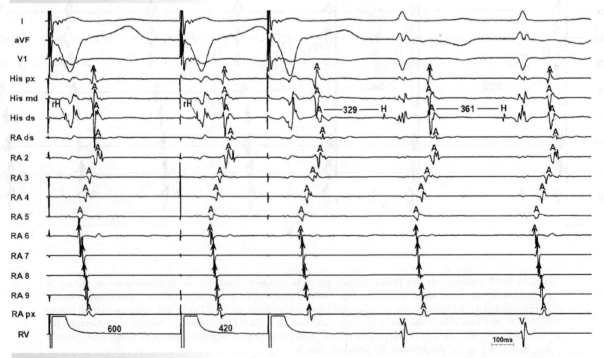

FIGURA 10-12 Inducción de una TRAVo mediante extraestímulos ventriculares programados con bloqueo retrógrado en el sistema His-Purkinje. Durante la estimulación, la conducción retrógrada se produce sobre una VAcc de la pared libre derecha (activación auricular excéntrica derecha más temprana en RA 6). El extraestímulo encuentra una refractariedad retrógrada del His-Purkinje e inicia la TRAVo lenta. La falta de conducción oculta retrógrada en el nodo AV permite que el primer AH (329 ms) sea más corto que el intervalo AH posterior (361 ms). CS: seno coronario; ds: distal; md: medio; px: proximal; RA: aurícula derecha; RV: ventrículo derecho.

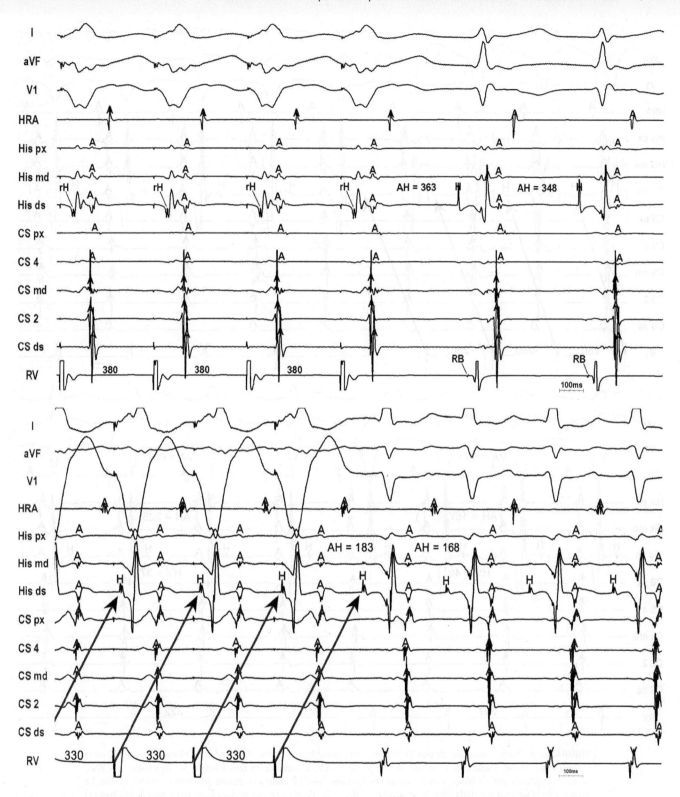

FIGURA 10-13 Inducción de una TRAVo mediante estimulación ventricular rápida con bloqueo retrógrado en el nodo AV (*arriba*) y en el sistema His-Purkinje (*abajo*). *Arriba*: durante la estimulación ventricular rápida, la conducción retrógrada se produce sobre el haz de His y una VAcc posteroseptal con aparición de una TRAVo al cesar la estimulación. La conducción oculta retrógrada en el nodo AV provoca un intervalo AH más largo al inicio de la taquicardia (363 ms) que el intervalo AH posterior (348 ms). *Abajo*: durante la estimulación ventricular rápida, la conducción retrógrada se presenta sobre una VAcc posteroseptal izquierda, pero se bloquea en el sistema His-Purkinje distal, lo que lleva a la captura ortodrómica del haz de His al inicio de la taquicardia. El primer AH (183 ms) es más largo que los intervalos AH posteriores (168 ms) porque la aceleración de la frecuencia auricular por la estimulación ventricular invade la refractariedad relativa del nodo AV. La estimulación ventricular que capta ortodrómicamente el haz de His indica la presencia de una VAcc. CS: seno coronario; ds: distal; HRA: aurícula derecha alta; md: medio; px: proximal; RB: potencial de rama derecha; RV: ventrículo derecho.

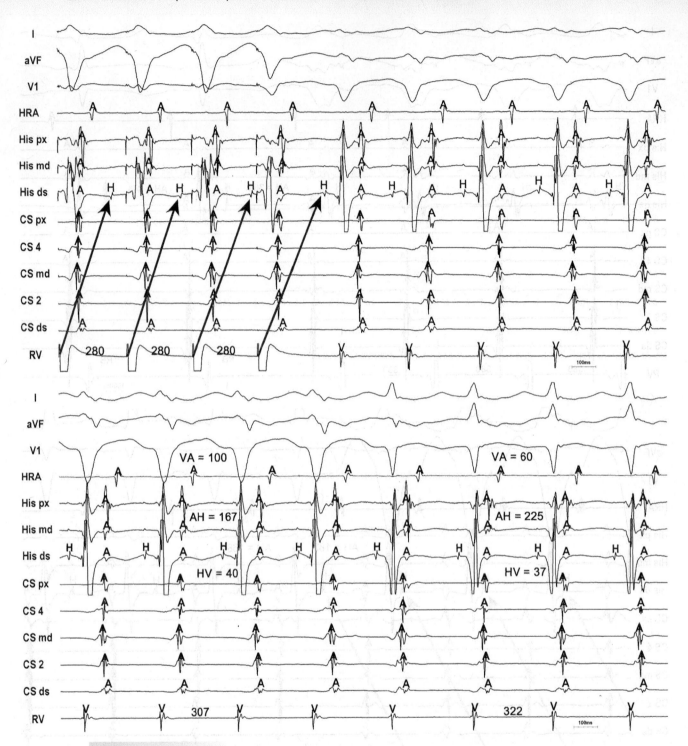

FIGURA 10-14 *Arriba:* inducción de una TRAVo mediante estimulación ventricular rápida con bloqueo retrógrado en el sistema His-Purkinje. Durante la estimulación ventricular rápida, la conducción retrógrada se produce sobre una VAcc posterior izquierda, pero se bloquea en el sistema His-Purkinje distal llevando a la captura ortodrómica del haz de His. La invasión de la aurícula acelerada sobre la refractariedad del nodo AV provoca una prolongación progresiva de HA hasta el cese de la estimulación. Un retraso suficiente de AH inicia una TRAVo con BRI (la penetración retrógrada tardía de la rama izquierda por la estimulación del ventrículo derecho causa una refractariedad persistente de la rama izquierda al inicio de la taquicardia). *Abajo:* la pérdida del BRI ocasiona un acortamiento de 40 ms del intervalo VA pero un alargamiento de 58 ms del intervalo AH y, por lo tanto, el enlentecimiento paradójico de la taquicardia. CS: seno coronario; ds: distal; HRA: aurícula derecha alta; md: medio; px: proximal; RV: ventrículo derecho.

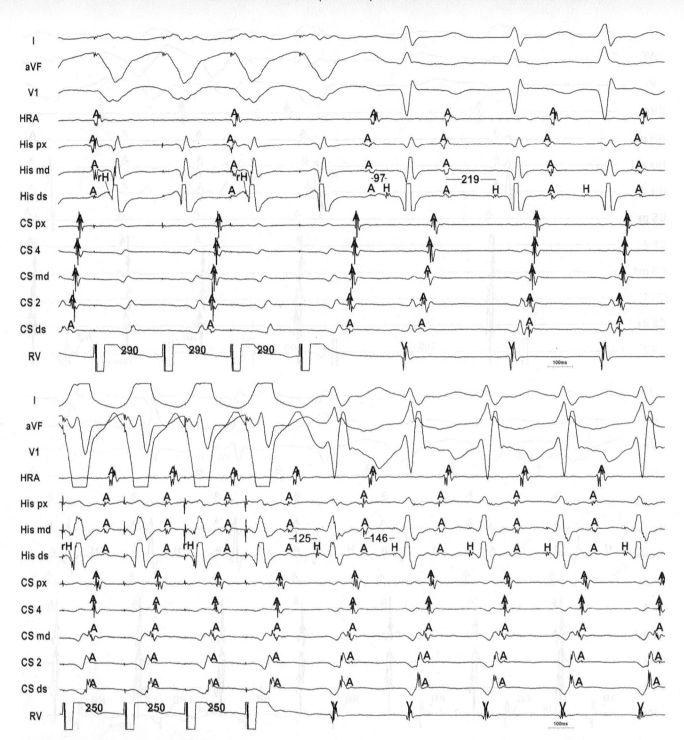

FIGURA 10-15 Inducción de una TRAVo mediante estimulación ventricular rápida con bloqueo retrógrado en el sistema His-Purkinje. *Arriba:* durante la estimulación ventricular rápida, la conducción retrógrada alterna entre una VAcc de la pared libre izquierda y el haz de His. El último complejo estimulado se bloquea retrógradamente sobre el sistema His-Purkinje (bloqueo unidireccional) y se transmite sobre una VAcc de la pared libre izquierda después de la conducción transeptal (retraso de la conducción), lo que inicia la TRAVo. La falta de conducción oculta retrógrada en el nodo AV permite una conducción de la VR anterógrada posterior (AH: 97 ms), seguida de una conducción VL (AH: 219 ms) al inicio de la taquicardia. La conducción oculta de VL en VR («conexión» o *linking*) hace que la VR sea relativamente refractaria provocando una leve prolongación del tercer intervalo AH. *Abajo:* durante la estimulación ventricular rápida, se observa una conducción retrógrada 1:1 sobre una VAcc de la pared libre izquierda, pero 2:1 sobre el haz de His. Después del último complejo estimulado, la falta de conducción oculta retrógrada en el nodo AV permite un primer intervalo AH más corto al inicio de la taquicardia (125 ms) que los intervalos AH posteriores (146 ms). CS: seno coronario; ds: distal; HRA: aurícula derecha alta; md: medio; px: proximal; rH: His retrógrado; RV: ventrículo derecho.

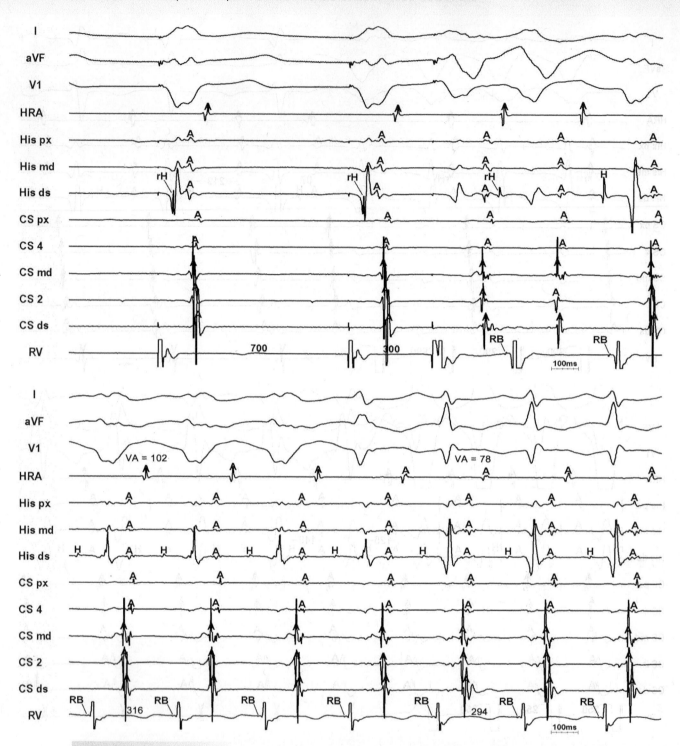

FIGURA 10-16 Inducción de una TRAVo izquierda mediante latidos de RRH. Durante la conducción, la activación auricular retrógrada es concéntrica (más temprana en la región del haz de His) debido a la conducción sobre la VR. El extraestímulo encuentra la refractariedad retrógrada de la rama derecha induciendo un «salto VH» (226 ms) y exponiendo una VAcc posterior izquierda (activación auricular más temprana en el seno coronario medio). Obsérvese que la activación auricular precede a la activación retrógrada del haz de His (rH), lo que indica una VAcc extraganglionar. El «salto VH» produce un único latido de RRH que no se transmite de forma retrógrada sobre la rama izquierda al haz (bloqueo unidireccional) y conduce exclusivamente sobre la VAcc con suficiente retraso transeptal (conducción lenta) para iniciar la TRAVo. La refractariedad persistente de la rama izquierda recientemente despolarizada causa el BRI al inicio de la taquicardia, que se perpetúa por la conexión transeptal. La posterior acomodación y el acortamiento de los períodos refractarios de la rama izquierda normalizan el complejo QRS. La pérdida de la aberrancia del BRI ocasiona un acortamiento del intervalo VA (24 ms) y la LCT (22 ms) (signo de Coumel). CS: seno coronario; ds: distal; HRA: aurícula derecha alta; md: medio; px: proximal; RB: potencial de rama derecha; rH: His retrógrado; RV: ventrículo derecho.

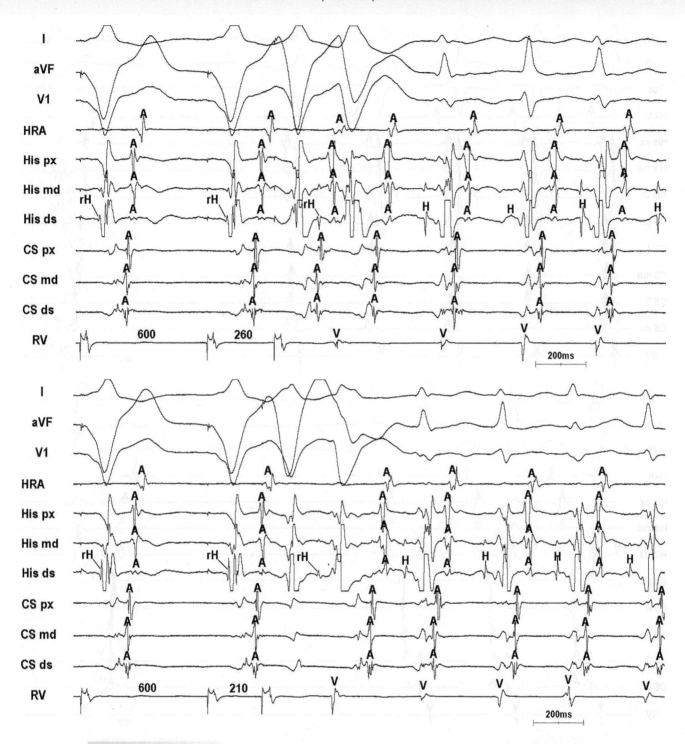

FIGURA 10-17 Inducción de una TRAVo izquierda mediante latidos de RRH. Durante la conducción, la activación auricular retrógrada se produce sobre una VAcc de la pared libre izquierda (más temprana en el seno coronario distal). *Arriba*: el extraestímulo ventricular pasa a través de la VAcc, pero se encuentra con la refractariedad de la rama derecha, lo que induce un «salto VH» (VH: 175 ms) y un latido de RRH. El latido de RRH cruza el tabique y no se transmite de forma retrógrada sobre la rama izquierda para activar el haz de His (bloqueo unidireccional), sino que se transmite sobre la VAcc con suficiente retraso transeptal para iniciar la TRAVo. *Abajo*: un extraestímulo ventricular acoplado más corto encuentra la refractariedad de la VAcc y la rama derecha, lo que induce un «salto VH» más largo (VH: 220 ms) y un latido de RRH que inicia de nuevo la TRAVo. Obsérvese que el intervalo AH al inicio de la taquicardia es más corto en el trazo inferior en comparación con el superior debido a que la falta de conducción de la VAcc retrógrada tras el extraestímulo elimina la conducción oculta anterógrada posterior en el nodo AV. CS: seno coronario; ds: distal; HRA: aurícula derecha alta; md: medio; px: proximal; rH: His retrógrado; RV: ventrículo derecho.

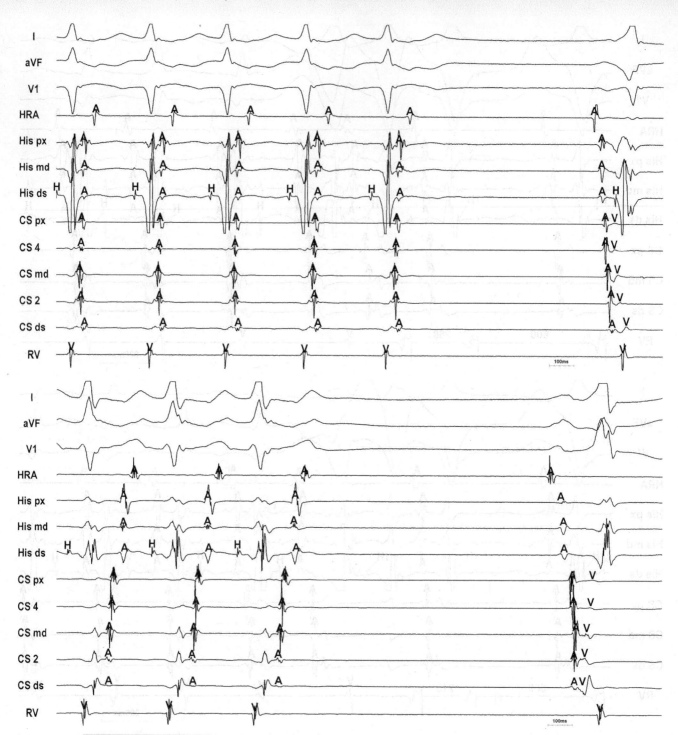

FIGURA 10-18 Terminación de la TRAVo con bloqueo AV intranodal. La taquicardia se enlentece antes de la terminación debido a la prolongación del AH que precede al bloqueo (Wenckebach del nodo AV), lo que indica dependencia del nodo AV. El sitio más temprano de activación auricular y ventricular durante la TRAVo y el ritmo sinusal de preexcitación, respectivamente, se encuentra a lo largo del tabique posterior derecho (*arriba*) y de la pared libre izquierda (*abajo*). CS: seno coronario; ds: distal; HRA: aurícula derecha alta; md: medio; px: proximal; RV: ventrículo derecho.

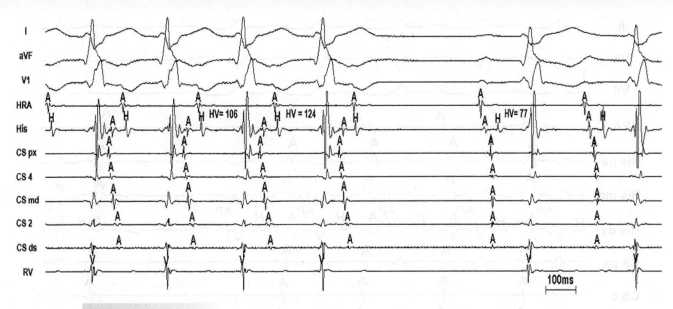

FIGURA 10-19 Terminación de la TRAVo con bloqueo AV infrahisiano. Durante la TRAVo que utiliza una VAcc posteroseptal derecha (activación auricular más temprana en el seno coronario proximal), el intervalo HV está marcadamente prolongado con bloqueo subyacente de rama derecha/bloqueo fascicular posterior izquierdo (BRD/BFPI). La taquicardia se enlentece antes de la terminación debido a la prolongación del HV que precede al bloqueo (bloqueo fascicular anterior izquierdo de Wenckebach), lo que indica una dependencia del sistema His-Purkinje (ello descarta tanto la TRNAV como la TA). CS: seno coronario; ds: distal; HRA: aurícula derecha alta; md: medio; px: proximal; RV: ventrículo derecho.

Inducida

Las despolarizaciones ventriculares prematuras (DVP) únicas aplicadas durante el período diastólico de la taquicardia (barrido diastólico) pueden penetrar en el circuito de reentrada y extinguirla. Su frente de onda antidrómico choca con la taquicardia, mientras que su frente de onda ortodrómico encuentra refractariedad en la VAcc, no alcanza la aurícula (bloqueo VA) y termina con la taquicardia. La terminación de una TCE por una DVP temprana con bloqueo VA descarta la TA.

DVP con His en período refractario

Las DVP con His en período refractario son despolarizaciones acopladas tardíamente cuyo frente de onda antidrómico choca con el frente de onda de taquicardia por debajo del haz de His (el propio haz de His ha sido «comprometido» por la taquicardia). Estas DVP no pueden transmitirse a través del haz de His y, por lo tanto, solo pueden llegar a la aurícula a través de una VAcc. La terminación de una TCE por una DVP con His en período refractario y con bloqueo VA indica la presencia de una VAcc, descarta una TA pura y una TRNAV, y argumenta fuertemente a favor del diagnóstico de TRAVo (figs. 10-21 a 10-23). Sin embargo, una DVP con His en período refractario puede terminar la TRNAV en presencia de una VAcc nodofascicular/nodoventricular secundaria (*véanse* figs. 6-12 y 11-16).[21]

MANIOBRAS DE ESTIMULACIÓN DESDE EL VENTRÍCULO

El diagnóstico de la TRAVo se ve facilitado por las maniobras de estimulación administradas desde el ventrículo (regla inversa).

DVP DIASTÓLICAS

Los extraestímulos únicos administrados desde el ventrículo derecho (VD) durante la diástole pueden penetrar en el circuito de la TRAVo y alterar (reciclar o terminar) la taquicardia.[22,23]

Índice de preexcitación

Durante la exploración diastólica, el intervalo de acoplamiento más largo que preexcita la aurícula sobre la VAcc establece el índice de preexcitación (IP).[24] El IP (IP = LCT − intervalo de acoplamiento más largo que preexcita la aurícula) está directamente relacionado con la distancia entre el sitio de estimulación en el VD y la VAcc. Las VAcc septales y de la pared libre izquierda se asocian a un IP pequeño (< 45 ms) y grande (> 75 ms), respectivamente.

DVP con His en período refractario («V sobre H»)

Además de terminar la TCE con bloqueo VA, la DVP con His en período refractario que recicla la taquicardia también indica que hay una VAcc. El reciclaje puede ser *1)* un adelanto (preexcitación) o *2)* un retraso (postexcitación) de la aurícula (figs. 10-22 a 10-26). Tanto el reciclaje como la terminación son pruebas de la presencia de una VAcc, pero no necesariamente de que la VAcc participe en la taquicardia (la DVP con His en período refractario puede reciclar o terminar una TRNAV en presencia de una VAcc nodofascicular/nodoventricular secundaria). El retraso de la postexcitación se observa en las VAcc decrementales de conducción lenta (taquicardias de RP largo) (*véase* cap. 6).

ENCARRILAMIENTO DESDE EL VENTRÍCULO

La sobreestimulación (*overdrive*) ventricular administrada a una longitud de ciclo inferior a la LCT puede penetrar en el circuito de la

(*continúa en la p. 242*)

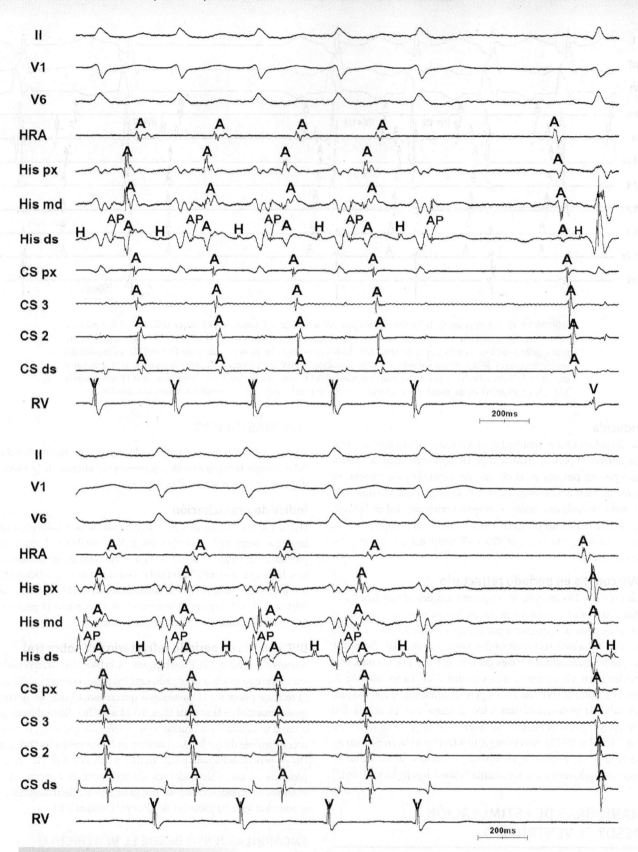

FIGURA 10-20 Terminación de la TRAVo con bloqueo retrógrado en los puntos de inserción auricular (*arriba*) y ventricular (*abajo*) de una VAcc parahisiana. Se registra un potencial de acción de la VAcc de alta frecuencia (AP) entre los electrogramas ventriculares y auriculares en el canal del haz de His que registra un potencial del His. La persistencia y desaparición del potencial que acompaña al bloqueo VA indica que no forma parte del electrograma auricular o ventricular, respectivamente, y por lo tanto representa un verdadero potencial de VAcc. En el trazo inferior, una TRAVo más lenta provoca una refractariedad de VAcc más prolongada que facilita el bloqueo en su sitio de inserción ventricular. CS: seno coronario; ds: distal; HRA: aurícula derecha alta; md: medio; px: proximal; RV: ventrículo derecho.

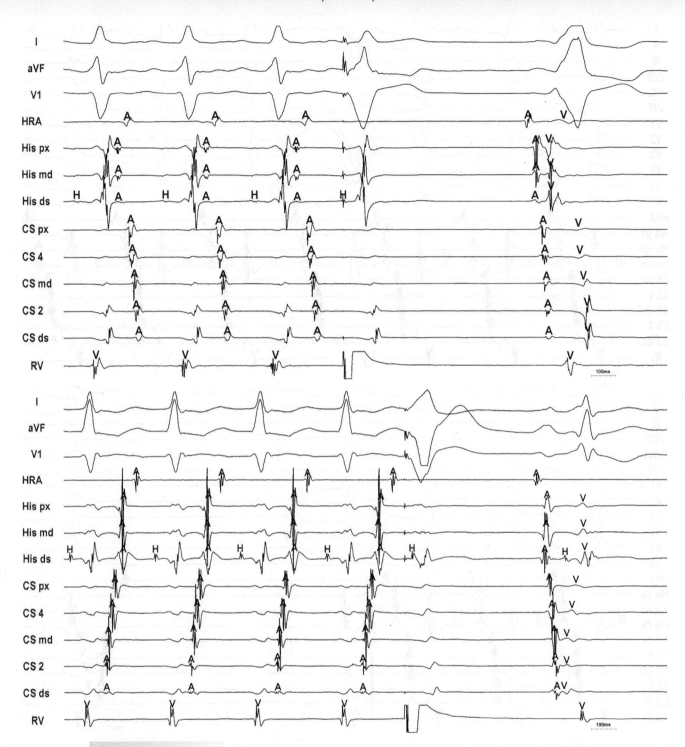

FIGURA 10-21 Terminación de la TRAVo por DVP con His en período refractario y con bloqueo VA. El sitio más temprano de activación auricular y ventricular durante la TRAVo y el ritmo sinusal preexcitado son idénticos: las regiones anteroseptal (*arriba*) y de la pared libre izquierda (*abajo*). CS: seno coronario; ds: distal; HRA: aurícula derecha alta; md: medio; px: proximal; RV: ventrículo derecho.

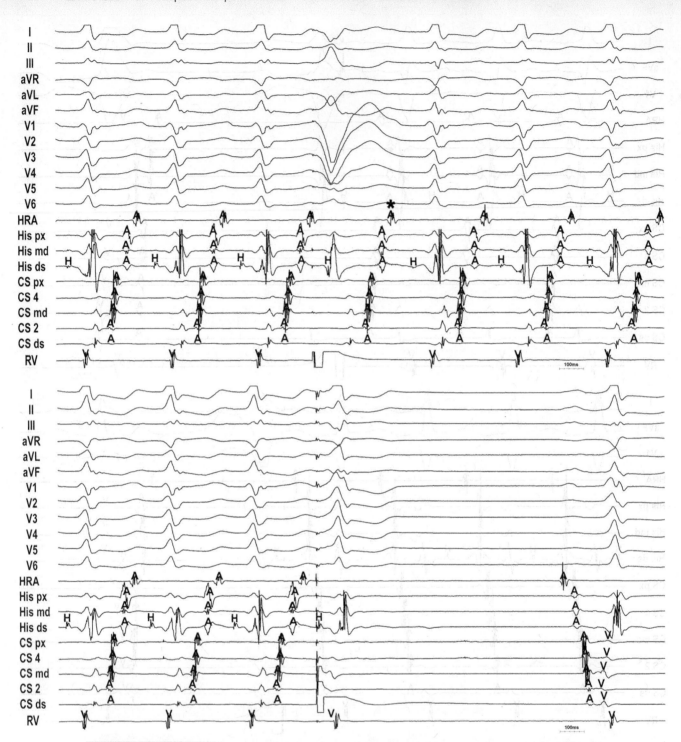

FIGURA 10-22 Reciclaje (*arriba*) y terminación (*abajo*) de la TRAVo izquierda por DVP de ventrículo derecho e izquierdo con His en período refractario, respectivamente. Una DVP con His en período refractario del ápice del ventrículo derecho avanza hacia la aurícula (*asterisco*). Una DVP con His en período refractario de la base del ventrículo izquierdo (administrada desde una rama ventricular del seno coronario) termina la taquicardia con bloqueo VA. La mayor proximidad de la DVP del ventrículo izquierdo a la VAcc le permite terminar la taquicardia a pesar de su mayor intervalo de acoplamiento. El sitio de activación auricular y ventricular más temprana durante la TRAVo y el ritmo sinusal de preexcitación es el seno coronario 2, lo que indica una VAcc posterolateral izquierda. CS: seno coronario; ds: distal; HRA: aurícula derecha alta; md: medio; px: proximal; RV: ventrículo derecho.

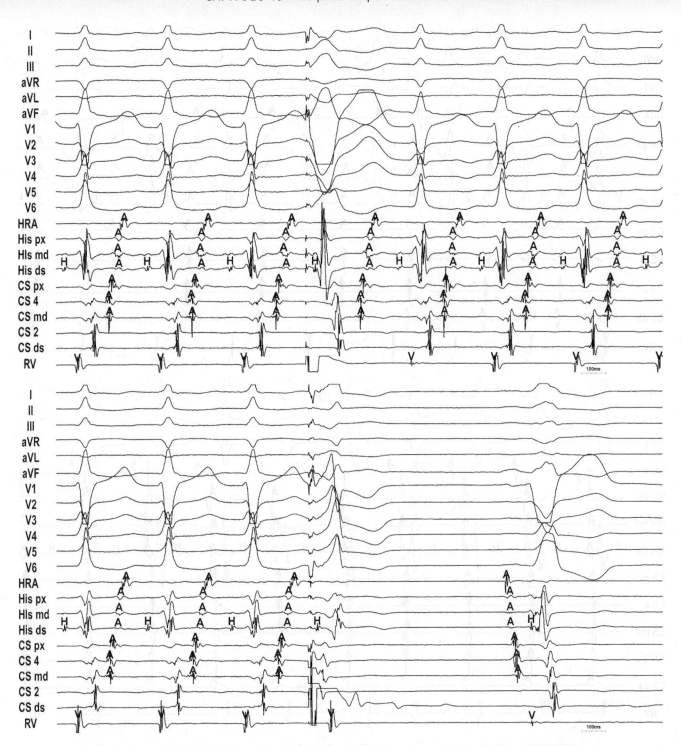

FIGURA 10-23 Respuestas negativa (*arriba*) y positiva (*abajo*) de la TRAVo izquierda a las DVP con His en período refractario de ventrículo derecho e izquierdo, respectivamente. Durante la TRAVo que utiliza una VAcc posterior izquierda (activación auricular más temprana en el seno coronario medio), una DVP con His en período refractario del ápice de ventrículo derecho no consigue penetrar en el circuito y afecta la taquicardia. Sin embargo, una DVP con His en período refractario de la base del ventrículo izquierdo (administrada desde una rama ventricular del seno coronario) más cercana a la VAcc termina la taquicardia con bloqueo VA. Se produce una DVP espontánea del ventrículo derecho durante el ritmo sinusal. CS: seno coronario; ds: distal; HRA: aurícula derecha alta; md: medio; px: proximal; RV: ventrículo derecho.

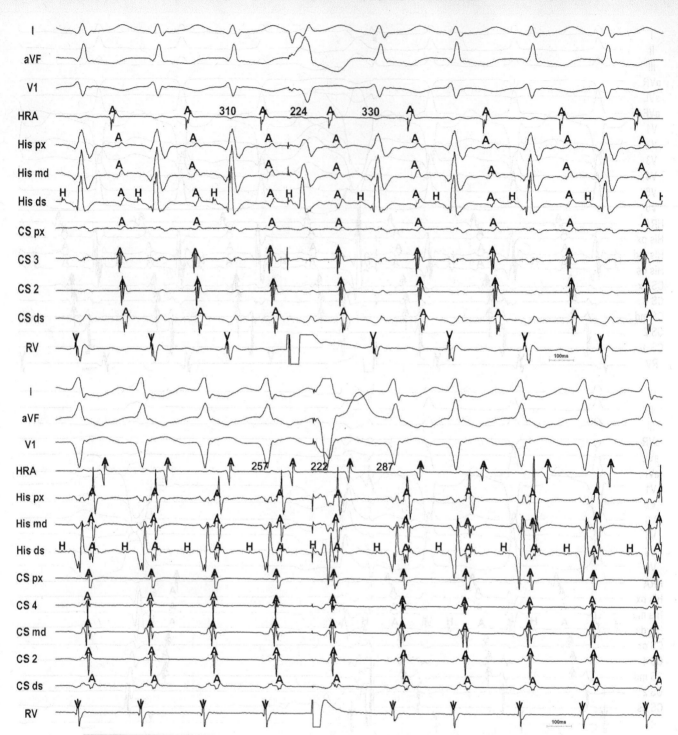

FIGURA 10-24 Reciclaje de la TRAVo que utiliza una VAcc de la pared libre derecha (*arriba*) y posterior izquierda (*abajo*) mediante DVP con His en período refractario en el ventrículo derecho. *Arriba*: una DVP con His en período refractario adelanta la aurícula (la más temprana en la aurícula derecha alta) por 86 ms. *Abajo*: una DVP con His en período refractario adelanta la aurícula (la más temprana en el seno coronario medio) por 35 ms. Obsérvese que, para las DVP del ventrículo derecho con tiempos similares (en relación con el haz de His), la VAcc del lado derecho se adelanta en mayor grado. CS: seno coronario; ds: distal; HRA: aurícula derecha alta; md: medio; px: proximal; RV: ventrículo derecho.

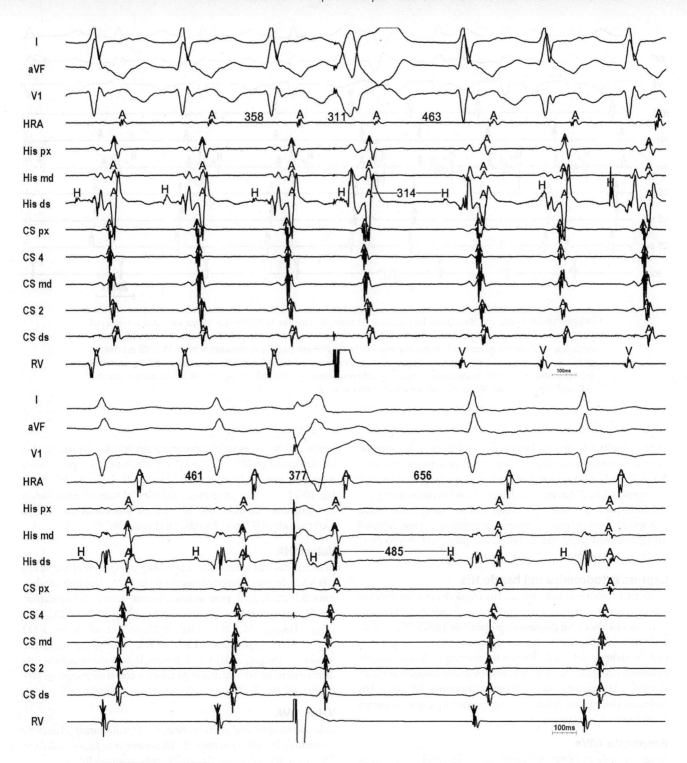

FIGURA 10-25 Reciclaje de la TRAVo mediante VAcc posteroseptal izquierda (*arriba*) y de la pared libre izquierda (*abajo*) por DVP con His en período refractario. En ambos casos, la aurícula avanzada invade la refractariedad relativa del nodo AV causando un reciclaje con retraso anterógrado (AH) significativo. CS: seno coronario; ds: distal; HRA: aurícula derecha alta; md: medio; px: proximal; RV: ventrículo derecho.

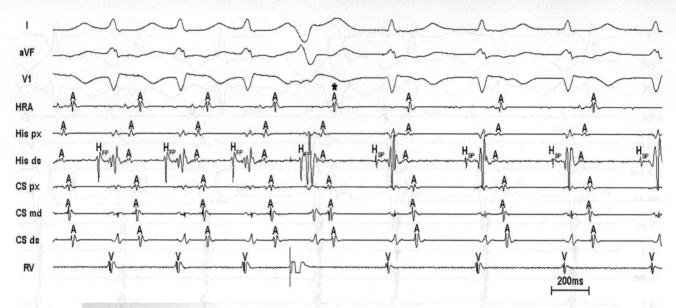

FIGURA 10-26 TRAVo con disociación longitudinal del nodo AV. Durante la TRAVo que utiliza una VAcc anteroseptal (activación auricular más temprana en la región del haz de His), una DVP con His en período refractario avanza hacia la aurícula (*asterisco*), que luego encuentra la refractariedad de la VR (PRE más largo) y se transmite sobre la VL (PRE más corto), causando una desaceleración brusca de la taquicardia. La conducción oculta de VL en VR («conexión» o *linking*) mantiene la conducción de VL y la taquicardia más lenta. CS: seno coronario; ds: distal; FP: vía rápida; HRA: aurícula derecha alta; md: medio; px: proximal; RV: ventrículo derecho; SP: vía lenta.

TRAVo y acelerar la aurícula hasta la longitud de ciclo de estimulación sin terminar la taquicardia. Durante el encarrilamiento, cada frente de onda *n* ortodrómico choca con el frente de onda *n* + 1 antidrómico. La colisión entre los frentes de onda ortodrómico y antidrómico puede producirse por debajo (frecuencias de estimulación más lentas) o por encima (frecuencias de estimulación más rápidas) del sitio de registro del haz de His (fusión progresiva; cuarto criterio de encarrilamiento transitorio) (*véase* fig. 2-6).[25-28]

Captura ortodrómica del haz de His

La captura ortodrómica del haz de His (equivalente a un reciclaje continuo por DVP repetidas con His en período refractario) es indicativa de una VAcc y un diagnóstico probable de TRAVo (figs. 10-27 y 10-28; *véase* fig. 5-21). Algunos signos importantes para la captura ortodrómica del haz de His son la presencia de fusión del QRS estimulado (facilitada por los sitios basales de estimulación cerca de la VAcc) y la identificación del último electrograma del haz de His acelerado a la longitud del ciclo de estimulación (que tiene la misma morfología que la taquicardia).[29]

Respuesta «AV»

La respuesta de la TRAVo al encarrilamiento desde el ventrículo es «AV», cumpliendo su relación obligatoria AV 1:1 (*véanse* figs. 10-27 y 10-28; *véase también* fig. 5-21).[30]

Intervalo postestimulación

El intervalo postestimulación (IPE) tras el encarrilamiento de la TRAVo desde el ápice ventricular derecho es corto en relación con la LCT (IPE – LCT ≤ 115 ms) debido a la proximidad entre el sitio de estimulación y el circuito de la taquicardia (*véase* fig. 10-27; *véase también* fig. 5-21).[31] Sin embargo, las frecuencias de estimu-

lación rápidas, en especial con captura antidrómica del haz de His, pueden causar un IPE – LCT > 115 ms debido tanto a la penetración retrógrada como a la aceleración anterógrada del nodo AV (*véase* fig. 10-27).[32,33] Este error puede reducirse al mínimo estimulando con longitudes de ciclo solo 10 a 20 ms más cortas que la LCT o corrigiendo el IPE por el retraso en el nodo AV.[34,35]

Valor ΔHA

El haz de His y las aurículas se activan en paralelo sobre el haz de His y la VAcc durante el encarrilamiento de la TRAVo (captura antidrómica del haz de His), pero secuencialmente durante la taquicardia. Por lo tanto, el $HA_{(encarrilamiento)} < HA_{(TRAVo)}$ o $\Delta HA = HA_{(encarrilamiento)} - HA_{(TRAVo)} < 0$ (*véase* fig. 10-27; *véase también* fig. 5-21) (con captura ortodrómica del haz de His, el $HA_{[encarrilamiento]}$ sigue siendo $< HA_{[TRAVo]}$ o $\Delta HA < 0$ porque la aurícula se acelera mediante estimulación ventricular en relación con el electrograma precedente del haz de His capturado ortodrómicamente).[25,32,36]

Valor ΔVA

Es la diferencia entre el intervalo estímulo-A (St-A) durante el encarrilamiento de la TRAVo y el intervalo VA durante la taquicardia ($\Delta VA = SA - VA \leq 85$ ms) (*véase* fig. 10-27; *véase también* fig. 5-21).[31]

INICIO DE LA SOBREESTIMULACIÓN VENTRICULAR

Cuando la taquicardia no puede ser encarrilada debido a la terminación repetida inducida por estimulación, la TRAVo puede diagnosticarse por reciclaje (avance/retraso de la aurícula) o terminación (bloqueo VA) dentro de la ZT (fusión progresiva de QRS estimulados) o por un complejo QRS completamente estimulado (fig. 10-29; *véanse*

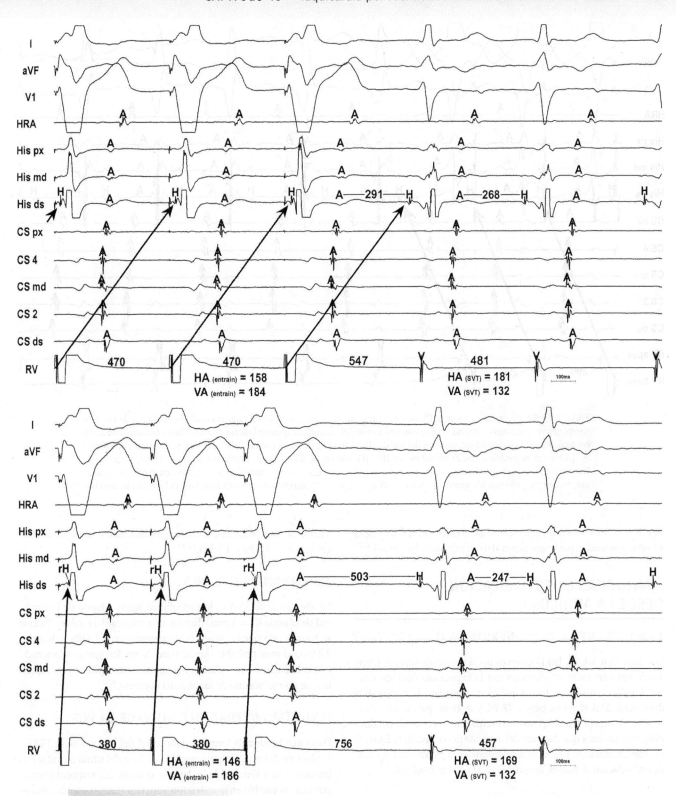

FIGURA 10-27 Encarrilamiento de TRAVo que utiliza una VAcc de la pared libre izquierda con captura ortodrómica (*arriba*) y antidrómica (*abajo*) del haz de His. *Arriba*: el encarrilamiento con captura ortodrómica del haz de His indica por sí solo la presencia de una VAcc. IPE – LCT: 66 ms, IPE corregido [IPEc]: 43 ms, ΔHA: –23 ms y ΔVA: 52 ms, valores que confirman la TRAVo. *Abajo*: una frecuencia de estimulación más rápida da lugar a la captura antidrómica del haz de His y a un IPE – LCT muy largo: 299 ms. IPEc: 43 ms, ΔHA: 223 ms, ΔVA: 54 ms, valores que indican una TRAVo. Obsérvese que la morfología del haz de His durante la captura ortodrómica y la taquicardia son idénticas. CS: seno coronario; ds: distal; *entrain*: encarrilamiento; HRA: aurícula derecha alta; md: medio; px: proximal; rH: His retrógrado; RV: ventrículo derecho; SVT: taquicardia supraventricular.

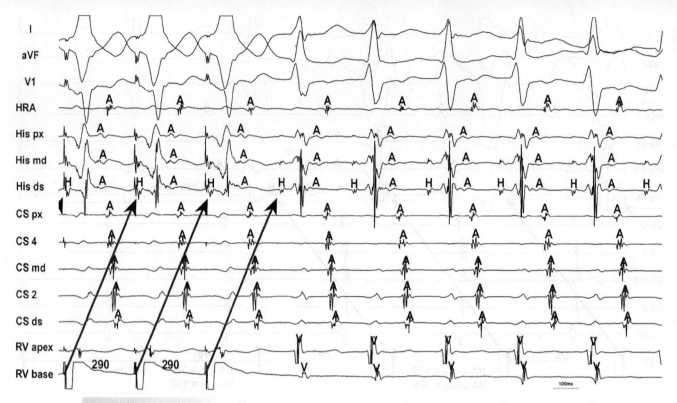

FIGURA 10-28 Encarrilamiento de la TRAVo que utiliza una VAcc anteroseptal con captura ortodrómica del haz de His. Los complejos ventriculares estimulados muestran una fusión QRS constante (primer criterio de encarrilamiento transitorio). El encarrilamiento con captura ortodrómica del haz de His indica por sí solo la presencia de una VAcc y un diagnóstico sólido de TRAVo sin necesidad de medir los valores de IPE, IPE corregido, ΔVA y ΔHA. Obsérvese que la morfología del haz de His durante la captura ortodrómica y la taquicardia son idénticas. CS: seno coronario; ds: distal; HRA: aurícula derecha alta; md: medio; px: proximal; RV: ventrículo derecho; *RV apex*: ápice del ventrículo derecho; *RV base*: base del ventrículo derecho.

figs. 5-24 y 5-25) (los complejos ventriculares estimulados dentro de la ZT están fusionados, por lo que tienen «His en período refractario»).[37,38]

MANIOBRAS DE ESTIMULACIÓN DESDE LA AURÍCULA

TRAVo FRENTE A TA (CONEXIÓN VA O *VA LINKING*)

Los intervalos VA un latido después de la sobreestimulación (*overdrive*) auricular están relacionados con la taquicardia (método convencional) o siguen a la estimulación auricular decremental o diferencial: ΔVA < 10 ms para la TRAVo y > 10 ms para la TA (*véase* fig. 5-26). Para la TA, el VA no es un verdadero intervalo de conducción, sino un valor que depende del intervalo de retorno de la TA en el sitio de estimulación (que a su vez depende de la proximidad del sitio de estimulación al sitio de origen de la TA) y del intervalo AV.[2,39-41]

FENÓMENOS ELECTROFISIOLÓGICOS INUSUALES

ALTERNANCIAS DE LA LONGITUD DE CICLO

La *alternancia de la longitud de ciclo* es la variabilidad latido a latido en la longitud del ciclo de la TRAVo, que puede ser el resultado de un nodo AV disociado longitudinalmente (en forma anterógrada [VR y

VL]) o de una VAcc disociada longitudinalmente (de forma retrógrada) (figs. 10-30 y 10-31).[42-44]

ALTERNANCIA DEL QRS

La *alternancia del QRS* es la variabilidad latido a latido de la amplitud de la onda R (≥ 1 mm) durante una taquicardia estable. Aunque se ha sugerido que la presencia de alternancias del QRS indica una TRAVo, es más probable que se trate de un fenómeno relacionado con la frecuencia (que ocurre a frecuencias más rápidas) y no específico de un mecanismo de taquicardia concreto.[45-47]

ICT/ISTMO MITRAL/BLOQUEO DE LA VCS

Dado que la aurícula forma parte integral del circuito de la TRAVo, el bloqueo del istmo cavotricuspídeo (ICT) o del istmo mitral septal (medial) a una VAcc del lado derecho o izquierdo, respectivamente, provoca un cambio en la activación auricular (patrón «seudoconcéntrico» si no hay electrodos de registro laterales a la VAcc) y amplía el circuito de la TRAVo, lo que produce: *1)* un aumento obligatorio del intervalo AV y *2)* un aumento no obligatorio de la LCT, siempre que el aumento del intervalo AV no se vea contrarrestado por una disminución equivalente del intervalo VA (p. ej., VAcc decremental) («ley de Coumel en la aurícula») (*véase* fig. 6-22).[48-51] El bloqueo de la conducción a los sitios no implicados (*bystander*) (p. ej., la vena cava superior) no influye sobre la TRAVo (fig. 10-32).

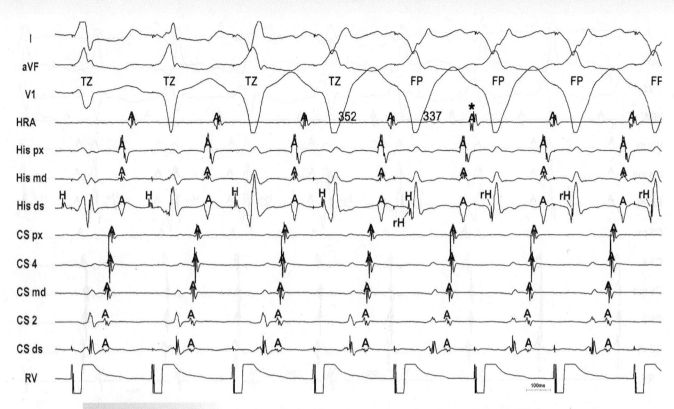

FIGURA 10-29 Inicio de la estimulación ventricular durante la TRAVo que utiliza una VAcc de la pared libre izquierda. El primer complejo totalmente estimulado (VR) después de la zona de transición sigue teniendo el His en período refractario y adelanta la aurícula (*asterisco*) 15 ms, lo que indica la presencia de una VAcc. Obsérvese que el electrograma índice del haz de His es un potencial de fusión con componentes anterógrados y retrógrados. CS: seno coronario; ds: distal; HRA: aurícula derecha alta; md: medio; px: proximal; rH: His retrógrado; RV: ventrículo derecho; TZ: zona de transición.

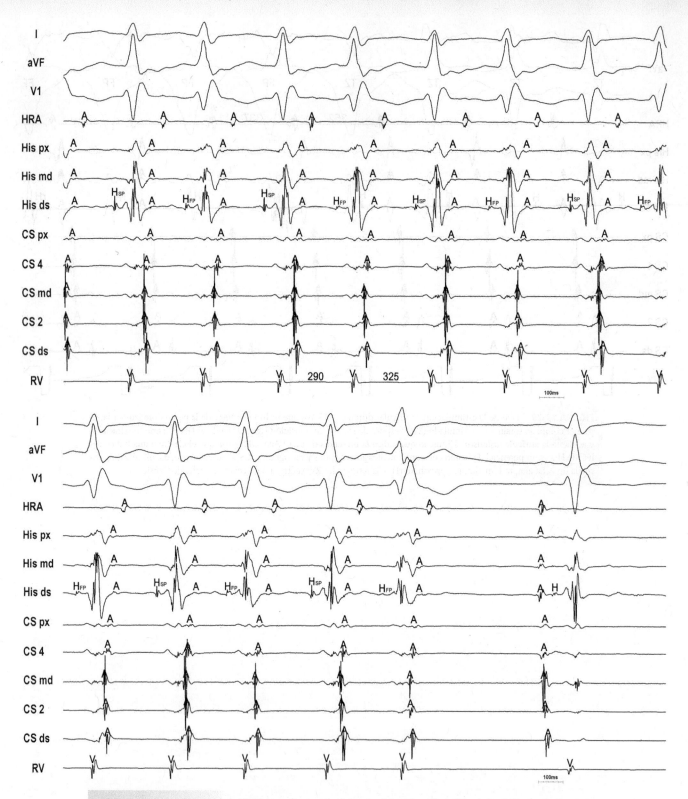

FIGURA 10-30 Terminación de la TRAVo con alternancias de longitud de ciclo y VL de Wenckebach. *Arriba*: la disociación longitudinal del nodo AV (alternancia VR/VL) produce alternancias de la longitud de ciclo durante la TRAVo que utiliza una VAcc posteroseptal derecha (activación auricular más temprana en el seno coronario proximal). La secuencia larga-corta induce un mayor grado de aberrancia por bloqueo de rama derecha (BRD) (pero sin cambios en el intervalo VA). La VL de Wenckebach provoca el enlentecimiento de la taquicardia en ciclos alternos antes de la terminación. CS: seno coronario; ds: distal; FP: vía rápida; HRA: aurícula derecha alta; md: medio; px: proximal; RV: ventrículo derecho; SP: vía lenta.

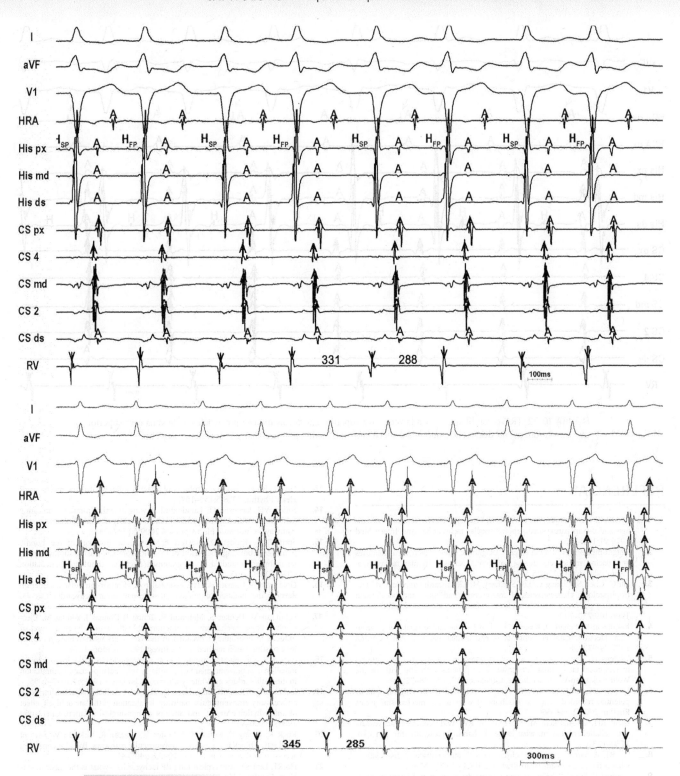

FIGURA 10-31 TRAVo con disociación longitudinal del nodo AV. La alternancia de la conducción sobre la VR y la VL (alternancia VR/VL) durante la TRAVo que utiliza una VAcc posterior izquierda (*arriba*) y de la pared libre izquierda (*abajo*) produce alternancias de longitud de ciclo. CS: seno coronario; ds: distal; FP: vía rápida; HRA: aurícula derecha alta; md: medio; px: proximal; RV: ventrículo derecho; SP: vía lenta.

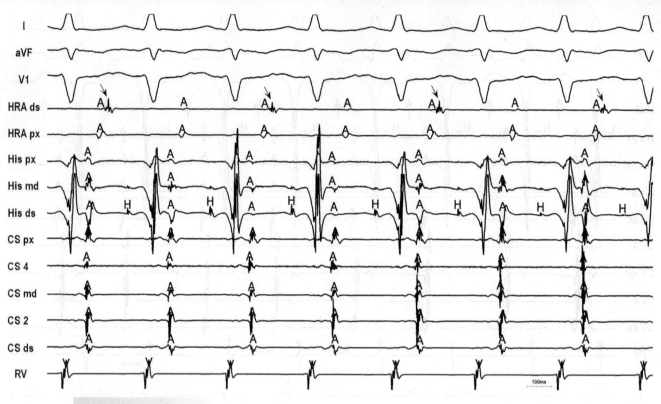

FIGURA 10-32 TRAVo con bloqueo 2:1 a la vena cava superior. Las *flechas* indican potenciales de la vena cava superior. CS: seno coronario; ds: distal; HRA: aurícula derecha alta; md: medio; px: proximal; RV: ventrículo derecho.

REFERENCIAS

1. Benditt D, Pritchett E, Smith W, Gallagher J. Ventriculoatrial intervals: diagnostic use in paroxysmal supraventricular tachycardia. Ann Intern Med 1979;91:161–166.
2. Knight BP, Ebinger M, Oral H, et al. Diagnostic value of tachycardia features and pacing maneuvers during paroxysmal supraventricular tachycardia. J Am Coll Cardiol 2000;36:574–582.
3. Tai C, Chen S, Chiang C, Lee S, Chang M. Electrocardiographic and electrophysiologic characteristics of anteroseptal, midseptal, and para-Hisian accessory pathways. Implication for radiofrequency catheter ablation. Chest 1996;109:730–740.
4. Josephson M, Scharf D, Kastor J, Kitchen J. Atrial endocardial activation in man. Electrode catheter technique of endocardial mapping. Am J Cardiol 1977;39:972–981.
5. Wellens H, Durrer D. The role of an accessory atrioventricular pathway in reciprocal tachycardia. Observations in patients with and without the Wolff-Parkinson-White syndrome. Circulation 1975;52:58–72.
6. Ho RT, DeCaro M. Narrow QRS complex tachycardia with a high-frequency potential recorded near the His bundle: what is the mechanism? Heart Rhythm 2005;2:664–666.
7. Chan KH, Obeyesekere M, Klein GJ, Sy RW. Wide complex tachycardia with telltale termination: what is the mechanism? Heart Rhythm 2013;10:1730–1731.
8. Ho RT. A narrow complex tachycardia with atrioventricular dissociation: what is the mechanism? Heart Rhythm 2017;14:1570–1573.
9. Coumel P, Attuel P. Reciprocating tachycardia in overt and latent preexcitation. Influence of functional bundle branch block on the rate of the tachycardia. Eur J Cardiol 1974;1:423–436.
10. Kerr C, Gallagher J, German L. Changes in ventriculoatrial intervals with bundle branch block aberration during reciprocating tachycardia in patients with accessory atrioventricular pathways. Circulation 1982;66:196–201.
11. Pritchett E, Tonkin A, Dugan F, Wallace A, Gallagher J. Ventriculo-atrial conduction time during reciprocating tachycardia with intermittent bundle-branch block in Wolff-Parkinson-White syndrome. Br Heart J 1976;38:1058–1064.
12. Jazayeri M, Caceres J, Tchou P, Mahmud R, Denker S, Akhtar M. Electrophysiologic characteristics of sudden QRS axis deviation during orthodromic tachycardia. Role of functional fascicular block in localization of accessory pathway. J Clin Invest 1989;83:952–959.

13. Ho RT, Rhim ES. Metamorphosis of a tachycardia: what is the mechanism? Heart Rhythm 2008;5:155–157.
14. Sauer WH, Jacobson JT. Paradoxical slowing of orthodromic reciprocating tachycardia with loss of bundle branch block ipsilateral to the accessory pathway. J Cardiovasc Electrophysiol 2009;20:347–348.
15. Spurrell R, Krikler D, Sowton E. Retrograde invasion of the bundle branches producing aberration of the QRS complex during supraventricular tachycardia studied by programmed electrical stimulation. Circulation 1974;50:487–495.
16. Goldreyer B, Damato A. The essential role of atrioventricular conduction delay in the initiation of paroxysmal supraventricular tachycardia. Circulation 1971;43:679–687.
17. Lehmann M, Denker S, Mahmud R, Tchou P, Dongas J, Akhtar M. Electrophysiologic mechanisms of functional bundle branch block at onset of induced orthodromic tachycardia in the Wolff-Parkinson-White syndrome. Role of stimulation method. J Clin Invest 1985;76:1566–1574.
18. Akhtar M, Shenasa M, Schmidt D. Role of retrograde His Purkinje block in the initiation of supraventricular tachycardia by ventricular premature stimulation in the Wolff-Parkinson-White syndrome. J Clin Invest 1981;67:1047–1055.
19. Jackman W, Friday K, Scherlag B, et al. Direct endocardial recording from an accessory atrioventricular pathway: localization of the site of block, effect of antiarrhythmic drugs, and attempt at nonsurgical ablation. Circulation 1983;68:906–916.
20. Kuck K, Friday K, Kunze K, Schlüter M, Lazzara R, Jackman W. Sites of conduction block in accessory atrioventricular pathways. Basis for concealed accessory pathways. Circulation 1990;82:407–417.
21. Ho RT, Levi SA. An atypical long RP tachycardia—what is the mechanism? Heart Rhythm 2013;10:1089–1090.
22. Zipes DP, DeJoseph RL, Rothbaum DA. Unusual properties of accessory pathways. Circulation 1974;49:1200–1211.
23. Benditt D, Benson DW Jr, Dunnigan A, et al. Role of extrastimulus site and tachycardia cycle length in inducibility of atrial preexcitation by premature ventricular stimulation during reciprocating tachycardia. Am J Cardiol 1987;60:811–819.
24. Miles W, Yee R, Klein G, Zipes D, Prystowsky E. The preexcitation index: an aid in determining the mechanism of supraventricular tachycardia and localizing accessory pathways. Circulation 1986;74:493–500.
25. Ho RT, Mark GE, Rhim ES, Pavri BB, Greenspon AJ. Differentiating atrioventricular nodal reentrant tachycardia from atrioventricular reentrant tachycardia by 'HA values during entrainment from the ventricle. Heart Rhythm 2008;5:83–88.

26. Nagashima K, Kumar S, Stevenson WG, et al. Anterograde conduction to the His bundle during right ventricular overdrive pacing distinguishes septal pathway atrioventricular reentry from atypical atrioventricular nodal reentrant tachycardia. Heart Rhythm 2015;12:735–743.

27. Waldo AL, Maclean WA, Karp RB, Kouchoukos NT, James TN. Entrainment and interruption of atrial flutter with atrial pacing: studies in man following open heart surgery. Circulation 1977;56:737–745.

28. Waldo AL, Plumb VJ, Arciniegas JG, et al. Transient entrainment and interruption of the atrioventricular bypass pathway type of paroxysmal atrial tachycardia. A model for understanding and identifying reentrant arrhythmias. Circulation 1983;67:73–83.

29. Boyle PM, Veenhuyzen GD, Vigmond EJ. Fusion during entrainment of orthodromic reciprocating tachycardia is enhanced for basal pacing sites but diminished when pacing near Purkinje system end points. Heart Rhythm 2013;10:444–451.

30. Knight B, Zivin A, Souza J, et al. A technique for the rapid diagnosis of atrial tachycardia in the electrophysiology laboratory. J Am Coll Cardiol 1999;33:775–781.

31. Michaud GF, Tada H, Chough S, et al. Differentiation of atypical atrioventricular node re-entrant tachycardia from orthodromic reciprocating tachycardia using a septal accessory pathway by the response to ventricular pacing. J Am Coll Cardiol 2001;38:1163–1167.

32. Rhim ES, Hillis MB, Mark GE, Ho RT. The 'HA value during entrainment of a long RP tachycardia: another useful criterion for diagnosis of supraventricular tachycardia. J Cardiovasc Electrophysiol 2008;19:559–561.

33. Michaud GF. Entrainment of a narrow QRS complex tachycardia from the right ventricular apex: what is the mechanism? Heart Rhythm 2005;2:559–560.

34. Michaud GF, Morady F. Letters to the editor. Heart Rhythm 2006;7:1114–1115.

35. González-Torrecilla E, Arenal A, Atienza F, et al. First postpacing interval after tachycardia entrainment with correction for atrioventricular node delay: a simple maneuver for differential diagnosis of atrioventricular nodal reentrant tachycardias versus orthodromic reciprocating tachycardias. Heart Rhythm 2006;3:674–679.

36. Mark GE, Rhim ES, Pavri BB, Greenspon AJ, Ho RT. Differentiation of atrioventricular nodal reentrant tachycardia from orthodromic atrioventricular reentrant tachycardia by 'HA intervals during entrainment from the ventricle [abstract]. Heart Rhythm 2006;3:S321.

37. AlMahameed ST, Buxton AE, Michaud GF. New criteria during right ventricular pacing to determine the mechanism of supraventricular tachycardia. Circ Arrhythm Electrophysiol 2010;3:578–584.

38. Dandamudi G, Mokabberi R, Assal C, et al. A novel approach to differentiating orthodromic reciprocating tachycardia from atrioventricular nodal reentrant tachycardia. Heart Rhythm 2010;7:1326–1329.

39. Kadish AH, Morady F. The response of paroxysmal supraventricular tachycardia to overdrive atrial and ventricular pacing: can it help determine the tachycardia mechanism? J Cardiovasc Electrophysiol 1993;4:239–252.

40. Maruyama M, Kobayashi Y, Miyauchi Y, et al. The VA relationship after differential atrial overdrive pacing: a novel tool for the diagnosis of atrial tachycardia in the electrophysiologic laboratory. J Cardiovasc Electrophysiol 2007;18:1127–1133.

41. Sarkozy A, Richter S, Chierchia G, et al. A novel pacing manoeuvre to diagnose atrial tachycardia. Europace 2008;10:459–466.

42. Csanadi Z, Klein GJ, Yee R, Thakur RK, Li H. Effect of dual atrioventricular node pathways on atrioventricular reentrant tachycardia. Circulation 1995;91:2614–2618.

43. Sung R, Styperek J. Electrophysiologic identification of dual atrioventricular nodal pathway conduction in patients with reciprocating tachycardia using anomalous bypass tracts. Circulation 1979;60:1464–1476.

44. Atié J, Brugada P, Brugada J, et al. Longitudinal dissociation of atrioventricular accessory pathways. J Am Coll Cardiol 1991;17:161–166.

45. Green M, Heddle B, Dassen W, et al. Value of QRS alteration in determining the site of origin of narrow QRS supraventricular tachycardia. Circulation 1983;68:368–373.

46. Kay G, Pressley J, Packer D, Pritchett E, German L, Gilbert M. Value of the 12-lead electrocardiogram in discriminating atrioventricular nodal reciprocating tachycardia from circus movement atrioventricular tachycardia utilizing a retrograde accessory pathway. Am J Cardiol 1987;59:296–300.

47. Morady F. Significance of QRS alternans during narrow QRS tachycardias. Pacing Clin Electrophysiol 1991;14:2193–2198.

48. Ho RT, Yin A. Spontaneous conversion of a long RP to short RP tachycardia: what is the mechanism? Heart Rhythm 2014;11:522–525.

49. Ilkhanoff L, Couchonnal LF, Goldberger JJ. Implications of cavotricuspid isthmus block complicating ablation of a posteroseptal accessory pathway. J Interv Card Electrophysiol 2012;35:81–83.

50. Bulava A, Hanis J, Sitek D. Mitral isthmus conduction block: intriguing result of radiofrequency catheter ablation for a left concealed accessory pathway. Europace 2010;12:579–581.

51. Mahajan R, Rohit M, Talwar K. Activation sequence change during left free wall pathway ablation: what is the mechanism? J Cardiovasc Electrophysiol 2009;20:1174–1175.

11 Tipos inusuales de vías accesorias

Introducción

Las vías accesorias (VAcc) típicas (haz de Kent) son fibras musculares no decrementales que se extienden por el anillo tricuspídeo o mitral. A diferencia de las VAcc únicas, las VAcc múltiples producen patrones inusuales de preexcitación ventricular o activación auricular retrógrada con circuitos de taquicardia tanto ortodrómicos como antidrómicos. Las VAcc atípicas incluyen las que muestran una conducción decremental o se originan o insertan en el eje nodo auriculoventricular (AV)/His-Purkinje (p. ej., VAcc nodofascicular [NF]).

El objetivo de este capítulo es:

1. Analizar el ECG de 12 derivaciones y los signos electrofisiológicos de la presencia de VAcc múltiples.
2. Describir las características electrofisiológicas de la forma permanente de taquicardia reciprocante de la unión (TRPU).
3. Describir las características electrofisiológicas de las VAcc que se originan o insertan en el eje nodo AV/His-Purkinje.

VÍAS ACCESORIAS MÚLTIPLES

Las VAcc múltiples pueden causar diferentes circuitos de taquicardia por reentrada auriculoventricular ortodrómica (TRAVo) y taquicardia por reentrada auriculoventricular antidrómica (TRAVa). La TRAVa por sí sola debería hacer sospechar la presencia de más de una VAcc.[1,2] Las VAcc de la pared libre derecha y posteroseptales son una combinación que se observa a menudo, y la anomalía de Ebstein se asocia a VAcc múltiples, quizá debido al desarrollo anormal del anillo tricuspídeo.[2] Varios signos electrofisiológicos y del electrocardiograma (ECG) de 12 derivaciones indican la presencia de VAcc múltiples.

ELECTROCARDIOGRAMA DE 12 DERIVACIONES

Los signos electrocardiográficos de la presencia de VAcc múltiples incluyen 1) un patrón atípico o inusual de preexcitación que no se explica por una VAcc única, 2) dos morfologías de QRS de preexcitación, 3) dos o más morfologías de ondas P durante la TRAVo y 4) cambio espontáneo de TRAVo a taquicardia de preexcitación (TRAVo con preexcitación no implicadas [bystander] en el circuito).[3-5] Pueden observarse dos o más morfologías de QRS de preexcitación durante la fibrilación auricular y simular una taquicardia ventricular polimorfa, u ocurrir durante diferentes taquicardias con preexcitación o tras la administración de procainamida o ajmalina debido al bloqueo selectivo en una VAcc.

ESTUDIOS ELECTROFISIOLÓGICOS

Los signos electrofisiológicos de la presencia de VAcc múltiples incluyen 1) discordancia anterógrada-retrógrada (entre el sitio más temprano de activación ventricular durante la preexcitación manifiesta y la activación auricular durante la TRAVo), 2) dos o más morfologías de QRS de preexcitación, 3) dos o más sitios de salida auricular o patrones de activación auricular durante la TRAVo y 4) una taquicardia antidrómica con conducción retrógrada sobre otra VAcc (taquicardia duodrómica) (figs. 11-1 a 11-3).[3,4,6,7]

TAQUICARDIA RECIPROCANTE PERMANENTE DE LA UNIÓN

La TRPU es una forma casi continua de TRAVo de RP largo que utiliza una VAcc AV oculta, de conducción lenta y decremental (véase cap. 6).[8-13] Su actividad continua puede causar una miocardiopatía mediada por taquicardia. Estas VAcc se ubican clásicamente en la región posteroseptal cerca del ostium del seno coronario (SC), pero se han descrito otras localizaciones.[10] La ausencia de preexcitación manifiesta durante el ritmo sinusal se ha atribuido a la conducción oculta retrógrada repetitiva desde el nodo AV/sistema His-Purkinje hacia la VAcc con refractariedad anterógrada prolongada, más que a una «discordancia de impedancia» en el sitio de inserción ventricular de la VAcc, ya que la preexcitación manifiesta puede desarrollarse con un bloqueo AV.[11] Un curso sinuoso y tortuoso dentro del espacio piramidal posterior que causa cambios en la resistividad axial podría explicar sus propiedades dependientes de la frecuencia.[11]

CARACTERÍSTICAS ELECTROFISIOLÓGICAS

Electrocardiograma de 12 derivaciones

El ECG de 12 derivaciones característico de la TRPU es una taquicardia regular con complejos QRS estrechos con un intervalo RP largo,

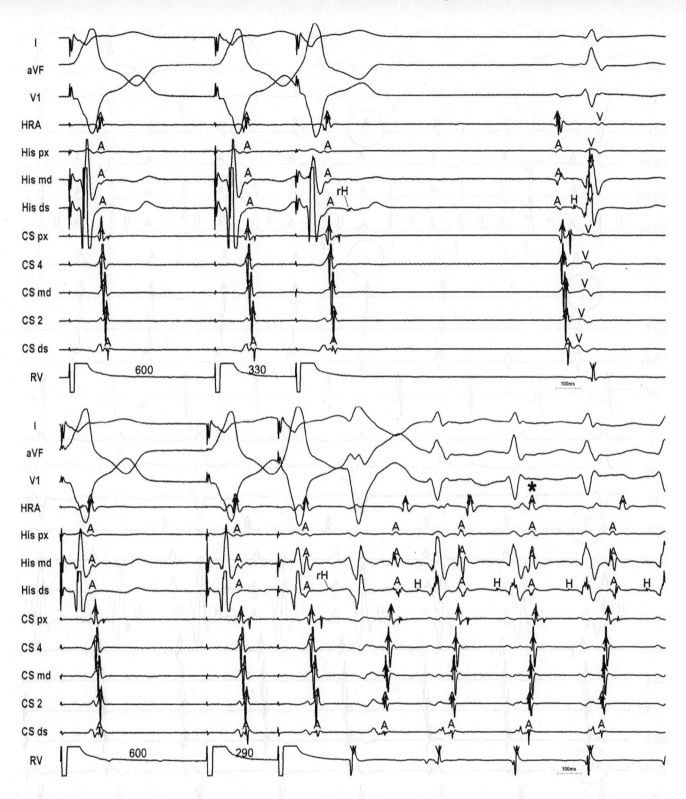

FIGURA 11-1 VAcc múltiples. *Arriba*: durante los extraestímulos ventriculares programados, la activación auricular retrógrada es excéntrica derecha debido a la conducción sobre una VAcc de la pared libre derecha. Otra prueba de la existencia de una VAcc se establece mediante el extraestímulo que induce un «salto de VH» (rH), que permite que la activación auricular retrógrada preceda a la activación del haz de His. Durante el ritmo sinusal, el HV es corto (32 ms) y la activación ventricular es temprana a lo largo del anillo mitral lateral (CS ds), lo que permite identificar una VAcc de la pared libre izquierda concomitante. *Abajo*: a pesar de la conducción retrógrada sobre la VAcc de la pared libre derecha durante la estimulación, un solo latido de reentrada del haz induce la TRAVo usando la VAcc de la pared libre izquierda. El tercer complejo auricular (*asterisco*) representa la fusión de ambas VAcc. CS: seno coronario; ds: distal; HRA: aurícula derecha alta; md: medio; px: proximal; RV: ventrículo derecho.

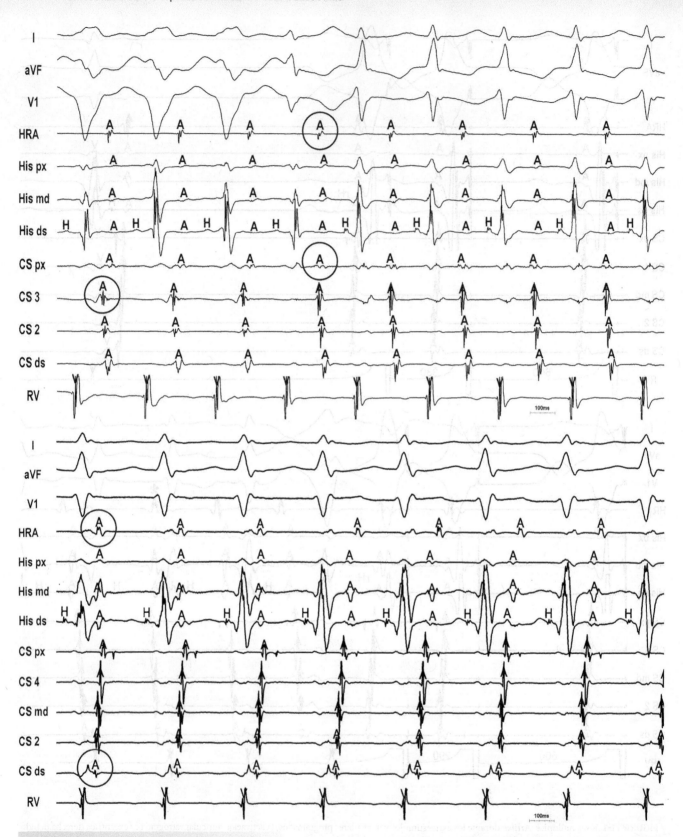

FIGURA 11-2 VAcc múltiples. *Arriba*: durante la TRAVo con bloqueo de rama izquierda (BRI), la activación auricular retrógrada es impulsada por una VAcc posterior izquierda (activación auricular más temprana en CS 3). La pérdida del BRI y de la conducción transeptal acorta el circuito de TRAVo, lo que invade la refractariedad de la VAcc posterior izquierda y causa un desplazamiento hacia las VAcc posteroseptales derechas y de la pared libre derecha (temprana en CS px y HRA) (obsérvese que la HRA durante el BRI también es temprana, indicando una fusión con la VAcc de la pared libre derecha). *Abajo*: TRAVo con fusión retrógrada sobre una VAcc de la pared libre derecha e izquierda durante tres latidos. La pérdida posterior de conducción sobre la VAcc de la pared libre derecha sin cambio en tla taquicardia indica que vía VAcc de la pared libre izquierda es dominante y responsable de la T-RAVo. CS: seno coronario; ds: distal; HRA: aurícula derecha alta; md: medio; px: proximal; RV: ventrículo derecho.

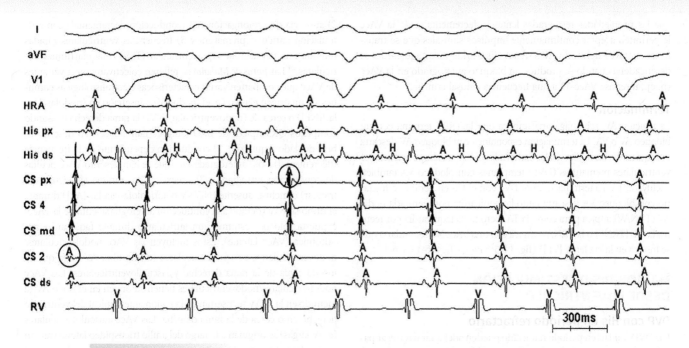

FIGURA 11-3 VAcc múltiples. Desplazamiento espontáneo de la TRAVo con BRI que usa una VAcc posterolateral izquierda (activación auricular más temprana en CS 2) o una VAcc posteroseptal derecha (más temprana en CS px). Obsérvese que la TRAVo con BRI que usa la VAcc derecha es más rápida debido a la pérdida de conducción transeptal. CS: seno coronario; ds: distal; HRA: aurícula derecha alta; md: medio; px: proximal; RV: ventrículo derecho.

ondas P invertidas en la parte inferior y ondas P ligeramente positivas en V1 (debido a la localización de la VAcc cerca del *ostium* del SC) (*véase* fig. 6-3).[9]

Estudios electrofisiológicos

El intervalo ventriculoauricular (VA) es largo, y el sitio más temprano de activación auricular retrógrada suele estar cerca del *ostium* del SC (*véanse* figs. 6-8 a 6-10).[9,11] Es obligatoria una relación AV 1:1.

ZONAS DE TRANSICIÓN

Inicio

A diferencia de la TRAVo clásica, la inducción de la TRPU puede producirse espontáneamente durante el ritmo sinusal sin necesidad de prematuridad, lo que contribuye a su comportamiento continuo (fig. 11-4).[9] El inicio depende de la consecución de una frecuencia sinusal crítica y no necesariamente de un retraso crítico de AV. Dado

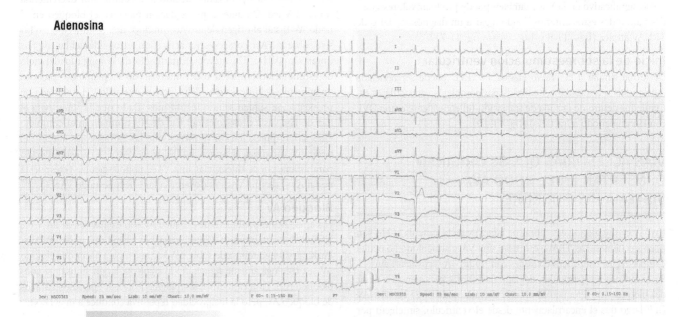

FIGURA 11-4 Terminación de la TRPU inducida por adenosina. La adenosina produce una prolongación del PR y un bloqueo AV que llevan al enlentecimiento y terminación de la taquicardia, respectivamente, lo que demuestra la dependencia de la taquicardia del nodo AV. El reciclaje espontáneo sin necesidad de prematuridad contribuye a su comportamiento de actividad continua.

que las propiedades retrógradas lentas y decrementales de la VAcc le permiten aceptar continuamente impulsos sinusales que se transmiten a través del nodo AV/sistema His-Purkinje, la taquicardia se desencadena cuando se produce un bloqueo anterógrado en la VAcc (p. ej., interfase VAcc-V) a una frecuencia sinusal crítica.

Terminación

La relación AV 1:1 obligatoria implica que la TRPU termina con un bloqueo AV o VA. La terminación espontánea con bloqueo AV descarta la taquicardia auricular (TA). La terminación por despolarizaciones ventriculares prematuras (DVP) tempranas con bloqueo VA también excluye la TA. La terminación por DVP con el His en período refractario con bloqueo VA descarta tanto la taquicardia por reentrada nodal AV (TRNAV) atípica pura como la TA (pero no la taquicardia por reentrada NF [TRNF] o la TRNAV atípica con una VAcc NF secundaria que se inserta en la vía lenta [VL]) (fig. 11-5; *véanse* figs. 6-11 y 6-12).

MANIOBRAS DE ESTIMULACIÓN DESDE EL VENTRÍCULO

DVP con His en período refractario

Las DVP con His en período refractario pueden adelantar o retrasar paradójicamente la aurícula, esto último debido a las importantes propiedades decrementales de la VAcc (fig. 11-6; *véase* fig. 6-14).[14,15]

Encarrilamiento desde el ventrículo

La sobreestimulación (*overdrive*) ventricular acelera la TRPU a la longitud del ciclo de estimulación y la respuesta al encarrilamiento es «AV».[16] La conducción retrógrada lenta de la VAcc, sin embargo, puede producir respuestas seudo-«AAV», lo que da lugar a un falso diagnóstico de TA (fig. 11-7; *véase* fig. 6-14). El encarrilamiento con captación ortodrómica del haz de His indica la presencia de una VAcc (*véase* fig. 2-6). Mientras que la TRPU puede causar un intervalo postestimulación (IPE)-longitud de ciclo de taquicardia (LCT) ≤ 115 ms, un IPE corregido < 110 ms, un ΔHA ($HA_{[encarrilamiento]}$ − $HA_{[TSV]}$) < 0 y un ΔVA (SA-VA) ≤ 85 ms, un descenso significativo en la VAcc también puede producir valores grandes para todos estos criterios dando lugar a un diagnóstico falso de TRNAV atípica (figs. 11-8 y 11-9; *véase* fig. 11-7).[17-21]

Inicio de la sobreestimulación ventricular

De forma similar a la TRAVo clásica, la TRPU puede ser reciclada (adelantada o retrasada) o finalizada por complejos ventriculares estimulados dentro de la zona de transición (el equivalente a una DVP con His en período refractario) (fig. 11-10).

VÍAS ACCESORIAS QUE SE ORIGINAN O INSERTAN EN EL NODO AV/ SISTEMA HIS-PURKINJE

Las VAcc auriculonodales (fibras de James) y de la aurícula al His son poco frecuentes. Las TRAVo que usan una VAcc auriculonodal oculta comparten características comunes con: *1*) las TA (activación auricular excéntrica [en particular, del lado derecho] y persistencia a pesar del bloqueo AV [bloqueo distal a la entrada nodal]), *2*) las TRNAV (IPE largo tras el encarrilamiento desde el ventrículo, sin efecto por las DVP con His en período refractario) y *3*) las TRAVo (conducción AV excéntrica durante la estimulación ventricular).[22,23] Los indicios de una VAcc de la aurícula al His incluyen: *1*) intervalo AH (PR) corto,

2) ausencia de prolongación AH (conducción decremental) con estimulación auricular prematura y *3*) frecuencias ventriculares rápidas durante una taquicardia supraventricular (TSV) o taquiarritmias auriculares.[24] Las *fibras de Mahaim* se refieren colectivamente a variantes de VAcc que comparten varias características electrofisiológicas comunes: *1*) un origen clásico (p. ej, nodo AV) o inserción en (nodofascicular [NF]) o cerca de (nodoventricular [NV]) la rama derecha causando complejos QRS típicos de BRD (aunque también se han descrito fibras del lado izquierdo), *2*) conducción dependiente de la frecuencia (decremental), solo anterógrada (aunque se han descrito VAcc ocultas de conducción retrógrada), *3*) preexcitación mínima (fasciculoventricular) o incluso ausente (NF/NV o auriculofascicular [AF]) durante el ritmo sinusal (debido a la conducción anterógrada lenta de la VAcc) expuesta solo por estimulación auricular o durante taquicardia antidrómica (VAcc latente). Estos incluyen las VAcc nodofasciculares/nodoventriculares, auriculofasciculares (o una fibra AV larga que se inserta cerca de la rama derecha) y fasciculoventriculares. Las VAcc nodofasciculares/nodoventriculares tienen su origen en el nodo AV (a menudo en la VL) y se insertan en la región anteroapical del ventrículo derecho en o cerca de la rama derecha. Las VAcc auriculofasciculares (o AV largas) se originan a lo largo del anillo tricuspídeo lateral (región posterolateral a anterolateral) y se insertan en la rama derecha o cerca de ella. Las VAcc fasciculoventriculares surgen en la rama derecha y se insertan en el ventrículo derecho.

VÍAS ACCESORIAS NODOFASCICULARES/ NODOVENTRICULARES

Estas VAcc se asocian a la fisiología del nodo AV dual y a otras conexiones AV.[25,26]

Características electrofisiológicas

El intervalo HV puede ser normal, y la preexcitación basal a menudo está ausente.[25,26] La estimulación auricular decremental o los extraestímulos auriculares revelan una preexcitación típica del BRI con intervalos St-delta prolongados debido a la conducción decremental sobre la VAcc. Durante la preexcitación máxima, el bloqueo en el nodo AV distal al origen de la VAcc produce una conducción exclusiva sobre la VAcc con posterior activación retrógrada del haz de His (intervalo «VH»). Un mayor acortamiento de la longitud del ciclo de estimulación auricular o del intervalo de acoplamiento provoca un aumento del intervalo St-delta, pero el intervalo VH y el grado de preexcitación siguen siendo los mismos. Dado que la VAcc evita el haz de His, las extrasístoles del haz de His normalizan el complejo QRS si hay preexcitación (a menos que las extrasístoles surjan del nodo AV proximal al origen nodal de la VAcc).[26] La estimulación parahisiana puede diferenciar una VAcc nodofascicular («respuesta nodal AV») de una VAcc nodoventricular («respuesta de VAcc»).[27,28]

Bloqueo AV

Los episodios espontáneos de bloqueo AV son exclusivos de las VAcc NF/NV.[29,30] Un impulso sinusal pasa por el eje del nodo AV/His-Purkinje y luego retrocede sobre la VAcc nodal para hacer que el nodo AV sea fisiológicamente refractario al siguiente latido sinusal (seudobloqueo AV). La reciprocidad simple puede causar episodios aislados de bloqueo AV, pero la reciprocidad repetitiva conduce a una TRNF.

TRNF ortodrómica

La TRAVo con VAcc NF/NV es la única TRAVo que puede relacionarse con disociación AV. Se diagnostica mediante DVP con His en período

(continúa en p. 258)

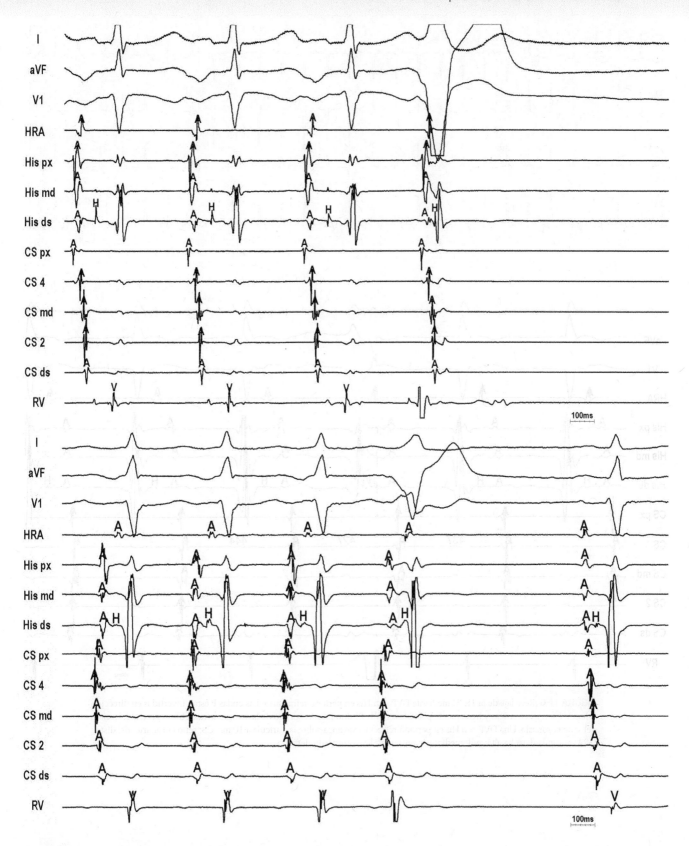

FIGURA 11-5 Terminación de la TRPU por DVP con His en período refractario y con bloqueo VA. El intervalo RP es largo y la activación auricular más temprana se produce cerca del *ostium* del seno coronario (SC px [*arriba*] y CS 4 [*abajo*]). Las DVP administradas durante la refractariedad del haz de His ponen fin a la taquicardia con bloqueo retrógrado en la VAcc. CS: seno coronario; ds: distal; HRA: aurícula derecha alta; md: medio; px: proximal; RV: ventrículo derecho.

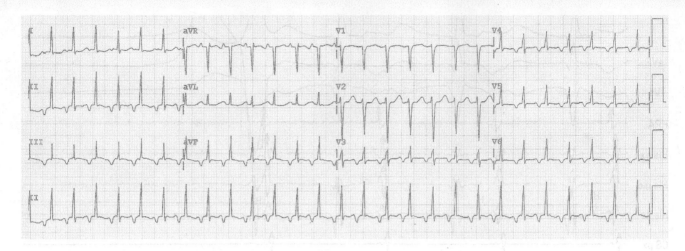

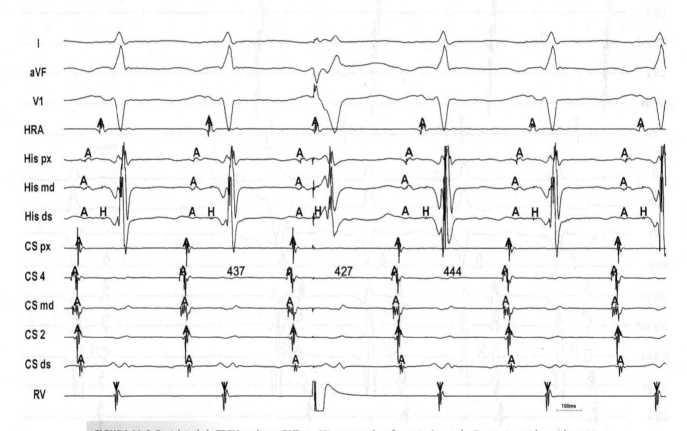

FIGURA 11-6 Reciclaje de la TRPU mediante DVP con His en período refractario. Las ondas P están invertidas en dirección inferior y son isoeléctricas y ligeramente positivas en V1. El sitio más temprano de la activación auricular es cerca del *ostium* del seno coronario. Una DVP con His en período refractario avanza sobre la aurícula a 10 ms. CS: seno coronario; ds: distal; HRA: aurícula derecha alta; md: medio; px: proximal; RV: ventrículo derecho.

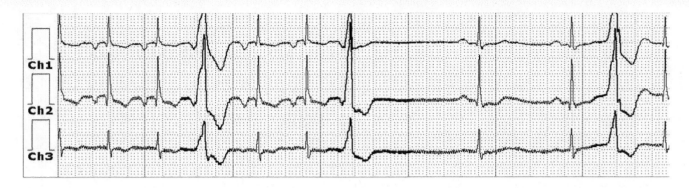

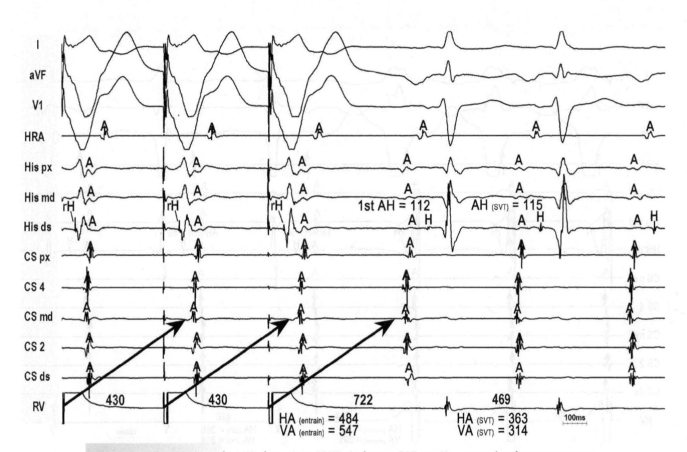

FIGURA 11-7 Respuesta «seudo-AAV» durante una TRPU. *Arriba*: una DVP con His en período refractario espontánea (QRS fusionado) termina la TRPU con bloqueo VA, lo que indica la presencia de una VAcc. La respuesta al encarrilamiento desde el ventrículo con captura antidrómica del haz de His es una respuesta «seudo-AAV» (AV verdadera). Obsérvese que la conducción decremental sobre la VAcc produce un IPE – LCT largo de 253 ms, IPEc: 256 ms, ΔHA: 121 ms y ΔVA: 233 ms, lo que da lugar a un falso diagnóstico de TRNAV atípica. *1st AH*: primer AH; CS: seno coronario; ds: distal; *entrain*: encarrilamiento; HRA: aurícula derecha alta; md: medio; px: proximal; RV: ventrículo derecho; SVT: taquicardia supraventricular.

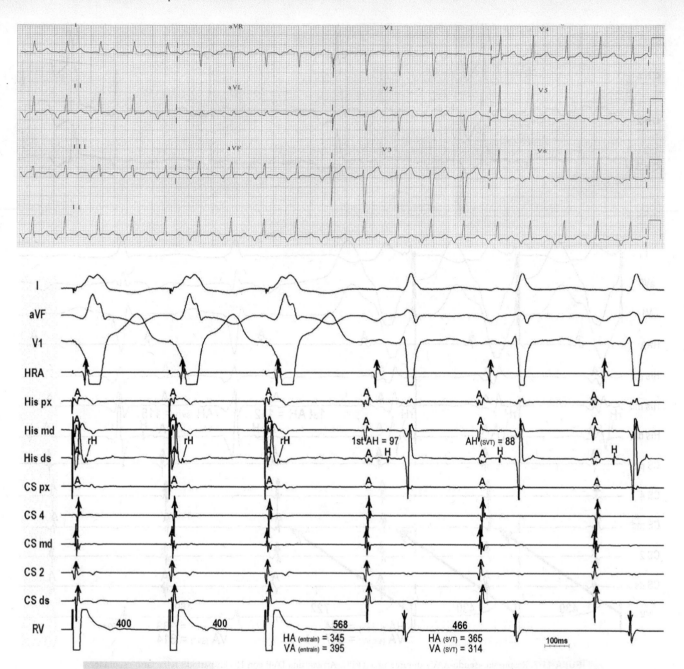

FIGURA 11-8 Encarrilamiento de TRPU desde el ventrículo con captura antidrómica del haz de His. Las ondas P están invertidas en dirección inferior y son isoeléctricas y ligeramente positivas en V1. La respuesta al encarrilamiento desde el ventrículo es «AV». IPE − LCT: 102 ms, IPEc: 93 ms, ΔHA: 220 ms y ΔVA: 81 ms. *1st AH:* primer AH; CS: seno coronario; ds: distal; *entrain:* encarrilamiento; HRA: aurícula derecha alta; md: medio; px: proximal; rH: His retrógrado; RV: ventrículo derecho; SVT: taquicardia supraventricular.

refractario que reciclan (adelantan o retrasan) el haz de His posterior o terminan la taquicardia (figs. 11-11 a 11-13).[31-35] Si no hay una disociación AV, la TRNF ortodrómica se diferencia de la TRPU (VAcc AV) por ΔAH ($AH_{[encarrilamiento/estimulación\ en\ LCT]} - AH_{[TSV]}$) > 40 ms o, paradójicamente, $AH_{(TSV)} < AH_{(RSN)}$ (figs. 11-14 y 11-15) (*véase también* tabla 6-1).[27,36,37]

Se ha sugerido que la TRNAV ortodrómica puede diferenciarse de la TRNF ortodrómica por la presencia de una fusión manifiesta durante el encarrilamiento del ventrículo derecho.[38] Dado que el circuito para

la TRNF ortodrómica está contenido dentro del sistema de conducción especializado, la penetración de su brecha excitable y el encarrilamiento de la taquicardia requieren la penetración del sistema His-Purkinje y complejos ventriculares totalmente estimulados (análogos al encarrilamiento oculto de la TRNAV), de modo que no debería producirse una fusión ventricular. Esto es cierto cuando el punto de colisión entre los frentes de onda ortodrómico y antidrómico es proximal a la bifurcación del haz de His (nodo AV o haz de His), pero no cuando la colisión se produce distal a la bifurcación del haz de His (rama derecha cerca de

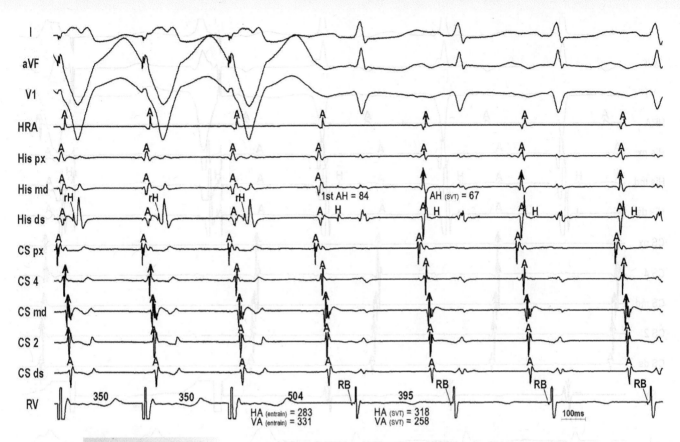

FIGURA 11-9 Encarrilamiento de la TRPU desde el ventrículo con captura antidrómica del haz de His. El sitio de activación auricular más temprano es el *ostium* del seno coronario (CS px). La respuesta al encarrilamiento es «AV». IPE − LCT: 109 ms, IPEc: 92 ms, ΔHA: 235 ms, ΔVA: 73 ms. *1st AH*: primer AH; CS: seno coronario; ds: distal; *entrain*: encarrilamiento; HRA: aurícula derecha alta; md: medio; px: proximal; RV: ventrículo derecho; SVT: taquicardia supraventricular.

la inserción de la VAcc NF). En este último caso, el eje His-rama izquierda-ventrículo izquierdo puede activarse de forma ortodrómica y fusionarse con complejos ventriculares derechos estimulados.

TRNF antidrómica

Las características electrofisiológicas de la taquicardia antidrómica que utiliza una VAcc NF son: 1) complejos QRS de BRI típicos, fijos y de preexcitación máxima, 2) intervalo HV corto y negativo (< 30 ms), 3) secuencias de activación retrógrada His-rama derecha (rama derecha proximal-His ds-His px) y 4) activación auricular concéntrica (conducción retrógrada sobre el nodo AV) con un intervalo A-delta largo (debido a la conducción decremental de la VAcc) o disociación VA (bloqueo nodoauricular).[25,26,39,40] Debido a que la VAcc se inserta en o cerca de la rama derecha, los complejos QRS con preexcitación muestran la morfología típica del BRI. La estrecha proximidad entre el sitio de inserción distal de la rama derecha y el haz de His, junto con la activación simultánea del haz de His de forma retrógrada y del ventrículo de forma anterógrada sobre la rama derecha (seudointervalo HV), da lugar a potenciales del haz de His que se producen justo después del inicio del QRS (VH < 30 ms) (lo que contrasta con el intervalo VH verdadero más largo de la taquicardia antidrómica clásica que utiliza una VAcc AV). Sin embargo, el BRD retrógrado proximal puede provocar el paso de una taquicardia VH corta a una larga y la prolon-

gación de la LCT a medida que el haz izquierdo se incorpora al circuito («signo de Coumel inverso»). La TRNF antidrómica es la única taquicardia antidrómica que puede relacionarse con una disociación AV porque la aurícula no es parte integral del circuito.[26,41]

TRNAV con vía accesoria NF no implicada (*bystander*) manifiesta/oculta

Los signo electrofisiológicos que sustentan el diagnóstico de una TRNAV con preexcitación NF no implicada (*bystander*) manifiesta sobre la TRNF antidrómica son 1) preexcitación variable o pérdida de la preexcitación sin afectar la taquicardia, 2) intervalo HV corto y positivo (≥ 0) y 3) secuencia de activación anterógrada His-rama derecha (His px-His ds-rama derecha proximal).[25,26,39,40] Los potenciales de la rama derecha podrían coincidir con los del haz de His (His − rama derecha = 0) si el primero es activado de forma retrógrada por la VAcc NF y el segundo es activado de forma anterógrada por el nodo AV.

El mejor método para diagnosticar la presencia de VAcc NF ocultas es la administración de DVP con His en período refractario, que reciclan o terminan la TRNAV (o terminan la TRAVo con bloqueo anterógrado en el nodo AV).[27,42,43] La inserción de una VAcc NF en la VL es más frecuente y se identifica mediante DVP con His en período refractario que: 1) reciclan o terminan una TRNAV atípica (rápida-lenta) con

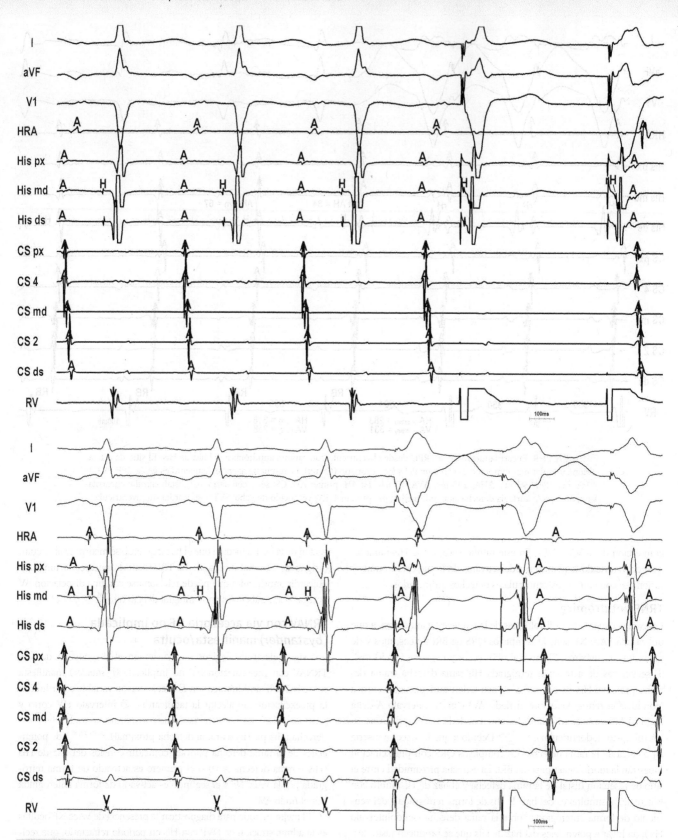

FIGURA 11-10 Terminación de la TRPU al inicio de la estimulación ventricular. En ambos casos, el primer complejo estimulado se fusiona (con His en período refractario), lo que termina la taquicardia con bloqueo VA. Una vez finalizada la taquicardia, se produce la conducción retrógrada sobre la VR. CS: seno coronario; ds: distal; HRA: aurícula derecha alta; md: medio; px: proximal; RV: ventrículo derecho.

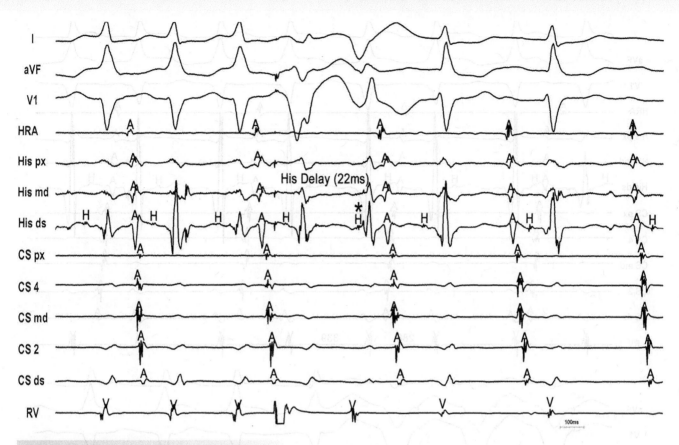

FIGURA 11-11 Reciclaje de la TRNF mediante DVP con His en período refractario. Se observa una disociación AV. Una DVP con His en período refractario retrasa el haz de His (*asterisco*) 22 ms. La taquicardia termina tras una segunda DVP espontánea (también con His en período refractario). El latido sinusal subsiguiente pasa por encima de un nodo AV parcialmente refractario con una leve prolongación del AH. CS: seno coronario; ds: distal; *His Delay*: retraso del His; HRA: aurícula derecha alta; md: medio; px: proximal; RV: ventrículo derecho.

bloqueo AV (rama retrógrada) o 2) reciclan o terminan una TRNAV típica (lenta-rápida) con bloqueo AV (rama anterógrada) (figs. 11-16 a 11-18).[44-47] La inserción de una VAcc NF en la vía rápida (VR) es menos frecuente y se identifica mediante DVP con His en período refractario que: 1) afectan la TRNAV atípica (rápida-lenta) en la rama anterógrada (VR) o 2) a la TRNAV típica (lenta-rápida) en la rama retrógrada (VR) un ciclo más tarde (la DVP con His en período refractario no afecta la TRNAV típica inmediatamente porque la VR retrógrada se adelanta a la conducción VAcc NF-VR) (fig. 11-19).[48]

VÍA ACCESORIA AURICULOFASCICULAR (O AURICULOVENTRICULAR LARGA)

Características electrofisiológicas

De forma similar a lo que ocurre en las VAcc NF, el HV puede ser normal y la preexcitación basal suele estar ausente (un patrón rS en la derivación III sugiere una preexcitación mínima).[49] La estimulación auricular expone la preexcitación típica del BRI con intervalos St-delta largos (preexcitación latente), pero a diferencia de las VAcc NF/NV, la preexcitación de una VAcc auriculofascicular es preferentemente mayor con la estimulación auricular derecha que con la estimulación del SC, ya que estas VAcc por lo general se originan en el anillo tricuspídeo lateral.[50,51] La inserción distal puede estar en la rama derecha (auriculofascicular) o en el miocardio ventricular

cerca de la rama derecha («AV largo»).[52] Los signos que favorecen el diagnóstico de una inserción fascicular incluyen: 1) intrinsicoide rápida con complejos QRS típicos de BRI, 2) duración más corta del QRS (< 140 ms) y 3) intervalo VH muy corto (< 30 ms) durante la taquicardia antidrómica.[53,54] Las extrasístoles del haz de His normalizan el complejo QRS si hay preexcitación. Se han descrito automaticidad (quizá debido a propiedades similares a las del nodo AV) y disociación longitudinal en estas vías.[55,56]

TRAF antidrómica

La taquicardia clásica asociada a las VAcc AF es la taquicardia por reentrada auriculofascicular (TRAF) antidrómica, que comparte características similares con la TRNF antidrómica, entre las que se incluyen 1) complejos QRS típicos de BRI fijos y con preexcitación máxima, 2) intervalo HV corto y negativo (< 30 ms), 3) secuencia de activación retrógrada His-rama derecha (rama derecha proximal-His ds-His px) y 4) activación auricular concéntrica (conducción retrógrada sobre el nodo AV) con un intervalo A-delta largo (≥ 150 ms o AV/LCT ≥ 55% debido a la conducción decremental de la VAcc) (fig. 11-20).[57] El BRD retrógrado proximal causa la conversión de la taquicardia VH corta a larga y la prolongación de la LCT a medida que el haz izquierdo se incorpora al circuito («signo de Coumel inverso»). Esto se asocia a un ensanchamiento del complejo QRS y un desplazamiento del eje hacia la izquierda (debido a la pérdida de fusión ventricular sobre el fascículo anterior izquierdo que se produce

(continúa en la p. 271)

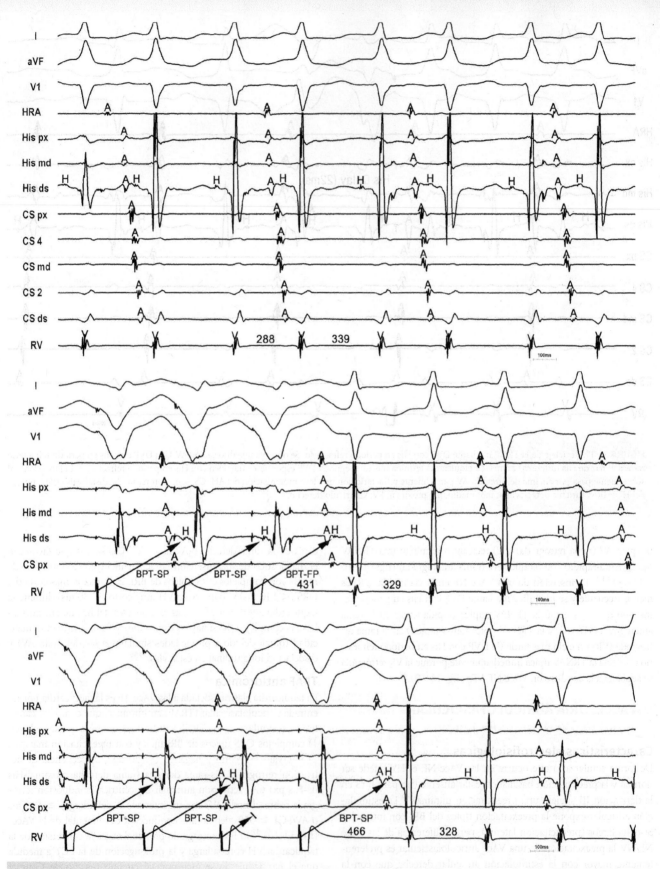

FIGURA 11-12 Mismo paciente que en la **figura 11-11**. *Arriba*: TRNF con alternancias de la longitud del ciclo y disociación AV. La disociación longitudinal en la VAcc NF (de forma retrógrada) o en el nodo AV (de forma anterógrada) explica la alternancia de la longitud del ciclo. *Centro y abajo*: inducción de una TRNF mediante estimulación ventricular rápida con captura ortodrómica del haz de His e IPE corto/largo (IPE – LCT: 102 ms/138 ms) debida a la conducción anterógrada por VR/VL, respectivamente (o retrógrada sobre una VAcc NF disociada longitudinalmente). BPT-FP: vías de puenteo - vía rápida; BPT-SP: vías de puenteo - vía lenta; CS: seno coronario; ds: distal; HRA: aurícula derecha alta; md: medio; px: proximal; RV: ventrículo derecho.

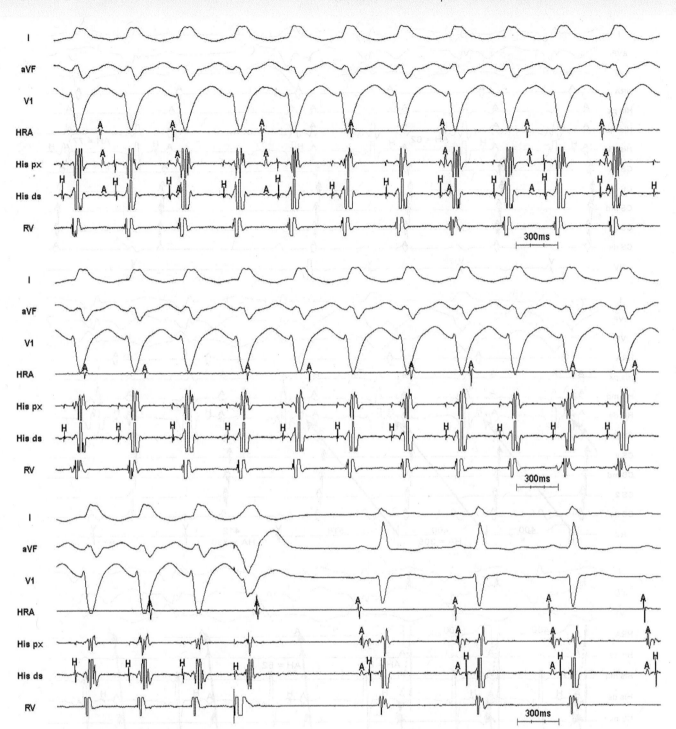

FIGURA 11-13 TRNF ortodrómica con disociación AV (*arriba*) y Wenckebach nodoauricular 3:2 (*centro*). Los potenciales del His preceden a complejos QRS típicos de BRI con intervalos HV normales que identifican la aberrancia del BRI y descartan una taquicardia NF por preexcitación. Una DVP con His en período refractario termina la taquicardia (*abajo*), lo que demuestra la presencia de una VAcc que, en presencia de disociación AV, indica una VAcc NF. CS: seno coronario; ds: distal; HRA: aurícula derecha alta; px: proximal; RV: ventrículo derecho.

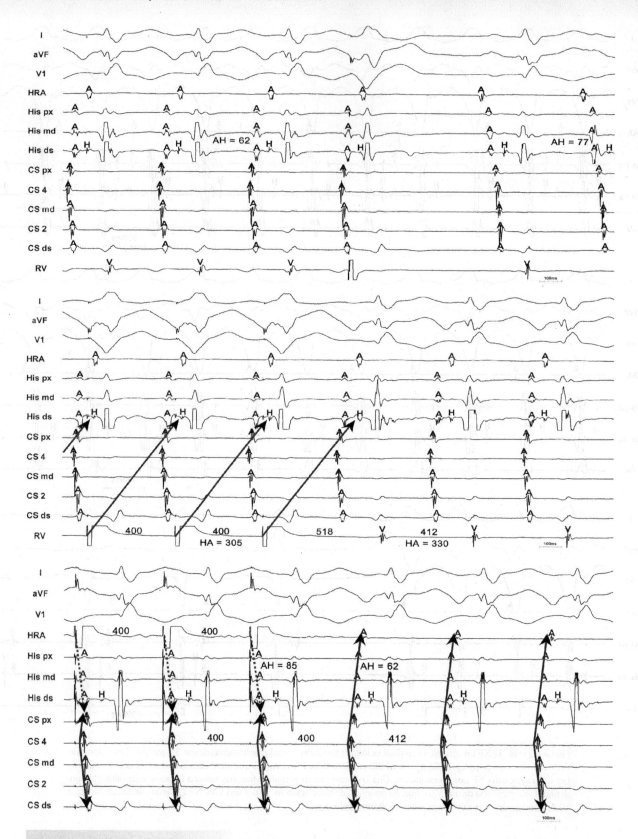

FIGURA 11-14 TRNF ortodrómica. El intervalo RP es largo porque la VAcc NF se inserta en la VL auriculonodal. *Arriba*: una DVP con His en período refractario termina la taquicardia con un bloqueo VA que demuestra la presencia de una VAcc. Paradójicamente, $AH_{(TSV)}$ < $AH_{(RSN)}$, lo que descarta una TRPU. *Centro*: el encarrilamiento desde el ventrículo con captura ortodrómica del haz de His vuelve a demostrar la presencia de una VAcc. IPE – LCT: 106 ms y ΔHA: 225 ms. *Abajo*: encarrilamiento desde la aurícula con fusión auricular manifiesta constante y los últimos electrogramas encarrilados ortodrómicamente se producen en la longitud del ciclo de estimulación (primer criterio de encarrilamiento transitorio). Estos hallazgos indican una macrorreentrada y descartan una TRNAV atípica con una VAcc NF secundaria. CS: seno coronario; ds: distal; HRA: aurícula derecha alta; md: medio; px: proximal; RV: ventrículo derecho.

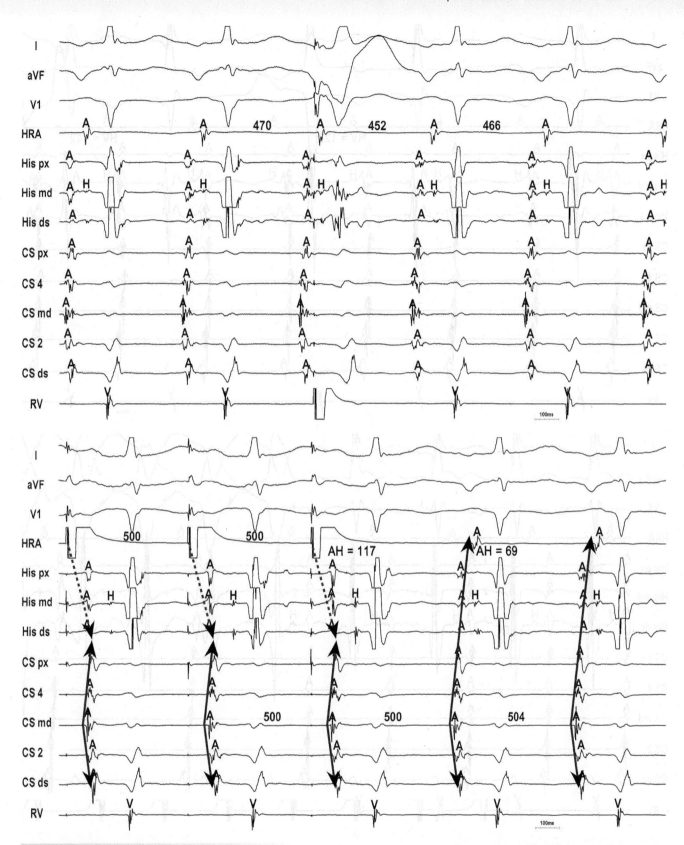

FIGURA 11-15 TRNF ortodrómica. El intervalo RP es largo porque la VAcc nodofascicular se inserta en la VL auriculonodal. *Arriba*: una DVP con His en período refractario adelanta la aurícula 18 ms, con lo cual se demuestra la presencia de una VAcc. *Abajo*: el encarrilamiento desde la aurícula con fusión auricular manifiesta constante y los últimos electrogramas encarrilados de manera ortodrómica que se producen en la longitud del ciclo de estimulación permiten confirmar la macrorreentrada (primer criterio de encarrilamiento transitorio) y descartan la TRNAV atípica con una VAcc nodofascicular secundaria. El ΔAH de 48 ms permite excluir una TRPU. CS: seno coronario; ds: distal; HRA: aurícula derecha alta; md: medio; px: proximal; RV: ventrículo derecho.

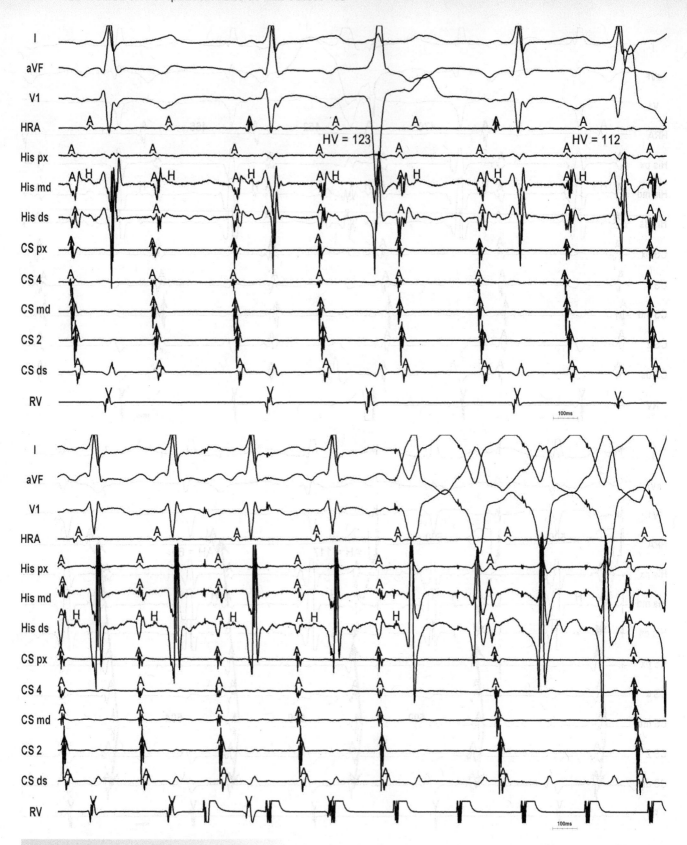

FIGURA 11-16 TRNAV atípica con una VAcc NF-VL secundaria. *Arriba*: durante la taquicardia, la presencia de un bloqueo AV de Wenckebach infrahisiano 2:1 y 3:2 con alternancia de BRI/BRD descarta la TRAVo (TRPU/TRNF). *Abajo*: durante el inicio de la estimulación ventricular, el primer complejo estimulado tiene el His en período refractario y termina la taquicardia con un bloqueo VA, lo que excluye la TA. Este hallazgo indica la existencia de una VAcc, en este caso, específicamente una VAcc NF que se inserta en la VL (rama retrógrada de la TRNAV atípica). CS: seno coronario; ds: distal; HRA: aurícula derecha alta; md: medio; px: proximal; RV: ventrículo derecho.

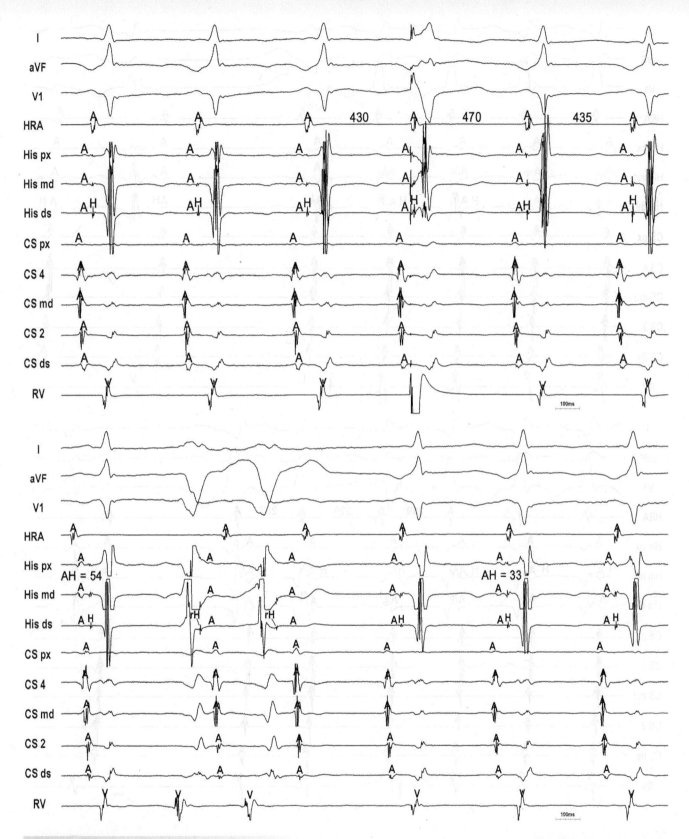

FIGURA 11-17 TRNAV atípica con una VAcc NF-VL secundaria. *Arriba*: una DVP con His en período refractario retrasa la aurícula 40 ms, lo que confirma la presencia de una VAcc. *Abajo*: el inicio por un par ventricular genera una respuesta «AAV verdadera» (doble disparo sobre la VR y la VAcc NF-VL) y un IPE muy largo (esto sustenta el diagnóstico de TRNAV atípica). Además, el $AH_{(TSV)}$ es muy corto (33 ms) y, paradójicamente, $AH_{(SVT)} < AH_{(RSN)}$. La VAcc NF no implicada (*bystander*) se inserta en la VL (rama retrógrada de la TRNAV atípica). CS: seno coronario; ds: distal; HRA: aurícula derecha alta; md: medio; px: proximal; RV: ventrículo derecho.

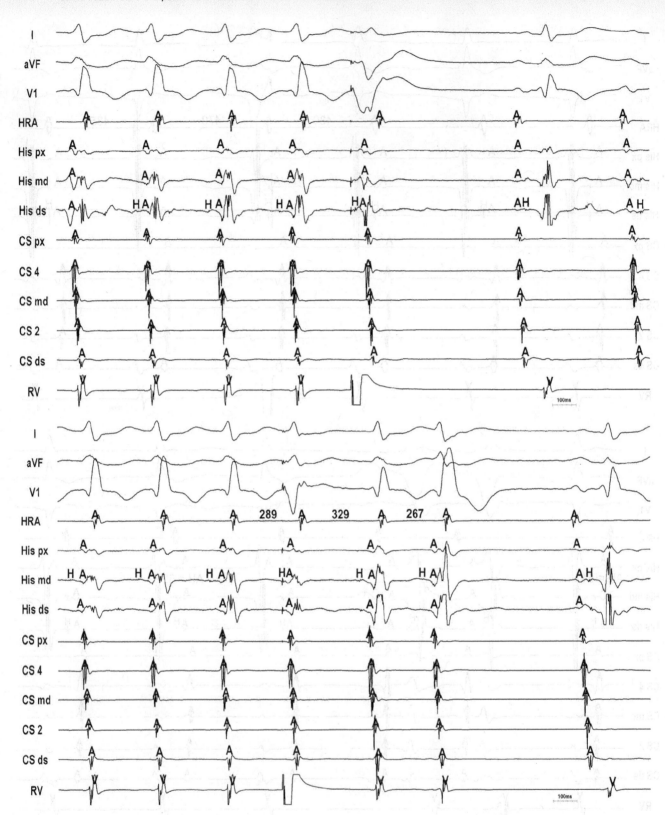

FIGURA 11-18 TRNAV típica con una VAcc NF-VL no implicada (*bystander*). *Arriba*: una DVP con His en período refractario termina la TRNAV típica (lenta-rápida) con un bloqueo AV que indica la inserción de la VAcc NF en la VL del nodo AV (rama anterógrada de la TRNAV típica). La inserción fascicular en la rama derecha está más allá del sitio del BRD proximal. *Abajo*: una DVP con His en período refractario recicla la TRNAV típica con retraso anterógrado en la VL seguido de terminación con bloqueo AV dos ciclos más adelante. CS: seno coronario; ds: distal; HRA: aurícula derecha alta; md: medio; px: proximal; RV: ventrículo derecho.

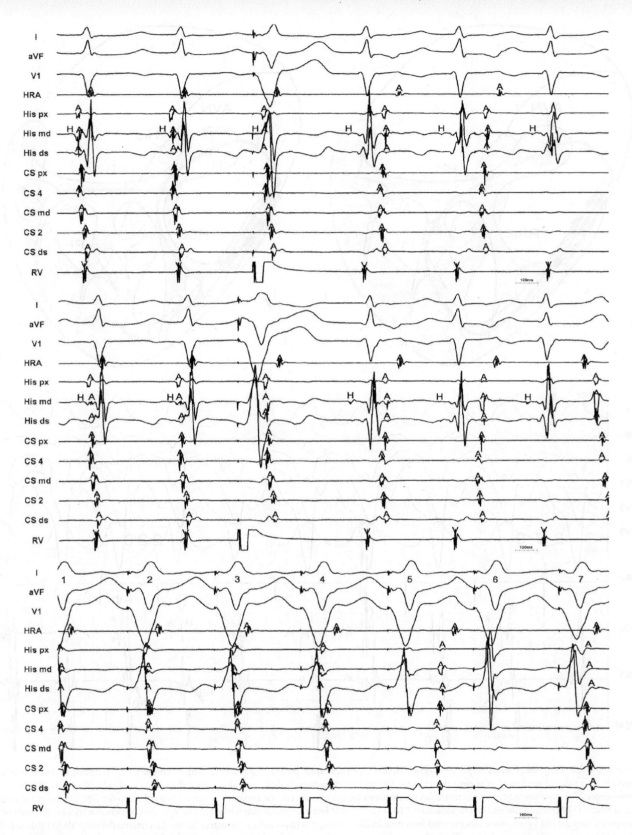

FIGURA 11-19 TRNAV típica con una VAcc-VR NF. Tanto una DVP con His en período refractario (*arriba*) como una DVP de acoplamiento temprano (*centro*) convierten una TRNAV típica (lenta-rápida) en una atípica (lenta-lenta) al producir un bloqueo retrógrado de la VR, no inmediatamente sino un ciclo más tarde. El intento de encarrilar la TRNAV típica desde el ventrículo (*abajo*) no consiguió acelerar la aurícula hasta la longitud del ciclo de estimulación. Sin embargo, el cuarto complejo se transmitió sobre la VAcc NF y se ocultó en la VR, causando bloqueo un ciclo más tarde de modo que el quinto complejo se transmitió sobre la VL antes de la terminación de la taquicardia. CS: seno coronario; ds: distal; HRA: aurícula derecha alta; md: medio; px: proximal; RV: ventrículo derecho.

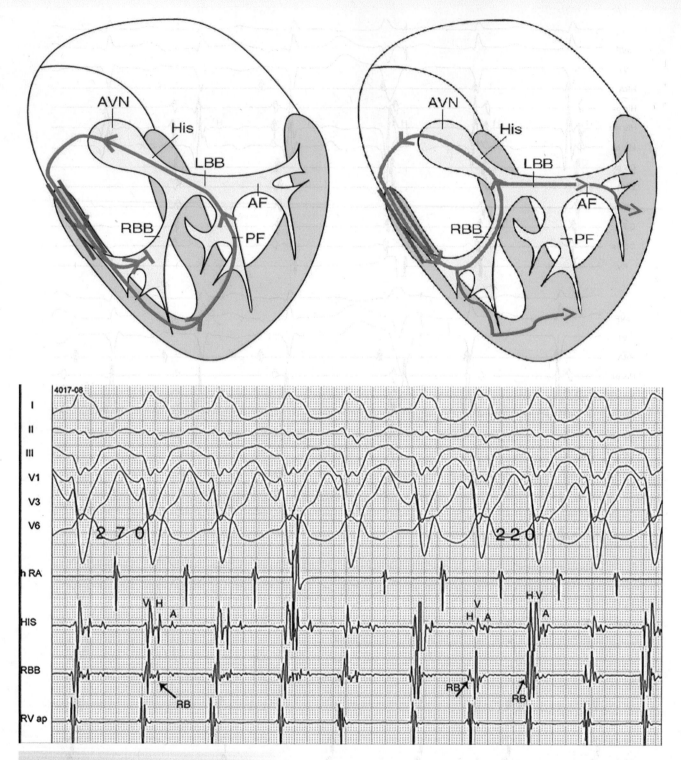

FIGURA 11-20 TRAF antidrómica (signo de Coumel inverso). La taquicardia muestra intervalos AV largos, complejos QRS típicos de BRI y una secuencia de activación retrógrada de la rama derecha-His. La conducción retrógrada de la rama derecha produce una taquicardia VH corta (220 ms) con potenciales de His que preceden a los electrogramas ventriculares locales y potenciales de rama derecha en o cerca del inicio del QRS (inserción fascicular de la VAcc). El BRD retrógrado crea una taquicardia VH larga (270 ms) al forzar la conducción a través del tabique (*septum*) interventricular, de modo que los potenciales del His siguen ahora a los electrogramas ventriculares locales y la taquicardia se enlentece 50 ms. El aumento del intervalo VH y de la LCT con bloqueo retrógrado de rama del haz (RB) ipsilateral a la VAcc muestra la dependencia de la taquicardia del sistema His-Purkinje y es exclusivo de la taquicardia antidrómica (signo de Coumel inverso) (reimpreso de Gandhavadi M, et al. Characterization of the distal insertion of atriofascicular accessory pathways and mechanisms of QRS patterns in atriofascicular antidromic tachycardia. *Heart Rhythm* 2013;10:1385–1392, con autorización de Elsevier). AVN: nodo AV; AF: fascículo anterior; H ra: aurícula derecha alta; LBB: rama izquierda; PF: fascículo posterior; RB: rama derecha; RBB: rama derecha; RV ap: ápice del ventrículo derecho.

cuando hay conducción retrógrada de la rama derecha).[53,58] Sin embargo, la TRAF antidrómica y la TRNF pueden diferenciarse por *1)* una disociación VA y *2)* una despolarización auricular prematura (DAP) con la unión AV (UAV) en período refractario. Mientras que la disociación VA es posible con una TRNF antidrómica, la TRAF antidrómica requiere una relación AV 1:1. Una DAP administrada desde el anillo tricuspídeo lateral tras documentar el electrograma auricular septal (UAV en período refractario) puede reciclar (adelantar o retrasar) o terminar la taquicardia antidrómica usando una VAcc AF pero no una VAcc NF.[50,54,59,60]

VÍAS ACCESORIAS FASCICULOVENTRICULARES

Características electrofisiológicas

La característica distintiva de una VAcc fasciculoventricular es un intervalo HV corto y fijo y un grado constante de preexcitación (fig. 11-21).[40,61,62] Dado que las VAcc fasciculoventriculares no puentean el nodo AV, el grado de preexcitación puede ser mínimo con complejos QRS de preexcitación estrechos (~120 ms) comparados a los de las VAcc anteroseptales.[63] La estimulación auricular decremental o los extraestímulos auriculares causan una prolongación paralela de los intervalos AH y St-delta, de modo que los intervalos HV y el grado de preexcitación permanecen fijos hasta que se produce el bloqueo en la VAcc (a menos que la VAcc muestre una conducción decremental, en cuyo caso los intervalos HV se prolongan y el grado de preexcitación disminuye paradójicamente).[64] A diferencia de las VAcc AV, la conducción anterógrada está ligada al nodo AV y, por lo tanto, las extrasístoles del haz de His no normalizan el complejo QRS. La adenosina es útil para diferenciar las VAcc fasciculoventriculares de los AV al demostrar: *1)* la preexcitación fija durante la prolongación del PR o la fibrilación auricular inducida por adenosina, *2)* la pérdida de la preexcitación con bloqueo AV y *3)* la preexcitación persistente que acompaña a los complejos de escape de la unión.[61] Las VAcc fasciculoventriculares no se han implicado como mecanismo de taquicardia, pero pueden servir como estructuras no implicadas o *bystander* de otras taquicardias.

FENÓMENOS ELECTROFISIOLÓGICOS INUSUALES

TAQUICARDIA DOBLE (TRAVo Y TRNAV)

Una manifestación inusual de las taquicardias mediadas por VAcc es la combinación de la fisiología dual del nodo AV y la VAcc, que puede causar alternancias de longitud del ciclo durante la TRAVo o, de forma infrecuente, la coexistencia de TRAVo con TRNAV (figs. 11-22 y 11-23).[65,66]

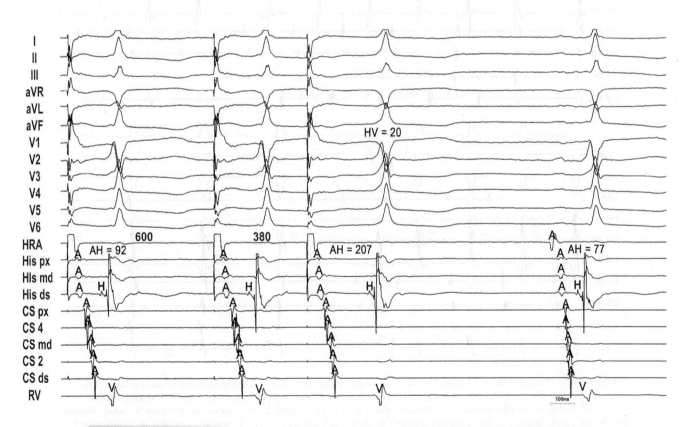

FIGURA 11-21 VAcc fasciculoventricular. Durante los extraestímulos auriculares programados, los intervalos HV son cortos (20 ms) y los complejos QRS están mínimamente preexcitados. A pesar de haber tres intervalos AH diferentes (impulso motriz, extraestímulo y ritmo sinusal), el HV corto y el grado de preexcitación permanecieron fijos, lo que descarta una VAcc extranodal e indica un origen en una VAcc distal al haz de His. CS: seno coronario; ds: distal; HRA: aurícula derecha alta; md: medio; px: proximal; RV: ventrículo derecho.

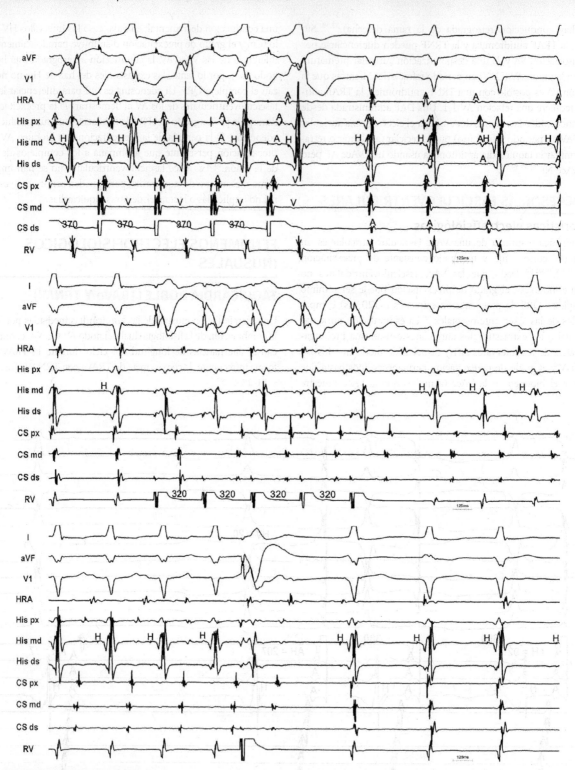

FIGURA 11-22 Conversión de una TRNAV típica en una TRAVo (y viceversa). *Arriba*: la estimulación auricular rápida se transmite con preexcitación sobre una VAcc posterolateral izquierda iniciando una TRNAV típica tras una triple respuesta anterógrada (VR, VL y VAcc). La conducción oculta retrógrada del sistema His-Purkinje en la VAcc impide la preexcitación no implicada (*bystander*) durante la TRNAV. *Centro*: la estimulación ventricular convierte la TRNAV típica en una TRAVo. El segundo complejo de estimulación termina la TRNAV causando un bloqueo retrógrado en la VR que expone la conducción sobre la VAcc. El cese de la estimulación da lugar a una respuesta «AV», un IPE largo (debido al retraso anterógrado del nodo AV) y una TRAVo. *Abajo*: una DVP acoplada precozmente convierte la TRAVo en una TRNAV típica. La DVP se inserta en la aurícula sobre la VAcc con prematuridad significativa para invadir la refractariedad absoluta de la VR (período refractario efectivo [PRE] más largo). Por lo tanto, la conducción se produce exclusivamente sobre la VL (PRE más corto) reciclando la TRNAV típica (la VR retrógrada se adelanta a la VAcc). CS: seno coronario; ds: distal; HRA: aurícula derecha alta; md: medio; px: proximal; RV: ventrículo derecho.

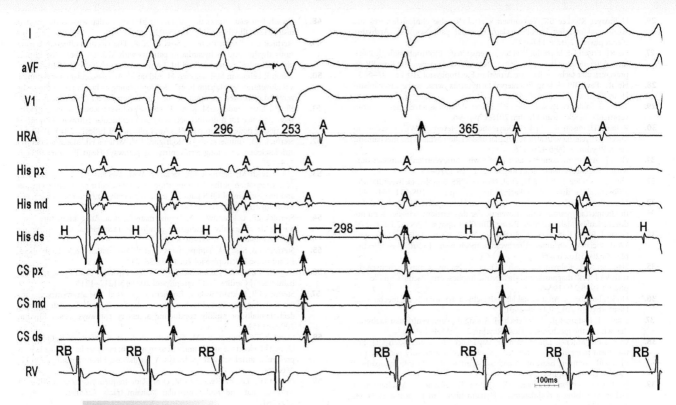

FIGURA11-23 Conversión de TRAVo en TRNAV típica mediante una DVP con His en período refractario. DVP con His en período refractario por la aurícula sobre una VAcc posteroseptal derecha con suficiente prematuridad (43 ms) para invadir la refractariedad absoluta de la VR (PRE más largo). La conducción se produce exclusivamente sobre la VL (PRE más corto) (AH: 298 ms) para iniciar una TRNAV típica más lenta (la VR retrógrada se adelanta a la VAcc). CS: seno coronario; ds: distal; HRA: aurícula derecha alta; md: medio; px: proximal; RB: rama derecha; RV: ventrículo derecho.

REFERENCIAS

1. Bardy GH, Packer DL, German LD, Gallagher JJ. Preexcited reciprocating tachycardia in patients with Wolff-Parkinson-White syndrome: incidence and mechanisms. Circulation 1984;70:377–391.

2. Colavita PG, Packer DL, Pressley JC, et al. Frequency, diagnosis and clinical characteristics of patients with multiple accessory atrioventricular pathways. Am J Cardiol 1987;59:601–606.

3. Wellens HJ, Atié J, Smeets JL, Cruz FE, Gorgels AP, Brugada P. The electrocardiogram in patients with multiple accessory atrioventricular pathways. J Am Coll Cardiol 1990;16:745–751.

4. Akiyama T. Electrocardiographic clues for multiple accessory pathways in patients with pre-excitation syndromes. J Am Coll Cardiol 1990;16:1029–1031.

5. Fananapazir L, German LD, Gallagher JJ, Lowe JE, Prystowsky EN. Importance of preexcited QRS morphology during induced atrial fibrillation to the diagnosis and localization of multiple accessory pathways. Circulation 1990;81:578–585.

6. Heddle WF, Brugada P, Wellens HJ. Multiple circus movement tachycardias with multiple accessory pathways. J Am Coll Cardiol 1984;4:168–175.

7. Buch E, Nakahara S, Shivkumar K. Diagnostic maneuver during narrow-complex tachycardia: what is the arrhythmia mechanism? Heart Rhythm 2009;6:716–717.

8. Coumel P, Cabrol C, Fabiato A, Gourgon R, Slama R. Tachycardie permanente par rhythme reciproque. Arch Mal Coeur 1967;60:1830–1864.

9. Coumel P. Junctional reciprocating tachycardias. The permanent and paroxysmal forms of A-V nodal reciprocating tachycardias. J Electrocardiol 1975;8:79–90.

10. Ticho BS, Saul JP, Hulse E, De W, Lulu J, Walsh EP. Variable location of accessory pathways associated with the permanent form of junctional reciprocating tachycardia and confirmation with radiofrequency ablation. Am J Cardiol 1992;70:1559–1564.

11. Critelli G, Gallagher JJ, Monda V, Coltorti F, Scherillo M, Rossi L. Anatomic and electrophysiologic substrate of the permanent form of junctional reciprocating tachycardia. J Am Coll Cardiol 1984;4:601–610.

12. Gallagher JJ, Sealy WC. The permanent form of junctional reciprocating tachycardia: further elucidation of the underlying mechanism. Eur J Cardiol 1978;8:413–430.

13. Klein GJ, Kostuk WJ, Ko P, Gulamhusein S. Permanent junctional reciprocating tachycardia in an asymptomatic adult: further evidence for an accessory ventriculoatrial nodal structure. Am Heart J 1981;102:282–286.

14. Ho RT, Patel U, Weitz HH. Entrainment and resetting of a long RP tachycardia: which trumps which for diagnosis? Heart Rhythm 2010;7:714–715.

15. Bardy G, Packer D, German L, Coltorti F, Gallagher J. Paradoxical delay in accessory pathway conduction during long R-P' tachycardia after interpolated ventricular premature complexes. Am J Cardiol 1985;55:1223–1225.

16. Knight B, Zivin A, Souza J, et al. A technique for the rapid diagnosis of atrial tachycardia in the electrophysiology laboratory. J Am Coll Cardiol 1999;33:775–781.

17. Michaud GF, Tada H, Chough S, et al. Differentiation of atypical atrioventricular node re-entrant tachycardia from orthodromic reciprocating tachycardia using a septal accessory pathway by the response to ventricular pacing. J Am Coll Cardiol 2001;38:1163–1167.

18. Ho RT, Mark GE, Rhim ES, Pavri BB, Greenspon AJ. Differentiating atrioventricular nodal reentrant tachycardia from atrioventricular reentrant tachycardia by ΔHA values during entrainment from the ventricle. Heart Rhythm 2008;5:83–88.

19. Mark GE, Rhim ES, Pavri BB, Greenspon AJ, Ho RT. Differentiation of atrio-ventricular nodal reentrant tachycardia from orthodromic atrioventricular reentrant tachycardia by ΔHA intervals during entrainment from the ventricle [abstract]. Heart Rhythm 2006;3:S321.

20. Ho RT, Rhim ES. The ΔHA interval during entrainment of a long RP tachycardia—another useful criterion for the diagnosis of supraventricular tachycardia. J Cardiovasc Electrophysiol 2008;19:559–561.

21. Arias MA, Castellanos E, Puchol A, Rodríguez-Padial L. Ventricular entrainment of a long-RP supraventricular tachycardia. J Cardiovasc Electrophysiol 2010;21:466–468.

22. Zivin A, Morady F. Incessant tachycardia using a concealed atrionodal bypass tract. J Cardiovasc Electrophysiol 1998;9:191–195.

23. Okabe T, Tyler J, Daoud EG, Kalbfleisch SJ. An incessant repetitive tachycardia in a patient with prior AVNRT ablation: what is the mechanism? Heart Rhythm 2015;12:1395–1397.

24. Brechenmacher CJ. Atrio-hisian fibers anatomy and electrophysiology. Pacing Clin Electrophysiol 2013;36:137–141.

25. Ellenbogen KA, Ramirez NM, Packer DL, et al. Accessory nodoventricular (Mahaim) fibers: a clinical review. Pacing Clin Electrophysiol 1986;9:868–884.

26. Hoffmayer KS, Lee BK, Vedantham V, et al. Variable clinical features and ablation of manifest nodofascicular/ventricular pathways. Circ Arrhythm Electrophysiol 2015;8:117–127.

27. Ho RT, Frisch DF, Pavri BB, Levi SA, Greenspon AJ. Electrophysiological features differentiating the atypical atrioventricular node-dependent long RP supraventricular tachycardia. Circ Arrhythm Electrophysiol 2013;6:597–605.

28. Ho RT, Pavri BB. A long RP-interval tachycardia: what is the mechanism? Heart Rhythm 2013;10:456–458.

29. Tuohy S, Saliba W, Pai M, Tchou P. Catheter ablation as a treatment of atrioventricular block. Heart Rhythm 2018;15:90–96.

30. Roberts-Thomson KC, Seiler J, Raymond JM, Stevenson WG. Exercise induced tachycardia with atrioventricular dissociation: what is the mechanism? Heart Rhythm 2009;6:426–428.

31. Ho RT. A narrow complex tachycardia with atrioventricular dissociation: what is the mechanism? Heart Rhythm 2017;14:1570–1573.

32. Shimizu A, Ohe T, Takaki H, et al. Narrow QRS complex tachycardia with atrioventricular dissociation. Pacing Clin Electrophysiol 1988;11:384–393.

33. Mantovan R, Verlato R, Corrado D, Buia G, Haissaguerre M, Shah DC. Orthodromic tachycardia with atrioventricular dissociation: evidence for a nodoventricular (Mahaim) fiber. Pacing Clin Electrophysiol 2000;23:276–279.

34. Gula LJ, Posan E, Skanes AC, Krahn AD, Yee R, Klein GJ. Tachycardia with VA dissociation: an unusual tachycardia mechanism. J Cardiovasc Electrophysiol 2005;16:663–665.

35. Hamdan MH, Kalman JM, Lesh MD, et al. Narrow complex tachycardia with VA block: diagnostic and therapeutic implications. Pacing Clin Electrophysiol 1998;21:1196–1206.

36. Ho RT, Luebbert J. An unusual long RP tachycardia: what is the mechanism? Heart Rhythm 2012;9:1898–1901.

37. Okabe T, Hummel JD, Kalbfleisch SJ. A long RP supraventricular tachycardia: what is the mechanism? Heart Rhythm 2017;14:462–464.

38. Quinn FR, Mitchell LB, Mardell AP, Dal Disler RN, Veenhuyzen GD. Entrainment mapping of a concealed nodoventricular accessory pathway in a man with complete heart block and tachycardia-induced cardiomyopathy. J Cardiovasc Electrophysiol 2008;19:90–94.

39. Bardy GH, German LD, Packer DL, Coltorti F, Gallagher JJ. Mechanism of tachycardia using a nodofascicular Mahaim fiber. Am J Cardiol 1984;54:1140–1141.

40. Gallagher JJ, Smith WM, Kasell JH, Benson DW Jr, Sterba R, Grant AO. Role of Mahaim fibers in cardiac arrhythmias in man. Circulation 1981;64:176–189.

41. Mark AL, Basta LL. Paroxysmal tachycardia with atrioventricular dissociation in a patient with a variant of pre-excitation syndrome. J Electrocardiol 1974;7:355–364.

42. Chugh A, Elmouchi D, Han J. Termination of tachycardia with a ventricular extrastimulus: what is the mechanism? Heart Rhythm 2005;2:1148–1149.

43. Kalbfleisch SJ, Tyler J, Weiss R. A supraventricular tachycardia terminated with ventricular pacing: what is the tachycardia mechanism? Heart Rhythm 2012;9:1163–1164.

44. Ho RT, Fischman DL. Entrainment versus resetting of a long RP tachycardia: what is the diagnosis? Heart Rhythm 2012;9:312–314.

45. Ho RT, Levi SA. An atypical long RP tachycardia—what is the mechanism? Heart Rhythm 2013;10:1089–1090.

46. Bansal S, Berger RD, Spragg DD. An unusual long RP tachycardia: what is the mechanism? Heart Rhythm 2015;12:845–846.

47. Ho RT, Kenia AS, Chhabra SK. Resetting and termination of a short RP tachycardia: what is the mechanism? Heart Rhythm 2013;10:1927–1929.

48. Ho RT. Unusual termination of a short RP tachycardia: what is the mechanism? Heart Rhythm 2017;14:935–937.

49. Sternick EB, Timmermans C, Sosa E, et al. The electrocardiogram during sinus rhythm and tachycardia in patients with Mahaim fibers: the importance of an "rS" pattern in lead III. J Am Coll Cardiol 2004;44:1626–1635.

50. Tchou P, Lehmann MH, Jazayeri M, Akhtar M. Atriofascicular connection or a nodoventricular Mahaim fiber? Electrophysiologic elucidation of the pathway and associated reentrant circuit. Circulation 1988;77:837–848.

51. Klein GJ, Guiraudon GM, Kerr CR, et al. "Nodoventricular" accessory pathway: evidence for a distinct accessory atrioventricular pathway with atrioventricular node-like properties. J Am Coll Cardiol 1988;11:1035–1040.

52. Sternick EB, Timmermans C, Rodriguez LM, Wellens HJ. Mahaim fiber: an atriofascicular or a long atrioventricular pathway? Heart Rhythm 2004;1:724–727.

53. Gandhavadi M, Sternick EB, Jackman WM, Wellens HJ, Josephson ME. Characterization of the distal insertion of atriofascicular accessory pathways and mechanisms of QRS patterns in atriofascicular antidromic tachycardia. Heart Rhythm 2013;10:1385–1392.

54. Sternick EB, Lokhandwala Y, Timmermans C, et al. Atrial premature beats during decrementally conducting antidromic tachycardia. Circ Arrhythm Electrophysiol 2013;6:357–363.

55. Sternick EB, Sosa EA, Timmermans C, et al. Automaticity in Mahaim fibers. J Cardiovasc Electrophysiol 2004;15:738–744.

56. Sternick EB, Sosa E, Scanavacca M, Wellens HJ. Dual conduction in a Mahaim fiber. J Cardiovasc Electrophysiol 2004;15:1212–1215.

57. Sternick EB, Lokhandwala Y, Timmermans C, et al. The atrioventricular interval during pre-excited tachycardia: a simple way to distinguish between decrementally or rapidly conducting accessory pathways. Heart Rhythm 2009;6:1351–1358.

58. Sternick EB, Rodriguez LM, Timmermans C, et al. Effects of right bundle branch block on the antidromic circus movement tachycardia in patients with presumed atriofascicular pathways. J Cardiovasc Electrophysiol 2006;17:256–260.

59. Grogin HR, Lee RJ, Kwasman M, et al. Radiofrequency catheter ablation of atriofascicular and nodoventricular Mahaim tracts. Circulation 1994;90:272–281.

60. Sternick EB, Scarpelli RB, Gerken LM, Wellens HJ. Wide QRS tachycardia with sudden rate acceleration: what is the mechanism? Heart Rhythm 2009;6:1670–1673.

61. Sternick EB, Gerken LM, Vrandecic MO, Wellens HJ. Fasciculoventricular pathways: clinical and electrophysiologic characteristics of a variant of pre-excitation. J Cardiovasc Electrophysiol 2003;14:1057–1063.

62. Ali H, Sorgente A, Lupo P, et al. Nodo- and fasciculoventricular pathways: electrophysiological features and a proposed diagnostic algorithm for preexcitation variants. Heart Rhythm 2015;12:1677–1682.

63. Sternick EB, Rodriguez LM, Gerken LM, Wellens HJ. Electrocardiogram in patients with fasciculoventricular pathways: a comparative study with anteroseptal and midseptal accessory pathways. Heart Rhythm 2005;2:1–6.

64. Dey S, Tschopp D, Morady F, Jongnarangsin K. Fasciculoventricular bypass tract with decremental conduction properties. Heart Rhythm 2006;3:975–976.

65. Ho RT, Rhim ES. Metamorphosis of a tachycardia: what is the mechanism? Heart Rhythm 2008;5:155–157.

66. Balog JD, Frisch D, Whellan DJ, Ho RT. Alternating short and long RP tachycardias: what are the mechanisms? Heart Rhythm 2010;7:1907–1909.

Ablación de las vías accesorias

Introducción

La ablación con catéter es un tratamiento muy eficaz para las vías accesorias (VAcc) de alto riesgo o que causan síntomas.

El objetivo de este capítulo es:

1. Examinar las técnicas de mapeo (cartografía) y los criterios de localización para la ablación de las VAcc.
2. Analizar la ablación de las VAcc con localizaciones anatómicas o propiedades electrofisiológicas inusuales.

VÍAS ACCESORIAS AURICULOVENTRICULARES CLÁSICAS (HAZ DE KENT)

La VAcc auriculoventricular (AV) clásica (haz de Kent) es una fibra muscular que tiende un puente sobre el surco AV y se inserta en la base del ventrículo, cerca del anillo tricuspídeo o mitral. El acceso al anillo mitral y a una VAcc izquierda se consigue mediante un abordaje transeptal (foramen oval permeable, punción transeptal) o transaórtico. Con este último, la punta del catéter de ablación se curva en forma de «cola de cerdo» o «en J» para evitar dañar las arterias coronarias, se prolapsa en sentido retrógrado a través de la válvula aórtica hacia el ventrículo izquierdo y se coloca a lo largo del anillo mitral con torsión posterior y antihoraria. El mapeo de una VAcc izquierda se ve facilitado por un catéter de registro en el seno coronario (SC) que proporciona un punto de referencia útil y cuyos electrodos pueden ubicar la VAcc en el surco AV izquierdo. Aunque no hay una estructura venosa equivalente para el anillo tricuspídeo, un catéter multipolar «Halo» colocado a lo largo de la cara endocárdica del anillo tricuspídeo puede guiar la ablación de una VAcc derecha. Se puede acceder al anillo tricuspídeo y a una VAcc derecha desde la vena cava inferior (abordaje inferior) o desde la vena cava superior (abordaje superior).

MAPEO (CARTOGRAFÍA)

Anterógrado

El sitio más temprano de activación ventricular durante la preexcitación manifiesta (es decir, ritmo sinusal preexcitado, taquicardia por reentrada auriculoventricular antidrómica [TRAVa]) permite identificar el sitio de inserción ventricular de la VAcc. Los criterios de localización para la ablación de las VAcc durante el mapeo anterógrado son 1) los potenciales de la VAcc (potenciales de Kent) y 2) la localización más temprana de la activación ventricular relativa al inicio de la onda delta (predelta) (figs. 12-1 a 12-9).[1,2] Los potenciales de la VAcc reflejan una rápida activación local de la vía y son

deflexiones agudas de alta frecuencia intercaladas entre los electrogramas auricular y ventricular que preceden a la aparición de una onda delta durante el ritmo sinusal por preexcitación y a la activación auricular durante la taquicardia por reentrada auriculoventricular ortodrómica (TRAVo) (fig. 12-10).[1-4] Pueden registrarse a lo largo de la VAcc y se diferencian de los componentes de alta frecuencia del electrograma auricular o ventricular al demostrar su disociación de la aurícula y el ventrículo, respectivamente (validación de Kent) (véase fig. 10-20). Cuanto antes preceda el electrograma ventricular local a la aparición de la onda delta (predelta), mayor será la probabilidad de éxito, y un valor de predelta > 10 ms concede una probabilidad de éxito de la ablación del 50%.[2] Los electrogramas anulares (auriculares y ventriculares) suelen estar fusionados y a veces son difíciles de distinguir por separado. Las maniobras de estimulación auricular o ventricular (estimulación rápida/extraestímulos) para causar un bloqueo AV o VA, respectivamente («estimulación para bloqueo»), o la estimulación desde diferentes sitios para invertir el frente de onda de activación, ayudan a identificar los componentes auricular y ventricular del electrograma en el mapa.[3,5] La fusión AV como criterio de sitio diana puede ser engañosa debido a una VAcc oblicua (inclinada). La fusión AV se produce en sitios anterógrados de la VAcc cuando el frente de onda de activación está en la dirección de la inclinación (concurrente).[3] Por el contrario, la fusión está ausente en la VAcc (sitio que registra un potencial de VAcc) cuando el frente de onda de activación está en dirección opuesta a la inclinación (contracorriente).

Retrógrado

El sitio más temprano de activación auricular durante la conducción retrógrada sobre la VAcc (estimulación ventricular, TRAVo) identifica el sitio de inserción auricular de la VAcc. Una limitación del mapeo durante la estimulación ventricular es la conducción de la vía rápida (VR) que se adelanta a la conducción de la VAcc. Esto es particularmente difícil para la VAcc anteroseptal situada cerca del haz de His. Las soluciones incluyen 1) estimulación a frecuencia rápida (para causar retraso/bloqueo en la VR), 2) estimulación desde un sitio parahisiano con captura solo del ventrículo derecho (para retrasar la conducción

(continúa en la p. 285)

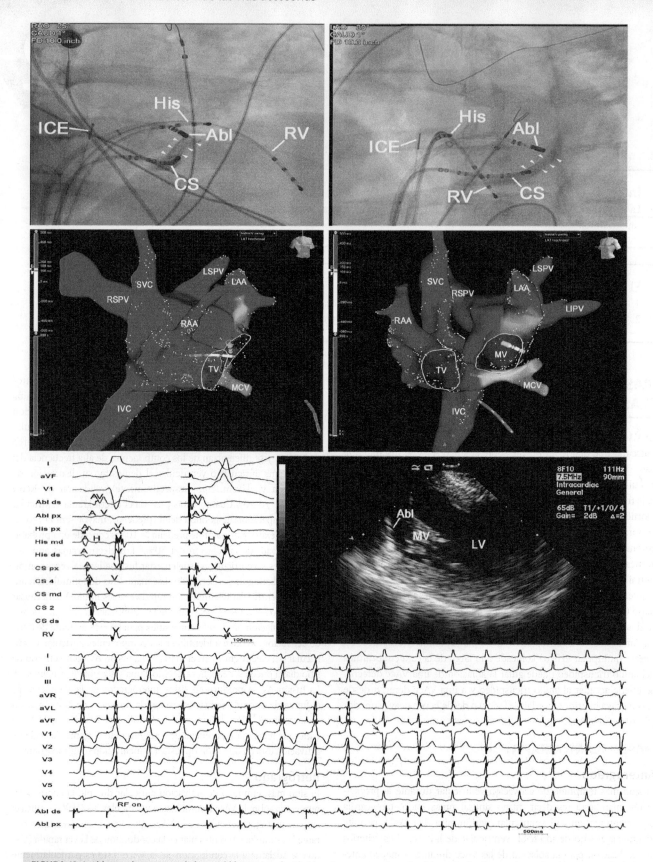

FIGURA 12-1 Ablación de una VAcc de la pared libre izquierda. El sitio más temprano de activación auricular durante la conducción retrógrada de la VAcc es la parte lateral del anillo mitral (*blanco*), que también registra el sitio más temprano de activación ventricular durante el ritmo sinusal preexcitado y la estimulación del seno coronario (predelta: 30 ms). La aplicación de energía de radiofrecuencia (RF) produce la pérdida de la preexcitación en 3.8 s (*flecha negra*). Las *puntas de flecha blancas* delimitan el seno coronario durante la angiografía con contraste. Abl: ablación; CS: seno coronario; ds: distal; ICE: ecografía intracardíaca; IVC: vena cava inferior; LAA: orejuela auricular izquierda; LIPV: vena pulmonar inferior izquierda; LSPV: vena pulmonar superior izquierda; LV: ventrículo izquierdo; MCV: vena cardíaca media; md: medio; MV: válvula mitral; px: proximal; RAA: orejuela auricular derecha; *RF on*: RF encendida; RSPV: vena pulmonar superior derecha; RV: ventrículo derecho; SVC: vena cava superior; TV: válvula tricúspide.

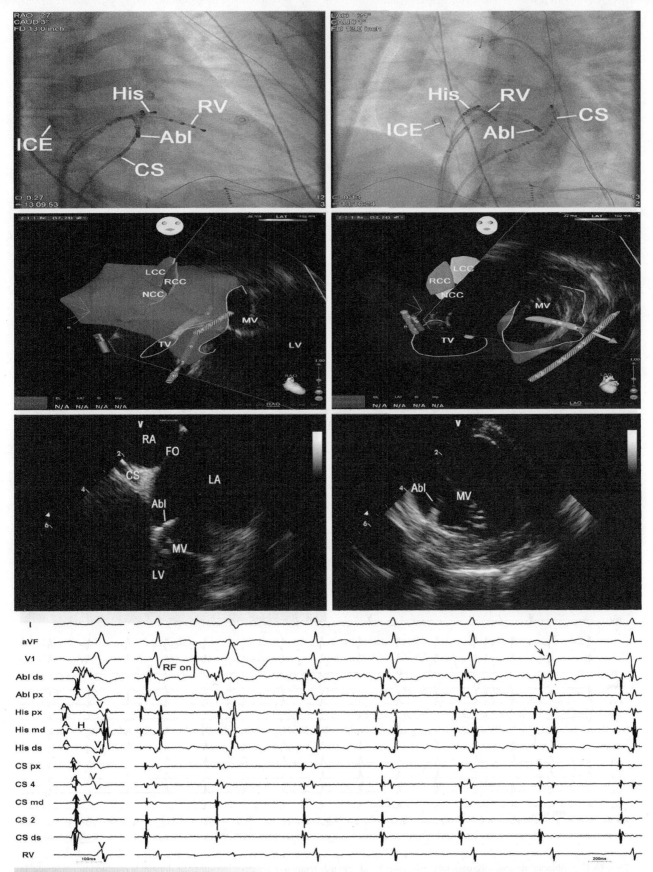

FIGURA 12-2 Ablación de una VAcc posterolateral izquierda. El sitio más temprano de activación auricular durante la conducción retrógrada de la VAcc es la región posterolateral del anillo mitral (*rojo*), que registra el sitio más temprano de activación ventricular durante la preexcitación manifiesta (predelta: 28 ms). La aplicación de energía de RF lleva a la pérdida de la preexcitación en 3 s (*flecha*). Abl: ablación; CS: seno coronario; ds: distal; FO: fosa oval; ICE: ecografía intracardíaca; LA: aurícula izquierda; LCC: cúspide coronaria izquierda; LV: ventrículo izquierdo; md: medio; MV: válvula mitral; NCC: cúspide no coronaria; RCC: cúspide coronaria derecha; RA: aurícula derecha; *RF on*: RF encendida; RV: ventrículo derecho; TV: válvula tricúspide.

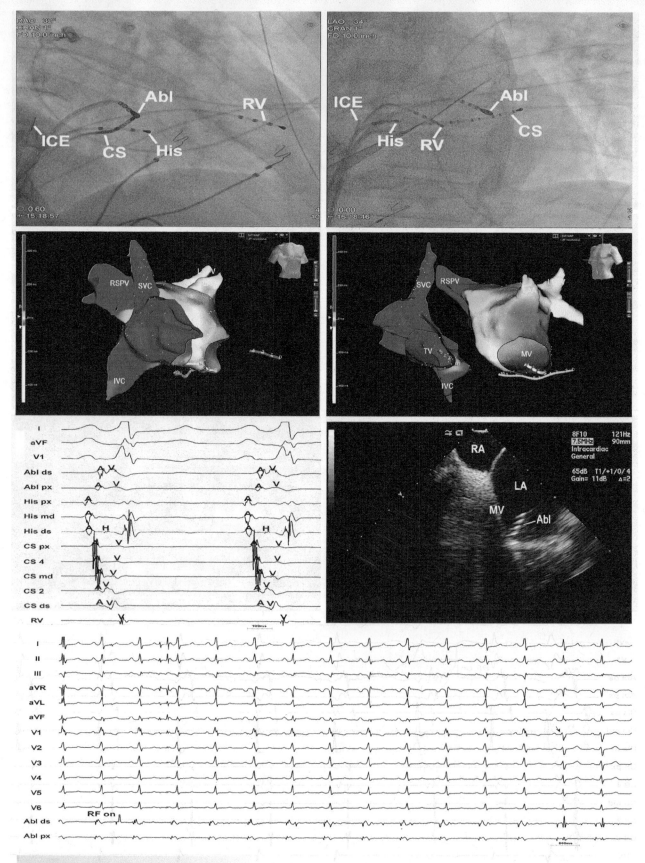

FIGURA 12-3 Ablación de una VAcc posterolateral izquierda. El sitio más temprano de activación auricular durante la conducción retrógrada de la VAcc es la región posterolateral del anillo mitral (*blanco*), que también registra el sitio más temprano de activación ventricular durante la preexcitación manifiesta (predelta: 21 ms). La aplicación de energía de RF lleva a la pérdida de la preexcitación en 7.7 s (*flecha*). Abl: ablación; CS: seno coronario; ds: distal; ICE: ecografía intracardíaca; IVC: vena cava inferior; LAA: orejuela auricular izquierda; LIPV: vena pulmonar inferior izquierda; LSPV: vena pulmonar superior izquierda; md: medio; MV: válvula mitral; px: proximal; *RF on*: RF encendida; RSPV: vena pulmonar superior derecha; RV: ventrículo derecho; SVC: vena cava superior; TV: válvula tricúspide.

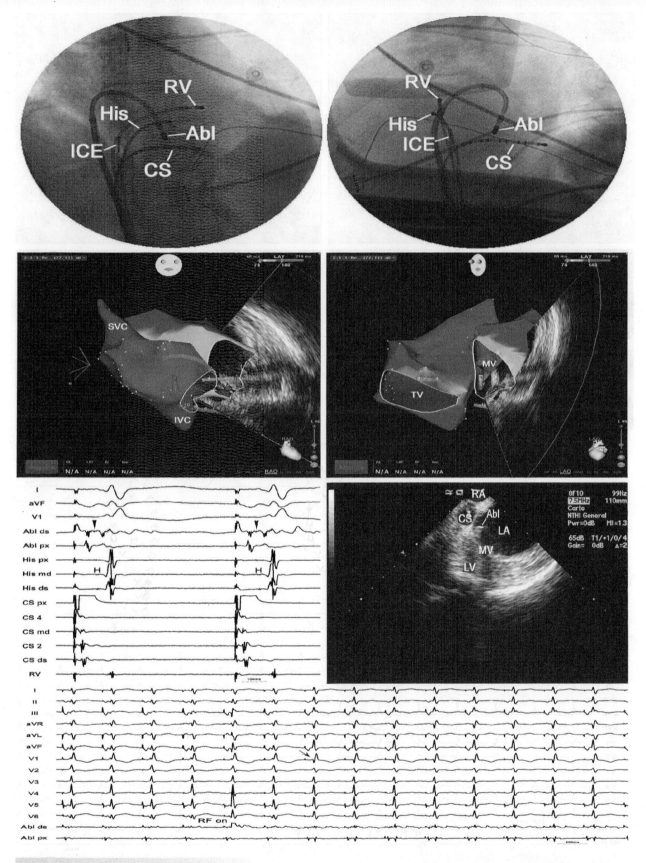

FIGURA 12-4 Ablación de una VAcc posteroseptal izquierda. El sitio más temprano de activación auricular durante la conducción retrógrada de la VAcc es la región posteroseptal del anillo mitral (*rojo*), que registra un potencial de VAcc diminuto (*puntas de flecha verticales hacia abajo*) entre los electrogramas auriculares y ventriculares durante la preexcitación manifiesta. La aplicación de energía de RF lleva a la pérdida de la preexcitación después de un latido (*flecha*). Abl: ablación; CS: seno coronario; ds: distal; ICE: ecografía intracardíaca; IVC: vena cava inferior; LA: aurícula izquierda; LV: ventrículo izquierdo; md: medio; MV: válvula mitral; px: proximal; RA: aurícula derecha; *RF on*: RF encendida; RV: ventrículo derecho; SVC: vena cava superior; TV: válvula tricúspide.

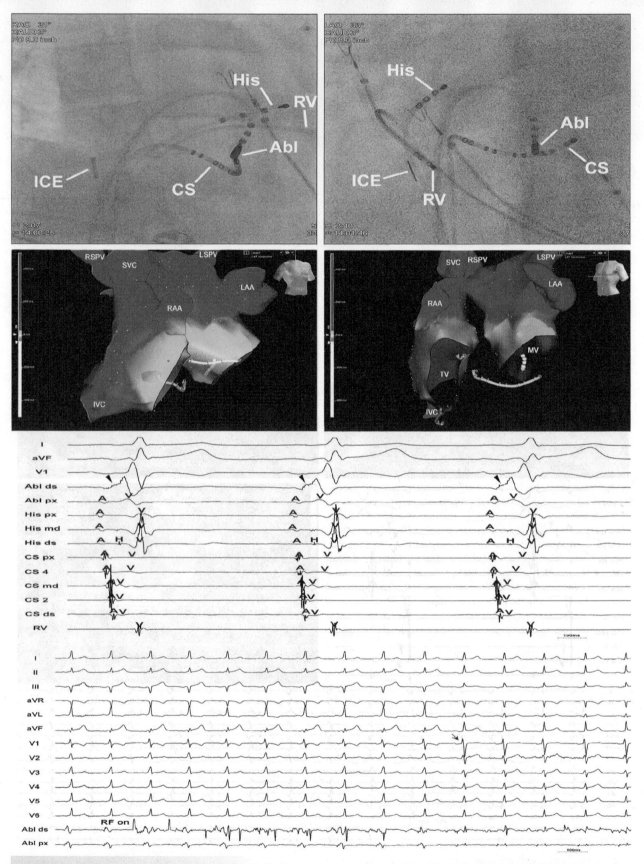

FIGURA 12-5 Ablación de una VAcc posterior izquierda. El sitio más temprano de activación auricular durante la conducción retrógrada de la VAcc es la región posterior del anillo mitral (*blanco*), que también registra el sitio más temprano de activación ventricular (*puntas de flecha*) durante la preexcitación manifiesta (predelta: 32 ms). La aplicación de energía de RF lleva a la pérdida de la preexcitación en 5.6 s (*flecha*). Abl: ablación; CS: seno coronario; ds: distal; ICE: ecografía intracardíaca; IVC: vena cava inferior; LAA: orejuela auricular izquierda; LSPV: vena pulmonar superior izquierda; md: medio; MV: válvula mitral; px: proximal; RAA: orejuela auricular derecha; *RF on*: RF encendida; RSPV: vena pulmonar superior derecha; RV: ventrículo derecho; SVC: vena cava superior; TV: válvula tricúspide.

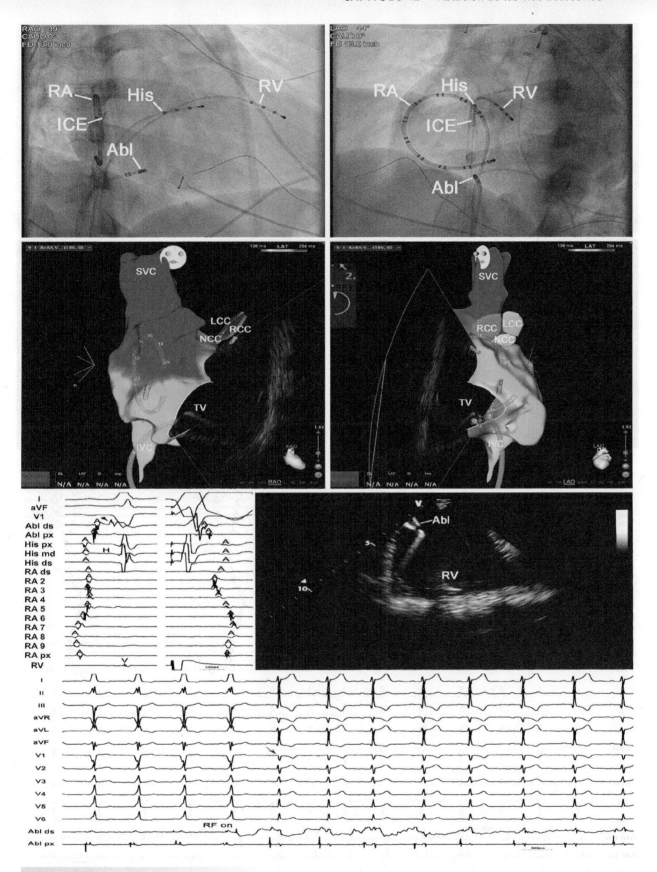

FIGURA 12-6 Ablación de una VAcc posterior derecha. El sitio más temprano de activación auricular durante la conducción retrógrada de la VAcc es la región inferior del anillo tricuspídeo (*rojo*), que también registra el sitio más temprano de activación ventricular (*punta de flecha*) durante el ritmo sinusal preexcitado (predelta: 20 ms). La aplicación de energía de RF lleva a la pérdida inmediata de la preexcitación (*flecha*). Obsérvese que el catéter de ablación está en la cresta de Eustaquio. Abl: ablación; ds: distal; ICE: ecografía intracardíaca; IVC: vena cava inferior; LCC: cúspide coronaria izquierda; md: medio; NCC: cúspide no coronaria; RCC: cúspide coronaria derecha; RA: aurícula derecha; *RF on*: RF encendida; RV: ventrículo derecho; SVC: vena cava superior; TV: válvula tricúspide.

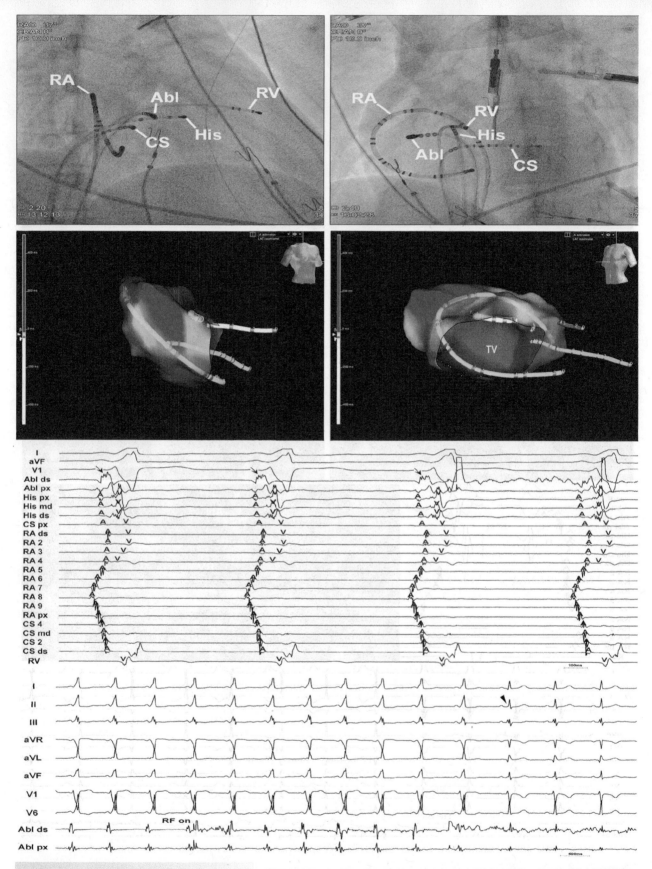

FIGURA 12-7 Ablación de una VAcc anterior derecha. El sitio más temprano de activación auricular durante la conducción retrógrada de la VAcc es la cara anterior del anillo tricuspídeo (*blanco*), que registra una actividad eléctrica continua (*flechas*) entre los electrogramas auriculares y ventriculares durante la preexcitación manifiesta. La aplicación de energía de RF lleva a la pérdida de la preexcitación en 5.3 s (*punta de flecha*). Abl: ablación; CS: seno coronario; ds: distal; md: medio; px: proximal; RA: aurícula derecha; *RF on*: radiofrecuencia encendida; RV: ventrículo derecho; TV: válvula tricúspide.

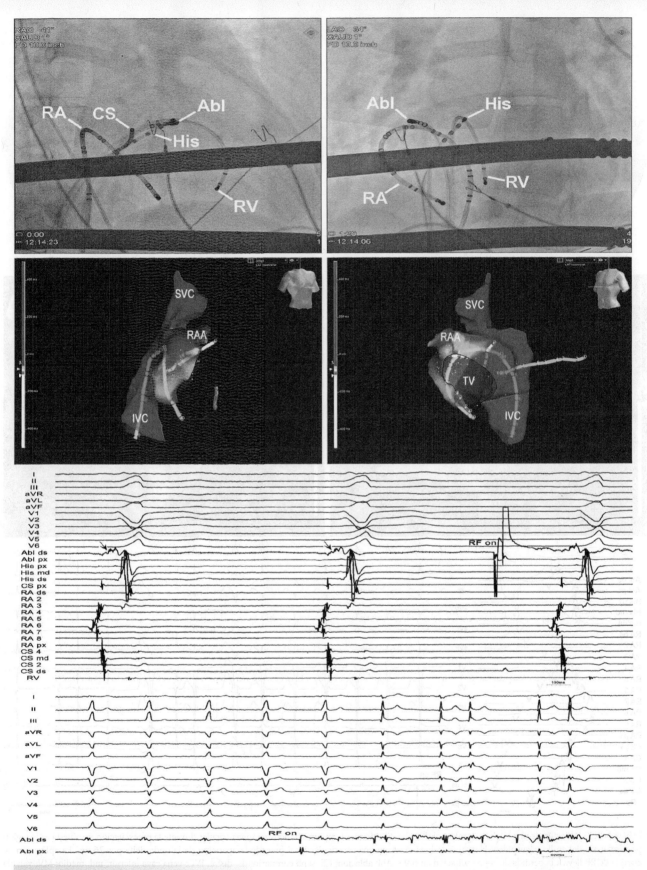

FIGURA 12-8 Ablación de una VAcc anterolateral derecha. El sitio más temprano de activación auricular durante la conducción retrógrada de la VAcc es la región anterolateral del anillo tricuspídeo (*blanco*), que registra una actividad eléctrica continua (*flechas*) entre los electrogramas auriculares y ventriculares durante la preexcitación manifiesta. La aplicación de energía de RF lleva a la pérdida de la preexcitación después de un latido. Abl: ablación; CS: seno coronario; ds: distal; IVC: vena cava inferior; md: medio; px: proximal; RA: aurícula derecha; RAA: orejuela auricular derecha; *RF on*: RF encendida; RV: ventrículo derecho; SVC: vena cava superior; TV: válvula tricúspide.

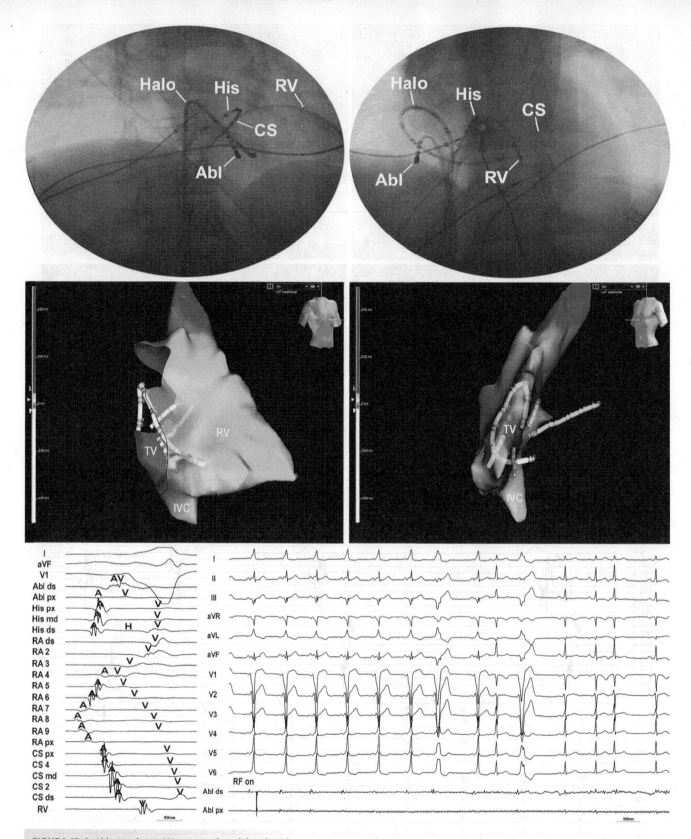

FIGURA 12-9 Ablación de una VAcc posterolateral derecha. El sitio más temprano de activación ventricular durante la preexcitación manifiesta es la región posterolateral del anillo tricuspídeo (*blanco*), donde el electrograma ventricular local precede la aparición de la onda delta por 26 ms. La aplicación de energía de RF lleva a la pérdida de la preexcitación en 6.9 s. Abl: ablación; CS: seno coronario; ds: distal; IVC: vena cava inferior; md: medio; MV: válvula mitral; px: proximal; *RF on*: RF encendida; RV: ventrículo derecho; TV: válvula tricúspide.

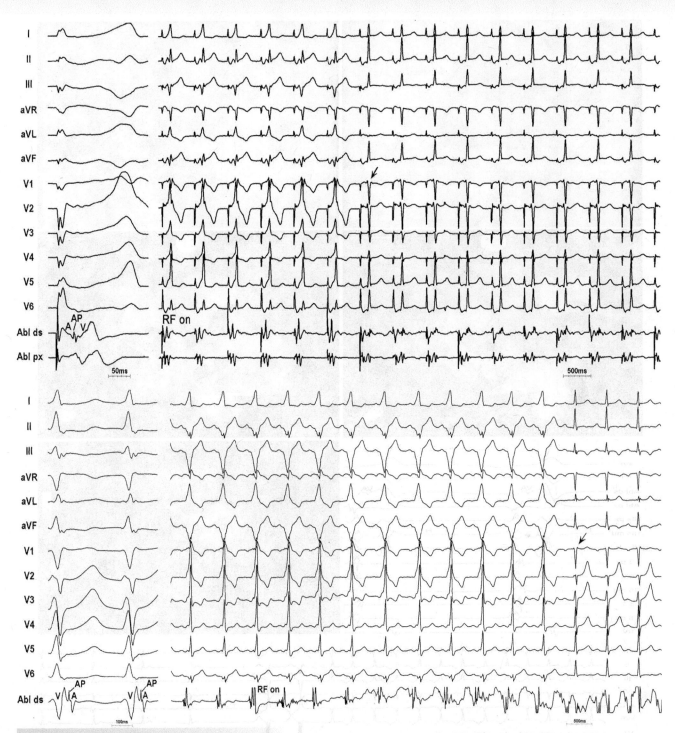

FIGURA 12-10 Potenciales de la VAcc durante la preexcitación manifiesta (*arriba*) y la TRAVo (*abajo*). *Arriba*: el catéter de ablación se coloca en la región posterior del anillo mitral, donde registra un potencial de VAcc agudo entre los electrogramas auriculares y ventriculares durante la estimulación del seno coronario. La aplicación de RF lleva a la pérdida de la preexcitación (*flecha*). *Abajo*: el catéter de ablación se coloca en la región posterior del anillo mitral, donde se registra un potencial de VAcc agudo entre los electrogramas ventriculares y auriculares durante la TRAVo. La aplicación de energía de RF causa la pérdida de la preexcitación en 5.9 s (*flecha*). Abl: ablación; ds: distal; px: proximal; *RF on*: RF encendida

sobre la VR), 3) administración de medicamentos dromotrópicos negativos (para enlentecer la conducción de la VR) y 4) mapeo durante la TRAVo (donde la conducción retrógrada ocurre exclusivamente sobre la VAcc). Los criterios del sitio diana para la ablación de la VAcc durante el mapeo retrógrado son 1) potenciales de VAcc, 2) sitio más temprano de activación auricular durante la conducción de la VAcc y 3) sitio de

terminación de la TRAVo por un extraestímulo con captura no global (figs. 12-11 a 12-20; *véanse* figs. 12-6 y 12-10).[1-7] Cuando se mapea de forma retrógrada, el análisis de los electrogramas durante el ritmo sinusal o la «estimulación hasta el bloqueo» ayudan a definir sus componentes auricular y ventricular. La fusión VA puede ser engañosa para las VAcc oblicuas y estar ausente para las VAcc de conducción lenta.

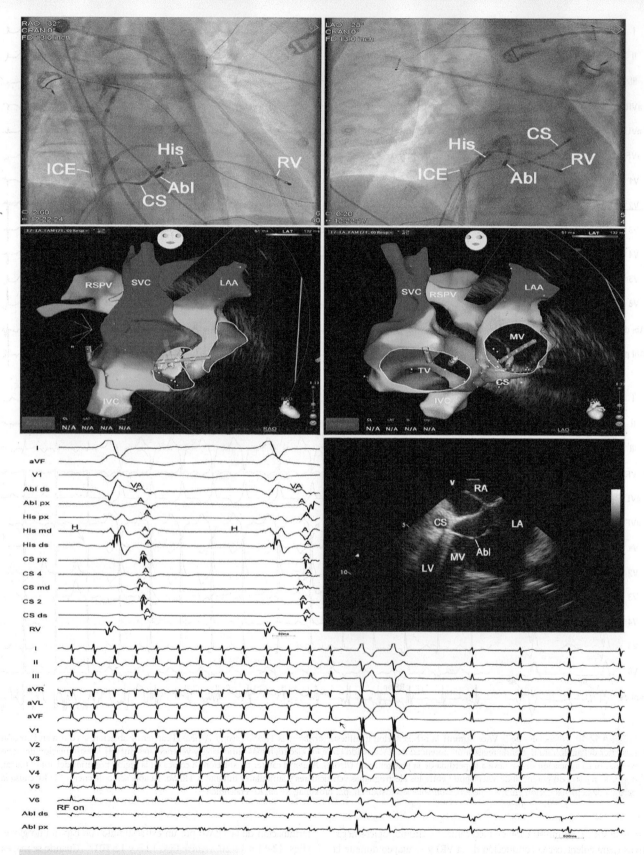

FIGURA 12-11 Ablación de una VAcc posteroseptal izquierda oculta. El sitio más temprano de activación auricular durante la TRAVo es la región posteroseptal del anillo mitral (*rojo*). La aplicación de energía de RF lleva a la terminación de la taquicardia con un bloqueo en la VAcc (*flecha*). Obsérvese la proximidad entre el catéter de ablación a lo largo del anillo mitral endocárdico y el seno coronario epicárdico en la ecocardiografía intracardíaca. Abl: ablación; CS: seno coronario; ds: distal; ICE: ecografía intracardíaca; IVC: vena cava inferior; LA: aurícula izquierda; LAA: orejuela auricular izquierda; md: medio; MV: válvula mitral; px: proximal; RA: aurícula derecha; *RF on*: RF encendida; RSPV: vena pulmonar superior derecha; RV: ventrículo derecho; TV: válvula tricúspide.

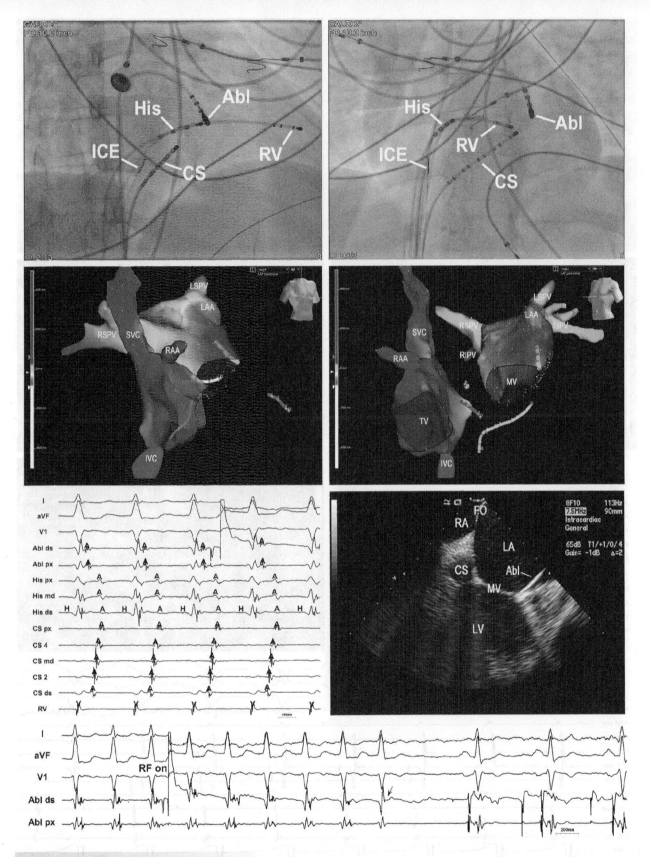

FIGURA 12-12 Ablación de una VAcc de la pared libre izquierda oculta. El sitio más temprano de activación auricular durante la TRAVo es la región lateral del anillo mitral (*blanco*). La aplicación de energía de RF termina la TRAVo con bloqueo en la VAcc (*flecha*). Obsérvese el aumento de la ecogenicidad tisular en la ecocardiografía intracardíaca durante la aplicación de RF. Abl: ablación; CS: seno coronario; ds: distal; FO: fosa oval; ICE: ecografía intracardíaca; IVC: vena cava inferior; LAA: orejuela auricular izquierda; LSPV: vena pulmonar superior izquierda; LV: ventrículo izquierdo; md: medio; MV: válvula mitral; px: proximal; RA: aurícula derecha; RAA: orejuela auricular derecha; *RF on*: RF encendida; RIPV: vena pulmonar inferior derecha; RSPV: vena pulmonar superior derecha; RV: ventrículo derecho; SVC: vena cava superior; TV: válvula tricúspide.

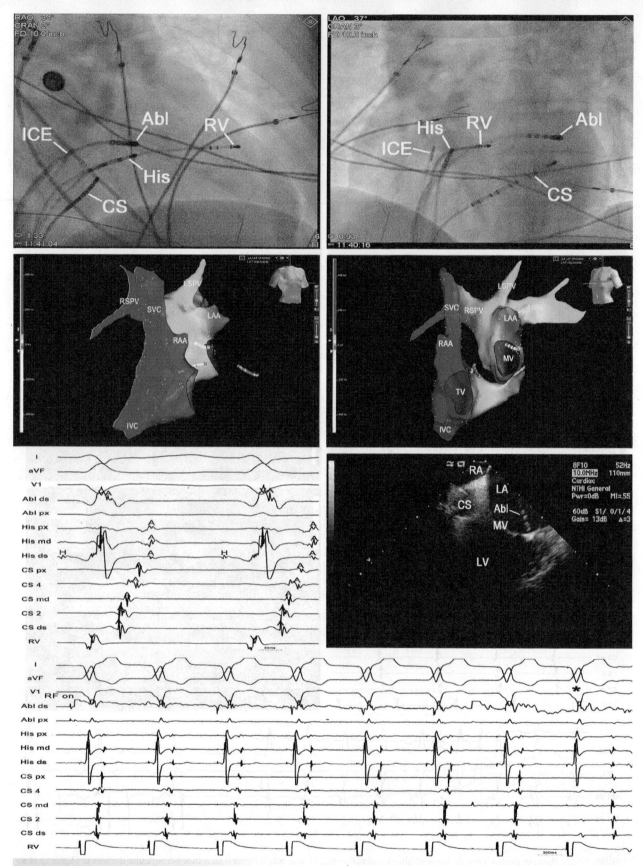

FIGURA 12-13 Ablación de una VAcc oculta de la pared libre izquierda. El sitio más temprano de activación auricular durante la TRAVo es la región lateral del anillo mitral (*blanco*). La aplicación de energía de RF durante la estimulación del ventrículo derecho causa un bloqueo retrógrado en la VAcc (*asterisco*) en 4.2 s. Obsérvese el aumento de la ecogenicidad tisular en la ecocardiografía intracardíaca durante la aplicación de la RF. Abl: ablación; CS: seno coronario; ds: distal; ICE: ecografía intracardíaca; IVC: vena cava inferior; LAA: orejuela auricular izquierda; LSPV: vena pulmonar superior izquierda; LV: ventrículo izquierdo; md: medio; MV: válvula mitral; px: proximal; RA: aurícula derecha; RAA: orejuela auricular derecha; *RF on*: RF encendida; RSPV: vena pulmonar superior derecha; RV: ventrículo derecho; SVC: vena cava superior; TV: válvula tricúspide.

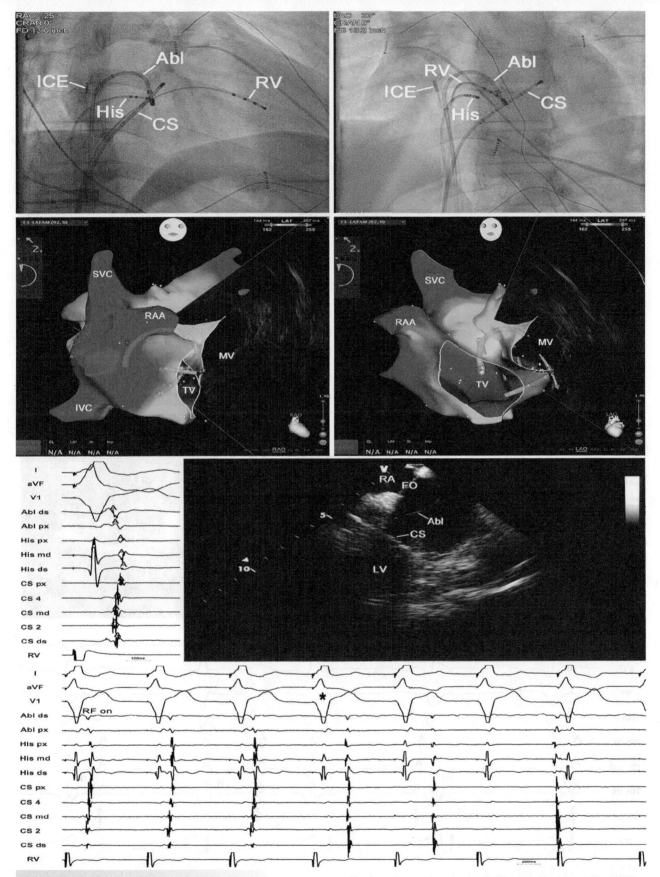

FIGURA 12-14 Ablación de una VAcc posterior izquierda oculta. El sitio más temprano de activación auricular durante la conducción retrógrada de la VAcc es la región posterior del anillo mitral (*rojo*). La aplicación de energía de RF lleva a la pérdida de conducción de la VAcc en 6.7 s (*asterisco*). Abl: ablación; CS: seno coronario; ds: distal; FO: fosa oval; ICE: ecografía intracardíaca; IVC: vena cava inferior; LV: ventrículo izquierdo; md: medio; MV: válvula mitral; px: proximal; RA: aurícula derecha; RAA: orejuela auricular derecha; *RF on*: RF encendida; RV: ventrículo derecho; SVC: vena cava superior; TV: válvula tricúspide.

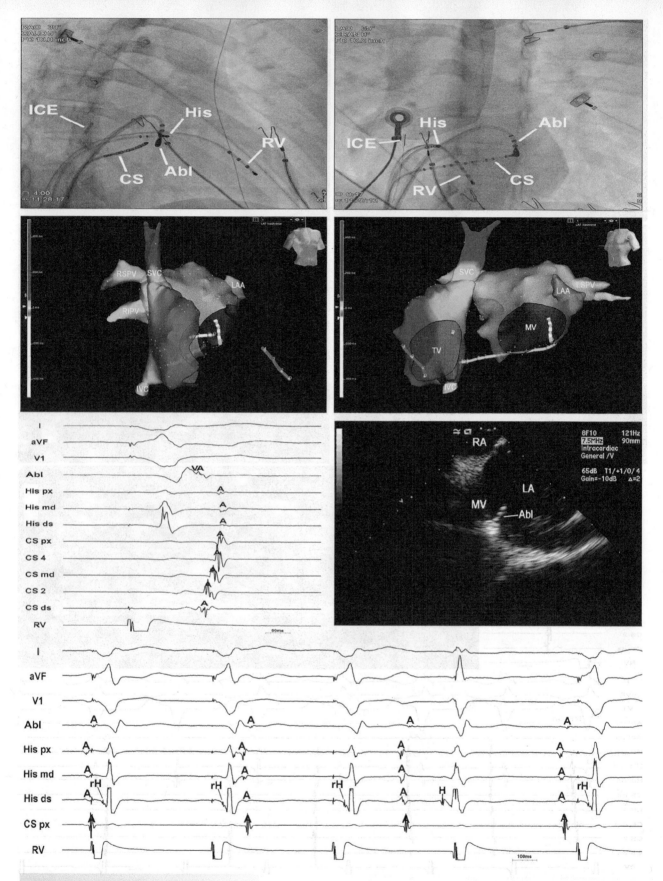

FIGURA 12-15 Ablación de una VAcc posterolateral izquierda oculta. El sitio más temprano de activación auricular durante la conducción retrógrada de la VAcc es la región posterolateral del anillo mitral (*blanco*). Tras la ablación con RF, hay una disociación VA. Obsérvese el aumento de la ecogenicidad tisular en la ecocardiografía intracardíaca durante la aplicación de RF. Abl: ablación; CS: seno coronario; ds: distal; ICE: ecografía intracardíaca; IVC: vena cava inferior; LAA: orejuela auricular izquierda; LSPV: vena pulmonar superior izquierda; md: medio; MV: válvula mitral; px: proximal; RA: aurícula derecha; RIPV: vena pulmonar inferior derecha; RSPV: vena pulmonar superior derecha; RV: ventrículo derecho; SVC: vena cava superior; TV: válvula tricúspide.

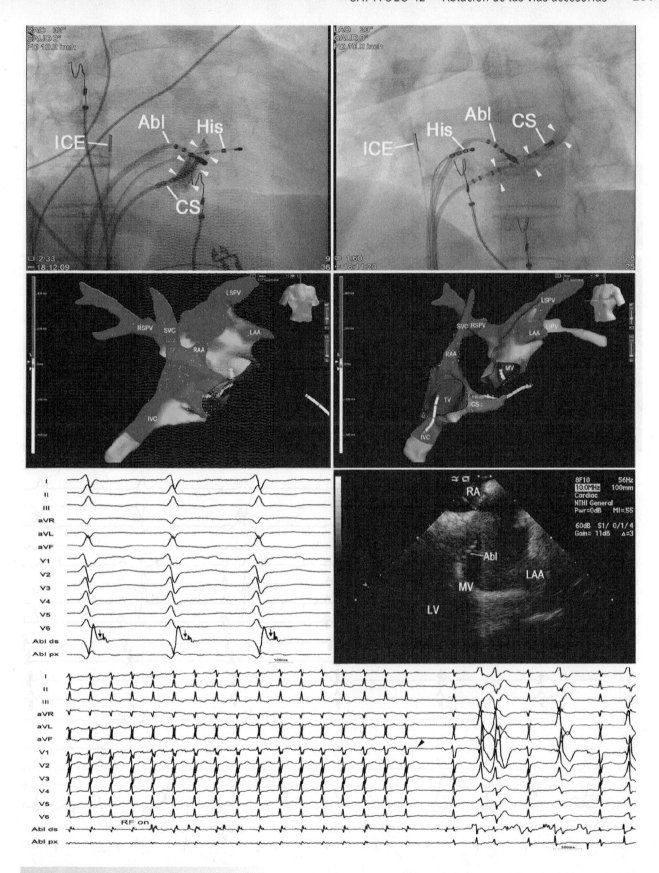

FIGURA 12-16 Ablación de una VAcc posterior izquierda oculta. El sitio más temprano de activación auricular durante la TRAVo es a lo largo de la región posterior del anillo mitral (*blanco*), donde se registran pequeños potenciales de VAcc (*flechas verticales hacia abajo*). La administración de RF termina la TRAVo con un bloqueo retrógrado en la VAcc (*punta de flecha negra*). Las *puntas de flecha blancas* delimitan el seno coronario durante la angiografía con contraste. Abl: ablación; CS: seno coronario; ds: distal; ICE: ecografía intracardíaca; IVC: vena cava inferior; LAA: orejuela auricular izquierda; LSPV: vena pulmonar superior izquierda; LV: ventrículo izquierdo; MV: válvula mitral; px: proximal; RA: aurícula derecha; RAA: orejuela auricular derecha; *RF on*: RF encendida; RSPV: vena pulmonar superior derecha; SVC: vena cava superior; TV: válvula tricúspide.

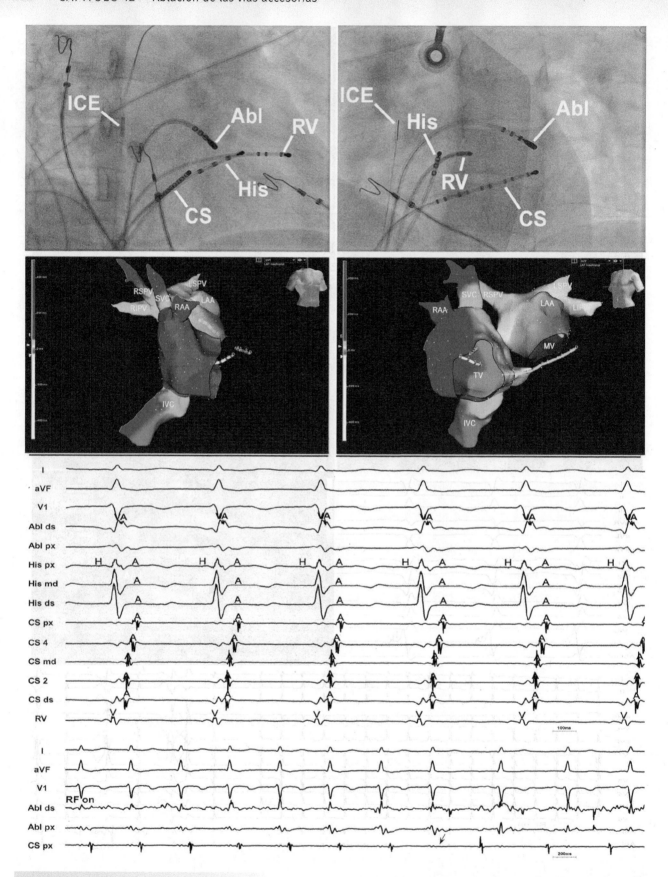

FIGURA 12-17 Ablación de una VAcc oculta de la pared libre izquierda. El sitio más temprano de activación auricular más temprano durante la TRAVo es la región lateral del anillo mitral (*blanco*). La aplicación de energía de RF termina la TRAVo con un bloqueo retrógrado en la VAcc (*flecha*). Abl: ablación; CS: seno coronario; ds: distal; ICE: ecografía intracardíaca; IVC: vena cava inferior; LAA: orejuela auricular izquierda; LSPV: vena pulmonar superior izquierda; md: medio; MV: válvula mitral; px: proximal; RAA: orejuela auricular derecha; *RF on*: RF encendida; RIPV: vena pulmonar inferior derecha; RSPV: vena pulmonar superior derecha; RV: ventrículo derecho; SVC: vena cava superior; TV: válvula tricúspide.

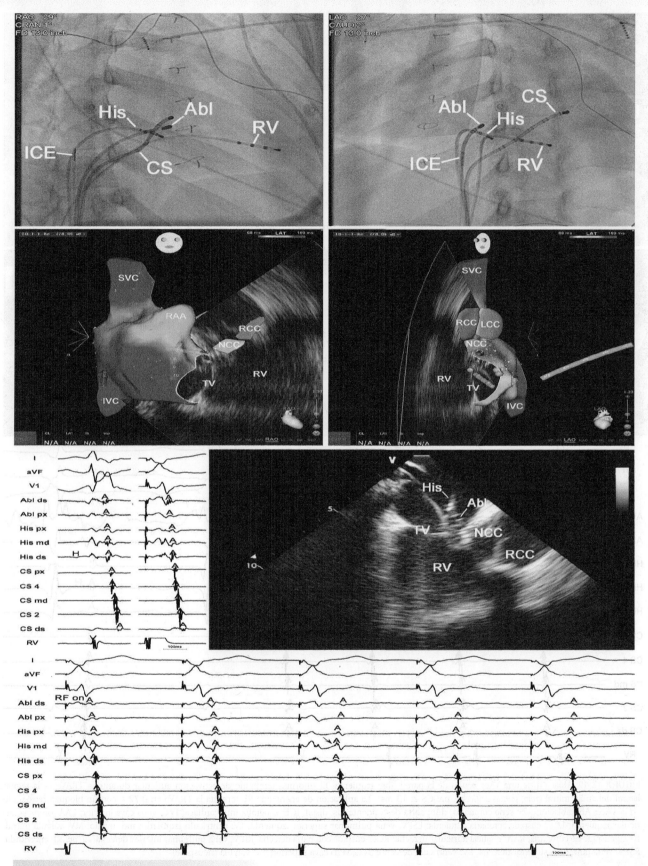

FIGURA 12-18 Ablación de una VAcc anteroseptal. El sitio más temprano de activación auricular durante la conducción retrógrada de la VAcc (*rojo*) se encuentra en la región anteroseptal del anillo tricuspídeo, justo debajo de la cúspide no coronaria de la válvula aórtica, donde la energía de RF causa el bloqueo de la VAcc y la conducción retrógrada sobre la VR (*flecha*) (la ablación desde dicha cúspide no tuvo éxito). Abl: ablación; CS: seno coronario; ds: distal; ICE: ecografía intracardíaca; IVC: vena cava inferior; LCC: cúspide coronaria izquierda; md: medio; NCC: cúspide no coronaria; RAA: orejuela auricular derecha; RCC: cúspide coronaria derecha; *RF on*: RF encendida; RV: ventrículo derecho; SVC: vena cava superior; TV: válvula tricúspide.

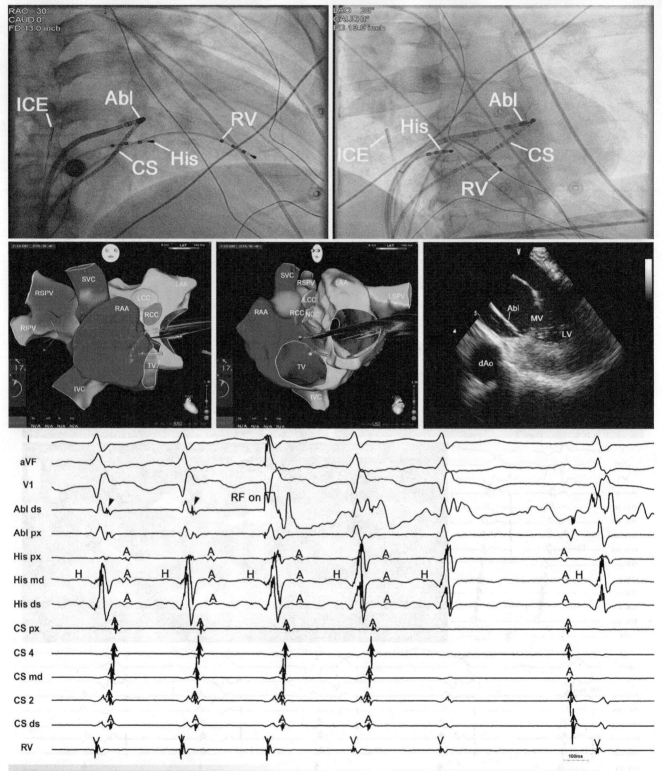

FIGURA 12-19 Ablación de una VAcc oculta de la pared libre izquierda. El sitio más temprano de activación auricular durante la TRAVo es la región lateral del anillo mitral (*rojo, puntas de flecha*, pre-CS 2: 13 ms). La aplicación de energía de RF termina la TRAVo en 0.72 s, con un bloqueo retrógrado en la VAcc. Abl: ablación; CS: seno coronario; dAo: aorta descendente; ds: distal; ICE: ecografía intracardíaca; IVC: vena cava inferior; LAA: orejuela auricular izquierda; LCC: cúspide coronaria izquierda; LSPV: vena pulmonar superior izquierda; LV: ventrículo izquierdo; md: medio; MV: válvula mitral; NCC: cúspide no coronaria; RAA: orejuela auricular derecha; RCC: cúspide coronaria derecha; RIPV: vena pulmonar inferior derecha; *RF on*: RF encendida; RSPV: vena pulmonar superior derecha; RV: ventrículo derecho; SVC: vena cava superior; TV: válvula tricúspide.

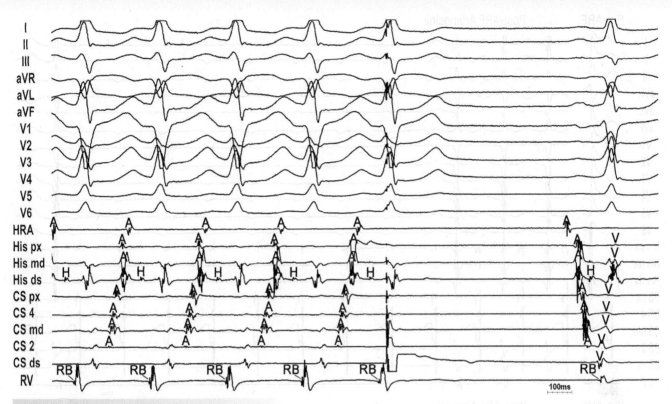

FIGURA 12-20 Terminación de la TRAVo por un extraestímulo no propagado. Un extraestímulo con el His en período refractario administrado en el sitio de inserción ventricular de una VAcc de la pared libre izquierda (CS ds) termina la taquicardia con captura no global. Durante el ritmo sinusal, el electrograma ventricular local en CS ds precede la aparición de la onda delta por 20 ms. El extraestímulo no captura ni la aurícula ni el ventrículo, sino que despolariza la VAcc, volviéndola refractaria y poniendo fin a la taquicardia. CS: seno coronario; ds: distal; HRA: aurícula derecha alta; md: medio; px: proximal; RB: rama derecha; RV: ventrículo derecho.

ABLACIÓN

La estabilidad del electrograma (un cambio < 10% en la relación AV/ausencia de aparición/desaparición de deflexiones importantes en los tres a cinco latidos que preceden la administración de radiofrecuencia [RF]) es un determinante importante del éxito duradero de la ablación por RF.[2] Cuando la ablación se realiza durante la TRAVo, la interrupción abrupta de la taquicardia puede producir el desprendimiento del catéter del lugar de una ablación satisfactoria. Una estrategia para mantener la estabilidad del catéter durante la aplicación de RF consiste en encarrilar la taquicardia desde el ventrículo durante la ablación.[8,9] Si una VAcc se resiste a una estrategia de ablación concreta, las opciones incluyen cambiar 1) los criterios de mapeo (anterógrado frente a retrógrado), 2) el abordaje anular (transeptal frente a transaórtico) y 3) el tipo de catéter de ablación. La administración de adenosina tras la ablación puede ayudar a 1) confirmar el éxito inmediato de la RF (al inducir un bloqueo AV/VA) y 2) predecir la recurrencia de la VAcc (al producir la hiperpolarización de la membrana de la VAcc y la reactivación del canal de sodio, lo que restablece directamente la excitabilidad de la VAcc) (fig. 12-21).[10,11]

SITIOS ESPECÍFICOS

Algunas VAcc resistentes, aparentemente de la pared libre (anterior derecha, anterolateral izquierda), pueden ser difíciles de tratar con ablación porque surgen de las orejuelas auriculares.[12,13] La inserción auricular de las vías de la orejuela auricular derecha (OAD) puede abordarse por vía endocárdica desde el piso o el lóbulo inferior de la OAD, pero las vías de la orejuela auricular izquierda parecen requerir un abordaje epicárdico. Las vías septales también suponen un reto, ya que pueden hallarse en el lado derecho o izquierdo del tabique (*septum*) y cerca del eje del nodo AV y el haz de His.

Derecha frente a izquierda frente a SC posteroseptal

Los tres compartimentos anatómicos en los que se encuentran las VAcc posteroseptales son 1) el anillo tricuspídeo (endocardio derecho), 2) el anillo mitral (endocardio izquierdo) y 3) el SC/vena cardíaca media (VCM) (epicardio).[14-18] Las VAcc también se pueden encontrar dentro de un divertículo del SC.[19-21] Los signos para diferenciar entre estos sitios son 1) la morfología del QRS de preexcitación, 2) la secuencia de activación del músculo auricular SC, 3) el ΔVA ($VA_{[His\,A]} - VA_{[A\,temprana]}$) y 4) el reciclaje auricular que precede al avance del electrograma ventricular septal en la región del haz de His durante el inicio de la sobreestimulación (*overdrive*) ventricular.[17,22-24]

Las características del electrocardiograma (ECG) de 12 derivaciones que sugieren una VAcc del SC (epicárdico) son 1) una onda delta negativa en la derivación II (que recubre el SC izquierdo), 2) una onda delta positiva pronunciada (ángulo $\geq$ 45°) (40 ms iniciales) en la derivación aVR y 3) una onda S profunda (R $\leq$ S) en la derivación V6.[17] Además de las conexiones directas con la aurícula izquierda, el SC proximal está cubierto por una capa miocárdica de músculo estriado (que se continúa con el miocardio auricular derecho proximalmente y que se extiende hasta la VCM distalmente) que es una fuente potencial de VAcc epicárdicas. Por lo tanto, los electrogramas auriculares del SC muestran un componente doble (aurícula izquierda [AI] endocárdica roma [campo lejano] y SC epicárdico agudo [campo cercano]) durante

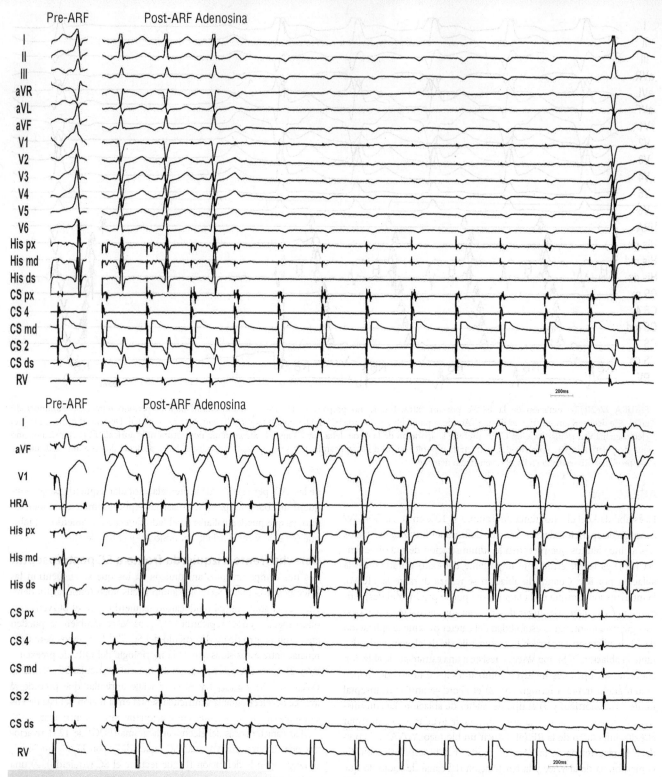

FIGURA 12-21 Adenosina tras una ablación VAcc satisfactoria. *Arriba*: pre-ARF: la preexcitación se realiza sobre una VAcc de la pared libre izquierda. Post-ARF: la preexcitación está ausente. La adenosina induce un bloqueo AV transitorio y no consigue desenmascarar la preexcitación. *Abajo*: pre-ARF: la conducción retrógrada es excéntrica sobre una VAcc posterolateral izquierda. Post-ARF: La conducción retrógrada es concéntrica sobre el nodo AV. La adenosina induce un bloqueo VA transitorio y no consigue desenmascarar la conducción retrógrada de la VAcc. CS: seno coronario; ds: distal; HRA: aurícula derecha alta; md: medio; px: proximal; RV: ventrículo derecho.

la estimulación TRAVo/ventricular.[22] Una secuencia de activación roma/aguda en el sitio de activación auricular más temprana (activación inicial de la AI endocárdica en relación con el SC epicárdico) indica una VAcc anular mitral endocárdica que requiere un abordaje por el lado izquierdo. Una secuencia de activación aguda/roma (activación inicial del SC epicárdico en relación con la AI endocárdica) indica una VAcc del anillo tricuspídeo endocárdico o del SC epicárdico que puede abordarse desde el lado derecho. Dado que el tiempo de conducción desde el tabique posterior derecho hasta la región del haz de His del lado derecho es más corto que desde el tabique posterior izquierdo, el ΔVA (VA[His A] − VA[A temprana]) es < 25 ms durante la TRAVo utilizando VAcc endocárdicas derechas o el *ostium* del SC y ≥ 25 ms para las VAcc endocárdicas izquierdas.[23] Al principio del encarrilamiento desde el ventrículo, el avance de la aurícula que precede al avance del electrograma ventricular septal en la región del haz de His (equivalente al encarrilamiento auricular por una despolarización ventricular prematura [DVP] fusionada, tardía y con el His en período refractario) es específico de una VAcc posteroseptal derecha.[24]

El alejamiento entre el sitio de estimulación ventricular derecha y una VAcc izquierda hace que el reciclaje y el encarrilamiento de la TRAVo izquierda sean más difíciles que las de la TRAVo derecha (a menos que haya un bloqueo de rama izquierda [BRI]). Aunque no son específicos de una VAcc posteroseptal por sí mismos, los siguientes datos favorecen la VAcc izquierda (respecto a la derecha): *1)* índice de preexcitación > 75 ms (porque el reciclaje de la TRAVo del lado izquierdo requiere DVP acopladas más tempranas), *2)* intervalo postestimulación corregido-longitud del ciclo de taquicardia > 55 ms (porque la estimulación ventricular derecha está lejos de la TRAVo del lado izquierdo) y *3)* menos de dos complejos de estimulación con intervalos estímulo-A (St-A) fijos dentro de la zona de transición (porque la aceleración de la TRAVo del lado izquierdo se produce más tarde que la TRAVo del lado derecho durante la sobreestimulación ventricular).[25-27]

Los sitios de ablación exitosa dentro de la VCM pueden mostrar potenciales de VAcc relativamente grandes (relaciones de amplitud VAcc/A o VAcc/V ≥ 1).[16] Debido a la proximidad a la arteria coronaria derecha o a la izquierda y sus ramas, se recomienda una angiografía coronaria para la ablación de las VAcc en la VCM. Puede producirse una lesión de la arteria coronaria si la energía de RF se aplica a < 5 mm (y en particular a < 2 mm) de la arteria coronaria; la crioablación podría ser una fuente energética alternativa más segura.[28]

Área parahisiana frente a CNC

Algunas VAcc tienen una localización anteroseptal en la que la aplicación de RF puede dañar el haz de His. Las VAcc parahisianas se definen como VAcc cuyos puntos de inserción auricular o ventricular están asociados a un potencial del haz de His > 0.1 mV. Las características del ECG de 12 derivaciones que sugieren una VAcc parahisiana son: *1)* ondas delta positivas en las derivaciones I, II y aVF, y *2)* ondas delta negativas en V1 y V2 o suma de la onda r inicial (V1 + V2) < 0.5 mV (porque las fuerzas iniciales se alejan de V1 y V2, ambas equidistantes de la línea media del esternón que recubre el tabique membranoso).[29,30] Las VAcc parahisianas endocárdicas son propensas al bloqueo mecánico durante la manipulación del catéter, lo que sugiere que cursan superficialmente en el subendocardio en contraste con el haz de His que penetra más profundamente dentro del cuerpo fibroso central. El registro de un potencial de VAcc y del potencial del haz de His más pequeño (campo lejano) posible son criterios importantes del sitio diana para una ablación satisfactoria

sin causar un bloqueo AV.[29,31] La aplicación de RF con energía baja y ascendente («lenta y baja») es importante y debe finalizar inmediatamente con el inicio de un ritmo de unión o la persistencia de la conducción de la VAcc después de 10 s.[29] Sin embargo, antes de intentar la ablación de una VAcc cerca del haz de His derecho, sería importante mapear la cúspide no coronaria (CNC) de la válvula aórtica como sitio alternativo de ablación, donde el riesgo de bloqueo AV parece menor. La comisura de la CNC y la cúspide coronaria derecha se sitúa directamente por encima del haz de His al penetrar en el tabique membranoso. Las VAcc en la vecindad de las cúspides aórticas (vías del trígono) son más frecuentes desde la CNC y rara vez se describen para la cúspide coronaria izquierda.[32-37]

VÍAS ACCESORIAS ATÍPICAS

FORMA PERMANENTE DE TAQUICARDIA RECIPROCANTE DE LA UNIÓN

La forma permanente de taquicardia reciprocante de la unión es una TRAVo casi constante que utiliza una VAcc AV oculta, de conducción lenta y decremental. La VAcc suele localizarse (aunque no siempre) en la región posteroseptal y se traza identificando el sitio más temprano de activación auricular durante la estimulación ventricular o la taquicardia (*véanse* figs. 6-18 a 6-20).[38,39]

FIBRAS DE MAHAIM

Las fibras de Mahaim son, colectivamente, variantes de las VAcc que incluyen fibras *1)* auriculofasciculares, *2)* nodofasciculares (o nodoventriculares) y *3)* fasciculoventriculares. La descripción clásica de una fibra de Mahaim era una vía conductora decremental, solo anterógrada, que se origina o inserta en (fascicular) o cerca de (ventricular) el haz derecho dando lugar a la preexcitación típica del BRI. La conducción decremental puede producirse en la propia VAcc o en su conexión (directamente [nodofascicular/nodoventricular] o indirectamente [fasciculoventricular]) al nodo AV. Se han descrito vías ocultas (solo retrógradas) responsables de las TRAVo. En lugar del antiguo término *Mahaim*, estas vías se describen con mayor precisión por sus sitios anatómicos de origen o inserción. El sitio de inserción distal de estas vías puede mapearse y dirigirse a/cerca del haz derecho (con el riesgo de causar un bloqueo de rama derecha [BRD]), identificando el sitio ventricular con: *1)* una estimulación perfecta (concordancia entre los complejos QRS del BRI estimulados y espontáneos), *2)* la activación ventricular más temprana en relación con el complejo QRS de preexcitación y *3)* un patrón de electrograma de QS pronunciado durante los registros unipolares no filtrados.[40] Sin embargo, estas vías son más comúnmente mapeadas y tratadas en su origen proximal. La mayoría de las VAcc auriculofasciculares surgen a lo largo del anillo tricuspídeo lateral (de posterior a anterior), y su sitio de inserción auricular se identifica mediante: *1)* potenciales de Mahaim (potenciales «similares al haz de His») entre electrogramas auriculares y ventriculares, *2)* el intervalo estímulo-onda delta más corto durante la estimulación auricular constante, *3)* la despolarización auricular prematura de unión AV en período refractario acoplada más larga que preexcita al ventrículo durante la taquicardia antidrómica y *4)* el sitio de bloqueo mecánico con la manipulación del catéter (fig. 12-22).[41-44] Aunque poco frecuentes, las VAcc nodofasciculares (o nodoventriculares) parecen surgir de la vía lenta y, por lo tanto, pueden abordarse mediante: *1)* la identificación del

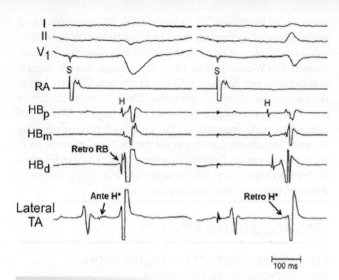

FIGURA 12-22 Ablación de una VAcc auriculofascicular. Pre-ARF (*izquierda*): la estimulación auricular se transmite sobre una VAcc auriculofascicular con preexcitación típica de BRI. Se registra un potencial anterógrado de Mahaim (H*) a lo largo de la región lateral del anillo tricuspídeo con activación retrógrada de la rama derecha y del His medio. El haz de His proximal es activado de forma anterógrada por el nodo AV (His px precede al His md). Obsérvese que la rama derecha se activa casi simultáneamente con el inicio del QRS. Post-ARF (*derecha*): la preexcitación del BRI ha desaparecido. Los haces del His y la rama derecha son activados de forma anterógrada por el nodo AV seguido de la activación retrógrada del Mahaim. Obsérvese la inversión de polaridad del electrograma His md y la rama derecha a medida que la activación pasa de retrógrada a anterógrada (reimpreso de Gandhavadi M, et al. Characterization of the distal insertion of atriofascicular accessory pathways and mechanisms of QRS patterns in atriofascicular antidromic tachycardia. *Heart Rhythm* 2013;10:1385-1389, con autorización de Elsevier). Ante H*: H* anterior; HB_d: rama del His distal; HB_m: rama del His media; HB_p: rama del His proximal; Lateral TA: anillo tricuspídeo lateral; RA: aurícula derecha; Retro H*: H* posterior; Retro RB: rama derecha posterior.

sitio con la activación auricular más temprana o un potencial de VAcc de alta frecuencia durante la conducción retrógrada de la VAcc, o 2) la ablación selectiva de la vía lenta del nodo AV a lo largo del tabique posterior o la región media del tabique.[45,46]

REFERENCIAS

1. Jackman WM, Wang X, Friday KJ, et al. Catheter ablation of accessory atrioventricular pathways (Wolff-Parkinson-White syndrome) by radiofrequency current. N Engl J Med 1991;324:1605-1611.
2. Calkins H, Kim Y, Schmaltz S, et al. Electrogram criteria for identification of appropriate target sites for radiofrequency catheter ablation of accessory atrioventricular connections. Circulation 1992;85:565-573.
3. Otomo K, Gonzalez MD, Beckman KJ, et al. Reversing the direction of paced ventricular and atrial wavefronts reveals an oblique course in accessory AV pathways and improves localization for catheter ablation. Circulation 2001;104:550-556.
4. Ho RT, DeCaro M. Narrow QRS complex tachycardia with a high-frequency potential recorded near the His bundle: what is the mechanism? Heart Rhythm 2005;2:664-666.
5. Jackman WM, Friday KJ, Yeung-Lai-Wah JA, et al. New catheter technique for recording left free-wall accessory atrioventricular pathway activation. Identification of pathway fiber orientation. Circulation 1988;78:598-611.
6. Logue JP, Greenspon AJ, Ho RT. Termination of a narrow complex tachycardia by a single extrastimulus: what is the mechanism? Heart Rhythm 2018;15:1889-1890.
7. Miller J, Suleman A, Hadian D. Termination of orthodromic supraventricular tachycardia with a nonpropagated stimulus. J Cardiovasc Electrophysiol 2003;14:439.
8. Okumura K, Yamabe H, Yasue H. Radiofrequency catheter ablation of ac-
cessory pathway during entrainment of the atrioventricular reciprocating tachycardia. Am J Cardiol 1993;72:188-193.
9. Li HG, Klein GJ, Zardini M, Thakur RK, Morillo CA, Yee R. Radiofrequency catheter ablation of accessory pathways during entrainment of AV reentrant tachycardia. Pacing Clin Electrophysiol 1994;17:590-594.
10. Keim S, Curtis AB, Belardinelli L, Epstein ML, Staples ED, Lerman BB. Adenosine-induced atrioventricular block: a rapid and reliable method to assess surgical and radiofrequency catheter ablation of accessory atrioventricular pathways. J Am Coll Cardiol 1992;19:1005-1012.
11. Spotnitz MD, Markowitz SM, Liu CF, et al. Mechanisms and clinical significance of adenosine-induced dormant accessory pathway conduction after catheter ablation. Circ Arrhythm Electrophysiol 2014;7:1136-1143.
12. Guo X, Sun Q, Ma J, et al. Electrophysiological characteristics and radiofrequency catheter ablation of accessory pathway connecting the right atrial appendage and the right ventricle. J Cardiovasc Electrophysiol 2015;26:845-852.
13. Mah D, Miyake C, Clegg R, et al. Epicardial left atrial appendage and biatrial appendage accessory pathways. Heart Rhythm 2010;7:1740-1745.
14. Wen MS, Yeh SJ, Wang CC, King A, Lin FC, Wu D. Radiofrequency ablation therapy of the posteroseptal accessory pathway. Am Heart J 1996;132: 612-620.
15. Langberg JJ, Man KC, Vorperian VR, et al. Recognition and catheter ablation of subepicardial accessory pathways. J Am Coll Cardiol 1993;22:1100-1104.
16. Giorgberidze I, Saksena S, Krol RB, Mathew P. Efficacy and safety of radiofrequency catheter ablation of left-sided accessory pathways through the coronary sinus. Am J Cardiol 1995;76:359-365.
17. Takahashi A, Shah DC, Jaïs P, Hocini M, Clementy J, Haïssaguerre M. Specific electrocardiographic features of manifest coronary vein posteroseptal accessory pathways. J Cardiovasc Electrophysiol 1998;9:1015-1025.
18. Kobza R, Hindricks G, Tanner H, et al. Paraseptal accessory pathway in Wolff-Parkinson-White-Syndrom: ablation from the right, from the left or within the coronary sinus/middle cardiac vein? J Interv Card Electrophysiol 2005;12:55-60.
19. Lesh MD, Van Hare G, Kao AK, Scheinman MM. Radiofrequency catheter ablation for Wolff-Parkinson-White Syndrome associated with a coronary sinus diverticulum. Pacing Clin Electrophysiol 1991;14:1479-1484.
20. Lewalter T, Yang A, Schwab JO, Lüderitz B. Accessory pathway catheter ablation inside the neck of a coronary sinus diverticulum. J Cardiovasc Electrophysiol 2003;14:1386.
21. Morin DP, Parker H, Khatib S, Dinshaw H. Computed tomography of a coronary sinus diverticulum associated with Wolff-Parkinson-White syndrome. Heart Rhythm 2012;9:1338-1339.
22. Pap R, Traykov VB, Makai A, Bencsik G, Forster T, Sághy L. Ablation of posteroseptal and left posterior accessory pathways guided by left atrium-coronary sinus musculature activation sequence. J Cardiovasc Electrophysiol 2008;19:653-658.
23. Chiang CE, Chen SA, Tai CT, et al. Prediction of successful ablation site of concealed posteroseptal accessory pathways by a novel algorithm using baseline electrophysiological parameters: implication for an abbreviated ablation procedure. Circulation 1996;93:982-991.
24. Calvo D, Ávila P, García-Fernández FJ, et al. Differential responses of the septal ventricle and the atrial signals during ongoing entrainment: a method to differentiate orthodromic reciprocating tachycardia using septal accessory pathways from atypical atrioventricular nodal reentry. Circ Arrhythm Electrophysiol 2015;8:1201-1209.
25. Miles W, Yee R, Klein G, Zipes D, Prystowsky E. The preexcitation index: an aid in determining the mechanism of supraventricular tachycardia and localizing accessory pathways. Circulation 1986;74:493-500.
26. Akerström F, Pachón M, García-Fernández FJ, et al. Number of beats in the transition zone with fixed SA interval during right ventricular overdrive pacing determines accessory pathway location in orthodromic reentrant tachycardia. Pacing Clin Electrophysiol 2016;39:21-27.
27. Boonyapisit W, Methavigul K, Krittayaphong R, et al. Determining the site of accessory pathways in orthodromic reciprocating tachycardia by using the response to right ventricular pacing. Pacing Clin Electrophysiol 2016;39:115-121.
28. Stavrakis S, Jackman WM, Nakagawa H, et al. Risk of coronary artery injury with radiofrequency ablation and cryoablation of epicardial posteroseptal accessory pathways within the coronary venous system. Circ Arrhythm Electrophysiol 2014;7:113-119.
29. Haïssaguerre M, Marcus F, Poquet F, Gencel L, Le Métayer P, Clémenty J. Electrocardiographic characteristics and catheter ablation of parahissian accessory pathways. Circulation 1994;90:1124-1128.
30. Gonzàlez-Torrecilla E, Peinado R, Almendral J, et al. Reappraisal of classical electrocardiographic criteria in detecting accessory pathways with a strict para-Hisian location. Heart Rhythm 2013;10:16-21.
31. Schlüter M, Kuck KH. Catheter ablation from right atrium of anteroseptal accessory pathways using radiofrequency current. J Am Coll Cardiol 1992;19:663-670.
32. Xu G, Liu T, Liu E, et al. Radiofrequency catheter ablation at the noncoronary cusp for the treatment of para-hisian accessory pathways. Europace 2015;17:962-968.
33. Tada H, Naito S, Nogami A, Taniguchi K. Successful catheter ablation of an anteroseptal accessory pathway from the noncoronary sinus of Valsalva. J Cardiovasc Electrophysiol 2003;14:544-546.

34. Suleiman M, Powell BD, Munger TM, Asirvatham SJ. Successful cryoablation in the noncoronary aortic cusp for a left anteroseptal accessory pathway. J Interv Card Electrophysiol 2008;23:205–211.

35. Suleiman M, Brady PA, Asirvatham SJ, Friedman PA, Munger TA. The noncoronary cusp as a site for successful ablation of accessory pathways: electrogram characteristics in three cases. J Cardiovasc Electrophysiol 2011;22:203–209.

36. Huang H, Wang X, Ouyang F, Antz M. Catheter ablation of anteroseptal accessory pathway in the non-coronary aortic sinus. Europace 2006;8:1041–1044.

37. Shenthar J, Rai MK. Preexcited tachycardia mimicking outflow tract ventricular tachycardia ablated from the left coronary cusp. J Cardiovasc Electrophysiol 2014;25:653–656.

38. Ticho BS, Saul P, Hulse JE, De W, Lulu J, Walsh EP. Variable location of accessory pathways associated with the permanent form of junctional reciprocating tachycardia and confirmation with radiofrequency ablation. Am J Cardiol 1992;70:1559–1564.

39. Gaita F, Haissaguerre M, Guistetto C, et al. Catheter ablation of permanent junctional reciprocating tachycardia with radiofrequency current. J Am Coll Cardiol 1995;25:648–654.

40. Haissaguerre M, Warin JF, Le Metayer P, et al. Catheter ablation of Mahaim fibers with preservation of atrioventricular nodal conduction. Circulation 1990;82:418–427.

41. McClelland JH, Wang X, Beckman KJ, et al. Radiofrequency catheter ablation of right atriofascicular (Mahaim) accessory pathways guided by accessory pathway activation potentials. Circulation 1994;89:2655–2666.

42. Klein LS, Hackett FK, Zipes DP, Miles WM. Radiofrequency catheter ablation of Mahaim fibers at the tricuspid annulus. Circulation 1993;87:738–747.

43. Cappato R, Schlüter M, Weiss C, et al. Catheter-induced mechanical conduction block of right-sided accessory fibers with Mahaim-type preexcitation to guide radiofrequency ablation. Circulation 1994;90:282–290.

44. Mönnig G, Wasmer K, Milberg P, et al. Predictors of long-term success after catheter ablation of atriofascicular accessory pathways. Heart Rhythm 2012;9:704–708.

45. Grogin HR, Lee RJ, Kwasman M, et al. Radiofrequency catheter ablation of atriofascicular and nodoventricular Mahaim tracts. Circulation 1994;90:272–281.

46. Hluchy J, Schlegelmilch P, Schickel S, et al. Radiofrequency ablation of a concealed nodoventricular Mahaim fiber guided by a discrete potential. J Cardiovasc Electrophysiol 1999;10:603–610.

13 Taquicardia auricular

Introducción

La taquicardia auricular (TA) puede clasificarse en dos tipos generales: focal y de macrorreentrada. Las TA focales surgen de una «fuente puntual» con propagación centrífuga al resto de la aurícula y debido a un aumento del automatismo, la actividad desencadenada o las microrreentradas. Estas taquicardias tienden a agruparse en sitios anatómicos específicos que incluyen *1)* la cresta terminal («taquicardia de la cresta»), *2)* los anillos tricuspídeo y mitral, *3)* las orejuelas auriculares, *4)* el tabique (*septum*) interauricular, *5)* el *ostium* del seno coronario (SC) y *6)* las venas pulmonares.[1] Las TA de macrorreentrada se producen en el contexto de una cicatriz auricular (p. ej., cirugía, ablación previa), que crea istmos de conducción lenta que facilitan la reentrada.

El objetivo de este capítulo es:

1. Localizar las TA focales mediante el electrocardiograma (ECG) de 12 derivaciones.
2. Examinar las características electrofisiológicas de la TA.
3. Analizar las técnicas de mapeo (cartografía) para la ablación de las TA focales y de macrorreentrada.

ELECTROCARDIOGRAMA DE 12 DERIVACIONES

La morfología de la onda P durante la TA está determinada por su sitio anatómico de origen y, por lo tanto, es valiosa para la localización de la afección.[2-5] Se visualiza mejor durante los períodos de bloqueo auriculoventricular (AV) cuando no está oscurecida por complejos QRS u ondas T (una ráfaga de estimulación ventricular rápida durante la taquicardia puede disociar las ondas P de los complejos QRS/ondas T).

DERECHA FRENTE A IZQUIERDA Las derivaciones más útiles para diferenciar las TA derechas de las izquierdas son V1 y aVL.[6] Por lo general, dado que la aurícula derecha es anterior con respecto a la aurícula izquierda (AI), las TA derechas generan ejes de ondas P posteriores (V1: negativa o bifásica [positiva-negativa]) e izquierdas (aVL: positiva).[2,6] Por el contrario, las TA izquierdas producen ejes de ondas P anteriores (V1: positiva o bifásica [negativa-positiva]) y hacia la derecha (aVL: negativa o isoeléctrica), excepto en el caso del origen en la vena pulmonar superior derecha (VPSD), donde las ondas P pueden ser positivas en aVL.

SUPERIOR FRENTE A INFERIOR Los focos superiores (p. ej., cresta terminal alta, venas pulmonares superiores, orejuelas auriculares) generan una onda P positiva en las derivaciones inferiores. A medida que el origen de la taquicardia se desplaza hacia abajo (cresta terminal baja, venas pulmonares inferiores, *ostium* del SC, anillos inferiores), las amplitudes de la onda P disminuyen e incluso se vuelven negativas en las derivaciones inferiores.

TAQUICARDIA SEPTAL FRENTE A LA DE PARED LIBRE Las ondas P más cercanas al tabique (p. ej., venas pulmonares derechas) tienden a ser más estrechas que las que se originan más lejos del tabique (p. ej., venas pulmonares izquierdas).

MORFOLOGÍAS ESPECÍFICAS DE LA ONDA P

Morfología similar a la sinusal

La cresta terminal es la localización más frecuente de las TA derechas. Por su proximidad al nodo sinusal, genera ondas P de tipo sinusal (bifásicas [positivas-negativas] en V1, eje inferior y negativas en aVR) (fig. 13-1).[7] Ocasionalmente, una taquicardia de la cresta muestra una onda P positiva en V1, en cuyo caso, la onda P también es positiva en V1 durante el ritmo sinusal normal (RSN) (debido a la posición anatómica del corazón respecto a V1). Esto puede diferenciarse de la taquicardia de la VPSD, que muestra la onda P bifásica normal (positiva-negativa) en V1 durante el RSN.[2] Las taquicardias de la orejuela derecha y de la región superior del anillo tricuspídeo muestran una onda P negativa en V1 con progresión precordial variable y un eje inferior, que pueden ser difíciles de diferenciar entre sí debido a su gran proximidad anatómica.[8,9]

Morfología atípica similar a TRNAV

Debido a que la vía lenta (VL) del nodo AV se encuentra cerca del *ostium* del SC, las taquicardias originadas en dicho orificio producen una morfología característica similar las de la taquicardia por reentrada en el nodo auriculoventricular o TRNAV (ondas P isoeléctricas y luego positivas o bifásicas [negativas-positivas] en V1 y ondas P invertidas inferiormente) (*véase* fig. 13-1).[10] Las taquicardias del SC

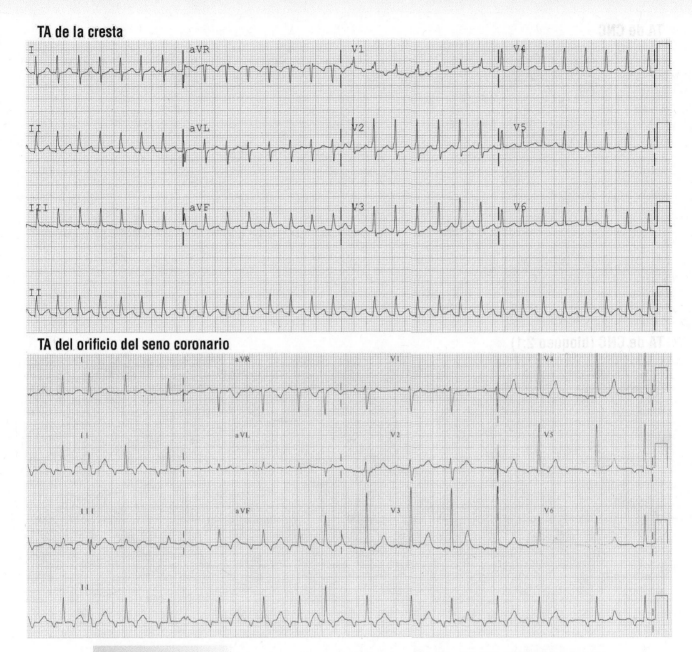

FIGURA 13-1 ECG de 12 derivaciones de una TA que surge de la cresta terminal (*arriba*) y del *ostium* del seno coronario (*abajo*). Las ondas P de las «taquicardias de la cresta» se asemejan a las taquicardias sinusales por su proximidad al nodo SA. Las ondas P de las taquicardias del seno coronario se parecen a las de la TRNAV atípica porque la VL se encuentra cerca del *ostium* del seno coronario.

muestran regresión de la onda P precordial. La transición de positivo a negativo se presenta antes con el origen de la taquicardia en el *ostium* del SC (V2) que en el cuerpo del SC (V4).[11]

Morfología bifásica (negativa-positiva)

La inusual morfología estrecha y bifásica (negativa-positiva) de la onda P en la derivación V1 o en las derivaciones inferiores debe hacer sospechar un origen septal: cúspide no coronaria (CNC), continuidad aortomitral (anillo mitral superior), perinodal o tabique interauricular (fig. 13-2).[5,12-16]

Concordancia

Las ondas P invertidas en las derivaciones inferiores y negativamente concordantes a través del precordio son características del origen desde el anillo tricuspídeo inferior (la estructura más anterior de la aurícula) (fig. 13-3).[9] Por el contrario, la concordancia positiva de las ondas P precordiales sugiere un origen en las venas pulmonares (la estructura más posterior de la aurícula y la localización más frecuente de las TA izquierdas) (*véase* fig. 13-3).[17] Las TA que se originan en las venas pulmonares izquierdas son más anchas y presentan con mayor frecuencia muescas que las venas pulmonares derechas.

TA de CNC

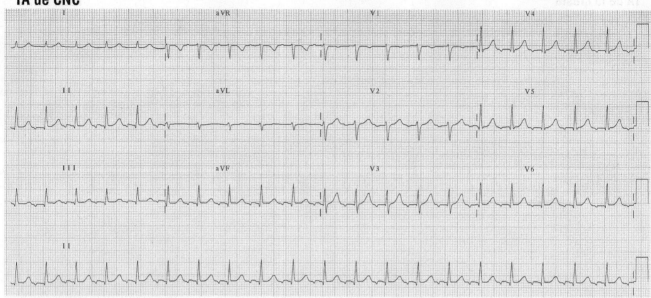

TA de CNC (bloqueo 2:1)

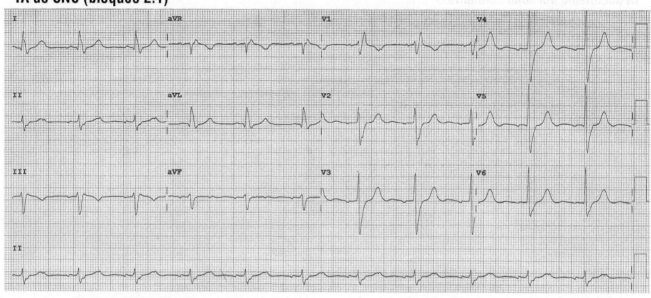

FIGURA 13-2 ECG de 12 derivaciones de TA originada en la CNC de la válvula aórtica. Conducción AV 1:1 (*arriba*) y 2:1 (*abajo*). Las ondas P muestran una morfología bifásica (negativa-positiva) característica en las derivaciones inferiores.

Debido a su proximidad anatómica, puede ser difícil diferenciar las taquicardias de la vena pulmonar superior izquierda (VPSI) de aquellas de la orejuela de la AI. Las taquicardias de dicha orejuela podrían mostrar ondas P negativas más profundas en aVL (debido a su localización más a la izquierda) y concordantes menos positivas (debido a su localización más anterior).

CARACTERÍSTICAS ELECTROFISIOLÓGICAS

Los patrones de activación auricular intracardíaca permiten una mejor localización de la TA, especialmente cuando las ondas P son difíciles de identificar en el ECG de 12 derivaciones. Ciertas características

ayudan a diferenciar la TA de la TRNAV y de la taquicardia por reentrada auriculoventricular ortodrómica (TRAVo).

RELACIÓN AV

El bloqueo AV es frecuente durante la TA. Por el contrario, el bloqueo AV es infrecuente y suele ser transitorio durante la TRNAV y nunca se produce con la TRAVo.

BLOQUEO DE RAMA

A diferencia de la TRAVo, la TA no depende del sistema His-Purkinje y, por lo tanto, no se ve afectada por la aparición de un bloqueo de rama.

TA del AT

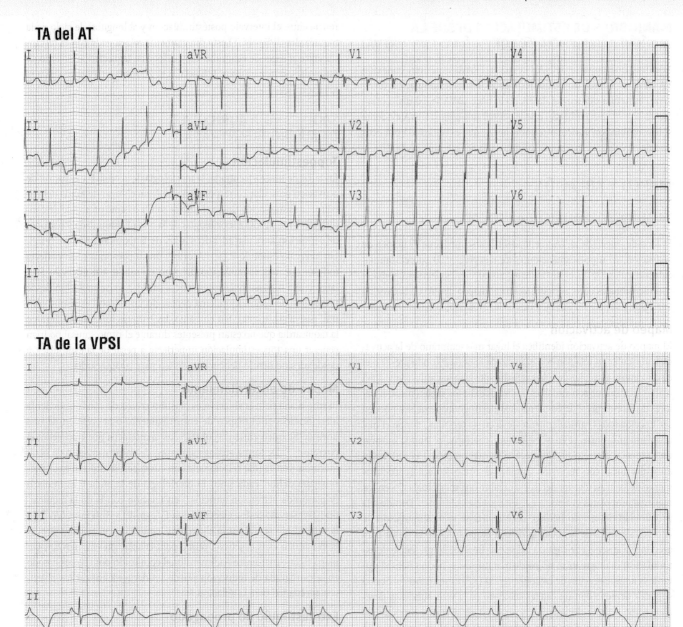

TA de la VPSI

FIGURA 13-3 ECG de 12 derivaciones de un caso de TA originada en el anillo tricuspídeo (AT) inferior (*arriba*) y la VPSI (*abajo*) que muestra concordancia precordial negativa y positiva, respectivamente. La taquicardia de la VPSI presenta un bloqueo de Wenckebach intermitente de salida 4:2 de la vena pulmonar que causa bradicardia relativa y prolongación del QT.

ZONAS DE TRANSICIÓN

En las TA automáticas se produce una aceleración gradual de la taquicardia (fenómeno de calentamiento). La morfología y el patrón de activación auricular de la primera onda P y de las subsiguientes son idénticos porque todas están impulsadas por el mismo foco ectópico. La iniciación abrupta por despolarizaciones auriculares prematuras espontáneas se presenta ante la actividad desencadenada o la reentrada, en cuyo caso las ondas P primera (iniciadora) y posterior pueden diferir. La desaceleración gradual de la taquicardia (fenómeno de enfriamiento) se observa con las TA automáticas, mientras que la terminación abrupta se detecta con la actividad desencadenada y la reentrada. Dado que la TA no depende del nodo AV, una taquicardia de complejo estrecho que termine repetidamente de forma espontánea con bloqueo AV descarta la TA.

MANIOBRAS DE ESTIMULACIÓN DESDE EL VENTRÍCULO (RESPUESTA «AAV»)

Mientras que la respuesta de la TRNAV y la TRAVo al encarrilamiento desde el ventrículo es «AV» (o «AH»), para la TA es «AAV» («AAH») (*véase* fig. 5-23).[18,19] En raras ocasiones, una TA de macrorreentrada puede generar una respuesta «AV» si *1*) el tiempo del circuito de TA > período refractario de la unión AV y *2*) el sitio auricular de registro es captado ortodrómicamente durante el encarrilamiento (un sitio captado de forma antidrómica genera una respuesta «AAV»).[20]

MANIOBRAS DE ESTIMULACIÓN DESDE LA AURÍCULA (AUSENCIA DE CONEXIÓN O *LINKING* VA)

Mientras que tanto la TRNAV como la TRAVo muestran conexión VA (ΔVA < 10 ms) un latido después de la sobreestimulación (*overdrive*) auricular diferencial, la TA no lo hace (ΔVA > 10 ms) (*véase* fig. 5-27).[21,22] Sin embargo, puede ocurrir una conexión VA evidente si la estimulación auricular termina la TA, que es reiniciada por ecos nodales AV típicos (no por la estimulación *per se*) (fig. 13-4).

MAPEO Y ABLACIÓN

TAQUICARDIA AURICULAR FOCAL

El foco de origen de la TA puede identificarse mediante *1)* mapeo de activación, *2)* topoestimulación (*pace mapping*) y *3)* sobreestimulación auricular.[23-27] La creación de reconstrucciones electroanatómicas tridimensionales de la aurícula facilita el mapeo dentro de la cavidad auricular y supera las limitaciones de la fluoroscopia bidimensional.

Mapeo de activación

El mapeo de activación identifica el lugar más temprano de la activación auricular en relación con el inicio de la onda P (onda pre-P) o el electrograma auricular de referencia durante la taquicardia (figs. 13-5 a 13-17). Aunque son variables, los sitios exitosos suelen mostrar valores de la onda pre-P $\geq$ 20-30 ms. Los electrogramas exitosos pueden ser fraccionados (particularmente de la cresta terminal, donde el mal acoplamiento entre células causa una conducción lenta), mostrar un potencial discreto de alta frecuencia que precede a la activación auricular local con reversión durante el ritmo sinusal (particularmente de la musculatura del SC) o exhibir una morfología QS en los registros unipolares (*véanse* figs. 13-7 y 13-12).[4,7,11,24,25] Debido a la proximidad del nervio frénico, debe realizarse una estimulación de alto voltaje antes de la ablación de una taquicardia de la cresta para asegurar la ausencia de captura del nervio frénico. En presencia de estimulación diafragmática, se puede monitorizar el nervio frénico durante la administración de radiofrecuencia (RF) estimulando el nervio superior derecho con un catéter colocado en la vena subclavia derecha (como se hace durante la crioablación de la vena pulmonar derecha). Se debe hacer mención específica cuando el sitio más precoz de activación auricular se registra en la región del haz de His, en cuyo caso se debe considerar una TA de la CNC (*véanse* figs. 13-5 a 13-8). El mapeo de la CNC podría identificar el lugar más temprano de activación auricular y permitir una ablación más segura con un menor riesgo de causar bloqueo AV.[12-15]

Topoestimulación

Las TA dan lugar a morfologías específicas de la onda P y a patrones de activación auricular, que pueden reproducirse cuando se estimula desde su lugar de origen (*véase* fig. 13-9).[26] La topoestimulación resulta útil para los episodios breves de TA que son difíciles de sostener y que no se prestan fácilmente al mapeo de activación.

Sobreestimulación auricular

Mientras que las TA focales no pueden ser encarriladas, la sobreestimulación auricular a una frecuencia ligeramente superior a la de la taquicardia puede ser útil para localizar su lugar de origen.[27] La diferencia entre el intervalo postestimulación y la longitud de ciclo de la taquicardia (IPE – LCT) está directamente relacionada con la distancia entre el lugar de estimulación y el foco de taquicardia. Un sitio de estimulación que muestre IPE – LCT < 20 ms es un objetivo para la ablación (fig. 13-18).

TAQUICARDIA AURICULAR DE MACRORREENTRADA

Topoestimulación

En la TA de macrorreentrada, la morfología de la onda P y el patrón de activación auricular correspondiente reflejan el lugar de salida del circuito. La estimulación desde el sitio de salida o istmo protegido de conducción lenta produce morfologías de la onda P estimulada y patrones de activación auricular idénticos a los de la taquicardia (fig. 13-19). Un intervalo estímulo-P (St-P) corto y una topoestimulación perfecta indican que hay estimulación del sitio de salida. Un intervalo St-P largo y una topoestimulación perfecta sugieren la estimulación desde una región de conducción lenta dentro del circuito (p. ej., istmo central, pasiva adyacente). Sin embargo, las barreras funcionales durante la taquicardia que no están presentes durante el ritmo sinusal podrían generar una topoestimulación imperfecta a pesar de la estimulación desde un sitio dentro del circuito crítico para la taquicardia.

Mapeo de encarrilamiento

El sitio diana para la ablación es el istmo crítico de conducción lenta identificado por el mapeo de encarrilamiento o la creación de una línea de bloqueo entre dos obstáculos anatómicos que transectan el circuito.[28-30] De forma análoga al mapeo de encarrilamiento de la taquicardia ventricular relacionada con cicatrices, se utilizan tres criterios para definir cada sitio: *1)* morfología de la onda P estimulada (y patrón de activación auricular) en relación con la de la taquicardia, *2)* intervalo St-P – electrograma P (egm-P) y *3)* IPE – LCT.[28] En la tabla 13-1 se muestran diferentes lugares de encarrilamiento; el istmo crítico es el objetivo óptimo para la ablación (fig. 13-20). Un mapa electroanatómico tridimensional codificado por colores basado en la cartografía de inducción puede ayudar a identificar los objetivos adecuados para la ablación.[31]

Extraestímulo no propagado

El istmo crítico del circuito de macrorreentrada también puede identificarse mediante un extraestímulo no propagado que termine la taquicardia.[32] Dicho extraestímulo despolariza el istmo crítico, haciéndolo refractario sin que se propague al resto de la aurícula (captura no global).

FENÓMENOS ELECTROFISIOLÓGICOS INUSUALES

TA SIMILARES A LA TRNAV Las TA de CNC con conducción por la VL pueden causar activación auricular y ventricular simultánea (taquicardia «A en V») y activación auricular más precoz en el tabique anterior imitando una TRNAV típica (*véase* fig. 13-4).[33] La diferenciación requiere la evaluación de la morfología de la onda P, maniobras de estimulación en el ventrículo (respuesta «AAV») o maniobras de estimulación en la aurícula (ausencia de conexión VA).

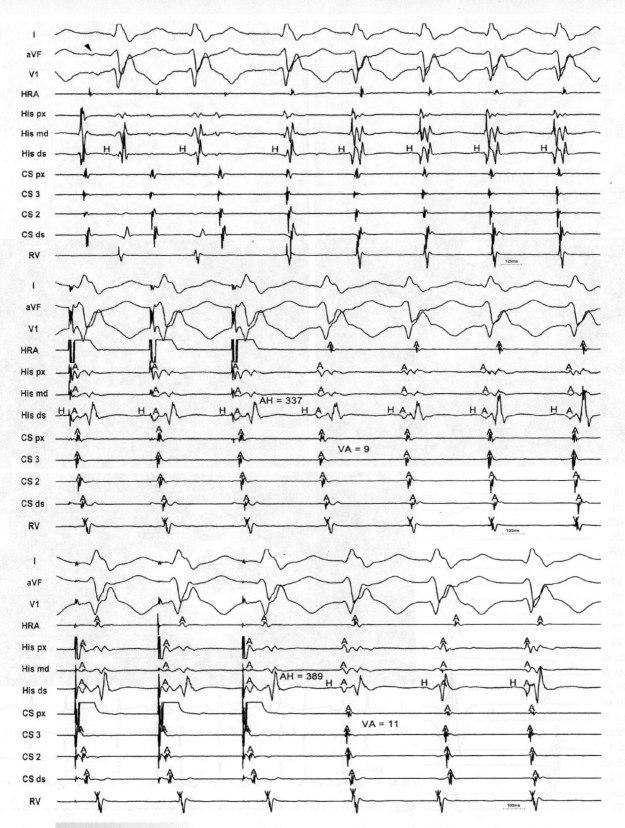

FIGURA 13-4 TA de CNC que imita una TRNAV típica. *Arriba*: TA de CNC con Wenckebach de vía rápida (VR) en transición a conducción de VL sostenida que causa activación AV simultánea. La taquicardia «A en V» con activación auricular originada en la CNC (cerca de la VR) imita la TRNAV típica. Sin embargo, la morfología de la onda P (bifásica [negativa-positiva] en la derivación II [*punta de flecha*]) descarta la TRNAV. *Centro y abajo*: conexión VA evidente. A pesar de los diferentes intervalos AH largos tras el cese de la estimulación auricular diferencial (aurícula derecha alta [HRA] y CS), el ΔVA = 2 ms porque los ecos nodales AV típicos (no la estimulación auricular en sí misma) reinician la TA. CS: seno coronario; ds: distal; HRA: aurícula derecha alta; md: medio; px: proximal; RV: ventrículo derecho.

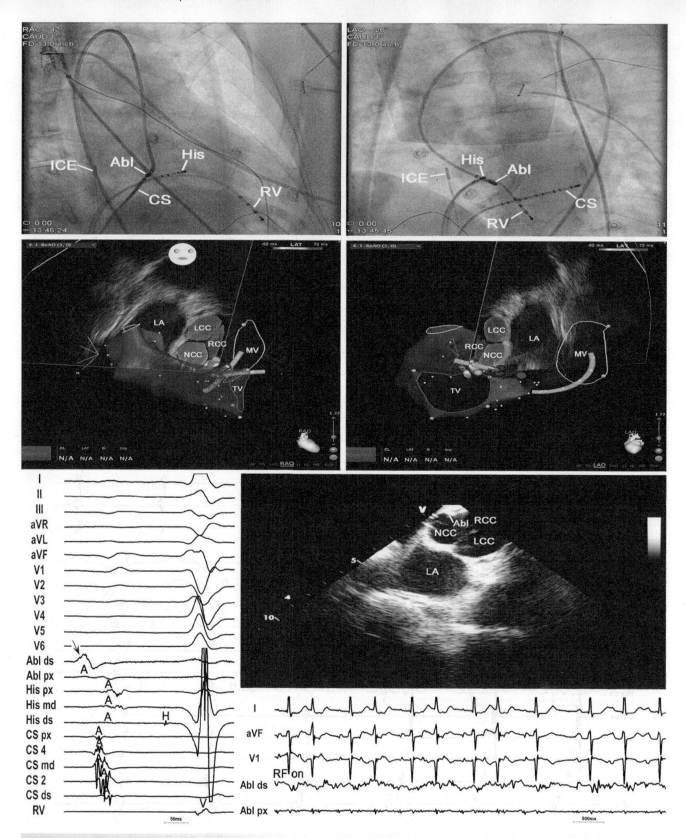

FIGURA 13-5 Ablación de una TA de CNC. El sitio más temprano de activación auricular (*flecha*) precede a la aparición de la onda P por 52 ms, donde la aplicación de energía de RF (*marca roja*) pone fin a la taquicardia. Obsérvese que las *marcas amarillas* denotan el haz de His del lado derecho y la *marca azul* denota el sitio más precoz en la aurícula derecha. Abl: ablación; CS: seno coronario; ds: distal; ICE: ecocardiografía intracardíaca; LA: aurícula izquierda; LCC: cúspide coronaria izquierda; md: medio; MV: válvula mitral; NCC: cúspide no coronaria; px: proximal; RCC: cúspide coronaria derecha; *RF on*: RF encendida; RV: ventrículo derecho; TV: válvula tricúspide.

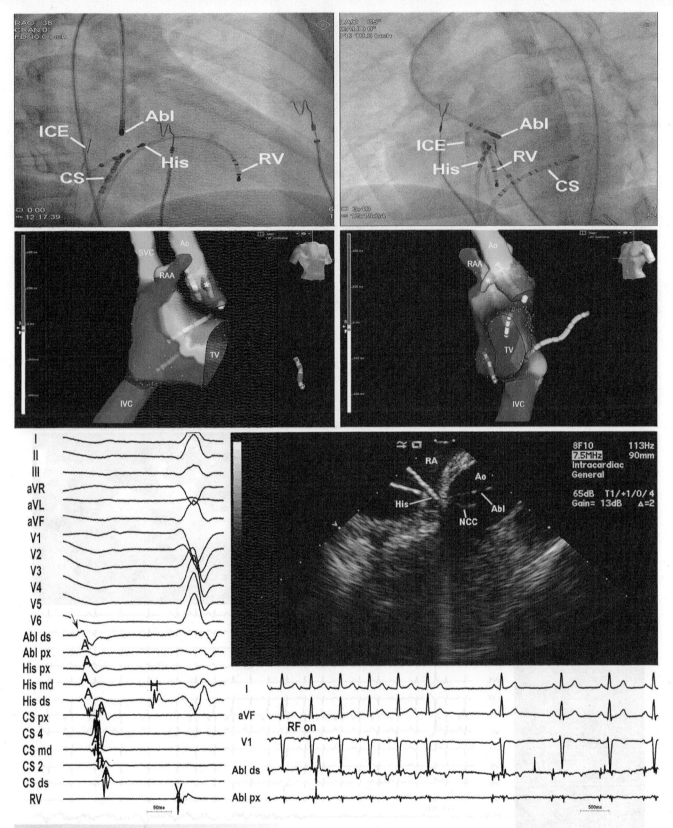

FIGURA 13-6 Ablación de una TA de CNC. El punto más temprano de activación auricular (*blanco, flecha*) precede la aparición de la onda P por 24 ms, donde la aplicación de energía de RF termina la taquicardia en 1.9 s. Obsérvese la proximidad entre el catéter de ablación en la CNC y el haz de His al otro lado del tabique. Nótese que las *marcas amarillas* denotan el haz de His izquierdo y el *asterisco* la arteria coronaria derecha. Abl: ablación; Ao: aorta; CS: seno coronario; ds: distal; ICE: ecocardiografía intracardíaca; IVC: vena cava inferior; md: medio; NCC: cúspide no coronaria; px: proximal; RA: aurícula derecha; RAA: orejuela de la aurícula derecha; *RF on*: RF encendida; RV: ventrículo derecho; SVC: vena cava superior; TV: válvula tricúspide.

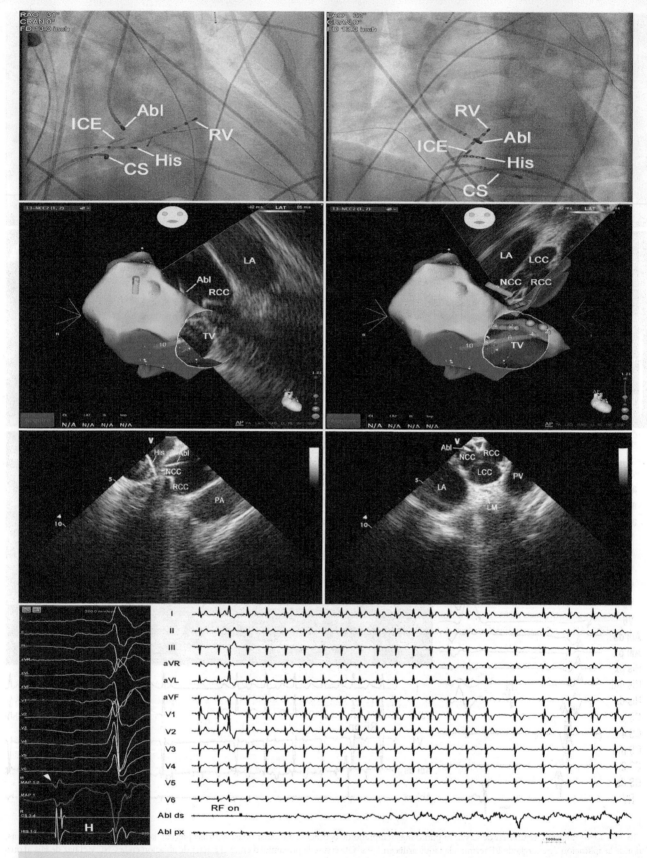

FIGURA 13-7 Ablación de una TA de CNC. El sitio más temprano de activación auricular (*punta de flecha*) precede a la aparición de la onda P por 59 ms, y se registra una señal de QS unipolar. La aplicación de energía de RF pone fin a la taquicardia en 11.6 s. Obsérvese que las *marcas amarillas* indican el haz de His. Abl: ablación; CS: seno coronario; ds: distal; ICE: ecocardiografía intracardíaca; LA: aurícula izquierda; LCC: cúspide coronaria izquierda; NCC: cúspide no coronaria; PA: arteria pulmonar; PV: vena pulmonar; px: proximal; RCC: cúspide coronaria derecha; *RF on*: RF encendida; RV: ventrículo derecho; TV: válvula tricúspide.

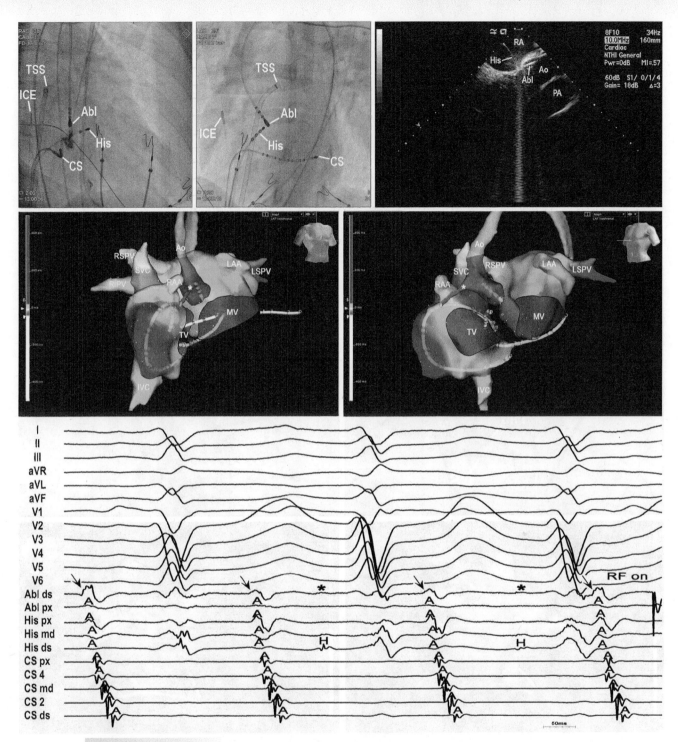

FIGURA 13-8 Ablación de una TA de CNC. El sitio más temprano de activación auricular (*blanco, flechas*) precede a la aparición de la onda P por 18 ms, donde la aplicación de energía de RF puso fin a la taquicardia. Obsérvense los electrogramas del haz de His muy pequeños y de campo lejano (*asterisco negro*) registrados en el catéter de ablación y su proximidad al catéter del haz de His. Nótese que el *asterisco blanco* indica la arteria coronaria derecha. Abl: ablación; Ao: aorta; CS: seno coronario; ds: distal; ICE: ecocardiografía intracardíaca; IVC: vena cava inferior; LAA: orejuela de la aurícula izquierda; LSPV: vena pulmonar superior izquierda; md: medio; MV: válvula mitral; PA: arteria pulmonar; px: proximal; RA: aurícula derecha; RAA: orejuela de la aurícula derecha; RIPV: vena pulmonar inferior derecha; RSPV: vena pulmonar superior derecha; SVC: vena cava superior; TSS: vaina transeptal; TV: válvula tricúspide.

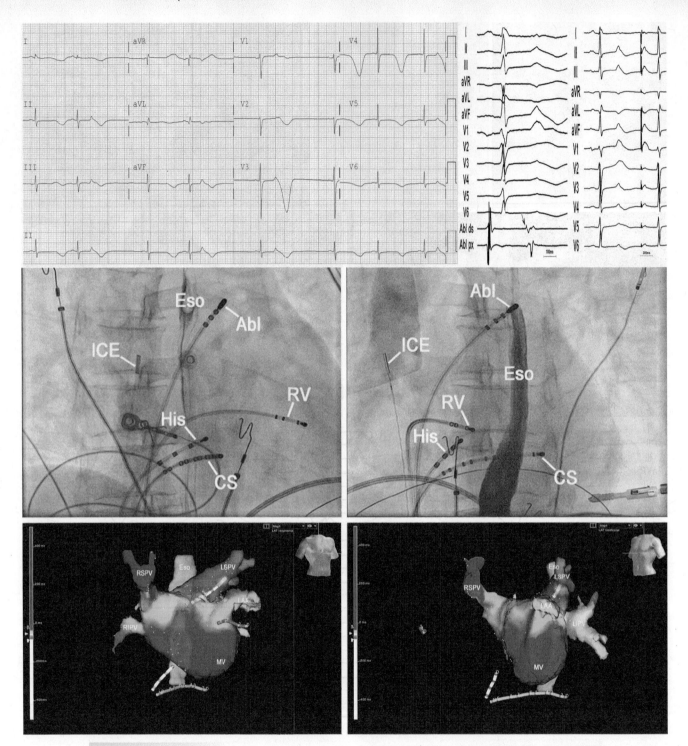

FIGURA 13-9 Ablación de una TA de la VPSI. El sitio más temprano de activación auricular (*flecha, blanco*) precede al inicio de la onda P por 41 ms, donde los estímulos coincidieron con los complejos de despolarizaciones auriculares (CDA) clínicos y la administración de RF abolió la TA. La pasta de bario resalta el esófago delineando su proximidad al lugar de ablación. Abl: ablación; CS: seno coronario; ds: distal; Eso: esófago; ICE: ecocardiografía intracardíaca; LAA: orejuela de la aurícula izquierda; LIPV: vena pulmonar inferior izquierda; LSPV: vena pulmonar superior izquierda; MV: válvula mitral; px: proximal; RIPV: vena pulmonar inferior derecha; RSPV: vena pulmonar superior derecha.

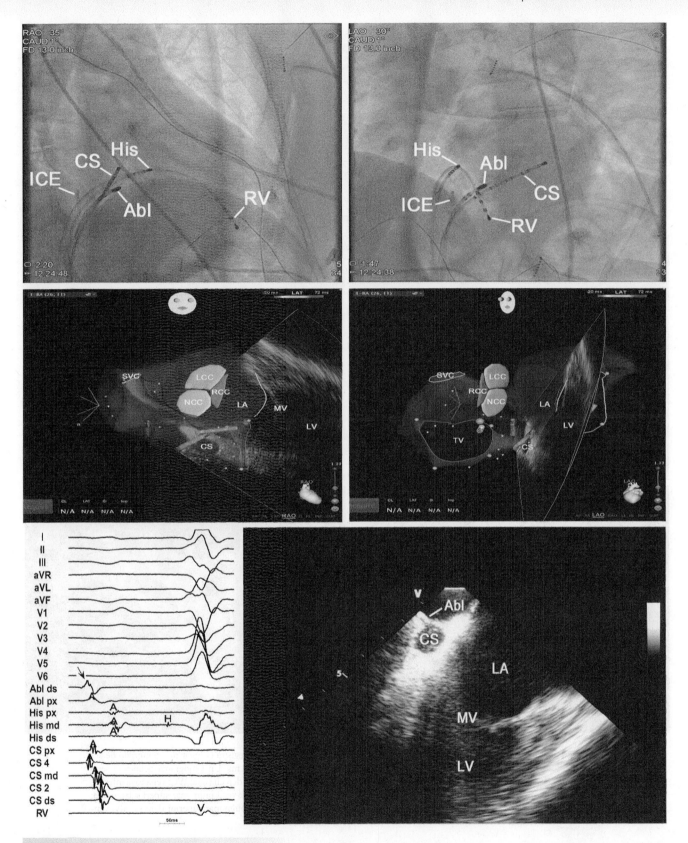

FIGURA 13-10 Ablación de una TA del seno coronario. El sitio más temprano de activación auricular (*rojo, flecha*) precede la aparición de la onda P por 24 ms, donde la aplicación de energía de RF puso fin a la taquicardia. Obsérvese que la *marca amarilla* indica el haz de His. Abl: ablación; CS: seno coronario; ds: distal; ICE: ecocardiografía intracardíaca; LA: aurícula izquierda; LCC: cúspide coronaria izquierda; LV: ventrículo izquierdo; md: medio; MV: válvula mitral; NCC: cúspide no coronaria; px: proximal; RCC: cúspide coronaria derecha; RV: ventrículo derecho; SVC: vena cava superior; TV: válvula tricúspide.

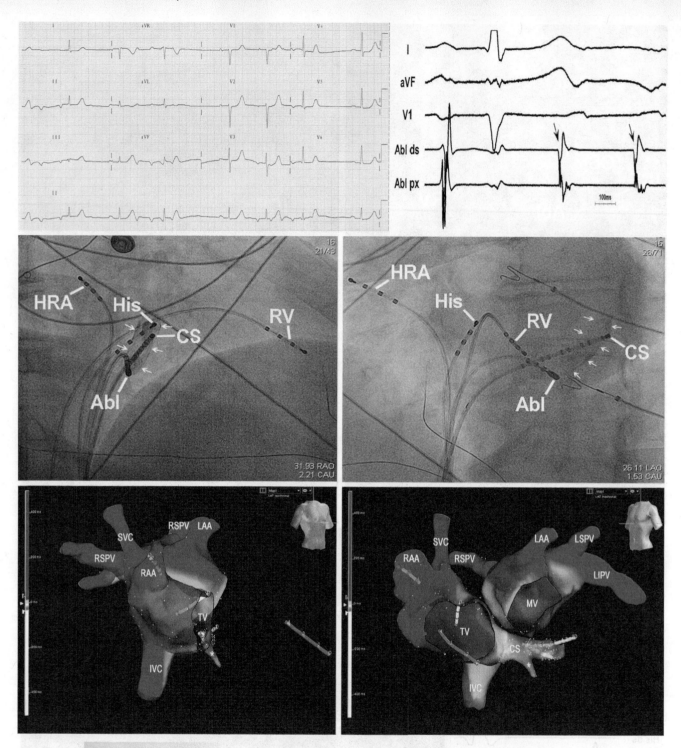

FIGURA 13-11 Ablación de una TA del seno coronario. El sitio de ablación exitoso registra el lugar más temprano de activación auricular (*flecha negra, blanca*), que precede al inicio de la onda P por 24 ms. Un venograma delinea el seno coronario (*flechas blancas*). Abl: ablación; CS: seno coronario; ds: distal; HRA: aurícula derecha alta; IVC: vena cava inferior; LAA: orejuela de la aurícula izquierda; LIPV: vena pulmonar inferior izquierda; LSPV: vena pulmonar superior izquierda; MV: válvula mitral; px: proximal; RAA: orejuela de la aurícula derecha; RSPV: vena pulmonar superior derecha; RV: ventrículo derecho; SVC: vena cava superior; TV: válvula tricúspide.

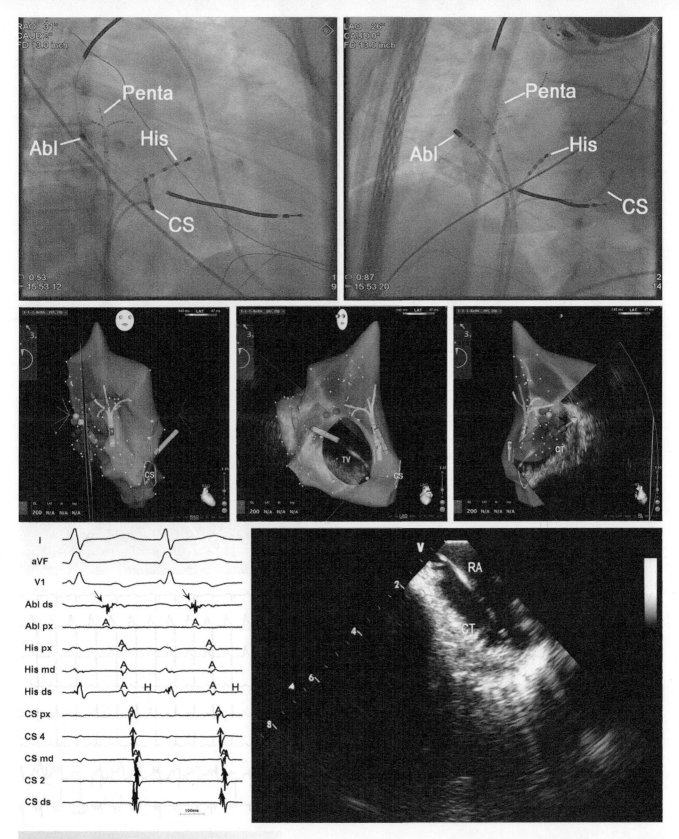

FIGURA 13-12 Ablación de taquicardia de la «cresta». El sitio más temprano de activación auricular registra un electrograma fraccionado (*marca amarilla, flechas*) que precede a la aparición de la onda P por 39 ms, pero estimula el nervio frénico derecho durante la estimulación (*marcas azules*). La administración de RF ligeramente por debajo (*marcas rojas*) de donde no se produjo la estimulación del nervio frénico eliminó con éxito la TA. Abl: ablación; CS: seno coronario; CT: cresta terminal; ds: distal; md: medio; Penta: catéter Pentaray®; px: proximal; RA: aurícula derecha; TV: válvula tricúspide.

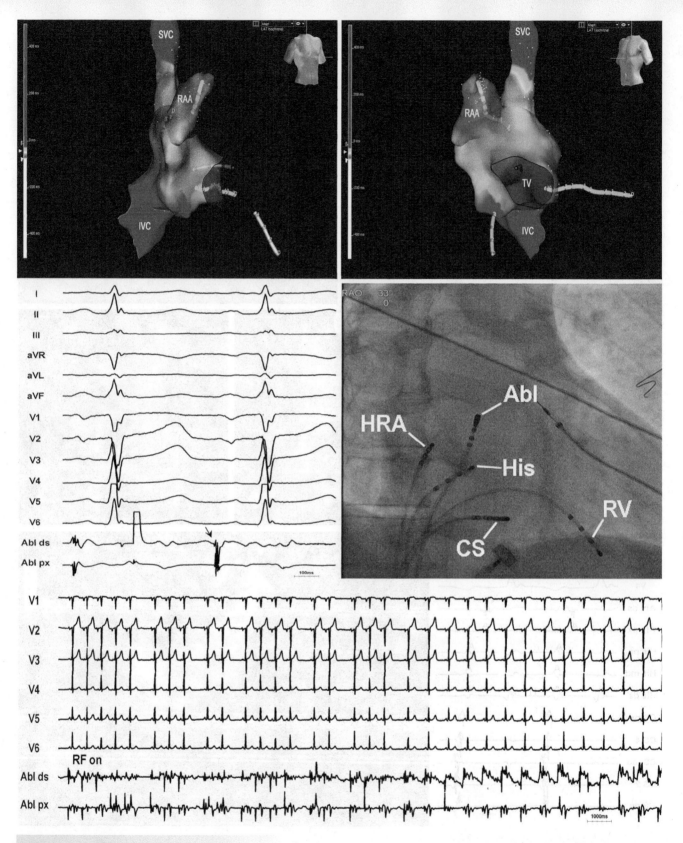

FIGURA 13-13 Ablación de una TA de la orejuela auricular derecha. El punto más temprano de activación auricular (*blanco, flecha*) precede por 18 ms el inicio de la onda P, donde la aplicación de energía de radiofrecuencia puso fin a la taquicardia en 3.4 s. Obsérvese una ligera diferencia en la morfología de la onda P entre el ritmo sinusal (*izquierda*) y la TA (*derecha*). Nótese la ligera diferencia en la morfología de la onda P entre el ritmo sinusal (*izquierda*) y la TA (*derecha*). Abl: ablación; CS: seno coronario; ds: distal; HRA: aurícula derecha alta; IVC: vena cava inferior; px: proximal; RAA: orejuela de la aurícula derecha; *RF on*: RF encendida; RV: ventrículo derecho; SVC: vena cava superior; TV: válvula tricúspide.

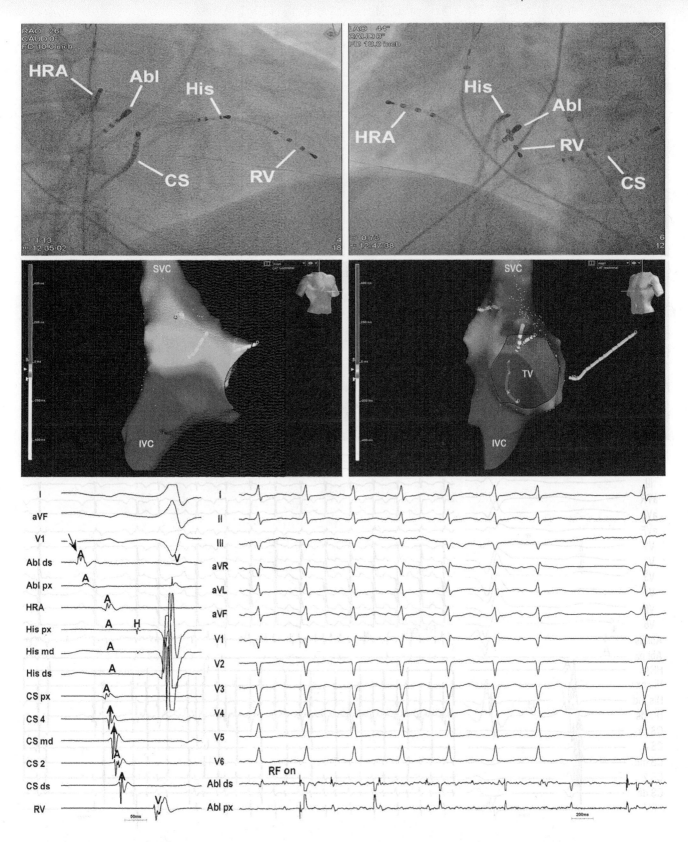

FIGURA 13-14 Ablación de una TA del anillo tricuspídeo anterior. El sitio más temprano de activación auricular (*blanco, flecha*) precede la aparición de la onda P por 62 ms, donde la aplicación de energía de RF termina la TA en 2.3 s. Se registra un electrograma auricular grande y ventricular pequeño. Abl: ablación; CS: seno coronario; ds: distal; HRA: aurícula derecha alta; IVC: vena cava inferior; md: medio; px: proximal; *RF on*: RF encendida; RV: ventrículo derecho; SVC: vena cava superior; TV: válvula tricúspide.

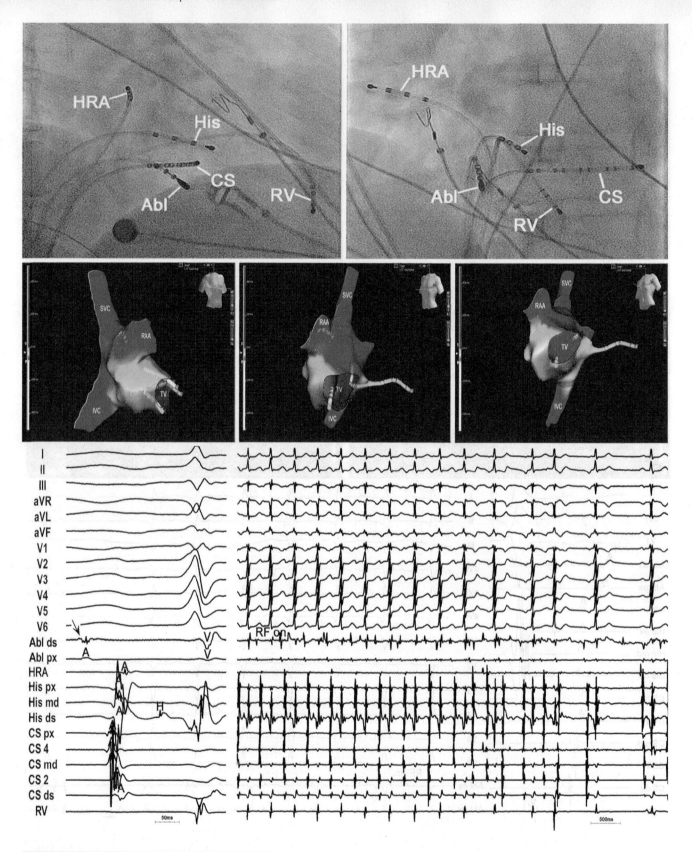

FIGURA 13-15 Ablación de una TA del anillo tricuspídeo inferior. El sitio más temprano de activación auricular (*blanco, flecha*) precede la aparición de la onda P por 55 ms, donde la aplicación de energía de RF enlentece y luego termina la TA en 5.9 s. Se registran electrogramas anulares (auriculares y ventriculares). Abl: ablación; CS: seno coronario; ds: distal; HRA: aurícula derecha alta; IVC: vena cava inferior; md: medio; px: proximal; RAA: orejuela de la aurícula derecha; *RF on*: RF encendida; RV: ventrículo derecho; SVC: vena cava superior; TV: válvula tricúspide.

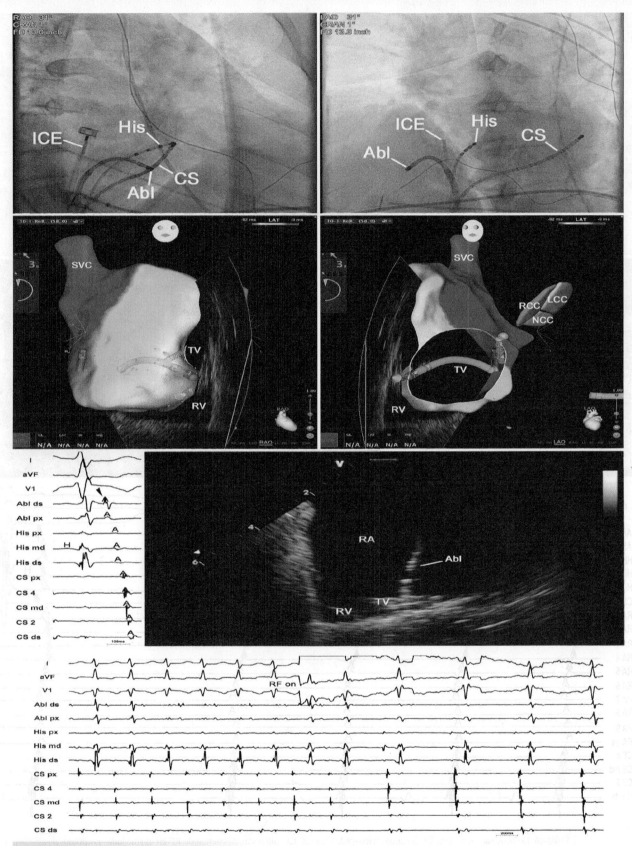

FIGURA 13-16 Ablación de una TA del anillo tricuspídeo lateral. La aplicación de radiofrecuencia en el sitio más temprano de activación auricular (*rojo, punta de flecha*) termina la TA en 0.74 s. Se registran los electrogramas anulares (auriculares y ventriculares). Abl: ablación; CS: seno coronario; ds: distal; ICE: ecocardiografía intracardíaca; LCC: cúspide coronaria izquierda; md: medio; NCC: cúspide no coronaria; px: proximal; RCC: cúspide coronaria derecha; RA: aurícula derecha; RV: ventrículo derecho; SVC: vena cava superior; TV: válvula tricúspide; .

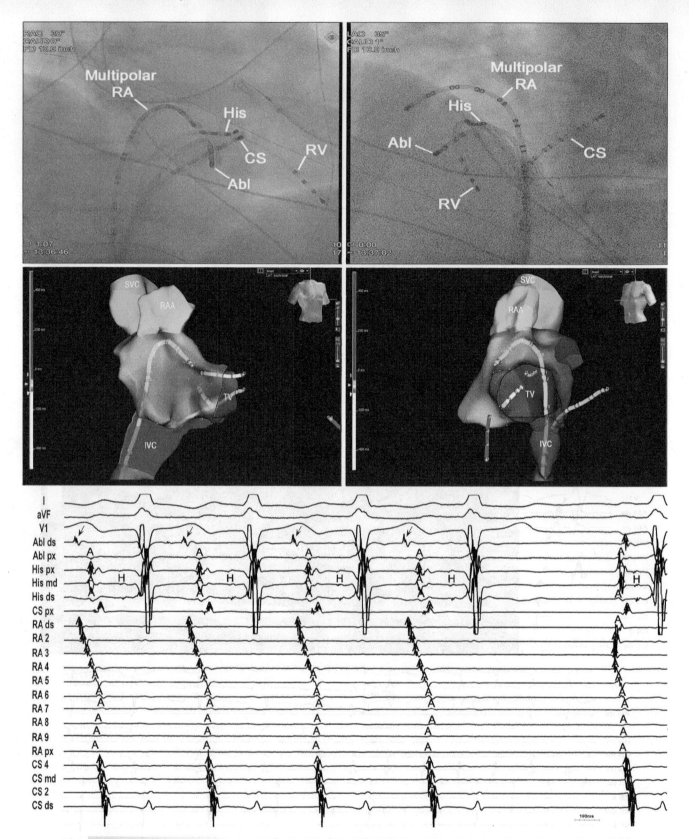

FIGURA 13-17 Ablación de una TA del anillo tricuspídeo lateral. La aplicación de energía de RF en el sitio más temprano de activación auricular (*blanco*, *flechas*) termina la TA. Se registran los electrogramas anulares (auriculares y ventriculares). Abl: ablación; CS: seno coronario; ds: distal; IVC: vena cava inferior; md: medio; px: proximal; RA: aurícula derecha; RAA: orejuela de la aurícula derecha; RV: ventrículo derecho; SVC: vena cava superior; TV: válvula tricúspide.

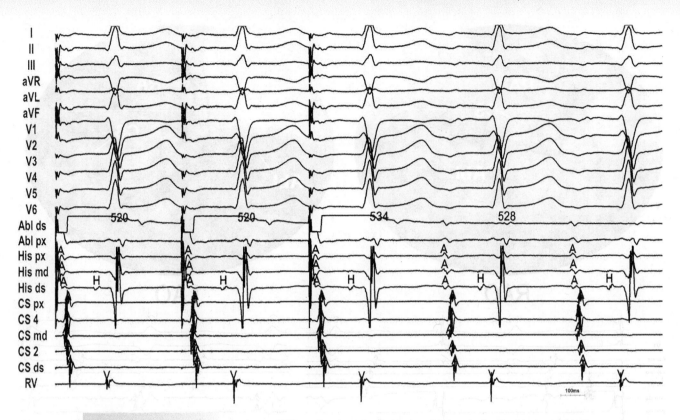

FIGURA 13-18 Intervalo postestimulación (IPE) tras la sobreestimulación (*overdrive*) auricular. En el lugar de ablación exitosa de la TA de CNC, la secuencia de activación estimulada coincide con la TA e IPE – LCT = 6 ms. CS: seno coronario; ds: distal; md: medio; px: proximal; RV: ventrículo derecho.

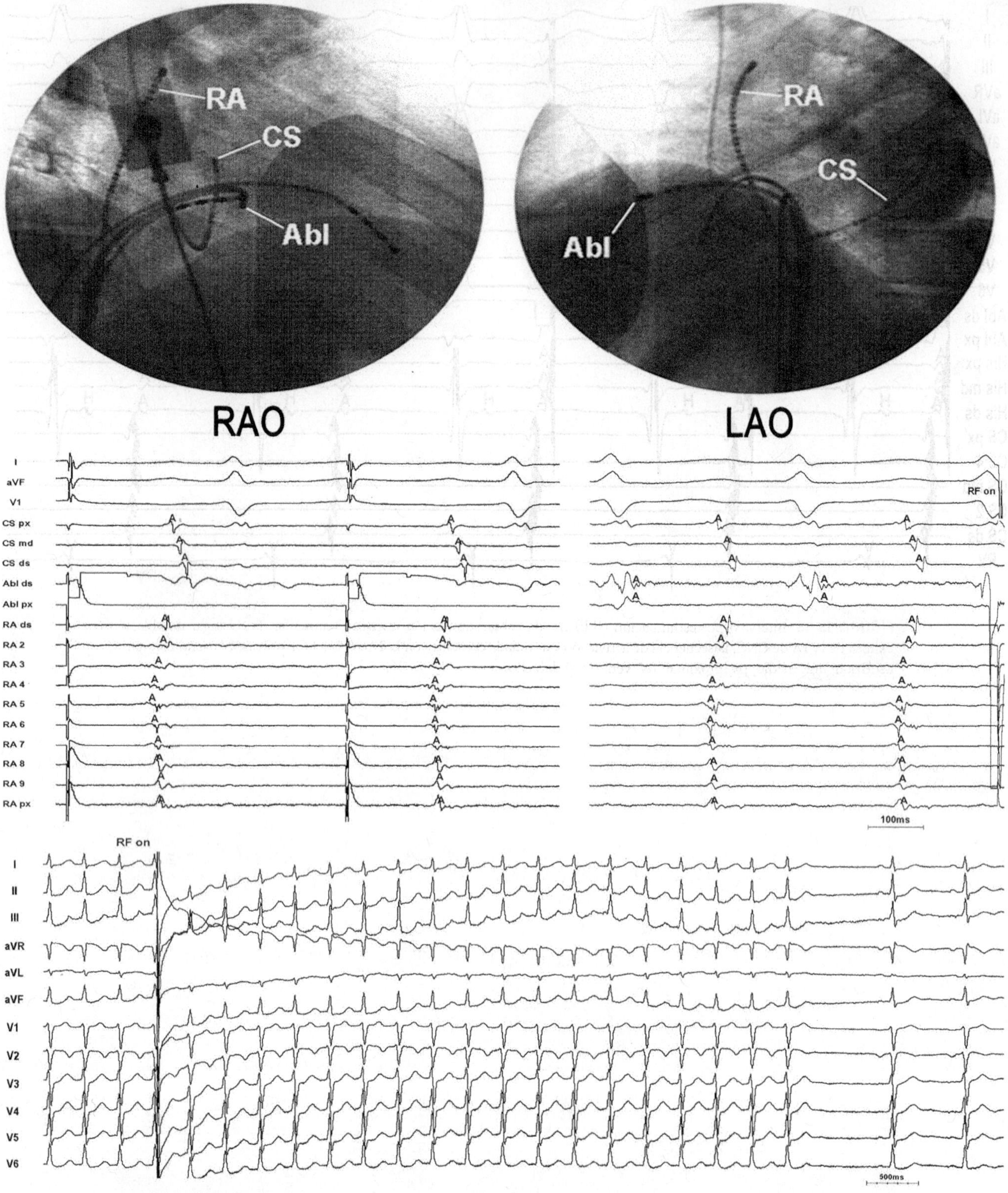

FIGURA 13-19 Topoestimulación (*izquierda*) y mapa de activación (*derecha*) en el lugar de ablación exitosa de una TA de macrorreentrada a lo largo del anillo tricuspídeo lateral. Los patrones de activación auricular de la estimulación y la taquicardia son idénticos. Los intervalos largos de ondas St-P coinciden con los intervalos de ondas egm-P, lo que indica un sitio de istmo (zona de conducción lenta) dentro del circuito. La aplicación de energía de RF pone fin a la taquicardia en 6.2 s. Abl: ablación; CS: seno coronario; ds: distal; LAO: oblicua anterior izquierda; md: medio; RA: aurícula derecha; RAO: oblicua anterior derecha; px: proximal; *RF on*: RF encendida.

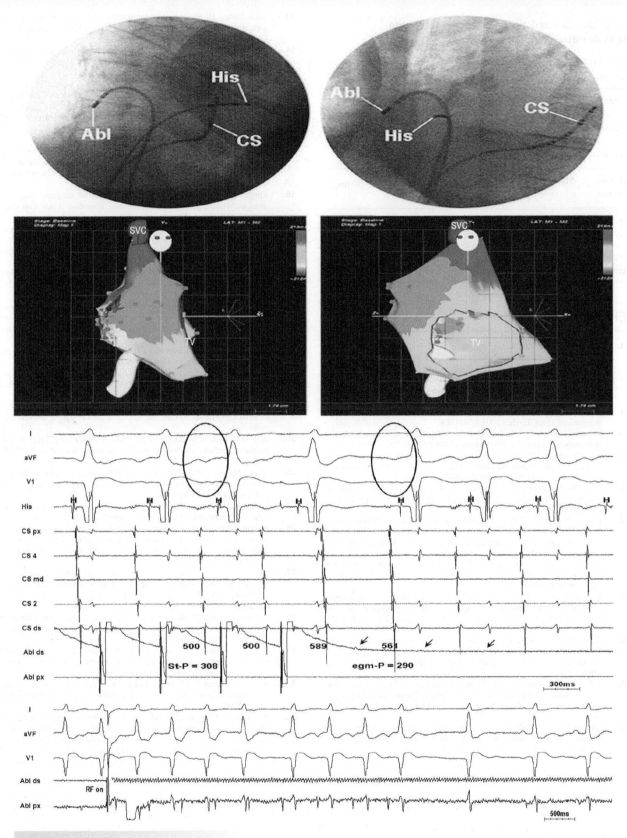

FIGURA 13-20 Localización del istmo central (TA derecha de macrorreentrada). Las ondas P estimuladas y de TA (*círculos*) son idénticas (fusión oculta). El intervalo de la onda St-P (55% de longitud del ciclo de taquicardia auricular [LCTA]) – intervalo de la onda egm-P = 18 ms. El IPE – LCTA = 28 ms. La aplicación de energía de RF puso fin a la taquicardia en 5.0 s. Obsérvese que la zona *gris* indica una cicatriz, la marca *roja* indica una lesión de ablación y la *flecha* indica el potencial diastólico medio. Abl: ablación; CS: seno coronario; ds: distal; IVC: vena cava inferior; md: medio; px: proximal; *RF on:* RF encendida; SVC: vena cava superior; TV: válvula tricúspide.

TABLA 13-1 Características de los sitios del circuito de TA de macrorreentrada

Sitio del circuito	Tipo de fusión	St-P − egm-P	IPE − LCT
Salida	Oculto	≤ 30 ms (St-P < 30% de LCT)	≤ 30 ms
Central	Oculto	≤ 30 ms (St-P 30-60% de LCT)	≤ 30 ms
Entrada	Oculto	≤ 30 ms (St-P > 60% de LCT)	≤ 30 ms
Circuito externo	Manifiesto	> 30 ms (excepto cerca de la salida)	≤ 30 ms
Bystander adyacente	Oculto	> 30 ms	> 30 ms
Bystander remoto	Manifiesto	> 30 ms	> 30 ms

REFERENCIAS

1. Roberts-Thomson KC, Kistler PM, Kalman JM. Focal atrial tachycardia I: clinical features, diagnosis, mechanisms, and anatomic location. Pacing Clin Electrophysiol 2006;29:643–652.
2. Kistler PM, Roberts-Thomson KC, Haqqani HM, et al. P-wave morphology in focal atrial tachycardia: development of an algorithm to predict the anatomic site of origin. J Am Coll Cardiol 2006;48:1010–1017.
3. Kistler PM, Kalman JM. Locating focal atrial tachycardias from P-wave morphology. Heart Rhythm 2005;2:561–564.
4. Roberts-Thomson KC, Kistler PM, Kalman JM. Focal atrial tachycardia II: management. Pacing Clin Electrophysiol 2006;29:769–778.
5. Teh AW, Kistler PM, Kalman JM. Using the 12-lead ECG to localize the origin of ventricular and atrial tachycardias: part 1. Focal atrial tachycardia. J Cardiovasc Electrophysiol 2009;20:706–709.
6. Tang CW, Scheinman MM, Van Hare GF, et al. Use of P wave configuration during atrial tachycardia to predict site of origin. J Am Coll Cardiol 1995;26:1315–1324.
7. Kalman JM, Olgin JE, Karch MR, Hamdan M, Lee RJ, Lesh MD. "Cristal tachycardias": origin of right atrial tachycardias from the crista terminalis identified by intracardiac echocardiography. J Am Coll Cardiol 1998;31:451–459.
8. Roberts-Thomson KC, Kistler PM, Haqqani HM, et al. Focal atrial tachycardias arising from the right atrial appendage: electrocardiographic and electrophysiologic characteristics and radiofrequency ablation. J Cardiovasc Electrophysiol 2007;18:367–372.
9. Morton JB, Sanders P, Das A, Vohra JK, Sparks PB, Kalman JM. Focal atrial tachycardia arising from the tricuspid annulus: electrophysiologic and electrocardiographic characteristics. J Cardiovasc Electrophysiol 2001;12:653–659.
10. Kistler PM, Fynn SP, Haqqani H, et al. Focal atrial tachycardia from the ostium of the coronary sinus: electrocardiographic and electrophysiological characterization and radiofrequency ablation. J Am Coll Cardiol 2005;45:1488–1493.
11. Badhwar N, Kalman JM, Sparks PB, et al. Atrial tachycardia arising from the coronary sinus musculature: electrophysiological characteristics and long-term outcomes of radiofrequency ablation. J Am Coll Cardiol 2005;46:1921–1930.
12. Ouyang F, Ma J, Ho SY, et al. Focal atrial tachycardia originating from the non-coronary aortic sinus: electrophysiological characteristics and catheter ablation. J Am Coll Cardiol 2006;48:122–131.
13. Liu X, Dong J, Ho SY, et al. Atrial tachycardia arising adjacent to noncoronary aortic sinus: distinctive atrial activation patterns and anatomic insights. J Am Coll Cardiol 2010;56:796–804.
14. Wang Z, Liu T, Shehata M, et al. Electrophysiological characteristics of focal atrial tachycardia surrounding the aortic coronary cusps. Circ Arrhythm Electrophysiol 2011;4:902–908.
15. Beukema RJ, Smit JJ, Adiyaman A, et al. Ablation of focal atrial tachycardia from the non-coronary aortic cusp: case series and review of the literature. Europace 2015;17:953–961.
16. Kistler PM, Sanders P, Hussin A, et al. Focal atrial tachycardia arising from the mitral annulus: electrocardiographic and electrophysiologic characterization. J Am Coll Cardiol 2003;41:2212–2219.
17. Kistler PM, Sanders P, Fynn SP, et al. Electrophysiological and electrocardiographic characteristics of focal atrial tachycardia originating from the pulmonary veins: acute and long-term outcomes of radiofrequency ablation. Circulation 2003;108:1968–1975.
18. Knight B, Zivin A, Souza J, et al. A technique for the rapid diagnosis of atrial tachycardia in the electrophysiology laboratory. J Am Coll Cardiol 1999;33:775–781.
19. Vijayaraman P, Lee BP, Kalahasty G, Wood MA, Ellenbogen KA. Reanalysis of the "pseudo A-A-V" response to ventricular entrainment of supraventricular tachycardia: importance of His-bundle timing. J Cardiovasc Electrophysiol 2006;17:25–28.
20. Jastrzebski M, Kukla P. The V-A-V response to ventricular entrainment during atrial tachycardia: what is the mechanism? J Cardiovasc Electrophysiol 2012; 23:1266–1268.
21. Maruyama M, Kobayashi Y, Miyauchi Y, et al. The VA relationship after differential atrial overdrive pacing: a novel tool for the diagnosis of atrial tachycardia in the electrophysiologic laboratory. J Cardiovasc Electrophysiol 2007;18:1127–1133.
22. Sarkozy A, Richter S, Chierchia G, et al. A novel pacing manoeuvre to diagnose atrial tachycardia. Europace 2008;10:459–466.
23. Kay GN, Chong F, Epstein AE, Dailey SM, Plumb VJ. Radiofrequency ablation for treatment of primary atrial tachycardias. J Am Coll Cardiol 1993;21:901–909.
24. Lesh MD, Van Hare GF, Epstein LM, et al. Radiofrequency catheter ablation of atrial arrhythmias. Results and mechanisms. Circulation 1994;89:1074–1089.
25. Poty H, Saoudi N, Haissaguerre M, Daou A, Clementy J, Letac B. Radiofrequency catheter ablation of atrial tachycardias. Am Heart J 1996;131:481–489.
26. Tracy CM, Swartz JF, Fletcher RD, et al. Radiofrequency catheter ablation of ectopic atrial tachycardia using paced activation sequence mapping. J Am Coll Cardiol 1993;21:910–917.
27. Mohamed U, Skanes AC, Gula LJ, et al. A novel pacing maneuver to localize focal atrial tachycardia. J Cardiovasc Electrophysiol 2007;18:1–6.
28. Kalman JM, VanHare GF, Olgin JE, Saxon LA, Stark SI, Lesh MD. Ablation of 'incisional' reentrant atrial tachycardia complicating surgery for congenital heart disease. Use of entrainment to define a critical isthmus of conduction. Circulation 1996;93:502–512.
29. Chen S, Chiang C, Yang C, et al. Radiofrequency catheter ablation of sustained intra-atrial reentrant tachycardia in adult patients. Identification of electrophysiological characteristics and endocardial mapping techniques. Circulation 1993;88:578–587.
30. Triedman JK, Saul JP, Weindling SN, Walsh EP. Radiofrequency ablation of intra-atrial reentrant tachycardia after surgical palliation of congenital heart disease. Circulation 1995;91:707–714.
31. Esato M, Hindricks G, Sommer P, et al. Color-coded three-dimensional entrainment mapping for analysis and treatment of atrial macroreentrant tachycardia. Heart Rhythm 2009;6:349–358.
32. Scott LR, Hadian D, Olgin JE, Miller JM. Termination of reentrant atrial tachycardia by a nonpropagated extrastimulus. J Cardiovasc Electrophysiol 2001;12:388.
33. Barkagan M, Michowitz Y, Glick A, Tovia-Brodie O, Rosso R, Belhassen B. Atrial tachycardia originating in the vicinity of the noncoronary sinus of Valsalva: report of a series including the first case of ablation-related complete atrioventricular block. Pacing Clin Electrophysiol 2016;39:1165–1173.

Introducción

El aleteo (*flutter*) auricular es una taquicardia auricular de macrorreentrada que puede clasificarse por la localización de su circuito reentrante y el istmo protegido de conducción lenta. El tipo más frecuente es el aleteo auricular dependiente del istmo cavotricuspídeo (ICT) en sentido antihorario (SAH). El ICT es un istmo protegido de conducción lenta entre el anillo tricuspídeo y la vena cava inferior (VCI) y el sitio diana de la ablación para el aleteo dependiente del ICT.[1-4] Estos aleteos por lo general giran alrededor del anillo tricuspídeo en SAH («típico»), pero también en el sentido horario (SH) («atípico»), lo que lleva a la activación del ICT de lateral a medial o de medial a lateral, respectivamente. Los aleteos no dependientes del ICT (también «atípicos») se producen en aurículas enfermas e incluyen 1) aleteos auriculares derechos posquirúrgicos (p. ej., aleteos incisionales alrededor de una antigua atriotomía o un defecto del tabique [*septum*] auricular) y 2) aleteos auriculares izquierdos (fig. 14-1). Los aleteos auriculares izquierdos son poco frecuentes en los pacientes con aurículas estructuralmente normales y se observan tras la ablación de la fibrilación auricular (p. ej., aleteo «en brecha» a través de líneas de ablación incompletas, aleteo perimitral o de techo) o tras una cirugía de la válvula mitral. Este capítulo se centra en el diagnóstico y la ablación del aleteo auricular dependiente del ICT.

El objetivo de este capítulo es:

1. Analizar la anatomía del ICT.
2. Definir el circuito y las características electrofisiológicas del aleteo auricular dependiente del ICT y la técnica para demostrar la dependencia del ICT.
3. Abordar la ablación del ICT y mapear las brechas a lo largo de la línea de ablación.
4. Definir los criterios de valoración del procedimiento para la ablación satisfactoria del ICT.

ANATOMÍA DEL ISTMO CAVOTRICUSPÍDEO

El ICT es la región de tejido auricular derecho limitada posteriormente por la VCI y anteriormente por el anillo tricuspídeo, que forma una zona protegida de conducción lenta que desempeña un papel crítico en el aleteo dependiente del ICT. El ICT puede dividirse en tres secciones: septal, central (a las 6 en punto en la proyección OAI) e istmo inferolateral.[5] El istmo paraseptal, más grueso, está delimitado por el *ostium* del seno coronario (SC) y la cresta de Eustaquio gruesa y más próximo a la prolongación inferior derecha del nodo auriculoventricular (AV) y la arteria nodal AV. El istmo inferolateral es el más largo, contiene músculos pectíneos de la cresta terminal y en el endocardio está más próximo a la arteria coronaria derecha. El istmo central es el más corto y delgado, pero puede albergar recesos en forma de bolsa. La ablación del ICT implica la creación de una línea de bloqueo (LDB) a través del istmo mediante una serie de lesiones de ablación confluentes que conectan 1) el anillo tricuspídeo con la VCI (línea posterior que atraviesa el istmo central o inferolateral) o 2) el anillo tricuspídeo con el *ostium* del SC y el *ostium* del SC con la cresta/válvula de Eustaquio (línea septal que atraviesa el istmo paraseptal con la cresta/válvula de Eustaquio como una LDB entre el *ostium* del SC y la VCI).[2-4,6] Dado que la línea septal se asocia a un mayor riesgo de bloqueo AV y atraviesa la gruesa cresta muscular de Eustaquio, lo que dificulta la ablación, se prefiere una línea posterior (que atraviese el istmo central, más corto y delgado) como objetivo inicial de la ablación.[5,7]

ALETEO AURICULAR DEPENDIENTE DEL ICT

CIRCUITO

El circuito para el aleteo dependiente del ICT en SAH está confinado a la aurícula derecha (AD) con conducción lateral a medial a través del istmo (fig. 14-2). El frente de onda de activación en SAH sale del extremo medial del ICT cerca del *ostium* del SC, asciende por el tabique (*septum*) interauricular, despolariza el techo de la AD y desciende por la pared anterolateral de la aurícula derecha antes de despolarizar el ICT lateral. La aurícula izquierda se activa pasivamente y no forma parte integral del circuito. Diversas barreras anatómicas impiden un cortocircuito de la vía de reentrada e incluyen: 1) el anillo tricuspídeo (barrera anterior); 2) la VCI, la cresta de Eustaquio (medial) y la

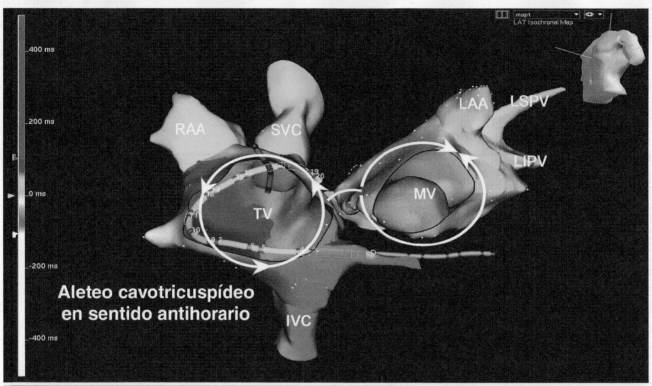

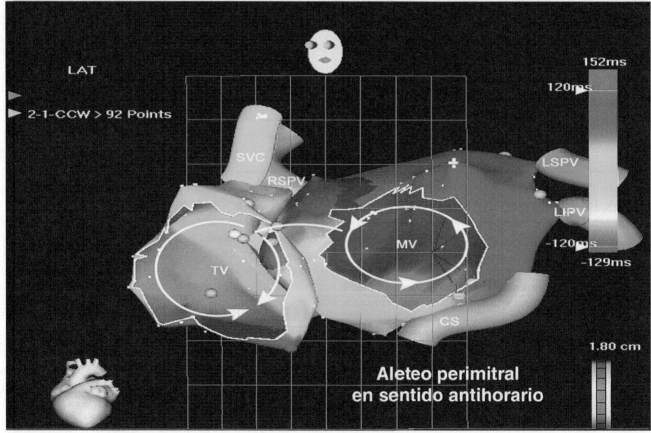

FIGURA 14-1 Aleteo en sentido antihorario del ICT (*arriba*) y el istmo mitral (*abajo*). Obsérvese el patrón de activación temprana (*early meets late*) en la aurícula derecha e izquierda, respectivamente, con activación pasiva de la cavidad homóloga. CCW: sentido antihorario; CS: seno coronario; IVC: vena cava inferior; LAA: orejuela de la aurícula izquierda; LIPV: vena pulmonar inferior izquierda; LSPV: vena pulmonar superior izquierda; MV: válvula mitral; RAA: orejuela de la aurícula derecha; RSPV: vena pulmonar superior derecha; SVC: vena cava superior; TV: válvula tricúspide.

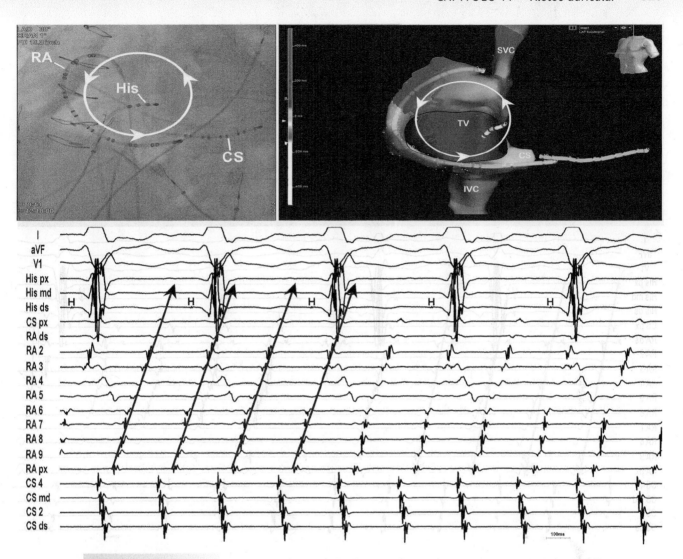

FIGURA 14-2 Aleteo auricular dependiente de ICT en sentido antihorario. Obsérvese el patrón de activación temprana (*early meets late*) (interfaz *blanco/púrpura*) con activación en sentido antihorario alrededor del anillo tricuspídeo. CS: seno coronario; ds: distal; IVC: vena cava inferior; md: medio; px: proximal; RA: aurícula derecha; SVC: vena cava superior; TV: válvula tricúspide.

cresta terminal (lateral) (barreras posteriores) y 3) la cavidad endocárdica de la AD.[6,8,9] El circuito del aleteo auricular SH dependiente del ICT es el inverso de su homólogo típico, con activación medial a lateral del ICT (fig. 14-3).

CARACTERÍSTICAS ELECTROFISIOLÓGICAS

Electrocardiograma de 12 derivaciones

El aleteo auricular clásico dependiente del ICT en SAH es 1) positivo en V1, 2) negativo en II, III, aVF (patrón en «dientes de sierra») y 3) línea isoeléctrica ausente (excepto en V1) (discordancia V1/II) (fig. 14-4). La pendiente descendente, el nadir y la pendiente ascendente de la onda de aleteo en «dientes de sierra» corresponden a la activación ascendente del tabique interauricular, la despolarización del techo de la aurícula derecha y la activación descendente de la pared libre anterolateral, respectivamente. La ubicación del sitio de salida del istmo en el tabique posterior cerca del *ostium* del SC crea

un vector de aleteo dirigido anteriormente y, por lo tanto, ondas de aleteo ligeramente positivas en V1. La activación continua de la AD que abarca toda la longitud del ciclo de aleteo lleva a la ausencia de un intervalo isoeléctrico entre las ondas de aleteo. El aleteo auricular dependiente del ICT en SH es opuesto a su homólogo en SAH: 1) negativo en V1 y 2) positivo en II, III y aVF (a menudo con muescas) (discordancia V1/II) (*véase* fig. 14-4). El aleteo auricular que presenta concordancia V1/II (p. ej., positivo en V1 y II) indica que hay un aleteo no dependiente del ICT (p. ej., aleteo auricular izquierdo).

Estudio electrofisiológico

La demostración de la activación en SAH y SH alrededor del anillo tricuspídeo durante el aleteo dependiente del ICT implica el mapeo (cartografía) de la AD con catéteres de registro multipolares: 1) AD anterolateral e ICT (catéter «Halo»), 2) *ostium* del SC (tabique posterior) y 3) haz de His (tabique anterior) o un sistema de mapeo electroanatómico tridimensional. El aleteo en SAH dependiente del

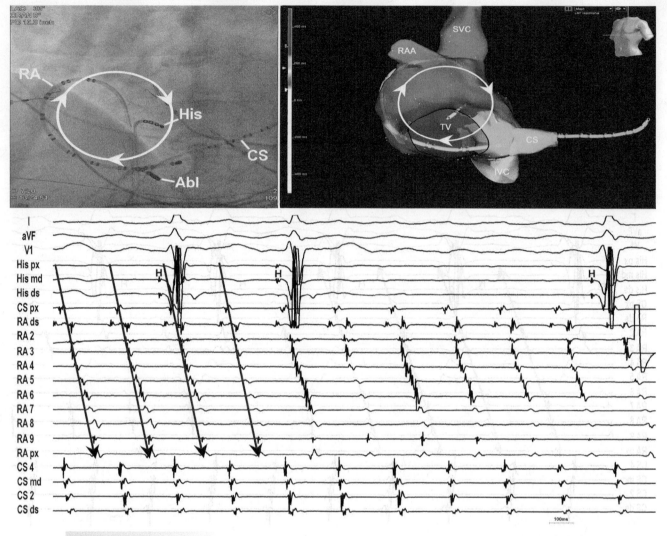

FIGURA 14-3 Aleteo auricular dependiente del ICT en SH. Obsérvese el patrón de activación temprana (*early meets late*) (interfaz *blanco/púrpura*) con activación en SH alrededor del anillo tricuspídeo. Abl: ablación; CS: seno coronario; IVC: vena cava inferior; RA: aurícula derecha; RAA: orejuela de la aurícula derecha; SVC: vena cava superior; TV: válvula tricúspide.

ICT se induce más fácilmente mediante la estimulación en ráfaga que por medio de extraestímulos programados, particularmente desde la AD lisa (medial), donde la estimulación puede inducir bloqueo medial a lateral (bloqueo unidireccional) a través del ICT (fig. 14-5). La estimulación desde la AD trabeculada (lateral) induce un aleteo dependiente del ICT.[10]

DEPENDENCIA DEL ICT

La dependencia del ICT viene determinada por la respuesta del aleteo auricular al encarrilamiento desde el ICT (fig. 14-6).[8,9] La administración de impulsos de estimulación desde el ICT con una longitud de ciclo 10 a 30 ms más corta que la longitud de ciclo del aleteo captura la aurícula y penetra en su brecha excitable, dando lugar a frentes de onda ortodrómicos y antidrómicos. El frente de onda antidrómico del primer estímulo (*n*) colisiona con la taquicardia. Su homóloga ortodrómica sale del istmo, avanza hacia la aurícula en la dirección de la taquicardia y colisiona con el frente de onda antidrómico del siguiente impulso de estimulación (*n + 1*). Cada frente de

onda *n* ortodrómico choca con el frente de onda *n + 1* antidrómico hasta que se detiene la estimulación. El último frente de onda ortodrómico no tiene ningún frente de onda antidrómico con el cual chocar y completa una revolución alrededor del circuito seguida de la continuación del aleteo auricular. El intervalo postestimulación (IPE) (medido desde el último impulso de estimulación hasta el primer electrograma auricular en el catéter de estimulación) es igual a la longitud del ciclo de aleteo auricular. Los siguientes criterios demuestran que hay dependencia del ICT mediante el encarrilamiento del ICT: *1*) fusión oculta del ECG, *2*) onda de St-aleteo = egm – onda de aleteo y *3*) IPE – longitud de ciclo de aleteo auricular ≤ 20 ms (*véase* fig. 14-6). Mientras que la morfología del aleteo en el ECG de superficie durante el encarrilamiento y la taquicardia son idénticas, la fusión intracardíaca se produce como resultado de la captura antidrómica «retrógrada» respecto al lugar de estimulación. Una longitud de ciclo IPE – longitud de ciclo de aleteo auricular > 20 ms sugiere un aleteo no dependiente del ICT, a menos que el retraso de conducción dependiente de la frecuencia dentro del circuito produzca un IPE largo (fig. 14-7).[11]

Aleteo del ICT en sentido antihorario

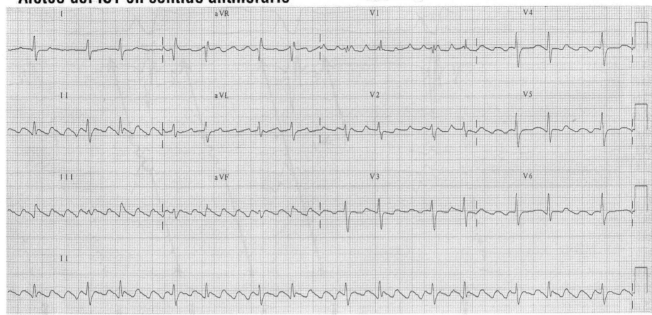

Aleteo del ICT en sentido horario

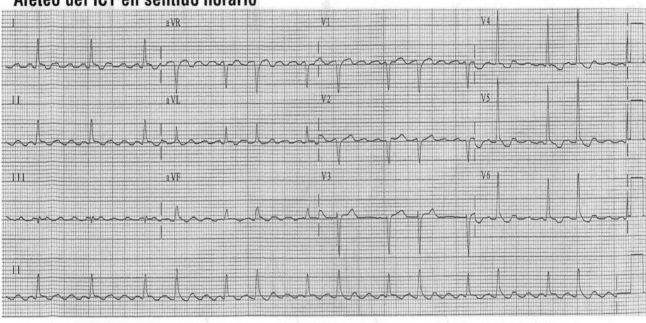

FIGURA 14-4 ECG de 12 derivaciones de aleteo auricular dependiente de ICT en SAH y SH. Obsérvese la polaridad discordante de las ondas de aleteo auricular en las derivaciones V1 e inferiores. *Arriba*: las ondas de aleteo auricular son positivas en V1 y negativas («dientes de sierra») inferiormente. *Abajo*: las ondas de aleteo auricular son negativas en V1 y positivas inferiormente. Ambos ECG muestran también latidos QRS agrupados (alternancia de la periodicidad de Wenckebach) debidos a dos niveles de bloqueo AV (nivel superior: 2:1; nivel inferior: Wenckebach).

MAPEO Y ABLACIÓN DEL ICT

MAPEO

El ICT tiene una localización anatómica definida, y la ablación puede hacerse tanto en el ritmo sinusal (estimulación del SC) como en el aleteo auricular.[12,13] Sin embargo, el aleteo continuo permite ya sea el encarrilamiento o la terminación para demostrar la dependencia del ICT. El catéter de ablación se coloca en el extremo anular del ICT, donde se registran los pequeños electrogramas auriculares y los grandes electrogramas ventriculares. La radiofrecuencia (RF) se administra de forma puntual («soldadura por puntos») o continua («arrastre») a medida que el catéter se retrae por el piso del ICT desde el extremo del anillo hasta el de la cava. Las lesiones efectivas se indican por la disminución

(continúa en p. 330)

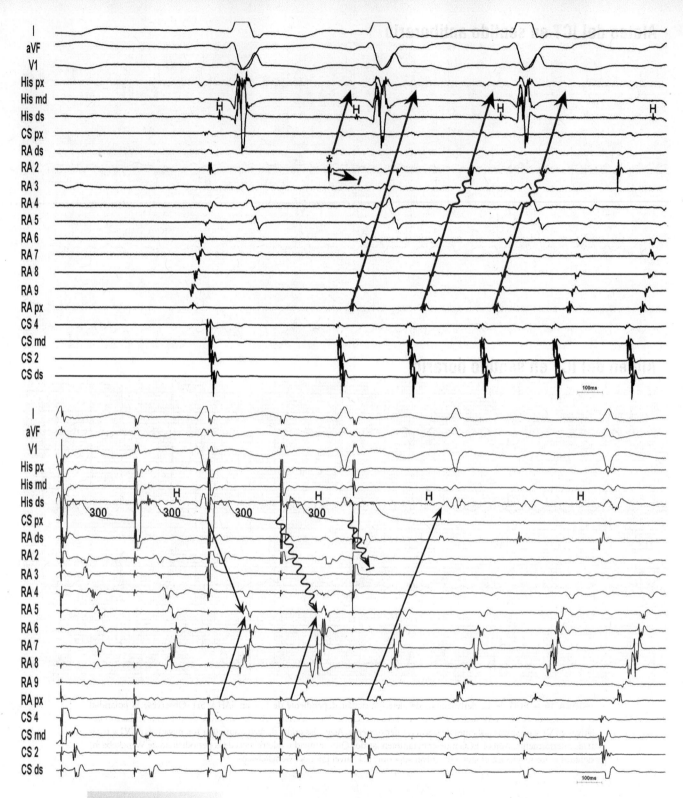

FIGURA 14-5 Inducción de aleteo auricular dependiente de ICT en SAH mediante un complejo de despolarizaciones auriculares (*asterisco*) (*arriba*) y estimulación auricular rápida (*abajo*). En ambos casos, el bloqueo del ICT de medial a lateral
(«bloqueo unidireccional») seguido de una activación en SAH alrededor del anillo tricuspídeo («conducción lenta») inicia
la macrorreentrada. CS: seno coronario; ds: distal; md: medio; px: proximal; RA: aurícula derecha; RV: ventrículo derecho.

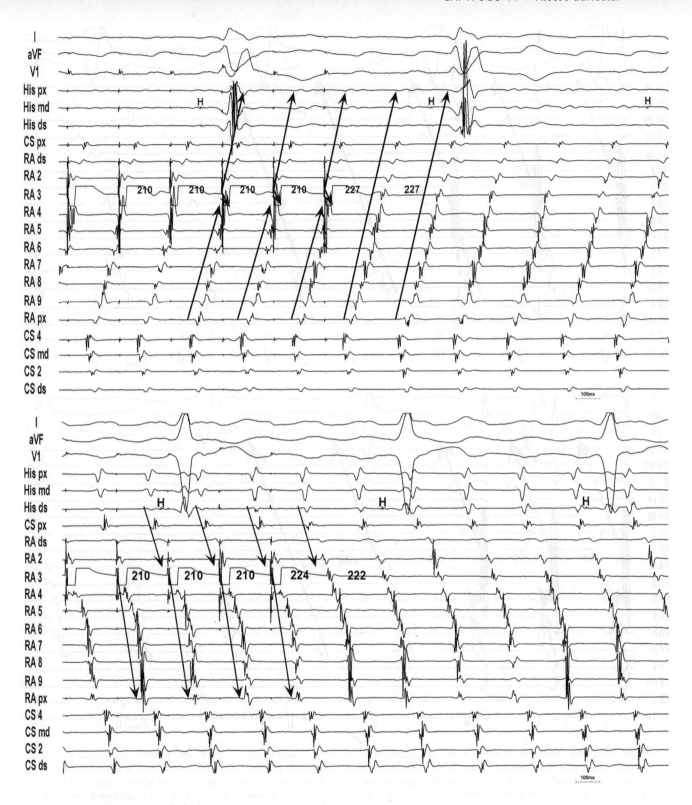

FIGURA 14-6 Encarrilamiento de aleteo auricular dependiente del ICT en SAH (*arriba*) y en SH (*abajo*) desde el ICT. En ambos casos, el encarrilamiento con fusión oculta y el IPE ≈ LCT (< 20 ms) indican dependencia del ICT. CS: seno coronario; ds: distal; md: medio; px: proximal; RA: aurícula derecha; RV: ventrículo derecho.

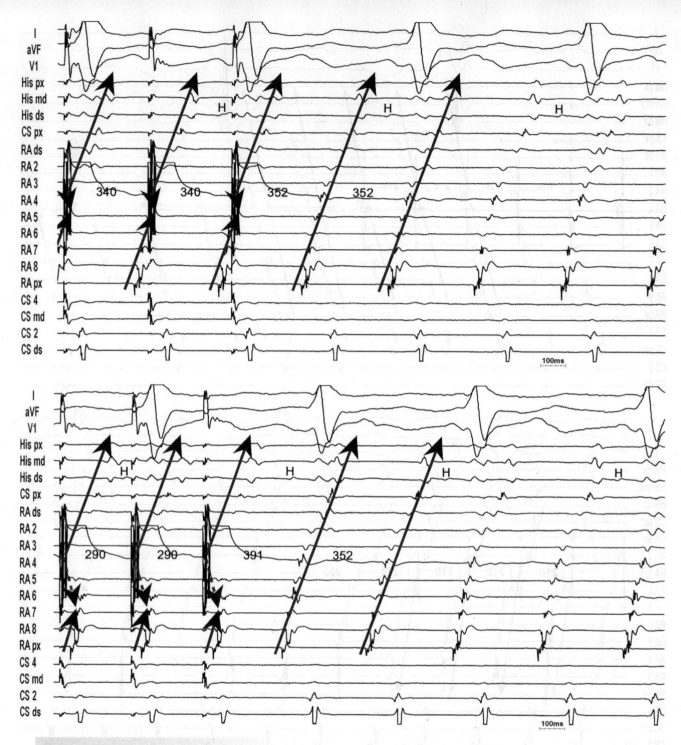

FIGURA 14-7 Encarrilamiento de aleteo auricular dependiente de ICT en SAH con fusión progresiva e IPE largo. *Arriba*: a una longitud de ciclo de estimulación de 340 ms, el encarrilamiento lleva a una fusión oculta constante. Los últimos electrogramas encarrilados de forma ortodrómica ocurren en la longitud de ciclo de estimulación (electrogramas anterógrados respecto al punto de colisión ortodrómica/antidrómica [RA 4 y 5]), e IPE = LCT (primer criterio de encarrilamiento transitorio). Una longitud de ciclo de estimulación más rápida de 290 ms da lugar a una fusión progresiva (mayor captura antidrómica desde el sitio de estimulación con el punto de colisión desplazado de forma retrógrada [RA 6 y 7]) e IPE – LCT = 39 ms. CS: seno coronario; ds: distal; md: medio; px: proximal; RA: aurícula derecha; RV: ventrículo derecho.

del voltaje y la pérdida de contenido agudo de alta frecuencia (a menudo acompañada de dolor referido al hombro derecho). La fluoroscopia en OAD estima el grado de movimiento posterior del catéter a lo largo del ICT, mientras que la proyección OAI revela la desviación medial o lateral del catéter respecto a la línea de ablación.

Durante el aleteo auricular

La ablación exitosa del ICT produce un enlentecimiento de la longitud del ciclo o la interrupción del aleteo dependiente del ICT. El último electrograma auricular registrado se encuentra inmediatamente retrógrado de la línea de ablación (figs. 14-8 a 14-11).

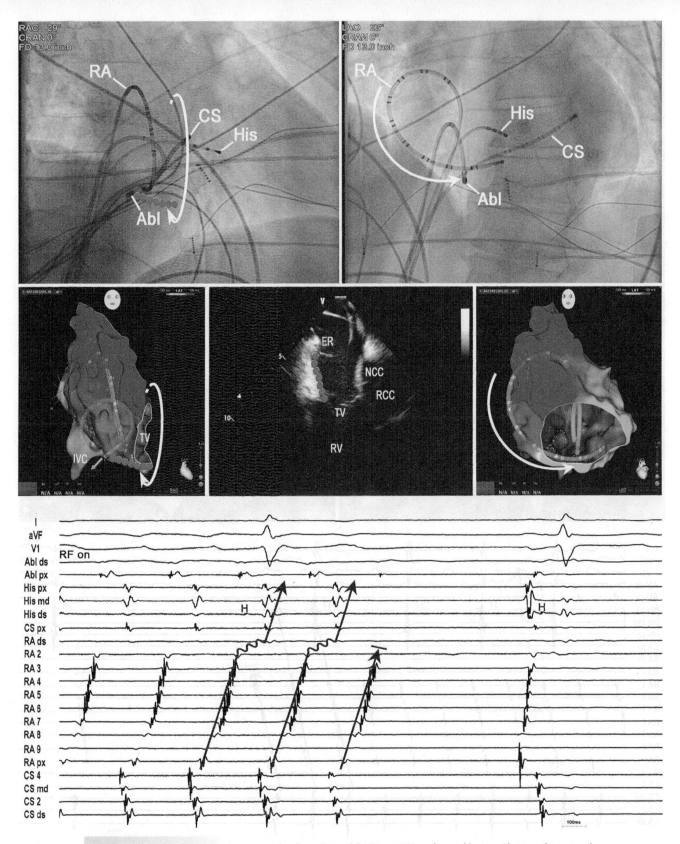

FIGURA 14-8 Terminación de aleteo auricular dependiente del ICT en SAH mediante ablación. Obsérvese la técnica de inversión del catéter para dirigirse a la gruesa cresta de Eustaquio posterior. Las *marcas rojas* indican lesiones de ablación en el ICT. Abl: ablación; CS: seno coronario; ds: distal; ER: cresta de Eustaquio; IVC: vena cava inferior; LCC: cúspide coronaria izquierda; md: medio; px: proximal; NCC: cúspide no coronaria; RA: aurícula derecha; RCC: cúspide coronaria derecha; *RF on*: RF encendida; RV: ventrículo derecho; SVC: vena cava superior; TV: válvula tricúspide.

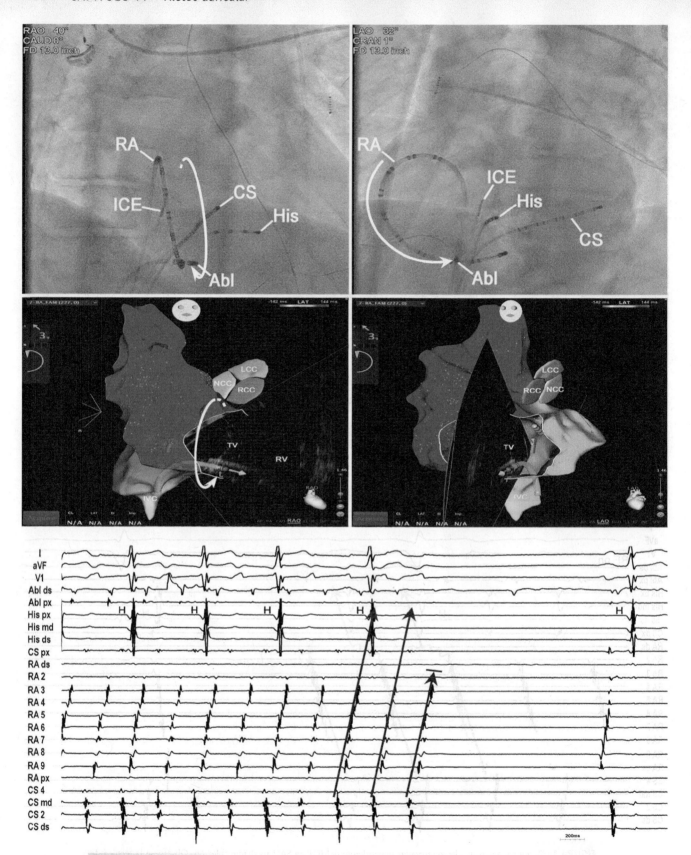

FIGURA 14-9 Terminación de aleteo auricular dependiente del ICT en SAH mediante ablación. El aleteo auricular se rompe en el ICT en la línea de ablación, lo que confirma la dependencia del istmo. Abl: ablación; CS: seno coronario; ds: distal; ICE: ecocardiografía intracardíaca; IVC: vena cava inferior; LCC: cúspide coronaria izquierda; md: medio; px: proximal; NCC: cúspide no coronaria; RA: aurícula derecha; RCC: cúspide coronaria derecha; RV: ventrículo derecho; TV: válvula tricúspide.

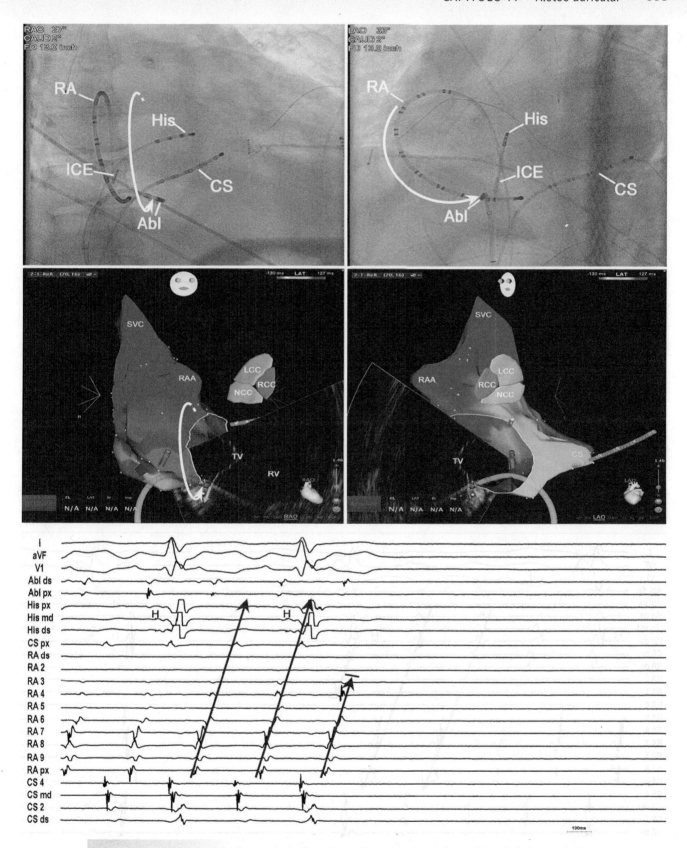

FIGURA 14-10 Terminación de aleteo auricular dependiente del ICT en SAH mediante ablación. El aleteo auricular se rompe en el ICT en la línea de ablación, lo que confirma la dependencia del istmo. Abl: ablación; CS: seno coronario; ds: distal; ICE: ecocardiografía intracardíaca; LCC: cúspide coronaria izquierda; md: medio; px: proximal; NCC: cúspide no coronaria; RA: aurícula derecha; RAA: orejuela auricular derecha; RCC: cúspide coronaria derecha; RV: ventrículo derecho; SVC: vena cava superior; TV: válvula tricúspide.

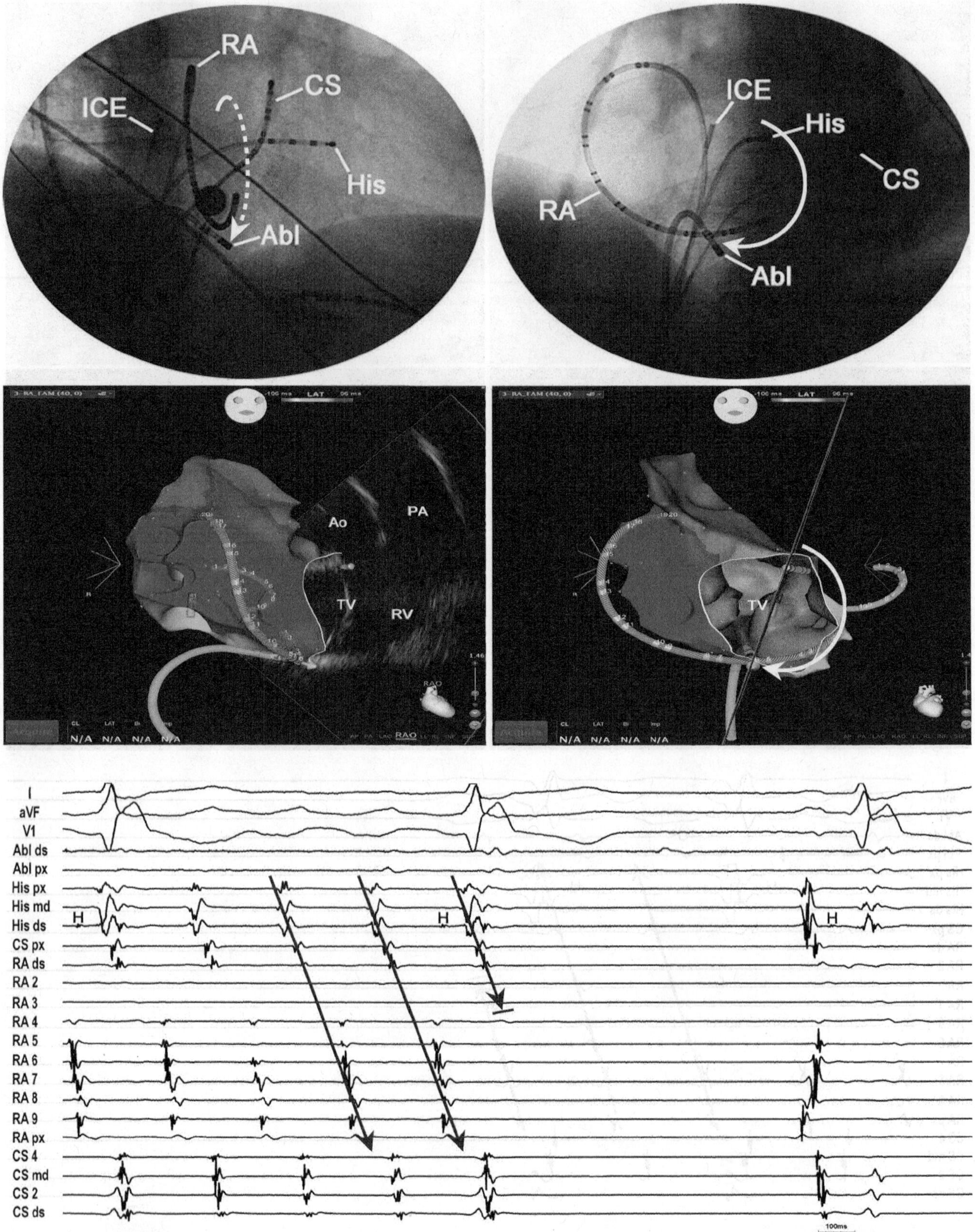

FIGURA 14-11 Terminación de aleteo auricular dependiente del ICT en SH mediante ablación. El aleteo auricular se rompe en el ICT en la línea de ablación, lo que confirma la dependencia del istmo. Abl: ablación; Ao: aorta; CS: seno coronario; ds: distal; ICE: ecocardiografía intracardíaca; md: medio; PA: arteria pulmonar; px: proximal; RA: aurícula derecha; RV: ventrículo derecho; TV: válvula tricúspide.

Durante el ritmo sinusal normal

La estimulación medial y lateral a la línea de ablación prevista permite evaluar la conducción del ICT antes y después de la ablación.

Antes de la ablación

La estimulación directa del ICT medial a la línea puede sustituirse por estimulación del SC. La estimulación del seno genera dos frentes de onda de activación (un frente de onda en SH que viaja a través del ICT y un frente de onda en SAH que viaja hacia arriba por el tabique interauricular), los cuales chocan a lo largo de la pared libre anterolateral de la AD creando un patrón de «chevrón» en los registros del Halo (fig. 14-12). La estimulación lateral a la línea también genera dos frentes de onda de activación (un frente de onda en SH que viaja hacia arriba por la pared anterolateral de la AD y un frente de onda en SAH que viaja a través del ICT), los cuales chocan a lo largo del tabique anterior de la AD haciendo que la activación auricular en el *ostium* del SC preceda o coincida con la de la región del haz de His (fig. 14-13).

Después de la ablación

Durante la estimulación del SC, el frente de onda en SH no cruza la línea de ablación, de modo que la mayor parte de la AD, incluyendo el ICT lateral, es activada por el frente de onda en SAH (*véase* fig. 14-12). Del mismo modo, el frente de onda en SAH durante la estimulación lateral no cruza la línea de ablación, de modo que la mayor parte de la AD, incluyendo el ICT medial, es activada por el frente de onda en SH, lo que da lugar a una activación auricular en el haz de His que precede a la del *ostium* del SC (inversión His-SC) (*véase* fig. 14-13). La colisión de los frentes de onda en SH y SAH en la línea de ablación cuando se estimula a ambos lados de la línea genera un corredor de potenciales dobles (PD) paralelos y muy espaciados a lo largo de su longitud. En raras ocasiones, el bloqueo del ICT puede depender de la frecuencia (fig. 14-14). El bloqueo del ICT en SH también puede confirmarse por conducción retrógrada sobre el nodo AV (taquicardia por reentrada en el nodo auriculoventricular [TRNAV] o estimulación ventricular) o una vía accesoria posteroseptal (medial [septal] a la LDB) (figs. 14-15 y 14-16).[14]

MAPEO DE LA BRECHA

Las localizaciones anatómicas habituales de las brechas persistentes a lo largo del ICT son 1) anterior (vestíbulo de la válvula tricúspide inmediatamente posterior al anillo tricuspídeo) y 2) posterior (unión cavoauricular y cresta de Eustaquio).[15,16] Puede mapearse una brecha a lo largo de la línea de ablación identificando electrogramas únicos o fraccionados adyacentes a puntos a lo largo de la línea que muestren PD estrechamente espaciados (figs. 14-17 y 14-18).[17] Los PD indican una línea de bloqueo de conducción local con activación a ambos lados de la línea.[18,19] Los PD estrechamente espaciados son el resultado de la activación a ambos lados de una línea incompleta por un único frente de onda que atraviesa la brecha. El grado de separación del PD está directamente relacionado con la distancia de la brecha. Los registros más cercanos a la brecha dan lugar a un estrechamiento de los PD hasta que se registra un electrograma único o fraccionado en la brecha. Un objetivo particular de la ablación exitosa es un sitio donde un extraestímulo no propagado termina el aleteo auricular. Tal extraestímulo despolariza una porción crítica del circuito, haciéndolo refractario sin propagarse a la aurícula circundante (captura no global).[20]

ABLACIÓN DEL ICT DIFÍCIL

Las estrategias para superar la ablación del ICT difícil incluyen 1) utilizar una vaina larga (para mayor estabilidad) o un catéter de ablación irrigado (para administrar más potencia), 2) crear una línea lateral a la línea inicial (evitando el ICT septal más grueso), 3) seleccionar los sitios con electrogramas auriculares de máximo voltaje (hipótesis del «haz muscular») y 4) usar la ecocardiografía intracardíaca para identificar anomalías anatómicas (cresta de Eustaquio gruesa, receso en forma de bolsa) con el fin de guiar el despliegue de la lesión (fig. 14-19).[21,22] La técnica de inversión del catéter es particularmente útil cuando una cresta de Eustaquio «vertical o en ángulo recto» dificulta la ablación mediante un abordaje de retracción (*pullback*) (*véanse* figs. 14-8 y 14-19).[23]

CRITERIOS DE VALORACIÓN DEL PROCEDIMIENTO

La terminación del aleteo auricular dependiente del ICT y la incapacidad para inducir el aleteo auricular son criterios de valoración poco confiables del éxito de la ablación. El objetivo de la ablación es crear un bloqueo bidireccional a través del ICT.[13,17] La adenosina o el isoproterenol pueden servir para desenmascarar la conducción latente del ICT tras una ablación aguda satisfactoria.[24-27]

POTENCIALES DOBLES MUY ESPACIADOS

El patrón de referencia que demuestra el bloqueo bidireccional de la conducción a través del ICT es el registro de un corredor de PD paralelos y muy espaciados (> 110 ms) a lo largo de la línea de ablación cuando se estimula medial y lateralmente a la línea de ablación (*véanse* figs. 14-12 y 14-13).[17] Los PD muy espaciados son el resultado de la activación a ambos lados de la línea por los frentes de onda en SH y SAH generados durante la estimulación. A diferencia de los PD muy espaciados, que representan un bloqueo completo, los PD poco espaciados (< 90 ms) son el resultado de un bloqueo incompleto y de una brecha en la línea de ablación que requiere una nueva ablación. Estos PD estrechamente espaciados reflejan la activación a ambos lados de la línea por un único frente de onda que atraviesa la brecha. Para los PD de espaciado intermedio (90-110 ms), los siguientes indicios sugieren un bloqueo completo del ICT: 1) intervalo isoeléctrico entre el PD, 2) segundo potencial negativo (PD_2) (que refleja la inversión de la polaridad del electrograma en el lado opuesto de la línea) y 3) variación máxima entre PD < 15 ms a lo largo de toda la línea (PD paralelos).

ACTIVACIÓN AURICULAR/INVERSIÓN DE LA POLARIDAD DEL ELECTROGRAMA

Antes de la ablación, la estimulación de un extremo del ICT activa el extremo opuesto por conducción transístmica. Después de la ablación, la pérdida de conducción transístmica da lugar a la inversión de la activación auricular en el extremo opuesto de la línea del ICT. Este cambio direccional en la activación del ICT tiene como resultado la inversión de su secuencia de activación auricular y de la polaridad del electrograma.[28-30]

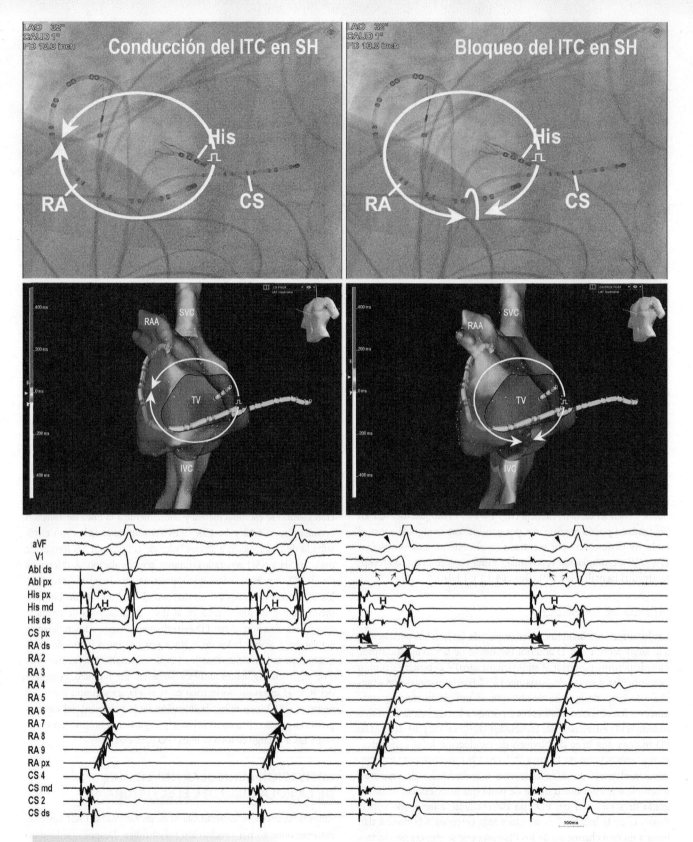

FIGURA 14-12 Conducción en SH (medial a lateral) (*izquierda*) y bloqueo (*derecha*) antes y después de la ablación del ICT, respectivamente. Antes de la ablación, la estimulación proximal del SC muestra un patrón de «chevrón» en el catéter «Halo» con la última activación auricular a lo largo de la pared anterolateral de la aurícula derecha (RA 7, *púrpura*). Tras la ablación, se registran PD muy espaciados (*flechas*, 116 ms) a lo largo de la línea de ablación, con la última activación auricular ahora en el lado opuesto de la línea. Obsérvense las fuerzas terminales positivas de la onda P en la derivación II (*puntas de flecha*). Abl: ablación; CS: seno coronario; ds: distal; IVC: vena cava inferior; md: medio; px: proximal; RA: aurícula derecha; RAA: orejuela auricular derecha; SVC: vena cava superior; TV: válvula tricúspide.

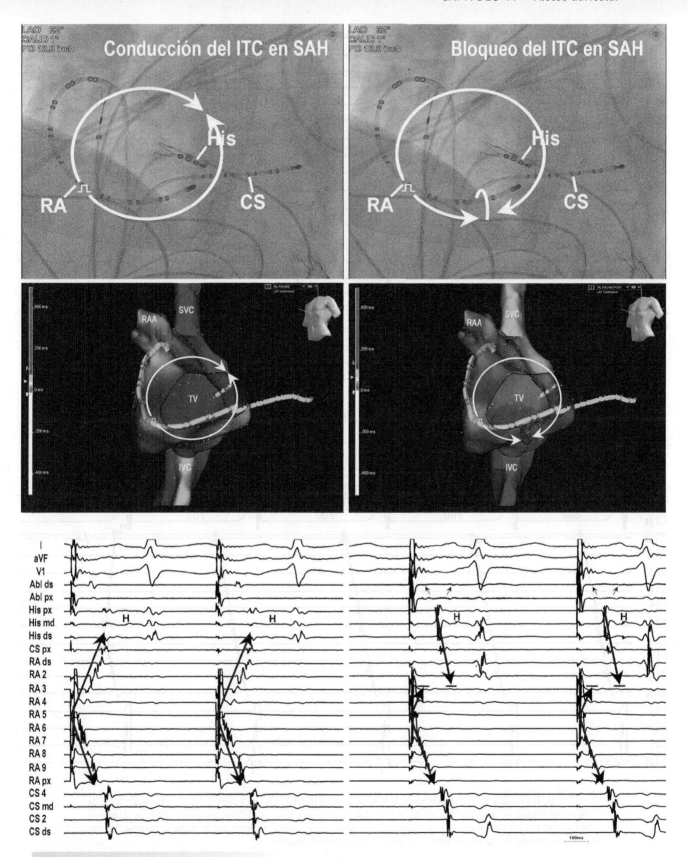

FIGURA 14-13 Conducción en SAH (lateral a medial) (*izquierda*) y bloqueo (*derecha*) antes y después de la ablación del ICT, respectivamente. Antes de la ablación, la estimulación de la RA 5 muestra la última activación auricular a lo largo de la pared anteroseptal de la aurícula derecha (región de His, *púrpura*). Tras la ablación, se registran PD muy espaciados (*flechas*, 121 ms) a lo largo de la línea con la última activación auricular ahora en el lado opuesto de la línea. Abl: ablación; CS: seno coronario; ds: distal; IVC: vena cava inferior; md: medio; px: proximal; RA: aurícula derecha; RAA: orejuela auricular derecha; SVC: vena cava superior; TV: válvula tricúspide.

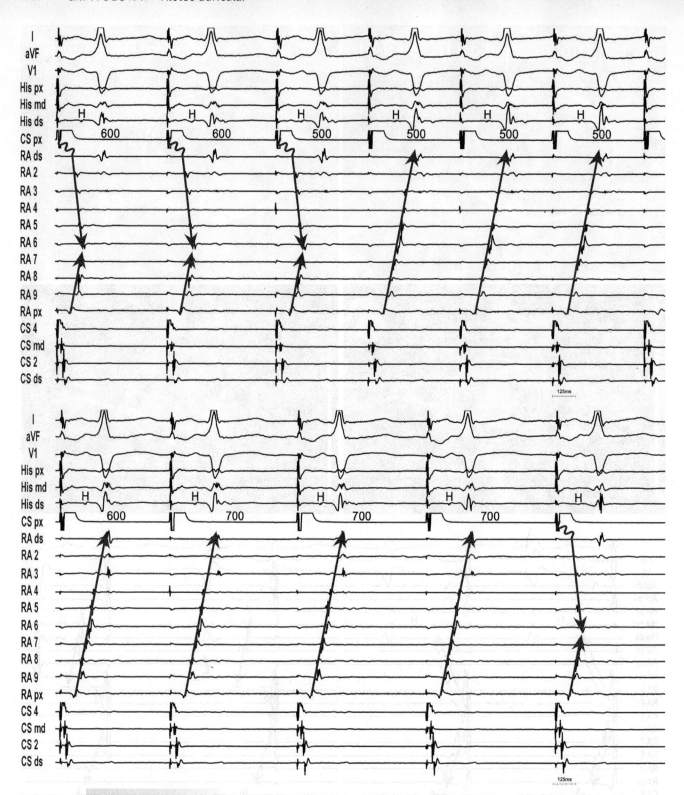

FIGURA 14-14 Bloqueo del ICT dependiente de la velocidad con histéresis. A una longitud del ciclo de estimulación de 600 ms, se produce un retaso en SH a través del ICT. El acortamiento de la longitud del ciclo (500 ms) da lugar al bloqueo del ICT, que persiste a pesar de volver a aumentar la longitud del ciclo a 600 ms hasta que se alarga de nuevo a 700 ms. CS: seno coronario; ds: distal; md: medio; px: proximal; RA: aurícula derecha.

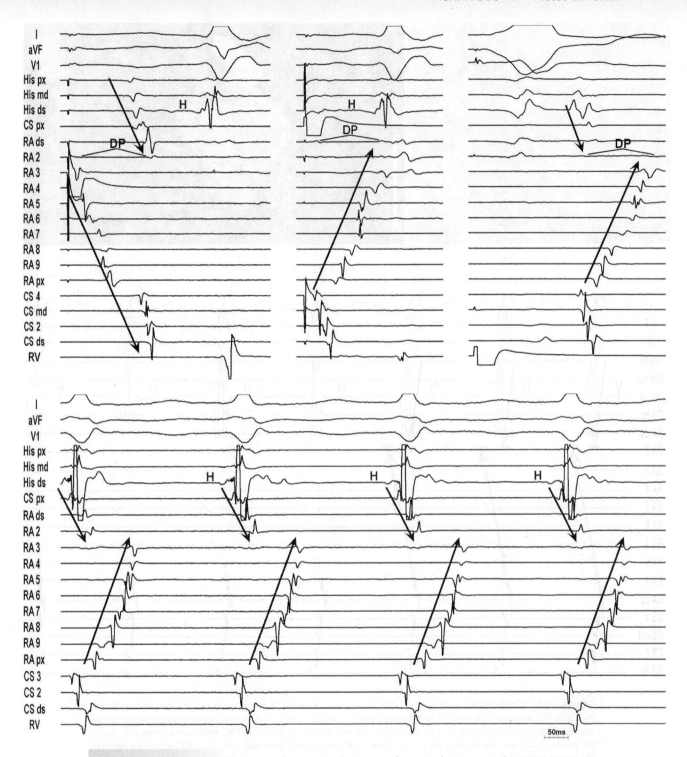

FIGURA 14-15 Bloqueo del ICT demostrado por estimulación auricular, estimulación ventricular y TRNAV típica. La estimulación en RA 4 y CS px (*arriba a la izquierda y en el centro*) muestra un bloqueo bidireccional a través del ICT. También se ilustra el bloqueo del ICT en SH durante la estimulación ventricular (*arriba a la derecha*) y la TRNAV típica (*abajo*), con conducción retrógrada sobre la vía rápida (VR). Se registran potenciales dobles muy espaciados (DP = 125 ms) a lo largo de la línea de ablación (RA 2). La TRNAV con bloqueo del ICT simula un aleteo auricular dependiente del ICT en SAH, salvo que la activación auricular derecha solo abarca el 37% de la longitud del ciclo de taquicardia. CS: seno coronario; DP: potencial doble; ds: distal; md: medio; px: proximal; RA: aurícula derecha; RV: ventrículo derecho.

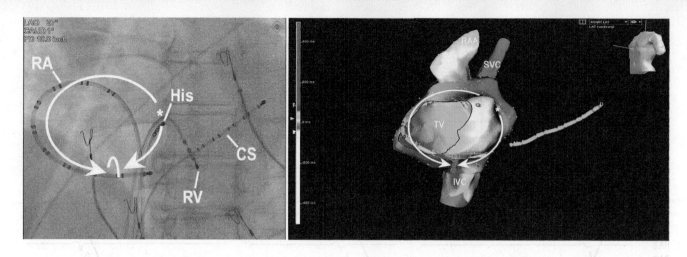

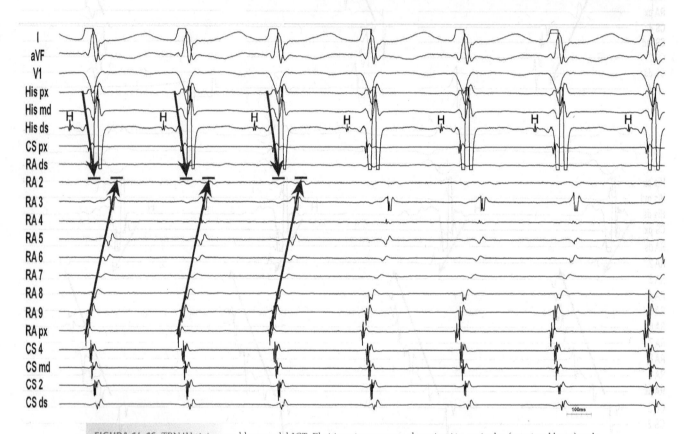

FIGURA 14-16 TRNAV típica con bloqueo del ICT. El sitio más temprano de activación auricular (*asterisco blanco*) es la vía rápida (VR) a lo largo de la aurícula derecha anteroseptal. Se registran PD muy espaciados en la línea de ablación (*marcas rojas*/RA 2) debido al bloqueo en SH a través del ICT. CS: seno coronario; ds: distal; IVC: vena cava inferior; md: medio; px: proximal; RA: aurícula derecha; RAA: orejuela auricular derecha; RV: ventrículo derecho; SVC: vena cava superior; TV: válvula tricúspide.

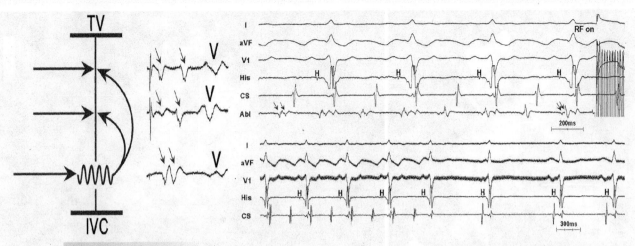

FIGURA 14-17 Mapeo de la brecha. Al arrastrar el catéter de mapeo a lo largo de la línea de ablación más cerca de la brecha, se produce un estrechamiento de los PD (*flechas*), el segundo de los cuales tiene un voltaje más alto. Las aplicaciones de la energía de RF ponen fin al aleteo auricular. Abl: ablación; CS: seno coronario; IVC: vena cava inferior; TV: válvula tricúspide.

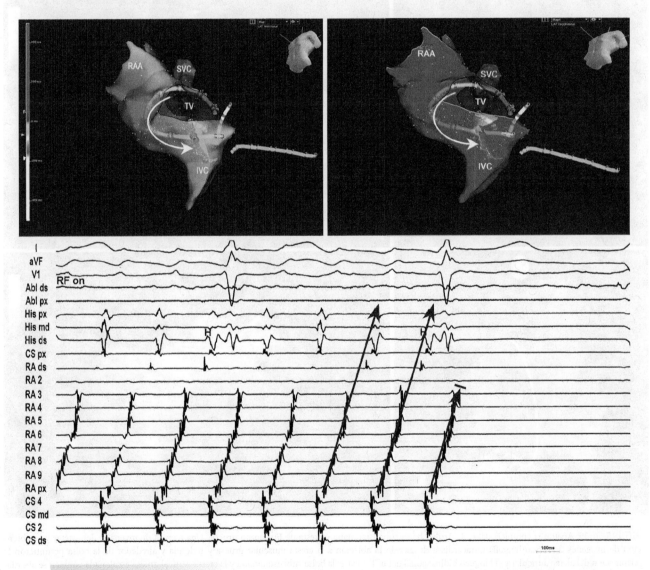

FIGURA 14-18 Mapeo de la brecha. Tras una línea del ICT inicial, una brecha en el extremo ventricular distal de la línea permitió la irrupción a través del ICT (área *blanca* en el mapa de propagación *púrpura*). La intervención en la brecha interrumpe el aleteo auricular. Abl: ablación; CS: seno coronario; ds: distal; IVC: vena cava inferior; md: medio; px: proximal; RA: aurícula derecha; RAA: orejuela auricular derecha; *RF on*: RF encendida; RV: ventrículo derecho; SVC: vena cava superior; TV: válvula tricúspide.

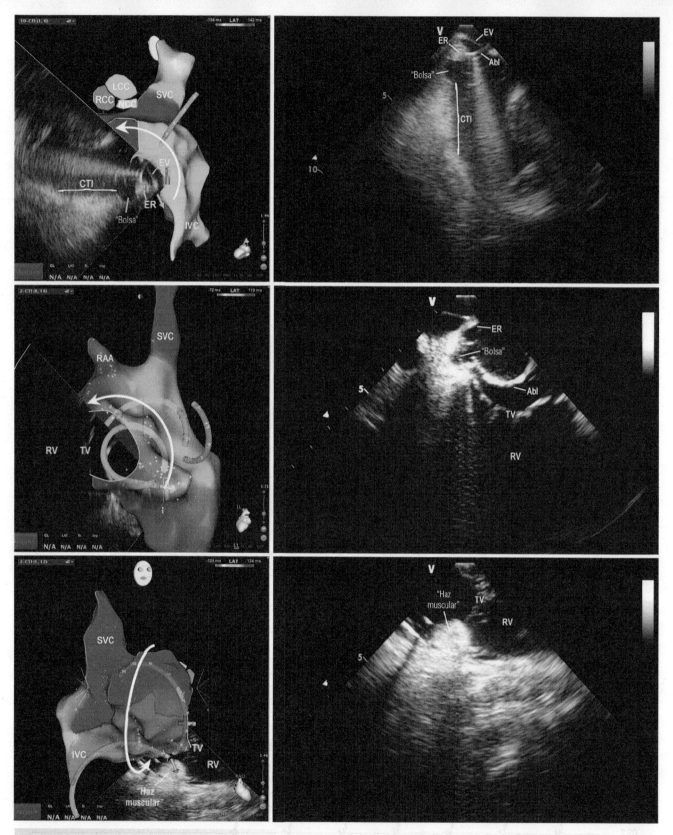

FIGURA 14-19 Anatomía compleja del ICT. *Arriba*: bolsa subeustaquiana y cresta de Eustaquio gruesa. Una técnica de inversión del catéter y la obtención de imágenes de ecocardiografía intracardíaca dirigiendo la ablación a la cresta muscular gruesa y redonda y alrededor de la bolsa permitieron la terminación del aleteo auricular y el bloqueo bidireccional del ICT. *Centro*: la bolsa subeustaquiana y la cresta vertical gruesa escalonada también se abordaron con éxito con la técnica de inversión del catéter. *Abajo*: haz muscular grueso y redondo anteriormente en el vestíbulo tricuspídeo. A pesar de las múltiples aplicaciones de RF, la ablación directa en el haz muscular solo causó un bloqueo transitorio. El bloqueo del ICT duradero requirió la administración de RF lateral al haz muscular. CTI: istmo cavotricuspídeo; ER: cresta de Eustaquio; EV: válvula de Eustaquio; LCC: cúspide coronaria izquierda; NCC: cúspide no coronaria; RAA: orejuela auricular derecha; RCC: cúspide coronaria derecha; RV: ventrículo derecho; SVC: vena cava superior; TV: válvula tricúspide.

FUERZAS DE ONDA P TERMINALES POSITIVAS

Un indicio del bloqueo del ICT en el ECG de superficie es una fuerza de onda P terminal positiva en las derivaciones inferiores durante la estimulación del ICT medial y, en particular, lateral.[31] Antes de la ablación, los frentes de onda en SH y SAH simultáneos hacen que la AD se active en dirección caudocraneal con la estimulación del ICT. Tras el bloqueo del ICT, la estimulación de un lado de la línea causa la activación craneocaudal de la AD opuesta, generando fuerzas de ondas P positivas terminales tardías en las derivaciones inferiores (*véase* fig. 14-12). Sin embargo, las fuerzas de onda P terminales positivas no diferencian el retraso significativo del ICT del bloqueo.

ESTIMULACIÓN AURICULAR DIFERENCIAL

La estimulación auricular diferencial es una maniobra útil para distinguir el retraso de conducción del bloqueo a través del ICT.[28,32] Para evaluar el bloqueo del ICT en SAH, el tiempo entre un impulso de estimulación administrado inmediatamente adyacente y lateral a la línea (sitio A) y el electrograma registrado al otro lado de la línea (sitio D) se compara con el tiempo entre el impulso de estimulación administrado lateral al sitio A (sitio B) y el electrograma registrado en el sitio D. AD > BD indica bloqueo del ICT en SAH, mientras que AD < BD indica retraso en el ICT (fig. 14-20). Para evaluar el bloqueo del ICT en SH, el tiempo entre el impulso de estimulación inmediatamente adyacente y medial a la línea (sitio D) y el electrograma registrado en el sitio A se compara con el tiempo entre el impulso de estimulación medial al sitio D (sitio C) y el electrograma en el sitio A. DA > CA indica bloqueo del ICT en SH, mientras que DA < CA indica retraso del ICT (fig. 14-21).

FENÓMENOS ELECTROFISIOLÓGICOS INUSUALES

REENTRADA DE DOBLE ONDA

La reentrada de doble onda es una forma transitoria y acelerada de aleteo auricular dependiente del ICT en SAH inducida por un extraestímulo auricular durante el aleteo. Un extraestímulo críticamente temporizado se bloquea de forma antidrómica en el ICT y se propaga de forma ortodrómica produciendo dos frentes de onda de macrorreentrada (doble onda) dentro del mismo circuito. La reentrada de doble onda se presenta cuando el aleteo auricular tiene una brecha excitable lo suficientemente grande como para dar cabida a dos longitudes de onda de taquicardia.[33]

REENTRADA DE CIRCUITO INFERIOR

La reentrada de circuito inferior es un subtipo de aleteo auricular dependiente del ICT que se produce cuando una porción inferior de la barrera posterior proporcionada por la cresta terminal está incompleta. Se presenta un circuito inferior que genera un cortocircuito en el circuito de reentrada mayor. La reentrada de circuito inferior puede aparecer simultáneamente o alternarse con el aleteo auricular dependiente del ICT en SAH.[34]

REENTRADA INTRAÍSTMICA

La reentrada intraístmica es otro subtipo de aleteo auricular dependiente del ICT en el que el circuito de reentrada se limita principalmente al lado septal del ICT, alrededor del *ostium* del SC,

y es una posible causa de recurrencia del aleteo tras una ablación previa del ICT.[35,36] Se diagnostica mediante un mapeo del encarrilamiento a lo largo del anillo tricuspídeo que muestra una fusión manifiesta y un IPE – longitud de ciclo de taquicardia (LCT) prolongada (> 25 ms) alrededor del anillo (incluido el ICT lateral), excepto en el ICT medial, donde se produce un encarrilamiento oculto y un IPE – LCT ≤ 25 ms. La activación alrededor del anillo tricuspídeo puede mostrar fusión («patrón focal» con propagación centrífuga) o activación en SAH/SH («patrón de seudomacrorreentrada» con encuentro precoz tardío; activación en SAH resultante del bloqueo funcional del ICT). Los electrogramas de ablación satisfactorios son señales prolongadas (LCT ~35-70%) y fraccionadas.[35]

ALETEO POSTRASPLANTE

Tras un trasplante cardíaco ortotópico auriculoauricular, el aleteo auricular puede surgir del tejido auricular remanente del receptor pero, con mayor frecuencia, del donante (aleteo del receptor o del donante, respectivamente) (fig. 14-22).[37-39] Las líneas de sutura en la anastomosis auricular forman una barrera y aíslan eléctricamente las aurículas del receptor de las del donante (aunque puede producirse conducción intermitente a través de una brecha en la línea). Los ventrículos son estimulados por la aurícula donante.

DISOCIACIÓN LONGITUDINAL DEL ICT

La presencia de dos vías en el ICT –una vía más rápida (período refractario efectivo [PRE] más largo) que conecta con las vainas musculares proximales del SC y una vía más lenta (PRE más corto) que conecta con el SC medio– produce un cambio en la activación del SC cuando el aleteo auricular se acelera durante el encarrilamiento (bloqueo funcional en la vía más rápida) o se enlentece durante la administración de RF (ablación de la vía más rápida).[40]

RELACIONES INUSUALES DE CONDUCCIÓN AURICULOVENTRICULAR

Conducción AV 1:1

El aleteo auricular con conducción AV 1:1 se asocia de forma casi invariable a aberrancias y suele confundirse con taquicardia ventricular (fig. 14-23). Se produce en situaciones en las que la longitud del ciclo del aleteo auricular > PRE del nodo AV/haz de His: 1) uso de bloqueadores de los canales de Na (que prolongan la longitud del ciclo del aleteo auricular y enlentecen la conducción His-Purkinje) sin bloqueo del nodo AV y 2) aleteo auricular inducido por el ejercicio (en el que el aumento del tono simpático acorta el PRE del nodo AV). Otras relaciones de conducción AV inusuales (p. ej., 3:1) son infrecuentes y se observan con el tratamiento farmacológico antiarrítmico.

Wenckebach alternante

Otro patrón de conducción AV inusual es la alternancia de la periodicidad de Wenckebach resultante de dos niveles de bloqueo (bloqueo binivel) en la unión AV. El Wenckebach alternante con tres ondas de aleteo consecutivas no conducidas entre ciclos de Wenckebach da lugar a un bloqueo 2:1 y Wenckebach en los niveles superior e inferior, respectivamente. La inversión del patrón de bloqueo (Wenckebach en el nivel superior y 2:1 en el nivel inferior) produce dos ondas de aleteo no conducidas consecutivas entre los ciclos de Wenckebach (figs. 14-24 y 14-25; *véase* fig. 14-4).[41,42]

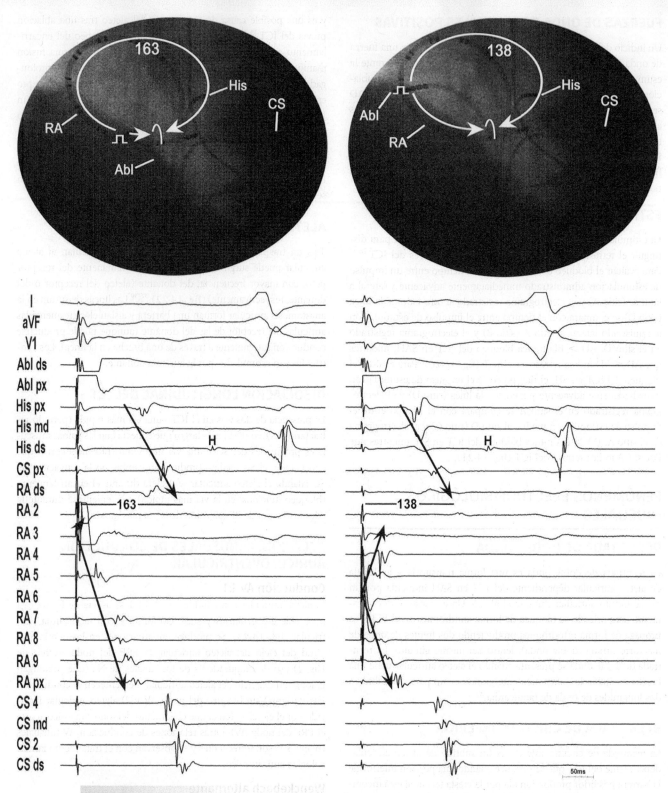

FIGURA 14-20 Estimulación auricular diferencial (ICT lateral). La estimulación (RA 3) adyacente a la línea de ablación (RA 2) dio lugar a un tiempo de conducción largo hacia su lado opuesto (163 ms), que se acortó cuando se estimuló más lateralmente (RA 6, 138 ms). Estos hallazgos indican bloqueo en SAH a través del ICT. Abl: ablación; CS: seno coronario; ds: distal; md: medio; px: proximal; RA: aurícula derecha.

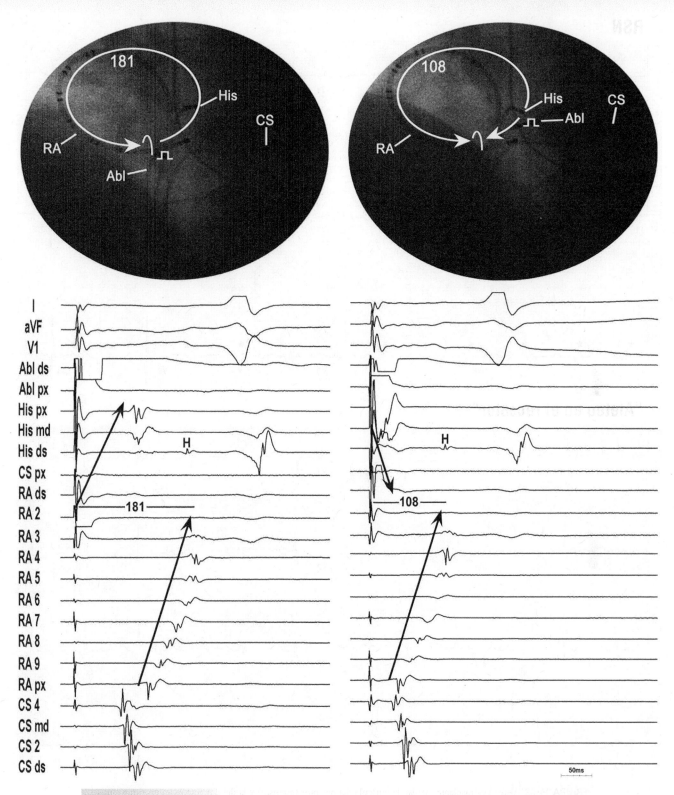

FIGURA 14-21 Estimulación auricular diferencial (ICT medial). La estimulación (RA 2) adyacente a la línea de ablación dio lugar a un tiempo de conducción largo hacia su lado opuesto (181 ms), que se acortó cuando la estimulación fue más lateral (His, 108 ms). Estos resultados indican un bloqueo en SH a través del ICT. Abl: ablación; CS: seno coronario; ds: distal; md: medio; px: proximal; RA: aurícula derecha.

RSN

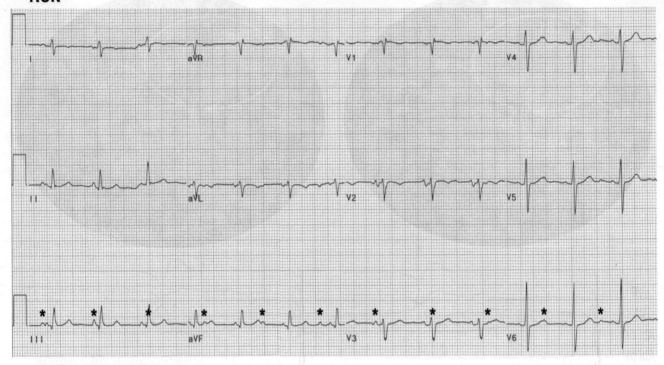

"Aleteo en el receptor"

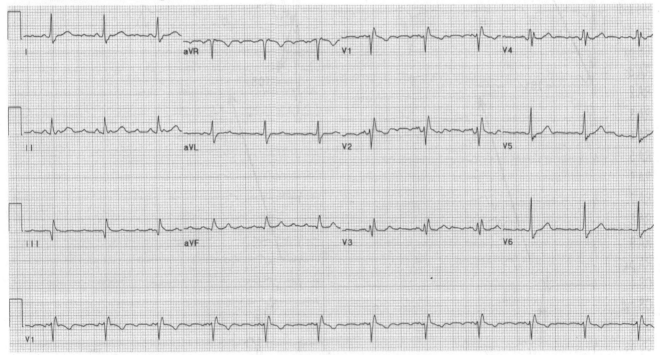

FIGURA 14-22 Aleteo postrasplante. *Arriba*: la aurícula del receptor (*asterisco*) y la del donante están en ritmo sinusal y disociadas entre sí. Nótese que la frecuencia sinusal del donante es más rápida debido a la denervación vagal. *Abajo*: la aurícula del receptor se encuentra en aleteo auricular, mientras que la aurícula del donante permanece en ritmo sinusal e impulsa al ventrículo.

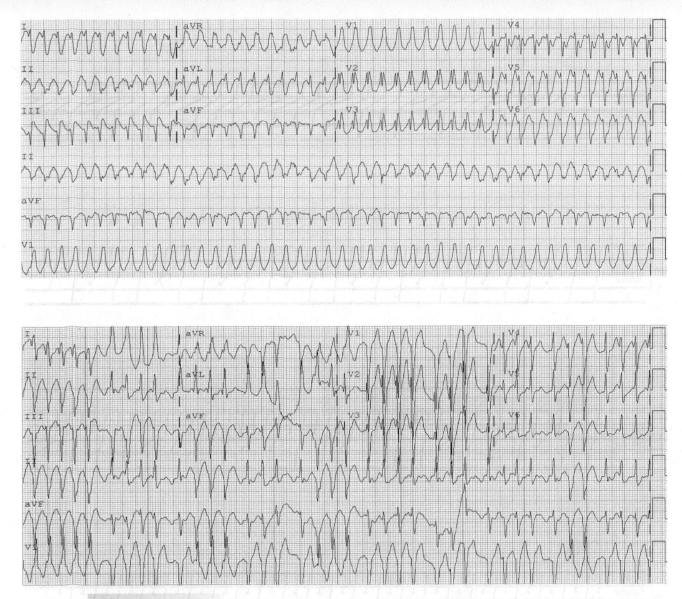

FIGURA 14-23 Aleteo auricular con conducción AV 1:1. *Arriba*: el bloqueo de rama derecha (BRD) del haz de His relacionado con la frecuencia simula una taquicardia ventricular monomorfa. *Abajo*: el BRD relacionado con la frecuencia y el bloqueo de rama izquierda del haz de His simulan una taquicardia ventricular polimorfa.

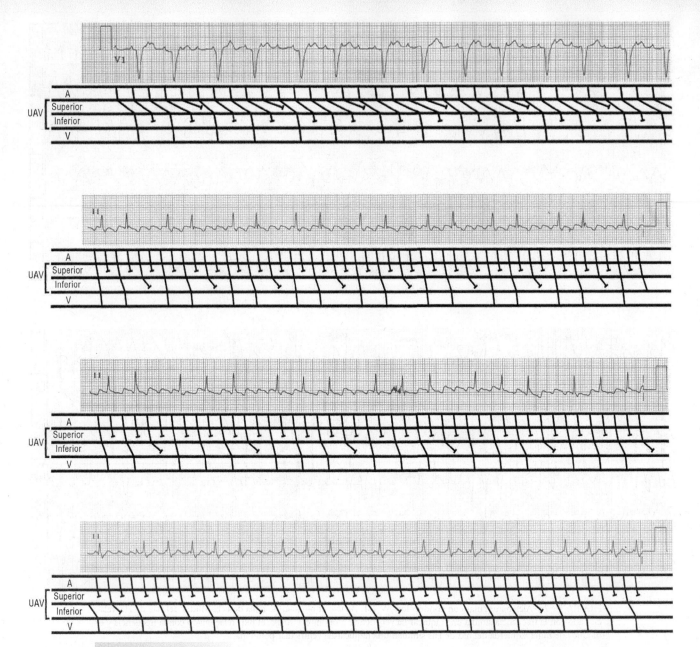

FIGURA 14-24 Periodicidad alterna de Wenckebach (dos niveles de bloqueo). *Imagen superior*: nivel superior de Wenckebach y nivel inferior del bloqueo 2:1 (dos ondas de aleteo no conducidas entre ciclos de Wenckebach). *Tres imágenes inferiores*: bloqueo 2:1 de nivel superior y Wenckebach de nivel inferior (tres ondas de aleteo no conducidas entre ciclos de Wenckebach) que dan lugar a patrones de conducción AV bigeminales, trigeminales y pentageminales. UAV: unión AV.

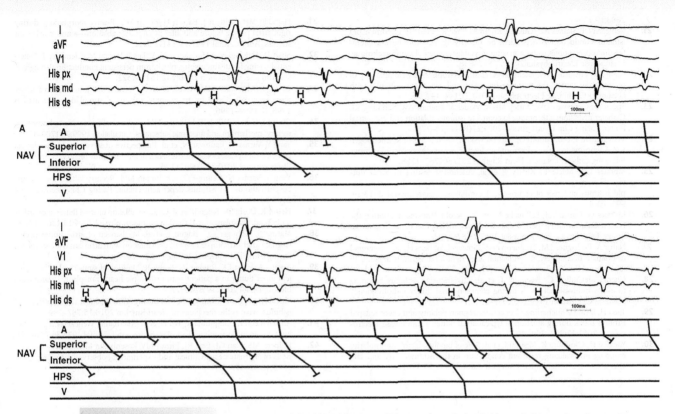

FIGURA 14-25 Periodicidad alternante de Wenckebach con bloqueo infrahisiano (tres niveles de bloqueo). Dentro de cada ciclo de Wenckebach, las ondas de aleteo conducen o bloquean el haz de His, con prolongación de AH que precede al bloqueo (Wenckebach alternante), causando relaciones de conducción aurícula-haz de His de 6:2 y 5:2. *Arriba*: bloqueo 2:1 de nivel superior y Wenckebach de nivel inferior en el nodo AV (tres ondas de aleteo no conducidas entre los ciclos de Wenckebach). *Abajo*: nivel superior de Wenckebach y nivel inferior de bloqueo 2:1 en el nodo AV (dos ondas de aleteo no conducidas entre los ciclos de Wenckebach). En ambos casos, se produce una tercera capa de bloqueo por debajo del haz de His, dando lugar a relaciones de conducción AV de 6:1 y 5:1, respectivamente (con un complejo QRS estrecho, el bloqueo podría estar en el haz de His distal, más allá del lugar de registro del haz de His). HPS: sistema His-Purkinje; NAV: nodo AV.

REFERENCIAS

1. Olshansky B, Okumura K, Hess PG, Waldo AL. Demonstration of an area of slow conduction in human atrial flutter. J Am Coll Cardiol 1990;16:1639–1648.

2. Cosio FG, López-Gil M, Goicolea A, Arribas F, Barroso JL. Radiofrequency ablation of the inferior vena cava-tricuspid valve isthmus in common atrial flutter. Am J Cardiol 1993;71:705–709.

3. Feld GK, Fleck RP, Chen P, et al. Radiofrequency catheter ablation for the treatment of human type 1 atrial flutter. Identification of a critical zone in the reentrant circuit by endocardial mapping techniques. Circulation 1992;86:1233–1240.

4. Schwartzman D, Callans DJ, Gottlieb CD, Dillon SM, Movsowitz C, Marchlinski FE. Conduction block in the inferior vena caval-tricuspid valve isthmus: association with outcome of radiofrequency ablation of type I atrial flutter. J Am Coll Cardiol 1996;28:1519–1531.

5. Cabrera JA, Sánchez-Quintana D, Farré J, Rubio JM, Ho SY. The inferior right atrial isthmus: further architectural insights for current and coming ablation technologies. J Cardiovasc Electrophysiol 2005;16:402–408.

6. Nakagawa H, Lazzara R, Khastgir T, et al. Role of the tricuspid annulus and the eustachian valve/ridge on atrial flutter. Relevance to catheter ablation of the septal isthmus and a new technique for rapid identification of ablation success. Circulation 1996;94:407–424.

7. Passman RS, Kadish AH, Dibs SR, Engelstein ED, Goldberger JJ. Radiofrequency ablation of atrial flutter: a randomized controlled trial of two anatomic approaches. Pacing Clin Electrophysiol 2004;27:83–88.

8. Kalman JM, Olgin JE, Saxon LA, Fisher WG, Lee RJ, Lesh MD. Activation and entrainment mapping defines the tricuspid annulus as the anterior barrier in typical atrial flutter. Circulation 1996;94:398–406.

9. Olgin JE, Kalman JM, Fitzpatrick AP, Lesh MD. Role of right atrial endocardial structures as barriers to conduction during human type I atrial flutter. Activation and entrainment mapping guided by intracardiac echocardiography. Circulation 1995;92:1839–1848.

10. Olgin JE, Kalman JM, Saxon LA, Lee RJ, Lesh MD. Mechanism of initiation of atrial flutter in humans: site of unidirectional block and direction of rotation. J Am Coll Cardiol 1997;29:376–384.

11. Vollmann D, Stevenson WG, Lüthje L, et al. Misleading long post-pacing interval after entrainment of typical atrial flutter from the cavotricuspid isthmus. J Am Coll Cardiol 2012;59:819–824.

12. Poty H, Saodi N, Nair M, Anselme F, Letac B. Radiofrequency catheter ablation of atrial flutter. Further insights into the various types of isthmus block: application to ablation during sinus rhythm. Circulation 1996;94:3204–3213.

13. Poty H, Saoudi N, Abdel Aziz AA, Nair M, Letac B. Radiofrequency catheter ablation of type 1 atrial flutter. Prediction of late success by electrophysiological criteria. Circulation 1995;92:1389–1392.

14. Vijayaraman P, Kok LC, Wood MA, Ellenbogen KA. Right ventricular pacing to assess transisthmus conduction in patients undergoing isthmus-dependent atrial flutter ablation: a new useful technique? Heart Rhythm 2006;3:268–272.

15. Shah D, Haïssaguerre MK, Jaïs P, Takahashi A, Hocini M, Clémenty J. High-density mapping activation through an incomplete isthmus ablation line. Circulation 1999;99:211–215.

16. Sra J, Bhatia A, Dhala A, et al. Electroanatomic mapping to identify breakthrough sites in recurrent typical human flutter. Pacing Clin Electrophysiol 2000;23:1479–1492.

17. Tada H, Oral H, Sticherling C, et al. Double potentials along the ablation line as a guide to radiofrequency ablation of typical atrial flutter. J Am Coll Cardiol 2001;38:750–755.

18. Cosio FG, Arribas F, Barbero JM, Kallmeyer C, Goicolea A. Validation of double-spike electrograms as markers of conduction delay or block in atrial flutter. Am J Cardiol 1988;61:775–780.

19. Shimizu A, Nozaki A, Rudy Y, Waldo AL. Characterization of double potentials in a functionally determined reentrant circuit: multiplexing studies during interruption of atrial flutter in the canine pericarditis model. J Am Coll Cardiol 1993;22:2022–2032.

20. Francisco GM, Sharma S, Dougherty A, Kantharia BK. Atrial tachyarrhythmia: what is the ideal site for successful ablation. J Cardiovasc Electrophysiol

2008;19:759–761.

21. Redfearn DP, Skanes AC, Gula LJ, Krahn AD, Yee R, Klein GJ. Cavotricuspid isthmus conduction is dependent on underlying anatomic bundle architecture: observations using a maximum voltage-guided ablation technique. J Cardiovasc Electrophysiol 2006;17:832–838.

22. Gami AS, Edwards WD, Lachman N, et al. Electrophysiological anatomy of typical atrial flutter: the posterior boundary and causes for difficulty with ablation. J Cardiovasc Electrophysiol 2010;21:144–149.

23. Sporton SC, Davies DW, Earley MJ, Markides V, Nathan AW, Schilling RJ. Catheter inversion: a technique to complete isthmus ablation and cure atrial flutter. Pacing Clin Electrophysiol 2004;27(Pt 1):775–778.

24. Vijayaraman P, Dandamudi G, Naperkowski A, Oren J, Storm R, Ellenbogen KA. Adenosine facilitates dormant conduction across cavotricuspid isthmus following catheter ablation. Heart Rhythm 2012;9:1785–1788.

25. Morales GX, Macle L, Khairy P, et al. Adenosine testing in atrial flutter ablation: unmasking of dormant conduction across the cavotricuspid isthmus and risk of recurrence. J Cardiovasc Electrophysiol 2013;24:995–1001.

26. Morales G, Darrat YH, Lellouche N, et al. Use of adenosine to shorten the post ablation waiting period for cavotricuspid isthmus-dependent atrial flutter. J Cardiovasc Electrophysiol 2017;28:876–881.

27. Nabar A, Rodriguez LM, Timmermans C, Smeets J, Wellens HJ. Isoproterenol to evaluate resumption of conduction after right atrial isthmus ablation in type 1 atrial flutter. Circulation 1999;99:3286–3291.

28. Chen J, deChillou C, Basiouny T, et al. Cavotricuspid isthmus mapping to assess bidirectional block during common atrial flutter radiofrequency ablation. Circulation 1999;100:2507–2513.

29. Tada H, Oral H, Sticherling C, et al. Electrogram polarity and cavotricuspid isthmus block during ablation of typical atrial flutter. J Cardiovasc Electrophysiol 2001;12:393–399.

30. Yamabe H, Okumura K, Misumi I, et al. Role of bipolar electrogram polarity mapping in localizing recurrent conduction in the isthmus early and late after ablation of atrial flutter. J Am Coll Cardiol 1999;33:39–45.

31. Hamdan MH, Kalman J, Barron HV, Lesh MD. P-wave morphology during right atrial pacing before and after atrial flutter ablation—a new marker for success. Am J Cardiol 1997;79:1417–1420.

32. Shah D, Haïssaguerre M, Takahashi A, Jaïs P, Hocini M, Clémenty J. Differential pacing for distinguishing block from persistent conduction through an ablation line. Circulation 2000;102:1517–1522.

33. Cheng J, Scheinman MM. Acceleration of typical atrial flutter due to double-wave reentry induced by programmed electrical stimulation. Circulation 1998;97:1589–1596.

34. Cheng J, Cabeen WR Jr, Scheinman MM. Right atrial flutter due to lower loop reentry: mechanism and anatomic substrates. Circulation 1999;99:1700–1705.

35. Yang Y, Varma N, Badhwar N, et al. Prospective observations in the clinical and electrophysiological characteristics of intra-isthmus reentry. J Cardiovasc Electrophysiol 2010;21:1099–1106.

36. Yang Y, Varma N, Keung EC, Scheinman MM. Reentry within the cavotricuspid isthmus: an isthmus dependent circuit. Pacing Clin Electrophysiol 2005;28:808–818.

37. Heist EK, Doshi SK, Singh JP, et al. Catheter ablation of atrial flutter after orthotopic heart transplantation. J Cardiovasc Electrophysiol 2004;15:1366–1370.

38. Marine JE, Schuger CD, Bogun F, et al. Mechanism of atrial flutter occurring late after orthotopic heart transplantation with atrio-atrial anastomosis. Pacing Clin Electrophysiol 2005;28:412–420.

39. Aryana A, Heist EK, Ruskin JN, Singh JP. Masking of sinus rhythm by recipient atrial flutter in a patient with orthotopic heart transplant. J Cardiovasc Electrophysiol 2008;19:876–877.

40. Shen MJ, Knight BP, Kim SS. Fusion during entrainment at the cavotricuspid isthmus: what is the mechanism? Heart Rhythm 2018;15:787–789.

41. Amat-y-Leon F, Chuquimia R, Wu D, et al. Alternating Wenckebach periodicity: a common electrophysiological response. Am J Cardiol 1975;36:757–764.

42. Halpern MS, Nau GJ, Levi RJ, Elizari MV, Rosenbaum MB. Wenckebach periods of alternate beats. Clinical and experimental observations. Circulation 1973;48:41–49.

Fibrilación auricular

15

Introducción

La fibrilación auricular es la arritmia más frecuente y produce una contracción rápida, caótica y descoordinada de las aurículas. Puede clasificarse según su presentación en: *1)* paroxística (≥ 2 episodios que duran < 7 días), *2)* persistente (episodio sostenido que dura > 7 días o que requiere cardioversión farmacológica o eléctrica) y *3)* permanente (cardioversión fallida o no intentada).[1] La fibrilación auricular persistente de larga duración es la fibrilación auricular sostenida que dura > 1 año.

El objetivo de este capítulo es:

1. Analizar la fisiopatología de la fibrilación auricular.
2. Examinar los diferentes abordajes basados en catéteres para la ablación de la fibrilación auricular.
3. Discutir la ablación de la fibrilación auricular y el aleteo (*flutter*)/taquicardia auricular izquierdo postablación.

FISIOPATOLOGÍA

El inicio y la perpetuación de la fibrilación auricular requieren tanto factores desencadenantes como un sustrato auricular susceptible. Los mecanismos de la fibrilación auricular se clasifican en *1)* desencadenantes focales, *2)* sustrato arritmógeno y *3)* factores moduladores.

DESENCADENANTES FOCALES

Los disparos espontáneos y rápidos de las vainas musculares de las venas pulmonares (VP) se han identificado como la fuente dominante de desencadenantes de la fibrilación auricular (fig. 15-1).[2,3] Estas vainas musculares que se extienden de 1 a 3 cm dentro de las VP tienen una arquitectura compleja cuya orientación longitudinal y espiral de las fibras favorece la conducción anisotrópica y la reentrada localizada. Los mecanismos que subyacen a estas descargas focales incluyen la reentrada, el automatismo y la actividad desencadenada.[4,5] También se han informado desencadenantes no asociados a las VP de la fibrilación auricular (aurícula izquierda [AI] posterior; cresta terminal; tabique [*septum*] interauricular; otras venas torácicas como la vena cava superior [VCS], el seno coronario [SC], la vena de Marshall) y la taquicardia supraventricular (p. ej., taquicardia por reentrada en el nodo auriculoventricular [TRNAV], taquicardia por reentrada auriculoventricular ortodrómica [TRAVo]) (fig. 15-2).[6-9] Las descargas eléctricas rápidas y sostenidas de los focos arritmógenos de la VP no solo desencadenan la fibrilación auricular, sino que también la impulsan (hipótesis del desencadenamiento focal, del rotor y de la onda venosa).[10] Estas descargas focales dan lugar a rotores de reentrada autosostenidos de alta frecuencia que, al encontrarse con tejido incapaz de conducción 1:1, presentan fragmentación espacial y conducción fibrilatoria.[11]

SUSTRATO ARRITMÓGENO

Las condiciones profibrilatorias incluyen la falta de homogeneidad de la refractariedad auricular (dispersión de refractariedad) y la conducción lenta por la fibrosis auricular, promoviendo la reentrada dentro de la aurícula.[12] Se necesita cierto número de frentes de onda para mantener la fibrilación y, por lo tanto, se requiere una masa crítica de tejido auricular (hipótesis de múltiples frentes de onda).[13] Cada frente de onda reentrante se propaga aleatoriamente, choca con frentes de onda próximos o se extingue espontáneamente. La fibrilación auricular, por sí misma, causa un remodelado eléctrico y anatómico (miopatía auricular mediada por taquicardia) que genera más fibrilación auricular.

FACTORES MODULADORES

El sistema nervioso autónomo desempeña un papel fundamental en el desarrollo de la fibrilación auricular, con aumentos del tono simpático y parasimpático que preceden a su aparición.[14,15] La estimulación simpática aumenta el automatismo y la actividad desencadenada. La estimulación de los plexos ganglionares vagales desencadena el disparo de las VP, acorta los períodos refractarios auriculares y aumenta la dispersión de la refractariedad auricular. Cuatro plexos ganglionares se localizan preferentemente en las almohadillas de grasa epicárdicas en la unión de la vena pulmonar superior izquierda (VPSI) y el techo auricular, las uniones posteroinferiores de las venas pulmonares inferior derecha (VPID) e izquierda (VPII) y el borde anterior de la vena pulmonar superior derecha (VPSD).

ABLACIÓN DE LA FIBRILACIÓN AURICULAR

Antes de la ablación con catéter, el tratamiento quirúrgico de la fibrilación auricular incluía la operación de Cox-Maze, que se basaba

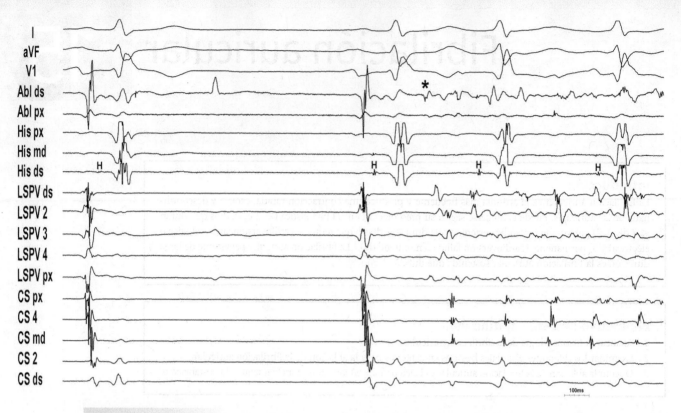

FIGURA 15-1 Disparo espontáneo de la vena pulmonar superior izquierda que inicia una fibrilación auricular. La actividad auricular precoz (*asterisco*) registrada desde el catéter de ablación en dicha vena inicia la fibrilación auricular. Abl: ablación; CS: seno coronario; ds: distal; LSPV: vena pulmonar superior izquierda; md: medio; px: proximal.

en la hipótesis de múltiples frentes de onda y disminuía la superficie compartimentando la aurícula mediante una serie de incisiones quirúrgicas estratégicamente situadas.[16-18] Los intentos de reproducir la cirugía utilizando un catéter de ablación transvenoso solo tuvieron un éxito modesto, requirieron mucho tiempo y se asociaron a una alta tasa de complicaciones.[19] La atención se centró en las VP cuando se demostró que la ablación de los desencadenantes focales de las VP podía eliminar la fibrilación auricular.[2,3,20] Las vainas musculares longitudinales y en espiral que se extienden desde el antro en forma de embudo hacia las VP facilitan la conducción anisotrópica y la reentrada. La aparición de estenosis de las VP como complicación de este abordaje desplazó el objetivo de la ablación al *ostium* (o antro) de las VP, con la idea de que la fibrilación auricular no podría producirse a pesar del disparo rápido de las VP si estas se desconectaban eléctricamente de la aurícula.[21] Las estrategias basadas en catéter para la fibrilación auricular incluyen *1*) el aislamiento de las VP y ablación de los desencadenantes fuera de las VP, *2*) la modificación del sustrato y *3*) la denervación vagal. La obtención de imágenes antes del procedimiento (TC/RM) e intraprocedimiento (ecocardiografía intracardíaca [EIC], venografía pulmonar) facilita la comprensión de la anatomía de las VP durante la ablación (figs. 15-3 y 15-4).

DESENCADENANTES FOCALES

La piedra angular de la ablación de la fibrilación auricular es el aislamiento de la vena pulmonar (AVP), ya sea mediante radiofrecuencia (RF) o crioablación.

Ablación por radiofrecuencia

El AVP guiado por electrofisiología implica el registro de potenciales de la VP desde un catéter de mapeo (cartografía) circular (p. ej., Lasso) situado en el *ostium* de la vena objetivo y, por lo tanto, generalmente requiere dos punciones transeptales a menos que se utilice un abordaje con guía doble o retenida. Para evitar que el catéter quede atrapado en el aparato valvular mitral, el catéter de mapeo circular debe girarse en sentido horario (posteriormente) al salir de la vaina transeptal y colocarse en la VP lejos de la válvula mitral más anterior. El catéter de mapeo registra electrogramas fusionados que consisten en un potencial atenuado (campo lejano) de la AI y un potencial de alta frecuencia (campo cercano) de la VP. Durante la ablación de la VP izquierda, estos electrogramas se superponen durante el ritmo sinusal debido a la activación sincrónica y se separan mejor mediante estimulación distal del seno coronario (SC) (fig. 15-5). Dos abordajes del AVP son la ablación ostial segmentaria y la ablación circunferencial de área amplia (ACAA), esta última con una mayor tasa de éxito.[22-27] La ablación ostial segmentaria se dirige sucesivamente al lugar de irrupción más precoz de los potenciales de la VP alrededor del catéter de mapeo circular hasta que la conducción muscular de la VP se elimina o disocia de la AI (fig. 15-6).[22] La ACAA se dirige al antro de las VP (≥ 5 mm fuera del *ostium* de las VP), cegando la aurícula y provocando un AVP con lesiones focales contiguas alrededor de las VP de forma individual, ipsilateral o completamente en bloque (fig. 15-7).[23] La reducción del voltaje (≤ 0.05 mV) dentro de las áreas rodeadas valida la continuidad de la línea. Los indicios de que el catéter de ablación se encuentra en la VP, donde debe evitarse la

(continúa en la p. 358)

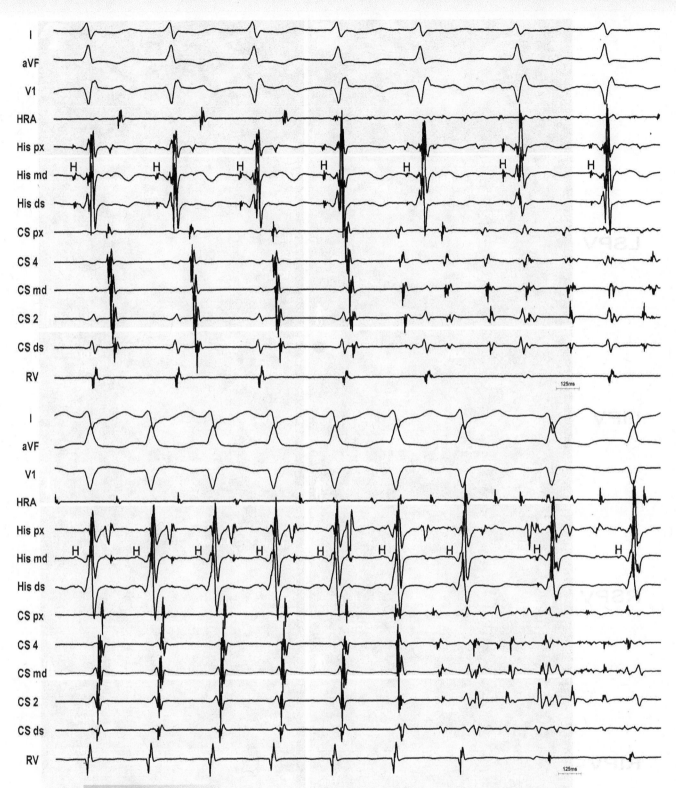

FIGURA 15-2 Degeneración de la TRNAV (*arriba*) y la TRAVo (*abajo*) a fibrilación auricular. La TRAVo utiliza una vía accesoria (VAcc) de pared libre izquierda. CS: seno coronario; ds: distal; HRA: aurícula derecha alta; md: medio; px: proximal; RV: ventrículo derecho.

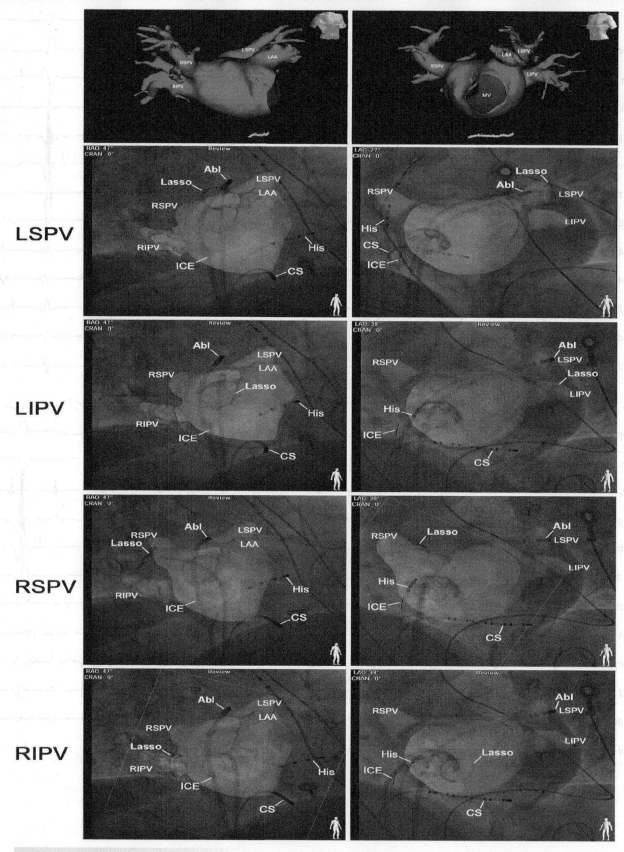

FIGURA 15-3 Anatomía de la VP (arteriografía rotacional tridimensional [ART]). El catéter de ablación está en la vena pulmonar superior izquierda. El catéter de mapeo circular (Lasso) se coloca en cada una de las cuatro VP. Obsérvese que los *ostia* de la VP izquierda se ven «de frente» en la vista oblicua anterior derecha y «longitudinalmente» en la vista oblicua anterior izquierda. Lo contrario ocurre con los *ostia* de la VP del lado derecho. Las vistas longitudinales permiten observar los catéteres saliendo de la silueta cardíaca. Abl: ablación; CS: seno coronario; ICE: ecocardiografía intracardíaca; LAA: orejuela de la aurícula izquierda; LIPV: vena pulmonar inferior izquierda; LSPV: vena pulmonar superior izquierda; MV: válvula mitral; RIPV: vena pulmonar inferior derecha; RSPV: vena pulmonar superior derecha.

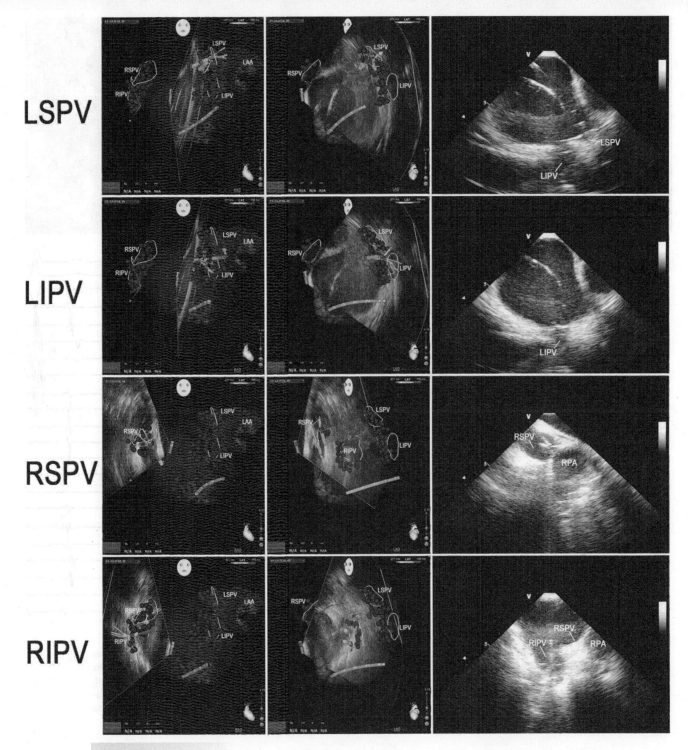

FIGURA 15-4 Anatomía de la VP por ecocardiografía intracardíaca. Se coloca un catéter PentaRay® en cada una de las cuatro VP. Las marcas rojas indican lesiones de ablación alrededor de los antros de la VP. ICE: ecocardiografía intracardíaca; LAA: orejuela de la aurícula izquierda; LIPV: vena pulmonar inferior izquierda; LSPV: vena pulmonar superior izquierda; RIPV: vena pulmonar inferior derecha; RPA: arteria pulmonar derecha; RSPV: vena pulmonar superior derecha.

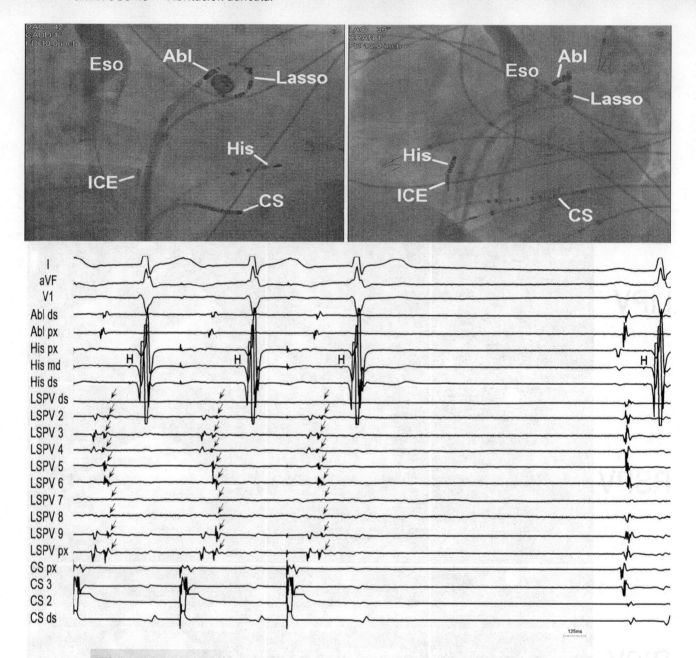

FIGURA 15-5 Separación de los potenciales de la vena pulmonar superior izquierda de los electrogramas de la aurícula izquierda mediante estimulación del seno coronario. La estimulación del seno coronario separa los potenciales de alta frecuencia de la vena pulmonar superior izquierda (campo cercano) (*flechas*) de los electrogramas de la AI (campo lejano), que por lo demás se solapan durante el ritmo sinusal. La pasta de bario resalta el esófago y su proximidad al lugar de ablación. Abl: ablación; CS: seno coronario; ds: distal; Eso: esófago; ICE: ecocardiografía intracardíaca; LSPV: vena pulmonar superior izquierda; md: medio; px: proximal.

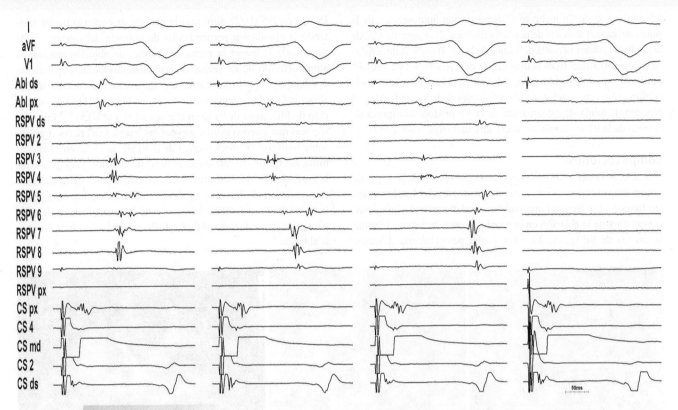

FIGURA 15-6 Ablación ostial segmentaria. Ablación circunferencial dirigida a los fascículos conductores alrededor de la vena pulmonar superior derecha cambiando de forma incremental la activación en el catéter de mapeo circular hasta conseguir el aislamiento. Abl: ablación; CS: seno coronario; ds: distal; md: medio; px: proximal; RSPV: vena pulmonar superior derecha.

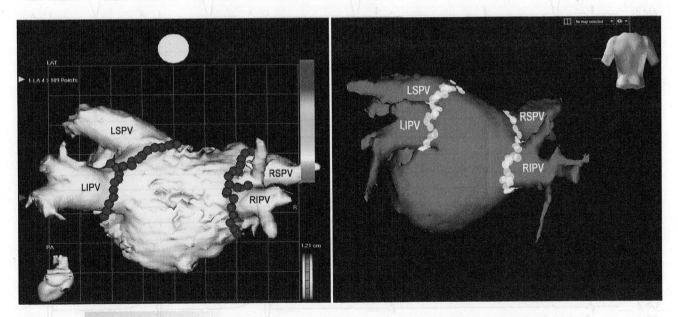

FIGURA 15-7 ACAA. Las marcas *rojas* y *blancas* indican lesiones de ablación. LIPV: vena pulmonar inferior izquierda; LSPV: vena pulmonar superior izquierda; RIPV: vena pulmonar inferior derecha; RSPV: vena pulmonar superior derecha.

administración de RF, incluyen *1)* demostración fluoroscópica de la punta del catéter más allá de la silueta cardíaca, *2)* imagen de EIC de la punta del catéter más allá del *ostium* de la VP, *3)* pérdida de señales eléctricas y *4)* aumento de la impedancia del catéter (> 140-150 ohmios). El criterio de valoración del AVP es el bloqueo de entrada (eliminación o disociación de los potenciales de la VP de la AI) y el bloqueo de salida (la estimulación de la VP produce la captura de la vaina de la VP sin conducción a la aurícula) (figs. 15-8 a 15-12).

Complicaciones

Una ablación extensa dirigida hacia la delgada pared de la AI puede causar daños colaterales en las estructuras adyacentes (esófago, nervio frénico). Las técnicas que podrían ayudar a evitar lesiones esofágicas durante la ablación en la pared posterior incluyen *1)* limitar la energía de RF (p. ej, 25 vatios o alta potencia/corta duración

[50 vatios/2-5 s]), *2)* disminuir la presión de contacto tisular (evitando la orientación perpendicular de la punta del catéter y la AI posterior), *3)* mover la punta del catéter de ablación durante la administración de RF (evitar el calentamiento tisular dependiente del tiempo) y *4)* monitorización esofágica en tiempo real durante la ablación (sonda de temperatura esofágica luminal [TEL], visualización de EIC, pasta de bario en el esófago) (fig. 15-13).[4,28] Entre las técnicas que pueden ayudar a evitar las lesiones del nervio frénico, sobre todo con la ablación cerca de la VPSD, se incluyen *1)* la estimulación de alto voltaje desde el lugar de ablación para garantizar la ausencia de estimulación del nervio frénico antes de la administración de la radiofrecuencia y *2)* la monitorización fluoroscópica o la estimulación del nervio frénico desde la vena subclavia derecha para garantizar una función diafragmática derecha continua durante la ablación.[4]

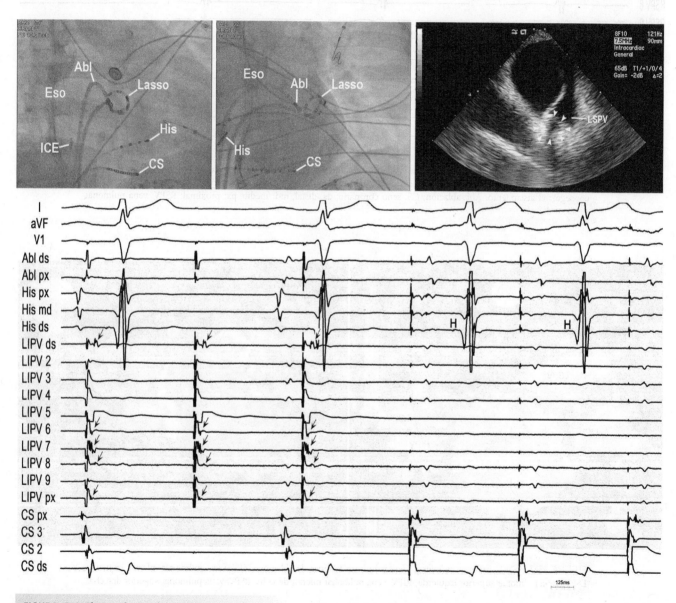

FIGURA 15-8 Bloqueo de entrada y salida. La estimulación de la vena pulmonar inferior izquierda produce la captura de la vaina (*flechas*) sin conducción a la aurícula (bloqueo de salida). La estimulación del seno coronario captura la aurícula pero falla en la conducción hacia la vena pulmonar inferior izquierda (bloqueo de entrada). Las *puntas de flecha blancas* indican un catéter de mapeo circular (Lasso) en la ecocardiografía intracardíaca. Abl: ablación; CS: seno coronario; ds: distal; ICE: ecocardiografía intracardíaca; LIPV: vena pulmonar inferior izquierda; md: medio; px: proximal.

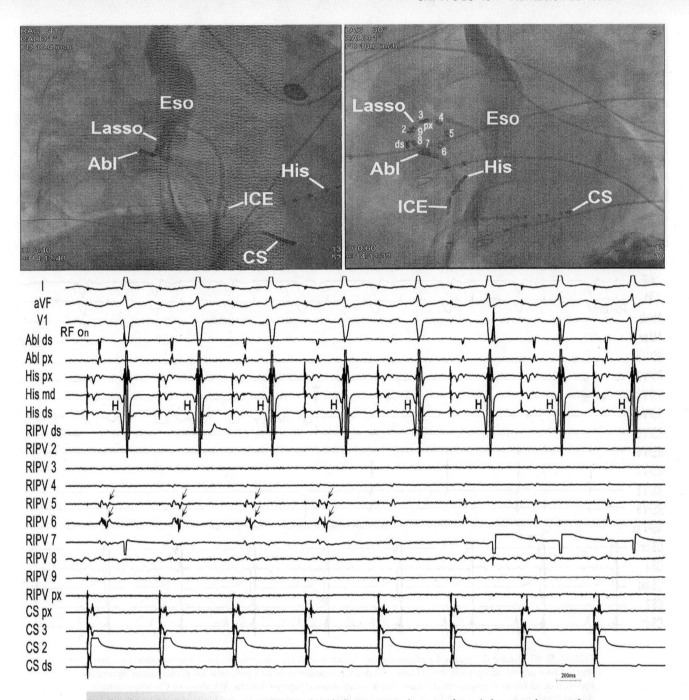

FIGURA 15-9 Bloqueo de entrada. La aplicación de radiofrecuencia en el *ostium* inferior de la vena pulmonar inferior derecha (séptimo dipolo Lasso) produce una pérdida abrupta de los potenciales de la vena pulmonar (*flechas*). La pasta de bario resalta el esófago y su proximidad al lugar de ablación. Abl: ablación; CS: seno coronario; ds: distal; md: medio; px: proximal; *RF on*: RF encendida; RIPV: vena pulmonar inferior derecha.

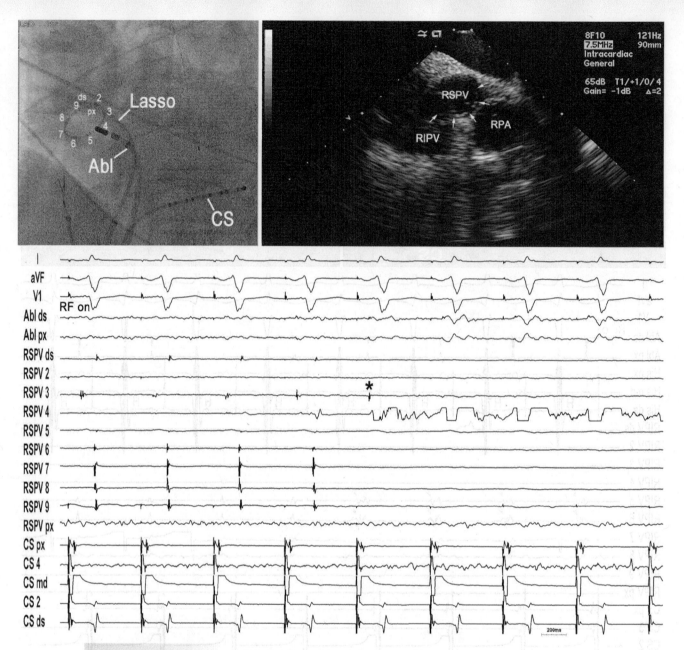

FIGURA 15-10 Bloqueo de entrada. La administración de radiofrecuencia a la vena pulmonar superior derecha (cuarto dipolo Lasso) produce una pérdida abrupta (*asterisco*) de los potenciales de la vena pulmonar. Las *flechas blancas* indican la presencia de un catéter de mapeo circular (Lasso) en la vena pulmonar superior derecha. Abl: ablación; CS: seno coronario; ds: distal; md: medio; px: proximal; *RF on:* RF encendida; RPA: arteria pulmonar derecha; RSPV: vena pulmonar superior derecha.

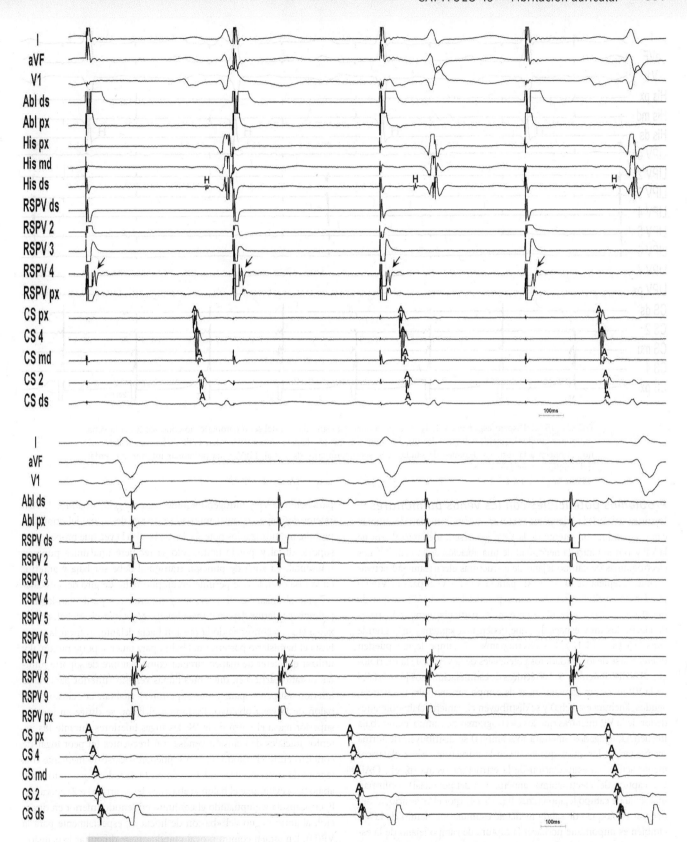

FIGURA 15-11 Bloqueo de entrada y salida. En ambos casos, la estimulación de la vena pulmonar superior derecha produce la captura de la vaina (*flechas*) sin conducción a la aurícula (bloqueo de salida), mientras que los complejos sinusales no logran conducir a la vena (bloqueo de entrada). Abl: ablación; CS: seno coronario; ds: distal; md: medio; px: proximal; RSPV: vena pulmonar superior derecha.

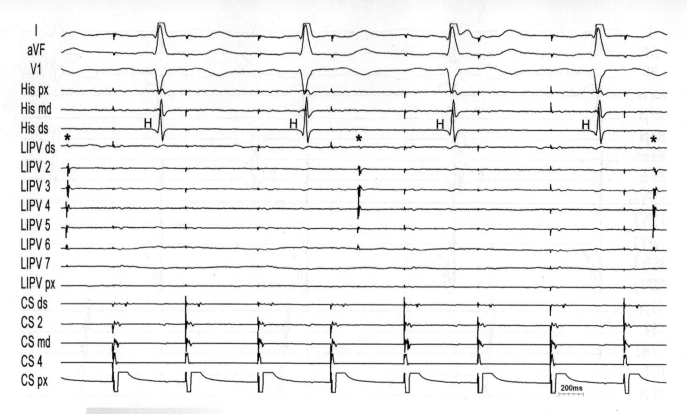

FIGURA 15-12 Disparo espontáneo de la vena pulmonar. La estimulación del seno coronario no conduce hacia la vena pulmonar inferior izquierda (bloqueo de entrada), mientras que los disparos espontáneos dentro de dicha vena (*asteriscos*) no conducen a la aurícula (bloqueo de salida). CS: seno coronario; ds: distal; LIPV: vena pulmonar inferior izquierda; md: medio; px: proximal.

Problemas potenciales con las venas pulmonares

Después del AVP, la adenosina o el isoproterenol pueden desenmascarar la conducción latente de la VP o los desencadenantes fuera de la VP y, por lo tanto, la necesidad de una ablación adicional.[29-32] Los electrogramas de campo lejano de estructuras eléctricamente activas vecinas (orejuela de la AI [OAI] para la VPSI y VCS para la VPSD) pueden ser malinterpretados como potenciales de la VP, lo que da lugar a aplicaciones de RF innecesarias, particularmente con pares de electrodos muy espaciados que tienen una «antena» más grande (figs. 15-14 y 15-15). Los electrogramas de campo lejano pueden diferenciarse de los verdaderos potenciales de la VP por *1)* la morfología, *2)* la distribución y *3)* las técnicas de estimulación. Los potenciales de la VP muestran características de campo cercano (alta frecuencia, agudos, anchura estrecha) y se distribuyen circunferencialmente alrededor de la VP, mientras que los electrogramas de campo lejano (baja frecuencia, apagados, anchura más amplia) se distribuyen de forma segmentaria a los sitios que recubren la estructura vecina eléctricamente activa. La estimulación de la estructura vecina (p. ej., OAI) y la captura del electrograma (anticipación del potencial) confirman una señal de campo lejano (*véase* fig. 15-14) (por el contrario, al demostrar el bloqueo de salida mediante estimulación dentro de la VP, también es importante no hacer la captura de campo lejano de la estructura vecina eléctricamente activa y, por lo tanto, la aurícula, lo que podría interpretarse falsamente como conducción persistente).[33,34]

Crioablación

En lugar de la ablación focal por RF punto por punto, la crioablación es una técnica alternativa de AVP que utiliza un catéter balón para ocluir la VP y nitrógeno líquido para congelar su antro.[35-37] Un catéter de mapeo circular insertado a través de la luz del criobalón permite monitorizar los potenciales de la VP a la vez que proporciona soporte distal y, por lo tanto, solo se requiere una única punción transeptal. La zona de punción transeptal debe ser baja y anterior en la fosa oval, lo que permite un amplio radio de giro del criocatéter para alcanzar las VP posterior y superior (en particular, la vena pulmonar inferior derecha, más difícil). Mantener el criobalón coaxial a la vena conservando la presión hacia delante, avanzar la vaina hasta el hemisferio posterior del balón para tener soporte proximal y utilizar el catéter de mapeo circular como alambre de soporte luminal distal («carril») en diferentes ramas venosas (inferior para venas inferiores/superior para venas superiores) facilitan la oclusión con balón de la vena objetivo. Dado que el balón se dirige en sentido superior hacia el antro de la VP, las fugas inferiores durante los intentos iniciales de oclusión venosa son frecuentes (el peor lugar de contacto entre el balón y la VP) y pueden sellarse *1)* mediante una técnica de «tracción descendente» (tirando de todo el conjunto hacia abajo para evitar que el balón «cabalgue» hacia arriba) o *2)* curvando la criocápsula y empujando el conjunto en sentido inferior en dirección al antro (signo del «bastón de hockey», especialmente para la VPID). Un *ostium* común u oval grande puede dificultar la oclusión completa. Los signos de oclusión de la VP son *1)* inyección de contraste difícil con retención en la vena (*hang up*), *2)* ausencia de fugas en el barrido de Doppler color y *3)* formas de onda de presión venosa pulmonar (PVP) (transición de la AI [onda venosa A y V] a presión arterial pulmonar [solo onda V de mayor presión]). Debido a las

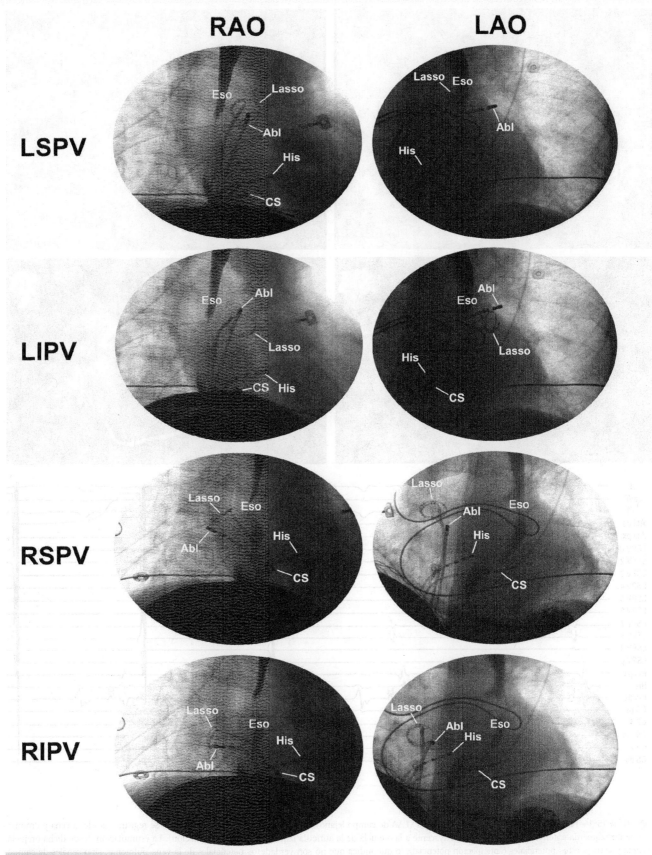

FIGURA 15-13 Esofagograma con bario. La pasta de bario deglutida resalta el esófago y su proximidad a cada una de las cuatro VP y los correspondientes sitios de ablación. Abl: ablación; CS: seno coronario; Eso: esófago; LAO: oblicua anterior izquierda; LIPV: vena pulmonar inferior izquierda; LSPV: vena pulmonar superior izquierda; RAO: oblicua anterior derecha; RIPV: vena pulmonar inferior derecha; RSPV: vena pulmonar superior derecha.

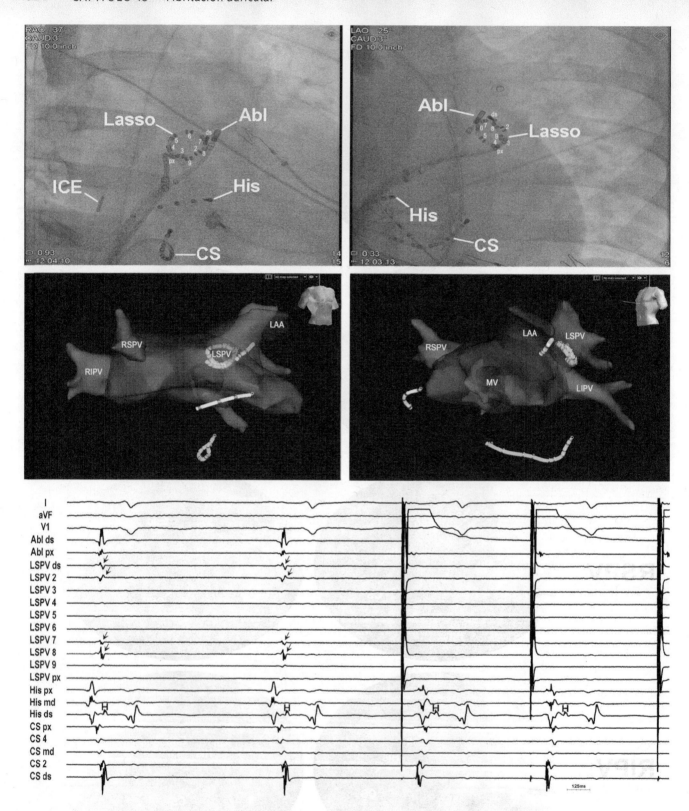

FIGURA 15-14 Falsos potenciales de la vena pulmonar (LAA de campo lejano). Los potenciales de tipo VP (*flechas*) se registran desde la vena pulmonar superior izquierda anterior (Lasso ds, 2, 7, 8) adyacente a la orejuela de la aurícula izquierda (catéter de ablación). La estimulación desde dicha orejuela capta y «atrae» estos potenciales (anticipación potencial), lo que indica que no son verdaderos potenciales de la vena pulmonar, sino señales de campo lejano procedentes de la orejuela posterior. Obsérvese su distribución segmentaria (no circunferencial). Abl: ablación; CS: seno coronario; ds: distal; ICE: ecocardiografía intracardíaca; LAA: orejuela de la aurícula izquierda; LIPV: vena pulmonar inferior izquierda; LSPV: vena pulmonar superior izquierda; md: medio; px: proximal; RIPV: vena pulmonar inferior derecha; RSPV: vena pulmonar superior derecha.

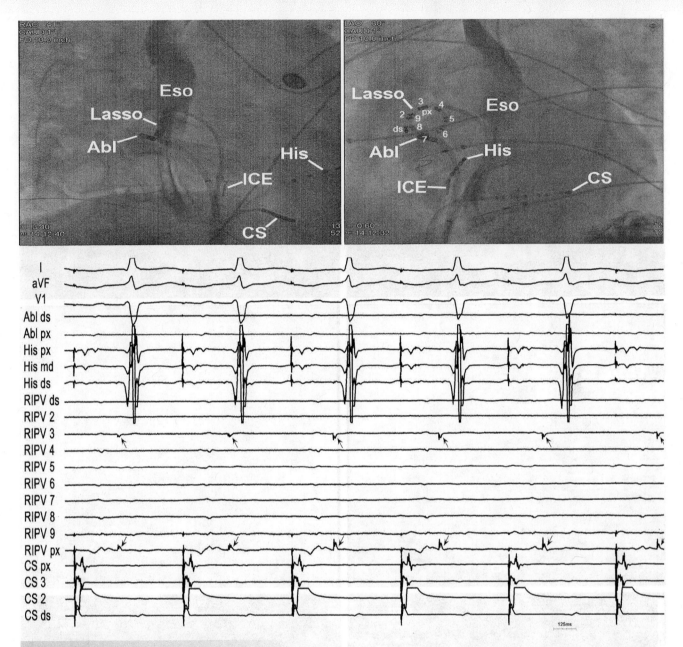

FIGURA 15-15 Falsos potenciales de la vena pulmonar. El «timbre» (*ringing*) en el catéter de mapeo circular entre dipolos adyacentes (tercero y px) crea potenciales seudo-VP (*flechas*) que pueden confundirse con conducción persistente de la vena pulmonar. Abl: ablación; CS: seno coronario; ds: distal; ICE: ecocardiografía intracardíaca; md: medio; px: proximal; RIPV: vena pulmonar inferior derecha.

diferentes viscosidades entre el contraste y la solución salina, es importante lavar adecuadamente cualquier colorante expulsándolo del lumen del criobalón con el fin de registrar con precisión las presiones venosas pulmonares (figs. 15-16 a 15-20).[38] Los criterios de valoración óptimos para la crioablación incluyen *1*) temperaturas nadir (< –50 °C), *2*) tiempo de aislamiento (TDA) < 60 seg, *3*) tiempo de congelación (–30 °C en 30 s, –40 °C en 60 s) (una congelación rápida con tiempos de congelación más cortos se correlaciona con una crioablación eficaz) y *4*) tiempo de recalentamiento (intervalo de tiempo de descongelación hasta 0 °C en ≥ 10 s) (los tiempos de recalentamiento más largos indican una cristalización del hielo más terapéutica con unión tejido-hielo a 0 °C).[39-42] A diferencia de la

pérdida abrupta de los potenciales de la VP que significan bloqueo de entrada durante la ablación por RF, la crioablación causa un retraso AI-VP antes de la desaparición de los potenciales de la VP (fig. 15-21) (se puede tirar de un catéter de mapeo circular colocado distalmente hasta la nariz del criobalón en los 10 s siguientes a la criocongelación para registrar el potencial de la VP antes de que se congele la luz central).[43] La estimulación desde el catéter de mapeo circular también puede mostrar un retraso VP-AI antes del bloqueo de salida. La dosificación y la duración de las aplicaciones de criocongelación dependen del grado de éxito de los criterios de valoración de la crioablación (p. ej., 180 s [TDA < 90 s] o 150 s [TDA < 30 s]). Después de la congelación, el criobalón no debe manipularse hasta que la

(continúa en la p. 372)

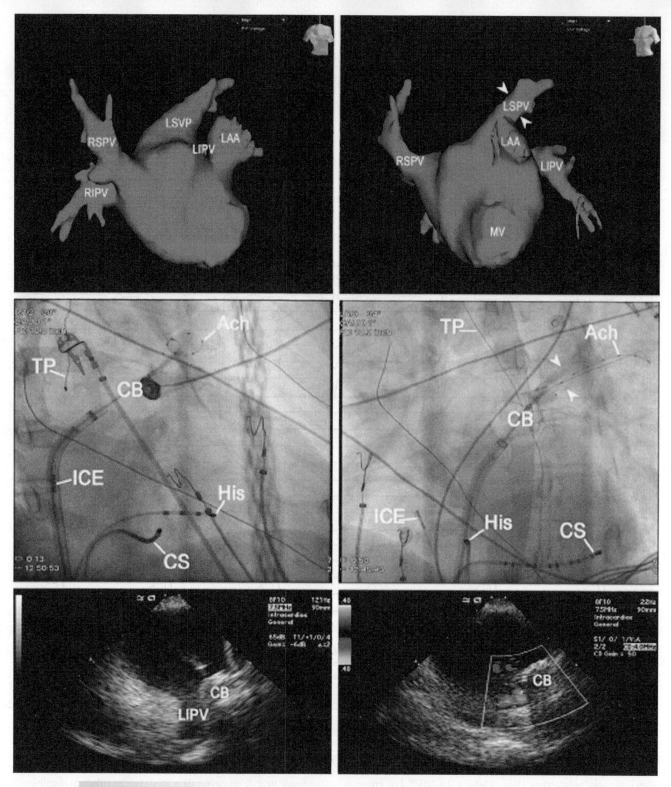

FIGURA 15-16 Crioablación de la vena pulmonar superior izquierda. La oclusión de esta vena pulmonar (*puntas de flecha*) se documenta por la retención de contraste durante la inyección del colorante. El Doppler color no muestra fugas visibles (el flujo de color rojo se origina en la vena pulmonar inferior izquierda). La ecocardiografía intracardíaca muestra el aspecto de «pelota de golf en un tee» del criobalón. Ach: catéter de mapeo circular Achieve®; CB: criobalón; ICE: ecocardiografía intracardíaca; LAA: orejuela de la aurícula izquierda; LIPV: vena pulmonar inferior izquierda; LSPV: vena pulmonar superior izquierda; RIPV: vena pulmonar inferior derecha; RSPV: vena pulmonar superior derecha; TP: sonda de temperatura (en el esófago).

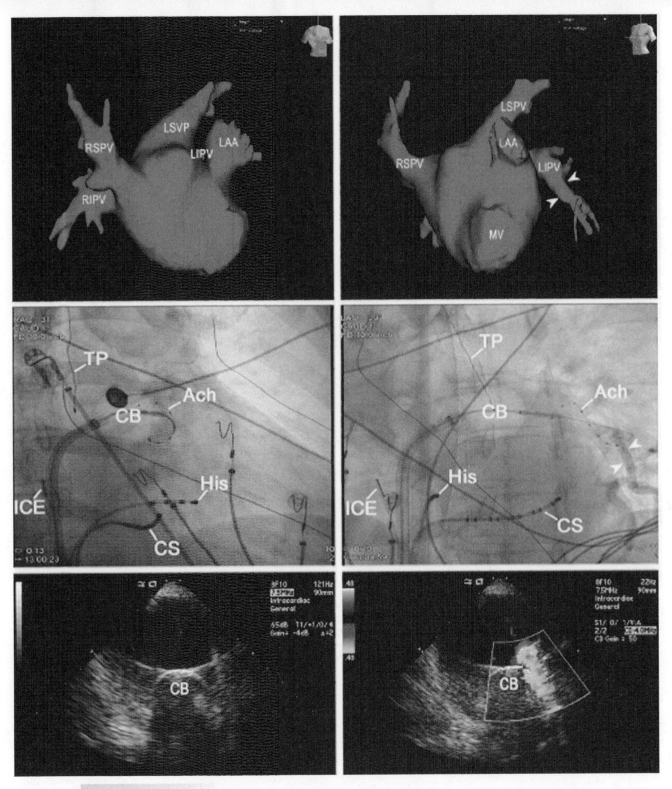

FIGURA 15-17 Crioablación de la vena pulmonar inferior izquierda. La oclusión de esta vena pulmonar (*puntas de flecha*) se documenta por la retención de contraste durante la inyección del colorante. El Doppler color no muestra fugas visibles (el flujo de color azul se origina en la vena pulmonar superior izquierda). Ach: catéter de mapeo circular Achieve®; CB: criobalón; ICE: ecocardiografía intracardíaca; LAA: orejuela de la aurícula izquierda; LIPV: vena pulmonar inferior izquierda; LSPV: vena pulmonar superior izquierda; RIPV: vena pulmonar inferior derecha; RSPV: vena pulmonar superior derecha; TP: sonda de temperatura.

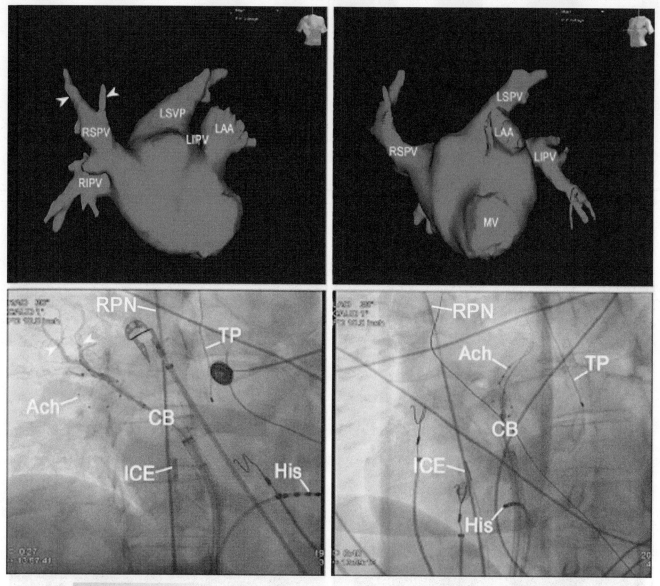

FIGURA 15-18 Crioablación de la vena pulmonar superior derecha. La oclusión de esta vena pulmonar (*puntas de flecha*) se documenta por la retención de contraste durante la inyección del colorante. Ach: catéter de mapeo circular Achieve®; CB: criobalón; ICE: ecocardiografía intracardíaca; LAA: orejuela de la aurícula izquierda; LIPV: vena pulmonar inferior izquierda; LSPV: vena pulmonar superior izquierda; RIPV: vena pulmonar inferior derecha; RPN: catéter de estimulación del nervio frénico derecho; RSPV: vena pulmonar superior derecha; TP: sonda de temperatura.

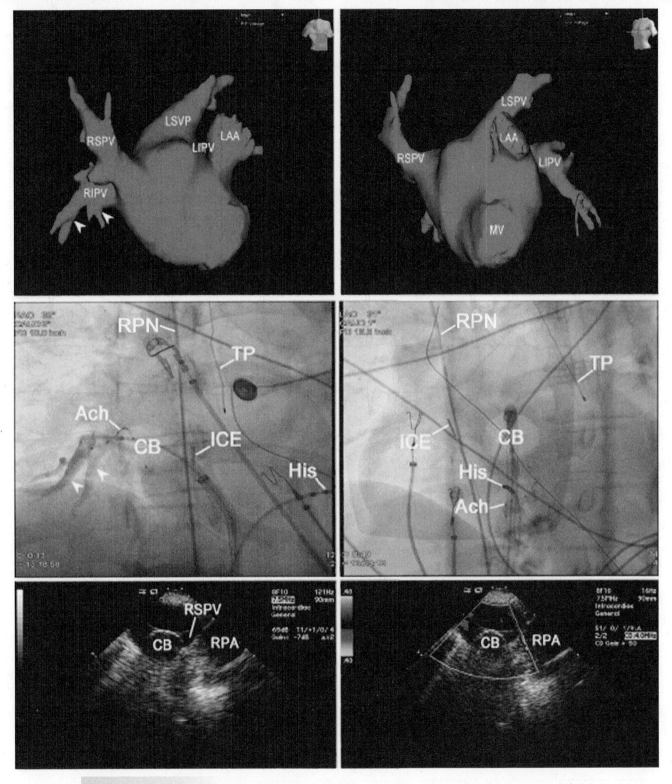

FIGURA 15-19 Crioablación de la vena pulmonar inferior derecha. La oclusión de esta vena pulmonar (*cabezas de flecha*) se documenta por la retención de contraste durante la inyección del colorante. El Doppler color no muestra fugas visibles. Ach: catéter de mapeo circular Achieve®; CB: criobalón; ICE: ecocardiografía intracardíaca; LAA: orejuela de la aurícula izquierda; LIPV: vena pulmonar inferior izquierda; LSPV: vena pulmonar superior izquierda; RIPV: vena pulmonar inferior derecha; RPN: catéter de estimulación del nervio frénico derecho; RSPV: vena pulmonar superior derecha; TP: sonda de temperatura.

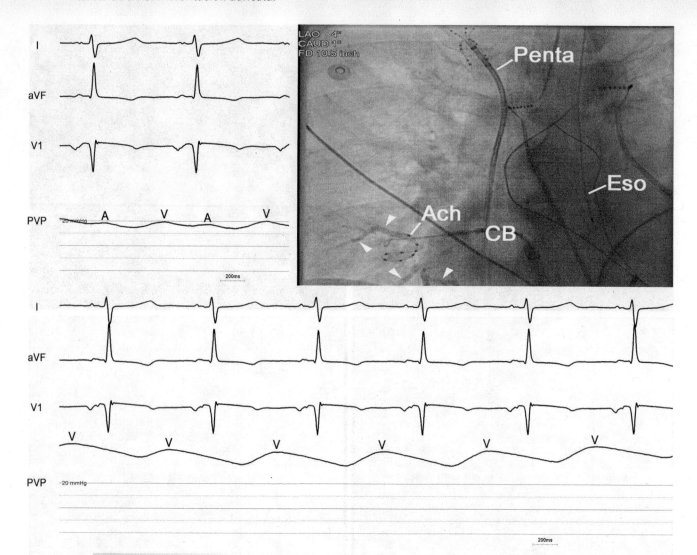

FIGURA 15-20 Presiones venosas pulmonares. Antes de la oclusión (*arriba a la izquierda*), las formas de onda PVP muestran una onda A y V. La oclusión (*abajo*) produce una forma de onda de la arteria pulmonar con una onda V de presión más alta solamente. Las *puntas de flecha blancas* denotan la retención de contraste durante la oclusión de la vena pulmonar inferior derecha. Ach: catéter de mapeo circular Achieve®; CB: criobalón; Eso: esófago; Penta: catéter PentaRay® para la estimulación del nervio frénico derecho.

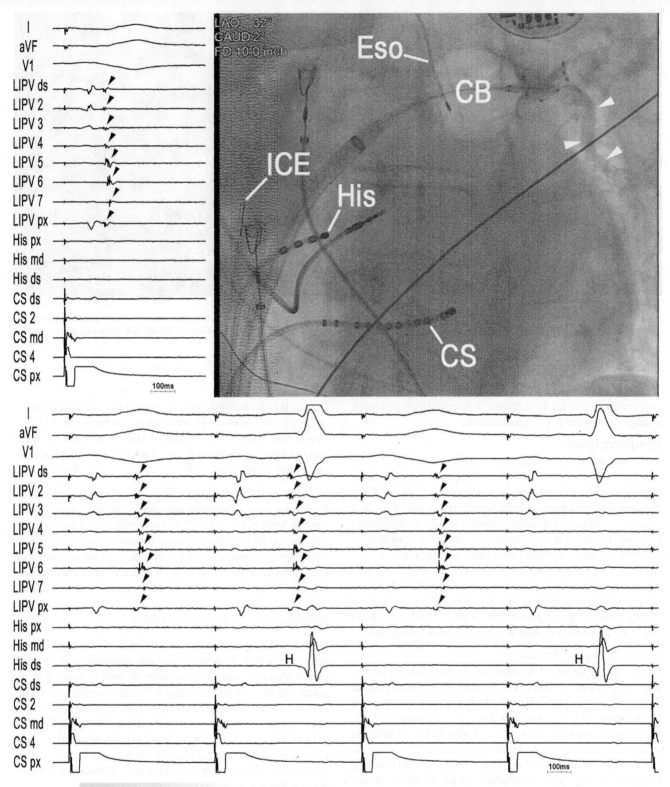

FIGURA 15-21 Bloqueo de entrada (crioablación). La oclusión de la vena pulmonar inferior izquierda (*puntas de flecha blancas*) se documenta por la retención de contraste durante la inyección del colorante. A diferencia de la pérdida abrupta de potenciales de la vena pulmonar por ablación por radiofrecuencia, la crioablación produce un retraso progresivo de la vena pulmonar antes del bloqueo (*puntas de flecha negras*). CS: seno coronario; CB: criobalón; ds: distal; Eso: esófago; ICE: eco-cardiografía intracardíaca; LIPV: vena pulmonar inferior izquierda; md: medio; px: proximal.

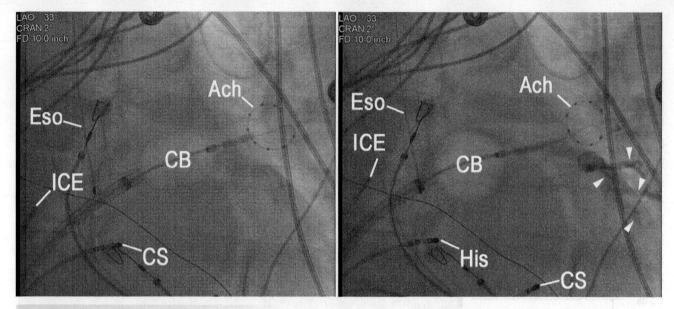

FIGURA 15-22 Criobalón profundamente asentado. *Izquierda*: aspecto de «malvavisco» del criobalón en la vena pulmonar superior izquierda. *Derecha*: aspecto redondeado del criobalón retraído hacia el antro y ocluyendo la vena pulmonar superior izquierda (*cabezas de flecha*). Ach: catéter de mapeo circular Achieve®; CB: criobalón; CS: seno coronario; Eso: esófago; ICE: ecocardiografía intracardíaca.

temperatura alcance los 35 °C durante la descongelación para evitar el desgarro del tejido por la crioadherencia.

Complicaciones

Las complicaciones por crioablación se producen cuando el balón está «profundamente asentado» en la VP, dando lugar a *1*) un aspecto de «malvavisco» del balón, *2*) temperaturas ultrafrías < 55 °C o *3*) descenso rápido o precipitado de las temperaturas (–40 °C en 30 s) (fig. 15-22). La técnica de sellado proximal impide el asentamiento profundo del criobalón estableciendo la oclusión inicial de la vena, retirando lentamente el balón para permitir una ligera fuga de colorante y, a continuación, haciendo avanzar el balón simultáneamente con el inicio de la congelación (porque la inyección inicial de refrigerante provoca la expansión del balón). Esta expansión del balón, sin embargo, también puede provocar un fenómeno de «salida» de un balón bien asentado en el antro de la VP al inicio de la congelación.

Lesión del nervio frénico

La crioablación de las VP derechas puede causar lesiones por hipotermia y está relacionada con la distancia entre el nervio frénico derecho (hipotética «línea vertical» desde el catéter que marca el nervio frénico en la vena subclavia derecha) y el criobalón. El nervio frénico se monitoriza colocando un catéter en la vena subclavia derecha (unión de la VCS y la vena subclavia derecha o, como alternativa, unión anterolateral de la aurícula derecha [AD]-VCS) y marcando el nervio frénico derecho superior a la VP durante la criocongelación. Los signos de lesión del nervio frénico incluyen *1*) pérdida de la contracción diafragmática con la palpación, visualización (fluoroscopia/EIC) o auscultación (cardiotocografía auditiva) o *2*) reducción del 35 % de los potenciales de acción motores compuestos (PAMC) diafragmáticos (fig. 15-23). Los PAMC se miden con una derivación I modificada (o un catéter con electrodos en las venas hepáticas subdiafragmáticas) que recubre el hemidiafragma derecho y permite la detección más precoz de la lesión del nervio frénico.[44,45]

Durante la estimulación del nervio frénico, la reducción del PAMC en un 35 % predice la lesión del nervio frénico. La técnica de doble parada permite el desinflado inmediato del balón y un recalentamiento más rápido del tejido. Sin embargo, el balón no debe moverse hasta que se haya recalentado lo suficiente debido a la crioadherencia.

Fístulas auriculoesofágicas

Las fístulas auriculoesofágicas causadas por la crioablación afectan con más frecuencia a la VPII.[46] Se ha sugerido que el fenómeno de «dos golpes» de la ulceración esofágica agravada por el reflujo ácido contribuye a la formación de la fístula (y de ahí el uso profiláctico de inhibidores de la bomba de protones). La interrupción de la crioablación a TEL iguales a 15 °C reduce el riesgo de lesión esofágica.[47]

MODIFICACIÓN DEL SUSTRATO

Aunque el AVP por sí solo puede tratar la fibrilación auricular paroxística o persistente de corta duración, a menudo es insuficiente para la fibrilación auricular persistente de larga duración y se requiere una ablación complementaria.[48] Otros métodos para modificar el sustrato arritmógeno incluyen *1*) la ablación basada en el electrograma (electrograma auricular fraccionado complejo [EAFC]), *2*) las lesiones lineales y *3*) la ablación con bases mecanicistas. Estas técnicas pueden poner fin a la fibrilación auricular o convertirla en aleteo/taquicardia auricular (reducción de la fibrilación a taquicardias más lentas y mapeables).

Ablación basada en electrogramas

Durante la fibrilación auricular hay una distribución jerárquica de las frecuencias de los electrogramas en las aurículas, con frecuencias de activación más altas preferentemente en la unión AI-VP. Esta distribución apoya la hipótesis del rotor con gradientes de frecuencia entre las fuentes de reentrada pequeñas (rotores) y los sitios más distantes. Las estrategias de ablación se dirigen a las regiones con

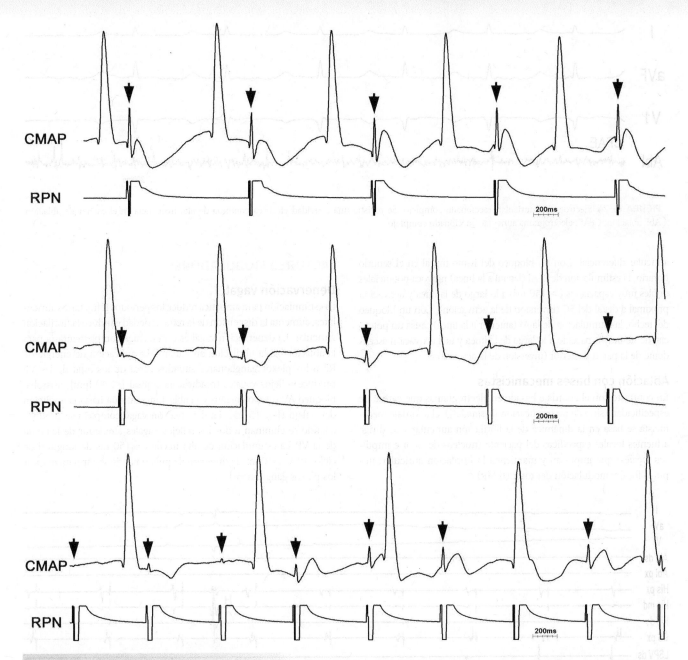

FIGURA 15-23 Potenciales de acción motores compuestos. La crioablación de la vena pulmonar superior derecha produce una reducción y pérdida transitoria del potencial de acción motor compuesto (*flechas*), seguidas de una recuperación parcial. CMAP: potencial de acción motor compuesto; RPN: catéter de estimulación del nervio frénico derecho.

las frecuencias dominantes más altas, EAFC o electrogramas que muestran un gradiente temporal local entre dos dipolos estrechamente espaciados (circuito de reentrada pequeño).[49-53] Los EAFC se correlacionan con la conducción lenta y los puntos de pivote de la reentrada ondulatoria y se definen por presentar *1)* ≥ 2 desviaciones o alteraciones de la línea de base con desviación continua de un complejo de activación prolongado o *2)* electrogramas auriculares con una longitud de ciclo muy corta (≤ 120 ms), ambos durante un período de registro de 10 s (fig. 15-24). Tienden a agruparse alrededor de las VP, el tabique interauricular, el techo de la AI, el anillo mitral posteroseptal izquierdo y el *ostium* del seno coronario.

Lesiones lineales

Las líneas de ablación de la AI incluyen *1)* línea del istmo mitral (anillo mitral lateral a la VPII o transección anterior de la AI [anillo mitral anterior a línea del techo o VP derechas rodeadas]), *2)* línea del techo (entre las dos VP superiores) y *3)* aislamiento en caja de las zonas fibróticas de bajo voltaje (< 0.5 mV).[54-56] El bloqueo del istmo mitral puede requerir ablación tanto endocárdica como epicárdica (SC). El bloqueo bidireccional a través de las líneas de ablación se demuestra mediante: *1)* estimulación a ambos lados de la línea y registro de un corredor de potenciales dobles muy espaciados con inversión de la activación auricular al otro lado de la línea (desvío de activación) y *2)* estimulación

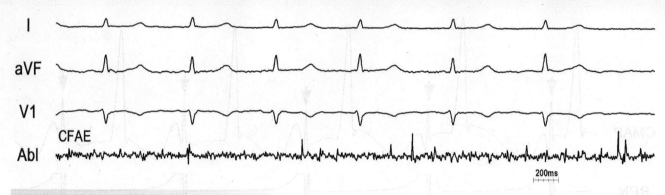

FIGURA 15-24 Electrograma auricular fraccionado complejo. Se registra una actividad eléctrica continua de alta frecuencia en el catéter de ablación. Abl: ablación; CFAE: electrograma auricular fraccionado complejo.

auricular diferencial. Con un bloqueo del istmo mitral en el sentido horario, la estimulación de la AI (lateral a la línea) provoca potenciales dobles muy espaciados (> 150 ms) a lo largo de la línea y activación proximal a distal del SC (inversión de la activación). Con un bloqueo del techo, la estimulación de la AI (anterior a la línea) causa un potencial doble muy espaciado a lo largo de la línea y una activación ascendente de la pared posterior (inversión de la activación).

Ablación con bases mecanicistas

En contraste con el abordaje basado en electrogramas que carece de especificidad (sitio de no implicación [*bystander*]), el abordaje mecanicista se basa en la dinámica de la fibrilación auricular y se dirige a fuentes locales específicas del paciente (núcleos de rotor e impulsos focales) que impulsan y mantienen la fibrilación auricular: impulso focal y modulación del rotor (IFMR).[57]

FACTORES MODULADORES

Denervación vagal

La estimulación parasimpática reduce los períodos refractarios auriculares, aumenta la dispersión de la refractariedad e induce la fibrilación auricular. La denervación vagal es otra técnica complementaria para la ablación de la fibrilación auricular.[58] La aplicación de energía de RF a los plexos ganglionares situados cerca de los *ostia* de las VP produce reflejos vagales (bradicardia sinusal [< 40 lpm], asistolia, bloqueo AV o hipotensión) y la ablación continúa hasta la abolición del reflejo (fig. 15-25). La denervación vagal completa se produce cuando se eliminan todos los reflejos vagales alrededor de los *ostia* de la VP. La estimulación de alta frecuencia (50 ms de longitud de ciclo, 12 V, 1-10 ms de duración de pulso) puede servir para mapear los plexos ganglionares.

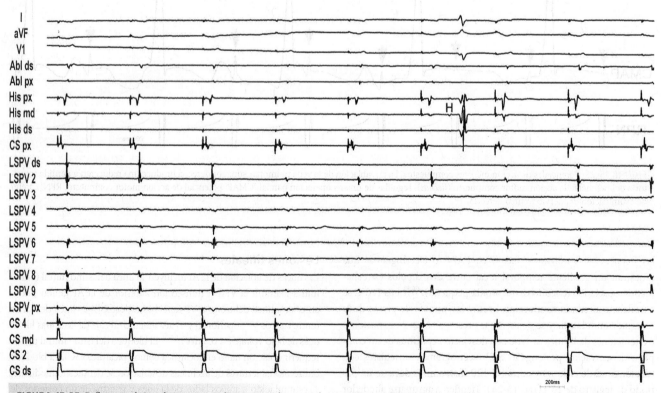

FIGURA 15-25 Reflejo vagal. La administración de RF a un plexo ganglionar induce un bloqueo AV de alto grado. Abl: ablación; CS: seno coronario; ds: distal; LSPV: vena pulmonar superior izquierda; md: medio; px: proximal.

ABORDAJE PERSONALIZADO

Debido a la heterogeneidad de los mecanismos de la fibrilación auricular, no hay una única estrategia de ablación o un conjunto de lesiones estandarizado que sea uniformemente eficaz. El AVP por sí solo puede ser suficiente para tratar la fibrilación auricular paroxística derivada de una fuente de la VP focal y aurículas normales, pero a menudo es insuficiente para la fibrilación persistente de larga duración.[59-62] En este último caso, se vuelve necesaria una modificación adicional del sustrato. El abordaje ideal individualiza la estrategia de ablación en función de los perfiles clínicos y electrofisiológicos de cada paciente.[63]

CRITERIOS DE VALORACIÓN

Los criterios de valoración de la ablación de la fibrilación auricular dependen de la estrategia empleada y del tipo de fibrilación. El AVP requiere un bloqueo de entrada en la VP (eliminación o disociación de los potenciales de la VP de la AI) y un bloqueo de salida de la VP (captura de la vaina de la VP sin conducción a la AI). La adenosina puede servir para evaluar la reconexión de las VP, mientras que el isoproterenol puede administrarse para desencadenar focos no VP. Las líneas lineales se validan demostrando el bloqueo bidireccional de la conducción (estimulación y registro a ambos lados de la línea) para evitar macrorreentradas que impliquen espacios a lo largo de la línea. La ablación del EAFC y la denervación vagal tienen como objetivo eliminar todos los sitios con EAFC y reflejos vagales, respectivamente. Mientras que la no inducibilidad de la fibrilación auricular tras la ablación se ha propuesto como criterio de valoración útil para la fibrilación auricular paroxística, parece ser innecesario o incluso inviable para la fibrilación auricular persistente de larga duración.[64,65] Para la fibrilación auricular persistente, otro criterio de valoración es la terminación de la fibrilación auricular mediante ablación. A pesar de estos criterios, puede haber una fibrilación auricular recurrente tras la ablación, pero a menudo desaparece al cabo de varios meses acompañando a la maduración de la lesión (período de desaparición de 3 meses). El principal factor de recurrencia de la fibrilación auricular y de necesidad de repetir la intervención es la reconexión de las VP.[66]

ALETEO/TAQUICARDIA AURICULAR IZQUIERDO TRAS LA ABLACIÓN

Mientras que el aleteo auricular/taquicardia que surge tras la ablación de la fibrilación auricular podría ser un resultado proarrítmico de líneas de ablación previas, también puede considerarse un paso intermedio de desfragmentación en la organización de la fibrilación auricular antes de conseguir un ritmo sinusal duradero. Existen dos mecanismos generales de ablación del aleteo/taquicardia de la AI tras la fibrilación auricular: 1) focal y 2) de macrorreentrada, que dependen de la estrategia de ablación índice empleada. Se asocian a la recurrencia de la fibrilación auricular y la recuperación de la conducción de las VP.[67,68] La ablación ostial segmentaria puede causar una taquicardia auricular focal, a menudo dentro o cerca de las VP recuperadas, donde el nuevo aislamiento de las venas o la focalización en un istmo de reentrada crítico es eficaz.[69-72] La ACAA se asocia a aleteos de la AI de macrorreentrada a través de ≥ 2 brechas residuales en el círculo de ablación o un circuito reentrante impuesto por barreras lineales restrictivas: alrededor de las VP ipsilaterales (aleteo dependiente del techo), el anillo mitral (aleteo perimitral) o dentro

del SC.[73-76] Un tercer mecanismo propuesto de aleteo/taquicardia auricular tras la ablación de la fibrilación auricular es un intermediario entre la reentrada focal y la macrorreentrada denominado *reentrada localizada*. Con la reentrada localizada, la mayor parte (≥ 75%) de la longitud del ciclo de la taquicardia (LCT) es registrable («macroentrada») pero confinada a una región pequeña y bien circunscrita (≤ 2 cm) desde la cual se produce la activación centrífuga de la AI («focal»).[77] Los electrogramas característicos de la región son señales polifásicas de baja amplitud que muestran una zona de conducción lenta (gradiente de conducción entre los dipolos proximal y distal del catéter de mapeo) y donde el criterio de intervalo postestimulación (IPE) – LCT < 30 ms.

Las taquicardias/aleteos de la AI se mapean mediante: 1) activación (*pinging*) y 2) mapeo de encarrilamiento, a menudo en combinación con un sistema de mapeo electroanatómico tridimensional.[77-83]

Las secuencias de activación auricular del SC ayudan a diferenciar las taquicardias perimitrales/laterales de AI (VP izquierda, OAI) en sentido horario (activación ds a px del SC) de las taquicardias perimitrales/septales de la AI (VP derecha)/AD en sentido antihorario (activación px a ds del SC).[84] El encarrilamiento rápido que muestra IPE – LCT > 30 ms desde dos segmentos auriculares opuestos descarta la taquicardia de la AI de macrorreentrada: AI septal y lateral (eje horizontal de la AI) para la reentrada perimitral y AI posterior y anterior (eje longitudinal de la AI) para la reentrada dependiente del techo.

La taquicardia focal muestra 1) mayor variabilidad de la longitud de ciclo (> 15%), 2) patrón de activación centrífuga (< 75% de longitud de ciclo registrada) y 3) IPE ≤ 30 ms en su origen puntual (segmento auricular único). Los intervalos isoeléctricos que separan las ondas P de taquicardia/aleteo también sugieren un mecanismo focal (p. ej., reentrada en circuito pequeño). Tras la ablación de la fibrilación auricular, las dos taquicardias/aleteos auriculares de macrorreentrada más frecuentes son la reentrada perimitral y el aleteo dependiente de techo. Las taquicardias de macrorreentrada presentan 1) menor variabilidad de la longitud de ciclo (< 15%), 2) patrón de activación «temprano se encuentra con tardío» (> 75% de longitud de ciclo registrada) y 3) IPE – LCT ≤ 30 ms en dos segmentos auriculares opuestos. La presencia de fusión intracardíaca constante (colisión ortodrómica/antidrómica) durante el encarrilamiento transitorio también indica macrorreentrada (primer criterio de encarrilamiento transitorio).[85] Un mapa de encarrilamiento tridimensional codificado por colores identifica las áreas críticas para el circuito de reentrada y ayuda a determinar la estrategia para el despliegue de la lesión.[86] El mapeo de encarrilamiento permite diferenciar las zonas que forman parte de la taquicardia (IPE – LCT ≤ 30 ms) de las no implicadas (IPE – LCT > 30 ms), pero resulta difícil cuando la taquicardia cambia o la longitud del ciclo varía (taquicardias multibucle).[87] Es importante encarrilarse desde el istmo cavotricuspídeo (ICT) y demostrar que la taquicardia no depende del ICT con una morfología de aleteo atípica como resultado de una ablación extensa de la AI. En el caso del aleteo auricular de macrorreentrada, la ablación se dirige a un istmo crítico (amplio «potencial de brecha» fraccionado) o creando una línea de bloqueo que transecte la parte más estrecha del circuito entre regiones de cicatriz u obstáculos anatómicos (línea que conecta las dos VP superiores en la cara más craneal de la AI para el aleteo auricular dependiente del techo) (fig. 15-26). La terminación del aleteo auricular por un extraestímulo no propagado (captura no global) es un hallazgo infrecuente que identifica un istmo crítico y es también un lugar objetivo importante para la ablación.[88]

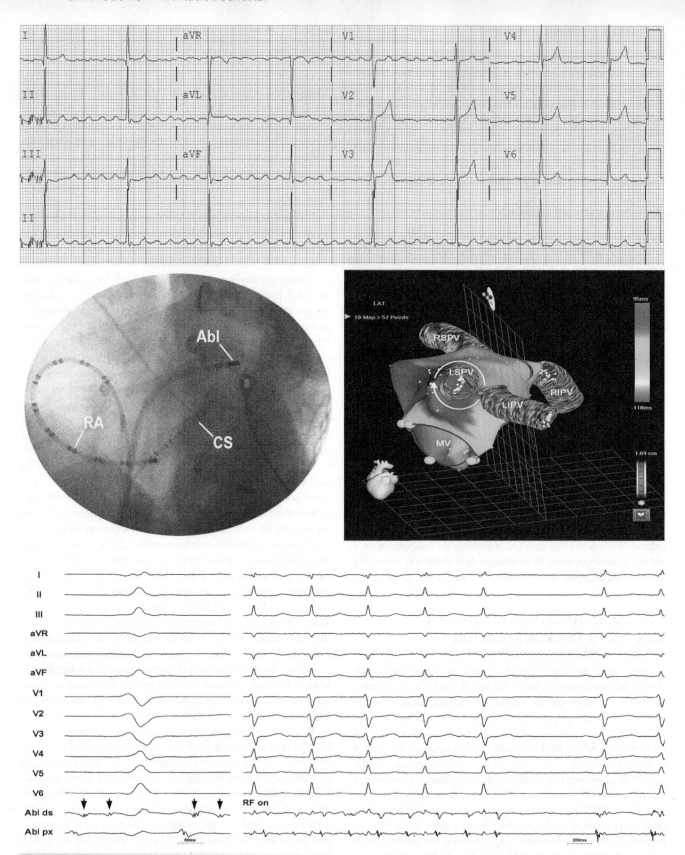

FIGURA 15-26 Aleteo/taquicardia de la aurícula izquierda tras ablación de fibrilación auricular. El aleteo de la aurícula izquierda (positivo en las derivaciones V1 y II [concordancia V1/II]) gira en torno a la vena pulmonar superior izquierda. Se registra un potencial doble prolongado o «potencial de brecha» (*flechas*) en el lugar de ablación con éxito. Abl: ablación; CS: seno coronario; LIPV: vena pulmonar inferior izquierda; LSPV: vena pulmonar superior izquierda; MV: válvula mitral; RIPV: vena pulmonar inferior derecha; RSPV: vena pulmonar superior derecha; RA: aurícula derecha; *RF on*: RF encendida.

REFERENCIAS

1. Fuster V, Rydén LE, Cannom DS, et al. ACC/AHA/ESC 2006 guidelines for the management of patients with atrial fibrillation—executive summary: a report of the American College of Cardiology/American Heart Association Task Force on Practice Guidelines and the European Society of Cardiology Committee for Practice Guidelines (Writing Committee to Revise the 2001 Guidelines for the Management of Patients With Atrial Fibrillation). J Am Coll Cardiol 2006;48:854–906.

2. Haïssaguerre M, Jaïs P, Shah DC, et al. Spontaneous initiation of atrial fibrillation by ectopic beats originating in the pulmonary veins. N Engl J Med 1998;339:659–666.

3. Jaïs P, Haïssaguerre M, Shah DC, et al. A focal source of atrial fibrillation treated by discrete radiofrequency ablation. Circulation 1997;95:572–576.

4. Calkins H, Brugada J, Packer DL, et al. HRS/EHRA/ECAS expert consensus statement on catheter and surgical ablation of atrial fibrillation: recommendations for personnel, policy, procedures and follow-up. A report of the Heart Rhythm Society (HRS) Task Force on catheter and surgical ablation of atrial fibrillation. Heart Rhythm 2007;4:816–861.

5. Natale A, Raviele A, Arentz T, et al. Venice chart international consensus document on atrial fibrillation ablation. J Cardiovasc Electrophysiol 2007;18:560–580.

6. Lin W, Tai C, Hsieh M, et al. Catheter ablation of paroxysmal atrial fibrillation initiated by non-pulmonary vein ectopy. Circulation 2003;107:3176–3183.

7. Lee S, Tai C, Hsieh M, et al. Predictors of non-pulmonary vein ectopic beats initiating paroxysmal atrial fibrillation: implication for catheter ablation. J Am Coll Cardiol 2005;46:1054–1059.

8. Tsai C, Tai C, Hsieh M, et al. Initiation of atrial fibrillation by ectopic beats originating from the superior vena cava: electrophysiological characteristics and results of radiofrequency ablation. Circulation 2000;102:67–74.

9. Sauer WH, Alonso C, Zado E, et al. Atrioventricular nodal reentrant tachycardia in patients referred for atrial fibrillation ablation: response to ablation that incorporates slow-pathway modification. Circulation 2006;114:191–195.

10. Haïssaguerre M, Sanders P, Hocini M, Jaïs P, Clémenty J. Pulmonary veins in the substrate for atrial fibrillation: the "venous wave" hypothesis. J Am Coll Cardiol 2004;43:2290–2292.

11. Jalife J, Berenfeld O, Mansour M. Mother rotors and fibrillatory conduction: a mechanism of atrial fibrillation. Cardiovasc Res 2002;54:204–216.

12. Moe GK, Abildskov JA. Atrial fibrillation as a self-sustaining arrhythmia independent of focal discharge. Am Heart J 1959;58:59–70.

13. West TC, Landa JF. Minimal mass required for induction of a sustained arrhythmia in isolated atrial segments. Am J Physiol 1962;202:232–236.

14. Bettoni M, Zimmermann M. Autonomic tone variations before the onset of paroxysmal atrial fibrillation. Circulation 2002;105:2753–2759.

15. Zhou J, Scherlag B, Edwards J, Jackman W, Lazzara R, Po S. Gradients of atrial refractoriness and inducibility of atrial fibrillation due to stimulation of ganglionated plexi. J Cardiovasc Electrophysiol 2007;18:83–90.

16. Cox JL, Canavan TE, Schuessler RB, et al. The surgical treatment of atrial fibrillation. II. Intraoperative electrophysiologic mapping and description of the electrophysiologic basis of atrial flutter and atrial fibrillation. J Thorac Cardiovasc Surg 1991;101:406–426.

17. Cox JL, Schuessler RB, D'Agostino HJ Jr, et al. The surgical treatment of atrial fibrillation. III. Development of a definitive surgical procedure. J Thorac Cardiovasc Surg 1991;101:569–583.

18. Cox JL. The surgical treatment of atrial fibrillation. IV. Surgical technique. J Thorac Cardiovasc Surg 1991;101:584–592.

19. Swartz JF, Pellerseis G, Silvers J, Patten L, Cervantez D. A catheter-based curative approach to atrial fibrillation in humans [abstract]. Circulation 1994;90:I–335.

20. Haïssaguerre M, Jaïs P, Shah DC, et al. Electrophysiological end point for catheter ablation of atrial fibrillation initiated from multiple pulmonary venous foci. Circulation 2000;101:1409–1417.

21. Haïssaguerre M, Shah DC, Jaïs P, et al. Electrophysiological breakthroughs from the left atrium to the pulmonary veins. Circulation 2000;102:2463–2465.

22. Oral H, Knight BP, Ozaydin M, et al. Segmental ostial ablation to isolate the pulmonary veins during atrial fibrillation: feasibility and mechanistic insights. Circulation 2002;106:1256–1262.

23. Pappone C, Rosanio S, Oreto G, et al. Circumferential radiofrequency ablation of pulmonary vein ostia: a new anatomic approach for curing atrial fibrillation. Circulation 2000;102:2619–2628.

24. Lemola K, Oral H, Chugh A, et al. Pulmonary vein isolation as an end point for left atrial circumferential ablation of atrial fibrillation. J Am Coll Cardiol 2005;46:1060–1066.

25. Ouyang F, Bänsch D, Ernst S, et al. Complete isolation of left atrium surrounding the pulmonary veins: new insights from the double-Lasso technique in paroxysmal atrial fibrillation. Circulation 2004;110:2090–2096.

26. Oral H, Scharf C, Chugh A, et al. Catheter ablation for paroxysmal atrial fibrillation: segmental pulmonary vein ostial ablation versus left atrial ablation. Circulation 2003;108:2355–2360.

27. Proietti R, Santangeli P, Di Biase L, et al. Comparative effectiveness of wide antral versus ostial pulmonary vein isolation: a systematic review and meta-analysis. Circ Arrhythm Electrophysiol 2014;7:39–45.

28. Bunch TJ, Day JD. Novel ablative approach for atrial fibrillation to decrease risk of esophageal injury. Heart Rhythm 2008;5:624–627.

29. Arentz T, Macle L, Kalusche D, et al. "Dormant" pulmonary vein conduction revealed by adenosine after ostial radiofrequency catheter ablation. J Cardiovasc Electrophysiol 2004;15:1041–1047.

30. Datino T, Macle L, Qi XY, et al. Mechanisms by which adenosine restores conduction in dormant canine pulmonary veins. Circulation 2010;121:963–972.

31. Macle L, Khairy P, Weerasooriya R, et al; for the ADVICE trial investigators. Adenosine-guided pulmonary vein isolation for the treatment of paroxysmal atrial fibrillation: an international, multicentre, randomised superiority trial. Lancet 2015;386:672–679.

32. Elayi CS, Di Biase L, Bai R, et al. Administration of isoproterenol and adenosine to guide supplemental ablation after pulmonary vein antrum isolation. J Cardiovasc Electrophysiol 2013;24:1199–1206.

33. Shah D, Haïssaguerre M, Jaïs P, et al. Left atrial appendage activity masquerading as pulmonary vein potentials. Circulation 2002;105:2821–2825.

34. Shah D. Electrophysiological evaluation of pulmonary vein isolation. Europace 2009;11:1423–1433.

35. Packer DL, Kowal RC, Wheelan KR, et al. Cryoballoon ablation of pulmonary veins for paroxysmal atrial fibrillation: first results of the North American Arctic Front (STOP AF) pivotal trial. J Am Coll Cardiol 2013;61:1713–1723.

36. Kuck KH, Brugada J, Fürnkranz A, et al; for FIRE AND ICE Investigators. Cryoballoon or radiofrequency ablation for paroxysmal atrial fibrillation. N Engl J Med 2016;374:2235–2245.

37. Su W, Kowal R, Kowalski M, et al. Best practice guide for cryoballoon ablation in atrial fibrillation: the compilation experience of more than 3000 procedures. Heart Rhythm 2015;12:1658–1666.

38. Siklódy CH, Minners J, Allgeier M, et al. Pressure-guided cryoballoon isolation of the pulmonary veins for the treatment of paroxysmal atrial fibrillation. J Cardiovasc Electrophysiol 2010;21:120–125.

39. Su W, Aryana A, Passman R, et al. Cryoballoon best practices II: practical guide to procedural monitoring and dosing during atrial fibrillation ablation from the perspective of experienced users. Heart Rhythm 2018;15:1348–1355.

40. Fürnkranz A, Köster I, Chun K, et al. Cryoballoon temperature predicts acute pulmonary vein isolation. Heart Rhythm 2011;8:821–825.

41. Ghosh J, Martin A, Keech AC, et al. Balloon warming time is the strongest predictor of late pulmonary vein electrical reconnection following cryoballoon ablation for atrial fibrillation. Heart Rhythm 2013;10:1311–1317.

42. Aryana A, Mugnai G, Singh SM, et al. Procedural and biophysical indicators of durable pulmonary vein isolation during cryoballoon ablation of atrial fibrillation. Heart Rhythm 2016;13:424–432.

43. Andrade JG, Dubuc M, Collet D, Khairy P, Macle L. Pulmonary vein signal interpretation during cryoballoon ablation for atrial fibrillation. Heart Rhythm 2015;12:1387–1394.

44. Franceschi F, Koutbi L, Mancini J, Attarian S, Prevôt S, Deharo JC. Novel electromyographic monitoring technique for prevention of right phrenic nerve palsy during cryoballoon ablation. Circ Arrhythm Electrophysiol 2013;6:1109–1114.

45. Lakhani M, Saiful F, Parikh V, Goyal N, Bekheit S, Kowalski M. Recordings of diaphragmatic electromyograms during cryoballoon ablation for atrial fibrillation accurately predict phrenic nerve injury. Heart Rhythm 2014;11:369–374.

46. John RM, Kapur S, Ellenbogen KA, Koneru JN. Atrioesophageal fistula formation with cryoballoon ablation is most commonly related to the left inferior pulmonary vein. Heart Rhythm 2017;14:184–189.

47. Fürnkranz A, Bordignon S, Böhmig M, et al. Reduced incidence of esophageal lesions by luminal esophageal temperature-guided second-generation cryoballoon ablation. Heart Rhythm 2015;12:268–274.

48. Kottkamp H, Bender R, Berg J. Catheter ablation of atrial fibrillation: how to modify the substrate? J Am Coll Cardiol 2015;65:196–206.

49. Sanders P, Berenfeld O, Hocini M, et al. Spectral analysis identifies sites of high-frequency activity maintaining atrial fibrillation in humans. Circulation 2005;112:789–797.

50. Nademanee K, McKenzie J, Kosar E, et al. A new approach for catheter ablation of atrial fibrillation: mapping of the electrophysiologic substrate. J Am Coll Cardiol 2004;43:2044–2053.

51. Nademanee K, Schwab M, Porath J, Abbo A. How to perform electrogram-guided atrial fibrillation ablation. Heart Rhythm 2006;3:981–984.

52. Wright M, Haïssaguerre M, Knecht S, et al. State of the art: catheter ablation of atrial fibrillation. J Cardiovasc Electrophysiol 2008;19:583–592.

53. O'Neill MD, Jaïs P, Hocini M, et al. Catheter ablation for atrial fibrillation. Circulation 2007;116:1515–1523.

54. Jaïs P, Hocini M, O'Neill MD, et al. How to perform linear lesions. Heart Rhythm 2007;4:803–809.

55. Jaïs P, Hocini M, Hsu LF, et al. Technique and results of linear ablation at the mitral isthmus. Circulation 2004;110:2996–3002.

56. Hocini M, Jaïs P, Sanders P, et al. Techniques, evaluation, and consequences of linear block at the left atrial roof in paroxysmal atrial fibrillation: a prospective randomized study. Circulation 2005;112:3688–3696.

57. Narayan SM, Krummen DE, Shivkumar K, Clopton P, Rappel WJ, Miller JM. Treatment of atrial fibrillation by the ablation of localized sources: CONFIRM (CONventional ablation for atrial fibrillation with or without Focal Impulse

and Rotor Modulation) trial. J Am Coll Cardiol 2012;60:628–636.

58. Pappone C, Santinelli V, Manguso F, et al. Pulmonary vein denervation enhances long-term benefit after circumferential ablation for paroxysmal atrial fibrillation. Circulation 2004;109:327–334.

59. Oral H, Knight BP, Tada H, et al. Pulmonary vein isolation for paroxysmal and persistent atrial fibrillation. Circulation 2002;105:1077–1081.

60. Haïssaguerre M, Sanders P, Hocini M, et al. Catheter ablation of long-lasting persistent atrial fibrillation: critical structures for termination. J Cardiovasc Electrophysiol 2005;16:1125–1137.

61. Haïssaguerre M, Hocini M, Sanders P, et al. Catheter ablation of long-lasting persistent atrial fibrillation: clinical outcome and mechanisms of subsequent arrhythmias. J Cardiovasc Electrophysiol 2005;16:1138–1147.

62. Hocini M, Sanders P, Jaïs P, et al. Techniques for curative treatment of atrial fibrillation. J Cardiovasc Electrophysiol 2004;15:1467–1471.

63. Oral H, Chugh A, Good E, et al. A tailored approach to catheter ablation of paroxysmal atrial fibrillation. Circulation 2006;113:1824–1831.

64. Oral H, Chugh A, Lemola K, et al. Noninducibility of atrial fibrillation as an end point of left atrial circumferential ablation for paroxysmal atrial fibrillation: a randomized study. Circulation 2004;110:2797–2801.

65. Oral H, Pappone C, Chugh A, et al. Circumferential pulmonary-vein ablation for chronic atrial fibrillation. N Engl J Med 2006;354:934–941.

66. Verma A, Kilicaslan F, Pisano E, et al. Response of atrial fibrillation to pulmonary vein antrum isolation is directly related to resumption and delay of pulmonary vein conduction. Circulation 2005;112:627–635.

67. Kobza R, Hindricks G, Tanner H, et al. Late recurrent arrhythmias after ablation of atrial fibrillation: incidence, mechanisms, and treatment. Heart Rhythm 2004;1:676–683.

68. Ouyang F, Antz M, Ernst S, et al. Recovered pulmonary vein conduction as a dominant factor for recurrent atrial tachyarrhythmias after complete circular isolation of the pulmonary veins: lessons from double Lasso technique. Circulation 2005;111:127–135.

69. Oral H, Knight BP, Morady F. Left atrial flutter after segmental ostial radiofrequency catheter ablation for pulmonary vein isolation. Pacing Clin Electrophysiol 2003;26:1417–1419.

70. Gerstenfeld EP, Callans DJ, Dixit S, et al. Mechanisms of organized left atrial tachycardias occurring after pulmonary vein isolation. Circulation 2004;110:1351–1357.

71. Cummings JE, Schweikert R, Saliba W, et al. Left atrial flutter following pulmonary vein antrum isolation with radiofrequency energy: linear lesions or repeat isolation. J Cardiovasc Electrophysiol 2005;16:293–297.

72. Villacastín J, Pérez-Castellano N, Moreno J, González R. Left atrial flutter after radiofrequency catheter ablation of focal atrial fibrillation. J Cardiovasc Electrophysiol 2003;14:417–421.

73. Mesas CE, Pappone C, Lang CC, et al. Left atrial tachycardia after circumferential pulmonary vein ablation for atrial fibrillation: electroanatomic characterization and treatment. J Am Coll Cardiol 2004;44:1071–1079.

74. Chae S, Oral H, Good E, et al. Atrial tachycardia after circumferential pulmonary vein ablation of atrial fibrillation: mechanistic insights, results of catheter ablation, and risk factors for recurrence. J Am Coll Cardiol 2007;50:1781–1787.

75. Chugh A, Oral H, Lemola K, et al. Prevalence, mechanisms, and clinical significance of macroreentrant atrial tachycardia during and following left atrial ablation for atrial fibrillation. Heart Rhythm 2005;2:464–471.

76. Chugh A, Oral H, Good E, et al. Catheter ablation of atypical atrial flutter and atrial tachycardia within the coronary sinus after left atrial ablation for atrial fibrillation. J Am Coll Cardiol 2005;46:83–91.

77. Jaïs P, Matsuo S, Knecht S, et al. A deductive mapping strategy for atrial tachycardia following atrial fibrillation ablation: importance of localized reentry. J Cardiovasc Electrophysiol 2009;20:480–491.

78. Jaïs P, Shah DC, Haïssaguerre M, et al. Mapping and ablation of left atrial flutters. Circulation 2000;101:2928–2934.

79. Ouyang F, Ernst S, Vogtmann T, et al. Characterization of reentrant circuits in left atrial macroreentrant tachycardia: critical isthmus block can prevent atrial tachycardia recurrence. Circulation 2002;105:1934–1942.

80. Weerasooriya R, Jaïs P, Wright M, et al. Catheter ablation of atrial tachycardia following atrial fibrillation ablation. J Cardiovasc Electrophysiol 2009;20:833–838.

81. Morady F, Oral H, Chugh A. Diagnosis and ablation of atypical atrial tachycardia and flutter complicating atrial fibrillation ablation. Heart Rhythm 2009;6:S29–S32.

82. Gerstenfeld EP, Marchlinski FE. Mapping and ablation of left atrial tachycardias occurring after atrial fibrillation ablation. Heart Rhythm 2007;4: S65–S72.

83. Miyazaki H, Stevenson WG, Stephenson K, Soejima K, Epstein LM. Entrainment mapping for rapid distinction of left and right atrial tachycardias. Heart Rhythm 2006;3:516–523.

84. Pascale P, Shah AJ, Roten L, et al. Pattern and timing of the coronary sinus activation to guide rapid diagnosis of atrial tachycardia after atrial fibrillation ablation. Circ Arrhythm Electrophysiol 2013;6:481–490.

85. Barbhaiya C, Kumar S, Ng J, et al. Overdrive pacing from downstream sites on multielectrode catheters to rapidly detect fusion and to diagnose macroreentrant atrial arrhythmias. Circulation 2014;129:2503–2510.

86. Esato M, Hindricks G, Sommer P, et al. Color-coded three-dimensional entrainment mapping for analysis and treatment of atrial macroreentrant tachycardia. Heart Rhythm 2009;6:349–358.

87. Colombowala IK, Massumi A, Rasekh A, et al. Variability in post-pacing intervals predicts global atrial activation pattern during tachycardia. J Cardiovasc Electrophysiol 2008;19:142–147.

88. Lim K, Knight BP. Pace termination of left atrial flutter after ablation for atrial fibrillation: what is the mechanism? Heart Rhythm 2008;5: 1619–1620.

Modificación/ablación del nodo sinusal y de la unión auriculoventricular

---

16

Introducción

La taquicardia sinusal inapropiada (TSI) es una entidad infrecuente que puede causar síntomas debilitantes e incluso una miocardiopatía mediada por taquicardia.[1-3] Por lo general, es un diagnóstico de exclusión tras una evaluación negativa de causas secundarias. Los mecanismos propuestos incluyen 1) un aumento del automatismo debido a un defecto intrínseco en el nodo sinoauricular (NSA) o 2) un desequilibrio simpaticovagal.[2] La modificación del NSA mediante catéter ofrece una opción para tratar la TSI sintomática y resistente a los fármacos.

El nodo auriculoventricular (AV) proporciona continuidad eléctrica entre la aurícula y el ventrículo y sirve de filtro para evitar frecuencias ventriculares rápidas durante la fibrilación auricular. Sin embargo, los períodos refractarios funcionales cortos del nodo AV pueden dar lugar a frecuencias ventriculares rápidas que podrían requerir una modificación o ablación seguida de la implantación de un marcapasos permanente para lograr el control de la frecuencia.[4-7]

El objetivo de este capítulo es:

1. Describir la anatomía del seno y del eje nodo AV-haz de His.
2. Analizar la técnica de modificación del nodo sinusal.
3. Discutir los diferentes abordajes de la modificación/ablación del nodo AV.

NODO SINOAURICULAR Y EJE NODO AURICULOVENTRICULAR-HAZ DE HIS

El NSA es una estructura epicárdica en forma de media luna (longitud promedio: 13.5 mm) situada a lo largo de la aurícula derecha (AD) superolateral cerca de su unión con la vena cava superior (VCS) y con su eje longitudinal paralelo a lo largo del surco terminal.[8] Dado que las células del nodo sinusal situadas cranealmente descargan a velocidades más rápidas que las células caudales, el NSA superior es el sitio diana inicial para la ablación durante la modificación del nodo sinusal.

El nodo AV compacto es una estructura subendocárdica situada a lo largo del tabique (septum) interauricular derecho posterior e inferior al haz de His. El haz de His se sitúa en el ápice del triángulo de Koch, definido por: 1) el orificio del seno coronario, 2) la valva septal de la válvula tricúspide y 3) el tendón de Todaro. El haz de His penetra en la cresta del tabique interventricular, donde puede registrarse a ambos lados de este tabique, lo que permite realizar la ablación de la unión AV desde el lado derecho y el izquierdo.

MODIFICACIÓN DEL NODO SINOAURICULAR

El sitio diana inicial durante la modificación del NSA es el nodo superior, identificado mediante el mapeo (cartografía) del sitio más temprano de activación auricular durante la taquicardia sinusal (figs. 16-1 y 16-2).[9-13] La administración de energía de radiofrecuencia (RF) puede causar una aceleración inicial de la taquicardia sinusal. Debido a la proximidad entre el nervio frénico derecho y el NSA, es importante comprobar la captura del nervio mediante estimulación de alto voltaje para evitar la parálisis del diafragma durante la ablación. En caso de captura diafragmática, se puede monitorizar el nervio frénico durante la administración de RF estimulando el nervio frénico derecho con un catéter colocado en la vena subclavia derecha (como se hace durante la crioablación de la vena pulmonar derecha). Con la ablación del NSA superior, el sitio más temprano de activación auricular se desplaza caudalmente a lo largo del nodo, lo que produce una reducción tanto de la frecuencia sinusal como de la amplitud de la onda P en las derivaciones inferiores. Las lesiones de la ablación se administran progresivamente en sentido caudal a

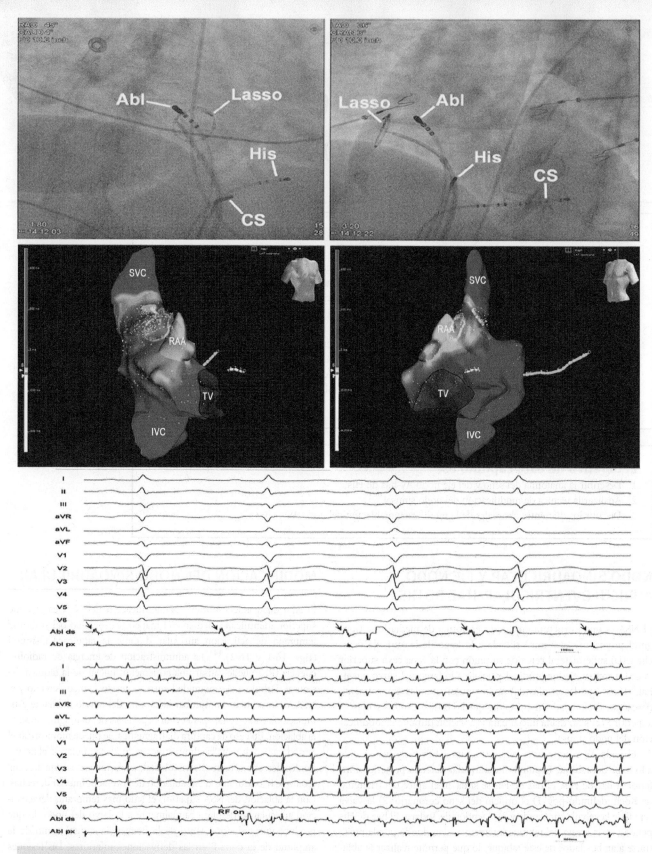

FIGURA 16-1 Modificación del NSA. Durante la taquicardia sinusal, el sitio más temprano de activación auricular (*blanco, flechas*) se registra desde el NSA superior en la unión cavoauricular. La administración de energía de RF causa una aceleración transitoria de la taquicardia sinusal. Abl: ablación; CS: seno coronario; ds: distal; IVC: vena cava inferior; px: proximal; RAA: orejuela auricular derecha; *RF on*: RF encendida; SVC: vena cava superior; TV: válvula tricúspide.

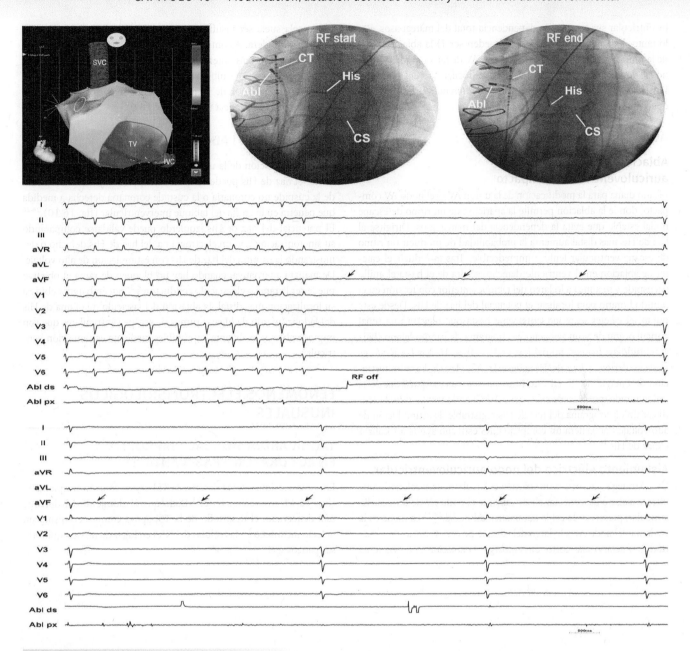

FIGURA 16-2 Modificación del NSA (corazón trasplantado). Durante la TSI del donante, el sitio más temprano de activación auricular fue a lo largo de la AD anterolateral cerca de la unión cavoauricular (*rojo*). Se administró energía de RF craneocaudalmente a lo largo del NSA, lo que produjo un paro sinusal transitorio y un ritmo de escape de la unión. Obsérvese la frecuencia sinusal más lenta del receptor (*flechas*) que persiste inalterada y no conduce al ventrículo (línea de sutura receptor-donante) dando la apariencia de bloqueo AV. Abl: ablación; CT: cresta terminal; ds: distal; IVC: vena cava inferior; px: proximal; *RF end*: final de la RF; *RF off*: RF apagada; *RF start*: inicio de la RF; SVC: vena cava superior; TV: válvula tricúspide.

lo largo del nodo sinusal hasta que la frecuencia sinusal *1)* se reduce en un 25% o por debajo de 90 lpm (valor basal), *2)* disminuye en un 25% o por debajo de 120 lpm (isoproterenol) y *3)* se acompaña de un aplanamiento de la amplitud de la onda P inferior que indica un desplazamiento caudal del foco del NSA.[10,11,13,14] La ablación puede facilitarse mediante ecocardiografía intracardíaca dirigida a la cresta terminal superior (la contraparte interna del surco terminal) y catéteres de ablación irrigados (debido a la localización epicárdica del NSA y a la gruesa cresta terminal que separa al nodo de la cavidad endocárdica).[8,14,15] En los casos difíciles, se puede tener

éxito abordando la cresta arqueada (banda de miocardio que conecta la cresta terminal superior con el tabique cerca del limbo superior) o un abordaje epicárdico.[16,17]

MODIFICACIÓN/ABLACIÓN DE LA UNIÓN AURICULOVENTRICULAR

El objetivo ideal de la modificación o ablación de la unión AV es controlar la frecuencia ventricular o promover la estimulación biventricular sin causar una dependencia total del marcapasos. Por lo tanto, los criterios de valoración pueden ser 1) la ablación total de la unión AV con desarrollo de bloqueo AV de tercer grado y ritmo nodal de escape o 2) la reducción de la frecuencia ventricular en fibrilación auricular (< 120 lpm con isoproterenol) sin causar bloqueo AV completo.[6]

ABORDAJE DEL LADO DERECHO

Ablación directa del nodo auriculoventricular compacto

El sitio diana para la modificación de la unión AV es el nodo AV compacto, donde la ablación permite la aparición de un ritmo de escape nodal estable que evita la dependencia del marcapasos. Dirigirse al haz de His más distal aumenta la probabilidad de producir un ritmo de escape ventricular lento e impredecible. Tras introducir el catéter de ablación en el ventrículo derecho, se tira de él hasta el anillo tricúspide y se alinea a lo largo del tabique anterior con torsión en el sentido horario para localizar el potencial del haz de His. Desde este punto, el catéter se retrae lentamente hasta que registra una señal auricular grande y un pequeño electrograma de campo lejano (baja amplitud/baja frecuencia) del haz de His (figs. 16-3 a 16-5) y/o es posteroinferior al haz de His (figs. 16-6 y 16-7). La administración de energía de RF en este lugar provoca una taquicardia de la unión rápida que precede al bloqueo AV. Cuando resulta difícil identificar un electrograma del haz de His registrable, la estimulación de alto voltaje que genera un complejo QRS estrecho ayuda a localizar el haz de His.[18]

Aislamiento eléctrico del nodo auriculoventricular

Una estrategia alternativa de ablación es un abordaje escalonado que intenta aislar o desconectar eléctricamente el nodo AV del miocardio auricular, preservando así la automaticidad nodal.[19-23] La diana es la vía lenta del nodo AV a lo largo del tabique posterior, debido a su período refractario más corto. Sin embargo, la ablación de la vía lenta por sí sola suele ser insuficiente para alcanzar el objetivo deseado de forma duradera. A continuación, se aplica energía de RF a zonas progresivamente más anteriores y superiores a lo largo del tabique medio y anterior (esta última dirigida a la vía rápida del nodo AV por encima del tendón de Todaro) hasta que se consigue un control adecuado de la frecuencia (figs. 16-8 y 16-9).

ABORDAJE DEL LADO IZQUIERDO

Cuando la ablación de la unión AV no tiene éxito desde el lado derecho, el haz de His puede ser abordado por debajo de la comisura de la cúspide no coronaria o la cúspide coronaria derecha a medida que penetra en la cresta del tabique interventricular (fig. 16-10).[24-26] El potencial del haz de His izquierdo puede validarse comparando su sincronización con un electrograma del haz de His derecho o demostrando la captura del haz de His con estimulación de alto voltaje. De manera alternativa, cuando hay un bloqueo de rama el objetivo puede ser la rama o el fascículo conductores.[27] Sin embargo, debido a su localización más distal, la ablación del fascículo o la rama de His del lado izquierdo da lugar a ritmos de escape ventriculares que son impredecibles y fácilmente suprimibles mediante estimulación ventricular.

FENÓMENOS ELECTROFISIOLÓGICOS INUSUALES

TAQUICARDIA SINUSAL INAPROPIADA EN EL CORAZÓN TRASPLANTADO

En raras ocasiones se ha descrito la TSI en un corazón trasplantado (fig. 16-11; *véase* fig. 16-2).[3] Dado que el aloinjerto del donante está denervado, el desarrollo de la TSI apoya como mecanismo un defecto intrínseco en las células del NSA en lugar de un desequilibrio simpaticovagal.

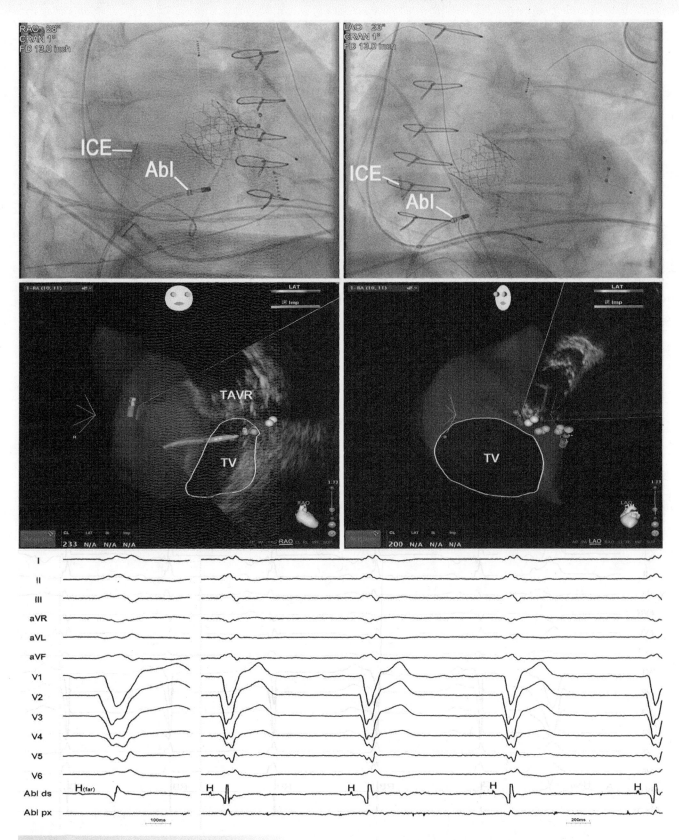

FIGURA 16-3 Modificación del nodo AV. La diana es el nodo AV compacto posteroinferior al haz de His (*marcas amarillas*) y al haz derecho (*marcas blancas*), donde se registra un pequeño electrograma de campo lejano (baja amplitud/baja frecuencia) del haz de His. La energía de RF provocó un bloqueo AV completo y un ritmo de escape de la unión estable. Durante el ritmo de escape de la unión se registra un potencial del haz de His verdadero, agudo y de campo cercano. Obsérvese la proximidad del reemplazo transaórtico de la válvula (TAVR) al haz de His. Abl: ablación; ds: distal; ICE: ecocardiografía intracardíaca; px: proximal; TV: válvula tricúspide.

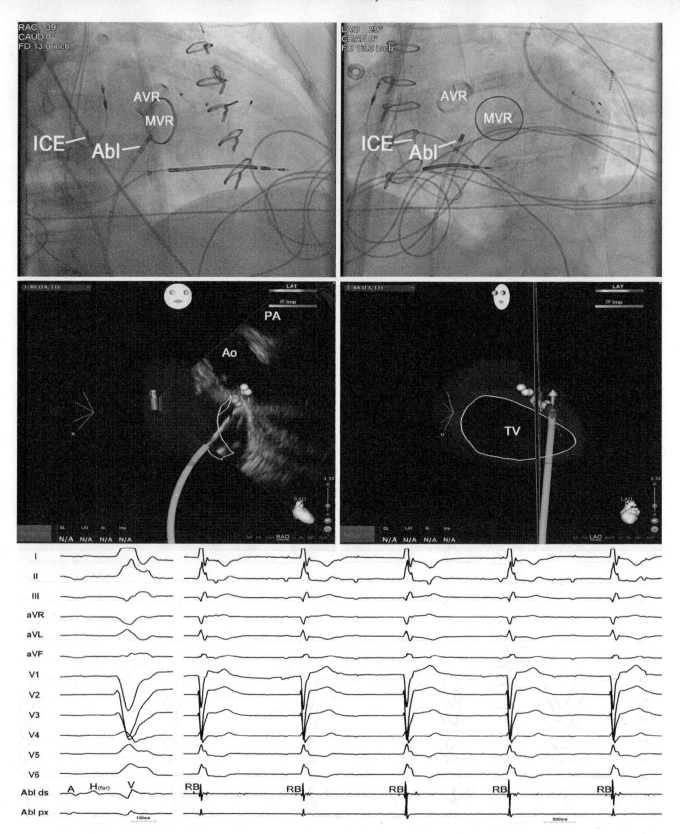

FIGURA 16-4 Modificación del nodo AV. La diana es el nodo AV compacto posteroinferior al haz de His (*marcas amarillas*) y al haz derecho (*marcas blancas*), donde se registra un pequeño electrograma de campo lejano (baja amplitud/baja frecuencia) del haz de His. La administración de RF produjo un bloqueo AV completo y un ritmo de unión estable. Abl: ablación; Ao: Aorta; AVR: reemplazo de la válvula aórtica; ds: distal; ICE: ecocardiografía intracardíaca; MVR: reemplazo de la válvula mitral; PA: arteria pulmonar; px: proximal; RB: rama derecha; TV: válvula tricúspide.

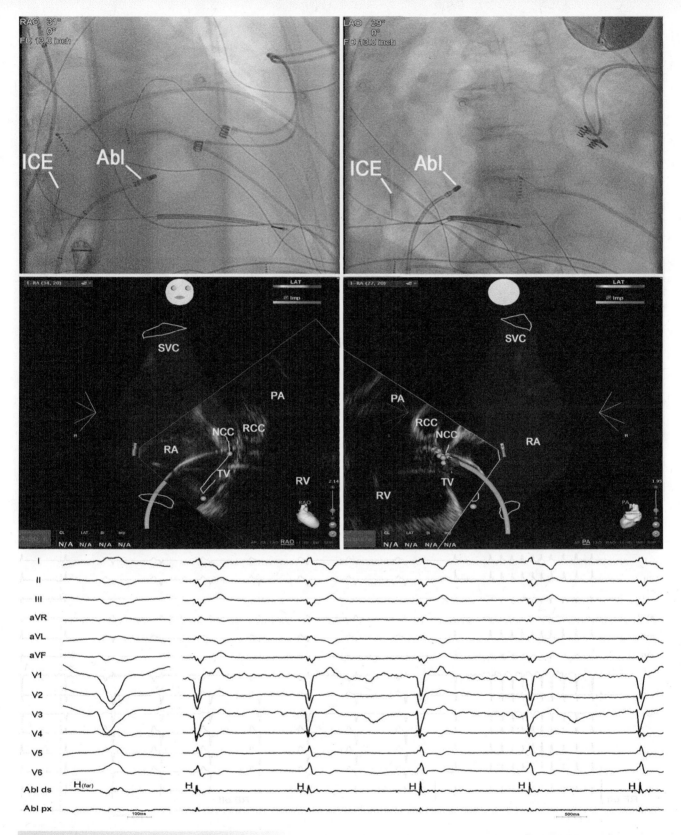

FIGURA 16-5 Modificación del nodo AV. La diana es el nodo AV compacto posteroinferior al haz de His (*marcas amarillas*), donde se registra un pequeño electrograma de campo lejano (baja amplitud/baja frecuencia) del haz de His. La administración de RF produjo un bloqueo AV completo y un ritmo de escape de la unión estable. Durante el ritmo de escape se registra un potencial del haz de His agudo y de campo cercano. Abl: ablación; ds: distal; ICE: ecocardiografía intracardíaca; NCC: cúspide no coronaria; PA: arteria pulmonar; px: proximal; RA: aurícula derecha; RCC: cúspide coronaria derecha; RV: ventrículo derecho; SVC: vena cava superior; TV: válvula tricúspide.

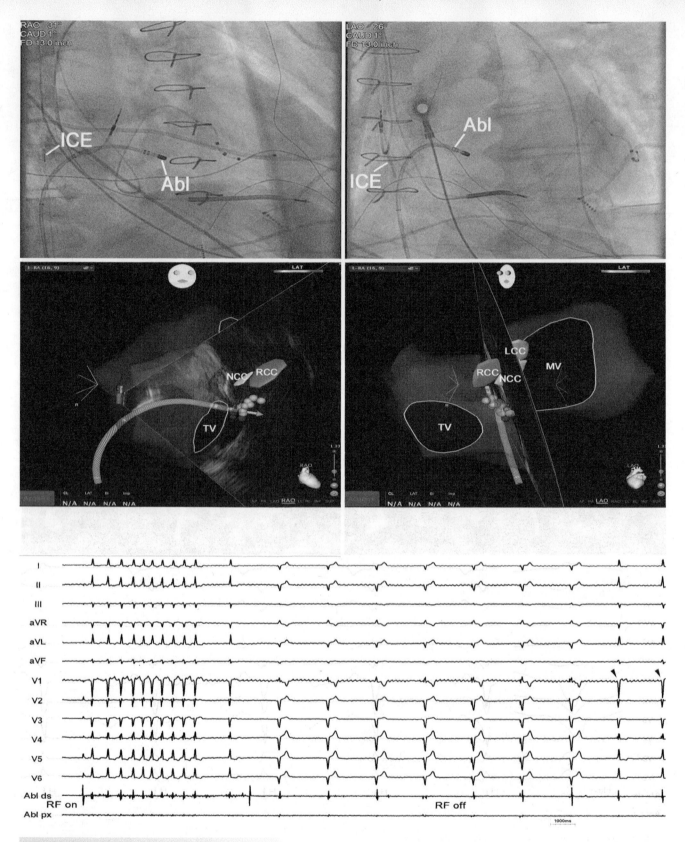

FIGURA 16-6 Modificación del nodo AV. La diana es el nodo AV compacto posteroinferior al haz de His (*marcas amarillas*). La administración de RF produce una taquicardia de la unión rápida seguida de un bloqueo AV completo y una estimulación biventricular transitoria. Con la interrupción de la energía de RF, aparece un ritmo de escape de la unión (*punta de flecha*). Abl: ablación; ds: distal; LCC: cúspide coronaria izquierda; MV: válvula mitral; NCC: cúspide no coronaria; px: proximal; RCC: cúspide coronaria derecha; *RF off*: RF apagada; *RF on*: RF encendida; TV: válvula tricúspide.

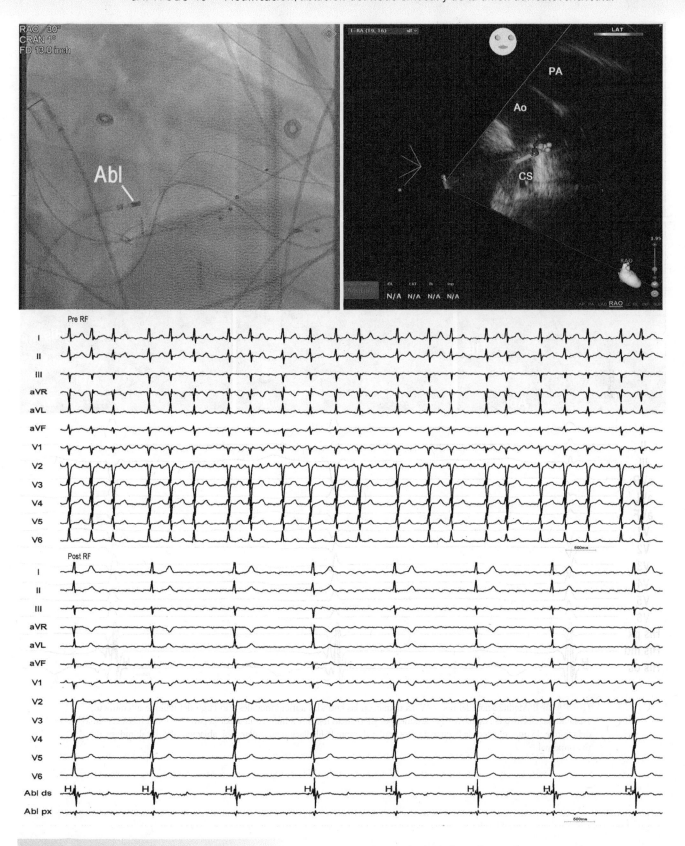

FIGURA 16-7 Modificación del nodo AV. La diana es el nodo AV compacto posteroinferior al haz de His (*marcas amarillas*). Antes de la ablación, la frecuencia ventricular en la fibrilación auricular es rápida. Tras la ablación, se presenta un bloqueo AV completo con ritmo de escape de la unión. Abl: ablación; Ao: aorta; CS: seno coronario; ds: distal; PA: arteria pulmonar; *Post RF*: después de la RF; *Pre RF*: antes de la RF; px: proximal; RF: radiofrecuencia; VAcc: vía accesoria.

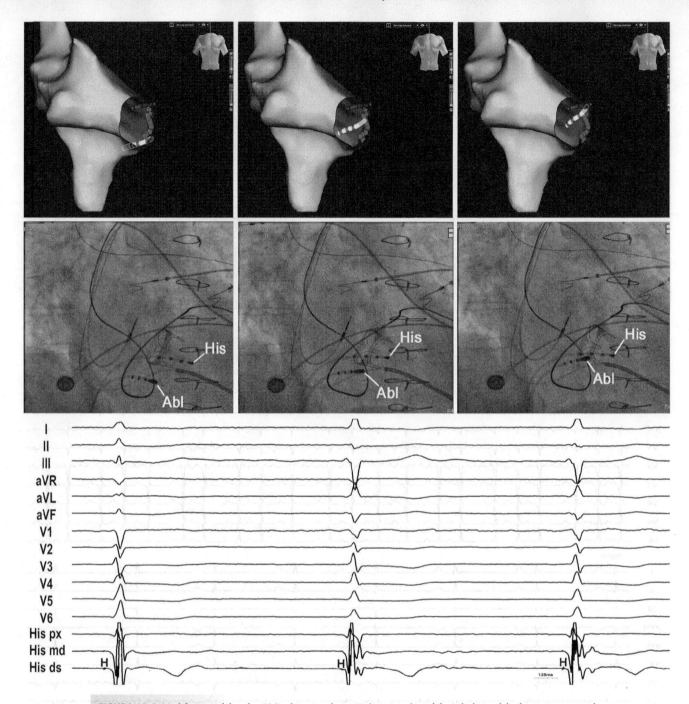

FIGURA 16-8 Modificación del nodo AV. La diana son las entradas auriculonodales a lo largo del tabique interauricular (aislamiento eléctrico del nodo AV). Las lesiones por RF (*marcas rojas*) se administran desde la parte posterior hasta la media del tabique, lo que enlentece la frecuencia ventricular durante la fibrilación auricular. Abl: ablación; ds: distal; md: medio; px: proximal.

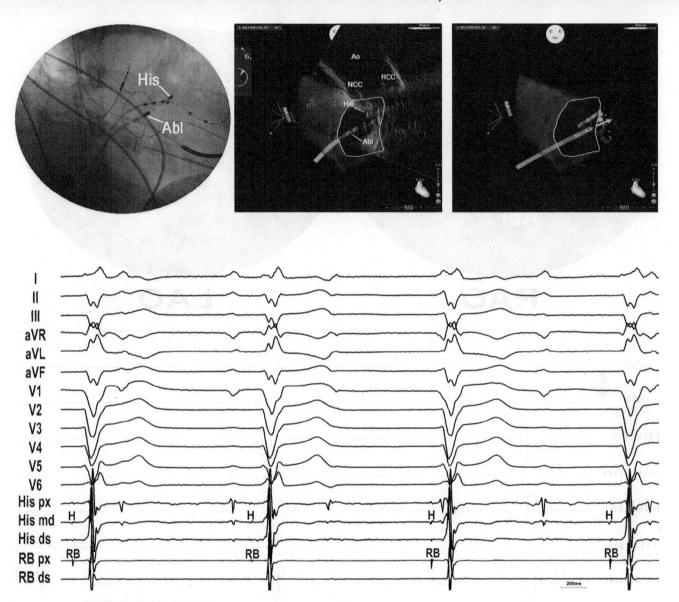

FIGURA 16-9 Modificación del nodo AV. La diana son las entradas auriculonodales a lo largo del tabique interauricular (aislamiento eléctrico del nodo AV). Las lesiones por RF (*marcas rojas*) se administran desde la parte posterior hasta la media del tabique (justo debajo del haz de His [*marcas amarillas*]) hasta que se produce un bloqueo AV completo y un ritmo de escape de la unión (con bloqueo subyacente de la rama izquierda del haz). Abl: ablación; Ao: aorta; ds: distal; md: medio; NCC: cúspide no coronaria; px: proximal; RB: rama derecha; RCC: cúspide coronaria derecha.

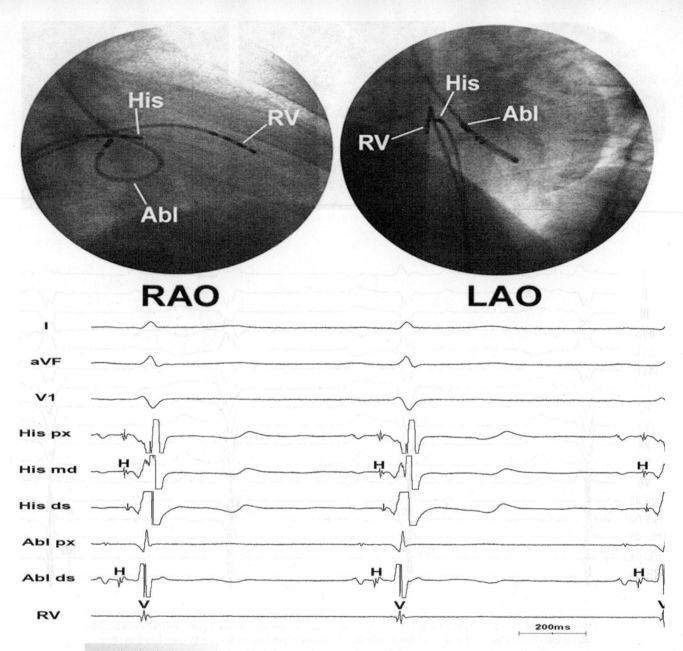

FIGURA 16-10 Abordaje transaórtico para la ablación de la unión AV. El catéter de ablación se prolapsa de manera retrógrada a través de la válvula aórtica y se coloca bajo la comisura de la cúspide no coronaria y la cúspide coronaria derecha, frente al catéter del haz de His derecho, donde se registra un potencial del haz de His izquierdo. Abl: ablación; ds: distal; LAO: oblicua anterior izquierda; md: medio; px: proximal; RAO: oblicua anterior derecha; RV: ventrículo derecho.

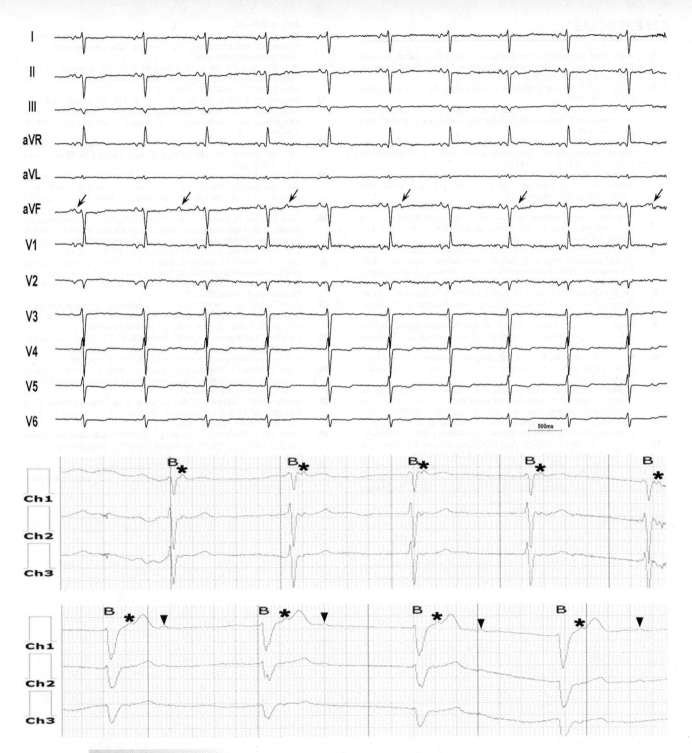

FIGURA 16-11 Disfunción transitoria del NSA del donante tras la ablación de la TSI (corazón trasplantado). *Arriba*: ritmo sinusal del donante que coexiste con un ritmo sinusal más lento del receptor (una forma de parasístole auricular iatrógena [*flechas*]). *Abajo*: paro sinusal con ritmos de escape de la unión (*centro*)/ventricular (*abajo*) y conducción UA/VA (*asterisco*), respectivamente. Obsérvese el ritmo sinusal del receptor (*puntas de flecha*) que se produce de forma independiente.

REFERENCIAS

1. Bauernfeind RA, Amat-Y-Leon F, Dhingra RC, Kehoe R, Wyndham C, Rosen KM. Chronic nonparoxysmal sinus tachycardia in otherwise healthy persons. Ann Intern Med 1979;91:702–710.

2. Olshansky B, Sullivan R. Inappropriate sinus tachycardia. J Am Coll Cardiol 2013;61:793–801.

3. Ho RT, Ortman M, Mather PJ, Rubin S. Inappropriate sinus tachycardia in a transplanted heart—further insights into pathogenesis. Heart Rhythm 2011;8:781–783.

4. Scheinman MM, Morady F, Hess DS, Gonzalez R. Catheter-induced ablation of the atrioventricular junction to control refractory supraventricular arrhythmias. JAMA 1982;248:851–855.

5. Scheinman M, Morady F, Hess D, Gonzalez R. Transvenous catheter technique for induction of damage to the atrioventricular junction in man [abstract]. Am J Cardiol 1982;49:1013.

6. Williamson BD, Man KC, Daoud E, Niebauer M, Strickberger SA, Morady F. Radiofrequency catheter modification of atrioventricular conduction to control the ventricular rate during atrial fibrillation. N Engl J Med 1994;331:910–917.

7. Feld GK, Fleck RP, Fujimura O, Prothro DL, Bahnson TD, Ibarra M. Control of rapid ventricular response by radiofrequency catheter modification of the atrioventricular node in patients with medically refractory atrial fibrillation. Circulation 1994;90:2299–2307.

8. Sánchez-Quintana D, Cabrera JA, Farré J, Climent V, Anderson RH, Ho SY. Sinus node revisited in the era of electroanatomical mapping and catheter ablation. Heart 2005;91:189–194.

9. Lee RJ, Kalman JM, Fitzpatrick AP, et al. Radiofrequency catheter modification of the sinus node for "inappropriate" sinus tachycardia. Circulation 1995;92:2919–2928.

10. Man KC, Knight B, Tse HF, et al. Radiofrequency catheter ablation of inappropriate sinus tachycardia guided by activation mapping. J Am Coll Cardiol 2000;35:451–457.

11. Marrouche NF, Beheiry S, Tomassoni G, et al. Three-dimensional nonfluoroscopic mapping and ablation of inappropriate sinus tachycardia. Procedural strategies and long-term outcome. J Am Coll Cardiol 2002;39:1046–1054.

12. Mantovan R, Thiene G, Calzolari V, Basso C. Sinus node ablation for inappropriate sinus tachycardia. J Cardiovasc Electrophysiol 2005;16:804–806.

13. Gianni C, Di Biase L, Mohanty S, et al. Catheter ablation of inappropriate sinus tachycardia. J Interv Card Electrophysiol 2016;46:63–69.

14. Lin D, Garcia F, Jacobson J, et al. Use of noncontact mapping and saline-cooled ablation catheter for sinus node modification in medically refractory inappropriate sinus tachycardia. Pacing Clin Electrophysiol. 2007;30:236–242.

15. Kalman JM, Lee RJ, Fisher WG, et al. Radiofrequency catheter modification of sinus pacemaker function guided by intracardiac echocardiography. Circulation 1995;92:3070–3081.

16. Killu AM, Syed FF, Wu P, Asirvatham SJ. Refractory inappropriate sinus tachycardia successfully treated with radiofrequency ablation at the arcuate ridge. Heart Rhythm 2012;9:1324–1327.

17. Jacobson JT, Kraus A, Lee R, Goldberger JJ. Epicardial/endocardial sinus node ablation after failed endocardial ablation for the treatment of inappropriate sinus tachycardia. J Cardiovasc Electrophysiol 2014;25:236–241.

18. Kanjwal K, Grubb BP. Utility of high-output His pacing during difficult AV node ablation. An underutilized strategy. Pacing Clin Electrophysiol 2016;39:616–619.

19. Della Bella P, Carbucicchio C, Tondo C, Riva S. Modulation of atrioventricular conduction by ablation of the "slow" atrioventricular node pathway in patients with drug-refractory atrial fibrillation or flutter. J Am Coll Cardiol 1995;25:39–46.

20. Fleck RP, Chen PS, Boyce K, Ross R, Dittrich HC, Feld GK. Radiofrequency modification of atrioventricular conduction by selective ablation of the low posterior septal right atrium in a patient with atrial fibrillation and a rapid ventricular response. Pacing Clin Electrophysiol 1993;16:377–381.

21. Stabile G, Turco P, De Simone A, Coltorti F, De Matteis C. Radiofrequency modification of the atrioventricular node in patients with chronic atrial fibrillation: comparison between anterior and posterior approaches. J Cardiovasc Electrophysiol 1998;9:709–717.

22. Duckeck W, Engelstein ED, Kuch KH. Radiofrequency current therapy in atrial tachyarrhythmias: modulation versus ablation of atrioventricular nodal conduction. Pacing Clin Electrophysiol 1993;16:629–636.

23. Chhabra S, Greenspon AJ, Pavri BB, Frisch DR, Ho RT. Electrical isolation of atrioventricular node: a new technique of atrioventricular junction ablation to preserve a nodal escape rhythm. Heart Rhythm 2012;9:S169.

24. Sousa J, el-Atassi R, Rosenheck S, Calkins H, Langberg J, Morady F. Radiofrequency catheter ablation of the atrioventricular junction from the left ventricle. Circulation 1991;84:567–571.

25. Kalbfleisch SJ, Williamson B, Man KC, et al. A randomized comparison of the right- and left-sided approaches to ablation of the atrioventricular junction. Am J Cardiol 1993;72:1406–1410.

26. Fenrich AL Jr, Friedman RA, Cecchin FC, Kearney D. Left-sided atrioventricular nodal ablation using the transseptal approach: clinico-histolopathologic correlation. J Cardiovasc Electrophysiol 1998;9:757–760.

27. Sunthorn H, Hasija P, Burri H, Shah D. Unsuccessful AV nodal ablation in atrial fibrillation: an alternative method to achieve complete heart block. Pacing Clin Electrophysiol 2005;28:1247–1249.

17

Taquicardias de complejo ancho

Introducción

Los principales diagnósticos diferenciales de una taquicardia de complejo ancho (TCA) regular son *1)* taquicardia ventricular (TV), *2)* taquicardia supraventricular (TSV) con aberrancia o bloqueo de rama (BR) y *3)* taquicardia preexcitada. Sin embargo, deben descartarse la hipercalemia y la taquicardia mediada por marcapasos (fig. 17-1). La historia clínica proporciona claves valiosas para el diagnóstico. Una TCA en el contexto de un infarto de miocardio previo, insuficiencia cardíaca congestiva o angina de pecho reciente tiene una alta probabilidad de ser TV (fig. 17-2).[1] Una TCA en presencia de un fármaco antiarrítmico de tipo Ic para la fibrilación auricular paroxística debe hacer sospechar un «aleteo (*flutter*) por fármacos» con conducción auriculoventricular (AV) 1:1 y aberrancia relacionada con la frecuencia (fig. 17-3).

El objetivo de este capítulo es:

1. Diferenciar la TV de la TSV con aberrancia mediante el electrocardiograma (ECG) de 12 derivaciones.
2. Distinguir la TV de la taquicardia preexcitada mediante el ECG de 12 derivaciones.
3. Diagnosticar la TCA mediante registros intracardíacos, estimulación y maniobras vagales.

ELECTROCARDIOGRAMA DE 12 DERIVACIONES

LÍNEA DE BASE

El ECG en ritmo sinusal brinda información importante sobre el sustrato para desarrollar una TCA, a saber: *1)* la morfología del BR subyacente o complejos QRS con conducción aberrante, *2)* la morfología de las despolarizaciones ventriculares prematuras (DVP) espontáneas, *3)* los patrones de infarto, *4)* la preexcitación y *5)* el estado de la conducción AV. Una TCA cuya morfología del QRS sea idéntica a la del BR subyacente sugiere una TSV, salvo la posibilidad de una TV de tipo His-Purkinje (p. ej., taquicardia por reentrada de rama de His-Purkinje [TRRH], TV interfascicular) (*véanse* figs. 21-2 y 21-15).[2] Por el contrario, una TCA cuya morfología de QRS sea diferente o incluso más estrecha que la del BR subyacente o idéntica a la de las DVP espontáneas sugiere TV.[3] Una TCA en el contexto de ondas Q patológicas o preexcitación sugiere TV o taquicardia preexcitada, respectivamente. Una TCA en presencia de bloqueo AV también favorece la TV debido a la incapacidad de la TCA para conducir rápidamente hacia el ventrículo.

TAQUICARDIA VENTRICULAR FRENTE A TAQUICARDIA SUPRAVENTRICULAR CON BLOQUEO DE RAMA

Las claves del ECG que diferencian la TV de la TSV con BR incluyen el análisis de *1)* la morfología del QRS, *2)* la deflexión intrinsicoide y anchura del QRS, *3)* el eje frontal del QRS, *4)* la relación AV y *5)* las zonas de transición.

Morfología del QRS

Las TCA se clasifican en taquicardias de bloqueo de rama derecha (BRD) del haz de His (positividad del QRS terminal en V1) o de bloqueo de rama izquierda (BRI) del haz de His (negatividad del QRS terminal en V1). La propia morfología de la rama del haz está determinada por el lugar de la activación ventricular más temprana. Dado que la conducción aberrante verdadera causa patrones morfológicos específicos del QRS, cualquier desviación de la «aberrancia típica» sugiere TV.

Las características morfológicas de las taquicardias con BRI que favorecen la TV sobre la TSV con BR incluyen *1)* onda r inicial > 30 ms en V1 o V2, *2)* inicio de la onda r hasta el nadir de la onda S en V1 o V2 > 60 ms, *3)* muesca en la fase descendente de la onda S en V1 o V2 y *4)* onda q en V6 (criterios de Kindwall-Josephson) (fig. 17-4).[4] Los tres primeros criterios reflejan la deflexión intrinsicoide, que es estrecha y rápida en caso de aberrancia, pero lenta y amplia en la TV (*véase* más adelante). El BRI altera la activación septal normal de izquierda a derecha, causando la pérdida de ondas q septales en V6. Por lo tanto, la presencia de ondas q en V6 durante la taquicardia con BRI favorece la TV.

Taquicardias con bloqueo de rama izquierda típico

Las TCA con morfología típica de BRI constituyen un grupo único e incluyen *1)* TSV con BRI, *2)* taquicardia antidrómica que utiliza una vía accesoria (VAcc) auriculofascicular o nodofascicular (cuya inserción distal se encuentra en el haz derecho) y *3)* RTTH típica (antihoraria), cuyo lugar de salida es la rama derecha (*véanse* figs. 11-20 y 21-10).[5]

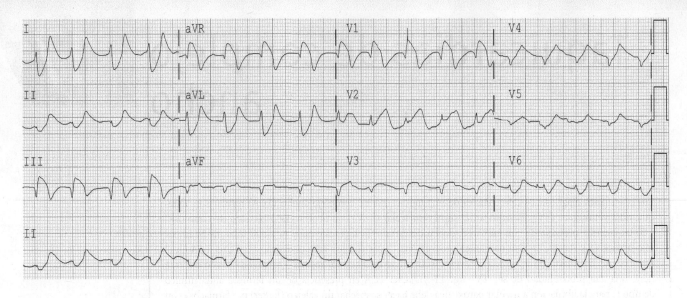

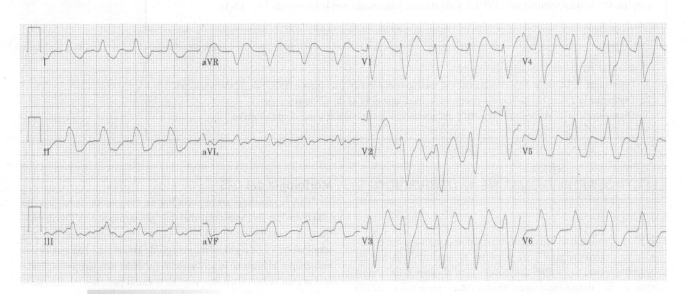

FIGURA 17-1 Hipercalemia. La hipercalemia imita la TV con morfología de BRD (*arriba*) y BRI (*abajo*). Las ondas P no son visibles porque la concentración elevada de potasio afecta la despolarización auricular. Obsérvese el patrón de tipo «M» en las derivaciones I y V4, respectivamente, que refleja el ensanchamiento del QRS y la onda T picuda. Las fuerzas iniciales del QRS son relativamente rápidas, mientras que las fuerzas terminales son lentas y retardadas porque el sistema His-Purkinje es más resistente a la hipercalemia que el músculo ventricular. Nótese también en el ECG de arriba que la hipercalemia puede causar una elevación del segmento ST que simula un infarto agudo de miocardio («corriente de lesión dializable») o un síndrome de Brugada («fenocopia de Brugada»).

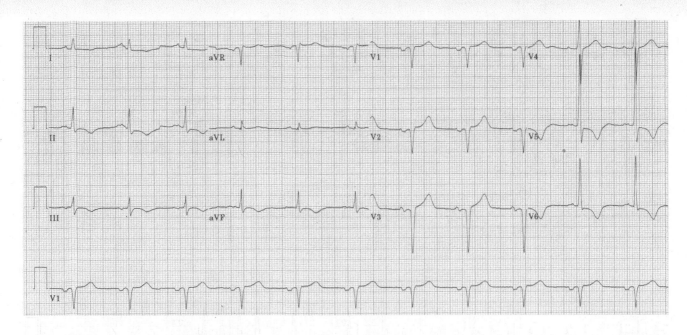

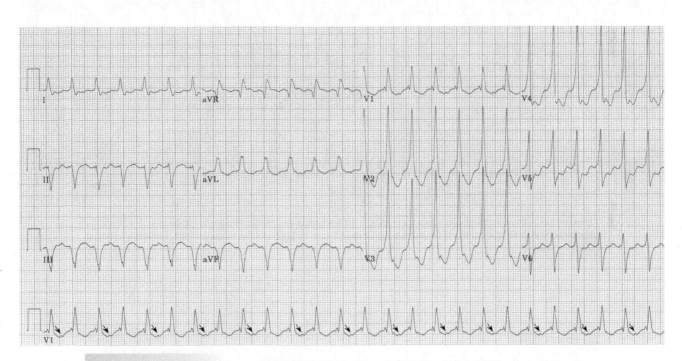

FIGURA 17-2 TV en el contexto de un infarto de miocardio antiguo. *Arriba*: ritmo sinusal normal con un infarto anterior antiguo. *Abajo*: los complejos QRS relativamente estrechos, trifásicos (rsR')/superoizquierdos sugieren un origen cercano al fascículo posterior izquierdo (FPI). El bloqueo VA 2:1 (*flechas*) y la onda q inicial en aVR > 40 ms indican TV.

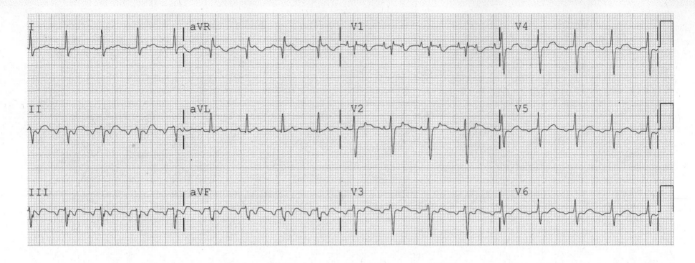

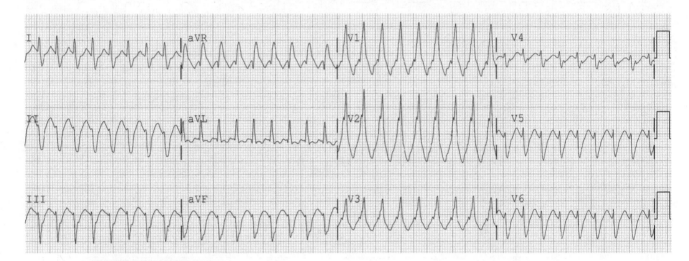

FIGURA 17-3 Aleteo auricular con conducción AV 1:1. La frecuencia ventricular durante la conducción 1:1 (*abajo*) es exactamente el doble que durante la conducción 2:1 (*arriba*), lo que da lugar a la aberrancia del BRD. La onda q inicial en aVR es < 40 ms.

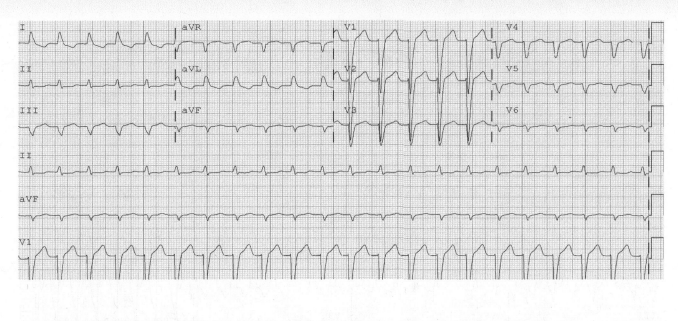

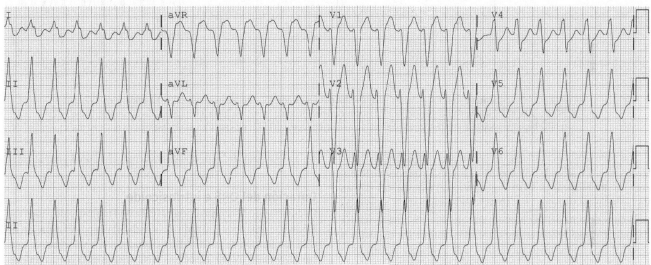

FIGURA 17-4 Taquicardias con BRI. *Arriba*: taquicardia por reentrada del nodo auriculoventricular típica con BRI. La onda r inicial en V1 es < 30 ms y en aVR Vi/Vt es > 1. *Abajo*: TV del infundíbulo derecho (tracto de salida del ventrículo derecho). La onda r inicial en V1 > 30 ms y en aVR Vi/Vt es < 1. La deflexión intrinsicoide es más estrecha y rápida durante la aberrancia.

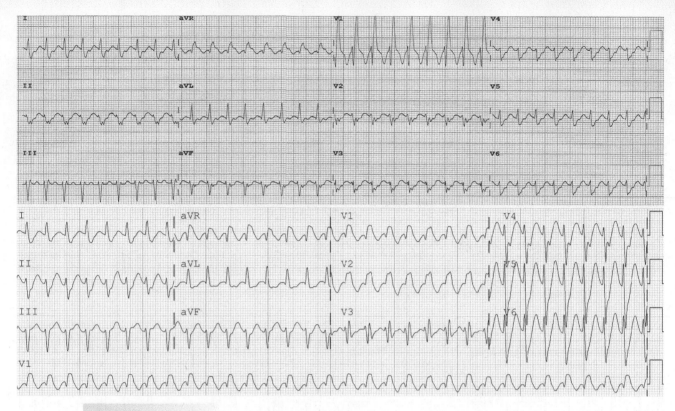

FIGURA 17-5 Taquicardias con BRD. *Arriba*: taquicardia por reentrada AV ortodrómica con BRD. La onda q en aVR es < 40 ms. *Abajo*: TV izquierda idiopática. La TV idiopática del ventrículo izquierdo imita a la taquicardia supraventricular con BRD/bloqueo fascicular anterior izquierdo debido a su origen cerca del FPI; sin embargo, la onda q en aVR es > 40 ms.

Las características morfológicas de las taquicardias con BRD que favorecen la TV sobre la TSV con BR incluyen *1*) patrones de R monofásica, Rr′ bifásicas (R > r′) y qR en V1 y *2*) relación R/S < 1 en V6 (criterios de Wellens) (fig. 17-5).[6] Por el contrario, la aberrancia de la rama derecha del haz produce un complejo rsR′ trifásico en V1 (la onda r inicial refleja la despolarización normal [de izquierda a derecha] del tabique interventricular y la R′ representa la activación tardía del ventrículo derecho [VD]) y una relación R/S > 1 en V6.

Taquicardias con bloqueo de rama derecha típico

Las TCA con morfología típica de BRD incluyen *1*) TSV con BRD, *2*) TV del ventrículo izquierdo (VI) idiopática (porque surge de o cerca del fascículo posterior izquierdo [FPI]) y *3*) taquicardia por reentrada interfascicular (TRIF) (porque la macrorreentrada afecta al FPI y al fascículo anterior izquierdo [FAI]).

La ausencia de un complejo RS en todas las derivaciones precordiales es un patrón morfológico específico que también argumenta a favor de la TV (criterios de Brugada).[7] Abarca la concordancia positiva y negativa (complejos QRS precordiales todos positivos o negativos, respectivamente) y los patrones qR precordiales (las ondas q reflejan un infarto previo que se conservan durante la TV) (fig. 17-6).

Concordancia

La concordancia QRS negativa indica el origen de la taquicardia desde el ápice ventricular y favorece fuertemente la TV. Sin embargo, la TSV con BRI rara vez puede mostrar concordancia negativa debido a la rotación laterodorsal del corazón (fig. 17-7).[8-10] La concordancia positiva del QRS indica el origen de la taquicardia desde la base ventricular y puede observarse con la TV o la taquicardia preexcitada utilizando una VAcc izquierda (la inserción ventricular de la mayoría de las VAcc izquierdas típicas se encuentra en el anillo mitral basal) (fig. 17-8; *véase* fig. 18-7).

Duración del QRS e intrinsicoide

La duración de las fuerzas iniciales (deflexión intrinsicoide o intervalo R/S [inicio de la onda R al nadir de la onda S]) y la propia duración del QRS son función de la velocidad de conducción o velocidad de cambio (*slew rate*) (dV/dt). El sistema His-Purkinje es la estructura eléctrica de conducción más rápida del corazón.[11] La conducción inicial y rápida de His-Purkinje se conserva durante el BR, lo que da lugar a deflexiones intrinsicoideas y duraciones de QRS más breves que durante la TV (conducción pura de músculo a músculo). Un intervalo R/S en cualquier derivación precordial > 100 ms indica TV (criterios de Brugada).[6] Para las taquicardias con BRD y BRI, las duraciones del QRS > 140 ms y > 160 ms, respectivamente, también son indicio de TV.[12] Sin embargo, los fármacos antiarrítmicos (p. ej., los bloqueadores de los canales de Na clásicos que causan «aleteo farmacológico» con conducción AV 1:1) enlentecen la conducción His-Purkinje/miocárdica causando que la TSV con BR simule una TV (TV falsa positiva).

Eje QRS

Mientras que los bloqueos fasciculares anterior y posterior izquierdos producen desviación del eje hacia arriba y a la izquierda y hacia abajo y a la derecha, ningún patrón de hemibloqueo causa desviación extrema del eje hacia la derecha (superior derecho). Por lo tanto, la TCA con un eje superior derecho («noroeste») indica una TV. La combinación de BRI y bloqueo de FPI es rara y, por lo tanto, la taquicardia por BRI con desviación del eje hacia la derecha también sugiere TV. Por el contrario, la morfología del BRD con eje normal es infrecuente durante la TV y, por lo tanto, la taquicardia del BRD con eje normal es indicio de TSV.

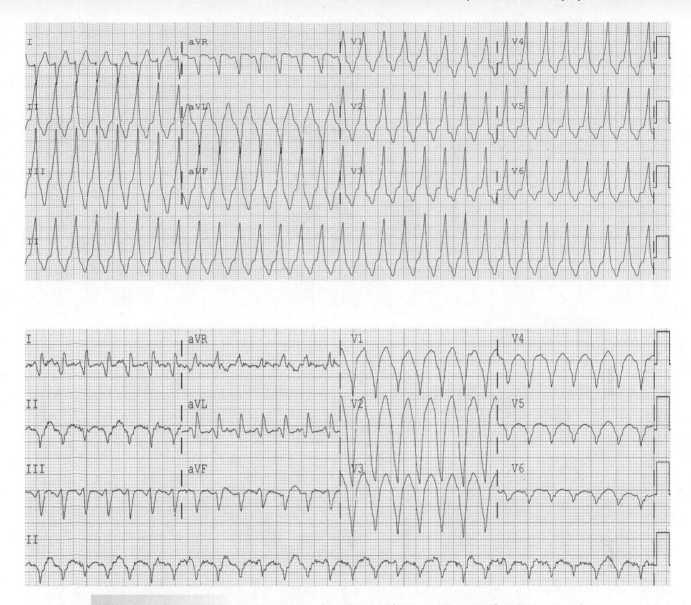

FIGURA 17-6 Concordancia. *Arriba:* TV con concordancia positiva. El Vi/Vt en aVR es < 1. *Abajo:* TV con concordancia negativa. El origen apical de la TV produce una onda R dominante en aVR.

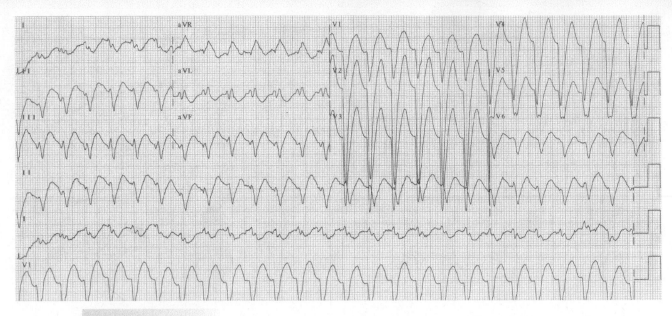

FIGURA 17-7 Concordancia negativa (TSV con BRI). La onda r en V1 es pequeña (30 ms) y la onda q en aVR < 40 ms.

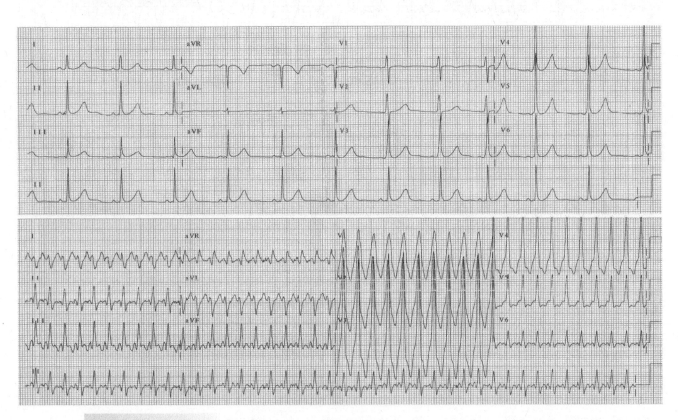

FIGURA 17-8 Taquicardia preexcitada. *Arriba*: ritmo sinusal normal con preexcitación mínima (VAcc de pared libre izquierda). *Abajo*: taquicardia antidrómica. Obsérvese la concordancia precordial positiva debida a la inserción de la VAcc en la base del anillo mitral.

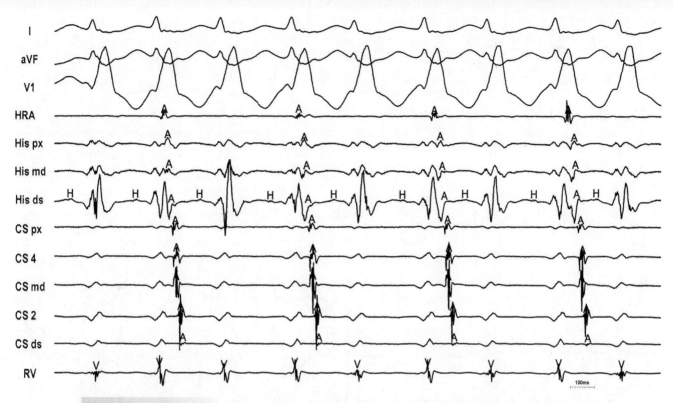

FIGURA 17-9 TSV con BRD y disociación AV (taquicardia por reentrada nodofascicular [TRNF] ortodrómica). Sus potenciales de haz preceden a cada complejo QRS con intervalos HV normales. La despolarización prematura ventricular con His en período refractario retrasa el haz de His indicando la presencia de una vía accesoria nodofascicular (VAcc NF) (*véase* fig. 11-11). CS: seno coronario; ds: distal; HRA: aurícula derecha alta; md: medio; px: proximal; RV: ventrículo derecho.

Relación auriculoventricular

Tanto la disociación AV como la asociación AV < 1:1 (frecuencia A < frecuencia V) indican fuertemente TV. Sin embargo, existen cuatro TSV con disociación AV: *1*) taquicardia por reentrada del nodo auriculoventricular (TRNAV) con bloqueo de la vía final común superior, *2*) taquicardia de la unión con bloqueo UA, *3*) taquicardia por reentrada nodofascicular con bloqueo nodoauricular y *4*) reentrada intrahisiana con bloqueo His-aurícula (fig. 17-9).[13] Dado que estas cuatro TSV son raras y necesitan asociarse a aberrancia o preexcitación para causar una TCA, las TCA con disociación AV probablemente sean una TV. Las manifestaciones de la disociación AV incluyen *1*) ondas P que marchan a través de los complejos QRS, *2*) complejos de captura, *3*) latidos de fusión y *4*) retorno precoz del latido sinusal tras la terminación de la taquicardia (inferior a la longitud del ciclo sinusal) (fig. 17-10).[14] Los complejos de captura y fusión generalmente se observan en la TV lenta cuando los impulsos sinusales pueden penetrar en el sistema His-Purkinje durante el período diastólico. Sin embargo, los complejos de fusión (latidos de Dressler) no son específicos de la TV y también se observan durante la TSV con BR cuando se produce una DVP ipsilateral al BR. De forma similar a la disociación AV, la presencia de asociación AV < 1 (frecuencia A < frecuencia V) sustenta fuertemente la TV (fig. 17-11). La asociación AV > 1 (frecuencia A > frecuencia V) favorece la TSV. La relación AV 1:1 puede presentarse con TSV y conducción AV 1:1 o con TV y conducción VA 1:1. Durante la conducción 1:1, las morfologías no retrógradas de la onda P y las oscilaciones en la longitud del ciclo PP que preceden y predicen cambios en el intervalo RR son indicio

de TSV.[15] Por el contrario, las oscilaciones en el intervalo RR que preceden y predicen cambios en el intervalo PP son menos útiles y se observan tanto en la TSV (p. ej., taquicardia por reentrada auriculoventricular ortodrómica [TRAVo]) como en la TV. Las maniobras vagales (adenosina o masaje del seno carotídeo) pueden inducir un bloqueo AV que desenmascare una taquiarritmia auricular o ponga fin a una TSV, aunque la adenosina también puede poner fin a una TV (TV desencadenada del infundíbulo derecho [ID o tracto de salida del VD] mediada por trifosfato de adenosina cíclico).[16,17] Las maniobras vagales pueden inducir un bloqueo VA, y la persistencia de la TCA con bloqueo VA (aparición de disociación AV) indica TV.

Zonas de transición

Durante el inicio de la TCA, la ausencia de una onda P o la presencia de un intervalo PR preacortado antes del primer latido de taquicardia apoya la taquicardia ventricular. El inicio de la taquicardia tras intervalos de acoplamiento largos (secuencia «corto-largo») que superarían la refractariedad de la rama del haz también favorece la TV (por el contrario, las secuencias «largo-corto» son menos útiles y ocurren tanto con la aberrancia como con la TV).[18] La inducción reproducible mediante despolarizaciones auriculares prematuras (DAP) favorece la TSV. De forma análoga a que la terminación espontánea de la taquicardia de complejo estrecho (TCE) con bloqueo AV descarta la taquicardia auricular (TA), la terminación espontánea de la TCA con bloqueo VA excluye la TV (fig. 17-12). La transición de TCE a TCA de la misma frecuencia (paridad de frecuencia) sugiere TSV con aberrancia o preexcitación no implicada o *bystander* (y descarta la taquicardia antidrómica), pero podría ocurrir con una

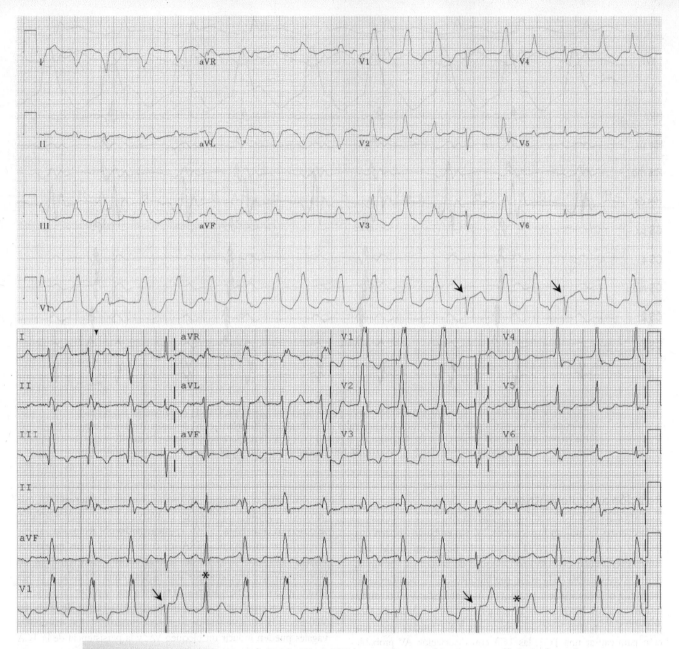

FIGURA 17-10 Complejos de captura y fusión. La TV con BRD lenta permite complejos de captura (*flechas*) y fusión (*asterisco*). La onda R monofásica de V1 indica origen ventricular.

taquicardia doble rara en la que la TSV induce TV de la misma frecuencia (paridad de frecuencia).

Algoritmos

Aunque la suma de las claves individuales del ECG puede diferenciar la TV de la TSV con aberrancia, se han desarrollado algoritmos específicos de árbol de decisión de cuatro pasos (Brugada, Miller) para facilitar el diagnóstico.[7,19] Estos algoritmos utilizan criterios individuales con alta especificidad para la TV y criterios agrupados para aumentar la sensibilidad para esta enfermedad. «aVR» es una derivación endocavitaria única porque su vector mira hacia el cuerpo del VI, generando así un complejo QRS inicial estrecho y negativo (qR [BRD],

QS [BRI]) durante la TSV debido a la rápida activación inicial de His-Purkinje, independientemente del tipo de BR. De forma análoga a los criterios V1 de Kindwall-Josephson para las taquicardias con BRI, las siguientes características de aVR son indicio de TV: *1*) presencia de onda R dominante inicial (TV que surge de la región apical o inferior y se dirige hacia aVR), *2*) duración de la onda r o q inicial > 40 ms, *3*) muesca en la fase descendente inicial de un complejo QRS predominantemente negativo, *4*) relación activación-velocidad ventricular (Vi/Vt) ≤ 1 (grado de cambio vertical de los 40 ms iniciales del complejo QRS [Vi] inferior al cambio vertical de los 40 ms terminales [Vt]); estos tres últimos índices reflejan la conducción muscular inicial lenta (deflexión intrinsicoide) durante la TV.

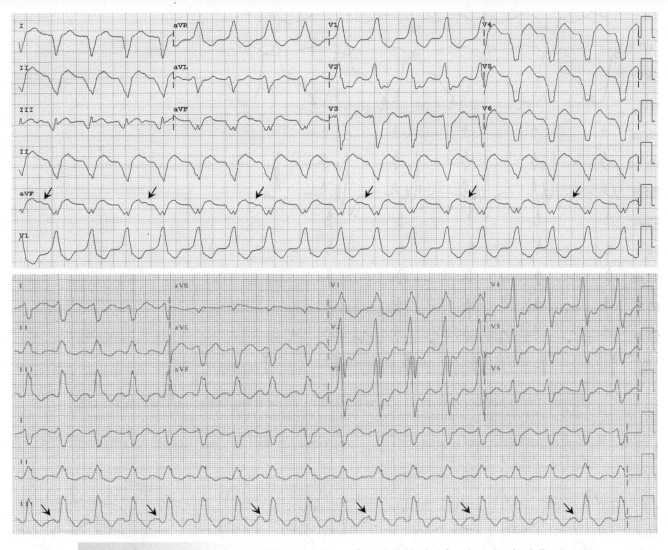

FIGURA 17-11 TV con conducción de VA 3:1. La onda R monofásica de V1 (y el eje frontal noroeste [*arriba*]) indica TV. Las *flechas* indican ondas P.

TV FRENTE A TAQUICARDIA PREEXCITADA

Los complejos QRS durante la TV y la taquicardia preexcitada se producen por conducción músculo-músculo y, por lo tanto, son difíciles de distinguir morfológicamente. Los siguientes indicios del ECG apoyan la TV: *1)* complejos QRS predominantemente negativos en V4-V6, *2)* complejo QR en ≥ 1 derivación (V2-V6) y *3)* frecuencia V > frecuencia A.[20] Los complejos QRS predominantemente negativos en V4-V6 indican un origen apical de la taquicardia donde generalmente no hay VAcc. Los complejos QR indican la presencia de cicatriz y también sugieren TV. Dado que la relación AV durante las taquicardias preexcitadas es ≥ 1, la frecuencia V > frecuencia A (disociación AV o asociación AV < 1:1) sugiere TV.

ESTUDIO ELECTROFISIOLÓGICO

El diagnóstico de la TCA durante el estudio electrofisiológico se establece por: *1)* los potenciales del haz de His y los intervalos HV correspondientes, *2)* la relación AV y *3)* la respuesta a las maniobras de estimulación.

ELECTROGRAMA DEL HAZ DE HIS/INTERVALO HV

La falta de potenciales del haz de His que precedan a los complejos QRS o los potenciales del haz de His que aparezcan después del inicio de los QRS (intervalos «HV negativos») excluyen la TSV con aberrancia e indican TV o taquicardia preexcitada (**figs. 17-13 a 17-16**). Los intervalos HV preacortados (intervalos HV positivos pero cortos) descartan la TSV con aberrancia y la taquicardia antidrómica y pueden ocurrir durante una TV (activación rápida y retrógrada del haz de His que precede el inicio del QRS) o una taquicardia con preexcitación no implicada (p. ej., TRNAV preexcitada) (**fig. 17-17**; *véanse* **figs. 18-3 y 18-4**). Hay intervalos HV normales o prolongados durante la TSV con aberrancia y TRRH (**figs. 17-18 y 17-19**).

RELACIÓN AURICULOVENTRICULAR

Aunque las ondas P pueden ser difíciles de identificar en el ECG de superficie, los registros intracardíacos permiten determinar mejor la relación AV (disociación, asociación [<, = o > 1]) y el patrón de activación auricular, especialmente cuando la relación AV es 1:1 (p. ej., línea media, excéntrica).

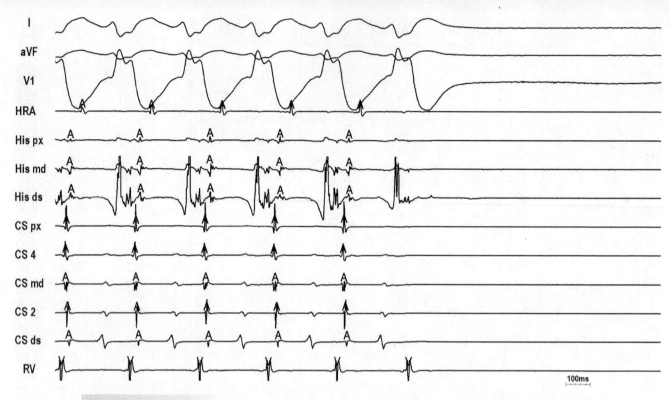

FIGURA 17-12 Taquicardia preexcitada. La ausencia de potenciales del haz de His que preceden a cada complejo QRS descarta la TSV con BRD. La terminación espontánea con bloqueo VA excluye la TV. Estos hallazgos indican una taquicardia preexcitada, en este caso, taquicardia antidrómica con una VAcc de pared libre izquierda. Obsérvese la activación ventricular precoz a lo largo del anillo mitral lateral (CS ds). CS: seno coronario; ds: distal; HRA: aurícula derecha alta; md: medio; px: proximal; RV: ventrículo derecho.

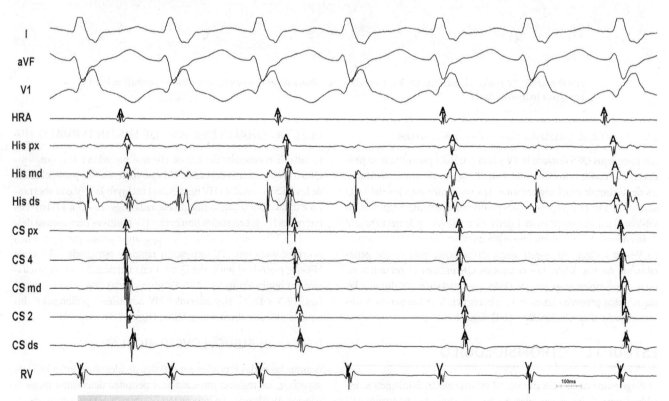

FIGURA 17-13 TV idiopática del VI. La ausencia de potenciales del haz de His que preceden a cada complejo QRS descarta la TSV con BRD. La disociación AV excluye la taquicardia preexcitada. CS: seno coronario; ds: distal; HRA: aurícula derecha alta; md: medio; px: proximal; RV: ventrículo derecho.

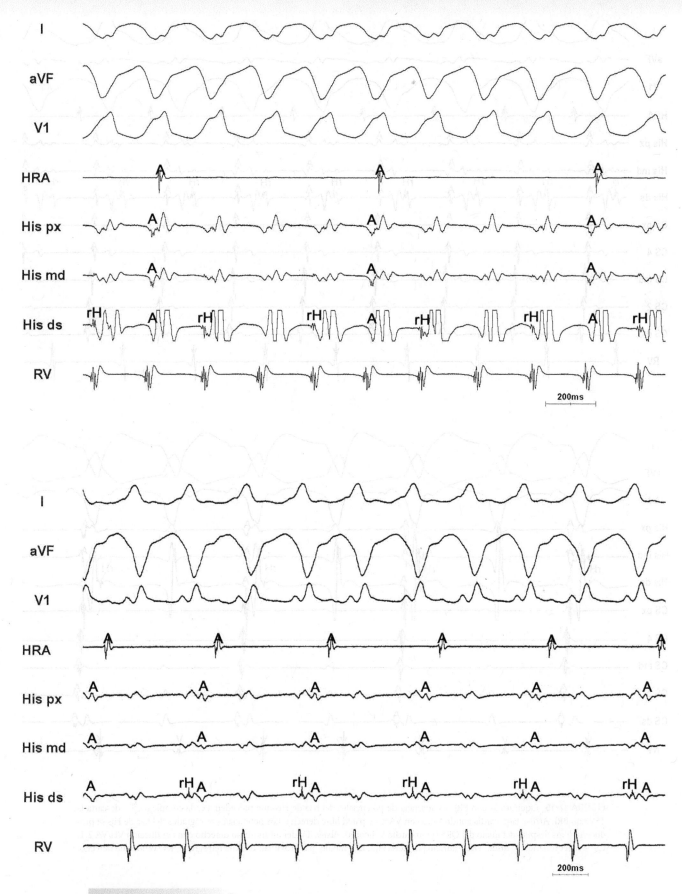

FIGURA 17-14 TV con conducción VH 2:1 y VA 4:1 (*arriba*)/2:1 (*abajo*). ds: distal; HRA: aurícula derecha alta; md: medio; px: proximal; rH: His retrógrado; RV: ventrículo derecho.

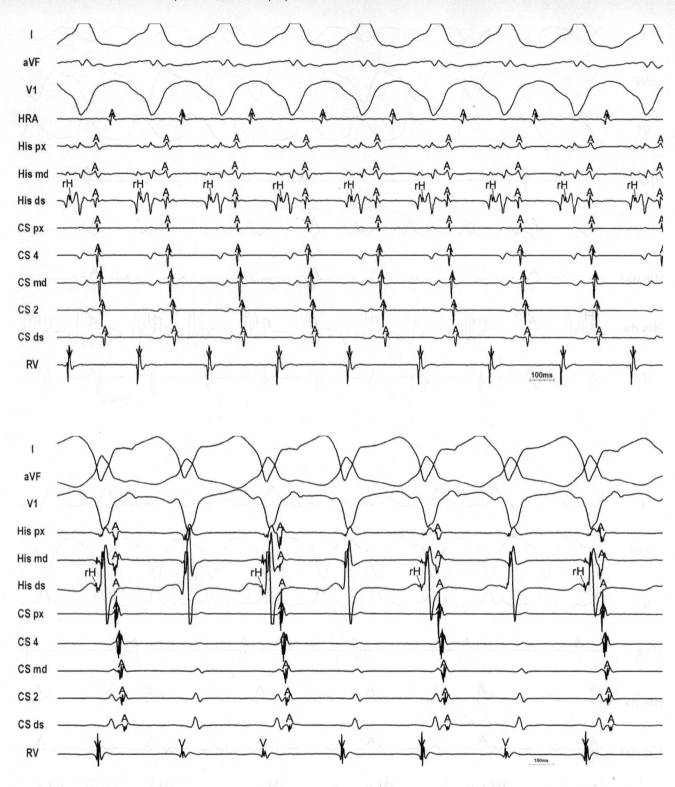

FIGURA 17-15 Taquicardias con BRI. La ausencia de potenciales del haz de His que preceden a cada complejo QRS descarta la TSV con BRI. *Arriba*: taquicardia antidrómica con VAcc de pared libre derecha. Los potenciales retrógrados del haz de His se producen 56 ms después del inicio del QRS (taquicardia VH corta). *Abajo*: TV del infundíbulo derecho con conducción VH/VA 2:1. CS: seno coronario; ds: distal; HRA: aurícula derecha alta; md: medio; px: proximal; rH: His retrógrado; RV: ventrículo derecho.

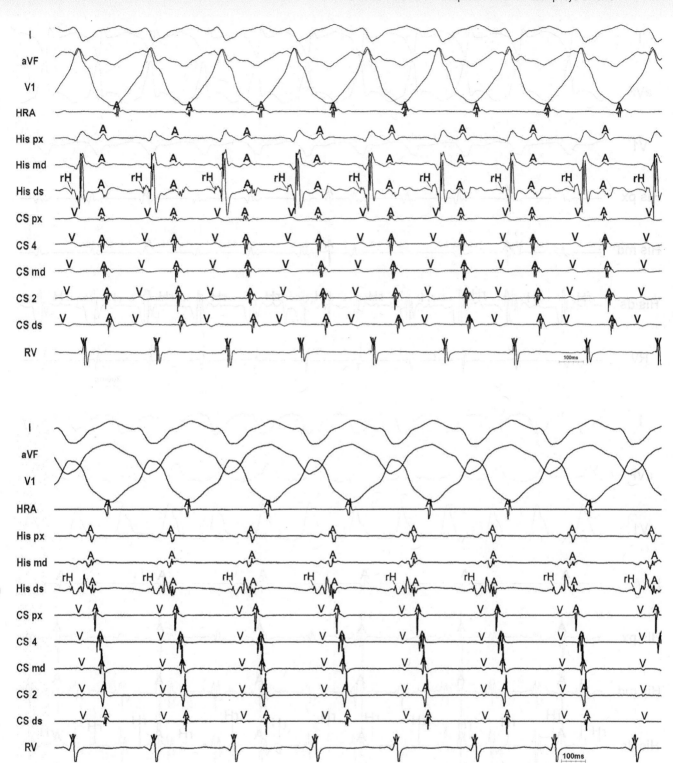

FIGURA 17-16 Taquicardias con BRD. La ausencia de potenciales del haz de His que preceden a cada complejo QRS descarta la TSV con BRD. *Arriba*: taquicardia antidrómica con VAcc de pared libre izquierda. Los potenciales retrógrados del haz de His se producen 52 ms después del inicio del QRS (taquicardia VH corta). La activación ventricular es precoz a lo largo del anillo mitral lateral (CS ds). *Abajo*: TV con conducción VH/VA 1:1. La activación ventricular es tardía a lo largo del anillo mitral (y más tardía que la del ventrículo derecho debido al origen inferoapical del ventrículo izquierdo). CS: seno coronario; ds: distal; HRA: aurícula derecha alta; md: medio; px: proximal; rH: His retrógrado; RV: ventrículo derecho.

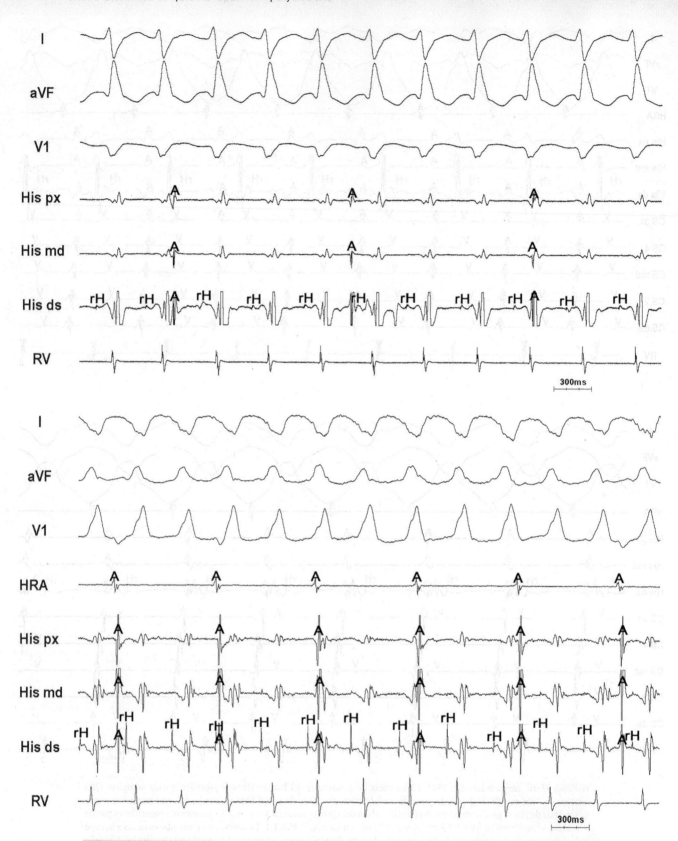

FIGURA 17-17 TV con conducción VH 1:1 y disociación AV. La activación retrógrada del haz de His precede a la activación anterógrada del ventrículo, dando lugar a intervalos HV positivos pero cortos. Tanto los intervalos HV preacortados como la disociación AV indican TV. ds: distal; HRA: aurícula derecha alta; md: medio; px: proximal; RV: ventrículo derecho.

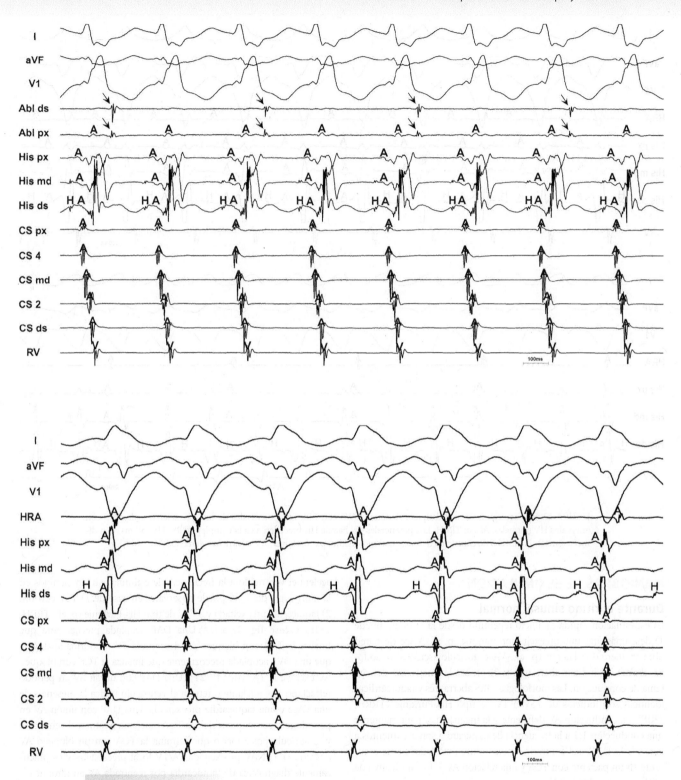

FIGURA 17-18 TSV con BRD (*arriba*) y BRI (*abajo*) (TRNAV típica). Sus potenciales de haz preceden a cada complejo QRS con intervalos HV normales. La activación auricular se produce en la línea media y es simultánea con la ventricular. En el trazo de arriba, el catéter de ablación se coloca en la unión aurícula derecha-vena cava superior. Obsérvese el bloqueo 2:1 de la vena cava superior (*flechas*). Abl: ablación; CS: seno coronario; ds: distal; HRA: aurícula derecha alta; md: medio; px: proximal; RV: ventrículo derecho.

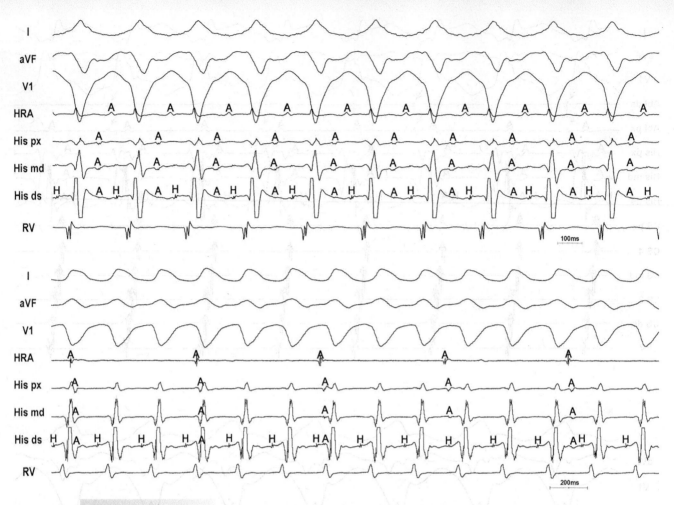

FIGURA 17-19 Taquicardias con BRI típico. *Arriba*: TRAVo con BRI. Sus potenciales de haz preceden a cada QRS con intervalos HV normales. *Abajo*: TRRH. Los potenciales del haz de His preceden a cada complejo QRS (HV: 58 ms) con disociación AV. ds: distal; HRA: aurícula derecha alta; md: medio; px: proximal; RV: ventrículo derecho.

MANIOBRAS DE ESTIMULACIÓN

Durante el ritmo sinusal normal

La estimulación rápida de inicio repentino desde la aurícula puede *1*) desenmascarar una preexcitación mínima (p. ej., VAcc de pared libre izquierda) o latente (p. ej., VAcc auriculofascicular o nodofascicular), *2*) inducir aberrancia y *3*) probar la integridad del sistema de conducción. Las morfologías QRS aberrantes y taquicárdicas idénticas son indicios de TSV o TV de tipo His-Purkinje (TRRH, TRIF). La conducción AV deficiente y la incapacidad para mantener una conducción 1:1 a la frecuencia de taquicardia son argumentos a favor de la TV. Por el contrario, una conducción VA deficiente o ausente en un paciente con TCA y una relación AV 1:1 es indicativa de TSV (en particular, la TA).

Durante la taquicardia de complejo ancho

Mientras que el diagnóstico de la TCE se facilita mediante maniobras de estimulación desde el ventrículo, el diagnóstico de la TCA se establece mediante maniobras de estimulación desde la aurícula (regla inversa). Durante la TCA, la estimulación auricular que penetra en el sistema His-Purkinje y estrecha el complejo QRS (latidos de captura o fusión) es indicio de TV (fig. 17-20). La estimulación auricular que

acelera el ventrículo a la frecuencia de estimulación sin cambios en la morfología del QRS puede observarse en caso de *1*) TSV con BR, *2*) taquicardia preexcitada y *3*) TV de tipo His-Purkinje (p. ej., TRRH, TRIF) (*véase* fig. 18-19).[21] Una DAP acoplada precozmente que finaliza la TCA con bloqueo AV descarta la TV (de forma análoga a que una DVP acoplada precozmente que finaliza la TCE con bloqueo AV excluye la TA) (fig. 17-21). Una DAP con unión AV en período refractario que adelanta o retrasa el ventrículo indica la presencia de una VAcc y una taquicardia preexcitada. Una DAP con unión AV en período refractario que recicla la TCA (adelanta o retrasa el ventrículo y la aurícula posterior) o que termina la TCA con un bloqueo AV descarta la TRNAV preexcitada/TA/TV focal preexcitada y es prácticamente diagnóstica de taquicardia por reentrada AV antidrómica.[22] De forma análoga a una DVP con His en período refractario, el restablecimiento o la finalización de una TCA con bloqueo AV excluye una TRNAV (a menos que esté presente una VAcc nodofascicular o nodoventricular no implicada) y una TA e indica una TRAVo (*véanse* figs. 18-14 a 18-16).

En las taquicardias con BRI típico, el encarrilamiento desde el VD puede diferenciar la TRNAV con BRI (intervalo postestimulación [IPE] − longitud de ciclo de taquicardia [LCT] > 115 ms) de la TRRH típica (IPE − LCT < 30) (*véase* fig. 21-11).[23,24]

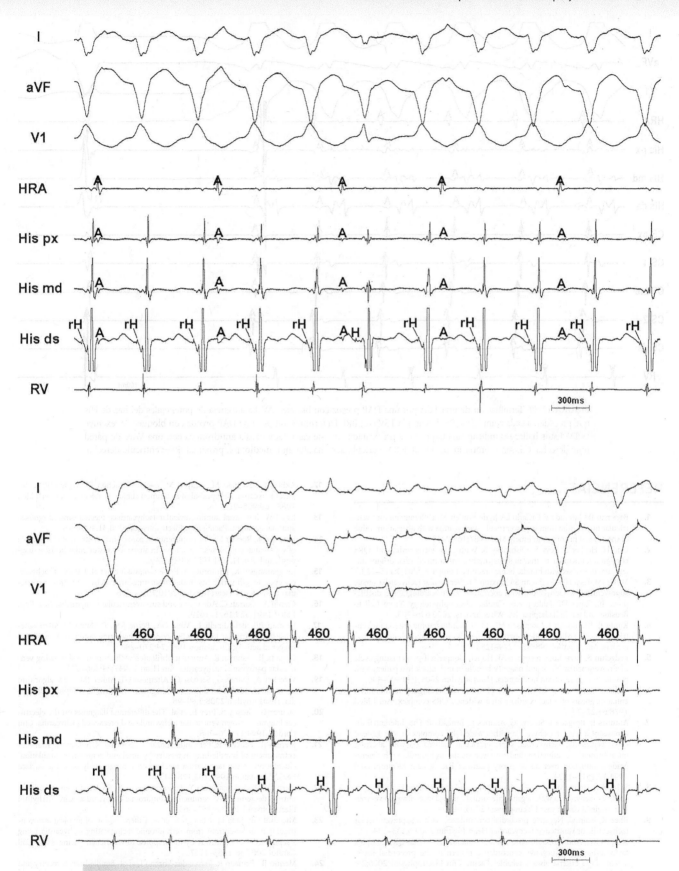

FIGURA 17-20 Complejos de fusión. Durante la TV, el haz de His se activa de forma retrógrada (rH) y se produce una disociación AV. Un latido sinusal (*arriba*) y una estimulación auricular (*abajo*) capturan el haz de His de forma anterógrada (H) y se fusionan con la TV. ds: distal; HRA: aurícula derecha alta; md: medio; px: proximal; RV: ventrículo derecho.

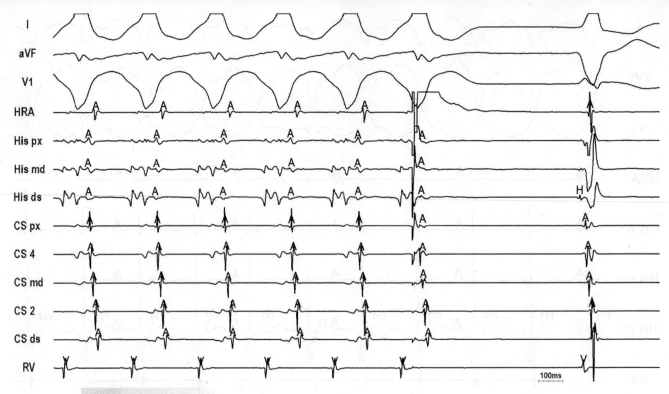

FIGURA 17-21 Terminación de una TCA por una DAP precoz con bloqueo AV. La ausencia de potenciales del haz de His que preceden a cada complejo QRS descarta la TSV con BRI. La terminación por una DAP precoz con bloqueo AV excluye la TV. Estos hallazgos indican una taquicardia preexcitada, en este caso, taquicardia antidrómica con una VAcc de pared libre derecha. CS: seno coronario; ds: distal; HRA: aurícula derecha alta; md: medio; px: proximal; RV: ventrículo derecho.

REFERENCIAS

1. Baerman JM, Morady F, DiCarlo LA Jr, de Buitleir M. Differentiation of ventricular tachycardia from supraventricular tachycardia with aberration: value of the clinical history. Ann Emerg Med 1987;16:40–43.

2. Guo H, Hecker S, Lévy S, Olshansky B. Ventricular tachycardia with QRS configuration similar to that in sinus rhythm and a myocardial origin: differential diagnosis with bundle branch reentry. Europace 2001;3:115–123.

3. Miller JM, Hsia HH, Rothman SA, Buxton AE. Ventricular tachycardia versus supraventricular tachycardia with aberration: electrocardiographic distinctions. In: Zipes DP, Jalife J, eds. Cardiac Electrophysiology: From Cell to Bedside. 3rd ed. Philadelphia, PA: WB Saunders, 2000:696–705.

4. Kindwall KE, Brown J, Josephson ME. Electrocardiographic criteria for ventricular tachycardia in wide complex left bundle branch morphology tachycardias. Am J Cardiol 1988;61:1279–1283.

5. Fedgchin B, Pavri BB, Greenspon AJ, Ho RT. Unique self-perpetuating cycle of atrioventricular block and phase IV bundle branch block in a patient with bundle branch reentrant tachycardia. Heart Rhythm 2004;1(4):493–496.

6. Wellens H, Bär F, Lie KI. The value of the electrocardiogram in the differential diagnosis of a tachycardia with a widened QRS complex. Am J Med 1978;64:27–33.

7. Antunes E, Brugada J, Steurer G, Andries E, Brugada P. The differential diagnosis of a regular tachycardia with a wide QRS complex on the 12-lead ECG: ventricular tachycardia, supraventricular tachycardia with aberrant intraventricular conduction, and supraventricular tachycardia with anterograde conduction over an accessory pathway. Pacing Clin Electrophysiol 1994;17:1515–1524.

8. Volders P, Timmermans C, Rodriguez LM, van Pol P, Wellens H. Wide QRS complex tachycardia with negative precordial concordance: always a ventricular origin? J Cardiovasc Electrophysiol 2003;14:109–111.

9. Rhee K, Nam G. Negative precordial concordance: is it a supraventricular tachycardia or ventricular tachycardia? Heart Rhythm 2009;6:133–134.

10. Kappos KG, Andrikopoulos GK, Tzeis SE, Manolis AS. Wide-QRS-complex tachycardia with a negative concordance pattern in the precordial leads: are the ECG criteria always reliable? Pacing Clin Electrophysiol 2006;29:63–66.

11. Bayes de Luna A. Clinical Electrocardiography. A Textbook. Mount Kisco, NY: Futura, 1993:3–37.

12. Akhtar M, Shenasa M, Jazayeri M, Caceres J, Tchou PJ. Wide QRS complex tachycardia: reappraisal of a common clinical problem. Ann Intern Med 1988;109:905–912.

13. Lau EW. Infraatrial supraventricular tachycardias: mechanisms, diagnosis, and management. Pacing Clin Electrophysiol 2008;31:490–498.

14. Dressler W, Roesler H. The occurrence in paroxysmal ventricular tachycardia of ventricular complexes transitional in shape to sinoauricular beats; a diagnostic aid. Am Heart J 1952;44:485–493.

15. Jongnarangsin K, Pumprueg S, Prasertwitayakij N, et al. Utility of tachycardia cycle length variability in discriminating atrial tachycardia from ventricular tachycardia. Heart Rhythm 2010;7:225–228.

16. Camm AJ, Garratt C. Adenosine and supraventricular tachycardia. New Engl J Med 1991;325:1621–1629.

17. Lerman BB, Belardinelli L, West GA, Berne RM, DiMarco JP. Adenosine-sensitive ventricular tachycardia: evidence suggesting cyclic AMP-mediated triggered activity. Circulation 1986;74:270–280.

18. Gouaux JL, Ashman R. Auricular fibrillation with aberration simulating ventricular paroxysmal tachycardia. Am Heart J 1947;34:366–373.

19. Vereckei A, Duray G, Szénási G, Altemose GT, Miller JM. New algorithm using only lead aVR for differential diagnosis of wide QRS complex tachycardia. Heart Rhythm 2008;5:89–98.

20. Steurer G, Gürsoy S, Frey B, et al. The differential diagnosis on the electrocardiogram between ventricular tachycardia and preexcited tachycardia. Clin Cardiol 1994;17:306–308.

21. Merino JL, Peinado R, Fernández-Lozano I, Sobrino N, Sobrino J. Transient entrainment of bundle-branch reentry by atrial and ventricular stimulation: elucidation of the tachycardia mechanism through analysis of the surface ECG. Circulation 1999;100:1784–1790.

22. Sternick EB, Lokhandwala Y, Timmermans C, et al. Atrial premature beats during decrementally conducting antidromic tachycardia. Circ Arrhythm Electrophysiol 2013;6:357–363.

23. Michaud GF, Tada H, Chough S, et al. Differentiation of atypical atrioventricular node re-entrant from orthodromic reciprocating tachycardia using a septal accessory pathway by the response to ventricular pacing. J Am Coll Cardiol 2001;38:1163–1167.

24. Merino JL, Peinado R, Fernandez-Lozano I, et al. Bundle-branch reentry and the postpacing interval after entrainment by right ventricular apex stimulation: a new approach to elucidate the mechanism of wide-QRS-complex tachycardia with atrioventricular dissociation. Circulation 2001;103:1102–1108.

Taquicardias preexcitadas

18

Introducción

Taquicardias preexcitadas se refiere colectivamente a las taquicardias asociadas a la conducción anterógrada a través de una vía accesoria (VAcc). La VAcc puede *1)* no estar implicada (*bystander*) y desempeñar un papel subsidiario del mecanismo de taquicardia (preexcitación no implicada) o *2)* ser parte integral del mecanismo de taquicardia (taquicardia por reentrada auriculoventricular antidrómica [TRAVa]).

El objetivo de este capítulo es:

1. Analizar las características electrofisiológicas de las taquicardias con preexcitación *bystander*.
2. Distinguir las características electrofisiológicas de la TRAVa y los métodos para diferenciarla de la taquicardia por reentrada en el nodo auriculoventricular (TRNAV) preexcitada.

TAQUICARDIAS CON PREEXCITACIÓN NO IMPLICADAS (*BYSTANDER*)

FIBRILACIÓN AURICULAR

La taquicardia preexcitada más frecuente es la fibrilación auricular preexcitada. La fibrilación auricular con conducción no implicada sobre una VAcc produce una taquicardia irregular de complejo ancho con morfologías QRS variables que representan diferentes grados de fusión sobre el sistema His-Purkinje y la VAcc (fig. 18-1). El intervalo RR de preexcitación más corto es una medida de la refractariedad funcional de la VAcc, y un valor < 250 ms permite identificar una VAcc capaz de provocar frecuencias ventriculares rápidas que podrían degenerar en fibrilación ventricular.[1]

ALETEO AURICULAR/TAQUICARDIA

El aleteo (*flutter*) auricular/taquicardia con conducción 1:1 no implicada sobre una VAcc produce una taquicardia regular de complejo ancho. La presencia de una conducción 2:1 de VAcc descarta la TRAVa (fig. 18-2).

TAQUICARDIA POR REENTRADA DEL NODO AURICULOVENTRICULAR

La TRNAV con conducción no implicada sobre una VAcc da lugar a una taquicardia regular de complejo ancho. Los complejos QRS de preexcitación representan la fusión entre la conducción His-Purkinje y de la VAcc. Durante la TRNAV típica (lenta-rápida) tras la activación de la aurícula por la vía rápida (VR), la conducción anterógrada de la VAcc compite con la activación de la vía lenta (VL)-His-Purkinje y, por lo tanto, el complejo QRS podría aparecer con preexcitación máxima e imitar la TRAVa. Durante la TRNAV atípica (rápida-lenta) tras la activación de la aurícula por la VL, la conducción anterógrada

de la VAcc se completa con la activación de la VR-His-Purkinje y el complejo QRS puede parecer menos preexcitado, lo que excluye la TRAVa. La pérdida de la conducción de la VAcc normaliza los complejos QRS sin afectar la taquicardia.[2]

Características electrofisiológicas

Los rasgos electrofisiológicos distintivos de la TRNAV preexcitada son *1)* taquicardia regular de complejo ancho, *2)* intervalos HV preacortados (positivos) o negativos, *3)* secuencia de activación anterógrada His-haz derecho (HD) y *4)* patrón de activación auricular concéntrico (fig. 18-3).[3,4] Los complejos QRS representan la fusión entre la conducción His-Purkinje y la de la VAcc, pero pueden parecer totalmente de preexcitación. La ausencia de preexcitación máxima descarta la TRAVa. Cuando los potenciales del haz de His son visibles, los intervalos HV son cortos (positivos) o negativos y están inversamente relacionados con el grado de preexcitación. El sistema His-Purkinje se activa de forma anterógrada, dando lugar a una secuencia de activación anterógrada His-HD (a menos que la VAcc se inserte en el HD [p. ej., VAcc auriculofascicular/nodofascicular], en cuyo caso la activación retrógrada del HD podría producirse casi simultáneamente con la activación anterógrada del haz de His). El patrón de activación auricular es de línea media y más precoz en la región del haz de His (TRNAV típica [lenta-rápida]) o en la región del seno coronario (TRNAV atípica [rápida-lenta]) a menos que se haya una conducción retrógrada a través de las entradas auriculonodales izquierdas.

Zonas de transición

La inducción de una TRNAV preexcitada (similar a su homóloga sin preexcitación) requiere que un impulso prematuro caiga dentro de la ventana de taquicardia definida como la diferencia de períodos refractarios entre la VR y la VL del nodo auriculoventricular (AV). El impulso *1)* no conduce por una vía (bloqueo unidireccional) y *2)* conduce exclusivamente por la vía homóloga con un retraso suficiente (conducción lenta) para permitir que la vía previamente

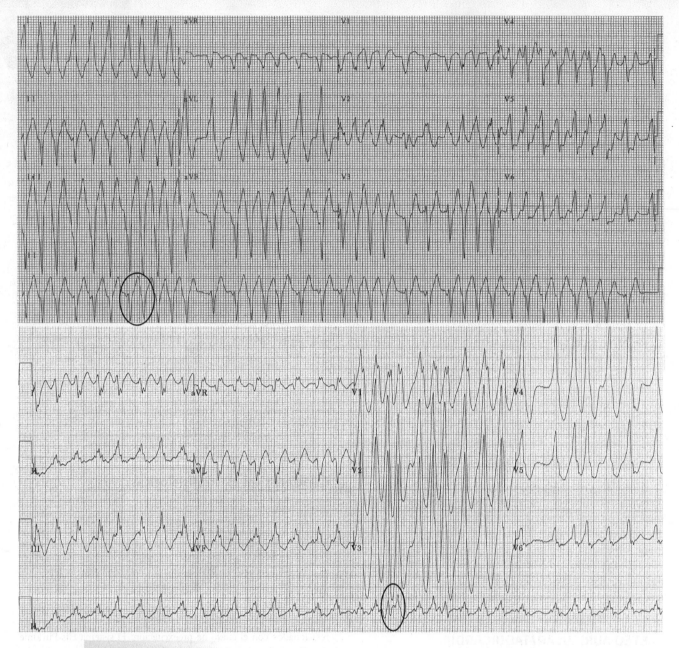

FIGURA 18-1 Fibrilación auricular con preexcitación. *Arriba:* vía accesoria posteroseptal derecha. El RR de preexcitación más corto mide ~230 ms (*marcado con un óvalo*). *Abajo:* vía accesoria de pared libre izquierda. Los intervalos RR de preexcitación más cortos miden ~160 ms (*marcados con un óvalo*).

bloqueada recupere la excitabilidad, conduzca retrógradamente e inicie la taquicardia. Las oscilaciones en la longitud del ciclo al inicio de la taquicardia pueden revelar una preexcitación variable, que descarta la TRAVa (fig. 18-4; *véase* fig. 18-3). El bloqueo en la VR o la VL, pero no en la VAcc, pone fin a la taquicardia. Debido a que la VAcc no está implicada (*bystander*), la taquicardia persiste a pesar de la pérdida de preexcitación (fig. 18-5).

Maniobras de estimulación

Tanto la TRNAV preexcitada como la TRAVa son taquicardias preexcitadas regulares de complejo ancho que pueden parecer similares pero que se diferencian por las maniobras de estimulación en la aurícula (regla inversa).

Despolarización auricular prematura con unión AV en período refractario

Durante la TRNAV preexcitada, un extraestímulo auricular cronometrado de forma muy precisa y administrado cerca del lugar de inserción auricular de la VAcc cuando la aurícula septal está en el período refractario («comprometida») adelanta o retrasa el ventrículo sobre la VAcc, pero no recicla ni termina la taquicardia (falla en afectar la aurícula subsecuente).[5] La despolarización auricular prematura (DAP) con unión AV en período refractario que hace avanzar al ventrículo sobre la VAcc es equivalente a la administración de una despolarización ventricular prematura (DVP) acoplada tardíamente desde el lugar de inserción ventricular de la VAcc, que no afectaría a la TRNAV porque esta tiene un índice de preexcitación grande (> 100 ms).[6] Además, el avance del

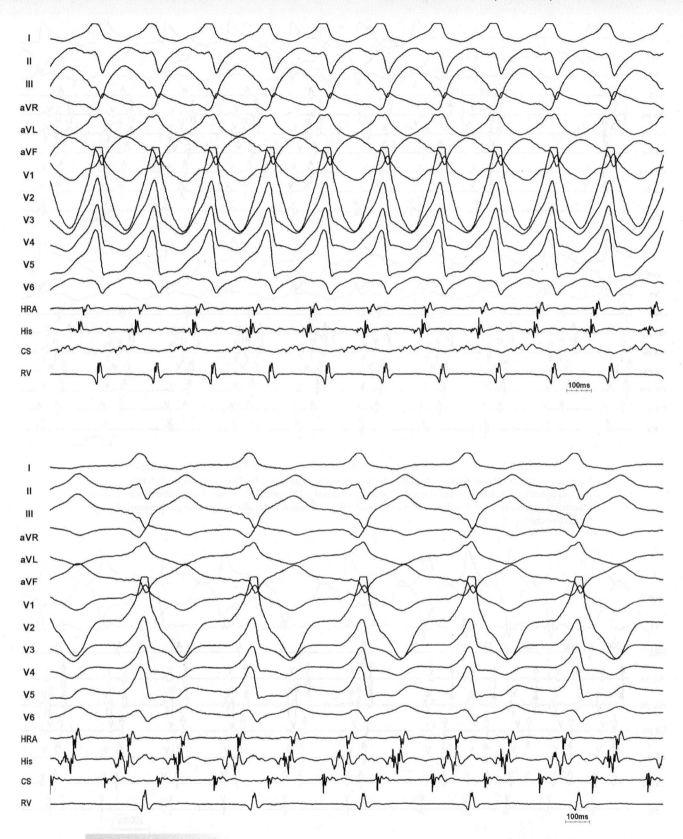

FIGURA 18-2 Aleteo auricular con preexcitación con conducción 1:1 (*arriba*) y 2:1 (*abajo*) sobre una vía accesoria posterior izquierda. CS: seno coronario; HRA: aurícula derecha alta; RV: ventrículo derecho.

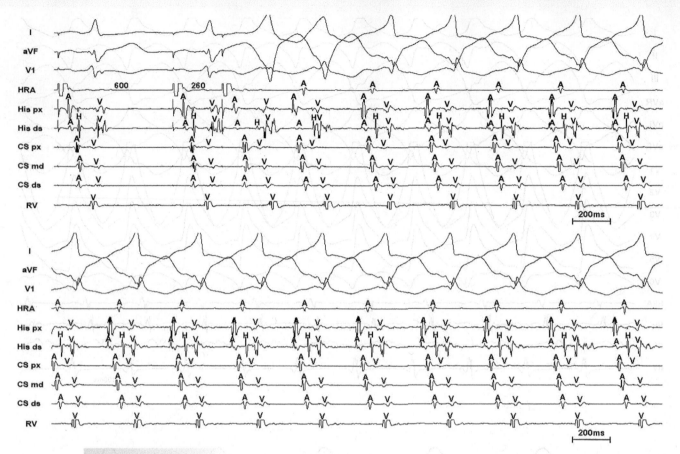

FIGURA 18-3 TRNAV preexcitada. Un extraestímulo auricular programado induce una TRNAV atípica (rápida-superior-lenta) con conducción no implicada sobre una VAcc posteroseptal izquierda (activación ventricular más temprana en CS px). Sus potenciales de haz preceden el inicio del QRS con intervalos HV cortos (HV: 8 ms). La ausencia de preexcitación máxima descarta la TRAVa. CS: seno coronario; ds: distal; HRA: aurícula derecha alta; md: medio; px: proximal; RV: ventrículo derecho.

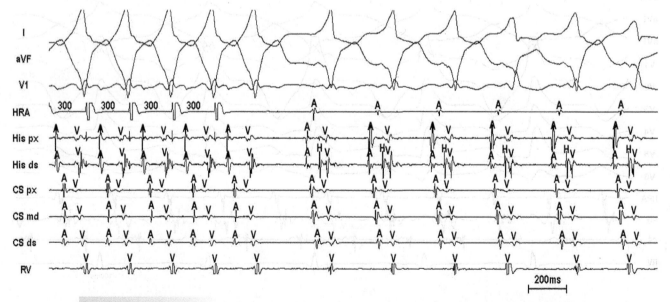

FIGURA 18-4 TRNAV preexcitada. La estimulación auricular en ráfaga induce una TRNAV atípica (rápida-superior-lenta) con conducción no implicada sobre una VAcc posteroseptal izquierda (activación ventricular más temprana en CS px). Una mayor preexcitación durante la estimulación auricular y una preexcitación variable durante la taquicardia descartan la TRAVa. Los complejos QRS de preexcitación representan la fusión entre la conducción del sistema His-Purkinje y de la VAcc. CS: seno coronario; ds: distal; HRA: aurícula derecha alta; md: medio; px: proximal; RV: ventrículo derecho.

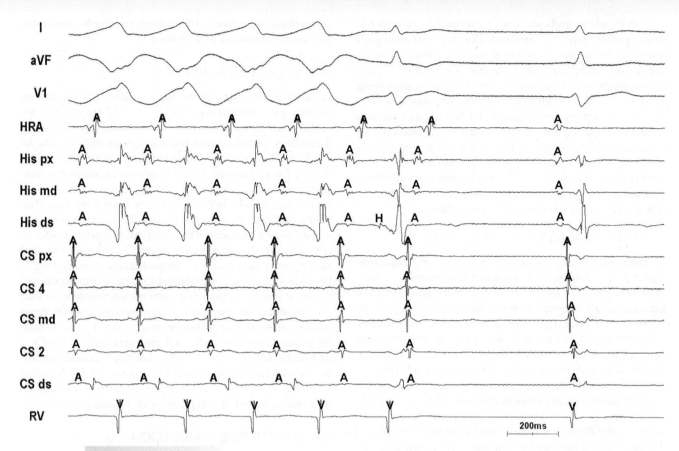

FIGURA 18-5 TRNAV preexcitada. La taquicardia preexcitada persiste durante un latido a pesar de la pérdida de preexcitación que excluye la TRAVa. Termina con bloqueo AV que excluye a la taquicardia auricular (TA) de preexcitación. La pérdida de preexcitación revela un intervalo VA corto (65 ms) y la activación auricular más temprana en el CS 4 (entrada auriculonodal izquierda). Un complejo de escape de la unión posterior coincide con un latido sinusal. CS: seno coronario; ds: distal; HRA: aurícula derecha alta; md: medio; px: proximal; RV: ventrículo derecho.

ventrículo sobre la VAcc podría mostrar un mayor grado de preexcitación, lo que indicaría que los complejos QRS durante la taquicardia no tienen una preexcitación máxima, permitiendo descartar aún más la TRAVa. Por el contrario, durante la TRAVa, una DAP con unión AV en período refractario 1) adelanta o retrasa el ventrículo sobre la VAcc y 2) recicla la taquicardia (adelanta o retrasa la aurícula posterior), lo que indica que tanto el ventrículo como la aurícula son componentes integrales del circuito (relación AV/VAcc 1:1 obligada, *véase* más adelante).

Estimulación auricular rápida (preexcitación máxima)

Durante el ritmo sinusal, la estimulación auricular rápida cerca de la VAcc a la longitud de ciclo más corta manteniendo la conducción de la VAcc 1:1 proporciona una plantilla morfológica de preexcitación máxima.[2] La taquicardia preexcitada pero sin preexcitación máxima descarta la TRAVa (*véase* fig. 18-4).

Estimulación ventricular rápida/encarrilamiento (valor ΔHA/IPE)

Durante la TRNAV, el intervalo HA refleja la activación simultánea del haz de His y de la aurícula por encima del nodo AV (intervalo seudonodal), pero durante el encarrilamiento del ventrículo derecho (VD) (o estimulación a la longitud de ciclo de la taquicardia [LCT]) representa la activación secuencial sobre el nodo AV (intervalo ver-

dadero). Por lo tanto, el HA(TRNAV preexcitada) < HA(estimulación VD).[7] En cambio, durante el encarrilamiento de la TRAVa y el encarrilamiento del VD (o estimulación a la LCT), el intervalo HA refleja la activación secuencial del haz de His y la aurícula por encima del nodo AV. Por lo tanto, el HA(TRAVa) = HA(estimulación VD).[7] Durante el encarrilamiento de la TRNAV preexcitada desde el ventrículo, el intervalo postestimulación (IPE) es largo, similar a su homólogo sin preexcitación.[8]

TAQUICARDIA POR REENTRADA ANTIDRÓMICA

MECANISMO

A diferencia de la preexcitación no implicada, la VAcc durante la TRAVa es un componente integral del mecanismo de taquicardia. Durante la TRAVa típica (verdadera), las ramas anterógrada y retrógrada del circuito son la VAcc y el eje His-Purkinje-nodo AV, respectivamente, ambos con períodos refractarios cortos.[9] La TRAVa atípica utiliza dos VAcc para la conducción anterógrada y retrógrada (taquicardia de «vía a vía») con o sin fusión (anterógrada o retrógrada) sobre el nodo AV.[10,11] Como alternativa, la TRAVa atípica con fusión anterógrada sobre el nodo AV podría considerarse taquicardia por reentrada auriculoventricular ortodrómica (TRAVo) con conducción anterógrada no implicada de la VAcc de vía a vía, dependiendo de si el nodo AV o la VAcc anterógrada forman la rama anterógrada dominante del circuito. Excepto en el caso de la TRAVa que utiliza una vía accesoria nodofascicular/nodoventricular, la TRAVa requiere la participación tanto de las aurículas como de los ventrículos y obliga a una relación AV 1:1. Debido a la estrecha proximidad anatómica entre las VAcc septales y el eje nodo AV-His-Purkinje, así como a las limitaciones impuestas por la refractariedad tisular, la TRAVa es poco frecuente en las VAcc septales (< 4 cm del nodo AV [concepto de «retraso a distancia»]), a menos que se produzca una conducción lenta sobre la VAcc o el nodo AV (VL).[10,12] Por lo tanto, la presunción de TRAVa en el contexto de una VAcc septal (en particular, posteroseptal) debe hacer sospechar otra vía o un diagnóstico alternativo.[10]

CARACTERÍSTICAS ELECTROFISIOLÓGICAS

Los rasgos electrofisiológicos distintivos de la TRAVa son 1) taquicardia regular de complejo ancho, 2) preexcitación fija máxima, 3) intervalos HV negativos, 4) secuencia de activación retrógrada His-HD o haz izquierdo (HI) (taquicardias de intervalo VH corto y largo), 5) relación AV 1:1 obligada (excepto en las taquicardias nodofasciculares/nodoventriculares) y 6) patrón de activación auricular concéntrico (a menos que se utilice otra VAcc) (figs. 18-6 y 18-7).[9-11] La conducción anterógrada de la VAcc no está fusionada y, por lo tanto, los complejos QRS están fijos y con preexcitación máxima. La ausencia de preexcitación constante y máxima descarta la TRAVa. Un intervalo VH muy corto (< 30 ms) debe hacer sospechar una VAcc aurículo- o nodofascicular. Debido a que estas últimas se insertan en el HD cerca del haz de His, el intervalo VH (seudointervalo) es más corto que para las VAcc AV (intervalo verdadero; VAcc alejadas del haz de His). La inclusión de la rama del haz ipsilateral o contralateral a la VAcc como parte de la rama retrógrada del circuito da lugar a taquicardias VH cortas o largas, respectivamente, y la rama del haz precede a los potenciales del haz de His. La conducción retrógrada sobre el nodo AV produce un patrón de activación auricular en la línea media más precoz en la región del haz de His (VR) o el orificio del seno coronario (VL) a menos que se usen entradas auriculonodales izquierdas.

Relación AV

Excepto en las TRAVa que utilizan una VAcc nodofascicular/nodoventricular, las TRAVa requieren la participación tanto de las aurículas como de los ventrículos (relación AV 1:1 obligada).[11] La ausencia de asociación AV 1:1 excluye las TRAVa que usan una VAcc AV. El retraso y el bloqueo retrógrados del nodo AV causan el enlentecimiento y la terminación de la taquicardia, respectivamente (figs. 18-8 y 18-9).

Bloqueo de rama

De forma similar a la TRAVo, la TRAVa utiliza el circuito más corto capaz de reentrada sostenida e incorpora la rama del haz ipsilateral a la VAcc como parte integral del circuito. El bloqueo retrógrado en la rama ipsilateral del haz fuerza la conducción a través del tabique interventricular y retrógradamente sobre el haz contralateral ampliando el circuito.[9,11,13-15] El bloqueo de rama (BR) ipsilateral causa un aumento 1) del intervalo VH (conversión de taquicardia VH corta a larga) y, por lo general, 2) del intervalo VA y 3) de la LCT («signo de Coumel inverso») (fig. 18-10; véase fig. 11-20). El incremento del intervalo AV y de la LCT ocurre a expensas de un aumento del intervalo VH, siempre que no se produzca una disminución equivalente de los intervalos HA o AV. Los cambios en la LCT resultantes de los cambios en el intervalo VH demuestran la dependencia de la taquicardia de la conducción His-Purkinje, que entre las taquicardias preexcitadas es exclusiva de la TRAVa.

ZONAS DE TRANSICIÓN

La TRAVa por lo general es más fácil de inducir por estimulación auricular que ventricular (figs. 18-11 y 18-12).[9] Los estímulos auriculares caen dentro de la *ventana de taquicardia*, definida como la diferencia en períodos refractarios anterógrados entre el nodo AV y la VAcc. El impulso iniciador se bloquea en el eje nodo AV-His-Purkinje (bloqueo unidireccional) y se conduce exclusivamente sobre la VAcc produciendo un complejo QRS de preexcitación máxima. Un retraso suficiente sobre la VAcc (conducción lenta) permite que el eje His-Purkinje-nodo AV recupere la excitabilidad, conduzca retrógradamente e inicie la taquicardia. El BR retrógrado ipsilateral a la VAcc facilita el inicio de la taquicardia al incorporar la conducción transeptal en el circuito y proporcionar así tiempo adicional para que el haz de His-nodo AV recupere la excitabilidad. Durante la estimulación ventricular, el impulso iniciador se bloquea retrógradamente en la VAcc y se conduce exclusivamente por el nodo His-Purkinje-AV. Un retraso suficiente en el sistema His-Purkinje (p. ej., «salto VH») o en el nodo AV permite la posterior conducción anterógrada sobre la VAcc y el inicio de la TRAVa (fig. 18-13). La taquicardia por reentrada antidrómica termina con un bloqueo en la VAcc o el nodo AV (TRAVa típica) (*véase* figs. 18-9 y 18-12). Por lo tanto, la persistencia de la taquicardia a pesar de la pérdida de la preexcitación descarta la TRAVa.

MANIOBRAS DE ESTIMULACIÓN

DAP con unión AV en período refractario

Durante la TRAVa, las DAP con unión AV en período refractario administradas cerca de la VAcc 1) adelantan o retrasan el ventrículo sobre la VAcc y 2) adelantan o retrasan la aurícula posterior (reciclan la taquicardia) (relación AV 1:1 obligada) (figs. 18-14 y 18-15). Por el contrario, durante la TRNAV preexcitada, las DAP con unión AV en período refractario que avanzan o retrasan el ventrículo sobre la VAcc no logran afectar la aurícula posterior ni reciclar la taquicardia.[9,11,16,17] Las DAP con unión AV en período refractario que terminan una taquicardia preexcitada sin alcanzar el ventrículo (bloqueo AV) son prácticamente patognomónicas de la TRAVa y descartan la TRNAV preexcitada, la taquicardia auricular focal con preexcitación y la taquicardia ventricular (TV) (fig. 18-16). Las DAP de acoplamiento precoz (sin unión AV en período refractario) son menos útiles para diferenciar las taquicardias preexcitadas, pero la terminación con bloqueo AV excluye la TV (figs. 18-17 y 18-18).

Estimulación auricular rápida (preexcitación máxima)

Durante el ritmo sinusal, la estimulación auricular rápida cerca de la VAcc a la longitud de ciclo más corta que mantiene la conducción de la VAcc 1:1, proporciona una plantilla morfológica de preexcitación máxima que coincide con la TRAVa (figs. 18-19).[11]

Estimulación ventricular rápida/ encarrilamiento (valor ΔHA/IPE)

En la TRAVa real y el encarrilamiento del VD (o estimulación a la LCT), el intervalo HA refleja la activación secuencial del haz de His y la aurícula sobre el nodo AV. Así, el HA(TRAVa) = HA(estimulación VD) (figs. 18-20 y 18-21).[7] Durante el encarrilamiento de la TRAVa desde el ventrículo, el IPE es corto, similar a su contraparte en la TRAVo (*véase* fig. 18-21).[8]

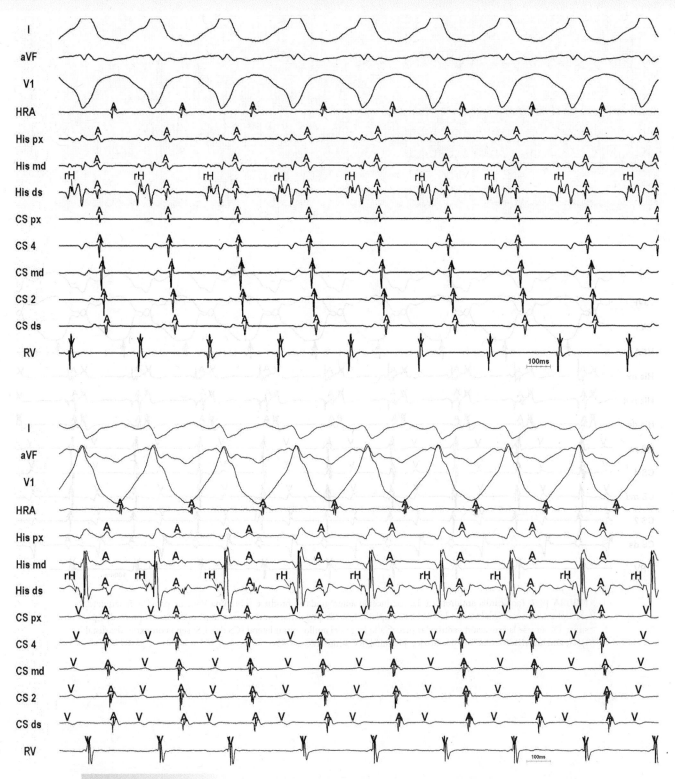

FIGURA 18-6 Taquicardia antidrómica. La conducción anterógrada se produce sobre una VAcc de pared libre derecha (*arriba*) y de pared libre izquierda (*abajo*) con conducción retrógrada sobre la VR. El intervalo VH es corto (56 y 52 ms, respectivamente) debido a la conducción retrógrada sobre el HD y el HI (ipsilateral a la vía accesoria), respectivamente. CS: seno coronario; ds: distal; HRA: aurícula derecha alta; md: medio; px: proximal; rH: His retrógrado; RV: ventrículo derecho.

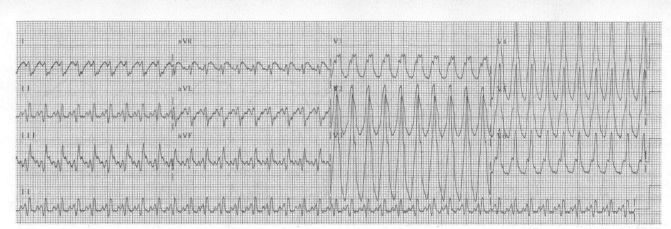

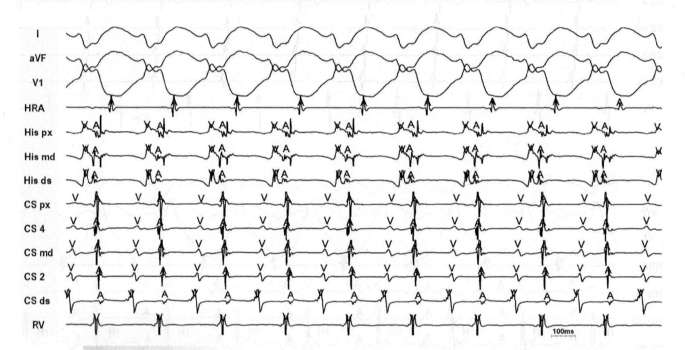

FIGURA 18-7 Taquicardia antidrómica. La conducción anterógrada se produce sobre una VAcc de pared libre izquierda con conducción retrógrada sobre la VR. Los complejos QRS de preexcitación muestran una concordancia precordial positiva. Obsérvese la activación ventricular precoz a lo largo del anillo mitral lateral (CS ds). CS: seno coronario; ds: distal; HRA: aurícula derecha alta; md: medio; px: proximal; RV: ventrículo derecho.

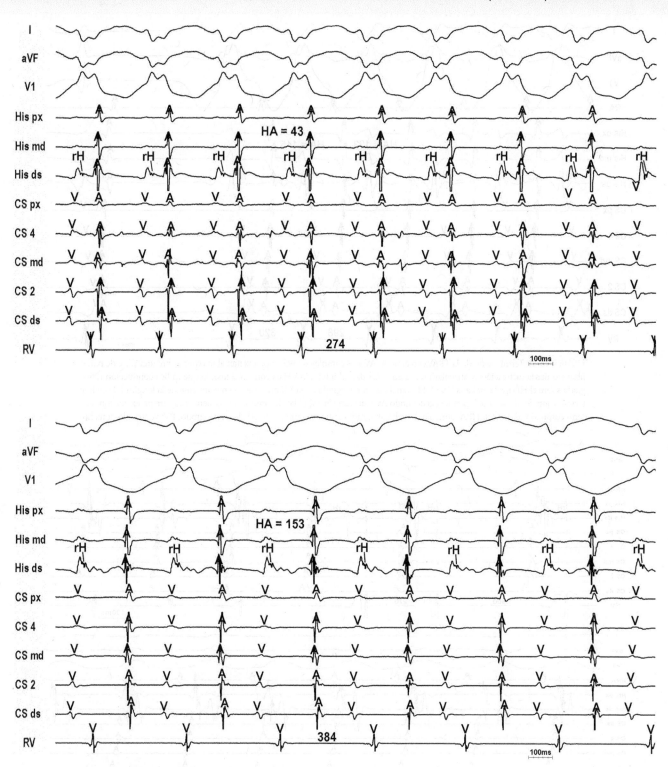

FIGURA 18-8 Taquicardia antidrómica (dependencia de la longitud del ciclo del nodo AV). Los complejos QRS se preexcitan al máximo sobre una VAcc de pared libre izquierda (activación ventricular precoz a lo largo del anillo mitral lateral [CS ds]). El intervalo VH es igual a 89 ms. La LCT es más corta (274 ms frente a 384 ms) cuando la conducción retrógrada de la VR es más rápida (HA = 43 ms frente a 153 ms). CS: seno coronario; ds: distal; md: medio; px: proximal; rH: His retrógrado; RV: ventrículo derecho.

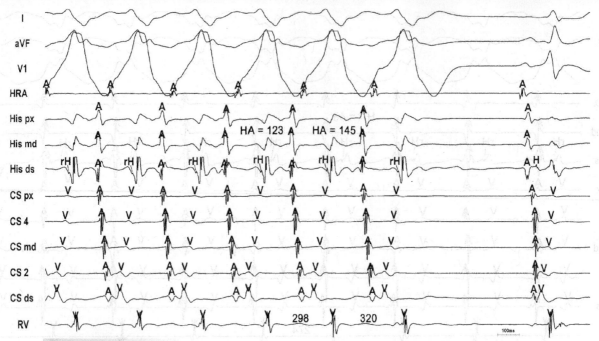

FIGURA 18-9 Terminación de la TRAVa en el nodo AV. Los complejos QRS se preexcitan al máximo sobre una VAcc de pared libre izquierda (activación ventricular precoz en el CS ds). El intervalo VH es corto (69 ms), lo que indica conducción retrógrada sobre el HI (ipsilateral a la VAcc). El Wenckebach retrógrado de la VR provoca enlentecimiento de la longitud de ciclo y terminación, lo que indica dependencia del nodo AV y descarta la TV. El latido sinusal subsiguiente muestra preexcitación. CS: seno coronario; ds: distal; HRA: aurícula derecha alta; md: medio; px: proximal; rH: His retrógrado; RV: ventrículo derecho.

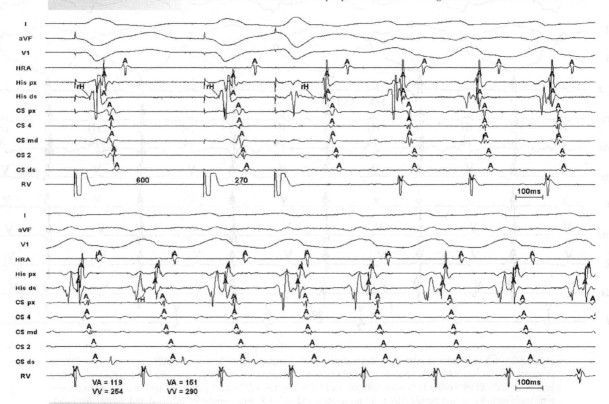

FIGURA 18-10 Inducción de la TRAVa. *Arriba*: un único extraestímulo ventricular induce un «salto de VH» y el correspondiente aumento del intervalo VA, lo que indica una conducción retrógrada sobre la VR. Una prolongación de la VAcc suficiente (conducción lenta) permite la conducción anterógrada sobre una VAcc posterolateral izquierda y el inicio de la TRAVa. *Abajo*: el bloqueo de rama izquierda (BRI) retrógrado transitorio produce un aumento de los intervalos VH y VA y un enlentecimiento momentáneo de la taquicardia («ley de Coumel inversa»). CS: seno coronario; ds: distal; HRA: aurícula derecha alta; md: medio; px: proximal; rH: His retrógrado; RV: ventrículo derecho.

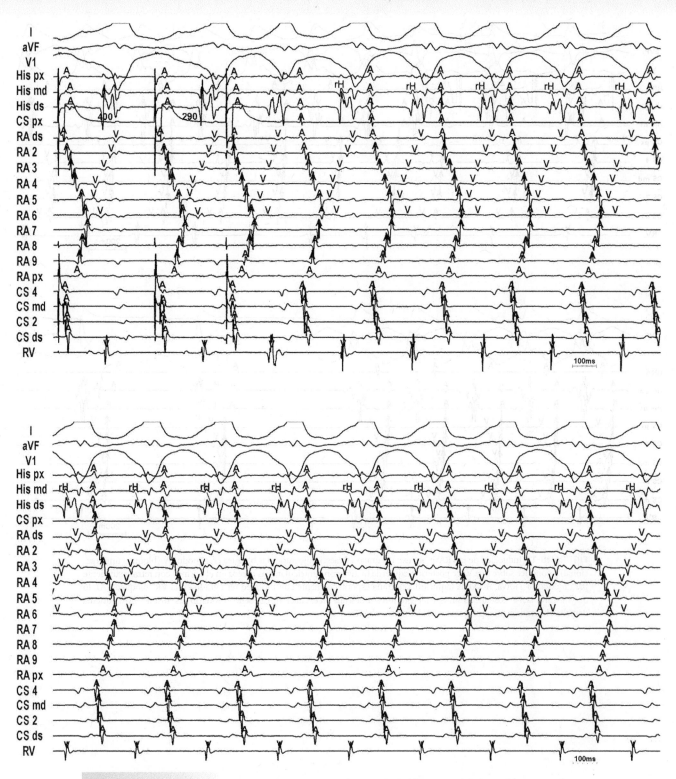

FIGURA 18-11 Inducción de la TRAVa. Un único extraestímulo auricular se bloquea en el nodo AV (bloqueo unidireccional) y se conduce sobre una VAcc de pared libre derecha (activación ventricular más temprana a lo largo del anillo tricuspídeo lateral [RA 5]) con retraso suficiente para iniciar la TRAVa. El intervalo VH es corto (56 ms) debido a la conducción retrógrada sobre el HD (ipsilateral a la VAcc). CS: seno coronario; ds: distal; md: medio; px: proximal; RA: aurícula derecha; rH: His retrógrado; RV: ventrículo derecho.

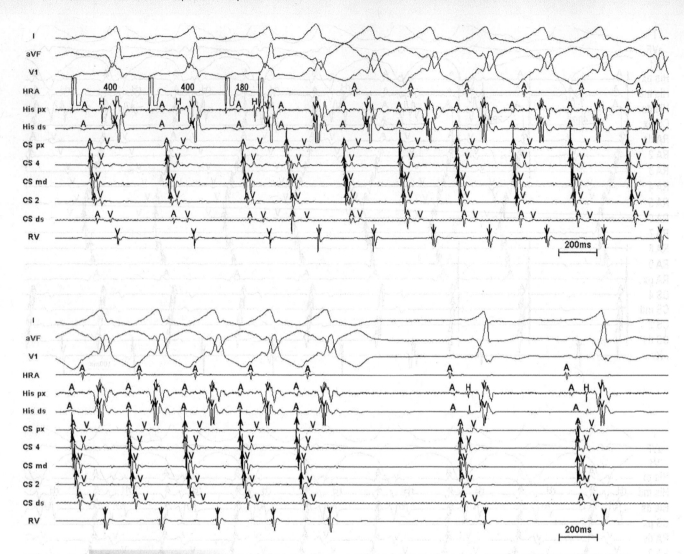

FIGURA 18-12 Inducción de la TRAVa. *Arriba*: un único extraestímulo auricular bloquea en el nodo AV (bloqueo unidireccional) y conduce sobre una VAcc posterior izquierda (activación ventricular más precoz en el CS md) con retraso suficiente para inducir la TRAVa. *Abajo*: la taquicardia termina espontáneamente con bloqueo retrógrado en la VR (bloqueo VA), lo que descarta la TV. Los latidos sinusales posteriores muestran preexcitación. CS: seno coronario; ds: distal; HRA: aurícula derecha alta; md: medio; px: proximal; RV: ventrículo derecho.

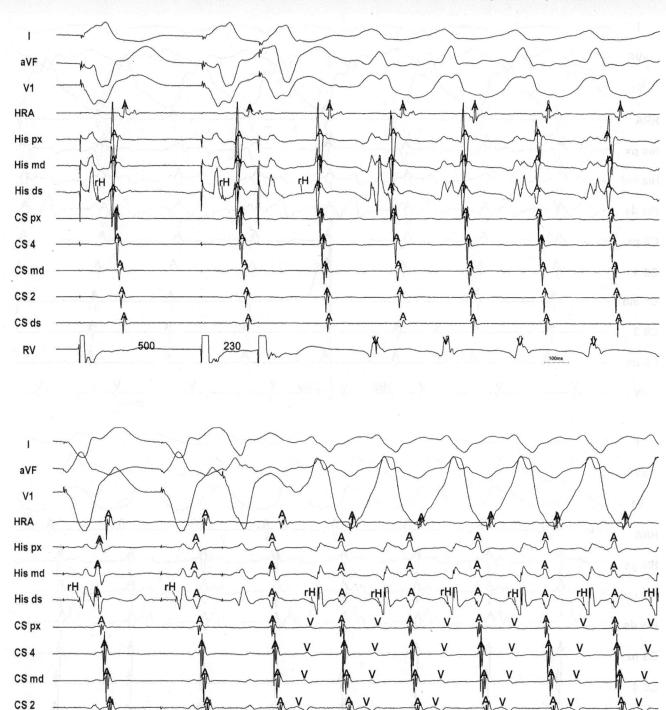

FIGURA 18-13 Inducción de la TRAVa. *Arriba*: un único extraestímulo ventricular induce un «salto de VH» y un aumento equivalente del intervalo VA que indica una conducción retrógrada sobre la VR. Una prolongación del VA suficiente (conducción lenta) permite la conducción anterógrada sobre una VAcc de pared libre izquierda y el inicio de la TRAVa. *Abajo*: un único extraestímulo ventricular también induce la TRAVa utilizando una VAcc de pared libre izquierda (activación ventricular más temprana en el CS ds). El intervalo VH es corto (69 ms) debido a la conducción retrógrada sobre el HI (ipsilateral a la VAcc). CS: seno coronario; ds: distal; HRA: aurícula derecha alta; md: medio; px: proximal; rH: His retrógrado; RV: ventrículo derecho.

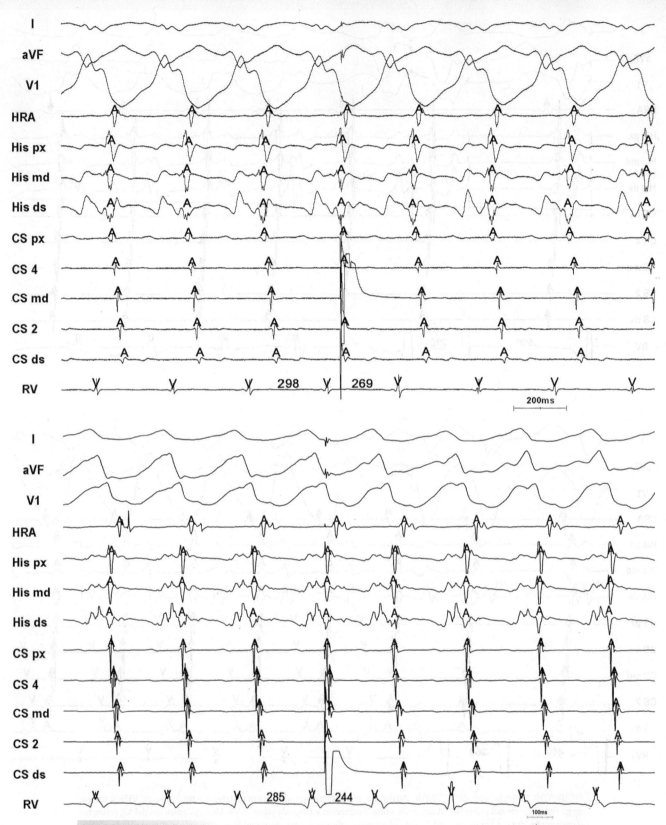

FIGURA 18-14 Reciclaje de la TRAVa por DAP con unión AV en período refractario. En ambos casos, la DAP con unión AV en período refractario 1) adelanta el ventrículo (demostrando la presencia de una VAcc) y 2) recicla la taquicardia (confirmando la participación de la VAcc en la taquicardia). El ventrículo adelantado equivale al suministro de DVP acopladas tardíamente («índice de preexcitación» ≤ 29 y 41 ms, respectivamente, no lo suficientemente precoz como para afectar a una TRNAV preexcitada). CS: seno coronario; ds: distal; HRA: aurícula derecha alta; md: medio; px: proximal; RV: ventrículo derecho.

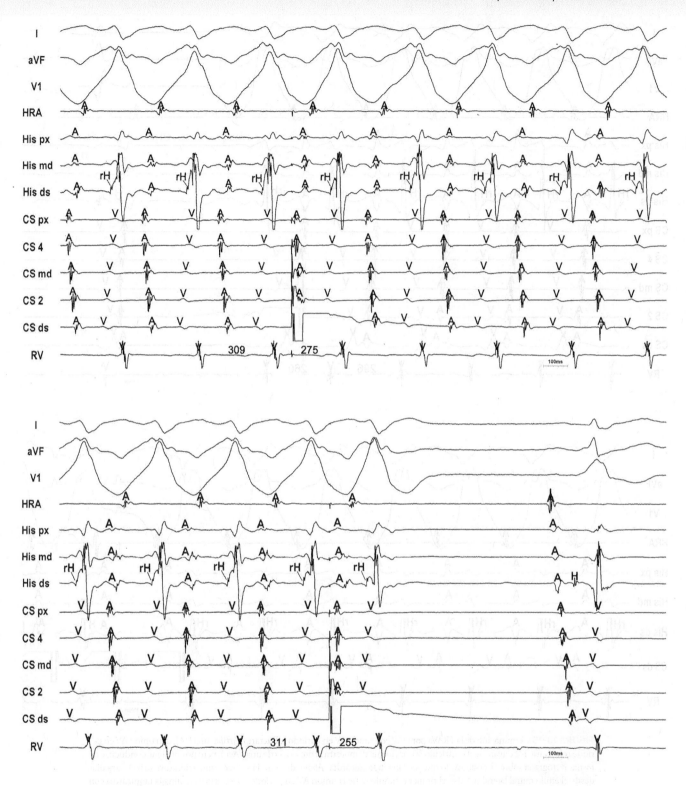

FIGURA 18-15 Reciclaje y terminación de la TRAVa por DAP con unión AV en período refractario. *Arriba:* una DAP con unión AV en período refractario adelanta el ventrículo 34 ms (lo que demuestra la presencia de una VAcc de pared libre izquierda) y la aurícula posterior (reciclaje de la taquicardia que confirma la participación de la VAcc en la taquicardia). El ventrículo adelantado equivale al suministro de una DVP acoplada de forma tardía («índice de preexcitación» ≤ 34 ms), no lo suficientemente precoz como para afectar a una TRNAV preexcitada. *Abajo:* una DAP con unión AV en período refractario hace avanzar al ventrículo 56 ms, pero no consigue conducirse de forma retrógrada sobre el nodo AV, lo que termina la taquicardia. CS: seno coronario; ds: distal; HRA: aurícula derecha alta; md: medio; px: proximal; rH: His retrógrado; RV: ventrículo derecho.

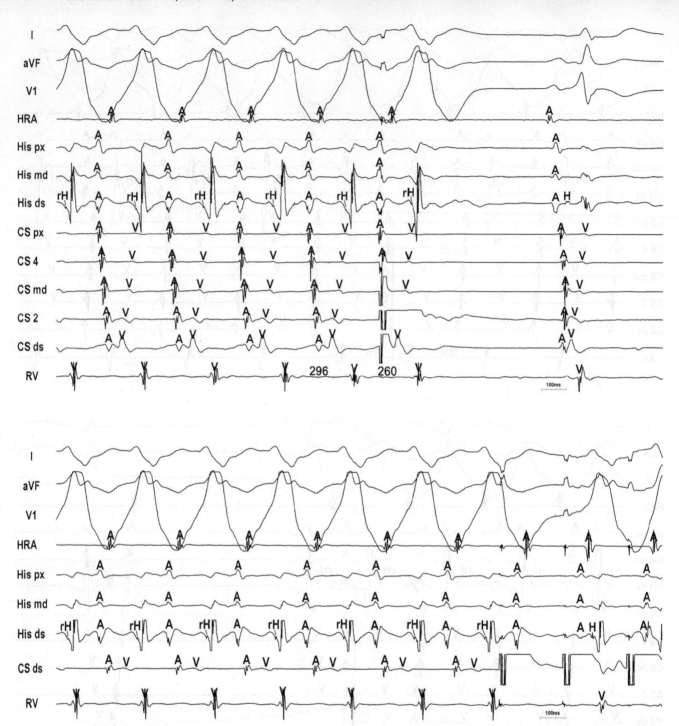

FIGURA 18-16 Terminación de la TRAVa por DAP con unión AV en período refractario. *Arriba*: una DAP con unión AV en período refractario hace avanzar el ventrículo 36 ms (lo que demuestra la presencia de una VAcc), pero no consigue conducirse de forma retrógrada sobre el nodo AV, lo que termina la taquicardia. *Abajo*: durante la sobreestimulación (*overdrive*) auricular desde el anillo mitral lateral (CS ds), el primer estímulo tiene la unión AV en período refractario y termina la taquicardia con bloqueo AV, lo que descarta la TRNAV preexcitada, la TA focal con preexcitación y la TV. Los complejos auriculares posteriores se conducen con preexcitación ventricular. CS: seno coronario; ds: distal; HRA: aurícula derecha alta; md: medio; px: proximal; rH: His retrógrado; RV: ventrículo derecho.

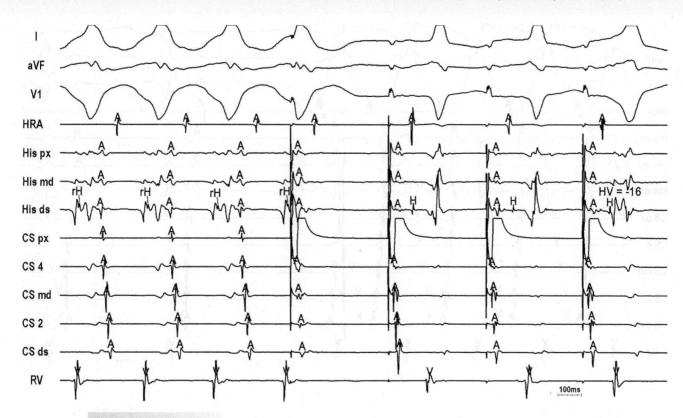

FIGURA 18-17 Terminación de la TRAVa por una DAP acoplada precozmente. Durante la estimulación auricular, el primer estímulo es precoz (sin unión AV en período refractario) pero termina la taquicardia con bloqueo AV, lo que descarta la TV. Los complejos auriculares posteriores se conducen con preexcitación ventricular progresiva. CS: seno coronario; ds: distal; HRA: aurícula derecha alta; md: medio; px: proximal; rH: His retrógrado; RV: ventrículo derecho.

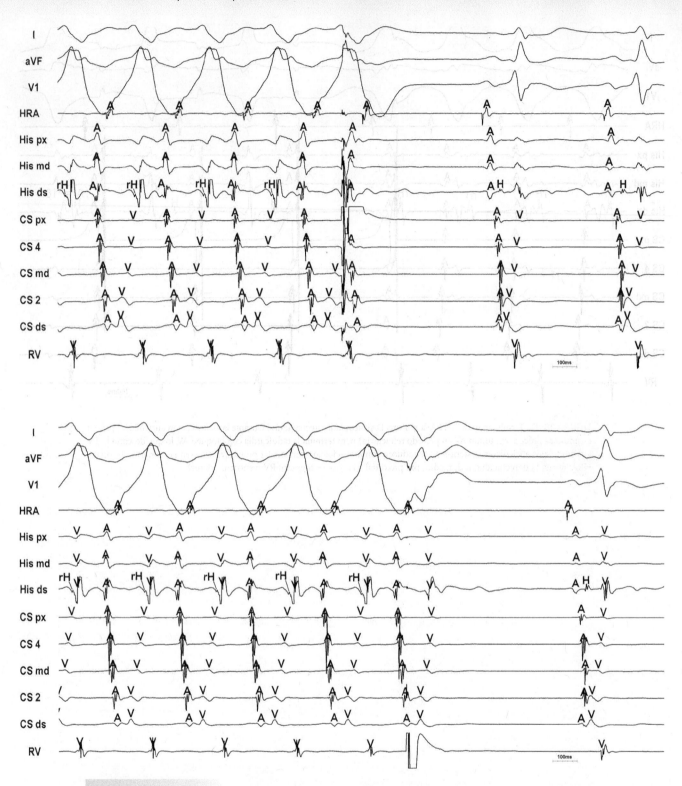

FIGURA 18-18 Terminación de la TRAVa por DAP y DVP acopladas de forma temprana. *Arriba*: una DAP precoz (sin unión AV en período refractario) termina la taquicardia con bloqueo AV, lo que descarta la TV. *Abajo*: una DVP del VD acoplada precozmente se fusiona con la taquicardia que surge del VI (VAcc de la pared libre izquierda), invade la refractariedad retrógrada del haz de His/nodo AV y termina la taquicardia con bloqueo de la VAcc. CS: seno coronario; ds: distal; HRA: aurícula derecha alta; md: medio; px: proximal; rH: His retrógrado; RV: ventrículo derecho.

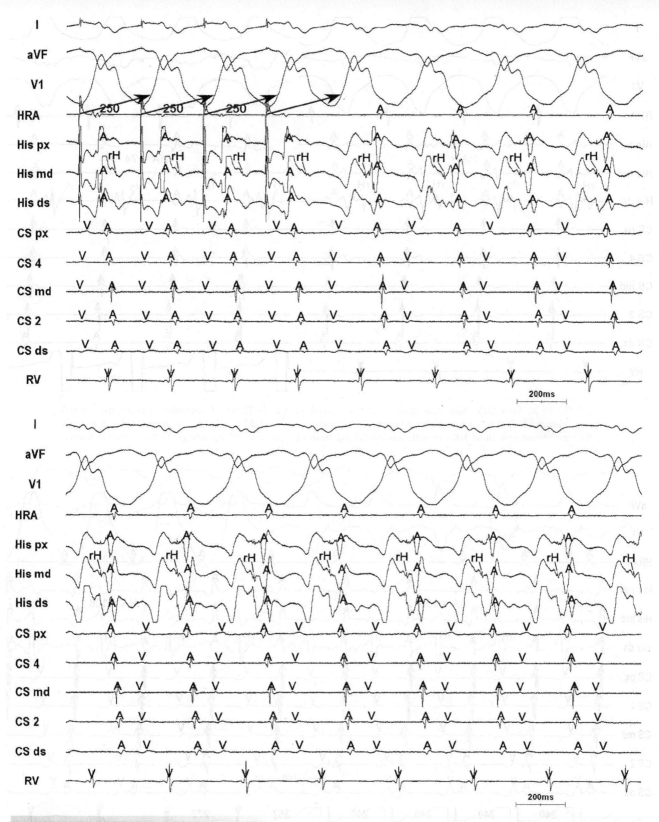

FIGURA 18-19 Preexcitación máxima. La estimulación auricular rápida induce la TRAVa sobre una VAcc posterior izquierda. Los complejos QRS de estimulación y taquicardia son idénticos y de preexcitación máxima. Durante la estimulación, el aumento progresivo del intervalo estímulo-delta (St-delta) se acompaña de incrementos paralelos del intervalo estímulo-His (St-H) (intervalo VH fijo), lo que indica una activación retrógrada del haz de His (rH). El bloqueo anterógrado en el nodo AV («bloqueo unidireccional») y los intervalos St-delta y VH largos (122 ms) («conducción lenta») –este último debido a un BRI retrógrado (ipsilateral a la VAcc) con conducción retrógrada sobre el haz derecho– facilitan la inducción de la TRAVa. CS: seno coronario; ds: distal; HRA: aurícula derecha alta; md: medio; px: proximal; rH: His retrógrado; RV: ventrículo derecho.

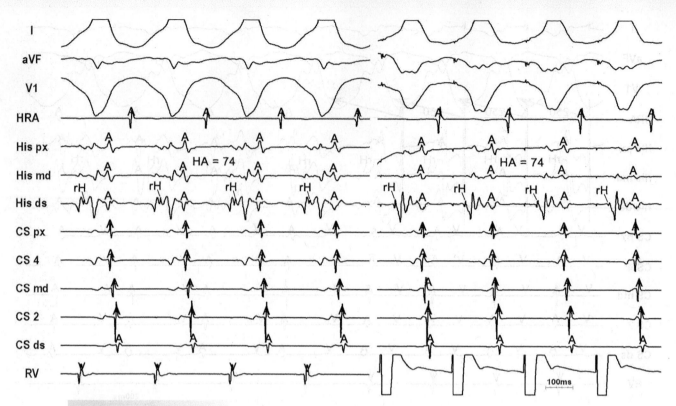

FIGURA 18-20 Valor ΔHA (taquicardia antidrómica). Los intervalos HA de la TRAVa y la estimulación ventricular a la LCT son idénticos (ΔHA: 0 ms) porque ambos representan la activación secuencial del haz de His y la aurícula sobre el nodo AV. CS: seno coronario; ds: distal; HRA: aurícula derecha alta; md: medio; px: proximal; rH: His retrógrado; RV: ventrículo derecho.

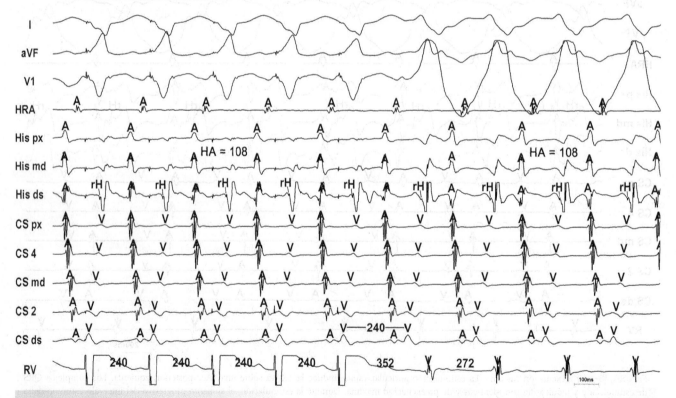

FIGURA 18-21 Encarrilamiento de la TRAVa desde el ventrículo. El encarrilamiento da lugar a una fusión constante del QRS entre la estimulación del VD y la activación del VI sobre una VAcc de pared libre con los últimos electrogramas ventriculares captados ortodrómicamente (CS ds a px) que regresan a la longitud del ciclo de estimulación (240 ms) (primer criterio de encarrilamiento transitorio). El IPE – LCT es corto (80 ms). El ΔHA es de 0 ms. Estos hallazgos descartan la TRNAV preexcitada. CS: seno coronario; ds: distal; HRA: aurícula derecha alta; md: medio; px: proximal; rH: His retrógrado; RV: ventrículo derecho.

REFERENCIAS

1. Klein GJ, Bashore TM, Sellers TD, Pritchett EL, Smith WM, Gallagher JJ. Ventricular fibrillation in the Wolff-Parkinson-White syndrome. N Engl J Med 1979;301:1080–1085.

2. Glikson M, Belhassen B, Eldar M. Atypical AV nodal reentry with bystander accessory pathway: an unusual mechanism of preexcited tachycardia. Pacing Clin Electrophysiol 1999;22:390–392.

3. Bhatia A, Sra J, Akhtar M. Preexcitation syndromes. Curr Probl Cardiol 2016;41:99–137.

4. Ellenbogen KA, Ramirez NM, Packer DL, et al. Accessory nodoventricular (Mahaim) fibers: a clinical review. Pacing Clin Electrophysiol 1986;9:868–884.

5. Carmo A, Melo SL, Scanavacca MI, Sosa E. Wide complex tachycardia: an unusual presentation. Heart Rhythm 2012;9:996–997.

6. Miles W, Yee R, Klein G, Zipes D, Prystowsky E. The preexcitation index: an aid in determining the mechanism of supraventricular tachycardia and localizing accessory pathways. Circulation 1986;74:493–500.

7. Hurwitz JL, Miller JM, Josephson ME. The value of the HA interval in diagnosing preexcited tachycardias due to AV nodal reentry. J Am Coll Cardiol 1991;17:323A.

8. Michaud GF, Tada H, Chough S, et al. Differentiation of atypical atrioventricular node re-entrant tachycardia from orthodromic reciprocating tachycardia using a septal accessory pathway by the response to ventricular pacing. J Am Coll Cardiol 2001;38:1163–1167.

9. Packer DL, Gallagher JJ, Prystowsky EN. Physiological substrate for antidromic reciprocating tachycardia. Prerequisite characteristics of the accessory pathway and atrioventricular conduction system. Circulation 1992;85:574–588.

10. Bardy GH, Packer DL, German LD, Gallagher JJ. Preexcited reciprocating tachycardia in patient with Wolff-Parkinson-White syndrome: incidence and mechanism. Circulation 1984;70:377–391.

11. Atié J, Brugada P, Brugada J, et al. Clinical and electrophysiologic characteristics of patients with antidromic circus movement tachycardia in the Wolff-Parkinson-White syndrome. Am J Cardiol 1990;66:1082–1091.

12. Man DC, Sarter BH, Coyne RF, et al. Antidromic reciprocating tachycardia in patients with paraseptal accessory pathways: importance of critical delay in the reentry circuit. Pacing Clin Electrophysiol 1999;22:386–389.

13. Kuck KH, Brugada P, Wellens HJ. Observations on the antidromic type of circus movement tachycardia in the Wolff-Parkinson-White syndrome. J Am Coll Cardiol 1983;2:1003–1010.

14. Sternick EB, Scarpelli RB, Gerken LM, Wellens HJ. Wide QRS tachycardia with sudden rate acceleration: what is the mechanism? Heart Rhythm 2009;6:1670–1673.

15. Guttigoli A, Mittal S, Stein KM, Lerman BB. Wide-complex tachycardia with an abrupt change in cycle length: what is the mechanism? J Cardiovasc Electrophysiol 2003;14:781–783.

16. Sternick EB, Lokhandwala Y, Timmermans C, et al. Atrial premature beats during decrementally conducting antidromic tachycardia. Circ Arrhythm Electrophysiol 2013;6:357–363.

17. Gentlesk PJ, Sauer WH, Peele ME, Eckart RE. Spontaneous premature atrial depolarization proving the mechanism of a wide complex tachycardia. Pacing Clin Electrophysiol 2008;31:1625–1627.

19 Taquicardia y fibrilación ventriculares idiopáticas

Introducción

La taquicardia ventricular (TV) y la fibrilación ventricular (FV) idiopáticas pueden aparecer sin una cardiopatía estructural. Dos sitios anatómicos que muestran predilección por la TV idiopática son *1)* los infundíbulos o tractos de salida (el más frecuente) y *2)* los músculos papilares, aunque también se han descrito otras localizaciones (p. ej., los anillos valvulares). La taquicardia idiopática del ventrículo izquierdo (VI) (TV sensible al verapamilo) es una forma específica de TV que se origina en los fascículos del lado izquierdo o cerca de ellos (con mayor frecuencia, en el fascículo posterior izquierdo). La FV idiopática se desencadena por despolarizaciones ventriculares prematuras (DVP) de acoplamiento corto (< 300 ms), a menudo cerca del sistema de Purkinje, que puede ser objeto de ablación.

El objetivo de este capítulo es:

1. Analizar el mecanismo, las características electrofisiológicas y la ablación de la TV del infundíbulo y del músculo papilar.
2. Revisar el mecanismo, las características electrofisiológicas y la ablación de la taquicardia idiopática del VI.
3. Examinar el mecanismo y la ablación de la FV idiopática.

TAQUICARDIAS DEL INFUNDÍBULO

MECANISMO

La TV del infundíbulo del ventrículo derecho (VD) inducida por ejercicio y mediada por adrenérgicos sirve de paradigma mecanicista de las taquicardias del infundíbulo. Su inicio por estimulación auricular y ventricular, su facilitación por isoproterenol y su supresión por adenosina y propranolol sugieren un mecanismo focal dependiente de posdespolarizaciones tardías sensibles a las catecolaminas, mediadas por monofosfato de adenosina cíclico (cAMP, *cyclic adenosine monophosphate*) y actividad desencadenada.[1,2] El isoproterenol (por agonismo del receptor β y las proteínas estimuladoras de la guanosina) activa la adenilato-ciclasa, que promueve la conversión de ATP en cAMP. Esto lleva a una cascada de eventos: la fosforilación por la proteína cinasa A del canal de Ca^+ de tipo L, la activación del receptor de rianodina y la liberación de Ca^+ del retículo sarcoplasmático. La sobrecarga de calcio intracelular (liberación de Ca^+ inducida por Ca^+ y chispas de Ca^+) induce posdespolarizaciones tardías y actividad desencadenada. La TV puede suprimirse con adenosina y maniobras vagales (por agonismo de los receptores A1 y M2 y las proteínas inhibidoras de la guanosina) o bloqueadores β (por antagonismo de los receptores β), todos los cuales inhiben la adenilato-ciclasa y la formación de cAMP, o mediante bloqueadores de los canales de Ca^+ de tipo L.

ANATOMÍA DEL INFUNDÍBULO

Infundíbulo del ventrículo derecho

En el corazón del embrión, la división del bulbo arterioso y el tronco arterioso separa el infundíbulo pulmonar (cono arterioso), la vál-

vula y el tronco del vestíbulo aórtico, la válvula y la aorta. Debido a la orientación en espiral del tabique (*septum*) aortopulmonar, el infundíbulo derecho envuelve la raíz de la aorta por delante y hacia la izquierda (fig. 19-1).[3,4] Por lo tanto, a pesar de su nombre, el infundíbulo derecho en forma de media luna se sitúa en realidad hacia la izquierda y por delante del infundíbulo del VI. La porción más anterior del infundíbulo es la pared libre del infundíbulo del VD, mientras que la porción más hacia la izquierda es la unión entre el tabique anterior del infundíbulo derecho y la pared libre. El tabique posterior del infundíbulo del VD se ubica directamente por delante de la cúspide coronaria derecha (CCD) de la válvula aórtica y se desplaza hacia adelante y hacia la izquierda para encontrarse con el tabique anterior. La válvula pulmonar se ubica por delante, hacia la izquierda y 5 a 10 mm por encima (separación cefalocaudal) de la válvula aórtica. Debajo de la válvula pulmonar en el tabique anterior del infundíbulo del VD es el sitio más frecuente para la TV. Esta alteración también puede surgir por encima de las válvulas desde las cúspides del seno pulmonar debido a que las vainas miocárdicas se extienden en dirección superior hacia las valvas de la válvula. La cúspide pulmonar izquierda es la más inferior, mientras que las cúspides derecha y anterior están situadas más en dirección superior. La orejuela auricular izquierda está cerca de la arteria pulmonar anterior y es una posible fuente de electrogramas auriculares izquierdos de campo lejano.

Infundíbulo del ventrículo izquierdo

La válvula aórtica, situada en posición central, es posterior, derecha e inferior a la válvula pulmonar, y sus cúspides también contienen vainas miocárdicas arritmógenas. La cúspide posterior o no coronaria (CNC) de la válvula aórtica es la valva más posterior, colinda con las

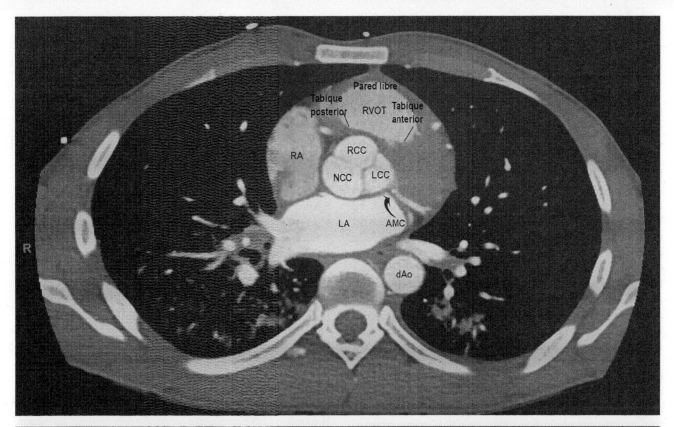

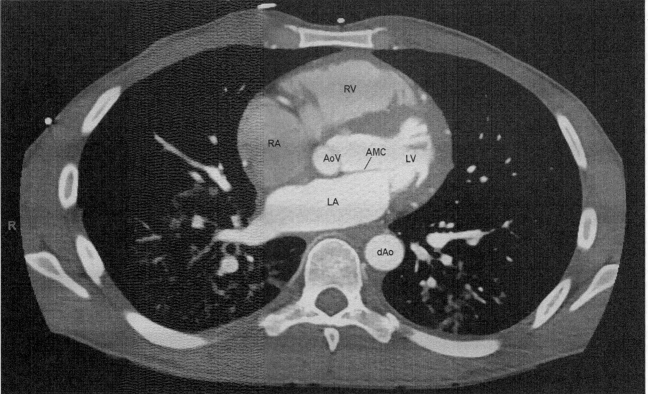

FIGURA 19-1 Anatomía de los infundíbulos. El infundíbulo derecho envuelve la raíz de la aorta. Su pared libre es la estructura más anterior que produce TV, con una transición QRS precordial tardía (≥ V4). El tabique del infundíbulo derecho se encuentra detrás de la pared libre y genera TV con una transición precordial más temprana (V3). Obsérvese que el tabique anterior del infundíbulo derecho es la estructura más a la izquierda, de modo que la TV que surge de este sitio es negativa en la derivación I. Si se desplaza más posteriormente, la cúspide coronaria derecha (RCC) se encuentra detrás del tabique posterior del infundíbulo derecho, seguida de la cúspide coronaria izquierda (LCC) y la continuidad aortomitral (AMC), lo que da lugar a una TV con transición precordial progresiva más temprana (≤ V2). AoV: válvula aórtica; dAo: aorta descendente; LA: aurícula izquierda; LV: ventrículo izquierdo; NCC: cúspide no coronaria; RA: aurícula derecha; RV: ventrículo derecho; RVOT: infundíbulo derecho.

aurículas derecha e izquierda, y es una fuente potencial de taquicardia auricular (TA), vías accesorias (VAcc) y, solo en raras ocasiones, TV. La comisura entre la CNC y la CCD se sitúa frente a la comisura que separa las valvas septal y anterior de la válvula tricúspide, donde se encuentran la porción membranosa del tabique interventricular y el haz de His penetrante, este último registrado bajo la válvula aórtica. Tanto la CCD como la cúspide coronaria izquierda (CCI) son anteriores a la CNC y resultan fuentes potenciales de TV. La CCD linda directamente con el tabique posterior del infundíbulo pulmonar por debajo de la válvula pulmonar. La proximidad de la orejuela auricular derecha con la CCD puede dar lugar a electrogramas auriculares de campo lejano en este sitio. La CCI es posterior, izquierda y superior a la CCD, y colinda con el tronco pulmonar por encima de la válvula pulmonar, por lo que el tronco de la arteria coronaria izquierda se desplaza cerca del tronco pulmonar posterior. La TV también puede surgir del vestíbulo aórtico, por debajo de la válvula. La continuidad aortomitral (CAM) (región entre la comisura de CCI/CNC y la valva anterior de la válvula mitral) en general carece de tejido miocárdico, pero cuando está presente, puede ser una fuente de VAcc y TV. La prolongación posterosuperior del VI o «tabique auriculoventricular (AV)» es la región en la que la aurícula derecha colinda con el VI (debido al desplazamiento apical de la válvula tricúspide con respecto a la válvula mitral).

La región epicárdica del infundíbulo izquierdo es el ápice del VI y una fuente potencial de TV. La gran vena cardíaca (GVC) se desplaza en sentido epicárdico cerca de la CCI en la base del corazón, cruza la arteria coronaria circunfleja izquierda (CxI) y discurre junto a la arteria coronaria descendente anterior izquierda (DAI) para convertirse en la vena interventricular anterior (la intersección de la GVC, la CxI y la DAI forma el triángulo de Brocq y Mouchet).[5]

ELECTROCARDIOGRAMA DE 12 DERIVACIONES

Taquicardia ventricular del infundíbulo derecho

La ectopia del infundíbulo derecho puede presentarse con diferentes niveles de expresión arrítmica (DVP aisladas, salvas de TV no sostenida o TV sostenida) que pueden considerarse un continuo de un único mecanismo (actividad desencadenada mediada por cAMP).[6] Los rasgos electrocardiográficos distintivos de la taquicardia del infundíbulo derecho incluyen 1) morfología de bloqueo de rama izquierda (BRI) y 2) eje inferior (figs. 19-2 y 19-3). Los signos electrocardiográficos para identificar el sitio de origen de la TV del infundíbulo derecho son 1) la transición precordial del QRS, 2) el eje frontal (en particular, el vector del QRS en la derivación I), 3) la duración del QRS y 4) la presencia o ausencia de empastamiento en las derivaciones inferiores.[7-12] Debido a que la pared libre del infundíbulo derecho es la parte más anterior del infundíbulo, la TV de la pared libre del infundíbulo derecho muestra 1) morfología de BRI con posible ausencia de onda r en V1 (porque V1 es un vector dirigido hacia delante y hacia la derecha) y transición precordial tardía (en V4 o más allá), 2) complejos QRS cortos y anchos (debido a la activación secuencial del VD hacia el VI) y 3) empastamientos en las derivaciones inferiores. La TV septal del infundíbulo derecho exhibe 1) morfología de BRI, que puede presentar una onda r pequeña en V1 (porque el tabique del VD es posterior a la pared libre) y una transición precordial más temprana (V3), 2) complejos QRS más estrechos (debido a la activación simultánea del VD/VI) y 3) contornos QRS altos y suaves. Una localización frecuente de la TV del infundíbulo derecho es el tabique anterior, justo debajo de la válvula pulmonar en su unión con la pared libre, la parte más a la izquierda del infundíbulo. En este sitio, los complejos QRS de la derivación I

(un vector horizontal dirigido hacia la izquierda) son, por lo tanto, negativos. A medida que el origen de la TV se desplaza de anterior (izquierda) a posterior (derecha), ya sea a lo largo del tabique o de la pared libre, los complejos QRS de la derivación I pasan de negativos a positivos.[7] De forma similar a las cúspides del seno aórtico, las cúspides del seno pulmonar también se han identificado como una fuente importante de TV del infundíbulo derecho.[13,14] El mapeo dentro de las cúspides pulmonares podría requerir una vaina larga de soporte con una curva en forma de «U» invertida de la punta de ablación que se prolapse en dirección retrógrada a través de la válvula pulmonar desde el VD. Una vista trivalva de la válvula pulmonar desde la orejuela derecha permite delinear las tres cúspides pulmonares que podrían facilitar la localización de la TV (véase fig. 3-19). Las TV que surgen de la arteria pulmonar tienen amplitudes de onda R inferiores más altas y relaciones de onda Q en aVL/aVR mayores que sus homólogas subvalvulares del infundíbulo derecho debido a la localización más superior e izquierda de la arteria pulmonar.[15-17]

Infundíbulo derecho frente a infundíbulo izquierdo

De anterior a posterior, los sitios del infundíbulo para la TV son 1) la pared libre del VD, 2) el tabique posterior del VD, 3) la CCD, 4) la CCI y 5) la continuidad aortomitral (región entre la comisura de CCI/CNC y la valva anterior de la válvula mitral). La CCD linda directamente con el tabique posterior del infundíbulo derecho y, por lo tanto, es difícil distinguir en el ECG las DVP que se originan en estos dos sitios (morfología de BRI, transición precordial en V3).[18-20] Mediante el complejo QRS normalmente conducido para controlar las influencias de la rotación cardíaca en la transición precordial, un método para diferenciar la TV del infundíbulo izquierdo de la del derecho es la relación de transición en V2 (V2 r/rs [TV]/V2 r/rs [RSN]). Una relación de transición en V2 > 0.6 sugiere origen en el infundíbulo izquierdo.[18]

Taquicardia ventricular del infundíbulo izquierdo

La transición precordial temprana (≤ V2) con eje inferior indica origen en el infundíbulo izquierdo.[21-35] La ausencia o presencia de una onda s en V5 o V6 puede distinguir un sitio supravalvular o subvalvular, respectivamente.[24,32] Las morfologías del QRS específicas de la localización incluyen 1) CCD: morfología de BRI con onda r pequeña y ancha en V2, 2) CCD-comisura de la CCI: QS con BRI (empastamiento en la pendiente descendente) o morfología qrS, 3) CCI: patrón V1 en «M» o «W» con transición precordial en ≤ V2 y 4) CAM: patrón qR en V1 (figs. 19-4 y 19-5)[25] (estas características ECG, sin embargo, se basan en técnicas de topoestimulación, que tienen limitaciones inherentes [conducción preferencial dentro del infundíbulo izquierdo, captura de campo lejano] para reproducir las morfologías reales de las TV). En la TV de la comisura CCD-CCI, el complejo qrS en V1 representa la activación posterior inicial de la raíz aórtica y el infundíbulo izquierdo (onda q), seguida de la activación anterior del tabique interventricular y el infundíbulo derecho (onda r) y, a continuación, la activación tardía del VI (onda S).[27,32] En la TV de la CAM, las morfologías V1 pueden pasar de la CAM anterior (rS [r ancha] o qR) a la CAM media (onda R prominente), mostrando esta última una concordancia positiva excepto por una onda S grande en V2 («transición de rebote»).[35] En raras ocasiones, la TV puede surgir de la CNC.[36] Las TV epicárdicas son más amplias y muestran enlentecimiento de la porción inicial del complejo QRS (seudoonda delta) con un índice de deflexión máximo (inicio de la onda r hasta el nadir de la onda S en cualquier derivación precordial/duración total del QRS > 55%) o un patrón de interrupción precordial (onda R en V2 menor que la onda R en V1 y V3).[37,38]

Infundíbulo derecho anteroseptal

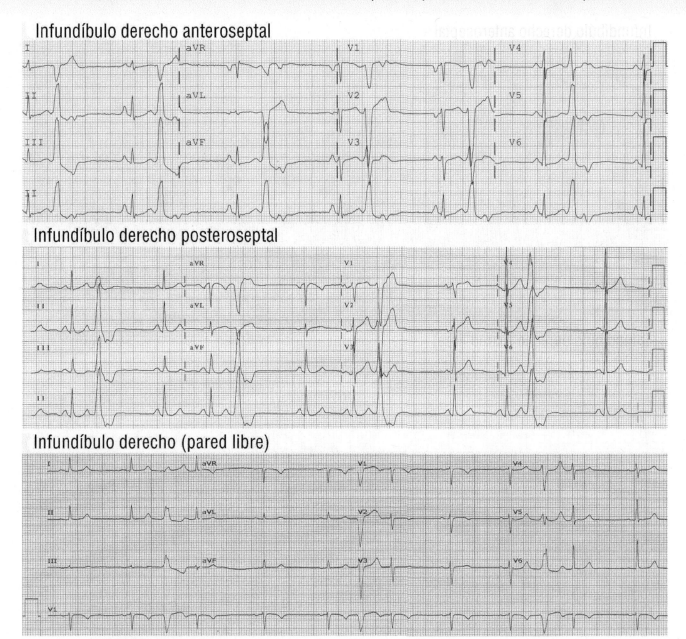

Infundíbulo derecho posteroseptal

Infundíbulo derecho (pared libre)

FIGURA 19-2 Extrasístole ventricular del infundíbulo derecho. Todas muestran morfología de BRI. La extrasístole ventricular anterosuperior del infundíbulo derecho presenta un contorno alto/liso con transición en V3-V4 y eje inferior derecho (QRS negativo en la derivación I). La extrasístole ventricular posteroseptal del infundíbulo derecho muestra un contorno alto/liso con transición en V2-V3 y eje inferior izquierdo (QRS positivo en la derivación I). La extrasístole ventricular de la pared libre del infundíbulo derecho muestra un contorno corto y ancho con empastamiento inferior y transición en V5. No se observa una onda r en V1.

Infundíbulo derecho anteroseptal

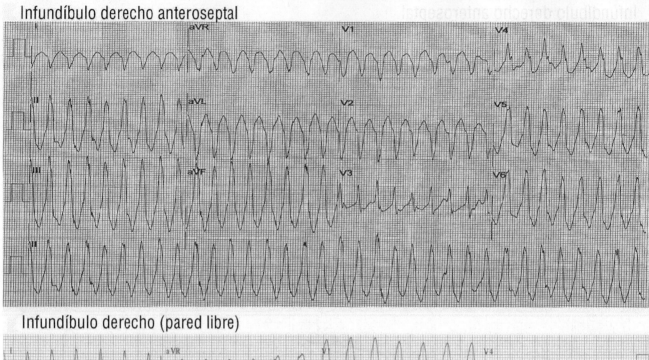

Infundíbulo derecho (pared libre)

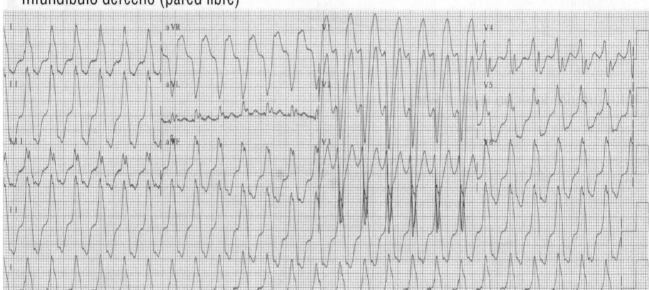

FIGURA 19-3 Taquicardia ventricular del infundíbulo derecho. Ambas manifiestan morfología de BRI. La taquicardia ventricular anteroseptal del infundíbulo derecho muestra un contorno alto/liso, transición en V2-V3 y un eje inferior derecho (QRS negativo en la derivación I). La taquicardia ventricular de la pared libre del infundíbulo derecho muestra complejos QRS amplios con empastamiento inferior y transición en V4.

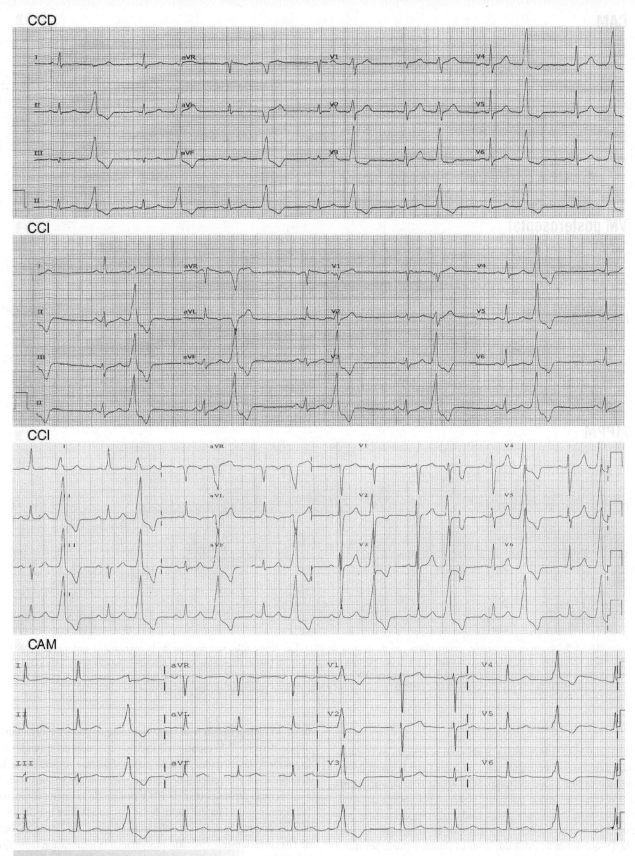

FIGURA 19-4 Extrasístole ventricular del infundíbulo izquierdo. Las despolarizaciones ventriculares prematuras (DVP) de la CCD muestran una morfología de BRI pero una onda r ancha en V2. Las DVP de CCD-CCI tienen un complejo QS en V1 característico con empastamiento en su pendiente descendente. Las DVP de la CCI muestran un patrón de tipo «W». Las DVP de la CAM presentan una morfología de bloqueo de rama derecha (BRD) con concordancia precordial positiva excepto por un patrón de «transición de rebote» (onda S en V2 pero no en V1 o V3). CAM: continuidad aortomitral; CCD: cúspide coronaria derecha; CCI: cúspide coronaria izquierda.

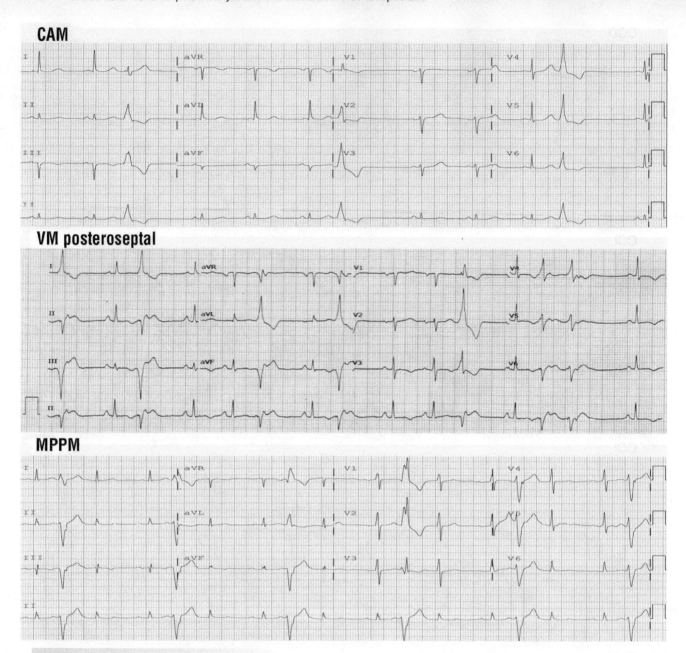

FIGURA 19-5 Diferentes extrasístoles ventriculares con morfología de BRD. Las extrasístoles ventriculares de la continuidad aortomitral (CAM) muestran un patrón qR en V1 con concordancia precordial positiva excepto por un patrón de «transición de rebote» (pequeña onda S en V2). Las extrasístoles ventriculares posteroseptales de la válvula mitral (VM) muestran una morfología rSR′ en V1 y un eje superior izquierdo. Las extrasístoles ventriculares del músculo papilar posteromedial (MPPM) se interpolan y muestran un patrón qR atípico y un eje superior izquierdo.

MAPEO Y ABLACIÓN

Cuando el mapeo (cartografía) y la ablación se realizan en el infundíbulo derecho, es importante tener en cuenta que la pared del infundíbulo es fina y que el tronco de la arteria coronaria izquierda discurre cerca del tronco pulmonar posterior por encima de la válvula pulmonar. Debido a la proximidad anatómica del tabique posterior del infundíbulo derecho y la CCD, la morfología del ECG de la TV que surge de estos dos sitios es similar y puede ser difícil diferenciar el sitio de origen del infundíbulo derecho del infundíbulo izquierdo. Lo siguiente sugiere un origen en el infundíbulo izquierdo: inicio de las DVP − electrograma del ápice del VD (QRS − AVD) ≥ 49 ms, patrón de interrupción difuso a lo largo del tabique posterior del infundíbulo derecho y supresión solo transitoria de la TV con ablación a lo largo del tabique posterior del infundíbulo derecho.[39] El espacio reducido y confinado del infundíbulo izquierdo y las cúspides aórticas puede dificultar relativamente la manipulación y la rotación del catéter, mientras que su proximidad a estructuras sensibles (haz de His y orificio de la arteria coronaria [~1.5 cm por encima del nadir de las cúspides]) hace que la ablación en esta región sea potencialmente peligrosa. Un catéter del haz de His correctamente colocado proporciona la localización tanto del haz de His penetrante como de la raíz aórtica. La localización de los orificios de las arterias coronarias debe identificarse antes de la ablación (angiografía selectiva de la raíz aórtica o de la arteria coronaria o ecocardiografía intracardíaca), y debe evitarse la aplicación de radiofrecuencia (RF) a menos de 5 mm de la arteria coronaria.

Mapa de activación

El origen focal de la taquicardia permite el mapeo de la activación mediante la identificación del sitio más temprano de la activación ventricular bipolar de campo cercano (determinación del electrograma más temprano de campo cercano) o la configuración «QS» unipolar local relativa al inicio de la DVP (infundíbulo derecho: figs. 19-6 a 19-10; infundíbulo izquierdo: figs. 19-11 a 19-21). Los electrogramas exitosos a menudo preceden el inicio del QRS por 30 a 50 ms, aunque no hay un grado de prematuridad del electrograma que prediga el éxito.[11,12] En la TV supravalvular (cúspides aórticas, arteria pulmonar), pueden observarse electrogramas de dos componentes: potenciales «en espiga» agudos (campo cercano) seguidos de un electrograma ventricular de baja frecuencia (campo lejano) que precede a los complejos QRS de la TV con su inversión (campo lejano/campo cercano) durante el ritmo sinusal (análogo a los potenciales en manguito de la vena pulmonar) (*véanse* figs. 19-8, 19-9, 19-12 y 19-13).[15,16] Con el mapeo de la arteria pulmonar (AP), se puede registrar un electrograma auricular de campo lejano (orejuela auricular izquierda).

Topoestimulación

La topoestimulación proporciona un método de mapeo alternativo, en especial cuando la ectopia ventricular es mínima o la inducción de una taquicardia es difícil. La estimulación desde el sitio de origen puede producir una correspondencia precisa en el ECG de 12 derivaciones entre los complejos QRS estimulados y los de la taquicardia (infundíbulo derecho: *véanse* figs. 19-6, 19-8 y 19-10; infundíbulo izquierdo: *véanse* figs. 19-11, 19-13 y 19-16 a 19-18). Sin embargo, la topoestimulación, en particular desde los sitios supravalvulares, tiene varias limitaciones: *1)* debido a su proximidad y a la conducción preferencial desde la CCD hasta el tabique posterior del infundíbulo derecho, la topoestimulación de una TV de la CCD con morfología de BRI a veces puede generarse desde el infundíbulo derecho; *2)* debido a la proximidad de los fascículos conductores, la estimulación de alta potencia del infundíbulo izquierdo puede reclutar estos fascículos, produciendo estímulos deficientes (electrodo virtual grande); *3)* la topoestimulación desde la comisura de CCD-CCI a veces puede asociarse a intervalos St-QRS largos y alternancias QRS; y *4)* la estimulación desde la arteria pulmonar puede ser difícil debido a la falta de captura ventricular o incluso de captura de la orejuela auricular izquierda.[15,16,27,31]

TAQUICARDIA VENTRICULAR DEL MÚSCULO PAPILAR

Los músculos papilares son otra fuente importante de TV idiopáticas (figs. 19-22 a 19-24; *véase* fig. 19-5). Entre ellos se incluyen los músculos papilares posteromedial y anterolateral del VI y el complejo papilar septal y anterior-banda moderadora del VD.[40-45] La TV tiende a ser más frecuente desde el músculo papilar posteromedial del VI que desde el anterolateral, tiene una duración del QRS mayor (> 160 ms) en comparación con la TV fascicular izquierda y presenta numerosas morfologías (múltiples sitios de salida debido a la compleja arquitectura del músculo papilar). Debido a su grosor, un origen profundo en el músculo papilar puede ser difícil de lisar con una ablación. La TV del músculo papilar anterolateral del VI muestra un patrón de bloqueo de rama derecha (BRD)/eje inferior, mientras que la TV del músculo papilar posteromedial tiene un patrón de BRD/eje superior.[40-42,44] La TV que se origina en el complejo de la banda moderadora-músculo papilar anterior muestra *1)* morfología de BRI, *2)* transición precordial tardía (> V4) y *3)* eje superior izquierdo (*véase* luego).[45]

OTRAS TAQUICARDIAS VENTRICULARES

La TV también puede originarse en otras estructuras del ventrículo, como los anillos tricuspídeo y mitral (figs. 19-25 y 19-26).[46]

TAQUICARDIA VENTRICULAR IZQUIERDA IDIOPÁTICA

MECANISMO

La taquicardia idiopática del VI es una enfermedad sensible al verapamilo que a menudo surge de la porción posteroinferior media del tabique del VI.[47-50] La capacidad para encarrilar la taquicardia y suprimirla con verapamilo sustenta un mecanismo de reentrada usando una zona dependiente del calcio de conducción lenta. El inicio mediante estimulación auricular rápida también sugiere que el circuito de reentrada está cerca del fascículo posterior izquierdo (fig. 19-27).[47]

ELECTROCARDIOGRAMA DE 12 DERIVACIONES

Los signos ECG característicos de la taquicardia idiopática del VI son *1)* morfología de BRD (rSR′) y *2)* eje superior izquierdo (*véase* fig. 19-27).[48] El origen de la taquicardia desde o cerca del fascículo posterior izquierdo genera complejos QRS que imitan el típico BRD/BFAI (bloqueo fascicular anterior izquierdo). La TV idiopática del VI que surge del fascículo anterior izquierdo produce TV con un patrón BRD/BFPI (bloqueo fascicular posterior izquierdo), mientras que la TV septal superior puede generar una afección con complejos QRS estrechos.[51]

MAPEO Y ABLACIÓN

Mapa de activación

El origen de la taquicardia en el fascículo posterior izquierdo se sustenta en el registro de potenciales de Purkinje en sitios de ablación satisfactorios a lo largo del tabique del VI.[51-56] Los criterios de selección incluyen sitios que muestren *1)* potenciales de Purkinje más tempranos en relación con el inicio del QRS a lo largo del tabique posteroapical, *2)* potenciales diastólicos tardíos que preceden a los potenciales de Purkinje a lo largo de la porción basal del tabique del VI o *3)* potenciales de Purkinje anterógrados fraccionados a lo largo del tabique del VI ligeramente inferior al fascículo posterior izquierdo (fig. 19-28). Los potenciales diastólicos tardíos podrían representar la entrada a la zona de conducción lenta.

Topoestimulación

La topoestimulación puede hacerse en sitios a lo largo del tabique del VI donde se registran potenciales de Purkinje durante el ritmo sinusal. Sin embargo, la captura local de la red de Purkinje puede hacer que diferentes sitios de estimulación produzcan mapas similares.[52]

FIBRILACIÓN VENTRICULAR IDIOPÁTICA

La *FV idiopática* es un síndrome caracterizado por episodios recurrentes de FV desencadenados por DVP de acoplamiento corto (< 300 ms) que caen en la fase vulnerable del ventrículo con o sin repolarización precoz (figs. 19-29 y 19-30).[57-63] Se ha demostrado que los desencadenantes dominantes provienen del sistema de Purkinje, los músculos papilares (en especial de la banda moderadora del VD) y el infundíbulo derecho. La TV que surge de la banda moderadora

(continúa en la p. 466)

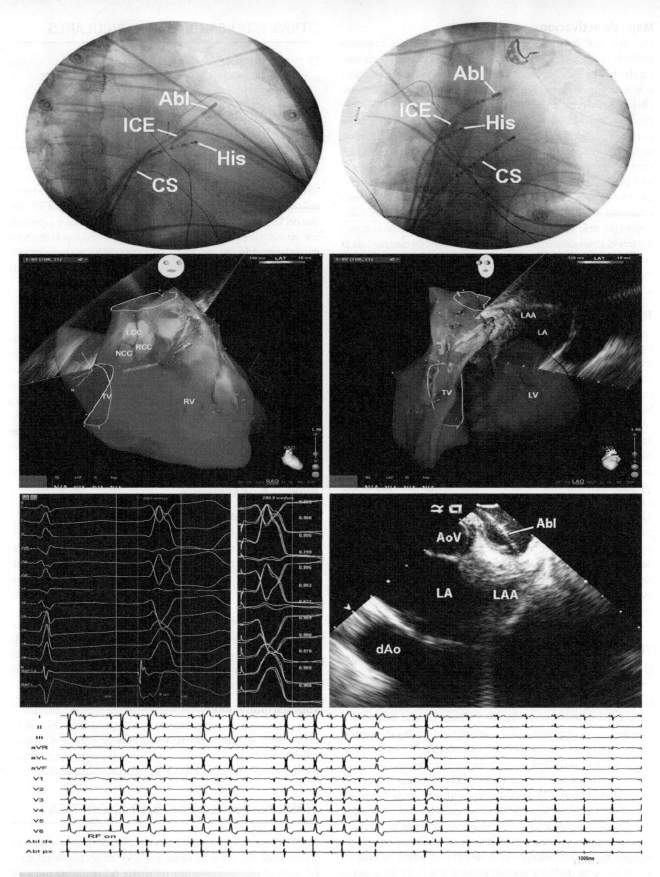

FIGURA 19-6 DVP anteroseptal del infundíbulo derecho. En el sitio de ablación exitosa (*marca roja*), el electrograma bipolar precede el inicio de la DVP por 29 ms, la señal unipolar es «QS» y la puntuación de la topoestimulación es del 95%. La aplicación de energía de RF causa la desaparición de las DVP en 5.2 s. Abl: ablación; CS: seno coronario; dAo: aorta descendente; ds: distal; ICE: ecocardiografía intracardíaca; LA: aurícula izquierda; LAA: orejuela auricular izquierda; LCC: cúspide coronaria izquierda; LV: ventrículo izquierdo; NCC: cúspide no coronaria; px: proximal; RCC: cúspide coronaria derecha; *RF on*: RF encendida; RV: ventrículo derecho; TV: válvula tricúspide.

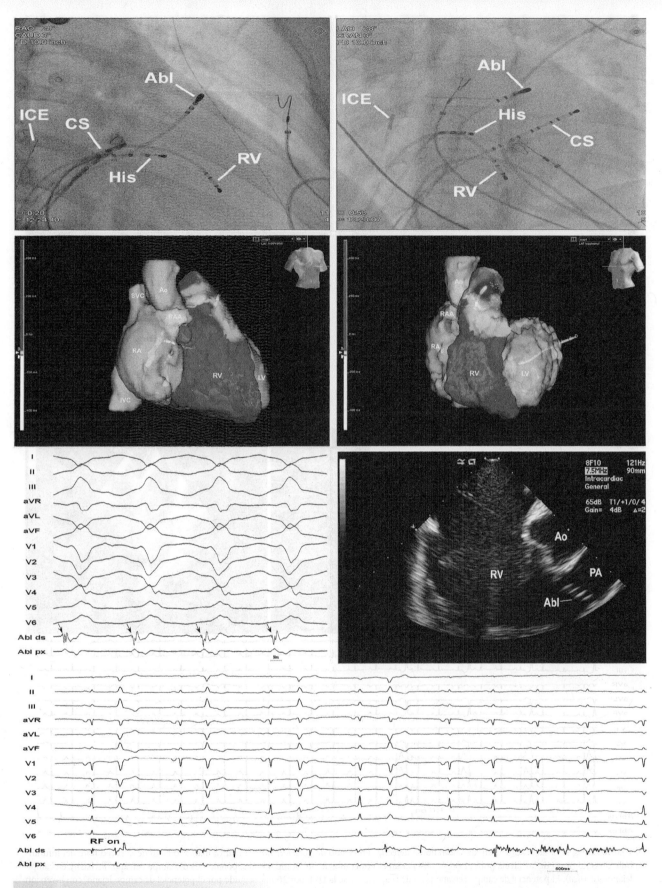

FIGURA 19-7 TV anteroseptal del infundíbulo derecho. El sitio más temprano de activación ventricular (*blanco, flechas*) precede el inicio del QRS por 30 ms, donde la aplicación de energía de RF causa la desaparición de las DVP en 5.1 s. Abl: ablación; Ao: aorta; CS: seno coronario; ds: distal; ICE: ecocardiografía intracardíaca; IVC: vena cava inferior; LV: ventrículo izquierdo; PA: arteria pulmonar; px: proximal; RA: aurícula derecha; RAA: orejuela auricular derecha; *RF on:* RF encendida; RV: ventrículo derecho; SVC: vena cava superior.

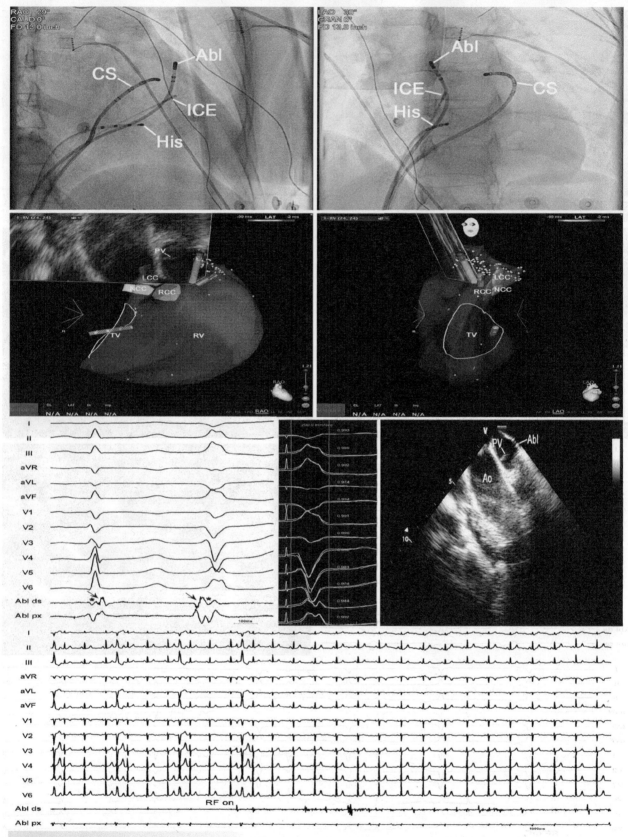

FIGURA 19-8 DVP de la pared libre del infundíbulo derecho. En el sitio de ablación exitosa (*marca roja*) a lo largo de la pared libre del infundíbulo derecho (nivel de la válvula pulmonar), se observa un electrograma de dos componentes: potenciales de campo cercano (*flechas*) y de campo lejano (*asterisco*). El potencial de campo cercano precede la aparición de la DVP por 26 ms, seguido por el potencial de campo lejano, con inversión tanto del tiempo como de la polaridad del potencial durante el ritmo sinusal. La puntuación de la topoestimulación es del 99%. La aplicación de energía de RF causa la desaparición inmediata de las DVP. Abl: ablación; Ao: aorta; CS: seno coronario; ds: distal; ICE: ecocardiografía intracardíaca; LCC: cúspide coronaria izquierda; NCC: cúspide no coronaria; PV: válvula pulmonar; px: proximal; RCC: cúspide coronaria derecha; *RF on:* RF encendida; RV: ventrículo derecho; TV: válvula tricúspide.

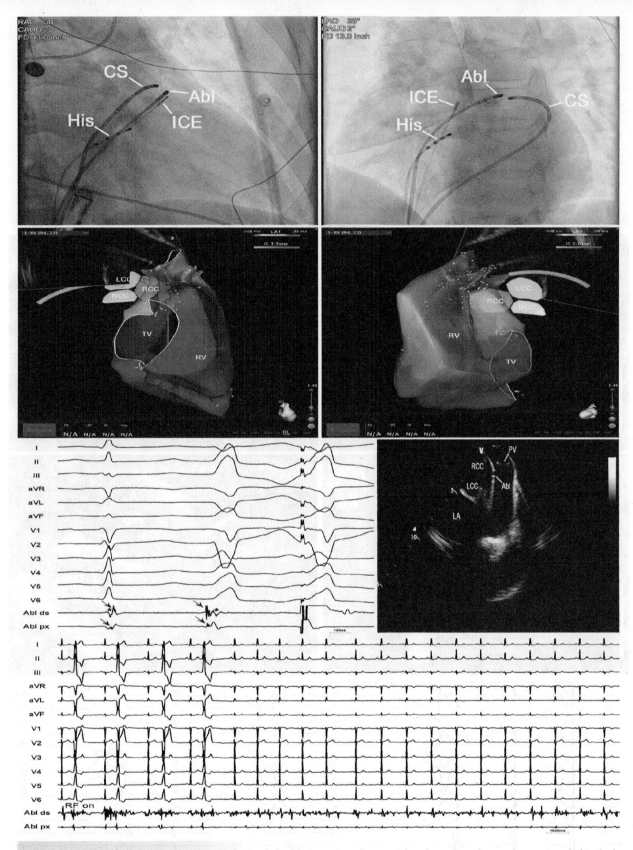

FIGURA 19-9 DVP de la arteria pulmonar. En el sitio de la ablación exitosa (*marca roja*) en la arteria pulmonar (por encima de la válvula pulmonar), se observa un electrograma de dos componentes: potenciales «en espiga» de campo cercano (*flechas*) y potenciales de baja frecuencia de campo lejano (*asterisco*). El potencial de campo cercano precede la aparición de la DVP por 35 ms, seguido del potencial de campo lejano con inversión del tiempo potencial durante el ritmo sinusal. La topoestimulación coincide con la morfología de la DVP. La aplicación de energía de RF causa la desaparición de las DVP. Abl: ablación; CS: seno coronario; ds: distal; ICE: ecocardiografía intracardíaca; LA: aurícula izquierda; LCC: cúspide coronaria izquierda; NCC: cúspide no coronaria; PV: válvula pulmonar; px: proximal; RCC: cúspide coronaria derecha; *RF on:* RF encendida; RV: ventrículo derecho; TV: válvula tricúspide.

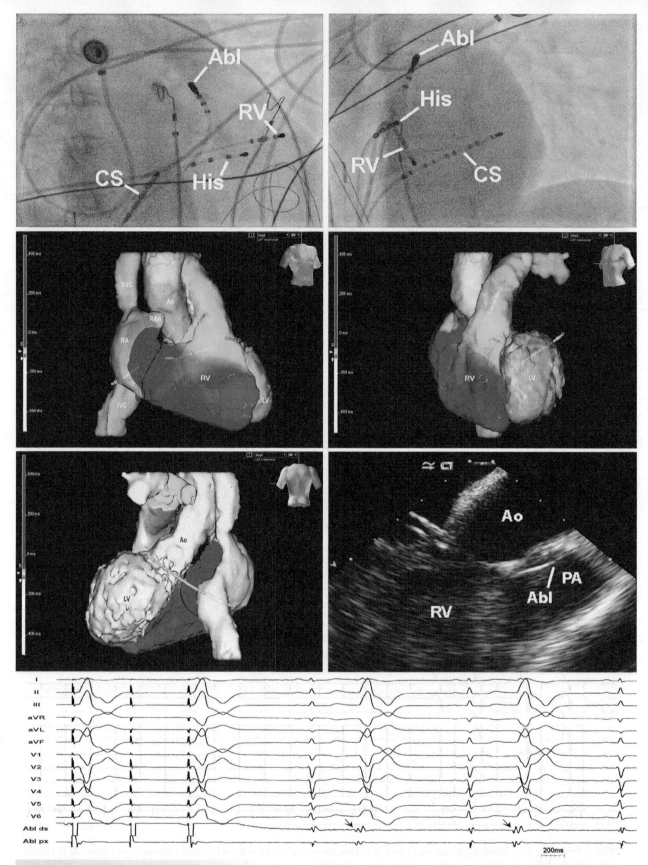

FIGURA 19-10 DVP de la arteria pulmonar. El sitio de activación más temprano (*blanco, flechas*) se encuentra en la arteria pulmonar, donde los electrogramas bipolares locales preceden por 27 ms el inicio de la DVP, y se asoció a una topoestimulación excelente a pesar de haber un umbral de captura elevado. Abl: ablación; Ao: aorta; CS: seno coronario; ds: distal; IVC: vena cava inferior; LV: ventrículo izquierdo; PA: arteria pulmonar; px: proximal; RA: aurícula derecha; RAA: orejuela auricular derecha; RV: ventrículo derecho; SVC: vena cava superior.

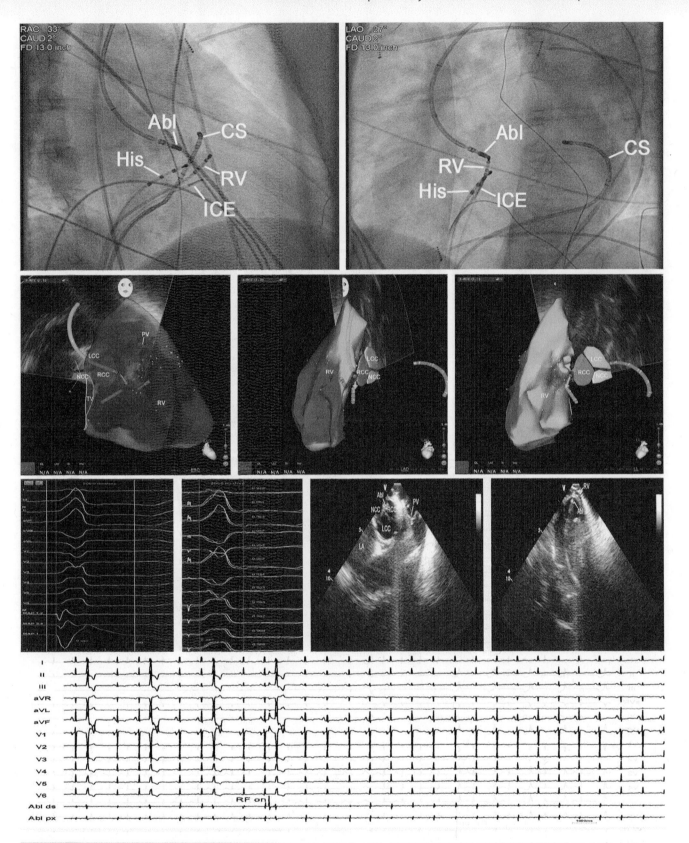

FIGURA 19-11 DVP de la CCD. En el sitio de la ablación exitosa, el electrograma bipolar precede la aparición de la extrasístole por solo 11 ms, pero el electrograma unipolar muestra una señal QS y la puntuación de la topoestimulación es del 94%. La aplicación de energía de RF causa la desaparición de las DVP. Obsérvese que la activación más temprana en el VD (*rojo*) se produce a lo largo del tabique posterior del infundíbulo derecho, justo enfrente de la CCD. Abl: ablación; CS: seno coronario; ds: distal; ICE: ecocardiografía intracardíaca; LA: aurícula izquierda; LCC: cúspide coronaria izquierda; NCC: cúspide no coronaria; PV: válvula pulmonar; px: proximal; RCC: cúspide coronaria derecha; *RF on*: RF encendida; RV: ventrículo derecho; TV: válvula tricúspide.

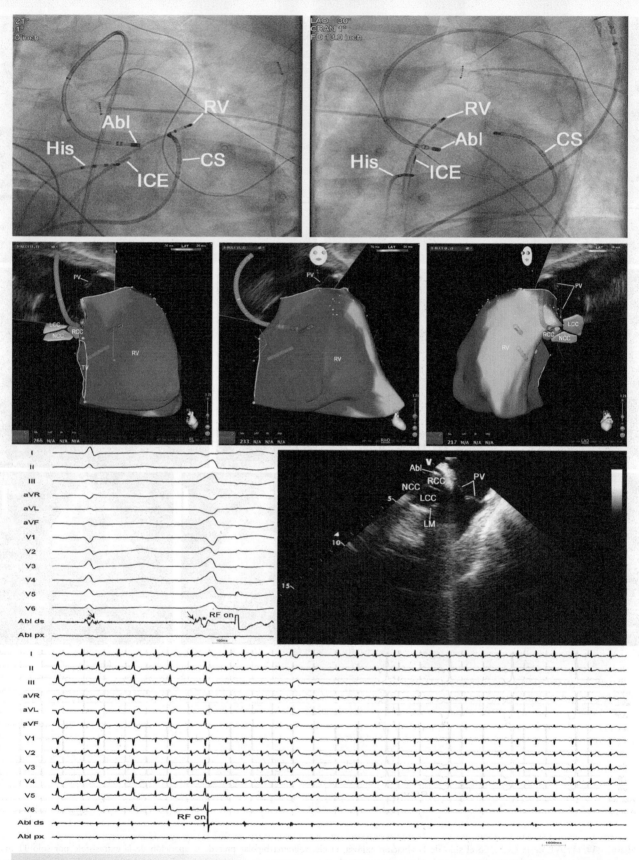

FIGURA 19-12 DVP de la CCD. En el sitio de la ablación se observa un electrograma de dos componentes: potenciales «en espiga» de campo cercano (*flechas*) y potenciales de baja frecuencia de campo lejano (*asterisco*). El potencial de campo cercano precede la aparición de la DVP por 30 ms, seguido del potencial de campo lejano con inversión del tiempo potencial durante el ritmo sinusal. La aplicación de energía de RF causa la desaparición inmediata de las DVP. Abl: ablación; CS: seno coronario; ds: distal; ICE: ecocardiografía intracardíaca; LCC: cúspide coronaria izquierda; LM: tronco principal izquierdo; NCC: cúspide no coronaria; PV: válvula pulmonar; px: proximal; RCC: cúspide coronaria derecha; *RF on*: RF encendida; RV: ventrículo derecho; TV: válvula tricúspide.

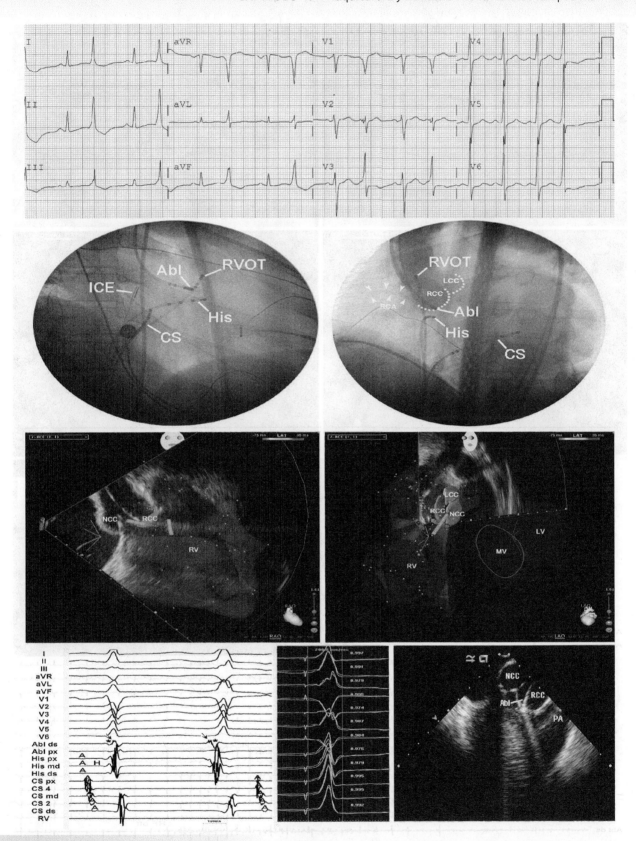

FIGURA 19-13 DVP de la CCD. Las DVP muestran un BRI/eje inferior izquierdo y una transición precordial en V2-V3 y son estrechas. En la zona de éxito (*marca roja*), se observa un electrograma de dos componentes: potenciales «en espiga» de campo cercano (*flechas*) y potenciales de baja frecuencia de campo lejano (*asterisco*). El potencial de campo cercano precede la aparición de la DVP por 22 ms, seguido del potencial de campo lejano con inversión del tiempo potencial durante el ritmo sinusal. La puntuación de la topoestimulación es del 99% (la topoestimulación del tabique posterior del infundíbulo derecho adyacente generó una puntuación del 95% y una transición precordial posterior; la R en V2 no era lo suficientemente alta, lo que indica la necesidad de una ubicación más posterior [CCD]). Obsérvese también la ubicación del punto de ablación exitosa en la CCD en relación con la arteria coronaria derecha (RCA). Abl: ablación; CS: seno coronario; ds: distal; ICE: ecocardiografía intracardíaca; LCC: cúspide coronaria izquierda; LV: ventrículo izquierdo; md: medio; MV: válvula mitral; NCC: cúspide no coronaria; PA: arteria pulmonar; px: proximal; RCC: cúspide coronaria derecha; RV: ventrículo derecho; RVOT: infundíbulo derecho.

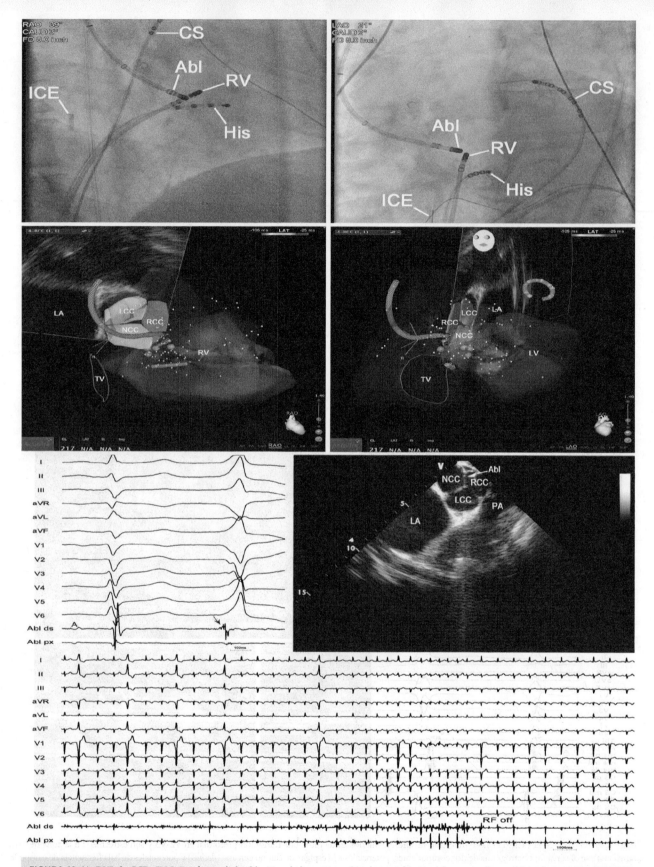

FIGURA 19-14 DVP de CCD-CNC. En el sitio de la ablación, el electrograma bipolar está fraccionado y precede por 15 ms la aparición de la DVP (*flecha*). Durante el ritmo sinusal, registra un pequeño electrograma auricular pero ningún potencial del haz de His. Sin embargo, a los 24 s de aplicación de la energía de RF, se produjo una taquicardia de la unión que obligó a interrumpir la RF, tras lo cual las DVP desaparecieron de forma permanente. Las *marcas amarillas* indican potenciales del haz de His izquierdo. Abl: ablación; CS: seno coronario; ds: distal; ICE: ecocardiografía intracardíaca; LA: aurícula izquierda; LCC: cúspide coronaria izquierda; LV: ventrículo izquierdo; NCC: cúspide no coronaria; PA: arteria pulmonar; px: proximal; RCC: cúspide coronaria derecha; *RF on*: RF encendida; RV: ventrículo derecho; TV: válvula tricúspide.

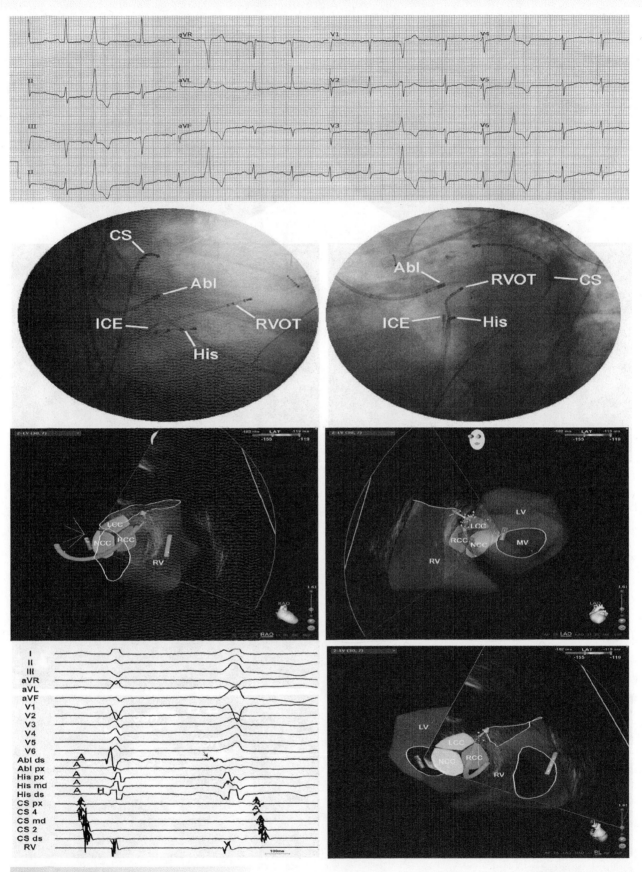

FIGURA 19-15 DVP de CCD-CCI. Las DVP muestran una morfología de QS en V1 con un empastamiento distintivo en su pendiente descendente. En el sitio de ablación exitosa bajo la comisura de CCD-CCI (vestíbulo aórtico), el electrograma bipolar está fraccionado y precede por 41 ms el inicio de la DVP (*flecha*). Abl: ablación; CS: seno coronario; ds: distal; ICE: ecocardiografía intracardíaca; LCC: cúspide coronaria izquierda; LV: ventrículo izquierdo; md: medio; MV: válvula mitral; NCC: cúspide no coronaria; px: proximal; RCC: cúspide coronaria derecha; RV: ventrículo derecho; RVOT: infundíbulo derecho.

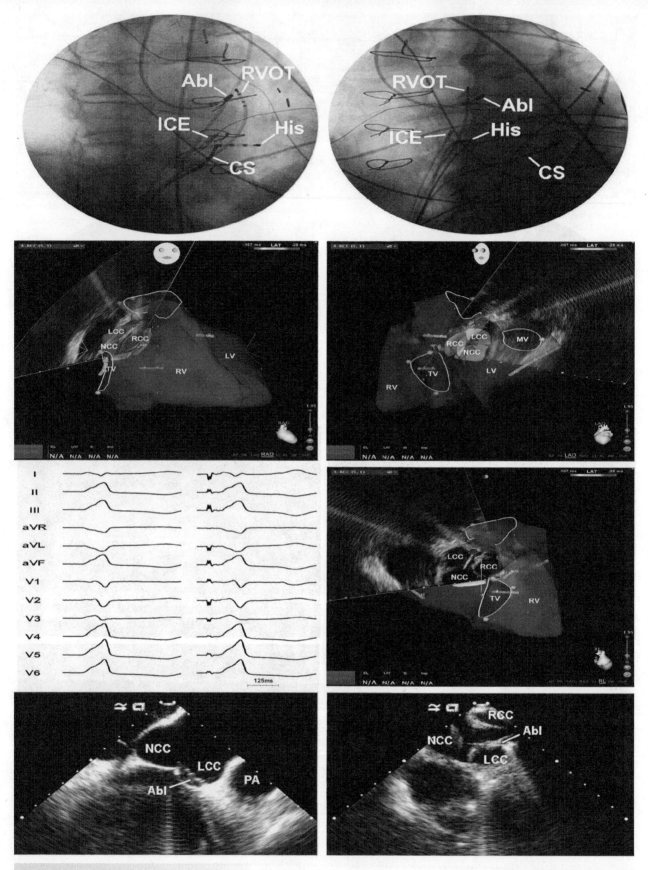

FIGURA 19-16 DVP de CCI-CCD. Las DVP muestran una morfología qrS en V1. En el sitio de ablación exitosa (*marcas rojas*), el electrograma bipolar precedió por 30 ms la aparición de la DVP (no se muestra). La topoestimulación coincide con la morfología de la DVP con un intervalo St-QRS ligeramente prolongado. Abl: ablación; CS: seno coronario; ICE: ecocardiografía intracardíaca; LCC: cúspide coronaria izquierda; LV: ventrículo izquierdo; MV: válvula mitral; NCC: cúspide no coronaria; PA: arteria pulmonar; RCC: cúspide coronaria derecha; RV: ventrículo derecho; RVOT: infundíbulo derecho; TV: válvula tricúspide.

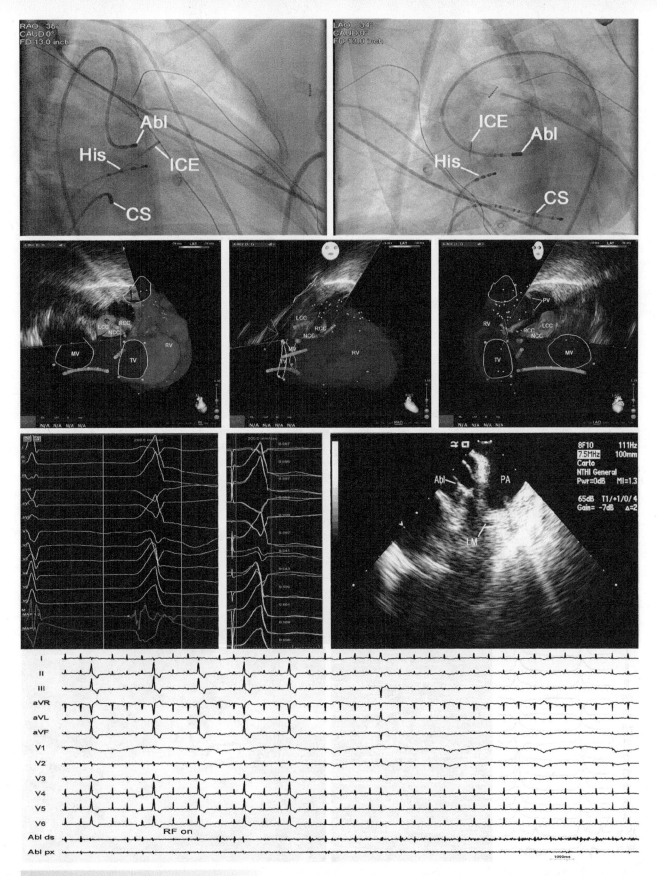

FIGURA 19-17 DVP de la CCI. En el sitio de ablación exitosa (*marca roja*), el electrograma bipolar precede el inicio de la DVP por 28 ms, el electrograma unipolar es «QS» y la puntuación de la topoestimulación es del 99%. La aplicación de energía de RF causa la desaparición de las DVP en 6.4 s. Abl: ablación; CS: seno coronario; ds: distal; ICE: ecocardiografía intracardíaca; LCC: cúspide coronaria izquierda; LM: tronco principal izquierdo; MV: válvula mitral; NCC: cúspide no coronaria; PA: arteria pulmonar; PV: válvula pulmonar; px: proximal; RCC: cúspide coronaria derecha; *RF on:* RF encendida; RV: ventrículo derecho; TV: válvula tricúspide.

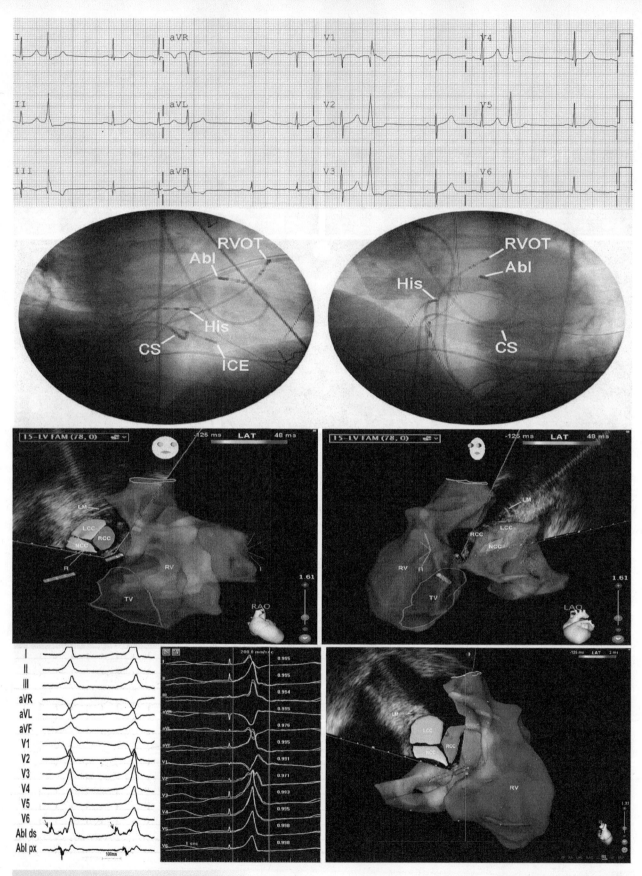

FIGURA 19-18 DVP de la CCI. Las DVP muestran una morfología qR en V1. En el sitio de ablación exitosa (*marca roja*) bajo la CCI (vestíbulo aórtico), el electrograma bipolar muestra potenciales presistólicos (*flechas*) que preceden la aparición de la DVP por 52 ms con una puntuación de la topoestimulación del 99%. Abl: ablación; CS: seno coronario; ds: distal; ICE: ecocardiografía intracardíaca; LCC: cúspide coronaria izquierda; LM: tronco principal izquierdo; NCC: cúspide no coronaria; px: proximal; RCC: cúspide coronaria derecha; RV: ventrículo derecho; TV: válvula tricúspide; RVOT: infundíbulo derecho.

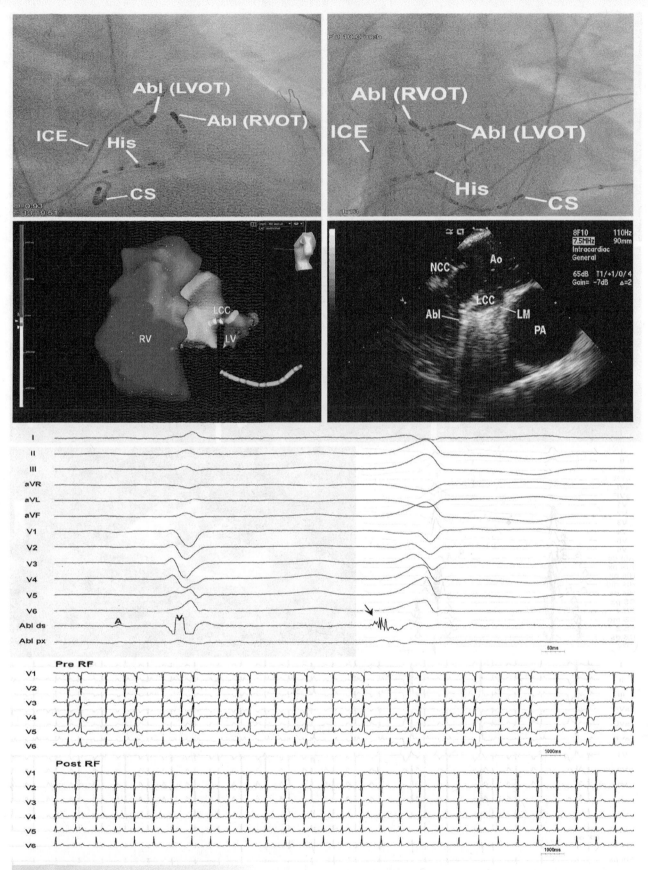

FIGURA 19-19 DVP de la CCI. En el sitio de ablación exitosa debajo de la CCI (vestíbulo aórtico) (*blanco*), el electrograma bipolar es una señal extremadamente fraccionada que precede el inicio de la DVP por 23 ms (*flecha*). La aplicación de energía de RF causa la desaparición permanente de las DVP. Abl: ablación; Ao: aorta; CS: seno coronario; ds: distal; ICE: ecocardiografía intracardíaca; LCC: cúspide coronaria izquierda; LM: tronco principal izquierdo; LV: ventrículo izquierdo; LVOT: infundíbulo izquierdo; NCC: cúspide no coronaria; PA: arteria pulmonar; *Post RF:* posterior a RF; *Pre RF:* anterior a RF; px: proximal; RV: ventrículo derecho; RVOT: infundíbulo derecho.

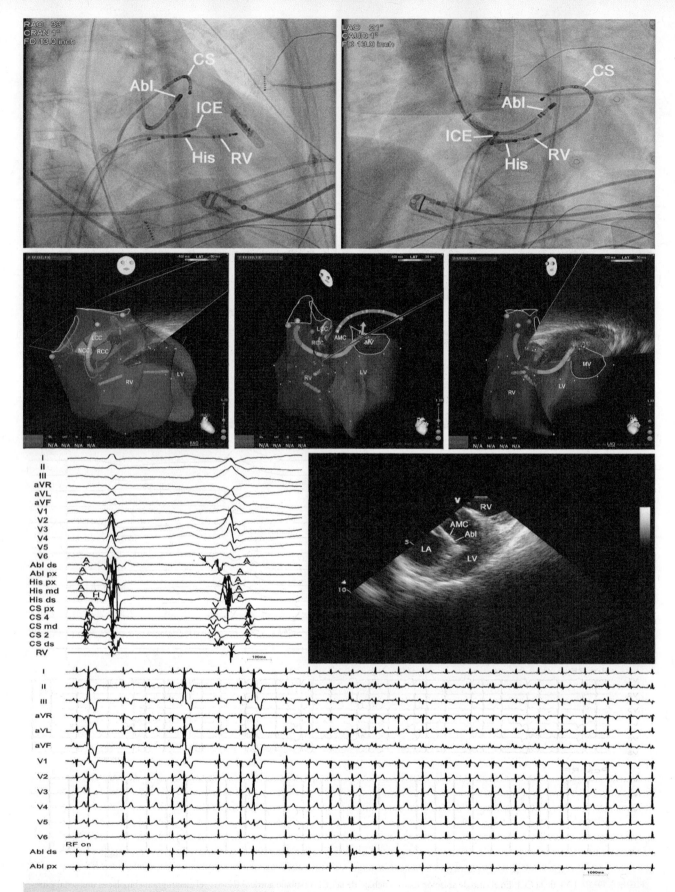

FIGURA 19-20 DVP de la continuidad aortomitral. En el sitio de la ablación, el electrograma bipolar precede por 35 ms la aparición de la DVP (*flecha*). Se registra un pequeño electrograma auricular. La aplicación de energía de RF causa la desaparición de las DVP. Abl: ablación; AMC: continuidad aortomitral; CS: seno coronario; ds: distal; ICE: ecocardiografía intracardíaca; LA: aurícula izquierda; LCC: cúspide coronaria izquierda; LV: ventrículo izquierdo; md: medio; MV: válvula mitral; NCC: cúspide no coronaria; px: proximal; RCC: cúspide coronaria derecha; *RF on*: RF encendida; RV: ventrículo derecho.

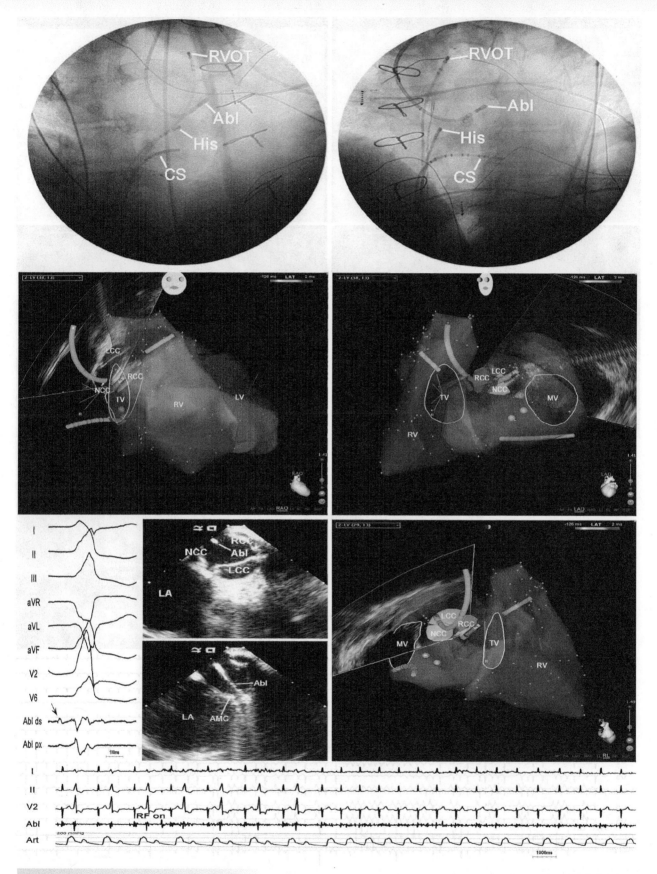

FIGURA 19-21 DVP de la continuidad aortomitral. En el sitio de ablación exitosa (*marcas rojas*), el electrograma bipolar muestra un potencial presistólico temprano (precede el inicio de la DVP por 80 ms) (*flecha*). La aplicación de energía de RF causa la desaparición de las DVP en 6.7 s. Abl: ablación; AMC: continuidad aortomitral; CS: seno coronario; ds: distal; LA: aurícula izquierda; LCC: cúspide coronaria izquierda; LV: ventrículo izquierdo; MV: válvula mitral; NCC: cúspide no coronaria; px: proximal; RCC: cúspide coronaria derecha; *RF on*: RF encendida; RV: ventrículo derecho; RVOT: infundíbulo derecho; TV: válvula tricúspide.

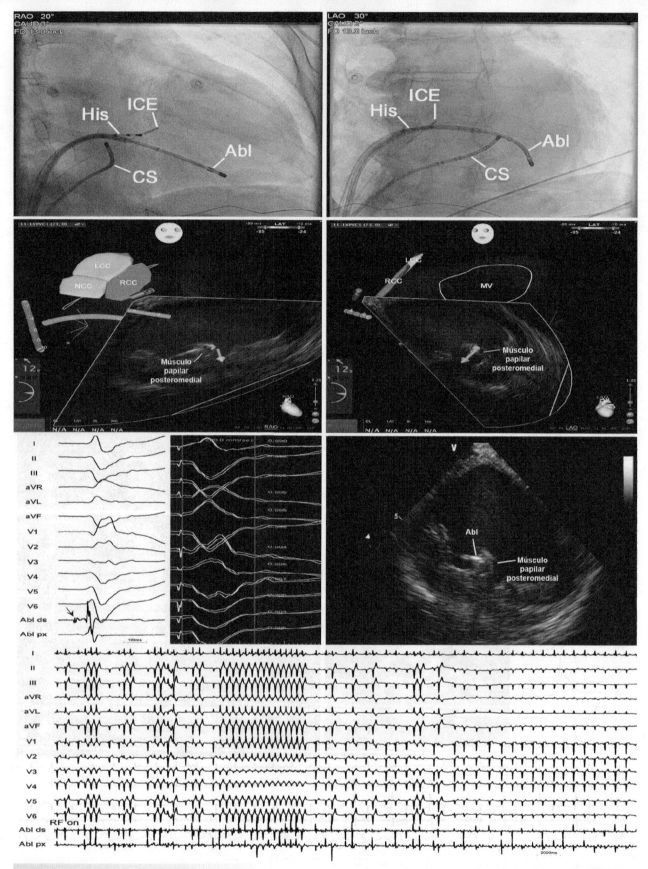

FIGURA 19-22 DVP del MPPM. En el sitio de ablación exitosa, el electrograma bipolar muestra un potencial presistólico temprano que precede el inicio de la DVP por 48 ms (*flecha*). La puntuación de la topoestimulación es del 99%. La aplicación de energía de RF causa una ráfaga de taquicardia ventricular seguida de inactividad. Abl: ablación; CS: seno coronario; ds: distal; ICE: ecocardiografía intracardíaca; LCC: cúspide coronaria izquierda; MV: válvula mitral; NCC: cúspide no coronaria; px: proximal; RCC: cúspide coronaria derecha; *RF on:* RF encendida.

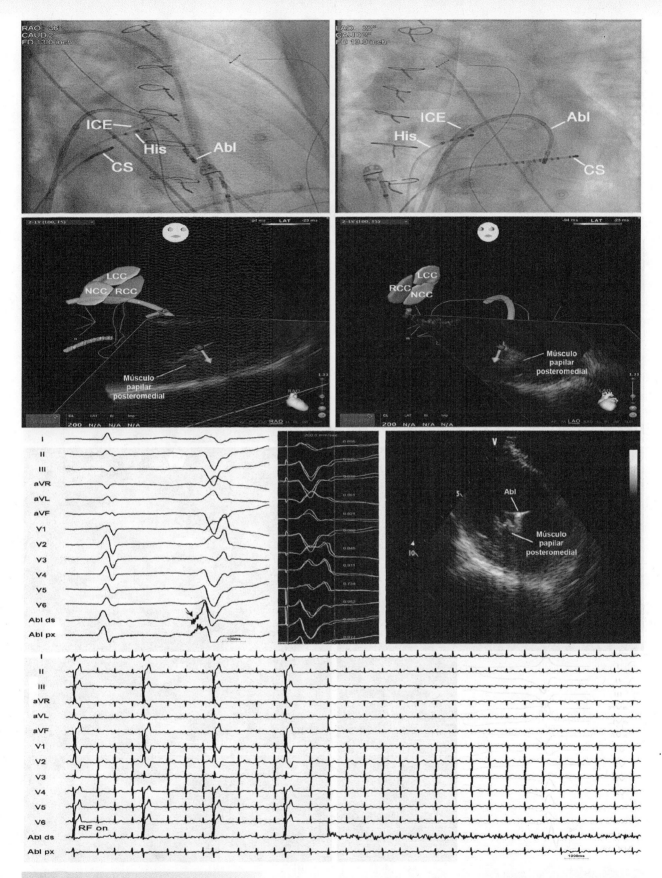

FIGURA 19-23 DVP del MPPM. En el sitio de ablación exitosa (*marca roja*), el electrograma bipolar está muy fraccionado y precede la aparición de las DVP por 26 ms. La puntuación de la topoestimulación es del 93%. La aplicación de energía de RF causa la desaparición de las DVP. Abl: ablación; CS: seno coronario; ds: distal; ICE: ecocardiografía intracardíaca; LCC: cúspide coronaria izquierda; NCC: cúspide no coronaria; px: proximal; RCC: cúspide coronaria derecha; *RF on:* RF encendida.

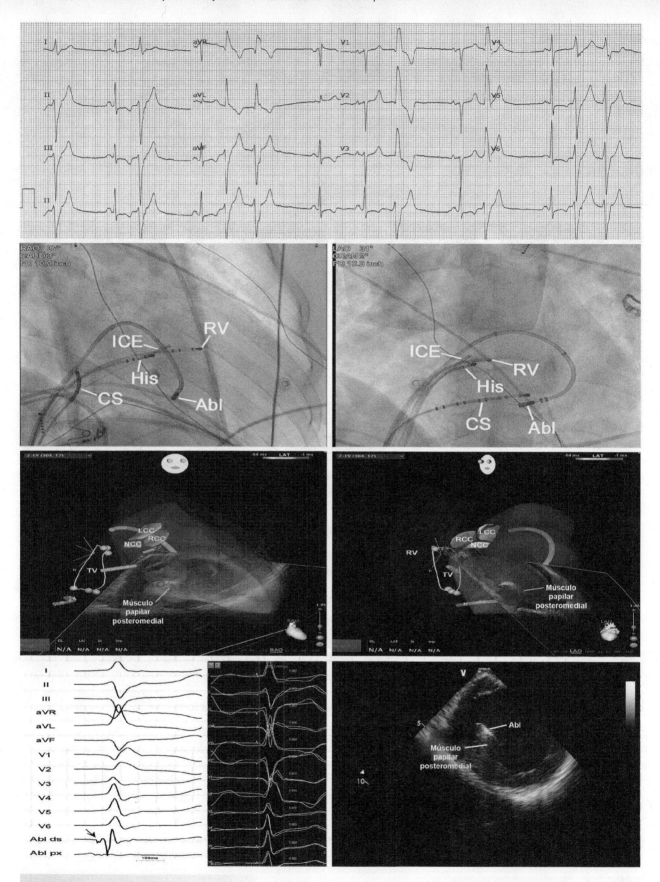

FIGURA 19-24 DVP del MPPM. Las DVP muestran un BRD (qR en V1)/eje superior izquierdo. En el sitio de ablación exitosa, el electrograma bipolar muestra un pequeño potencial presistólico que precede el inicio de la DVP por 24 ms (*flecha*). La puntuación de la topoestimulación es del 97%. Abl: ablación; CS: seno coronario; ds: distal; ICE: ecocardiografía intracardíaca; LCC: cúspide coronaria izquierda; NCC: cúspide no coronaria; px: proximal; RCC: cúspide coronaria derecha; RV: ventrículo derecho; TV: válvula tricúspide.

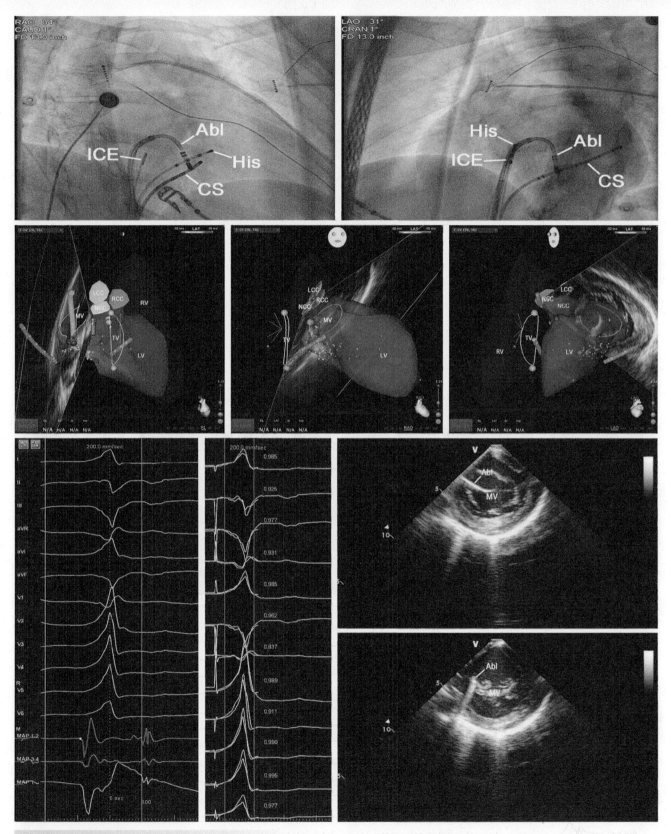

FIGURA 19-25 DVP de la válvula mitral. En el sitio de ablación exitosa (*marcas rojas*) a lo largo de la válvula mitral posteroseptal, el electrograma bipolar precede por 15 ms el inicio de la DVP, el electrograma unipolar es «QS» y la puntuación de la topoestimulación es del 96%. Abl: ablación; CS: seno coronario; ICE: ecocardiografía intracardíaca; LCC: cúspide coronaria izquierda; LV: ventrículo izquierdo; MV: válvula mitral; NCC: cúspide no coronaria; RCC: cúspide coronaria derecha; RV: ventrículo derecho; TV: válvula tricúspide.

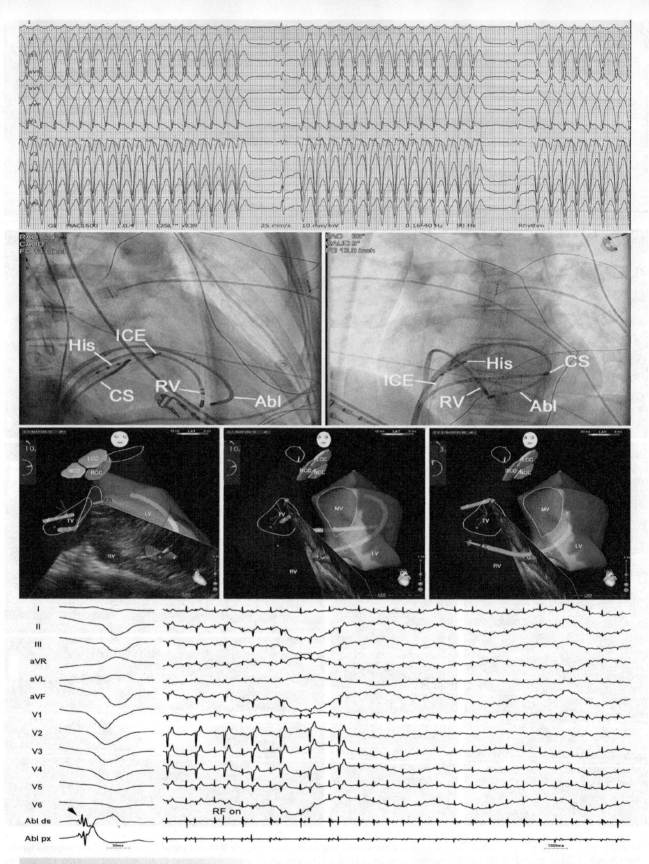

FIGURA 19-26 TV apical del ventrículo izquierdo procedente de una comunicación interventricular (CIV). Las salvas largas de TV rápida muestran concordancia precordial negativa y un eje superior izquierdo. El sitio de ablación exitosa (*marcas rojas*) se encontró en la boca de la CIV en el lado del VI donde los electrogramas bipolares preceden el inicio de la TV por 15 ms (*flecha*). La aplicación de energía de RF causa la desaparición de las DVP focales idénticas en 4.9 s. Se puede empujar el catéter de ablación a través de la CIV hacia el VD. Abl: ablación; CS: seno coronario; ds: distal; ICE: ecocardiografía intracardíaca; LCC: cúspide coronaria izquierda; MV: válvula mitral; NCC: cúspide no coronaria; px: proximal; RCC: cúspide coronaria derecha; *RF on:* RF encendida; RV: ventrículo derecho; TV: válvula tricúspide.

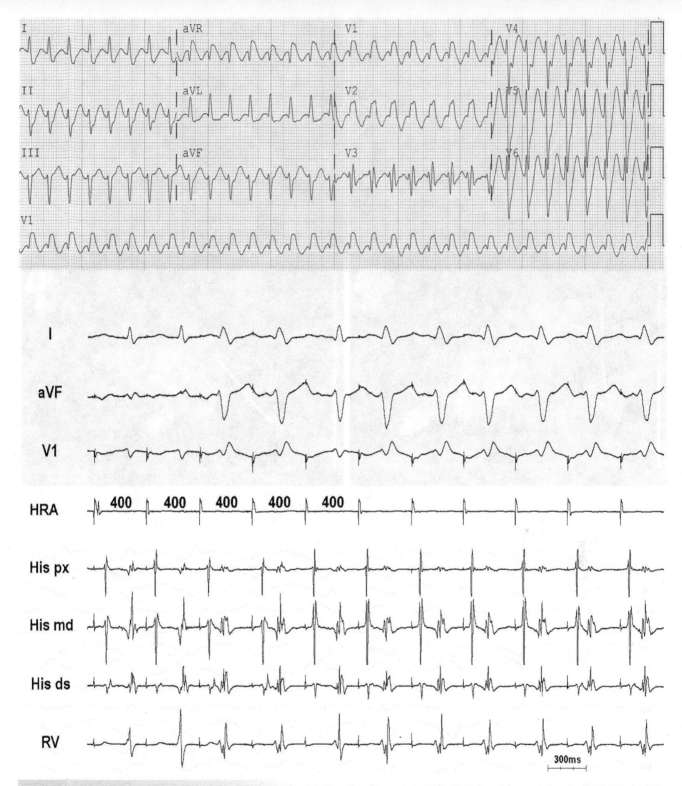

FIGURA 19-27 TV idiopática del ventrículo izquierdo (TV de Belhassen). La TV muestra un BRD/eje superior izquierdo que imita una taquicardia supra-ventricular con BRD/BFAI. La inducción mediante estimulación auricular rápida es exclusiva de este tipo de TV debido a su origen en o cerca del fascículo posterior izquierdo. HRA: aurícula derecha alta; RV: ventrículo derecho.

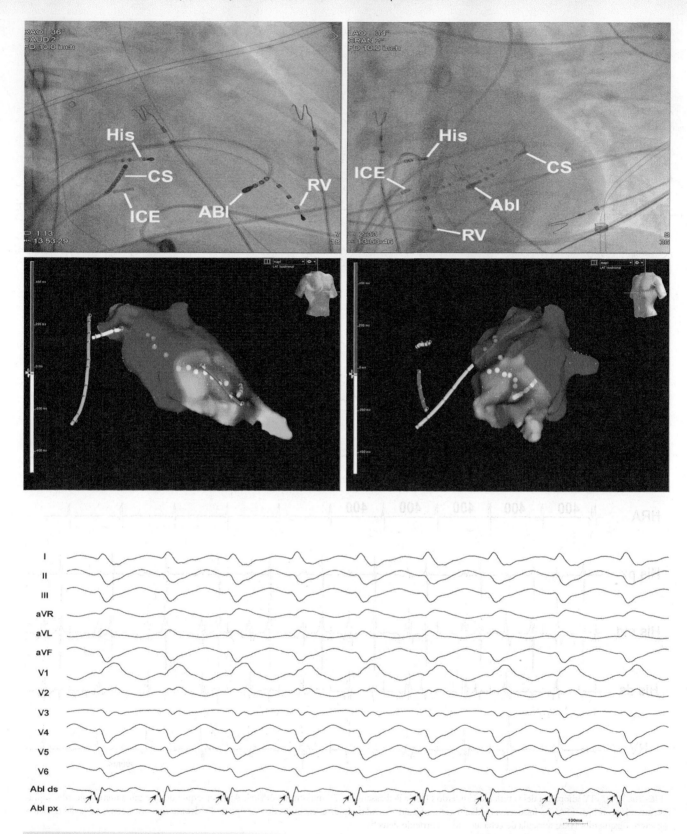

FIGURA 19-28 TV idiopática del ventrículo izquierdo. En el sitio de ablación exitosa a lo largo de la cara inferior del tabique cerca del ápice (*blanco*), se registran potenciales de Purkinje (*flechas*) durante la TV. Las marcas amarillas indican potenciales de Purkinje. Abl: ablación; CS: seno coronario; ds: distal; ICE: ecocardiografía intracardíaca; px: proximal; RV: ventrículo derecho.

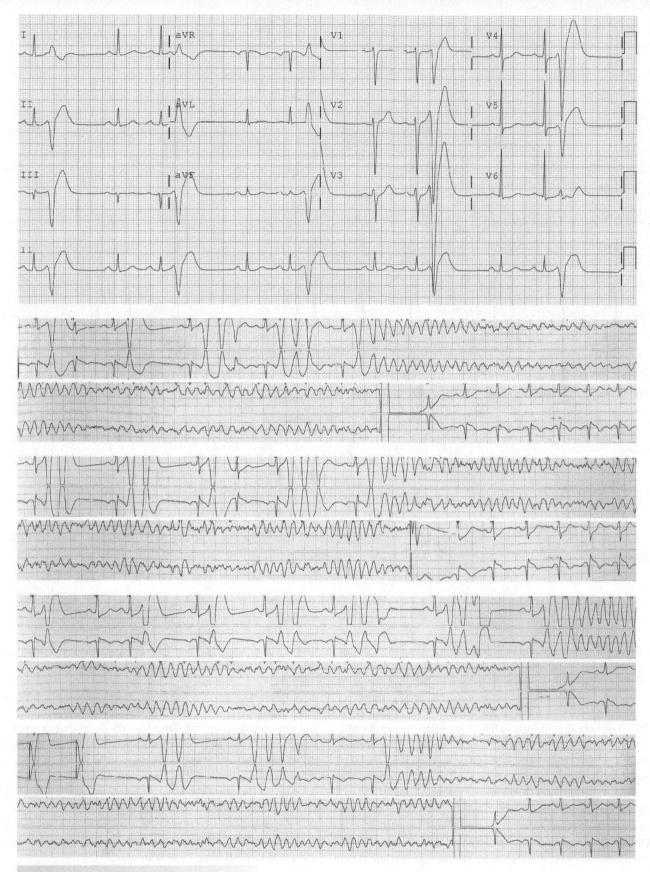

FIGURA 19-29 FV idiopática (DVP en la banda moderadora). Las frecuentes DVP de acoplamiento corto (260 ms) muestran un BRI/eje superior izquierdo y transición precordial en V5-V6. Estas DVP acopladas cortas desencadenan numerosos episodios de FV que requieren de una desfibrilación externa.

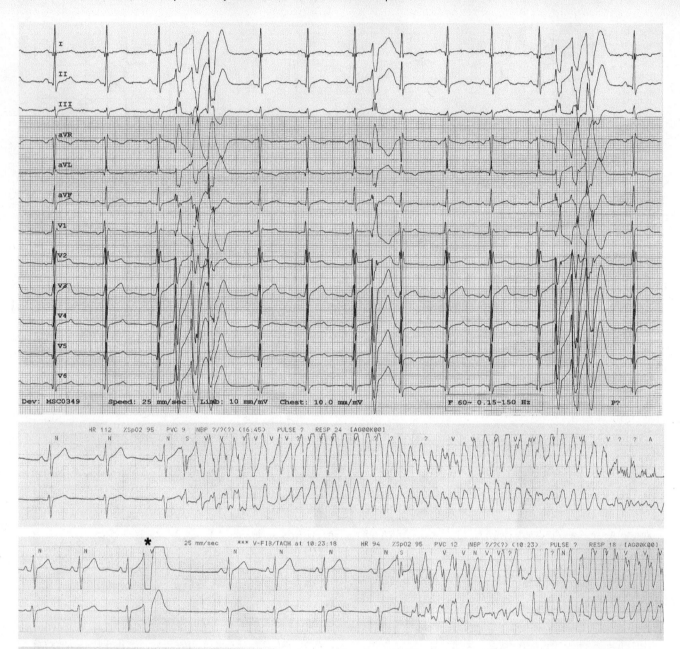

FIGURA 19-30 FV idiopática (DVP fasciculares izquierdas). Las DVP frecuentes y de acoplamiento corto (280 ms) son relativamente estrechas y muestran un BRD/eje superior derecho. Los episodios de numerosas FV son desencadenados por estas DVP con período de acoplamiento corto. Obsérvese que también hay DVP de BRI/eje superior izquierdo de acoplamiento corto (*asterisco*).

del VD muestra *1)* morfología de BRI, *2)* transición precordial tardía (> V4) y *3)* eje superior izquierdo.[45] Estas fuentes desencadenantes pueden ser mapeadas y lisadas identificando el electrograma más temprano en relación con el inicio de la DVP iniciadora (figs. 19-31 a 19-33). Los potenciales de Purkinje que preceden la activación ventricular durante el desencadenamiento de las DVP indican un origen en el sistema de Purkinje. Durante el ritmo sinusal, los potenciales de Purkinje que preceden el electrograma ventricular local por > 15 ms y < 15 ms indican la activación de los fascículos de Purkinje proxi-

mal y distal, respectivamente. Tanto los focos de Purkinje de acoplamiento corto que caen en el período vulnerable como la reentrada del músculo de Purkinje con interrupción de la onda (mecanismos putativos de inicio de la FV) se tratan mediante la ablación selectiva de la red de Purkinje. La ausencia de potenciales de Purkinje en el sitio de la activación ventricular más temprana durante el inicio de las DVP sugiere un origen en el músculo ventricular.[59-61] La aplicación de energía de RF a los desencadenantes de Purkinje puede dar lugar a una exacerbación transitoria de la arritmia.[60]

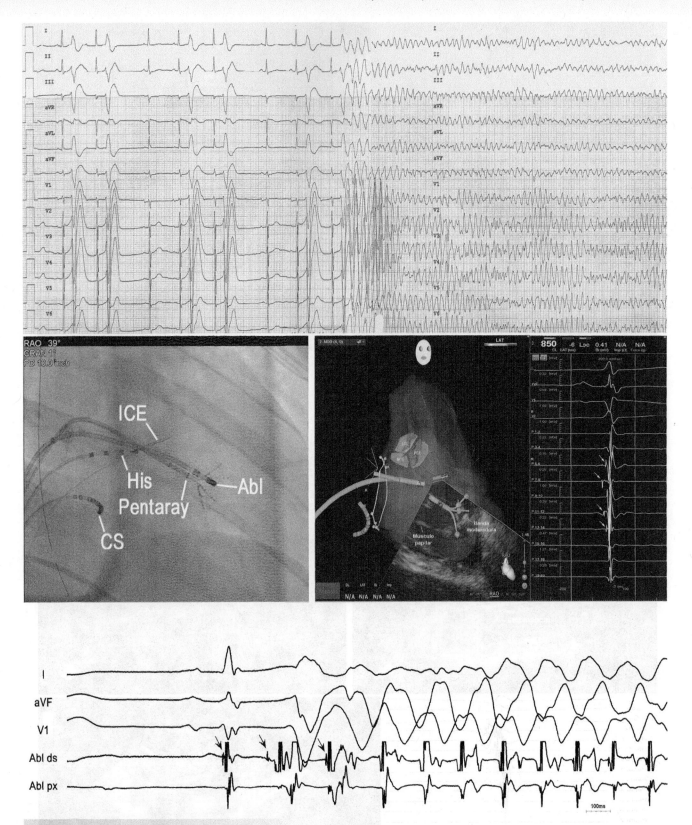

FIGURA 19-31 FV idiopática (no TV) (DVP de la banda moderadora). Las DVP frecuentes y de acoplamiento corto (240 ms) con BRI/eje superior izquierdo y transición en > V6 desencadenan una FV. La ablación exitosa se dirigió a los potenciales de Purkinje (*marcas amarillas, flechas blancas*) a lo largo de la banda moderadora (complejo muscular papilar anterior), uno de los cuales se observó durante el ritmo sinusal que precedió por 103 ms el desencadenamiento de las DVP (*flechas negras*). La ablación causó un BRD pero suprimió todos los episodios de FV. Abl: ablación; CS: seno coronario; ds: distal; ICE: ecocardiografía intracardíaca; LCC: cúspide coronaria izquierda; NCC: cúspide no coronaria; px: proximal; RCC: cúspide coronaria derecha.

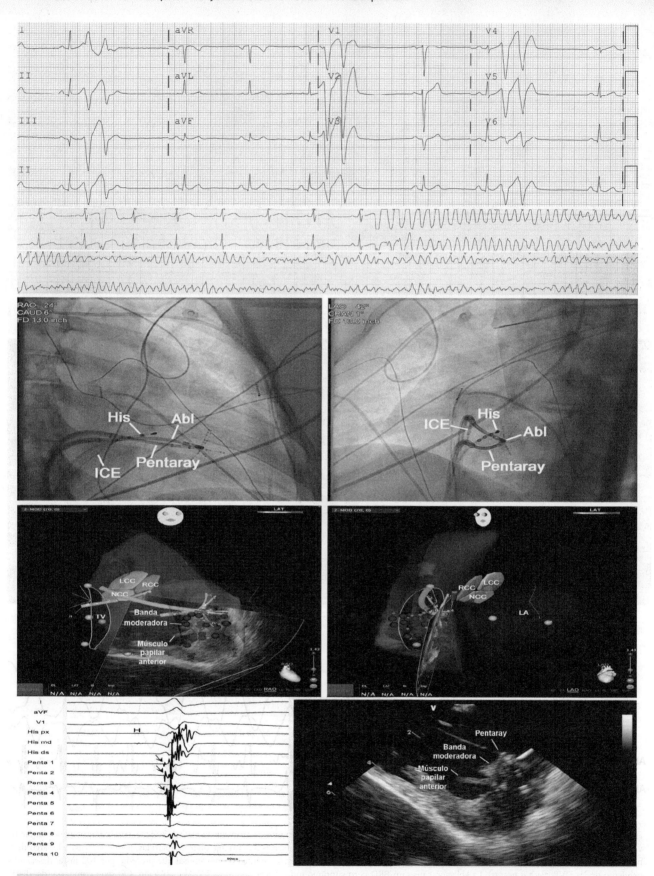

FIGURA 19-32 FV idiopática (DVP en la banda moderadora). DVP frecuentes de acoplamiento corto (270 ms) con un BRI/eje superior izquierdo y transición en V6 desencadenan una FV. La ablación exitosa (*marcas rojas*) fue dirigida hacia los potenciales de Purkinje (*marcas amarillas, flechas negras*) a lo largo del complejo banda moderadora-músculo papilar anterior. Abl: ablación; ds: distal; ICE: ecocardiografía intracardíaca; LCC: cúspide coronaria izquierda; md: medio; NCC: cúspide no coronaria; px: proximal; RCC: cúspide coronaria derecha; TV: válvula tricúspide.

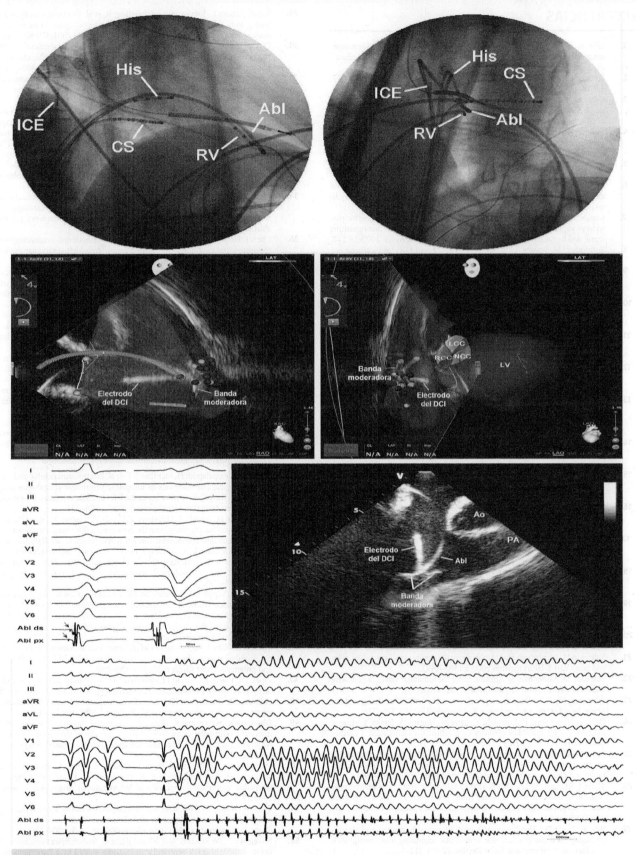

FIGURA 19-33 FV idiopática (DVP en la banda moderadora). Las DVP de acoplamiento corto tienen un BRI/eje superior izquierdo y transición en V5. La ablación exitosa (*marcas rojas*) fue dirigida a los potenciales de Purkinje (*marcas amarillas*) a lo largo del complejo banda moderadora-músculo papilar anterior. Los potenciales de Purkinje se registran durante el ritmo sinusal (*flechas*), donde la activación ventricular local precede por 28 ms la aparición de la DVP. Abl: ablación; CS: seno coronario; DCI: desfibrilador cardioversor lmplantable; ICE: ecocardiografía intracardíaca; LCC: cúspide coronaria izquierda; LV: ventrículo izquierdo; NCC: cúspide no coronaria; PA: arteria pulmonar; RCC: cúspide coronaria derecha; RV: ventrículo derecho.

REFERENCIAS

1. Lerman BB, Belardinelli L, West GA, Berne RM, DiMarco JP. Adenosine-sensitive ventricular tachycardia: evidence suggesting cyclic AMP-mediated triggered activity. Circulation 1986;74:270–280.

2. Lerman BB. Mechanism of outflow tract tachycardia. Heart Rhythm 2007; 4:973–976.

3. Gami AS, Noheria A, Lachman N, et al. Anatomical correlates relevant to ablation above the semilunar valves for the cardiac electrophysiologist: a study of 603 hearts. J Interv Card Electrophysiol 2011;30:5–15.

4. Yamada T, Litovsky SH, Kay GN. The left ventricular ostium: an anatomic concept relevant to idiopathic ventricular arrhythmias. Circ Arrhythm Electrophysiol 2008;1:396–404.

5. Enriquez A, Malavassi F, Saenz LC, et al. How to map and ablate left ventricular summit arrhythmias. Heart Rhythm 2017;14:141–148.

6. Kim RJ, Iwai S, Markowitz SM, Shah BK, Stein KM, Lerman BB. Clinical and electrophysiological spectrum of idiopathic ventricular outflow tract arrhythmias. J Am Coll Cardiol 2007;49:2035–2043.

7. Dixit S, Gerstenfeld EP, Callans DJ, Marchlinski FE. Electrocardiographic patterns of superior right ventricular outflow tract tachycardias: distinguishing septal and free wall sites of origin. J Cardiovasc Electrophysiol 2003;14:1–7.

8. Rodriquez LM, Smeets JLRM, Weide A, et al. 12 lead ECG for localizing origin of idiopathic ventricular tachycardia [abstract]. Circulation 1998;88:643.

9. Joshi S, Wilber DJ. Ablation of idiopathic right ventricular outflow tract tachycardia: current perspectives. J Cardiovasc Electrophysiol 2005;16: S52–S58.

10. Stevenson WG, Nademanee K, Weiss JN, Wiener I. Treatment of catecholamine-sensitive right ventricular tachycardia by endocardial catheter ablation. J Am Coll Cardiol 1990;16:752–755.

11. Klein LS, Shih H, Hackett FK, Zipes DP, Miles WM. Radiofrequency catheter ablation of ventricular tachycardia in patients without structural heart disease. Circulation 1992;85:1666–1674.

12. Coggins DL, Lee RJ, Sweeney J, et al. Radiofrequency catheter ablation as a cure for idiopathic tachycardia of both left and right ventricular origin. J Am Coll Cardiol 1994;23:1333–1341.

13. Liao Z, Zhan X, Wu S, et al. Idiopathic ventricular arrhythmias originating from the pulmonary sinus cusp: prevalence, electrocardiographic/electrophysiological characteristics, and catheter ablation. J Am Coll Cardiol 2015;66:2633–2644.

14. Zhang J, Tang C, Zhang Y, Su X. Pulmonary sinus cusp mapping and ablation: a new concept and approach for idiopathic right ventricular outflow tract arrhythmias. Heart Rhythm 2018;15:38–45.

15. Sekiguchi Y, Aonuma K, Takahashi A, et al. Electrocardiographic and electrophysiologic characteristics of ventricular tachycardia originating within the pulmonary artery. J Am Coll Cardiol 2005;45:887–895.

16. Srivathsan KS, Bunch TJ, Asirvatham SJ, et al. Mechanism and utility of discrete great arterial potentials in the ablation of outflow tract ventricular arrhythmias. Circ Arrhythm Electrophysiol 2008;1:30–38.

17. Timmermans C, Rodriguez L, Crijns H, Moorman A, Wellens H. Idiopathic left bundle-branch-shaped ventricular tachycardia may originate above the pulmonary valve. Circulation 2003;108:1960–1967.

18. Betensky BP, Park RE, Marchlinski FE, et al. The V(2) transition ratio: a new electrocardiographic criterion for distinguishing left from right ventricular outflow tract tachycardia origin. J Am Coll Cardiol 2011;57:2255–2262.

19. Tanner H, Hindricks G, Schirdewahn P, et al. Outflow tract tachycardia with R/S transition in lead V3: six different anatomic approaches for successful ablation. J Am Coll Cardiol 2005;45:418–423.

20. Bala R, Marchlinski FE. Electrocardiographic recognition and ablation of outflow tract ventricular tachycardia. Heart Rhythm 2007;4:366–370.

21. Suleiman M, Asirvatham SJ. Ablation above the semilunar valves: when, why, and how? Part I. Heart Rhythm 2008;5:1485–1492.

22. Suleiman M, Asirvatham SJ. Ablation above the semilunar valves: when, why, and how? Part II. Heart Rhythm 2008;5:1625–1630.

23. Tabatabaei N, Asirvatham SJ. Supravalvular arrhythmia: identifying and ablating the substrate. Circ Arrhythm Electrophysiol 2009;2:316–326.

24. Hachiya H, Aonuma K, Yamauchi Y, Igawa M, Nogami A, Iesaka Y. How to diagnose, locate and ablate coronary cusp ventricular tachycardia. J Cardiovasc Electrophysiol 2002;13:551–556.

25. Lin D, Ilkhanoff L, Gerstenfeld E, et al. Twelve-lead electrocardiographic characteristics of the aortic cusp region guided by intracardiac echocardiography and electroanatomic mapping. Heart Rhythm 2008;5:663–669.

26. Wang Y, Liang Z, Wu S, Han Z, Ren X. Idiopathic ventricular arrhythmias originating from the right coronary sinus: prevalence, electrocardiographic and electrophysiological characteristics, and catheter ablation. Heart Rhythm 2018;15:81–89.

27. Bala R, Garcia FC, Hutchinson MD, et al. Electrocardiographic and electrophysiologic features of ventricular arrhythmias originating from the right/left coronary cusp commissure. Heart Rhythm 2010;7:312–322.

28. Callans DJ, Menz V, Schwartzman D, Gottlieb CD, Marchlinski FE. Repetitive monomorphic tachycardia from the left ventricular outflow tract: electrocardiographic patterns consistent with a left ventricular site of origin. J Am Coll Cardiol 1997;29:1023–1027.

29. Kanagaratnam L, Tomassoni G, Schweikert R, et al. Ventricular tachycardias arising from the aortic sinus of Valsalva: an under-recognized variant of left outflow tract ventricular tachycardia. J Am Coll Cardiol 2001;37:1408–1414.

30. Ouyang F, Fotuhi P, Ho SY, et al. Repetitive monomorphic ventricular tachycardia originating from the aortic sinus cusp: electrocardiographic characterization for guiding catheter ablation. J Am Coll Cardiol 2002;39:500–508.

31. Yamada T, Murakami Y, Yoshida N, et al. Preferential conduction across the ventricular outflow septum in ventricular arrhythmias originating from the aortic sinus cusp. J Am Coll Cardiol 2007;50:884–891.

32. Yamada T, Yoshida N, Murakami Y, et al. Electrocardiographic characteristics of ventricular arrhythmias originating from the junction of the left and right coronary sinuses of Valsalva in the aorta: the activation pattern as a rationale for the electrocardiographic characteristics. Heart Rhythm 2008;5:184–192.

33. Yamada T, McElderry HT, Okada T, et al. Idiopathic left ventricular arrhythmias originating adjacent to the left aortic sinus of Valsalva: electrophysiological rationale for the surface electrocardiogram. J Cardiovasc Electrophysiol 2010;21:170–176.

34. Yamada T, McElderry T, Doppalapudi H, et al. Idiopathic ventricular arrhythmias originating from the aortic root prevalence, electrocardiographic and electrophysiologic characteristics, and results of radiofrequency catheter ablation. J Am Coll Cardiol 2008;52:139–147.

35. Chen J, Hoff PI, Rossvoll O, et al. Ventricular arrhythmias originating from the aortomitral continuity: an uncommon variant of left ventricular outflow tract tachycardia. Europace 2012;14:388–395.

36. Yamada T, Lau YR, Litovsky SH, et al. Prevalence and clinical, electrocardiographic, and electrophysiologic characteristics of ventricular arrhythmias originating from the noncoronary sinus of Valsalva. Heart Rhythm 2013;10:1605–1612.

37. Daniels DV, Lu YY, Morton JB, et al. Idiopathic epicardial left ventricular tachycardia originating remote from the sinus of Valsalva: electrophysiological characteristics, catheter ablation, and identification from the 12-lead electrocardiogram. Circulation 2006;113:1659–1666.

38. Berruezo A, Mont L, Nava S, Chueca E, Bartholomay E, Brugada J. Electrocardiographic recognition of the epicardial origin of ventricular tachycardias. Circulation 2004;109:1842–1847.

39. Efimova E, Dinov B, Acou WJ, et al. Differentiating the origin of outflow tract ventricular tachycardia arrhythmia using a simple, novel approach. Heart Rhythm 2015;12:1534–1540.

40. Yamada T, Doppalapudi H, McElderry HT, et al. Idiopathic ventricular arrhythmias originating from the papillary muscles in the left ventricle: prevalence, electrocardiographic and electrophysiological characteristics, and results of the radiofrequency catheter ablation. J Cardiovasc Electrophysiol 2010;21:62–69.

41. Yamada T, Doppalapudi H, McElderry T, et al. Electrocardiographic and electrophysiological characteristics in idiopathic ventricular arrhythmias originating from the papillary muscles in the left ventricle: relevance for catheter ablation. Circ Arrhythm Electrophysiol 2010;3:324–331.

42. Doppalapudi H, Yamada T, McElderry T, Plumb VJ, Ebstein AE, Kay GN. Ventricular tachycardia originating from the posterior papillary muscle in the left ventricle: a distinct clinical syndrome. Circ Arrhythm Electrophysiol 2008;1:23–29.

43. Santoro F, Di Biase L, Hranitzky P, et al. Ventricular tachycardia originating from the septal papillary muscle of the right ventricle: electrocardiographic and electrophysiological characteristics. J Cardiovasc Electrophysiol 2015;26:145–150.

44. Enriquez A, Supple GE, Marchlinski FE, Garcia FC. How to map and ablate papillary muscle ventricular arrhythmias. Heart Rhythm 2017;14:1721–1728.

45. Sadek MM, Benhayon D, Sureddi R, et al. Idiopathic ventricular arrhythmias originating from the moderator band: electrocardiographic characteristics and treatment by catheter ablation. Heart Rhythm 2015;12:67–75.

46. Wasmer K, Kobe J, Dechering DG, et al. Ventricular arrhythmias from the mitral annulus: patient characteristics, electrophysiological findings, ablation, and prognosis. Heart Rhythm 2013;10:783–788.

47. Zipes, DP, Foster PR, Troup PJ, Pedersen DH. Atrial induction of ventricular tachycardia: reentry versus triggered automaticity. Am J Cardiol 1979;44:1–8.

48. Belhassen B, Rotmensch HH, Laniado S. Response of recurrent sustained ventricular tachycardia to verapamil. Br Heart J 1981;46:679–682.

49. Okumura K, Matsuyama K, Miyagi H, Tsuchiya T, Yasue H. Entrainment of idiopathic ventricular tachycardia of left ventricular origin with evidence for reentry with an area of slow conduction and effect of verapamil. Am J Cardiol 1988;62:727–732.

50. Okumura K, Yamabe H, Tsuchiya T, Tabuchi T, Iwasa A, Yasue H. Characteristics of slow conduction zone demonstrated during entrainment of idiopathic ventricular tachycardia of left ventricular origin. Am J Cardiol 1996;77:379–383.

51. Talib AK, Nogami A, Nishiuchi S, et al. Verapamil-sensitive upper septal idiopathic left ventricular tachycardia: prevalence, mechanism, and electrophysiological characteristics. JACC Clin Electrophysiol 2015;1:369–380.

52. Nakagawa H, Beckman K, McClelland JH, et al. Radiofrequency catheter ablation of idiopathic left ventricular tachycardia guided by a Purkinje potential. Circulation 1993;88:2607–2617.

53. Wen M, Yeh S, Wang C, Lin F, Chen I, Wu D. Radiofrequency ablation therapy in idiopathic left ventricular tachycardia with no obvious structural heart disease. Circulation 1994;89:1690–1696.

54. Tsuchiya T, Okumura K, Honda T, et al. Significance of late diastolic potential preceding Purkinje potential in verapamil-sensitive idiopathic left ventricular tachycardia. Circulation 1999;99:2408–2413.

55. Zhan H, Liang Y, Xue Y, et al. A new electrophysiologic observation in patients with idiopathic left ventricular tachycardia. Heart Rhythm 2016;13:1460–1467.

56. Zhan XZ, Liang YH, Xue YM, et al. A new electrophysiologic observation in patients with idiopathic left ventricular tachycardia. Heart Rhythm 2016;13:1460–1467.

57. Leenhardt A, Glaser E, Burguera M, Nürnberg M, Maison-Blanche P, Coumel P. Short-coupled variant of torsade de pointes. A new electrocardiographic entity in the spectrum of idiopathic ventricular tachyarrhythmias. Circulation 1994;898:206–215.

58. Haïssaguerre M, Shah DC, Jaïs P, et al. Role of Purkinje conducting system in triggering of idiopathic ventricular fibrillation. Lancet 2002;359:677–678.

59. Noda T, Shimizu W, Taguchi A, et al. Malignant entity of idiopathic ventricular fibrillation and polymorphic ventricular tachycardia initiated by premature extrasystoles originating from the right ventricular outflow tract. J Am Coll Cardiol 2005;46:1288–1294.

60. Haïssaguerre M, Shoda M, Jaïs P, et al. Mapping and ablation of idiopathic ventricular fibrillation. Circulation 2002;106:962–967.

61. Nogami A, Sugiyasu A, Kubota S, Kato K. Mapping and ablation of idiopathic ventricular fibrillation from the Purkinje system. Heart Rhythm 2005;2:646–649.

62. Santoro F, Di Biase L, Hranitzky P, et al. Ventricular fibrillation triggered by PVCs from papillary muscles: clinical features and ablation. J Cardiovasc Electrophysiol 2014;35:1158–1164.

63. Ho RT, Frisch DR, Greenspon AJ. Idiopathic ventricular fibrillation ablation facilitated by PENTARAY mapping of the moderator band. JACC Clin Electrophysiol 2017;3:313–314.

20 Ablación de la taquicardia ventricular cicatricial

Introducción

Además del desfibrilador cardioversor implantable, la ablación con catéter desempeña un papel importante en el tratamiento de los pacientes con taquicardia ventricular (TV) relacionada con cicatrices.

El objetivo de este capítulo es:

1. Describir el circuito de macrorreentrada para la TV relacionada con cicatrices.
2. Localizar el sitio de salida de la TV mediante el electrocardiograma (ECG) de 12 derivaciones.
3. Analizar las técnicas de mapeo (cartografía) y los criterios de localización para la ablación.

CIRCUITO DE LA TAQUICARDIA VENTRICULAR

El principal mecanismo subyacente a la TV relacionada con cicatrices es la macrorreentrada. Los ventrículos cicatrizados por enfermedad (p. ej., infarto) o cirugía (p. ej., reparación de tetralogía de Fallot) contienen islas de haces de miocitos supervivientes intercalados entre cicatrices no excitables eléctricamente (CNEE) que crean istmos o zonas de conducción lenta que facilitan la excitación por reentrada.[1-4] Parte integral del circuito de reentrada para la TV es este istmo crítico de conducción lenta protegido por barreras anatómicas o funcionales y es el sitio diana principal de la ablación.[1]

MODELO DE CIRCUITO

Un modelo bidimensional proporciona un marco operativo para guiar la ablación que se enfoca alrededor del istmo crítico (fig. 20-1).[2,4] En el extremo proximal del istmo hay un punto de entrada excitable denominado *sitio de entrada*. En su extremo distal, el sitio de salida proporciona continuidad entre el circuito y el resto del ventrículo. El circuito se completa con bucles dominantes internos o externos que conectan ambos extremos del istmo permitiendo la reentrada, uno de cuyos tipos es la reentrada en forma de «8» (fig. 20-2). La diferencia entre los bucles internos y externos es que los externos conectan los sitios de entrada y salida alrededor de la periferia de la cicatriz, mientras que los internos viajan dentro de la cicatriz y, por lo tanto, están eléctricamente aislados. Durante la TV, el istmo se activa desde la entrada hasta la salida, tras lo cual el frente de onda abandona el circuito para activar el ventrículo. Por lo tanto, la morfología de la TV refleja la localización del sitio de salida del istmo. Los sitios no implicados (*bystander*) adyacentes son canales ciegos o callejones dentro de la cicatriz que se activan pasivamente durante la taquicardia y no son esenciales para el circuito de reentrada. Los circuitos no implicados remotos son sitios no críticos situados fuera del circuito. El istmo es un componente crítico del circuito y, por lo tanto, el sitio diana es un componente crítico del circuito y, por lo tanto, el sitio diana

de la ablación. Cada sitio del circuito se identifica mediante criterios específicos de mapeo de encarrilamiento.

A diferencia de un modelo operativo bidimensional simple, los circuitos de TV reales son estructuras tridimensionales complejas que pueden incluir capas endocárdicas, miocárdicas medias y epicárdicas. El circuito de ciertas enfermedades (p. ej., infarto de miocardio) muestra una predilección por el endocardio, mientras que otras (p. ej., miocardiopatía no isquémica, miocardiopatía arritmógena del ventrículo derecho [VD], sarcoidosis) exhibe una predilección por el miocardio medio y el epicardio.[5] En la TV por infarto, el circuito de macrorreentrada puede abarcar varios centímetros, con una longitud media de los istmos de unos 3 cm. Los sitios de salida tienden a localizarse en la zona fronteriza del infarto (definida por voltajes = 0.5 mV – 1.5 mV), mientras que el istmo central y los sitios de entrada se localizan dentro de la cicatriz densa (< 0.5 mV).[6,7]

ELECTROCARDIOGRAMA DE 12 DERIVACIONES DURANTE LA TV

El ECG de 12 derivaciones proporciona la localización aproximada del sitio de salida de la TV.[8] Dado que la TV surge de la zona limítrofe de un infarto, las ondas Q se conservan durante la taquicardia y reflejan tanto la localización del infarto como el sitio de salida. Las fuerzas QRS terminales en la derivación V1 determinan la morfología del bloqueo de rama (BR) de la TV. La TV con bloqueo de rama izquierda (BRI) (fuerzas terminales negativas en V1) identifica una taquicardia septal izquierda o del VD. La TV con bloqueo de rama derecha (BRD) (fuerzas terminales positivas en V1) indica una taquicardia del ventrículo izquierdo (VI). La TV con un eje superior surge de la pared inferior del ventrículo, mientras que un eje inferior permite identificar un origen anterior o en el infundíbulo (tracto de salida). La TV asociada a infartos inferiores muestra predilección por la base del VI entre el borde del infarto y el anillo mitral (TV submitral), con una zona de conducción lenta paralela al anillo mitral

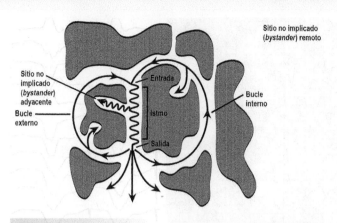

FIGURA 20-1 Reentrada en «8» (bucle doble). El istmo protegido es una región de conducción lenta crítica para el circuito. Los sitios del istmo proximal y distal son la entrada y la salida, respectivamente. El sitio de salida es el punto en el que el frente de onda de activación abandona el circuito para despolarizar los ventrículos y, por lo tanto, determina la morfología de la TV. Los sitios no implicados (*bystander*) se activan pasivamente y no son parte integral de la taquicardia.

y que muestra dos morfologías características: un BRI/eje LS (salida septal) y BRD/eje RS (salida lateral).[9] La concordancia precordial positiva (todos los complejos QRS positivos a través del precordio) indica una TV basal cerca de la válvula mitral. La concordancia precordial negativa (todos los complejos QRS negativos a lo largo del precordio) identifica una TV apical (figs. 20-3 y 20-4).

MAPEO Y ABLACIÓN

El mapeo ventricular puede realizarse tanto durante la TV (mapeo de encarrilamiento) como en el ritmo sinusal/estimulación (ablación basada en sustrato). Dado que el mecanismo de la TV mediada por la cicatriz es la macrorreentrada, pueden registrarse electrogramas discretos durante toda la longitud del ciclo de la TV (LCTV). El objetivo de la ablación es el istmo crítico: zonas proximal (entrada), media (central) y distal (salida) del istmo, que generan potenciales diastólicos de baja amplitud o fraccionados, tempranos, medios y tardíos, respectivamente, durante la TV. Aunque es importante identificar los potenciales diastólicos medios que representan el istmo central,

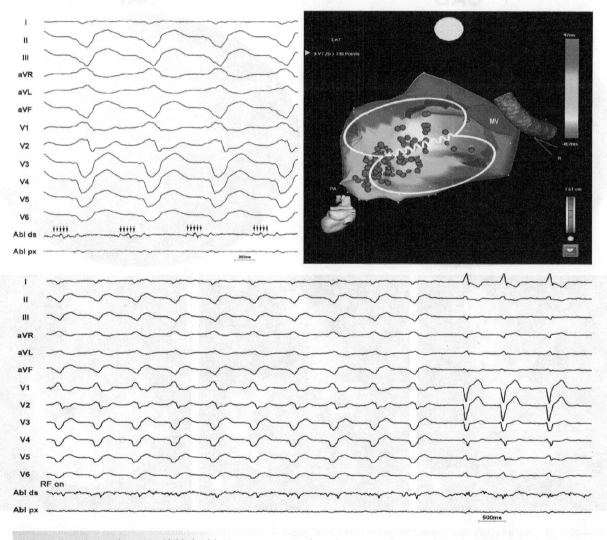

FIGURA 20-2 Reentrada en «8» (doble bucle). Una gran cicatriz inferior (*marcas grises*) crea un istmo crítico de conducción lenta que permite la reentrada en forma de «8». La estimulación temprana (*rojo*) se encuentra con la tardía (*púrpura*) en las caras lateral y septal del anillo mitral. El potencial diastólico medio largo y fragmentado (*flechas*) que representa la activación asincrónica lenta se registra desde el istmo (*línea en zigzag*), donde la energía de radiofrecuencia (RF) puso fin a la TV. Abl: ablación; ds: distal; MV: válvula mitral: PA: arteria pulmonar; px: proximal; *RF on:* RF encendida.

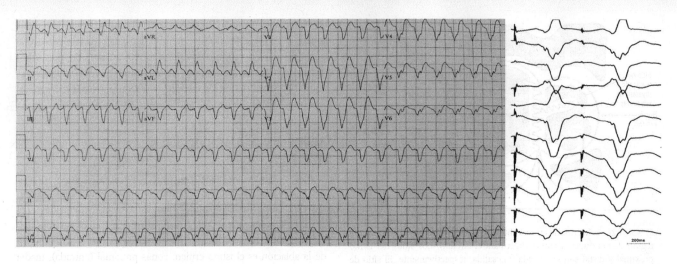

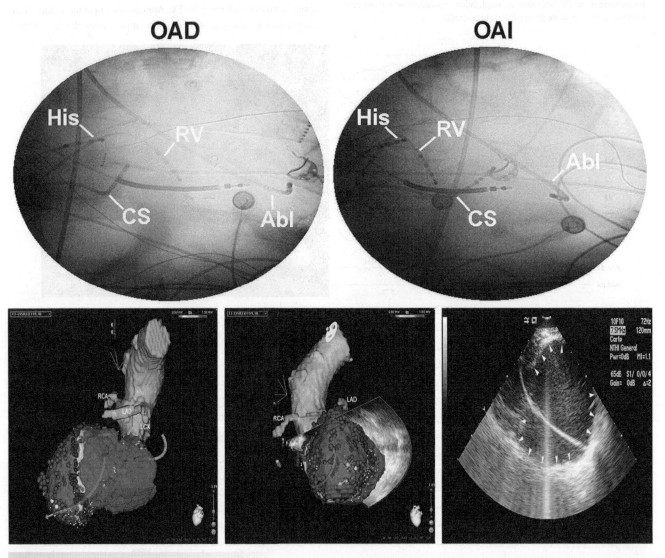

FIGURA 20-3 TV apical del ventrículo izquierdo (concordancia precordial negativa). El mapa electroanatómico de voltaje del ventrículo izquierdo muestra un gran aneurisma apical con abombamiento apical (*puntas de flecha*). La topoestimulación dentro del aneurisma genera un intervalo St-QRS largo y un ECG de 12 derivaciones que coincide con la TV. Las lesiones por ablación (*marcas rojas*) se aplican en estos puntos y circunferencialmente alrededor de la zona limítrofe del aneurisma. Las *marcas grises* indican una CNEE. Abl: ablación; CS: seno coronario; LAD: arteria descendente anterior izquierda; LCX: arteria circunfleja izquierda; OAD: oblicua anterior derecha; OAI: oblicua anterior izquierda; RCA: arteria coronaria derecha; RV: ventrículo derecho.

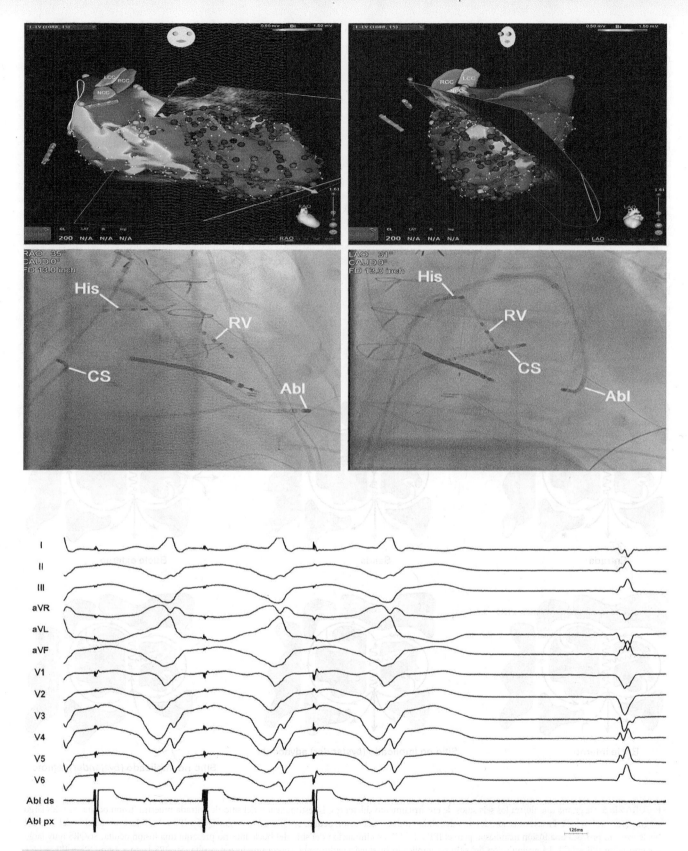

FIGURA 20-4 TV apical del ventrículo izquierdo (concordancia precordial negativa). El mapa electroanatómico del voltaje del ventrículo izquierdo muestra un gran aneurisma apical. La topoestimulación desde el ápice del ventrículo izquierdo genera un intervalo St-QRS largo con concordancia precordial negativa a pesar de la ausencia de un electrograma visible durante el ritmo sinusal. Las lesiones ablativas (*marcas rojas*) se aplican en este sitio y en todo el aneurisma. Las *marcas grises* muestran una CNEE y las *negras*, potenciales tardíos (PT). Abl: ablación; CS: seno coronario; ds: distal; LCC: cúspide coronaria izquierda; NCC: cúspide no coronaria: px: proximal; RCC: cúspide coronaria derecha; RV: ventrículo derecho.

no son específicos del istmo crítico y pueden registrarse en sitios no implicados (*bystander*) adyacentes. Por lo tanto, debe realizarse un mapeo de encarrilamiento junto con un mapeo de activación para determinar el valor del sitio de registro para el circuito de reentrada.

MAPEO DE ENCARRILAMIENTO

El mapeo de encarrilamiento es una valiosa maniobra de estimulación que permite identificar los componentes funcionales del circuito de taquicardia y los diferencia de los sitios no implicados (fig. 20-5).[10-13] Durante la TV, los estímulos se administran a una longitud de ciclo 10 a 20 ms más corta que la longitud de ciclo de la TV. Es imperativo confirmar que los estímulos realmente capturan el ventrículo y aceleran la TV a la longitud del ciclo de estimulación (fig. 20-6). Los estímulos que penetran en el circuito y provocan una taquicardia dan lugar a frentes de onda ortodrómicos y antidrómicos. El frente de onda antidrómico del primer estímulo choca con la taquicardia, mientras que su homólogo ortodrómico hace avanzar el circuito. Con la continuación de la estimulación, el frente de onda ortodrómico de cada estímulo (*n*) hace avanzar la taquicardia y colisiona con el frente de onda antidrómico del estímulo subsiguiente

(*n* + 1) (reciclaje continuo). Cuando se detiene la estimulación, el último frente de onda ortodrómico no tiene frente de onda antidrómico contra el cual chocar y completa una revolución alrededor del circuito, y la taquicardia continúa.

Criterios de encarrilamiento

Tres criterios definen cada sitio mapeado en relación con el circuito: *1)* el QRS estimulado en relación con la morfología QRS de la taquicardia, *2)* el estímulo (St)-QRS en relación con el intervalo electrograma (egm)-QRS y *3)* el intervalo postestimulación (IPE) en relación con la longitud de ciclo de la taquicardia (LCT). Los criterios St-QRS – egm-QRS e IPE – LCT son complementarios entre sí.

Fusión oculta frente a fusión manifiesta

El encarrilamiento desde el istmo (entrada, central y salida), el bucle interno y los sitios no implicados adyacentes activan el ventrículo desde el sitio de salida del istmo, de modo que las morfologías de los QRS estimulados son idénticas a las de la taquicardia (encarrilamiento con fusión oculta) (figs. 20-7 a 20-16). La colisión entre frentes de onda ortodrómicos y antidrómicos se produce de forma retrógrada respecto al sitio de estimulación dentro del circuito, lo que da lugar a una fusión local indetectable en el ECG de 12 derivaciones

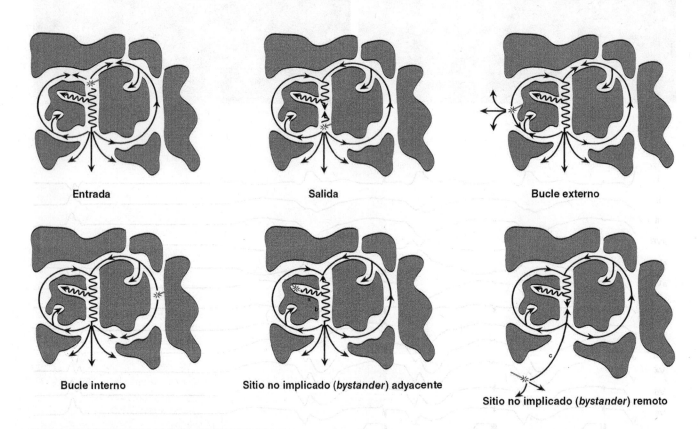

Entrada   **Salida**   **Bucle externo**

Bucle interno   **Sitio no implicado (*bystander*) adyacente**   **Sitio no implicado (*bystander*) remoto**

FIGURA 20-5 Diagrama que ilustra los seis sitios de encarrilamiento diferentes. La estimulación del sitio de entrada muestra fusión oculta, St-QRS largo = egm-QRS e IPE = LCT. La estimulación del sitio de salida produce una fusión oculta, St-QRS corto = egm-QRS e IPE = LCT. La estimulación del sitio del bucle externo provoca una fusión manifiesta, pero el IPE = LCT. La estimulación del sitio del bucle interno presenta una fusión oculta, St-QRS muy largo = egm-QRS e IPE = LCT. La estimulación del sitio no implicado (*bystander*) adyacente genera una fusión oculta, St-QRS largo ≠ egm-QRS e IPE ≠ LCT (St-QRS [a + b] > intervalos egm-QRS [b – a] e IPE = LCT + 2a siempre que los tiempos de conducción dentro y fuera de la vía no implicada sean iguales; La letra *a* denota el tiempo de conducción de la vía no implicada y la *b* el tiempo de conducción desde la unión entre la vía no implicada y el istmo hasta el sitio de salida). La estimulación remota del sitio no implicado muestra una fusión manifiesta e IPE ≠ LCT (IPE = LCTV + 2c siempre que los tiempos de conducción hacia y desde el circuito sean iguale; la letra *c* indica el tiempo de conducción entre el sitio de estimulación y el circuito).

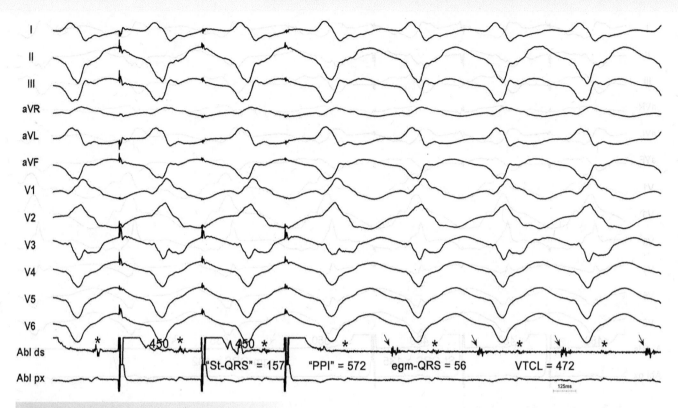

FIGURA 20-6 Seudoencarrilamiento (sin captura). A primera vista, parece que el ventrículo está encarrilado con una fusión oculta, St-QRS (33% de la LCT) − egm-QRS = 101 ms e IPE − LCT = 100 ms, lo que sugiere un sitio no implicado adyacente. Sin embargo, una inspección minuciosa revela que los estímulos no logran capturar el ventrículo (prolongando los intervalos St-QRS). Los *asteriscos* indican electrogramas de campo lejano. Las *flechas* señalan los posibles electrogramas de campo cercano. Abl: ablación; ds: distal; PPI: intervalo postestimulación; px: proximal; VTCL: longitud del ciclo de la taquicardia ventricular.

(de ahí el término «oculta»). El encarrilamiento desde el bucle externo y los sitios no implicados remotos producen morfologías de QRS diferentes de la taquicardia (encarrilamiento con fusión manifiesta) (figs. 20-17 a 20-20).

Intervalo St-QRS frente a egm-QRS

El intervalo St-QRS se mide desde el artefacto de estimulación hasta el inicio del complejo QRS. La estimulación de los sitios de entrada, central y de salida produce intervalos St-QRS largos (51-70% de la LCTV), intermedios (31-50% de la LCTV) y cortos (≤ 30% de la LCTV), respectivamente (*véanse* figs. 20-7 a 20-13). Debido a que el bucle interno se encuentra dentro de la cicatriz proximal al istmo crítico, la estimulación desde este sitio genera intervalos St-QRS muy largos (> 70% de la LCTV) (*véase* fig. 20-14). Los intervalos St-QRS para el bucle externo y los sitios no implicados remotos en general son cortos porque el tejido miocárdico fuera del circuito es directamente despolarizado por el estímulo a menos que la estimulación ocurra dentro de la cicatriz remota (*véanse* figs. 20-17 a 20-20). Por el contrario, los intervalos St-QRS para los sitios no implicados adyacentes son típicamente largos e igualan el tiempo de conducción sobre la vía del circuito no implicado más el tiempo de conducción desde su unión con el istmo hasta el sitio de salida (*véanse* figs. 20-15 y 20-16).

El intervalo egm-QRS representa el tiempo de activación desde el sitio de mapeo hasta el inicio del complejo QRS. Es muy largo para los sitios de bucle interno y se acorta progresivamente a medida que el catéter de mapeo se dirige hacia los sitios de entrada,

central y de salida. Los electrogramas del istmo son típicamente de baja amplitud, fraccionados y ocurren durante la diástole temprana (entrada), media (central) o tardía («presistólica») (salida).[14] Los electrogramas diastólicos no son específicos del istmo y pueden registrarse desde sitios no implicados. Por lo tanto, los intervalos egm-QRS en relación con los intervalos St-QRS diferencian los sitios no implicados del istmo. Los sitios del istmo (de entrada a salida) y del bucle interno dominante muestran intervalos St-QRS y egm-QRS coincidentes (≤ 20 ms) porque participan en el circuito de reentrada, mientras que los sitios no implicados (adyacentes, remotos) no lo hacen (> 20 ms). El intervalo St-QRS para un sitio no implicado adyacente es el tiempo de conducción fuera de la vía no implicada más el tiempo de conducción desde su unión con el istmo hasta el sitio de salida, mientras que el intervalo egm-QRS es la diferencia entre ellos. El intervalo St-QRS para un sitio no implicado remoto en general es 0 (a menos que se trate de una cicatriz sin circuito) y no coincide con el intervalo egm-QRS correspondiente, que es el tiempo de conducción desde la salida hasta el sitio no implicado remoto. Los intervalos St-QRS y egm-QRS para los sitios del bucle externo dependen de la ubicación de la estimulación en relación con el sitio de salida y, en general, no coinciden a menos que estén cerca de la salida («zona de salida»).

Intervalo postestimulación − longitud del ciclo de taquicardia

El IPE se mide desde el último estímulo hasta el inicio del primer electrograma espontáneo de campo cercano registrado en el caté-

(continúa en la p. 488)

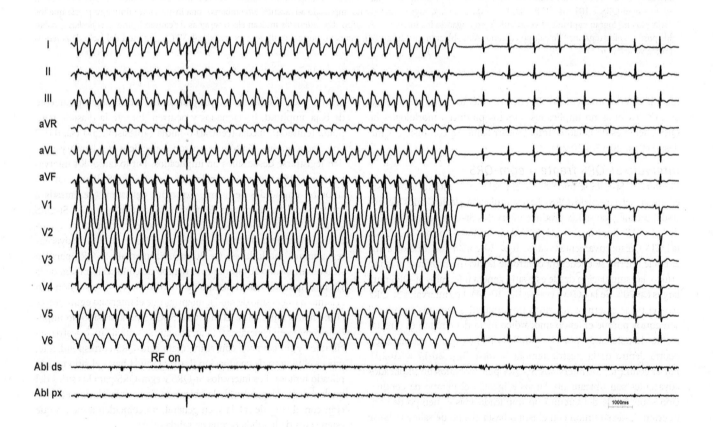

FIGURA 20-7 Sitio de salida. Los complejos estimulados y de TV son idénticos (fusión oculta). El St-QRS (25% de la LCT) – egm-QRS = 3 ms. El IPE – LCT = 15 ms. La aplicación de radiofrecuencia (RF) interrumpe la taquicardia en 11.1 s. Abl: ablación; ds: distal; px: proximal; *RF on*: RF encendida.

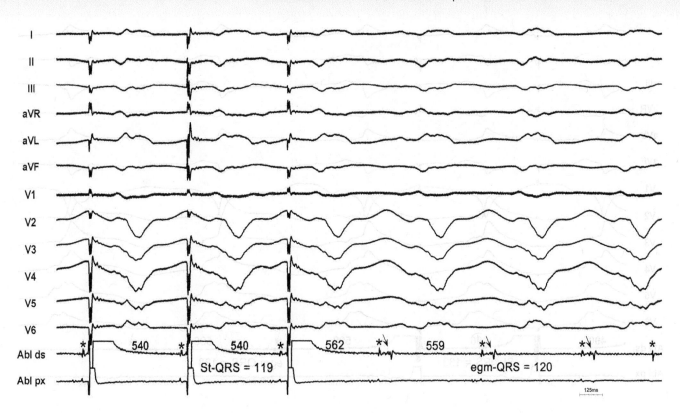

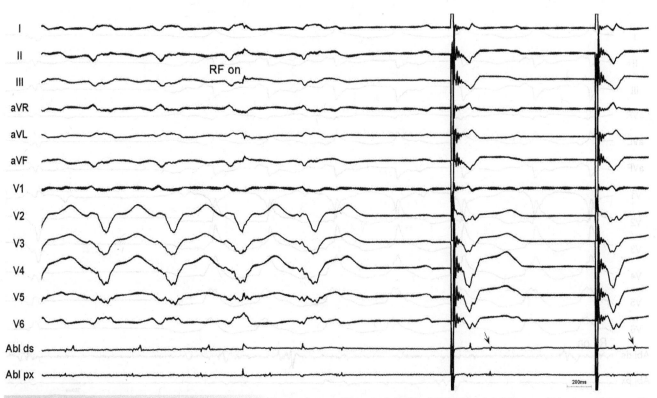

FIGURA 20-8 Sitio de salida. Los complejos estimulados y de TV son idénticos (fusión oculta). El St-QRS (21% de la LCT) – egm-QRS = 1 ms. El IPE – LCT = 3 ms. La aplicación de RF interrumpe la taquicardia en 0.8 s. El catéter de ablación registra un potencial fraccionado, cuyo primer componente (*asteriscos*) no es captado por los estímulos y, por lo tanto, no se utiliza para la medición del IPE. El segundo componente (*flechas*) es el electrograma de campo cercano de interés y también se observa como un PT durante el ritmo ventricular estimulado. Abl: ablación; ds: distal; px: proximal; *RF on*: RF encendida.

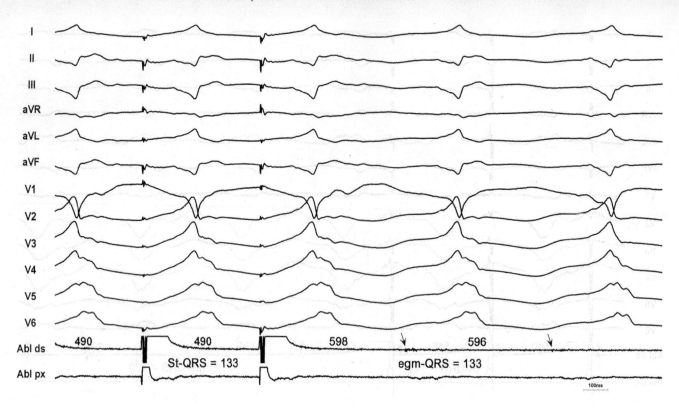

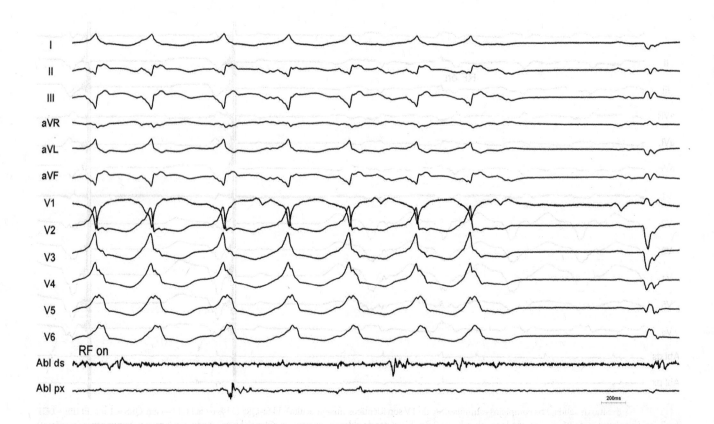

FIGURA 20-9 Sitio de salida. Los complejos estimulados y de TV son idénticos (fusión oculta). El St-QRS (22% de la LCT) – egm-QRS = 0 ms. El IPE – LCT = 2 ms. La aplicación de RF pone fin a la taquicardia. Abl: ablación; ds: distal; px: proximal; *RF on*: RF encendida.

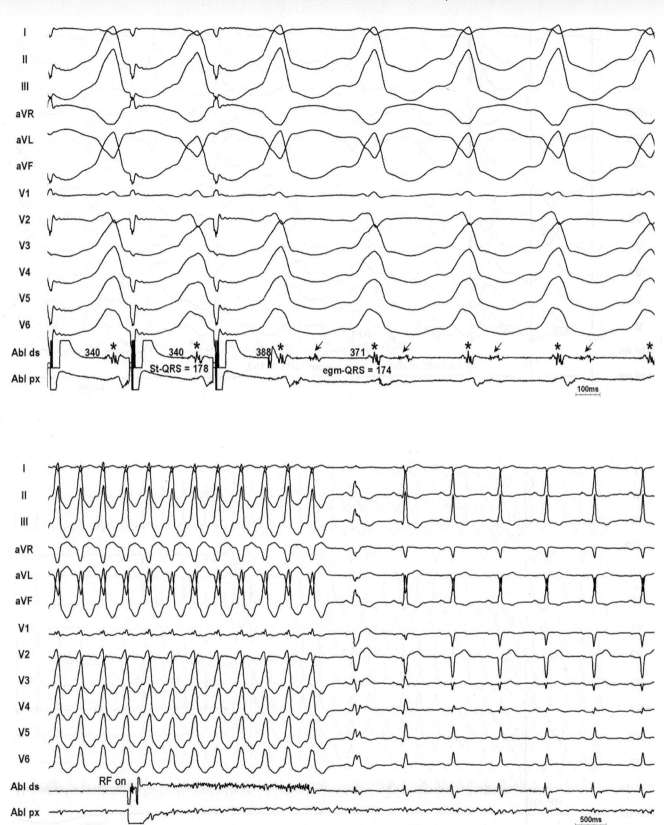

FIGURA 20-10 Sitio del istmo central. Los complejos estimulados y de TV son idénticos (fusión oculta), con una sutil alternancia latido a latido en la morfología del QRS (una forma de estimulación de múltiples sitios de salida [MSS] [*véase* luego]). El intervalo St-QRS (48% de la LCT) – intervalo egm-QRS = 4 ms. El IPE – LCT = 17 ms. La aplicación de energía de RF interrumpe la taquicardia en 3.1 s. Los *asteriscos* indican potenciales ventriculares de campo lejano no captados por la estimulación. Las *flechas* señalan los electrogramas de campo cercano de interés. Abl: ablación; ds: distal; px: proximal; *RF on*: RF encendida.

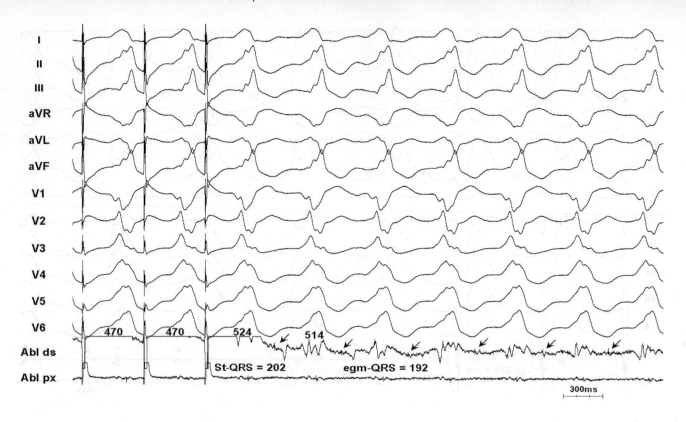

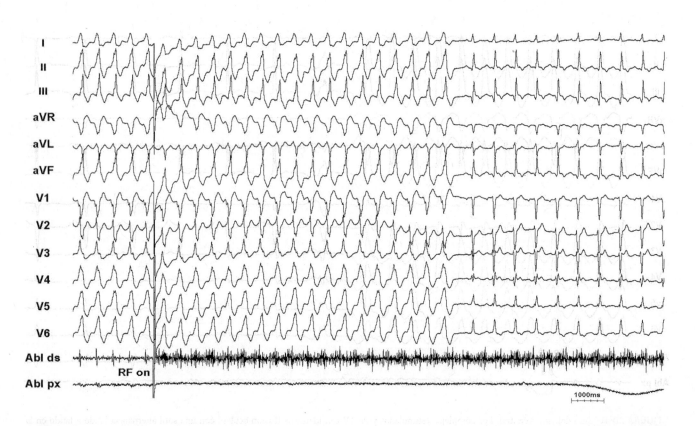

FIGURA 20-11 Sitio del istmo central. Los complejos estimulados y de TV son idénticos (fusión oculta). El intervalo St-QRS (39% de la LCT) − intervalo egm-QRS = 10 ms. El IPE − LCT = 10 ms. La aplicación de energía de RF pone fin a la taquicardia en 9.2 s. Abl: ablación; ds: distal; px: proximal; *RF on:* RF encendida.

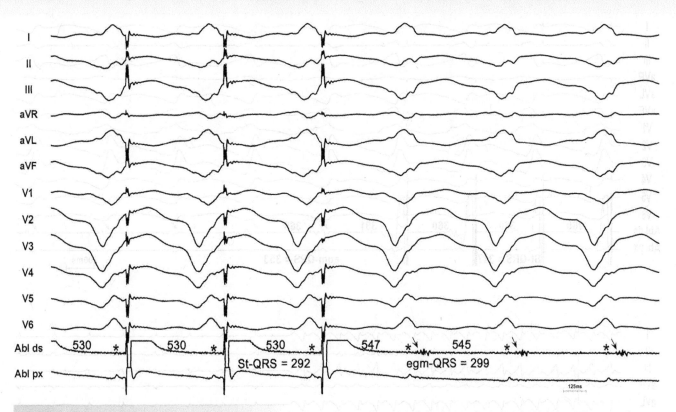

FIGURA 20-12 Sitio de entrada. Los complejos estimulados y de TV son idénticos (fusión oculta). El intervalo St-QRS (54% de la LCT) – intervalo egm-QRS = 7 ms. El IPE – LCT = 2 ms. Los *asteriscos* indican potenciales ventriculares de campo lejano no captados por la estimulación. Las *flechas* señalan los electrogramas de campo cercano de interés. Abl: ablación; ds: distal; px: proximal.

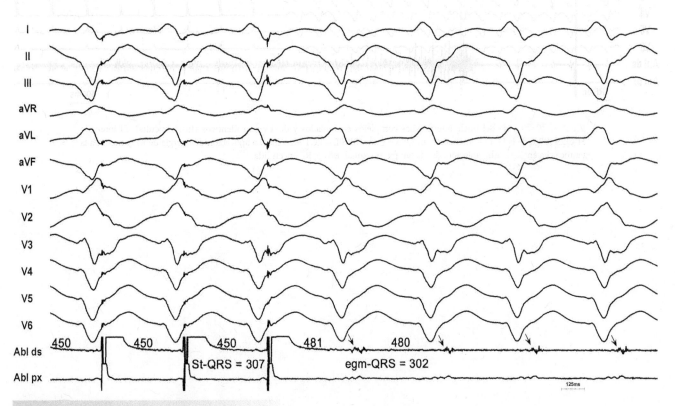

FIGURA 20-13 Sitio de entrada. Los complejos estimulados y de TV son idénticos (fusión oculta). El intervalo St-QRS (64% de la LCT) – intervalo egm-QRS = 5 ms. El IPE – LCT = 1 ms. Abl: ablación; ds: distal; px: proximal.

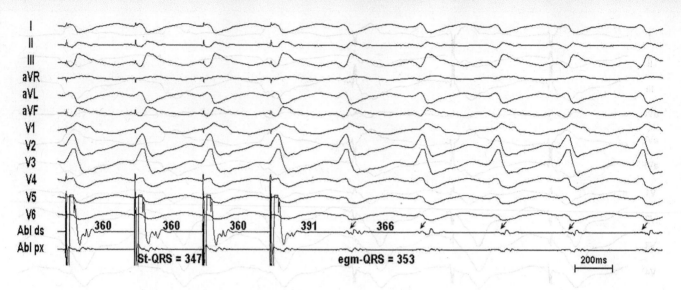

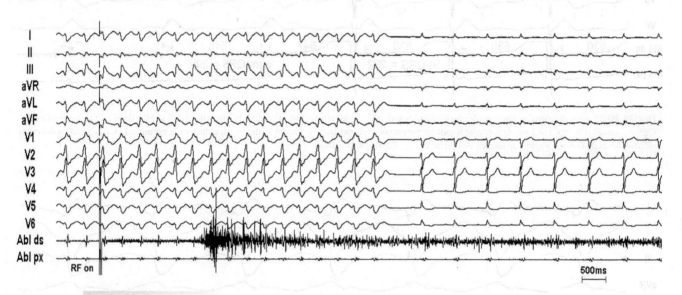

FIGURA 20-14 Sitio del bucle interno. Los complejos estimulados y de TV son idénticos (fusión oculta). El intervalo St-QRS (95% de la LCT) – intervalo egm-QRS = 6 ms. El IPE – LCT = 25 ms. La aplicación de energía de RF pone fin a la taquicardia en 5.9 s. Abl: ablación; ds: distal; px: proximal; *RF on:* RF encendida.

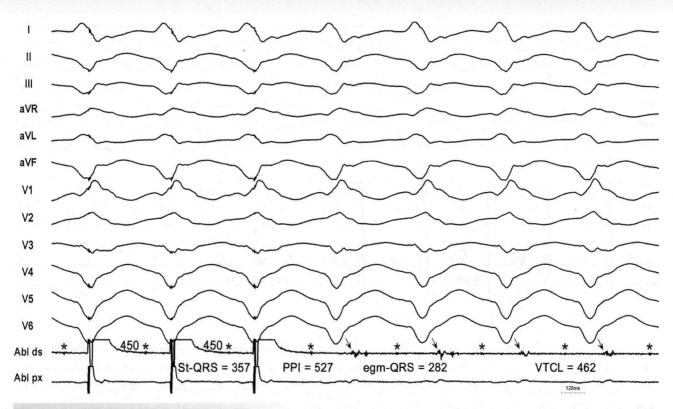

FIGURA 20-15 Sitio no implicado (*bystander*) adyacente. Los complejos estimulados y de TV son idénticos (fusión oculta). El St-QRS (77% de la LCT) – egm-QRS = 75 ms. El IPE – LCT = 65 ms. Los *asteriscos* indican potenciales de campo lejano no captados por estímulos. Las *flechas* señalan los electrogramas de campo cercano de interés. Abl: ablación; ds: distal; PPI: intervalo postestimulación; px: proximal; VTCL: longitud del ciclo de la taquicardia ventricular.

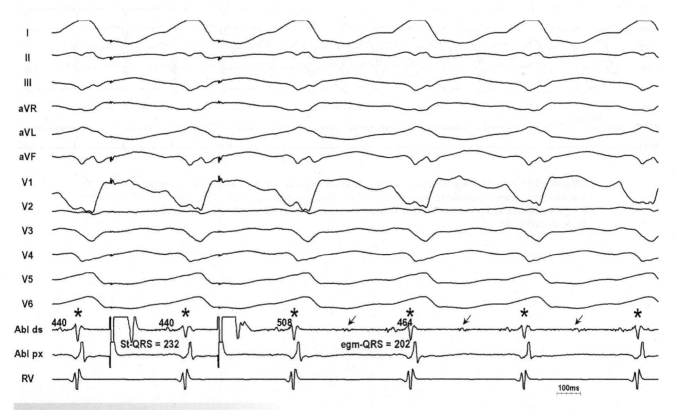

FIGURA 20-16 Sitio no implicado (*bystander*) adyacente. Los complejos estimulados y de TV son idénticos (fusión oculta). El intervalo St-QRS (50% de la LCT) – egm-QRS = 30 ms. El IPE – LCT = 44 ms. Los *asteriscos* indican electrogramas de campo lejano no captados por estímulos. Las *flechas* señalan los electrogramas de campo cercano de interés. Abl: ablación; ds: distal; px: proximal; RV: ventrículo derecho.

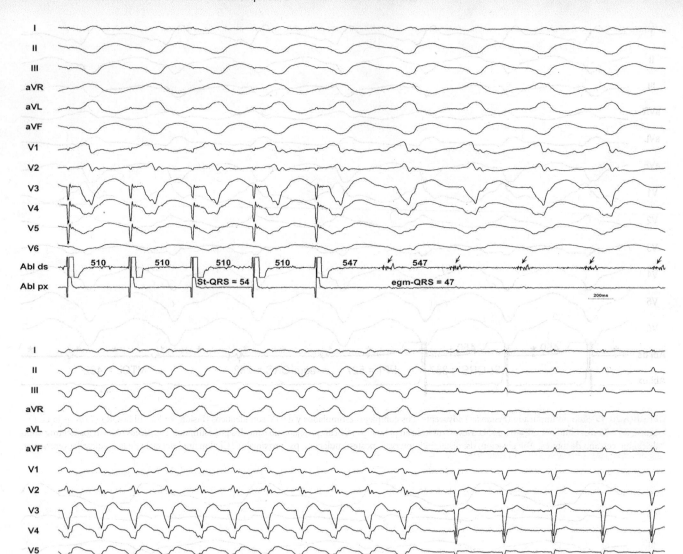

FIGURA 20-17 Sitio del bucle externo cercano a la salida (zona de salida). Los complejos estimulados y de TV son sutilmente diferentes (evidente en la derivación V1) (fusión manifiesta). El St-QRS – egm-QRS = 7 ms. El IPE – LCT = 0 ms. La administración de RF interrumpe la taquicardia en 5.2 s. Abl: ablación; ds: distal; px: proximal; *RF on:* RF encendida.

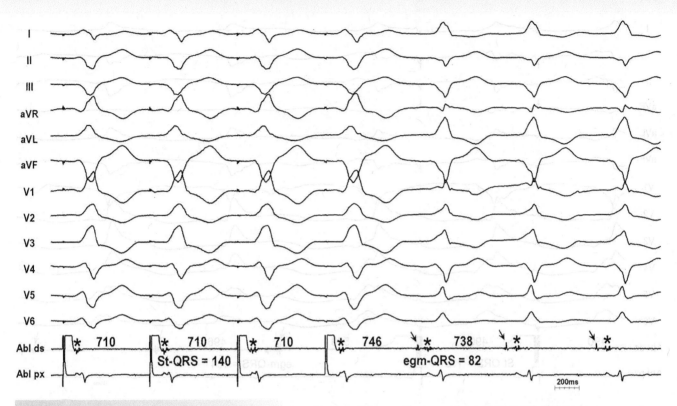

FIGURA 20-18 Sitio del bucle externo. Los complejos estimulados y de TV son diferentes (fusión manifiesta). El IPE – LCT = 8 ms. Los *asteriscos* indican potenciales de campo lejano no captados por el estímulo. Las *flechas* señalan los electrogramas de campo cercano de interés. Abl: ablación; ds: distal; px: proximal.

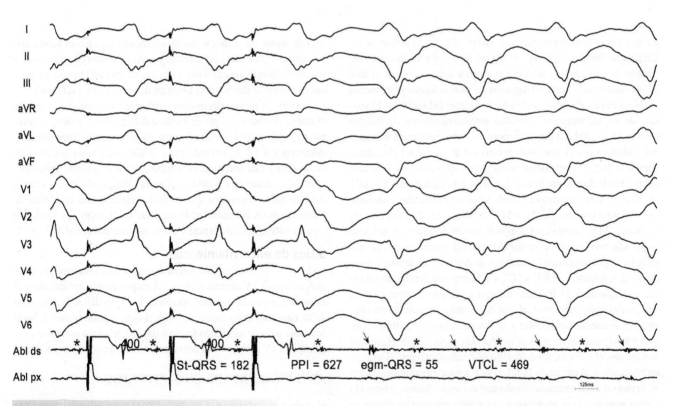

FIGURA 20-19 Sitio no implicado (*bystander*) remoto. Los complejos estimulados y de la TV son diferentes (fusión manifiesta). El IPE – LCT = 158 ms. El St-QRS es largo (182 ms) debido a la estimulación dentro de una cicatriz. Los *asteriscos* indican electrogramas de campo lejano no captados por estímulos. Las *flechas* señalan los electrogramas de campo cercano de interés. Abl: ablación; ds: distal; PPI: intervalo postestimulación; px: proximal; VTCL: longitud del ciclo de la taquicardia ventricular.

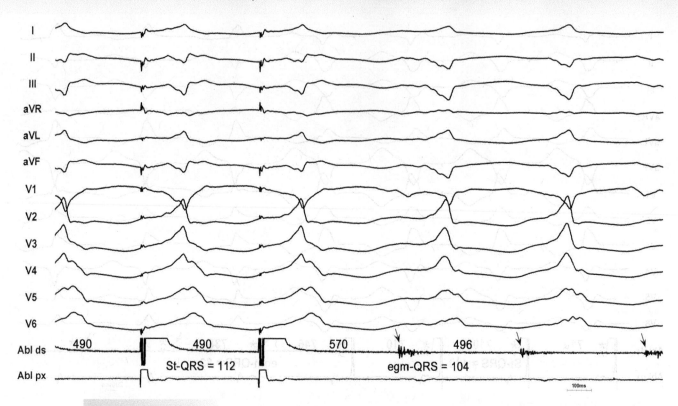

FIGURA 20-20 Sitio no implicado (*bystander*) remoto. Los complejos estimulados y de TV son similares pero no idénticos (fusión manifiesta). El IPE − LCT = 74 ms. Abl: ablación; ds: distal; px: proximal.

ter de mapeo. Este electrograma de campo cercano de interés se diferencia de los electrogramas de campo lejano por su desaparición durante la estimulación debido a la captura local directa en el sitio de estimulación.[13] Los electrogramas de campo lejano permanecen visibles durante el encarrilamiento y se separan del estímulo. El análisis de los electrogramas captados ortodrómicamente de dipolos vecinos (p. ej., Abl px) puede proporcionar una confirmación adicional. Debido a que el tiempo de revolución alrededor del circuito es igual a la LCT, el encarrilamiento desde un sitio dentro del circuito (istmo, bucle dominante interno y externo) da lugar a un IPE − LCT ≤ 30 ms. El encarrilamiento desde sitios no implicados (adyacentes, remotos) produce un IPE − LCT > 30 ms. El IPE para un sitio no implicado adyacente es el tiempo de conducción fuera de la vía no implicada, una vez alrededor del circuito, y de vuelta a la vía no implicada. Suponiendo que los tiempos de conducción dentro y fuera de la vía son iguales, el IPE = LCT + 2 (tiempo de conducción de la vía no implicada). El IPE para un sitio no implicado remoto es el tiempo de conducción desde el sitio de estimulación hasta el circuito, una vez alrededor del circuito y de vuelta al sitio de estimulación. Suponiendo que los tiempos de conducción hacia y desde el circuito son iguales, el IPE = LCT + 2 (tiempo de conducción entre el sitio de estimulación y el circuito). El IPE puede ser inesperadamente corto si: *1)* una salida de estimulación alta captura tejido distante (electrodo virtual grande), *2)* el encarrilamiento acelera momentáneamente la TV, *3)* la estimulación hace «corto circuito» en el circuito real (p. ej., la conducción transitoria alrededor de un bucle interno no dominante más pequeño) o *4)* el electrograma de campo cercano se cap-

tura de forma ortodrómica (no directamente) (la captura ventricular de campo lejano fuera del circuito penetra y encarrila ortodrómicamente el electrograma de campo cercano dentro del circuito, en cuyo caso se produce dentro de la longitud del ciclo de estimulación).[15]

Cuando el primer electrograma de campo cercano de retorno en el catéter de mapeo no puede medirse debido a un artefacto de saturación inducido por el estímulo, una medición complementaria es la diferencia $n + 1$.[16] El intervalo entre el último estímulo que produce taquicardia y una referencia de tiempo durante el segundo latido después del estímulo ($n + 1$ latido) (p. ej, $St\text{-}QRS_{n+1}$ o $St\text{-}RV_{n+1}$) se resta del intervalo comparativo que implica el electrograma en el sitio de estimulación en cualquier latido siguiente (p. ej., $egm_{n+2} − QRS_{n+3}$ o $egm_{n+2} − RV_{n+3}$). La diferencia $n + 1$ se correlaciona con el IPE − LCT.

Sitios de encarrilamiento

En la tabla 20-1 se muestran las características de los diferentes sitios del circuito de TV identificados por el mapeo de encarrilamiento y el éxito de la ablación. La interrupción de la TV mediante la aplicación de RF tiene más éxito cuando se dirige al istmo (desde la entrada hasta la salida), aunque una lesión focal en un sitio del istmo podría no interrumpir la TV si el istmo es demasiado amplio para una única lesión.

ABLACIÓN BASADA EN SUSTRATOS

Al evaluar su respuesta a la estimulación, el mapeo de encarrilamiento permite identificar el istmo exacto responsable de una determinada TV, pero sus principales limitaciones son la incapacidad para inducir una TV, la inducción de TV subclínica y la inestabilidad hemodiná-

TABLA 20-1 **Características de los sitios del circuito de taquicardia ventricular por macrorreentrada**

Sitio del circuito	Tipo de fusión	St-QRS – egm-QRS	IPE – LCT	Ablación exitosa[4]
Salida	Oculta	≤ 20 ms (St-QRS ≤ 30% de la LCT)	≤ 30 ms	37%
Central	Oculta	≤ 20 ms (St-QRS 31-50% de la LCT)	≤ 30 ms	23%
Entrada	Oculta	≤ 20 ms (St-QRS 51-70% de la LCT)	≤ 30 ms	25%
Bucle interno	Oculta	≤ 20 ms (St-QRS > 70% de la LCT)	≤ 30 ms	9%
Bucle externo	Manifiesta	> 20 ms (excepto cerca de la salida)	≤ 30 ms	10%
Sitio no implicado (*bystander*) adyacente	Oculta	> 20 ms	> 30 ms	11%
Sitio no implicado (*bystander*) remoto	Manifiesta	> 20 ms	> 30 ms	3%

mica durante la TV. Mientras que los vasopresores intravenosos o los dispositivos de asistencia circulatoria mecánica (p. ej., Impella®, TandemHeart®) pueden proporcionar apoyo hemodinámico y permitir el mapeo del encarrilamiento, la ablación basada en sustrato es una estrategia de ablación alternativa y complementaria que no requiere la inducción de una TV. Aunque la identificación exacta del istmo de la TV es menos precisa, la ablación basada en el sustrato se dirige a circuitos putativos y vías comunes compartidas con base en el contenido eléctrico de los electrogramas durante el ritmo sinusal (o la estimulación del VD) y la respuesta a la estimulación directa (topoestimulación).[17]

Electrogramas ventriculares de ritmo sinusal

La cicatriz miocárdica contiene filamentos de haces de miocitos supervivientes entremezclados entre la fibrosis, lo que produce una conducción anisotrópica no uniforme y, por lo tanto, una activación lenta, retardada y asincrónica («en zigzag»).[18] Los electrogramas ventriculares cicatriciales característicos muestran bajo voltaje, larga duración e inicio tardío. Otras características incluyen la fragmentación o fraccionamiento (continuo o multicomponente [múltiples electrogramas separados cada uno por intervalos isoeléctricos]). Los electrogramas característicos del sitio diana incluyen 1) bajo voltaje, 2) potenciales tardíos (PT) y 3) actividades ventriculares locales

anómalas (AVLA). Durante el ritmo sinusal y la estimulación ventricular, es importante diferenciar los electrogramas de campo lejano (dV/dt más bajos, no captados localmente por la estimulación [vistos antes/después del artefacto del estímulo]) de los electrogramas de campo cercano verdaderos (dV/dt más altos, captados localmente por la estimulación [ocultos por el artefacto del estímulo]).

Mapas de voltaje

Mediante un sistema de mapeo electroanatómico, se puede crear un mapa de voltaje del ritmo sinusal para delimitar la cicatriz. Las modalidades habituales del voltaje bipolar endocárdico son el miocardio normal (> 1.5 mV), la zona limítrofe de la cicatriz (0.5-1.5 mV) y la cicatriz densa (< 0.5 mV).[19] Sin embargo, un corte de 0.5 mV no diferencia el tejido excitable del no excitable (CNEE). Un modo más bajo (< 0.1 mV) puede servir para delimitar toda la cicatriz.[20] Diferentes conjuntos de lesiones desplegadas anatómicamente pueden basarse en la cicatriz: 1) radios lineales (guiados por topoestimulación) que irradian desde la cicatriz densa hacia el miocardio sano o hacia límites anatómicos fijos, 2) circunferencialmente a lo largo de la zona limítrofe de la cicatriz y 3) cubriendo completamente la cicatriz (homogeneización) endo-/epicárdica o basada en el istmo (definida por encarrilamiento o topoestimulación): 1) líneas de ablación cortas (4-5 cm) que atraviesan un istmo y discurren paralelas a la zona limítrofe y 2) circunferencialmente alrededor de un istmo hasta conseguir el bloqueo de salida (aislamiento del núcleo) (figs. 20-21 a 20-23; *véase* fig. 20-3).[19-23] Una TV submitral tras un infarto de miocardio inferior remoto puede tratarse desplegando una línea de ablación anatómica de bloqueo a través del corredor entre el infarto y el anillo mitral.[9] La TV incisional (p. ej., por reparación de tetralogía de Fallot) gira en torno a las líneas de incisión quirúrgica manifestando potenciales dobles a lo largo de la incisión que representan la activación a ambos lados de la línea. Tras la reparación quirúrgica de la tetralogía de Fallot, se ven cuatro zonas anatómicas discretas del istmo entre: 1) el parche de la pared libre del infundíbulo del VD/cicatriz-anillo tricúspide (más frecuente), 2) el parche de la pared libre del infundíbulo derecho/cicatriz-anillo pulmonar, 3) el parche de la comunicación interventricular (CIV)-anillo tricúspide y 4) el parche de la CIV-anillo pulmonar.[24] Aunque la ablación puede dirigirse al istmo crítico, la TV incisional también puede tratarse con una línea de ablación que conecte la cicatriz con una barrera anatómica fija (p. ej., cicatriz de ventriculotomía derecha a anillo pulmonar) (fig. 20-24).[24-26]

Con el mapeo del voltaje, los umbrales de voltaje superior e inferior pueden ajustarse para identificar canales de voltaje conductores putativos (corredor de voltajes «más altos» de la zona fronteriza entre la cicatriz densa) que pueden ser objeto de ablación, particularmente cuando se combinan con información eléctrica adicional (p. ej., PT) de ese sitio (fig. 20-25).[27,28] La localización y el grado de transmuralidad de la cicatriz basados en el realce tardío con gadolinio en una resonancia magnética cardíaca pueden complementar los mapas de voltaje electroanatómicos y guiar la ablación.[29-31]

Potenciales tardíos

Otra diana de la ablación son los PT (abolición de los PT), que reflejan zonas enfermas con activación retardada debido a una conducción lenta, por lo general dentro de una cicatriz densa (voltaje < 0.5 mV).[20,32-34] Dado que la conducción lenta es un requisito previo para la reentrada, la ablación de los PT podría interrumpir un istmo crítico. Los PT, sin embargo, no diferencian el istmo de los sitios no implicados adyacentes.[32] Los PT en general son potenciales de baja amplitud, alta frecuencia, discretos o fraccionados,

(*continúa en la p. 494*)

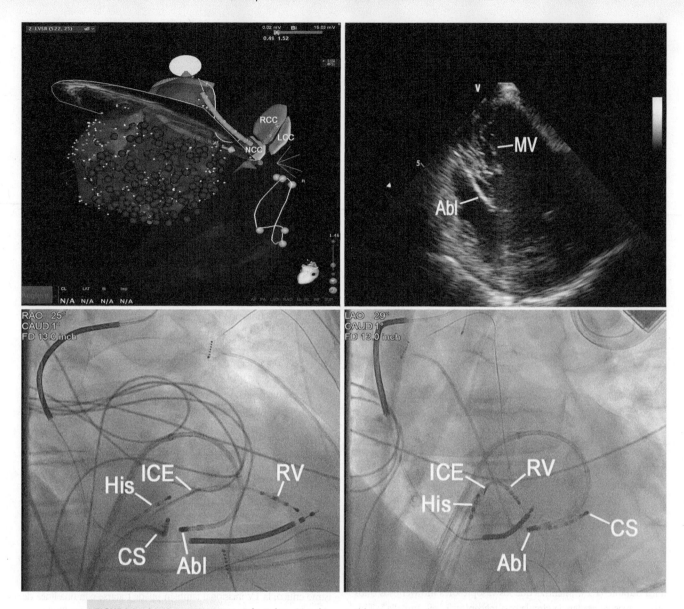

FIGURA 20-21 Homogeneización endocárdica. Se realiza una ablación extensa (*marcas rojas*) para homogeneizar un gran infarto posteroinferior con el catéter de ablación situado bajo la válvula mitral septal. Abl: ablación; CS: seno coronario; ICE: ecocardiografía intracardíaca; LCC: cúspide coronaria izquierda; MV: válvula mitral; NCC: cúspide no coronaria: RCC: cúspide coronaria derecha; RV: ventrículo derecho.

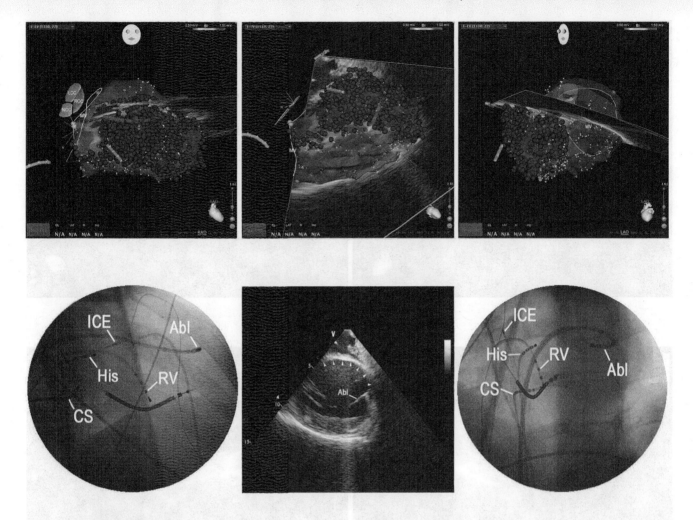

FIGURA 20-22 Homogeneización endocárdica. Se realiza una ablación extensa (*marcas rojas*) para homogeneizar un gran aneurisma anteroseptal del ventrículo izquierdo (*flechas*) con el catéter de ablación situado en el borde anterior del aneurisma. También se crea una línea de ablación desde la porción inferoseptal del aneurisma hasta la válvula mitral. Abl: ablación; CS: seno coronario; ICE: ecocardiografía intracardíaca; LCC: cúspide coronaria izquierda; MV: válvula mitral; NCC: cúspide no coronaria; RCC: cúspide coronaria derecha; RV: ventrículo derecho.

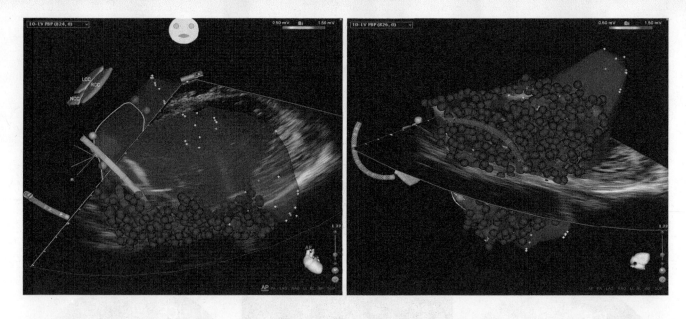

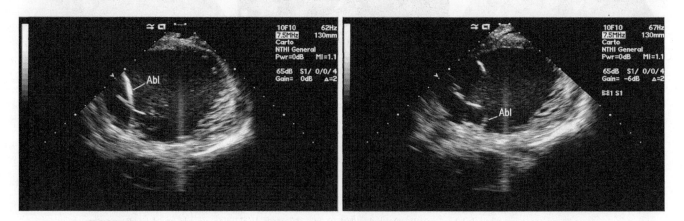

FIGURA 20-23 Homogeneización endocárdica. Se realiza una ablación extensa (*marcas rojas*) para homogeneizar una gran cicatriz inferior. El catéter de ablación se coloca sobre la cicatriz (zonas ecogénicas parchadas en la ecocardiografía intracardíaca). Abl: ablación; LCC: cúspide coronaria izquierda; NCC: cúspide no coronaria: RCC: cúspide coronaria derecha.

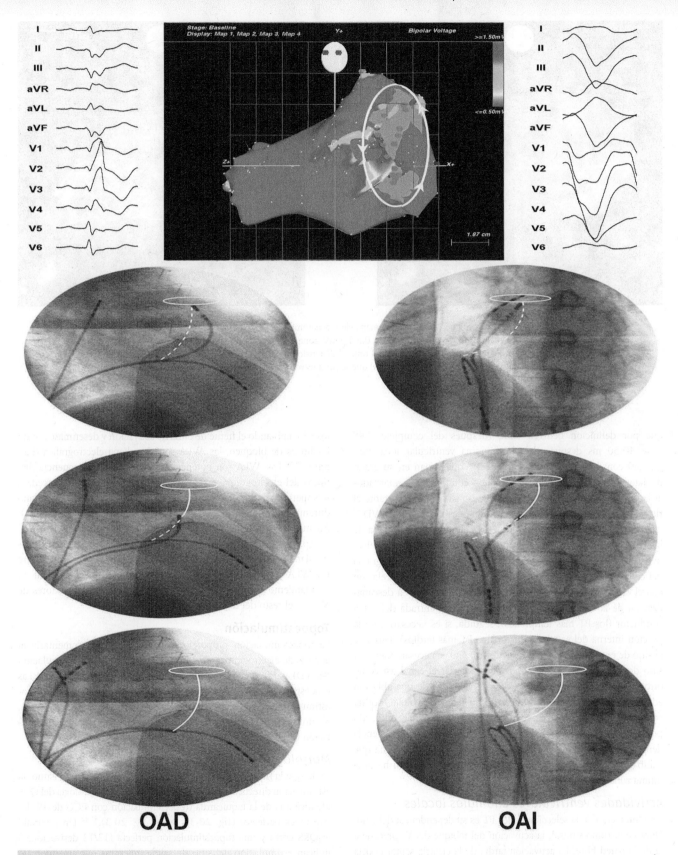

FIGURA 20-24 Ablación de TV tras la reparación de una tetralogía de Fallot. Los complejos QRS muestran un BRD durante el ritmo sinusal y una morfología de BRI durante la TV. Mapa electroanatómico de voltaje bipolar del ventrículo derecho que delinea la ventriculotomía (*cicatriz gris*) alrededor de la cual gira la taquicardia. Se despliega una línea de ablación para crear una «línea de bloqueo» desde el anillo pulmonar hasta la ventriculotomía y desde la ventriculotomía hasta el anillo tricuspídeo. OAD: oblicua anterior derecha; OAI: oblicua anterior izquierda.

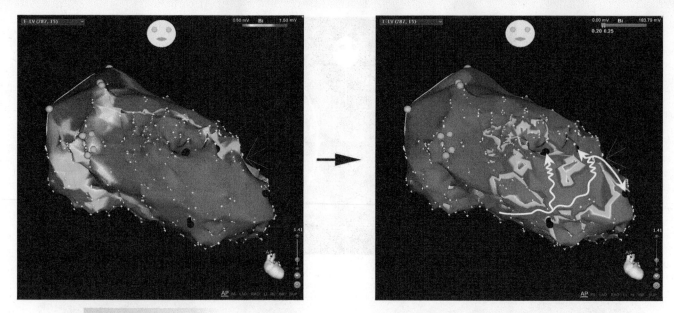

FIGURA 20-25 Canales de voltaje. *A la izquierda*: mapa electroanatómico de voltaje bipolar del ventrículo izquierdo con ajustes de voltaje estándar (< 0.5 mV: cicatriz densa; 0.5-1.5 mV: zona limítrofe; > 1.5 mV: normal) que muestra una gran cicatriz anteroseptal densa. *A la derecha*: el ajuste del umbral de tensión (0.2 mV/0.25 mV) identifica canales conductores putativos dentro de la cicatriz con PT (*marcas negras*) que se producen en la entrada y los extremos muertos.

que por definición ocurren tarde (después del complejo QRS o > 40-50 ms después del electrograma ventricular local más grande) con diferentes definiciones de PT que varían en su grado de latencia (figs. 20-26 a 20-28). Los componentes retardados aislados son una variante de los PT que no se observan durante el ritmo sinusal y que se desenmascaran con la estimulación del VD.[20] Una estrategia de ablación consiste en la eliminación completa de los PT dentro de la cicatriz (fig. 20-29).[33,34] Un abordaje más selectivo es la descanalización de la cicatriz (eliminación del electrograma del canal conductor basada en la precocidad de los PT en relación con el electrograma ventricular local) (fig. 20-30).[35,36] La descanalización de la cicatriz se dirige inicialmente a la entrada del canal conductor (los PT más tempranos), seguida, si es necesario, de la porción interna del canal conductor (los PT más tardíos). Dirigirse al sitio de entrada del canal conductor (que no es necesariamente el sitio de entrada crítico del istmo) podría cerrar el canal así como otros canales interconectados y evitar la necesidad de una ablación adicional de esos canales. En lugar de un mapa de voltaje, podría confeccionarse un mapa electroanatómico tridimensional codificado por colores para mostrar el momento de los PT y el grado de latencia dentro de la cicatriz o mapas isocrónicos de activación tardía que exhiban las regiones de conducción lenta que se propagan hacia la última zona de activación (zonas de desaceleración).[34,36,37]

Actividades ventriculares anómalas locales

Una limitación de la selección de los PT es su dependencia del sitio. Durante el ritmo sinusal, la activación del tabique del VI precede a la de la pared libre. La activación tardía de la cicatriz septal podría ocurrir durante la activación ventricular y no producir un PT después del complejo QRS. Además, la activación simultánea alrededor de ambos lados de la cicatriz puede causar electrogramas superpuestos. Mientras que la estimulación del VD podría utilizarse para exponer

los PT cambiando el frente de onda de activación y desenmascarando las líneas de bloqueo, las AVLA son una diana electrográfica diferente.[38,39] Las AVLA son potenciales agudos de alta frecuencia distintos del electrograma ventricular de campo lejano que preceden, se superponen o siguen al electrograma ventricular de campo lejano durante el ritmo sinusal o lo preceden durante la TV (fig. 20-31). Además, se caracterizan mediante técnicas de estimulación ventricular (p. ej., extraestímulos) para disociarlas del electrograma ventricular de campo lejano. El retraso inducido por el estímulo entre las AVLA y el electrograma ventricular de campo lejano indica un acoplamiento deficiente entre los haces musculares generadores de AVLA y el resto del miocardio.

Topoestimulación

La topoestimulación proporciona información complementaria al análisis de electrogramas durante el ritmo sinusal (o la estimulación del VD) para guiar mejor la ablación basada en el sustrato.[40] Las topoestimulaciones características del sitio diana incluyen *1)* topoestimulaciones perfectas, *2)* intervalos St-QRS largos (≥ 40 ms), *3)* múltiples sitios de salida (MSS) y *4)* inducción de la topoestimulación (ITE) de la TV.[41-46]

Morfología del QRS

Dado que la morfología de la TV refleja el sitio de salida del istmo, la estimulación directa del istmo puede producir una morfología del QRS idéntica a la de la taquicardia (topoestimulación con ECG de 12 derivaciones perfecto) (fig. 20-32; *véase* fig. 20-3).[41,42] Un intervalo St-QRS corto y una topoestimulación perfecta (12/12 derivaciones) indican estimulación del sitio de salida, mientras que un intervalo St-QRS largo y una topoestimulación perfecta sugieren estimulación desde una región protegida de conducción lenta que implique el istmo (p. ej., istmo central, no implicado adyacente). De forma similar a los PT, la topoestimulación no diferencia el istmo de los sitios no

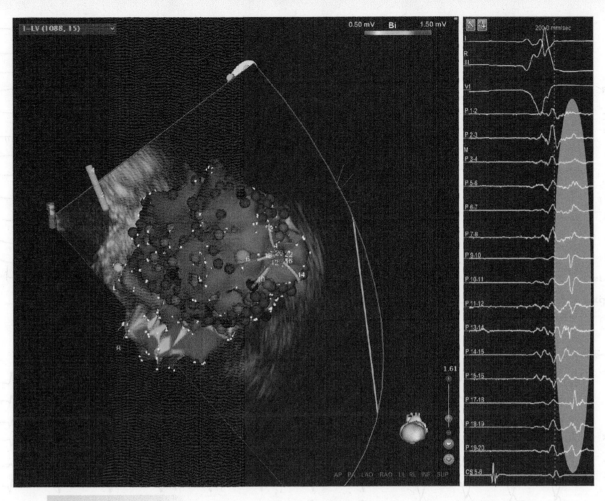

FIGURA 20-26 Potenciales tardíos (*marcados con un óvalo*) registrados desde el catéter Pentaray® colocado en el ápice de un gran aneurisma anteroapical.

implicados adyacentes. Podrían producirse topoestimulaciones imperfectas con la estimulación del sitio de salida porque la propagación radial de la activación ventricular desde una fuente puntual durante el ritmo sinusal podría no imitar el frente de onda de activación y las líneas funcionales de bloqueo que se producen durante la TV (relación eikonal). Además, la estimulación en el sitio de entrada genera con mayor frecuencia topoestimulaciones imperfectas debido a la captura antidrómica de las porciones más proximales del circuito.[7] En ausencia de un ECG de 12 derivaciones de referencia disponible de la TV para la topoestimulación, la morfología de los electrogramas del desfibrilador almacenados puede utilizarse como sustituto.[47]

Intervalos St-QRS largos

La topoestimulación con intervalos St-QRS largos (≥ 40 ms) indica una estimulación del tejido de conducción lenta dentro de la cicatriz, un requisito previo para la reentrada y un posible istmo o vía común compartida para la TV. La selección de sitios con intervalos St-QRS largos a pesar de las topoestimulaciones imperfectas podría seguir siendo útil durante la ablación de la TV.[43,44] Dentro de la cicatriz hay una correlación relativa entre la presencia de PT e intervalos St-QRS largos, pero no es absoluta (lo que puede reflejar diferencias en la conducción bidireccional dentro y fuera del canal) (fig. 20-33).[48] En lugar de un mapa de voltaje, podría crearse un

mapa electroanatómico tridimensional codificado por colores para mostrar el grado de latencia del estímulo dentro de la cicatriz.[40]

Múltiples sitios de salida

La estimulación en un único sitio que produce múltiples intervalos St-QRS y morfologías QRS marcadas indica un canal conductor común con múltiples salidas (vía común compartida) y es un sitio diana para la ablación (fig. 20-34).[45,46]

Inducción de la topoestimulación

Otra respuesta funcional de la topoestimulación es la inducción de TV con topoestimulación (longitudes de ciclo de estimulación = 400-600 ms) en una región de conducción lenta (fig. 20-35).[45] En particular, la ITE de la TV diana con una topoestimulación perfecta predice un sitio de ablación aguda exitoso.

CRITERIOS DE VALORACIÓN

El criterio de valoración más común es que la TV no sea inducible. Sin embargo, con la ablación basada en el sustrato, los criterios de valoración alternativos dependen de la estrategia empleada e incluyen 1) la eliminación completa de los PT, 2) la eliminación completa de la AVLA (abolición o fragmentación de todas las AVLA del electrograma

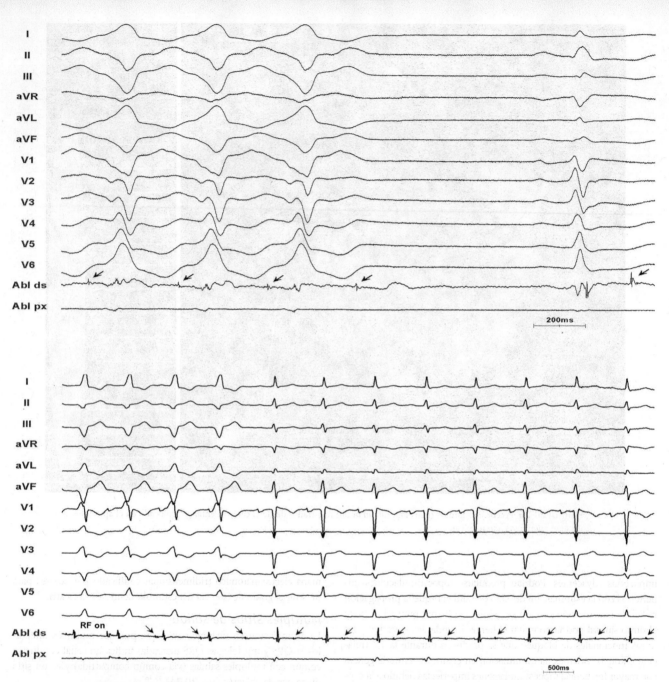

FIGURA 20-27 Potenciales tardíos. En ambos casos, se registran potenciales diastólicos medios durante la TV con potenciales muy tardíos durante el ritmo sinusal (*flechas*). La TV termina espontáneamente (*arriba*) y durante la administración de RF (*abajo*). Abl: ablación; ds: distal; px: proximal; *RF on:* RF encendida.

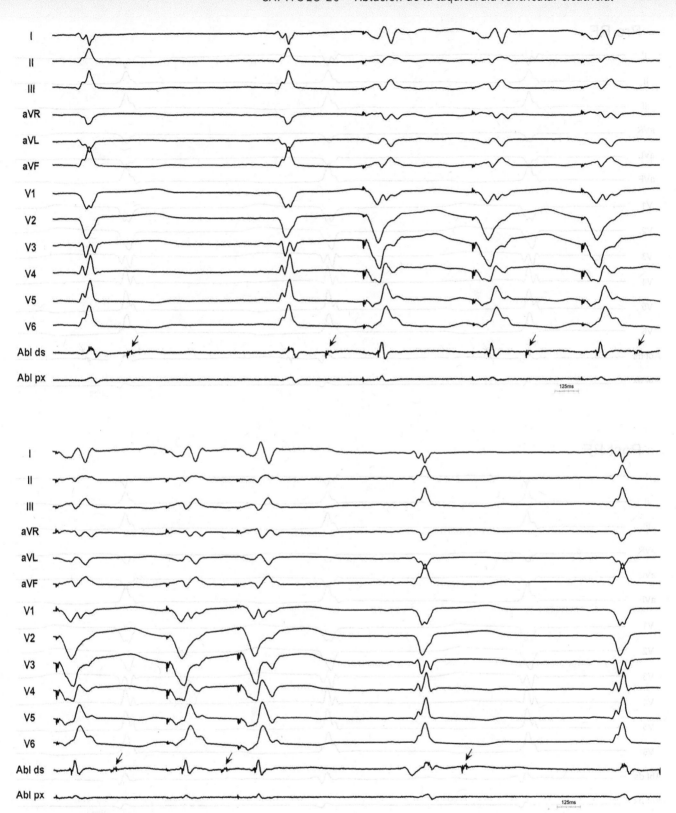

FIGURA 20-28 Potenciales tardíos. Los PT (*flechas*) se registran durante el ritmo sinusal y la estimulación ventricular, excepto después del primer y último complejo estimulado (extraestímulo) (los intervalos de acoplamiento estrechos invaden la refractariedad del canal conductor, lo que produce un bloqueo de entrada). Abl: ablación; ds: distal; px: proximal.

Pre RF

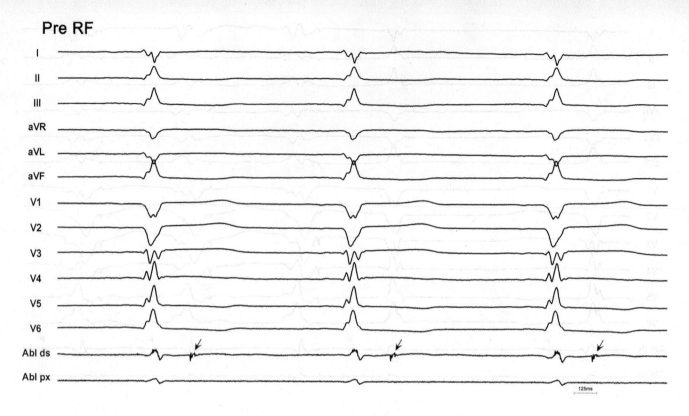

Post RF

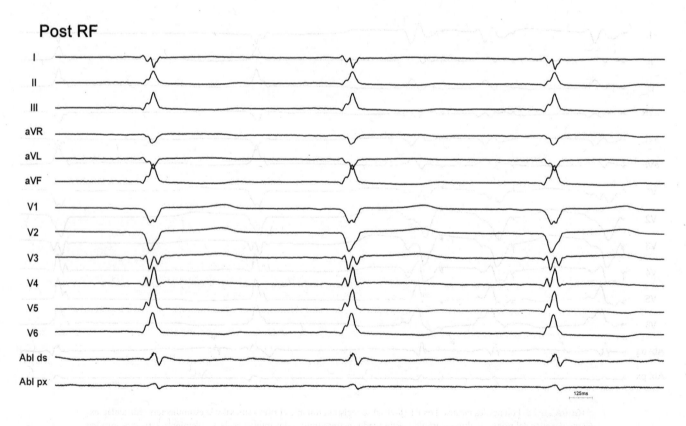

FIGURA 20-29 Abolición de potenciales tardíos. Se registran PT discretos (*flechas*) antes de la aplicación de RF, que desaparecen tras la ablación. Obsérvese que el electrograma ventricular de campo lejano no ha cambiado (excepto por la pérdida de contenido de alta frecuencia). Abl: ablación; ds: distal; *Post RF*: posterior a la RF; *Pre RF*: anterior a la RF; px: proximal.

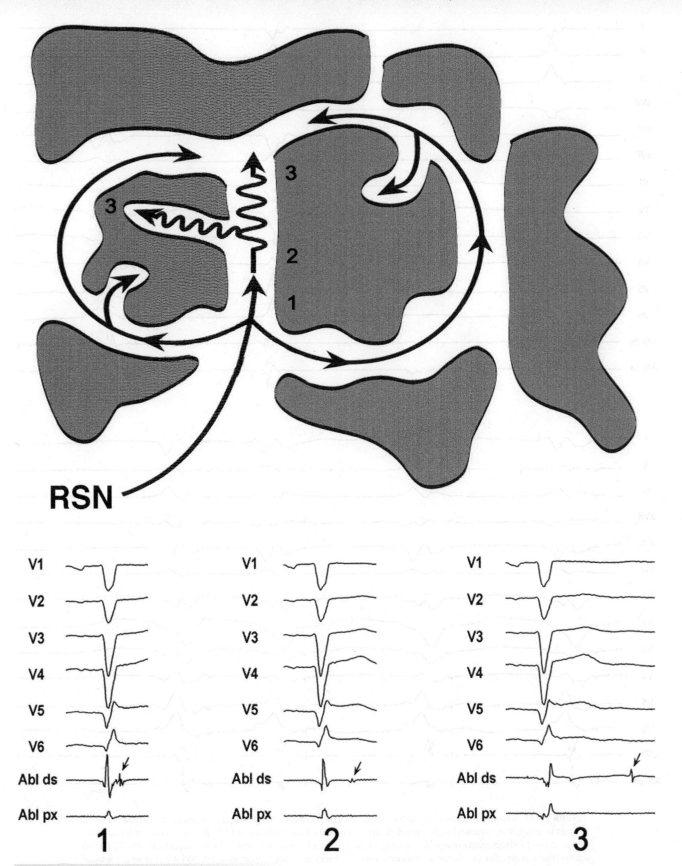

FIGURA 20-30 Descanalización de las cicatrices. El PT más temprano y el más tardío se registran en la entrada (sitio 1) y el final (sitio 3) de un canal conductor. Apuntar al PT más precoz (entrada) podría cerrar el canal conductor responsable de la TV. Abl: ablación; ds: distal; px: proximal; RSN: ritmo sinusal normal.

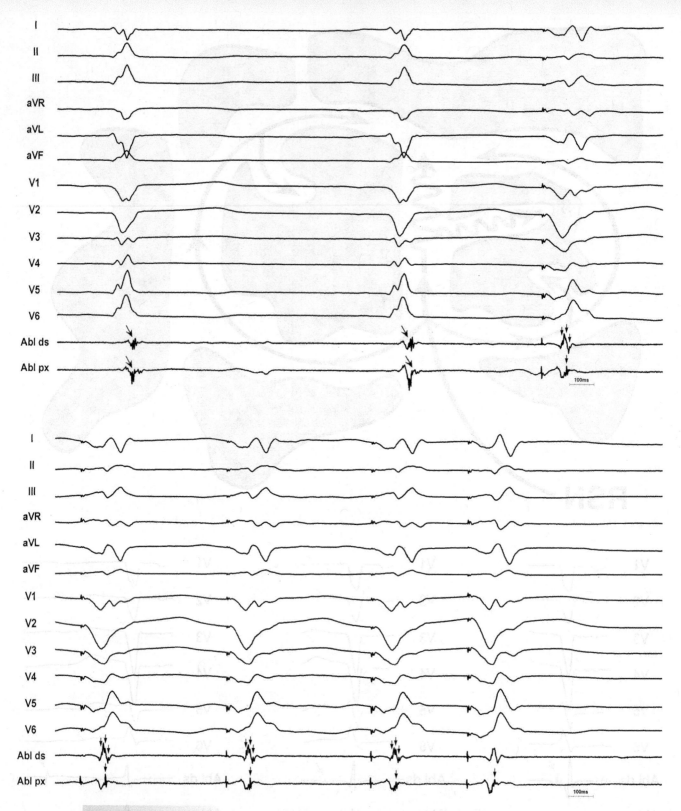

FIGURA 20-31 Actividades ventriculares locales anómalas. Los potenciales agudos de alta frecuencia de la zona del borde del infarto se registran durante el ritmo sinusal (*flechas inclinadas*) y la estimulación del VD (*flechas verticales más pequeñas*), son distintos del electrograma ventricular de campo lejano de baja frecuencia superpuesto, y desaparecen (Abl ds) tras un extraestímulo ventricular (acoplamiento deficiente entre los haces musculares generadores de AVLA y el resto del miocardio). Obsérvese que estos potenciales de AVLA se producen dentro del complejo QRS durante el ritmo sinusal y, por lo tanto, no son PT. Abl: ablación; ds: distal; px: proximal.

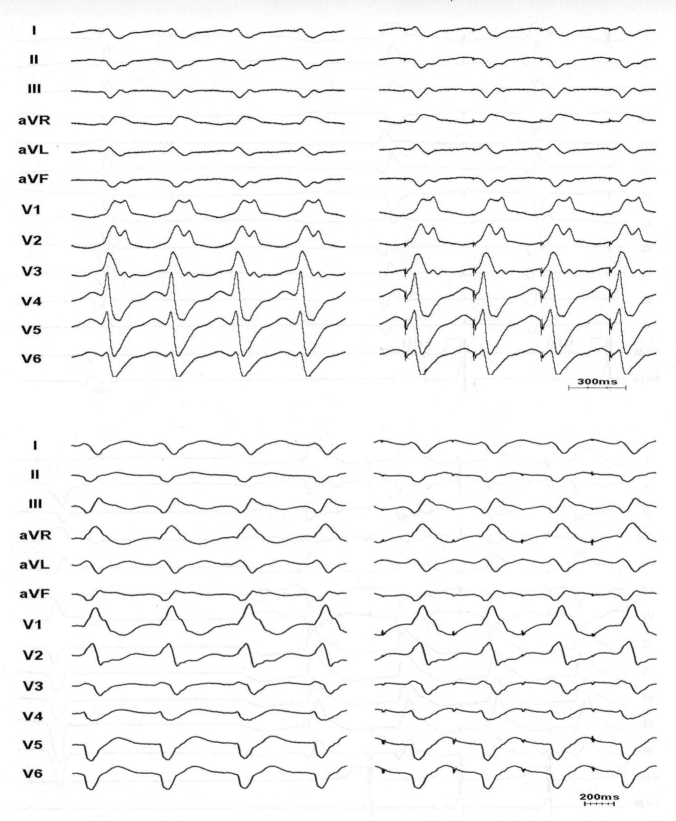

FIGURA 20-32 Topoestimulación. TV (*izquierda*) y complejos estimulados perfectos (*derecha*). *Arriba*: el intervalo St-QRS corto indica estimulación del sitio de salida. *Abajo*: el intervalo St-QRS largo indica estimulación desde una región protegida de conducción lenta dentro del circuito (p. ej., istmo central, sitio no implicado adyacente).

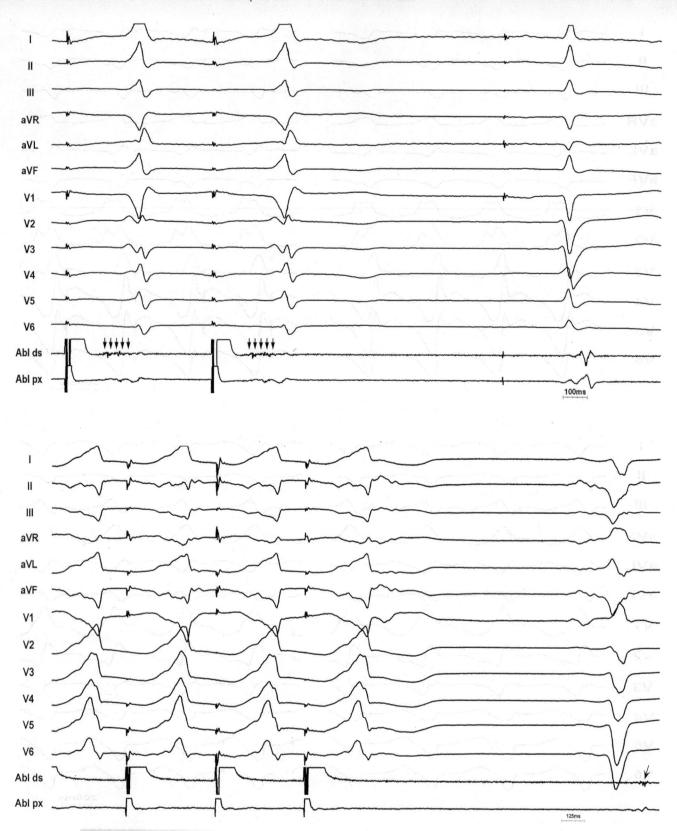

FIGURA 20-33 Intervalos St-QRS largos. *Arriba*: la estimulación produce un intervalo St-QRS muy largo (219 ms) dentro del cual se registran potenciales fraccionados continuos de baja amplitud (*flechas verticales*). *Abajo*: la estimulación provoca un intervalo St-QRS largo (107 ms) en un sitio donde se registra un PT (*flecha inclinada*) durante el ritmo sinusal. Abl: ablación; ds: distal; px: proximal.

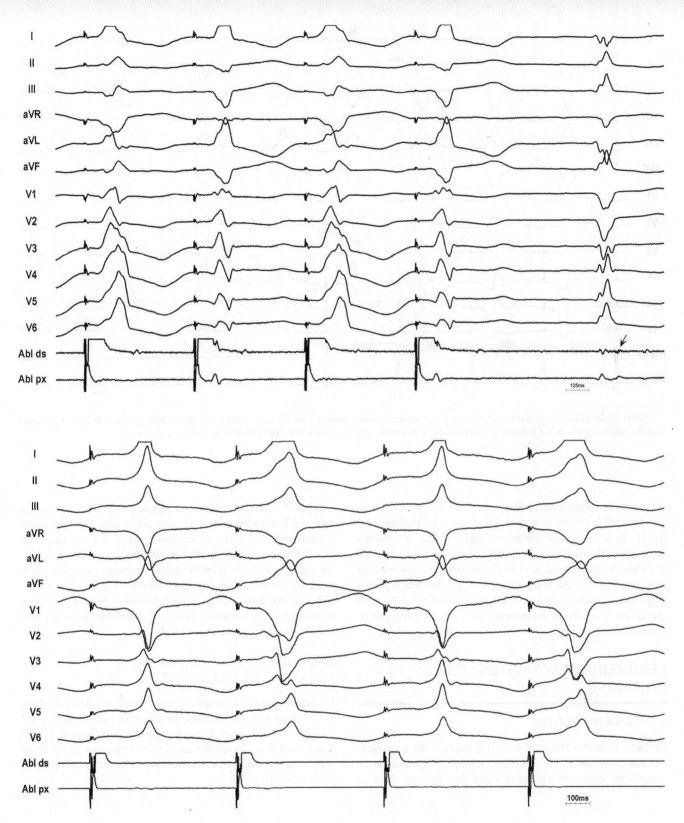

FIGURA 20-34 Múltiples sitios de salida. En ambos casos, la estimulación induce latencias de estímulos alternantes (intervalos St-QRS) y morfologías QRS. En el trazo superior se registra un potencial tardío (*flecha*). Abl: ablación; ds: distal; px: proximal.

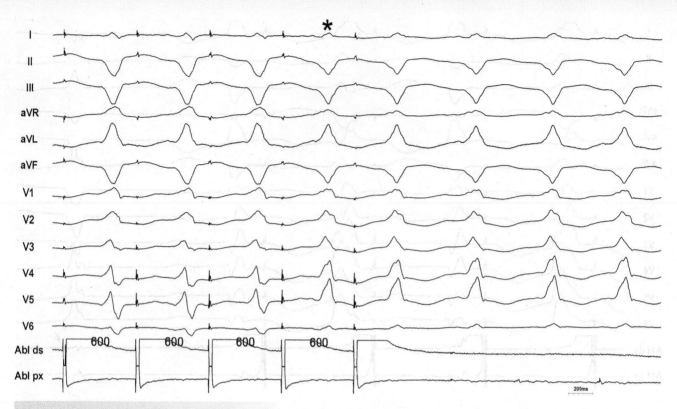

FIGURA 20-35 Inducción de la topoestimulación. La estimulación genera intervalos St-QRS largos (305 ms) seguidos de la aparición de TV de morfología similar (*asterisco*). Obsérvese la ausencia de actividad eléctrica en el canal de estimulación. Abl: ablación; ds: distal; px: proximal.

ventricular de campo lejano) y 3) la imposibilidad de excitar eléctricamente toda la cicatriz (o la parte que contiene los elementos del circuito de la TV [aislamiento del núcleo]) (ausencia de captura a pesar de la estimulación de alto voltaje [10 mA, 2 ms]) (con la estimulación de alta potencia, el electrodo virtual genera un campo de estimulación mayor que la separación entre los electrodos bipolares verdaderos, y la falta de captura indica una cantidad de CNEE mayor que la que se encuentra directamente debajo de los electrodos de estimulación).[49]

FENÓMENOS ELECTROFISIOLÓGICOS INUSUALES

CAPTURA NO GLOBAL

Un estímulo que no captura el ventrículo pero termina la taquicardia (captura no global con o sin captura local) es específico de un componente crítico del circuito de reentrada y debe ser diana de

ablación.[50-52] Este estímulo no propagado despolariza localmente o prolonga la refractariedad de un istmo crítico haciéndolo refractario y terminando la TV. Los mecanismos incluyen la estimulación subumbral de miocitos supervivientes mal acoplados dentro de la cicatriz que tienen tanto una excitabilidad disminuida y una anisotropía compleja como una refractariedad posterior a la repolarización.[51] Otro objetivo para la ablación son los sitios en los que el traumatismo mecánico por la manipulación del catéter interrumpe la TV sin inducir una despolarización ventricular.[53]

BLOQUEO DE ENTRADA/SALIDA DEL CANAL DE LA CICATRIZ

Las manifestaciones de bloqueo de entrada en un canal cicatricial son los PT durante el ritmo sinusal que muestran una conducción 2:1 o de Wenckebach o los potenciales diastólicos durante la TV con conducción 2:1. Las manifestaciones de bloqueo de salida de un canal cicatricial incluyen estimulación con conducción 2:1 o Wenckebach (fig. 20-36).

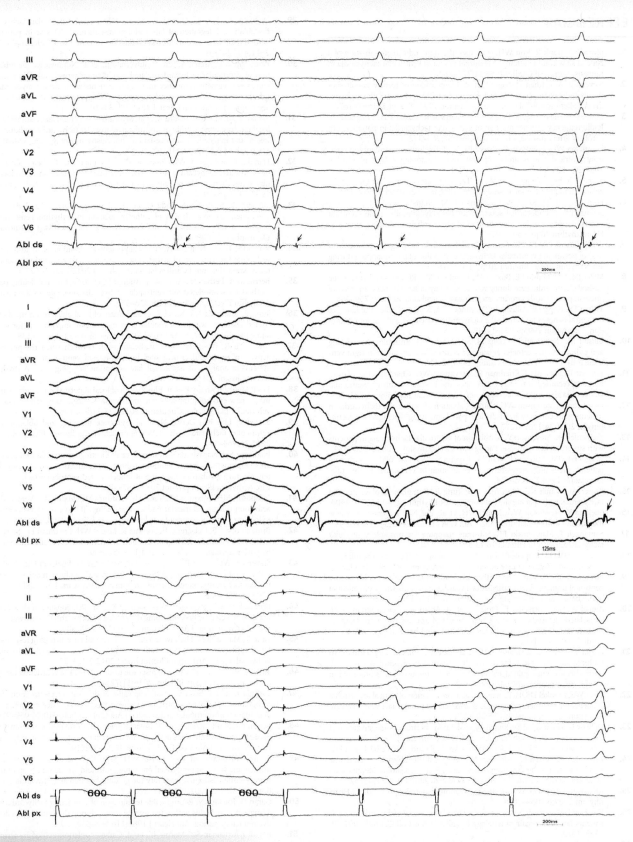

FIGURA 20-36 Bloqueo de entrada/salida del canal cicatricial. *Arriba*: Wenckebach de entrada. Durante el ritmo sinusal, el grado de latencia de los PT (*flechas*) aumenta hasta el bloqueo. *Medio*: bloqueo de entrada 2:1. Durante la TV, se observan potenciales diastólicos (*flechas*) en latidos alternos. *Abajo*: Wenckebach de salida. La estimulación provoca un aumento de las latencias del estímulo (prolongación de los intervalos St-QRS) y un ensanchamiento del QRS antes del bloqueo («no captura»). Abl: ablación; ds: distal; px: proximal.

REFERENCIAS

1. Morady F, Frank R, Kou WH, et al. Identification and catheter ablation of a zone of slow conduction in the reentrant circuit of ventricular tachycardia in humans. J Am Coll Cardiol 1988;11:775–782.

2. Stevenson WG, Khan H, Sager P, et al. Identification of reentry circuit sites during catheter mapping and radiofrequency ablation of ventricular tachycardia late after myocardial infarction. Circulation 1993;88(4, pt 1):1647–1670.

3. Morady F, Harvey M, Kalbfleisch SJ, El-Atassi R, Calkins H, Langberg JJ. Radiofrequency catheter ablation of ventricular tachycardia in patients with coronary artery disease. Circulation 1993;87:363–372.

4. Stevenson WG, Friedman PL, Sager PT, et al. Exploring postinfarction reentrant ventricular tachycardia with entrainment mapping. J Am Coll Cardiol 1997;29:1180–1189.

5. Sacher F, Roberts-Thomson K, Maury P, et al. Epicardial ventricular tachycardia ablation a multicenter safety study. J Am Coll Cardiol 2010;55:2366–2372.

6. Hsia HH, Lin D, Sauer WH, Callans DJ, Marchlinski FE. Anatomic characterization of endocardial substrate for hemodynamically stable reentrant ventricular tachycardia: identification of endocardial conducting channels. Heart Rhythm 2006;3:503–512.

7. de Chillou C, Groben L, Magnin-Poull I, et al. Localizing the critical isthmus of postinfarct ventricular tachycardia: the value of pace-mapping during sinus rhythm. Heart Rhythm 2014;11:175–181.

8. Miller JM, Marchlinski FE, Buxton AE, Josephson ME. Relationship between the 12-lead electrocardiogram during ventricular tachycardia and endocardial site of origin in patients with coronary artery disease. Circulation 1988;77: 759–766.

9. Wilber DJ, Kopp DE, Glascock DN, Kinder CA, Kall JG. Catheter ablation of the mitral isthmus for ventricular tachycardia associated with inferior infarction. Circulation 1995;92:3481–3489.

10. Ellison KE, Friedman PL, Ganz LI, Stevenson WG. Entrainment mapping and radiofrequency catheter ablation of ventricular tachycardia in right ventricular dysplasia. J Am Coll Cardiol 1998;32:724–728.

11. Kocovic DZ, Harada T, Friedman PL, Stevenson WG. Characteristics of electrograms recorded at reentry circuit sites and bystanders during ventricular tachycardia after myocardial infarction. J Am Coll Cardiol 1999;34:381–388.

12. Delacretaz E, Stevenson WG. Catheter ablation of ventricular tachycardia in patients with coronary heart disease: part I: mapping. Pacing Clin Electrophysiol 2001;24:1261–1277.

13. Zeppenfeld K, Stevenson WG. Ablation of ventricular tachycardia in patients with structural heart disease. Pacing Clin Electrophysiol 2008;31:358–374.

14. Fitzgerald DM, Friday KJ, Wah JA, Lazzara R, Jackman WM. Electrogram patterns predicting successful catheter ablation of ventricular tachycardia. Circulation 1988;77:806–814.

15. Beaser AD, Chua KC, Upadhyay GA, Tung R. Entrainment of ventricular tachycardia: is the pacing site in or out? Heart Rhythm 2016;13:2399–2400.

16. Soejima K, Stevenson WG, Maisel WH, et al. The N 1 1 difference: a new measure for entrainment mapping. J Am Coll Cardiol 2001;37:1386–1394.

17. Santangeli P, Marchlinski FE. Substrate mapping for unstable ventricular tachycardia. Heart Rhythm 2016;13:569–583.

18. de Bakker JM, van Capelle FJ, Janse MJ, et al. Slow conduction in the infarcted human heart. 'Zigzag' course of activation. Circulation 1993;88:915–926.

19. Marchlinski FE, Callans DJ, Gottlieb CD, Zado E. Linear ablation lesions for control of unmappable ventricular tachycardia in patients with ischemic and nonischemic cardiomyopathy. Circulation 2000;101:1288–1296.

20. Arenal A, Glez-Torrecilla E, Ortiz M, et al. Ablation of electrograms with an isolated, delayed component as treatment of unmappable monomorphic ventricular tachycardias in patients with structural heart disease. J Am Coll Cardiol 2003;41:81–92.

21. Soejima K, Suzuki M, Maisel WH, et al. Catheter ablation in patients with multiple and unstable ventricular tachycardias after myocardial infarction: short ablation lines guided by reentry circuit isthmuses and sinus rhythm mapping. Circulation 2001;104:664–669.

22. Tzou WS, Frankel DS, Hegeman T, et al. Core isolation of critical arrhythmia elements for treatment of multiple scar-based ventricular tachycardias. Circ Arrhythm Electrophysiol 2015;8:353–361.

23. Di Biase L, Santangeli P, Burkhardt DJ, et al. Endo-epicardial homogenization of the scar versus limited substrate ablation for the treatment of electrical storms in patients with ischemic cardiomyopathy. J Am Coll Cardiol 2012;60:132–141.

24. Zeppenfeld K, Schalij MJ, Bartelings MM, et al. Catheter ablation of ventricular tachycardia after repair of congenital heart disease: electroanatomic identification of the critical right ventricular isthmus. Circulation 2007;116: 2241–2252.

25. Khairy P, Stevenson WG. Catheter ablation in tetralogy of Fallot. Heart Rhythm 2009;6:1069–1074.

26. Harrison DA, Harris L, Siu SC, et al. Sustained ventricular tachycardia in adult patients late after repair of tetralogy of Fallot. J Am Coll Cardiol 1997;30: 1368–1373.

27. Arenal A, del Castillo S, Gonzalez-Torrecilla E, et al. Tachycardia-related channel in the scar tissue in patients with sustained monomorphic ventricular tachycardias: influence of the voltage scar definition. Circulation 2004;110: 2568–2574.

28. Mountantonakis SE, Park RE, Frankel DS, et al. Relationship between voltage map "channels" and the location of critical isthmus sites in patients with post-infarction cardiomyopathy and ventricular tachycardia. J Am Coll Cardiol 2013;61:2088–2095.

29. Dickfeld T, Tian J, Ahmad G, et al. MRI-guided ventricular tachycardia ablation: integration of late gadolinium-enhanced 3D scar in patients with implantable cardioverter-defibrillators. Circ Arrhythm Electrophysiol 2011;4:172–184.

30. Perez-David E, Arenal A, Rubio-Guivernau JL, et al. Noninvasive identification of ventricular tachycardia-related conducting channels using contrast-enhanced magnetic resonance imaging in patients with chronic myocardial infarction: comparison of signal intensity scar mapping and endocardial voltage mapping. J Am Coll Cardiol 2011;57:184–194.

31. Sasaki T, Miller CF, Hansford R, et al. Myocardial structural associations with local electrograms: a study of postinfarct ventricular tachycardia pathophysiology and magnetic resonance-based noninvasive mapping. Circ Arrhythm Electrophysiol 2012;5:1081–1090.

32. Harada T, Stevenson WG, Kocovic DZ, Friedman PL. Catheter ablation of ventricular tachycardia after myocardial infarction: relation of endocardial sinus rhythm late potentials to the reentry circuit. J Am Coll Cardiol 1997;30:1015–1023.

33. Nogami A, Sugiyasu A, Tada H, et al. Changes in the isolated delayed component as an endpoint of catheter ablation in arrhythmogenic right ventricular cardiomyopathy: predictor for long-term success. J Cardiovasc Electrophysiol 2008;19:681–688.

34. Vergara P, Trevisi N, Ricco A, et al. Late potentials abolition as an additional technique for reduction of arrhythmia recurrence in scar related ventricular tachycardia ablation. J Cardiovasc Electrophysiol 2012;23:621–627.

35. Berruezo A, Fernández-Armenta J, Andreu D, et al. Scar dechanneling: new method for scar-related left ventricular tachycardia substrate ablation. Circ Arrhythm Electrophysiol 2015;8:326–336.

36. Tung R, Mathuria NS, Nagel R, et al. Impact of local ablation on interconnected channels within ventricular scar: mechanistic implications for substrate modification. Circ Arrhythm Electrophysiol 2013;6:1131–1138.

37. Irie T, Yu R, Bradfield JS, et al. Relationship between sinus rhythm late activation zones and critical sites for scar-related ventricular tachycardia: systematic analysis of isochronal late activation mapping. Circ Arrhythm Electrophysiol 2015;8:390–399.

38. Jais P, Maury P, Khairy P, et al. Elimination of local abnormal ventricular activities: a new end point for substrate modification in patients with scar-related ventricular tachycardia. Circulation 2012;125:2184–2196.

39. Sacher F, Lim HS, Derval N, et al. Substrate mapping and ablation for ventricular tachycardia: the LAVA approach. J Cardiovasc Electrophysiol 2015;26:464–471.

40. Baldinger SH, Nagashima K, Kumar S, et al. Electrogram analysis and pacing are complimentary for recognition of abnormal conduction and far-field potentials during substrate mapping of infarct-related ventricular tachycardia. Circ Arrhythm Electrophysiol 2015;8:874–881.

41. Josephson ME, Waxman HL, Cain ME, Gardner MJ, Buxton AE. Ventricular activation during ventricular endocardial pacing. II. Role of pace-mapping to localize origin of ventricular tachycardia. Am J Cardiol 1982;50:11–22.

42. Brunckhorst CB, Delacretaz E, Soejima K, Maisel WH, Friedman PL, Stevenson WG. Identification of the ventricular tachycardia isthmus after infarction by pace mapping. Circulation 2004;110:652–659.

43. Stevenson WG, Sager PT, Natterson PD, Saxon LA, Middlekauff HR, Wiener I. Relation of pace mapping QRS configuration and conduction delay to ventricular tachycardia reentry circuits in human infarct scars. J Am Coll Cardiol 1995;26:481–488.

44. Brunckhorst CB, Stevenson WG, Soejima K, et al. Relationship of slow conduction detected by pace-mapping to ventricular tachycardia re-entry circuit sites after infarction. J Am Coll Cardiol 2003;41:802–809.

45. Tung R, Mathuria N, Michowitz Y, et al. Functional pace-mapping responses for identification of targets for catheter ablation of scar-mediated ventricular tachycardia. Circ Arrhythm Electrophysiol 2012;5:264–272.

46. Tung R, Shivkumar K. Unusual response to entrainment of ventricular tachycardia: in or out? Heart Rhythm 2014;11:725–727.

47. Yoshida K, Liu T, Scott C, et al. The value of defibrillator electrograms for recognition of clinical ventricular tachycardias and for pace mapping of post-infarction ventricular tachycardia. J Am Coll Cardiol 2010;56:969–979.

48. Bogun F, Good E, Reich S, et al. Isolated potentials during sinus rhythm and pace-mapping within scars as guides for ablation of post-infarction ventricular tachycardia. J Am Coll Cardiol 2006;47:2013–2019.

49. Soejima K, Stevenson WG, Maisel WH, Sapp JL, Epstein LM. Electrically unexcitable scar mapping based on pacing threshold for identification of the reentry circuit isthmus: feasibility for guiding ventricular tachycardia ablation. Circulation 2002;106:1678–1683.

50. Garan H, Ruskin JN. Reproducible termination of ventricular tachycardia by a single extrastimulus within the reentry circuit during the ventricular effective refractory period. Am Heart J 1988;116:546–550.

51. Bogun F, Krishnan SC, Marine JE, et al. Catheter ablation guided by termination of postinfarction ventricular tachycardia by pacing with nonglobal capture. Heart Rhythm 2004;1:422–426.

52. Altemose GT, Miller JM. Termination of ventricular tachycardia by a non-propagated extrastimulus. J Cardiovasc Electrophysiol 2000;11:125.

53. Bogun F, Good E, Han J, et al. Mechanical interruption of postinfarction ventricular tachycardia as a guide for catheter ablation. Heart Rhythm 2005;2:687–691.

Taquicardia ventricular por reentrada rama-rama

21

Introducción

La taquicardia ventricular por reentrada rama-rama (TVRR) (taquicardia por reentrada de la rama del haz) es una taquicardia ventricular (TV) de macrorreentrada que utiliza las ramas derecha e izquierda como componentes integrales del circuito de reentrada.[1] Clásicamente, la TVRR se observa en pacientes con enfermedad grave del sistema His-Purkinje con una tríada clínica de: 1) intervalo HV prolongado, 2) bloqueo de rama izquierda (BRI) (o retraso de la conducción IV [RCIV]) y 3) miocardiopatía dilatada. Sin embargo, también puede observarse en pacientes con enfermedad aislada (fija o funcional) del sistema His-Purkinje sin miocardiopatía (p. ej., distrofia miotónica, sustitución previa de la válvula aórtica).[2-5] En el 75% de los pacientes, la TVRR se presenta como un síncope o un paro cardíaco.[6]

El objetivo de este capítulo es:

1. Definir el circuito y las características electrofisiológicas de la TVRR.
2. Analizar el mapeo (cartografía) y la ablación de las ramas derecha e izquierda.
3. Revisar el circuito y los rasgos electrofisiológicos de la taquicardia por reentrada interfascicular (TRIF).

CIRCUITO

Durante una TVRR típica, las ramas anterógrada y retrógrada del circuito son las ramas derecha e izquierda, respectivamente, lo que produce una activación antihoraria de las ramas del haz (fig. 21-1). El inicio de la activación ventricular ocurre en las ramas terminales del haz derecho, dando lugar a complejos QRS típicos del BRI que pueden parecer idénticos al BRI basal (fig. 21-2). Tras activar el haz derecho, el frente de onda despolarizante atraviesa el tabique interventricular inferior para activar retrógradamente el haz izquierdo. Tras la activación del haz izquierdo, el frente de onda atraviesa el tabique interventricular superior para despolarizar de nuevo el haz derecho. La taquicardia sostenida requiere que los tiempos de conducción en cada haz superen el período refractario de su homóloga. En la TVRR atípica, el circuito se invierte y las ramas del haz se activan en el sentido horario.

CARACTERÍSTICAS ELECTROFISIOLÓGICAS

Los rasgos electrofisiológicos característicos de la TVRR típica son 1) complejos QRS típicos del BRI, 2) potenciales del haz de His que preceden a los complejos QRS, 3) $HV_{(TVRR)} \geq HV_{(RSN)}$ y 4) secuencia de activación H-rama derecha-rama izquierda (figs. 21-3 a 21-6).[6] El inicio de la activación ventricular desde el haz derecho produce complejos QRS que muestran un BRI típico. Los potenciales del haz de His preceden a cada complejo QRS. Aunque el intervalo HV es un seudointervalo (activación simultánea del haz de His retrógrada y haz derecho-V anterógrada), la conducción anisotrópica a través del sistema His-Purkinje produce intervalos HV que superan o igualan a los

del ritmo sinusal.[7] La estrecha proximidad entre el punto de inflexión superior y el haz de His da lugar a oscilaciones del intervalo HH que preceden y predicen las oscilaciones en la longitud del ciclo de taquicardia (LCT).[8,9] Sin embargo, el haz de His en sí no es realmente una parte integral del circuito y rara vez puede disociarse de la TVRR.[10] En contraste con la TVRR, la TV septal con activación retrógrada del haz de His muestra intervalos HV más cortos durante la taquicardia en comparación con el ritmo sinusal ($HV_{[TV]} < HV_{[RSN]}$). La activación de las ramas del haz en sentido antihorario produce la secuencia de activación H-haz derecho-haz izquierdo. La TVRR atípica (inversa) manifiesta complejos QRS de bloqueo de rama derecha (BRD) y secuencias de activación H-haz derecho-haz izquierdo.

Durante el ritmo sinusal, los complejos QRS muestran a menudo el típico BRI resultante de un retraso anterógrado de la conducción His-haz izquierdo más que de un fallo. Un hallazgo infrecuente es la aparición de un segundo potencial del haz de His tras complejos QRS de BRI conducidos debido a una activación retrógrada tardía del haz izquierdo y del His que puede imitar una respuesta anterógrada dual del haz de His (véase fig. 1-40).[3,11]

ZONAS DE TRANSICIÓN

INICIO

La inducción de una TVRR típica con extraestímulos en el ventrículo derecho (VD) requiere que un impulso caiga dentro de la ventana de la taquicardia (definida como la diferencia en los períodos refractarios retrógrados entre las ramas derecha e izquierda). Un impulso cronometrado críticamente 1) no se transmite sobre el haz derecho (bloqueo

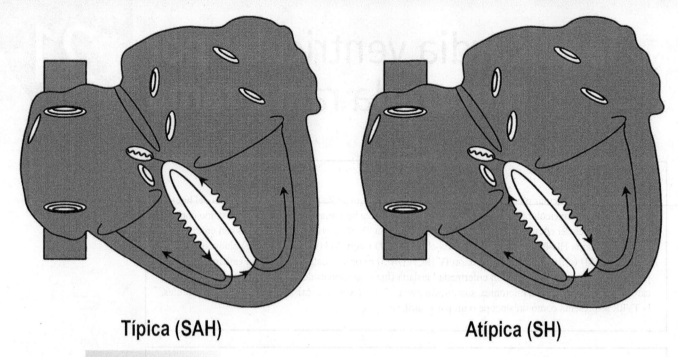

Típica (SAH)   Atípica (SH)

FIGURA 21-1 Diagrama en el que se ilustran los circuitos para una TVRR típica (en sentido antihorario) y atípica (en sentido horario o inverso). SAH: sentido antihorario; SH: sentido horario.

unidireccional) y 2) cruza el tabique para activar retrógradamente el haz izquierdo y el haz de His dando lugar a un «salto de VH» (conducción lenta) (figs. 21-7 y 21-8).[12] Un retraso de VH suficiente permite al haz derecho recuperar la excitabilidad, transmitirse anterógradamente e iniciar la taquicardia. La longitud del salto de VH se relaciona inversamente con el intervalo HV subsiguiente (reciprocidad VH/HV). Mientras que la inducción de complejos únicos de reentrada rama-rama con extraestímulos ventriculares programados es un hallazgo común en personas sanas, las TVRR sostenidas solo aparecen en pacientes con tejido de His-Purkinje enfermo. La inducción de TVRR se facilita con procainamida (que enlentece aún más la conducción His-Purkinje) o secuencias cortas-largas-cortas (protocolo de pausa, que amplía la ventana de la taquicardia al aumentar la dispersión de la refractariedad entre las ramas del haz) (fig. 21-9).[13,14] La inducción de una TVRR puede abolirse mediante la estimulación simultánea del VD y el ventrículo izquierdo (VI), lo que impide la conducción transeptal y el «salto de VH». La TVRR también puede inducirse desde la aurícula con un bloqueo funcional inducido por el estímulo en el sistema His-Purkinje (p. ej., prolongación brusca de VH con desarrollo de BRI de fase 3).[4]

TERMINACIÓN

El bloqueo en la rama derecha o izquierda finaliza la TVRR. La terminación espontánea antes del siguiente potencial del haz de His o inmediatamente después durante una TVRR típica indica bloqueo en las ramas izquierda y derecha, respectivamente (fig. 21-10).

MANIOBRAS DE ESTIMULACIÓN

ENCARRILAMIENTO DESDE LA AURÍCULA

La reentrada en el sistema His-Purkinje permite encarrilar la TVRR desde la aurícula, siempre que el nodo auriculoventricular (AV) pueda

acomodar frecuencias rápidas de estimulación auricular (que podrían requerir atropina/isoproterenol). La estimulación auricular acelera tanto el haz de His como el ventrículo a la frecuencia de estimulación, produciendo complejos QRS idénticos a los de la taquicardia (fusión de QRS ortodrómicamente oculta), un rasgo no distintivo de la TV miocárdica.[15]

ENCARRILAMIENTO DESDE EL VENTRÍCULO

La reentrada dentro del sistema His-Purkinje permite encarrilar la TVRR desde el ápice del VD cerca de las ramas terminales del haz derecho con fusión manifiesta constante (aunque es posible el encarrilamiento oculto si el punto de colisión entre los frentes de onda ortodrómico [n] y antidrómico [n + 1] está dentro del sistema His-Purkinje) (fig. 21-11).[15] Debido a la proximidad entre el catéter de estimulación del VD y el circuito de TVRR, los intervalos postestimulación (IPE) son similares a la LCT (IPE – LCT = 30 ms).[16] Por el contrario, la taquicardia por reentrada en el nodo auriculoventricular (TRNAV) con BRI y disociación AV puede imitar una TVRR, pero el encarrilamiento desde el ventrículo es solo oculto y el IPE – LCT > 115 ms.[17]

MAPEO Y ABLACIÓN DE LA TAQUICARDIA VENTRICULAR POR REENTRADA RAMA-RAMA

Las ramas del haz son componentes integrales del circuito de TVRR y dianas de la ablación. Aunque la ablación del haz derecho es técnicamente más sencilla que la del haz izquierdo, conlleva el riesgo de inducir un bloqueo AV cuando existe un BRI (debido a un fallo de la conducción anterógrada de la rama izquierda).

ABLACIÓN DEL HAZ DERECHO

El catéter de ablación se introduce a través de la válvula tricúspide en el VD y se coloca a lo largo del tabique anterior ligeramente distal

(continúa en la p. 515)

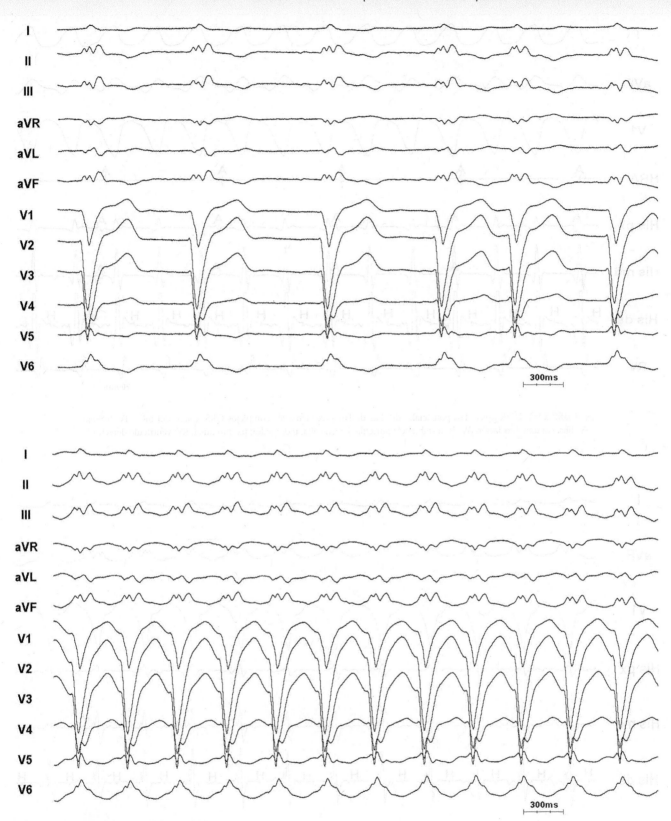

FIGURA 21-2 Fibrilación auricular con BRI típico (*arriba*) y TVRR típica (*abajo*). Los complejos QRS son idénticos.

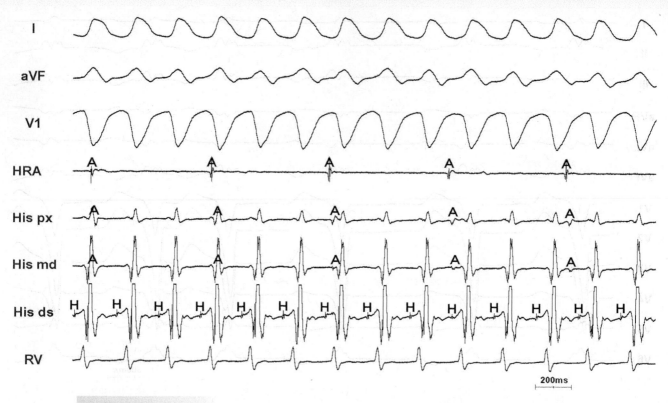

FIGURA 21-3 TVRR típica. Los potenciales del haz de His preceden a los complejos QRS típicos del BRI (HV: 58 ms). Se observa una disociación AV. ds: distal; HRA: aurícula derecha alta; md: medio; px: proximal; RV: ventrículo derecho.

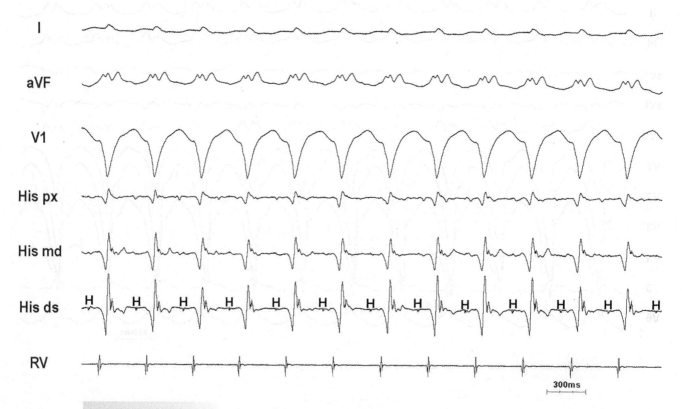

FIGURA 21-4 TVRR típica. Los potenciales del haz de His preceden a los complejos QRS típicos del BRI (HV: 81 ms). ds: distal; md: medio; px: proximal; RV: ventrículo derecho.

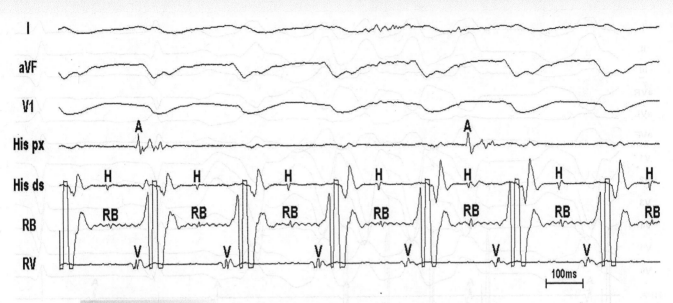

FIGURA 21-5 TVRR típica. Una secuencia de activación His-haz derecho precede a los complejos QRS de BRI. (HV: 82 ms). Se observa una disociación AV. ds: distal; px: proximal; RB: haz derecho; RV: ventrículo derecho.

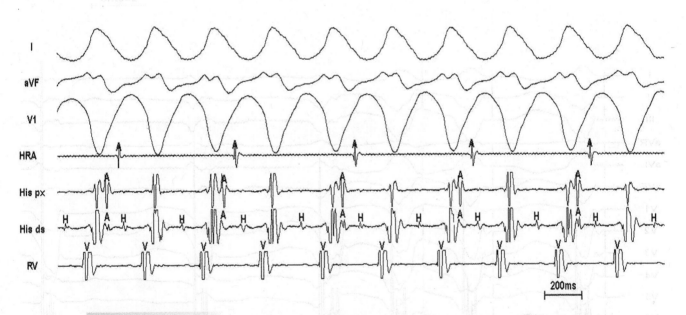

FIGURA 21-6 TVRR típica. Los potenciales del haz de His preceden a los complejos QRS del BRI (HV: 75 ms). La conducción retrógrada 2:1 se produce sobre el nodo AV. ds: distal; HRA: aurícula derecha alta; px: proximal; RV: ventrículo derecho.

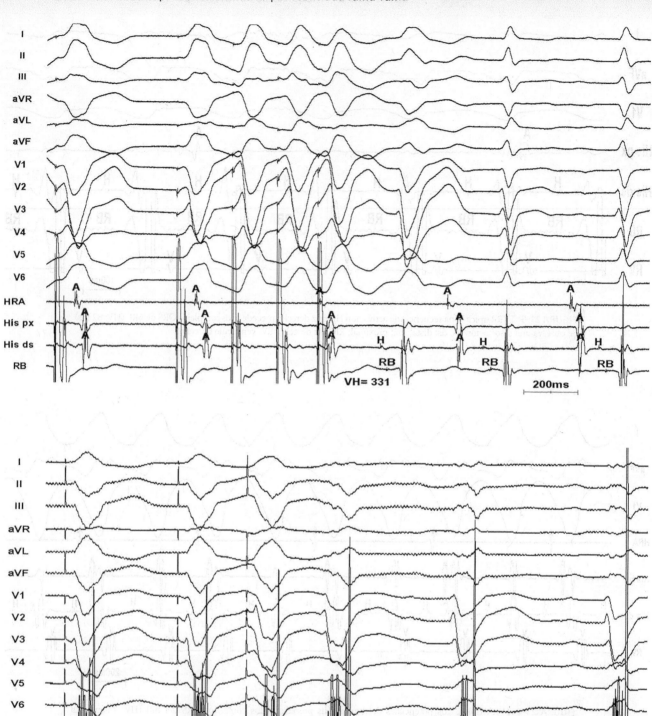

FIGURA 21-7 Patrones de activación His/haz derecho/haz izquierdo durante complejos típicos de reentrada rama-rama. Los complejos de reentrada rama-rama simples son inducidos por extraestímulos ventriculares. *Arriba*: tras el «salto de VH» (331 ms), el haz derecho sigue a los potenciales del haz de His. *Abajo*: antes del «salto de VH» (335 ms), el haz izquierdo precede a los potenciales del haz de His. ds: distal; HRA: aurícula derecha alta; LB: haz izquierdo; px: proximal; RB: haz derecho; RV: ventrículo derecho.

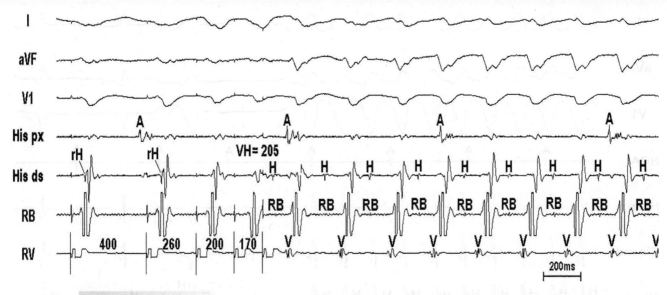

FIGURA 21-8 Inducción de una TVRR típica. Durante el tren de conducción (400 ms), los potenciales retrógrados del haz de His (rH) preceden a los electrogramas ventriculares locales debido a la conducción retrógrada del haz derecho. El segundo extraestímulo captura el ventrículo, encuentra la refractariedad del haz derecho, atraviesa el tabique y activa retrógradamente el haz izquierdo y el haz de His («salto de VH»: 205 ms). Un retraso del haz izquierdo suficiente permite al haz derecho recuperar la excitabilidad, conducirse de forma anterógrada e iniciar la taquicardia. El haz de His y el haz derecho se activan secuencialmente, y hay una disociación AV. ds: distal; px: proximal; RB: haz derecho; RV: ventrículo derecho.

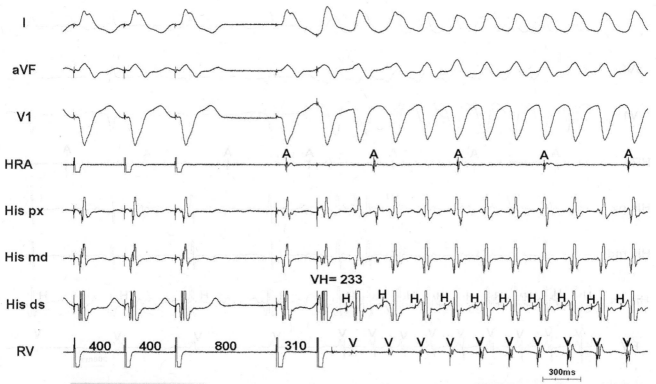

FIGURA 21-9 Inducción de una TVRR típica (protocolo de pausa). La pausa (800 ms) aumenta la dispersión de la refractariedad de la rama del haz de modo que el extraestímulo (310 ms) produce un «salto de VH» (233 ms) e induce la taquicardia. Los potenciales del haz de His preceden a los complejos QRS (HV: 58 ms) y las oscilaciones en el intervalo HH preceden y predicen los intervalos VV. Se observa una disociación AV. ds: distal; HRA: aurícula derecha alta; md: medio; px: proximal; RV: ventrículo derecho.

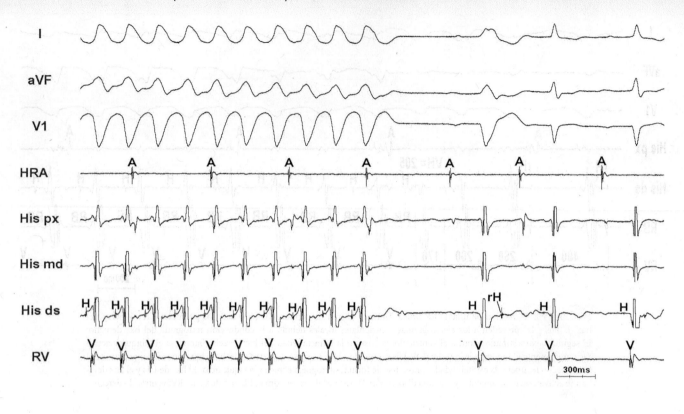

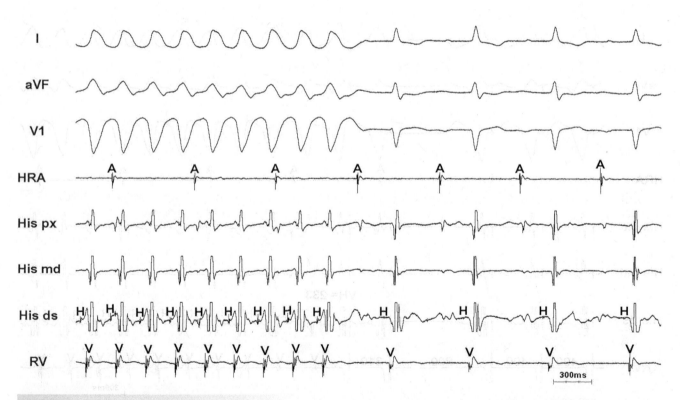

FIGURA 21-10 Terminación de una TVRR típica. La terminación abrupta resulta de un bloqueo retrógrado que ocurre en el haz izquierdo. *Arriba*: la sincronización tardía del primer complejo sinusal conducido expone al haz izquierdo a una pausa, que induce un BRI de fase 4. El BRI de fase 4 es seguido por un potencial retrógrado del haz de His (rH), pero la TVRR no se reinicia porque la pausa prolonga la refractariedad del haz derecho que impide la posterior conducción anterógrada del haz derecho. *Abajo*: la sincronización precoz del primer complejo sinusal conducido tras la finalización de la taquicardia previene el BRI de fase 4. ds: distal; HRA: aurícula derecha alta; md: medio; px: proximal; RV: ventrículo derecho.

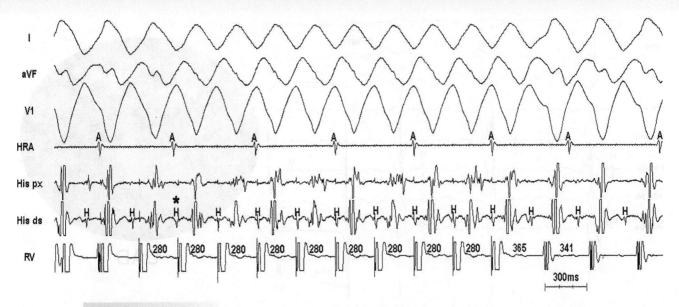

FIGURA 21-11 Encarrilamiento de la TVRR típica desde el ápice del VD. El haz de His se activa ortodrómicamente y se acelera hasta la duración del ciclo de estimulación. Obsérvese que el haz de His es precedido (*asterisco*) por un complejo de estimulación ventricular fusionado (una indicación de macrorreentrada). El IPE supera a la LCT por solo 24 ms. ds: distal; HRA: aurícula derecha alta; px: proximal; RV: ventrículo derecho.

al haz de His con rotación en sentido horario. Los criterios del sitio diana son *1)* electrograma auricular ausente o pequeño, *2)* potencial haz derecho y *3)* electrograma ventricular grande (**figs. 21-12 y 21-13**).[18-22] La ausencia de un electrograma auricular diferencia un haz de His de un potencial del haz derecho cuando el intervalo haz derecho-V es largo (> 35 ms) debido a una enfermedad del haz derecho subyacente. La ablación del haz derecho durante un BRI preexistente a menudo causa una marcada prolongación del intervalo HV acompañada de un cambio a BRD que indica que el propio BRI se debía a un retraso de la conducción anterógrada y no a un fallo.

ABLACIÓN DEL HAZ IZQUIERDO

Con un abordaje transaórtico, el catéter de ablación se introduce de forma retrógrada a través de la válvula aórtica en el VI y se ubica a lo largo del tabique. El catéter del haz derecho sirve de punto de referencia de la región del haz de His. Los criterios del sitio diana son *1)* electrograma auricular ausente o pequeño, *2)* potencial haz izquierdo y *3)* electrograma ventricular grande (**fig. 21-14**). La ablación del haz izquierdo ante un BRI preexistente causa una mayor aberrancia del complejo QRS al fallar la conducción retardada sobre el haz izquierdo.[21,22]

TAQUICARDIA POR REENTRADA INTERFASCICULAR

La TRIF es una forma poco frecuente y singular de reentrada del His-Purkinje que usa los fascículos del lado izquierdo como ramas críticas del circuito de reentrada. En su forma común, la conducción anterógrada y retrógrada se produce sobre el fascículo anterior izquierdo (FAI) y el fascículo posterior izquierdo (FPI), respectivamente, dando lugar a *1)* complejos QRS de BRD-DEI (desviación del eje hacia la izquierda, *2)* potenciales del haz de His que preceden a los complejos QRS y *3)* HV$_{(TRIF)}$ < HV$_{(RSN)}$ (**fig. 21-15**).[23] Dado que los potenciales del haz de His preceden a los complejos QRS, las oscilaciones HH preceden y

predicen las oscilaciones VV. El intervalo HV es un seudointervalo que refleja la activación simultánea del eje troncal del haz izquierdo-His en sentido retrógrado y del FAI-VI en sentido anterógrado después de que el frente de onda de reentrada alcanza el punto de inflexión superior en la unión FPI-FAI. En contraste con la TVRR, la TRIF muestra más a menudo un BRD basal y una inducción más fácil desde la aurícula.[23] El hallazgo inusual de que muchos casos de TRIF ocurren después de la ablación con catéter del haz derecho para la TVRR sugiere que la conducción del haz derecho protege contra la TRIF. Con la conducción del haz derecho, la conducción transeptal y la activación retrógrada del sistema izquierdo chocan con la conducción anterógrada en el FAI impidiendo la aparición de una TRIF desde la aurícula. En el BRI, la pérdida de conducción del haz derecho y el ocultamiento retrógrado en el FAI permiten que un impulso conductor procedente de la aurícula se bloquee de forma anterógrada en el FPI (bloqueo unidireccional), se conduzca lentamente por el FAI (retraso de conducción), vuelva a entrar de forma retrógrada en el FPI e inicie una TRIF. La TRIF puede tratarse con éxito mediante la ablación del FAI o el FPI.

A diferencia de las TV relacionadas con las cicatrices, los fascículos conductores aislados son los componentes esenciales del circuito de las taquicardias de His-Purkinje (TVRR, TRIF). Por lo tanto, el mapeo de encarrilamiento requiere determinar si los fascículos (potenciales fasciculares «dentro» del circuito), el miocardio ventricular adyacente («fuera» del circuito) o ambos son capturados durante la estimulación. De forma análoga al encarrilamiento puro y parahisiano, el encarrilamiento fascicular puro (selectivo) del fascículo de conducción anterógrada produciría un sitio «istmo» (latencia St-QRS, fusión QRS oculta, IPE = LCT) (sin embargo, la captación antidrómica del fascículo de conducción retrógrada cerca de la entrada podría producir una fusión manifiesta). El encarrilamiento parafascicular (no selectivo) generaría un sitio de bucle «externo» (fusión QRS manifiesta [debido a la captura miocárdica circundante], IPE = LCT). El encarrilamiento con captura miocárdica pura produciría un sitio «no implicado remoto» (fusión manifiesta, IPE > LCT), y el potencial fascicular sería captado de forma ortodrómica (no directamente).

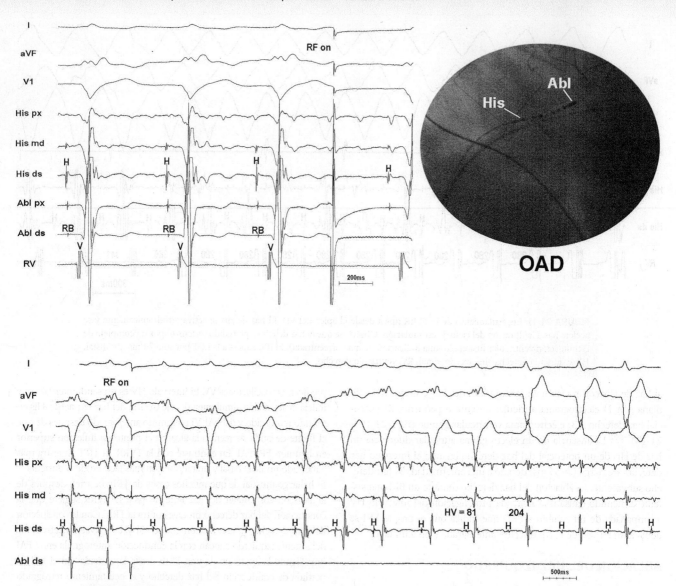

FIGURA 21-12 Ablación del haz derecho. El catéter de ablación se coloca en el haz derecho proximal, distal al haz de His, donde registra un potencial del haz derecho y un electrograma ventricular grande (haz derecho-V: 66 ms). La aplicación de radiofrecuencia (RF) cambia la morfología del QRS de BRI a BRD junto con una prolongación de 123 ms del intervalo HV. Abl: ablación; ds: distal; md: medio; OAD: oblicua anterior derecha; px: proximal; RB: haz derecho; *RF on*: RF encendida; RV: ventrículo derecho.

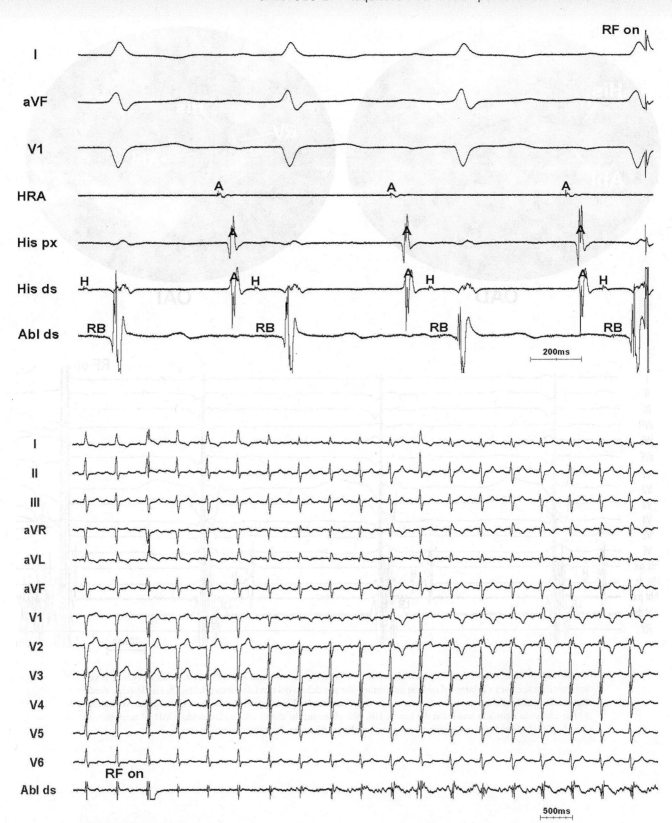

FIGURA 21-13 Ablación del haz derecho. El catéter de ablación se coloca en el haz derecho proximal, distal al haz de His, donde registra un pequeño potencial del haz derecho y un gran electrograma ventricular. La aplicación de energía de RF causa un estrechamiento transitorio con RCIV izquierdo (retraso simultáneo e igual en ambos haces) seguido de un BRD completo. Abl: ablación; ds: distal; HRA: aurícula derecha alta; px: proximal; RB: haz derecho; *RF on*: RF encendida.

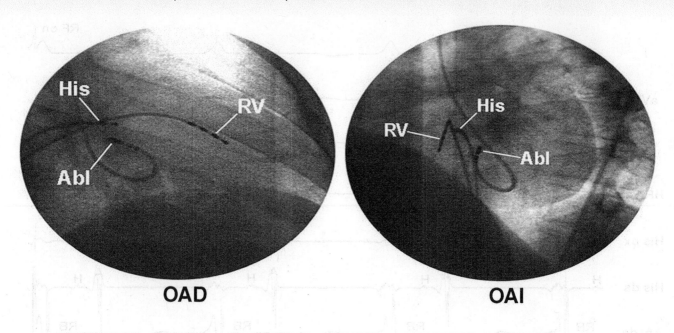

OAD   OAI

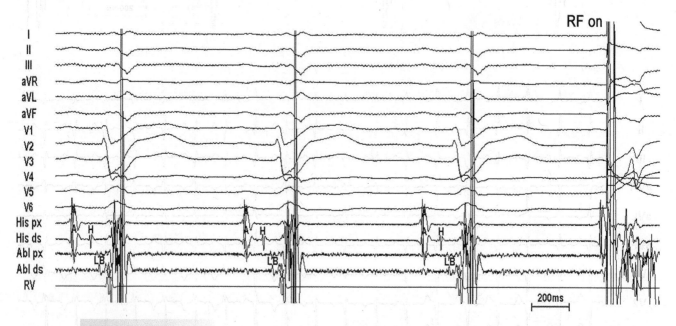

FIGURA 21-14 Ablación del haz izquierdo. El catéter de ablación se hace avanzar en sentido retrógrado a través de la válvula aórtica y se coloca a lo largo del tabique interventricular por debajo del nivel del catéter del haz de His derecho, donde registra una pequeña señal auricular de campo lejano, un potencial del haz izquierdo y un gran electrograma ventricular. El haz izquierdo sigue a la activación del haz de His. Abl: ablación; ds: distal; LB: haz izquierdo; OAD: oblicua anterior derecha; OAD: oblicua anterior izquierda; px: proximal; *RF on:* RF encendida; RV: ventrículo derecho.

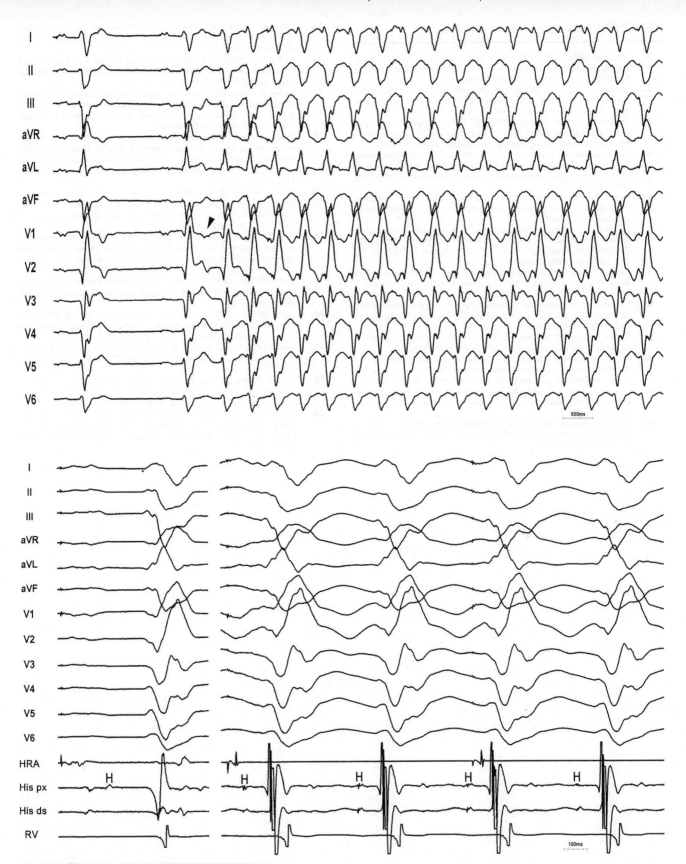

FIGURA 21-15 TRIF. *Arriba:* una única despolarización auricular prematura (*punta de flecha*) induce una TRIF. *Abajo:* potenciales del haz de His preceden a cada complejo QRS (HV$_{[TRIF]}$ < HV$_{[RSN]}$). Hay una disociación AV (ritmo auricular estimulado). Obsérvese que los complejos QRS del BRD/eje superior derecho son idénticos durante el ritmo sinusal y la TRIF. ds: distal; HRA: aurícula derecha alta; px: proximal; RV: ventrículo derecho.

REFERENCIAS

1. Akhtar M, Gilbert C, Wolf FG, Schmidt DH. Reentry within the His-Purkinje system: elucidation of reentrant circuit using right bundle branch and His bundle recordings. Circulation 1978;58:295–304.

2. Narasimhan C, Jazayeri MR, Sra J, et al. Ventricular tachycardia in valvular heart disease: facilitation of sustained bundle-branch reentry by valve surgery. Circulation 1997;96:4307–4314.

3. Fedgchin B, Pavri BB, Greenspon AJ, Ho RT. Unique self-perpetuating cycle of atrioventricular block and phase IV bundle branch block in a patient with bundle branch reentrant tachycardia. Heart Rhythm 2004;1:493–496.

4. Li YG, Grönefeld G, Israel C, Bogun F, Hohnloser SH. Bundle branch reentrant tachycardia in patients with apparent normal His-Purkinje conduction: the role of functional conduction impairment. J Cardiovasc Electrophysiol 2002;13:1233–1239.

5. Kusa S, Taniguchi H, Hachiya H, et al. Bundle branch reentrant ventricular tachycardia with wide and narrow QRS morphology. Circ Arrhythm Electrophysiol 2013;6:e87–e91.

6. Blanck Z, Sra J, Dhala A, Deshpande S, Jazayeri M, Akhtar M. Bundle branch reentry: mechanisms, diagnosis, and treatment. In: Zipes DP, Jalife J, eds. Cardiac Electrophysiology: From Cell to Bedside. 3rd ed. Philadelphia, PA: W.B. Saunders, 2000:656–661.

7. Fisher JD. Bundle branch reentry tachycardia: why is the HV interval often longer than in sinus rhythm? The critical role of anisotropic conduction. J Interv Card Electrophysiol 2001;5:173–176.

8. Caceres J, Tchou P, Jazayeri M, McKinnie J, Avitall B, Akhtar M. New criterion for diagnosis of sustained bundle branch reentry tachycardia [abstract]. J Am Coll Cardiol 1989;13:21A.

9. Caceres J, Jazayeri M, McKinnie J, et al. Sustained bundle branch reentry as a mechanism of clinical tachycardia. Circulation 1989;79:256–270.

10. Nageh MF, Schwartz J, Mokabberi R, Dabiesingh D, Kalamkarian N. Bundle branch reentry ventricular tachycardia with His dissociation—the His bundle: bystander or participant? HeartRhythm Case Rep 2018;4:378–381.

11. Sarkozy A, Boussy T, Chierchia GB, Geelen P, Brugada P. An unusual form of bundle branch reentrant tachycardia. J Cardiovasc Electrophysiol 2006;17:902–906.

12. Akhtar M, Damato AN, Batsford WP, Ruskin JN, Ogunkelu B, Vargas G. Demonstration of re-entry within the His-Purkinje system in man. Circulation 1974;50:1150–1162.

13. Reddy CP, Damato AN, Akhtar M, Dhatt MS, Gomes JC, Calon AH. Effect of procainamide on reentry within the His-Purkinje system. Am J Cardiol 1977;40:957–964.

14. Denker S, Lehmann MH, Mahmud R, Gilbert C, Akhtar M. Facilitation of macroreentry within the His-Purkinje system with abrupt changes in cycle length. Circulation 1984;69:26–32.

15. Merino JL, Peinado R, Fernández-Lozano I, Sobrino N, Sobrino J. Transient entrainment of bundle-branch reentry by atrial and ventricular stimulation: elucidation of the tachycardia mechanism through analysis of the surface ECG. Circulation 1999;100:1784–1790.

16. Merino JL, Peinado R, Fernandez-Lozano I, et al. Bundle-branch reentry and the postpacing interval after entrainment by right ventricular apex stimulation: a new approach to elucidate the mechanism of wide-QRS-complex tachycardia with atrioventricular dissociation. Circulation 2001;103:1102–1108.

17. Michaud GF, Tada H, Chough S, et al. Differentiation of atypical atrioventricular node re-entrant from orthodromic reciprocating tachycardia using a septal accessory pathway by the response to ventricular pacing. J Am Coll Cardiol 2001;38:1163–1167.

18. Tchou P, Jazayeri M, Denker S, Dongas J, Caceres J, Akhtar M. Transcatheter electrical ablation of right bundle branch. A method of treating macroreentrant ventricular tachycardia attributed to bundle branch reentry. Circulation 1988;78:246–257.

19. Touboul P, Kirkorian G, Atallah G, et al. Bundle branch reentrant tachycardia treated by electrical ablation of the right bundle branch. J Am Coll Cardiol 1986;7:1404–1409.

20. Cohen TJ, Chien WW, Lurie KG, et al. Radiofrequency catheter ablation for treatment of bundle branch reentrant ventricular tachycardia: results and long-term follow-up. J Am Coll Cardiol 1991;18:1767–1773.

21. Balasundaram R, Rao HB, Kalavakolanu S, Narasimhan C. Catheter ablation of bundle branch reentrant ventricular tachycardia. Heart Rhythm 2008;5:S68–S72.

22. Schmidt B, Tang M, Chun KR. Left bundle branch-Purkinje system in patients with bundle branch reentrant tachycardia: lessons from catheter ablation and electroanatomic mapping. Heart Rhythm 2008;6:51–58.

23. Blanck Z, Sra J, Akhtar M. Incessant interfascicular reentrant ventricular tachycardia as a result of catheter ablation of the right bundle branch: case report and review of the literature. J Cardiovasc Electrophysiol 2009;20:1279–1283.

Fenómenos electrofisiológicos inusuales

22

Introducción

La electrofisiología presenta muchas arritmias y patrones de conducción peculiares. Una de ellas es la conducción inesperada de un impulso prematuro. Esto se manifiesta como el estrechamiento inesperado de un complejo QRS durante el bloqueo de rama (BR) del haz o la reanudación momentánea de la conducción auriculoventricular (AV) durante un bloqueo AV. Por lo general, los impulsos prematuros estrechamente acoplados caen dentro del período refractario relativo (PRR) o efectivo (PRE) de un tejido (fase 3 del potencial de acción) y, por lo tanto, conducen con retraso o no conducen, respectivamente (bloqueo de fase 3 [período refractario funcional del tejido proximal menor que los PRR/PRE del tejido distal]). La conducción de un impulso más prematuro es, en consecuencia, paradójica. Los mecanismos para el estrechamiento inesperado del QRS del BR por un impulso prematuro incluyen *1)* supernormalidad (figs. 22-1 y 22-2), *2)* un fenómeno de brecha (figs. 22-3 y 22-4), *3)* resolución del BR de fase 4 (figs. 22-5 y 22-6; *véase* fig. 1-40), *4)* retraso bilateral de la rama del haz (fig. 22-7) y *5)* despolarización ventriculares prematuras (DVP) ipsilaterales al BR (este último mecanismo no es el resultado de alteraciones en la conducción His-Purkinje *per se*, sino de una activación temprana del ventrículo ipsilateral por la DVP que anula las fuerzas ventriculares tardías sin oposición del BR).

El objetivo de este capítulo es:

1. Analizar la supernormalidad, el fenómeno de brecha y el bloqueo de fase 4.
2. Revisar el concepto de «conducción oculta».
3. Examinar los mecanismos de los latidos agrupados: de Wenckebach, bloqueo de salida y disociación longitudinal.

SUPERNORMALIDAD

El *período supernormal* es una ventana corta al final de la repolarización durante la cual un impulso encuentra tejido, que de otra manera se encontraría en período refractario, con capacidad de conducción o excitabilidad.[1,2] Dado que ocurre durante la repolarización, se comporta de forma similar a otros fenómenos de repolarización que muestran dependencia de la longitud del ciclo (restitución).[3,4] Por lo tanto, no es una ventana de tiempo estática sino dinámica, que se ensancha y se desplaza hacia la derecha con longitudes de ciclo más largas (de forma análoga al intervalo QT y la dispersión QT). Su cronología se corresponde con el final o poco después de la onda T (el marcador electrocardiográfico [ECG] de la repolarización miocárdica ventricular global), pero es la repolarización del tejido en cuestión la que determina el verdadero período supernormal. La anomalía se ha descrito en tejidos de reacción «todo o nada» (respuesta rápida) con refractariedad prolongada (His-Purkinje, miocardio ventricular, vías accesorias [VAcc]) y no en el nodo AV. Su manifestación más frecuente es la resolución momentánea del bloqueo de rama o el bloqueo AV tras un impulso prematuro (período supernormal de conducción His-Purkinje) (fig. 22-8; *véanse* figs. 22-1 y 22-2).[5-9] Mientras que los episodios de supernormalidad durante el bloqueo AV dan lugar a una conducción «mejor de

la esperada», en ocasiones se produce una conducción «más rápida de la esperada» con acortamiento paradójico del intervalo PR (*véase* fig. 1-35). Los episodios espontáneos de supernormalidad en las VAcc son poco frecuentes y requieren la inusual combinación de bloqueo AV y una VAcc mal conductora (fig. 22-9; *véase* fig. 9-20).[3,4,10-12] La supernormalidad en el ventrículo se produce cuando los estímulos por debajo del umbral capturan el ventrículo solo durante un período crítico al final de la repolarización ventricular (período supernormal de excitabilidad ventricular) (fig. 22-10).[13] La supernormalidad podría deberse a una ventana transitoria de aumento de voltaje en el potencial de acción transmembrana al final de la repolarización.[2] Sin embargo, se desconoce el fundamento celular de la supernormalidad, y hay otros mecanismos que también pueden explicar el fenómeno de conducción inesperada con prematuridad.[14,15]

FENÓMENOS DE BRECHA

Durante los latidos prematuros, el *fenómeno de brecha* se refiere a la pérdida temporal de conducción sobre una estructura en intervalos de acoplamiento intermedios cuando intervalos de acoplamiento más largos y más cortos son capaces de conducir (o sea, una «brecha» en

(continúa en la p. 530) **521**

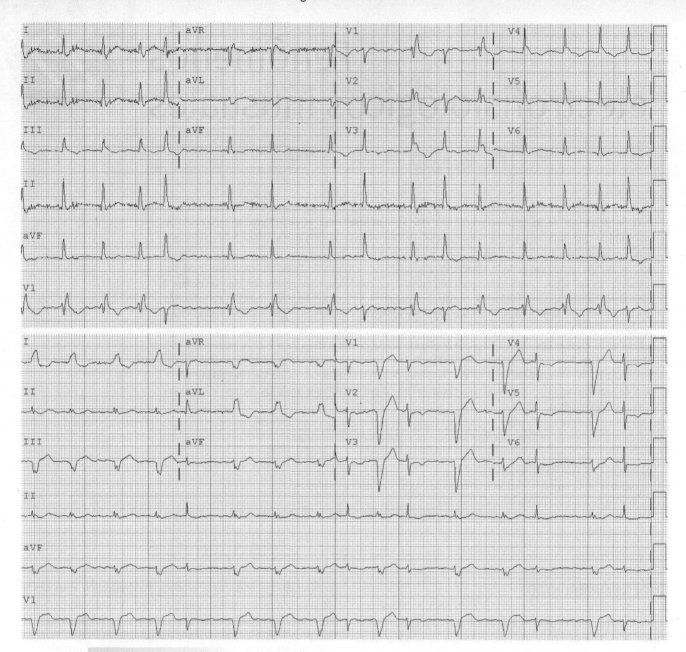

FIGURA 22-1 Supernormalidad en el haz derecho (*arriba*) e izquierdo (*abajo*). En ambos casos, el ritmo subyacente es la fibrilación auricular. Los complejos QRS se normalizan solo durante una breve ventana al final de la repolarización, cuando los impulsos caen en el período supernormal de las ramas derecha e izquierda del haz. La anomalía que se produce más adelante, después de la onda T, es el resultado de la conducción retrógrada transeptal oculta desde el haz «no bloqueado» hacia el haz «bloqueado»: el ocultamiento retrógrado tardío en el haz «bloqueado» desplaza su período supernormal hacia la derecha.

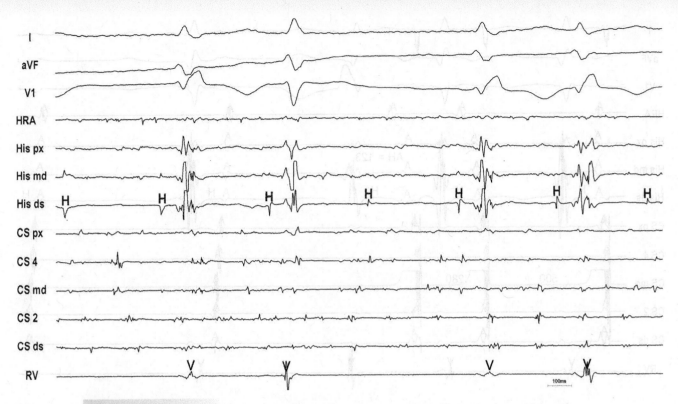

FIGURA 22-2 Supernormalidad en el haz derecho. El ritmo subyacente es la fibrilación auricular con bloqueo de rama derecha (BRD). La pérdida del BRD se produce en un momento crítico al final de la repolarización durante el período supernormal del haz derecho. La ausencia de prolongación del intervalo HV indica que la normalización del QRS no se debe a un retraso simultáneo en el haz izquierdo (retraso bilateral igual de la rama del haz). CS: seno coronario; ds: distal; HRA: aurícula derecha alta; md: medio; px: proximal; RV: ventrículo derecho.

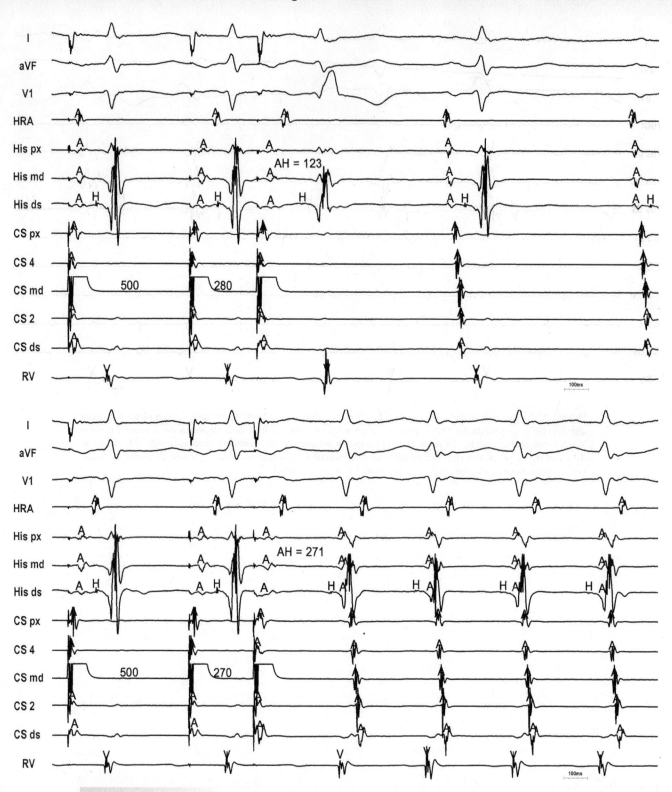

FIGURA 22-3 Fenómeno de brecha en el haz derecho. Durante la aplicación de un extraestímulo auricular a un intervalo de acoplamiento de 280 ms, la conducción se produce sobre la vía rápida (VR) (AH: 123 ms), que invade la refractariedad del haz derecho causando un BRD. A los 270 ms (PRE de la VR), la conducción se produce sobre la vía lenta (VL) (AH: 273 ms), lo que permite la recuperación completa del haz derecho, la normalización del complejo QRS y el inicio de la taquicardia por reentrada en el nodo AV (TRNAV) típica. CS: seno coronario; ds: distal; HRA: aurícula derecha alta; md: medio; px: proximal; RV: ventrículo derecho.

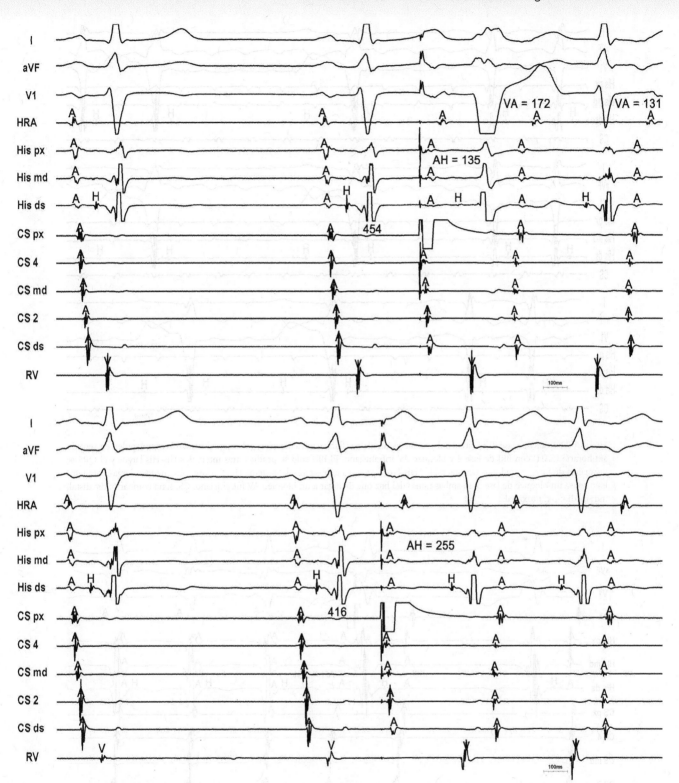

FIGURA 22-4 Fenómeno de brecha en el haz izquierdo. Un único extraestímulo auricular (intervalo de acoplamiento: 454 ms) se conduce sobre la VR (AH: 135 ms) e invade la refractariedad del haz izquierdo causando un bloqueo de rama izquierda (BRI). El BRI facilita la inducción de taquicardia por reentrada auriculoventricular ortodrómica (TRAVo) utilizando una VAcc posterolateral izquierda. Obsérvese que el intervalo VA se acorta por 41 ms con la pérdida del BRI. Un extraestímulo acoplado más corto (intervalo de acoplamiento: 416 ms) encuentra la refractariedad de la VR y conduce sobre la VL (AH: 255 ms), lo que permite la recuperación completa del haz izquierdo y la normalización del complejo QRS. La conducción en la VL facilita la inducción de la TRAVo. CS: seno coronario; ds: distal; HRA: aurícula derecha alta; md: medio; px: proximal; RV: ventrículo derecho.

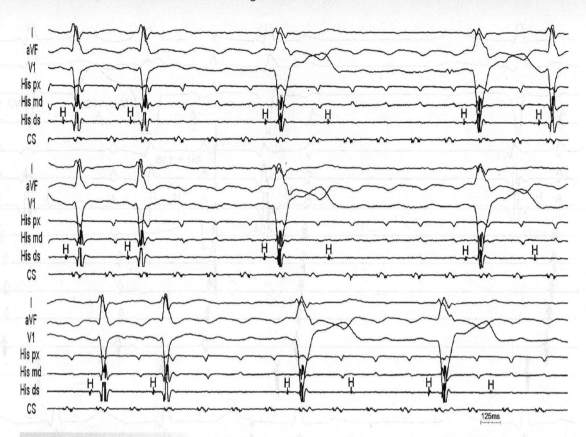

FIGURA 22-5 BRI de fase 4. El ritmo subyacente es un aleteo (*flutter*) auricular dependiente del istmo cavotricuspídeo en sentido antihorario (SAH) con BRI de fase 4 y bloqueo AV infrahisiano. El BRI solo se produce tras intervalos His-His largos y el QRS se normaliza de forma paradójica tras intervalos His-His cortos. La exposición del sistema His-Purkinje a secuencias larga-corta también causa un bloqueo de fase 3 en ambas ramas del haz que da lugar a un bloqueo AV infrahisiano. CS: seno coronario; ds: distal; md: medio; px: proximal.

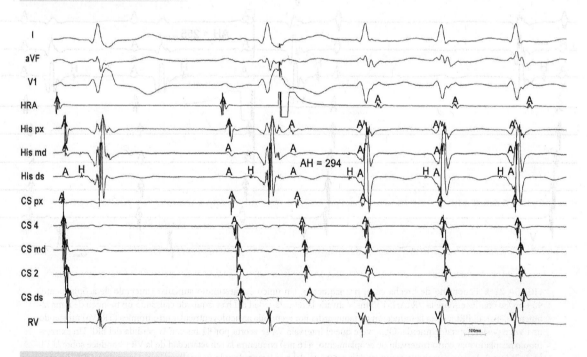

FIGURA 22-6 BRD de fase 4. Un único extraestímulo auricular administrado durante el ritmo sinusal encuentra refractariedad de la VR, conduce sobre la VL (AH: 294 ms) e induce una TRNAV típica. El BRD de fase 4 durante el ritmo sinusal desaparece paradójicamente durante la TRNAV. CS: seno coronario; ds: distal; HRA: aurícula derecha alta; md: medio; px: proximal; RV: ventrículo derecho.

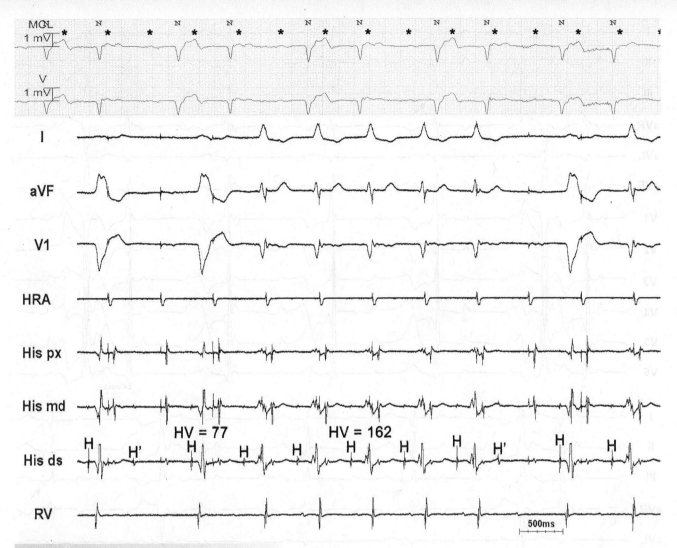

FIGURA 22-7 Retraso de rama bilateral. La tira de telemetría muestra un ritmo sinusal (*asterisco*) con bloqueo AV de Wenckebach 3:2. Paradójicamente, el primer complejo QRS muestra un BRI, mientras que el segundo se estrecha. Durante la estimulación en HRA, los registros del haz de His muestran que el estrechamiento del QRS va precedido por una prolongación de 85 ms del intervalo HV, que en el contexto del BRI indica un retraso simultáneo sobre el haz derecho. Dos extrasístoles del haz de His (H') causan seudobloqueo AV. ds: distal; HRA: aurícula derecha alta; md: medio; px: proximal; RV: ventrículo derecho.

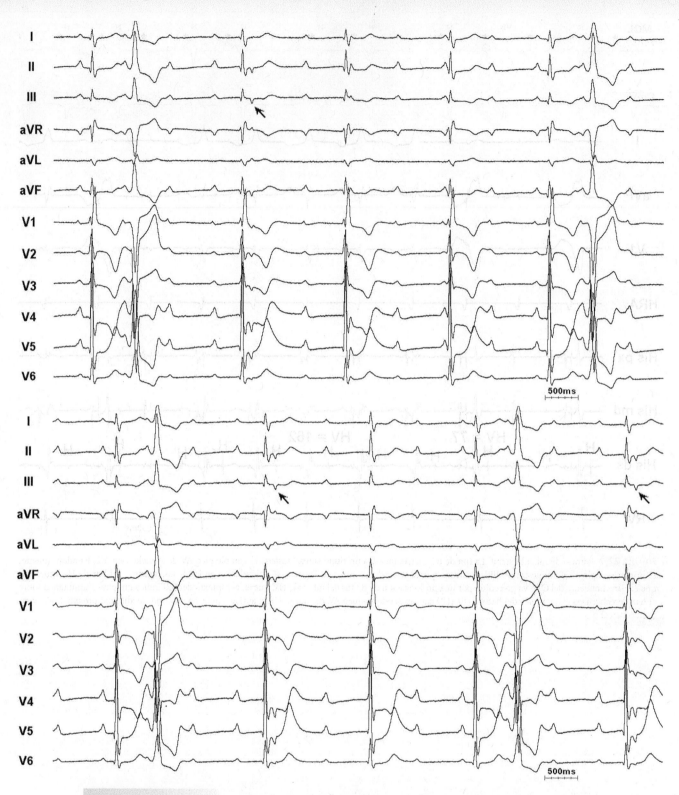

FIGURA 22-8 Supernormalidad en el haz derecho. El ritmo subyacente es sinusal con bloqueo AV completo y ritmo de escape ventricular izquierdo. Las ondas P cronometradas de forma crítica que caen en el período supernormal del haz derecho (pendiente descendente de la onda T de los complejos de escape) conducen con un BRI. Obsérvese que las ondas P retrógradas (*flechas*) solo siguen a los complejos de escape que se producen en la mitad de la diástole de la aurícula.

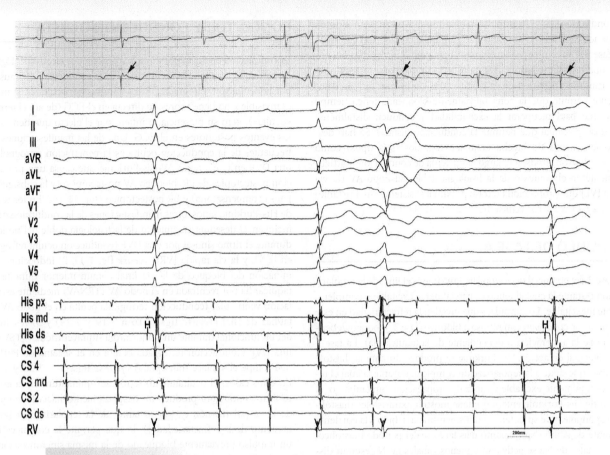

FIGURA 22-9 Supernormalidad en una VAcc. El ritmo subyacente es sinusal con bloqueo AV completo y ritmo de escape de la unión. Solo las ondas P cronometradas de forma crítica que caen en el período supernormal de la VAcc (final de la onda T de los complejos de escape) conducen con preexcitación. Los complejos de escape de la unión que se producen en la mitad de la diástole de la aurícula conducen de manera retrógrada sobre la VAcc (*flechas*). El sitio más temprano de activación auricular y ventricular durante la conducción VAcc retrógrada y anterógrada, respectivamente, es el anillo mitral posterior izquierdo (CS md). CS: seno coronario; ds: distal; md: medio; px: proximal; rH: His retrógrado; RV: ventrículo derecho.

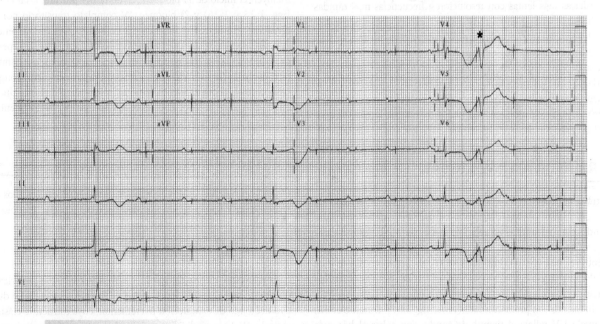

FIGURA 22-10 Período supernormal de excitabilidad ventricular. El ritmo subyacente es sinusal con bloqueo AV completo y ritmo de escape ventricular izquierdo lento. Se administran impulsos de estimulación ventricular con detección auricular, todos los cuales fracasan en la captura excepto un único estímulo (asterisco) que cae en el período supernormal de excitabilidad ventricular (final del intervalo QT prolongado/onda T del complejo de escape).

la conducción).[16,17] Un impulso prematuro que alcanza un sitio en su período refractario absoluto fracasará en la conducción (bloqueo de fase 3). Sin embargo, un impulso más prematuro podría encontrar una refractariedad relativa en el tejido proximal a este sitio, lo que causaría un retraso en la conducción. Un retraso proximal suficiente permite que la zona previamente bloqueada tenga tiempo suficiente para recuperar la excitabilidad y conducir distalmente («retraso proximal que permite la conducción distal»). Se han descrito fenómenos de brecha tanto anterógrados (seis tipos) como retrógrados (dos tipos) a lo largo del sistema de conducción, particularmente en el contexto de la fisiología doble del nodo AV (la vía lenta [VL] que proporciona retraso proximal al sistema His-Purkinje) (figs. 22-11 a 22-13; *véanse* figs. 22-3 y 22-4).[18-21]

BLOQUEO DE FASE 4

La fase 3 del potencial de acción His-Purkinje es el final de la repolarización durante la cual el tejido es parcialmente excitable o completamente inexcitable. Los impulsos que invaden la refractariedad en este momento se conducen con retraso o bloqueo (fase 3, bloqueo dependiente de la aceleración o dependiente de la taquicardia). La fase 4 del potencial de acción His-Purkinje se produce durante la diástole eléctrica que sigue a la repolarización completa, durante la cual el tejido es totalmente excitable y capaz de propagación. Sin embargo, el tejido de His-Purkinje enfermo puede mostrar extrasístoles diastólicas espontáneas de su potencial transmembrana debido a la corriente entrante de sodio (Na). Cuanto más largo sea el período diastólico, más canales de Na se activarán y menos canales de Na estarán disponibles para provocar la excitación y la posterior propagación (reducción de la reserva de canales de Na). A diferencia del bloqueo de fase 3, el de fase 4 (bloqueo dependiente de la desaceleración o de la bradicardia) se produce tras intervalos diastólicos largos. El bloqueo AV de fase 4 da lugar a un bloqueo auriculoventricular a frecuencias cardíacas más lentas con resolución a frecuencias más rápidas (estrechamiento con prematuridad) (figs. 22-14 y 22-15; *véase* figs. 22-5 y 22-6).[22-24] El bloqueo AV de fase 4 es un mecanismo de bloqueo AV paroxístico desencadenado por un enlentecimiento momentáneo de la frecuencia cardíaca, especialmente tras la pausa causada por latidos prematuros (*véanse* figs. 1-22 a 1-26).[25,26] El bloqueo de fase 4 de las VAcc tiene como resultado la pérdida paradójica de preexcitación tras intervalos diastólicos largos (*véanse* figs. 9-17 y 9-18).[27-29]

RETRASO BILATERAL E IGUAL

El patrón morfológico del BR es el resultado de las diferencias de conducción entre el haz derecho y el izquierdo (retraso o fallo de conducción de un haz en relación con el otro). Si el BR es consecuencia de un retraso en la conducción y un impulso prematuro encuentra el haz contralateral en su PRR, un retraso igual (o casi igual) dará lugar a la activación simultánea (o casi simultánea) de los ventrículos de ambos haces y al estrechamiento del complejo QRS (estrechamiento con prematuridad) (*véase* fig. 22-7). Durante el BR, el intervalo HV refleja el tiempo de conducción sobre el haz más rápido o «desbloqueado». Por lo tanto, la característica distintiva del retraso bilateral e igual es la prolongación del intervalo HV (y PR).

CONCEPTO DE CONDUCCIÓN OCULTA

La conducción oculta explica muchos fenómenos electrofisiológicos, en particular las alteraciones inusuales de la conducción AV causadas por la ocultación retrógrada.[30,31] La conducción oculta en sí misma es invisible y no tiene expresión directa en el ECG (de ahí el término «oculta»), pero su presencia se infiere por el efecto que tiene sobre los eventos posteriores en el ECG. Una de las manifestaciones más frecuentes de la conducción oculta es la penetración retrógrada de una DVP en el eje nodo AV-His-Purkinje que causa una prolongación postectópica de PR, bloqueo AV postectópico (y la subsiguiente pausa compensatoria) y BR postectópico (fig. 22-16). En los tejidos de His-Purkinje sanos, otras manifestaciones de la conducción oculta incluyen 1) desenmascaramiento de la fisiología doble del nodo AV durante el ritmo sinusal por una DVP (conducción oculta retrógrada en la VL y la vía rápida [VR]) (*véase* fig. 7-1), 2) inducción y terminación del bloqueo de la vía final común inferior durante una taquicardia por reentrada en el nodo AV (TRNAV) mediante estimulación ventricular (conducción retrógrada oculta en el nodo AV distal/haz de His) (*véanse* figs. 7-16 a 7-19 y 7-24) y 3) resolución del BR funcional durante una taquicardia supraventricular (TSV) por una DVP (conducción retrógrada oculta en el sistema de Purkinje que rompe el «enlace transeptal») (*véanse* figs. 5-3, 7-23 y 10-6). En estos casos, el ocultamiento retrógrado prematuro en la estructura no conductora produce un desplazamiento hacia la izquierda de la despolarización (y, por lo tanto, de la repolarización [«acortamiento de la refractariedad»]), lo que permite la conducción de un impulso previamente bloqueado de la misma sincronización. La conducción de este impulso altera entonces el tiempo y el patrón de refractariedad interrumpiendo los mecanismos que perpetúan el bloqueo (secuencias largas-cortas, conexión o *linking* transeptal), facilitando así la conducción de impulsos posteriores. En el tejido de His-Purkinje enfermo, las manifestaciones de conducción oculta incluyen el inicio de 1) bloqueo AV de fase 4 por una DVP (*véanse* figs. 1-25 y 1-26) y 2) bloqueo AV completo transitorio por estimulación ventricular rápida/ectopia ventricular repetitiva (fenómenos de fatiga) (fig. 22-17; *véase* fig. 1-36). La pérdida repentina de la preexcitación tras una DVP es el resultado de un ocultamiento retrógrado hacia la VAcc (fig. 22-18). Después de cada complejo QRS normal, el ocultamiento retrógrado repetitivo de la conducción His-Purkinje en la VAcc hace que la VAcc sea persistentemente refractaria y mantiene la pérdida de la preexcitación.

LATIDOS AGRUPADOS

El fenómeno de los latidos agrupados tiene varios mecanismos diferentes, entre ellos: 1) la periodicidad de Wenckebach, 2) el bloqueo de salida y 3) la disociación longitudinal.

PERIODICIDAD DE WENCKEBACH

La conducción Mobitz de tipo I o de Wenckebach se caracteriza por un retraso de la conducción seguido de bloqueo.[32] Es el sello distintivo del tejido de conducción decremental, cuya estructura clásica es el nodo AV. La periodicidad de Wenckebach puede ser típica o atípica, y esta última es más frecuente en las relaciones de conducción más elevadas (p. ej., 5:4). Durante el Wenckebach *típico* del nodo

(continúa en la p. 537)

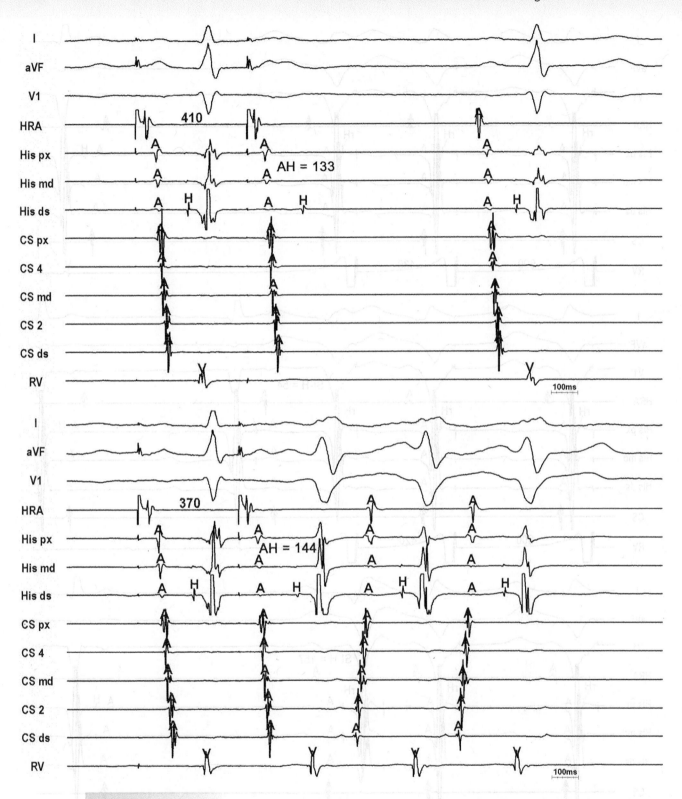

FIGURA 22-11 Fenómeno de brecha en el haz derecho. Durante un extraestímulo auricular a un intervalo de acoplamiento de 410 ms, la conducción se produce sobre el nodo AV/rama del His (AH: 133 ms) pero encuentra refractariedad fisiológica en las ramas del haz (debido a la secuencia larga-corta inherente a un extraestímulo programado). A 370 ms, el retraso de conducción sobre el nodo AV (AH: 144 ms) permite la recuperación de la refractariedad del haz derecho, lo que da lugar a complejos QRS de BRI y a la inducción de dos latidos ortodrómicos de reentrada utilizando una VAcc de la pared libre izquierda. CS: seno coronario; ds: distal; HRA: aurícula derecha alta; md: medio; px: proximal; RV: ventrículo derecho.

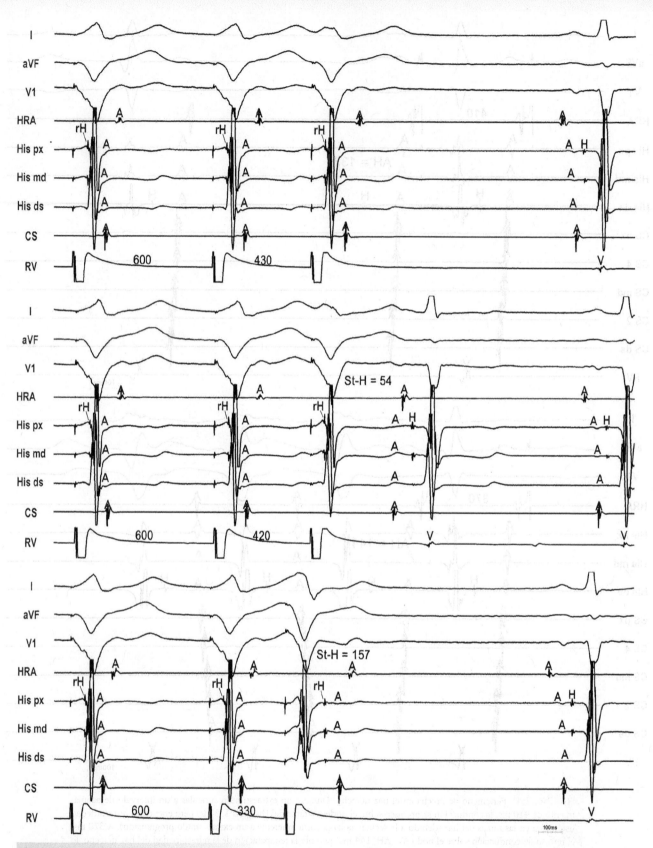

FIGURA 22-12 Fenómeno de brecha en la VR. Durante la administración de un extraestímulo ventricular programado a un intervalo de acoplamiento de 430 ms, se produce una conducción retrógrada sobre la VR (HA corto, activación auricular más temprana en la región del haz de His). A los 420 ms (PRE de la VR), la conducción retrógrada tiene lugar sobre la VL (HA largo, activación auricular más temprana en el orificio del seno coronario). A los 320 ms, el bloqueo retrógrado en el haz derecho causa un «salto de VH» (aumento de 103 ms en el intervalo St-H) que permite la reanudación de la conducción por la VR. CS: seno coronario; ds: distal; HRA: aurícula derecha alta; md: medio; px: proximal; RV: ventrículo derecho.

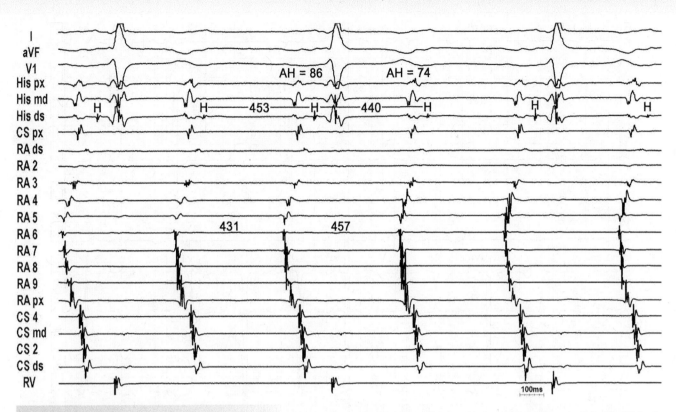

FIGURA 22-13 Fenómeno de brecha en el sistema His-Purkinje. El ritmo subyacente es una taquicardia auricular derecha con alternancias de longitud del ciclo y bloqueo AV 2:1 por debajo del haz de His. Paradójicamente, los intervalos AA más largos vienen seguidos de un bloqueo infrahisiano porque son seguidos de intervalos AH (74 ms) y, por lo tanto, HH (440 ms) más cortos que invaden la refractariedad del sistema His-Purkinje. Por el contrario, los ciclos AA más cortos invaden la refractariedad del nodo AV, lo que produce intervalos AH (86 ms) y, en consecuencia, HH más largos (453 ms) que permiten la conducción His-Purkinje. CS: seno coronario; ds: distal; md: medio; px: proximal; RA: aurícula derecha; RV: ventrículo derecho.

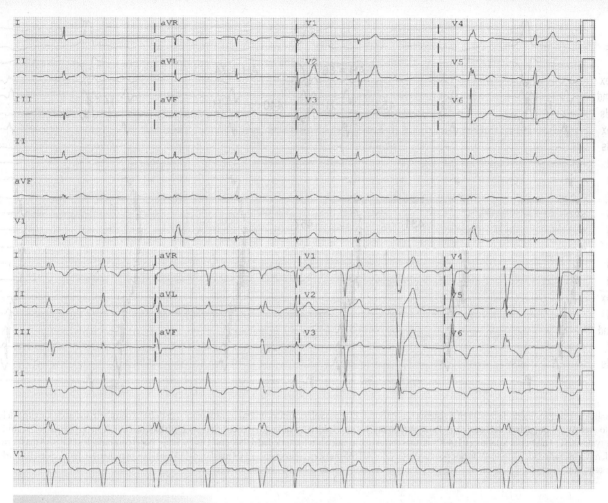

FIGURA 22-14 Bloqueo de fase 4 en el haz derecho (*arriba*) e izquierdo (*abajo*). *Arriba*: el ritmo subyacente es sinusal con bloqueo AV de Wenckebach 5:4. El BRD sigue a cada pausa debido al bloqueo de fase 4 en el haz derecho. *Abajo*: el ritmo subyacente es una taquicardia/aleteo auricular derecho con conducción AV variable y diferentes grados de aberrancia del haz izquierdo. Obsérvese que el grado de BRI del haz de His se correlaciona directamente con la duración del intervalo RR precedente (hay más fibras del haz izquierdo expuestas al bloqueo de fase 4 con longitudes de ciclo mayores).

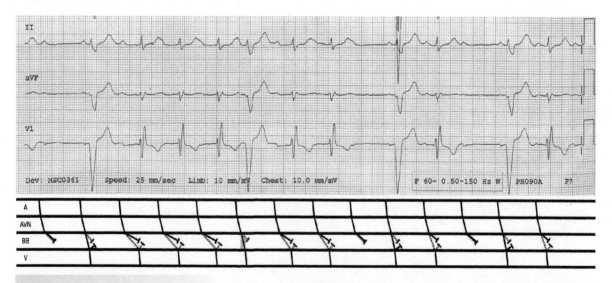

FIGURA 22-15 Bloqueo de fase 4 en el haz izquierdo. El ritmo subyacente es sinusal y presenta alternancia de BR y bloqueo AV. El BRI del haz de His sigue los intervalos RR más largos y más cortos debido al bloqueo de fase 4 en el haz izquierdo y a la sobrenormalidad en el haz derecho, respectivamente. En el diagrama de escalera, las *líneas continuas* muestran la conducción del haz derecho y las *líneas punteadas*, la conducción del haz izquierdo. La *ventana sombreada* indica el período de supernormalidad del haz derecho. AVN: nodo atrioventricular; BB: bloqueo de rama.

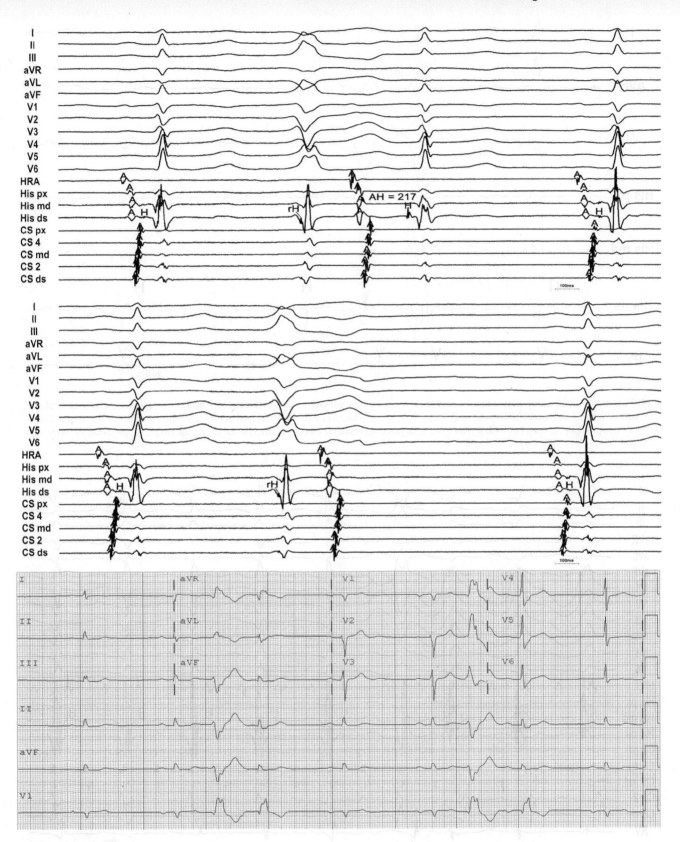

FIGURA 22-16 Conducción oculta en el sistema nodo AV/His-Purkinje. Una despolarización ventricular prematura (DVP) del ventrículo derecho (VD) penetra de forma retrógrada en el haz derecho-His (rH) y se oculta en el nodo AV. Los latidos sinusales acoplados subsiguientes, más largos y más cortos, encuentran refractariedad del nodo AV relativa (*arriba*) y absoluta (*centro*), lo que da lugar a la prolongación postectópica de PR y bloqueo AV, respectivamente. Una DVP del ventrículo izquierdo penetra de manera retrógrada en el sistema His-Purkinje. Una penetración más tardía de la rama derecha respecto al haz izquierdo provoca la refractariedad de la rama derecha con el subsiguiente latido sinusal que da lugar a un BRD postectópico. CS: seno coronario; ds: distal; HRA: aurícula derecha alta; md: medio; px: proximal.

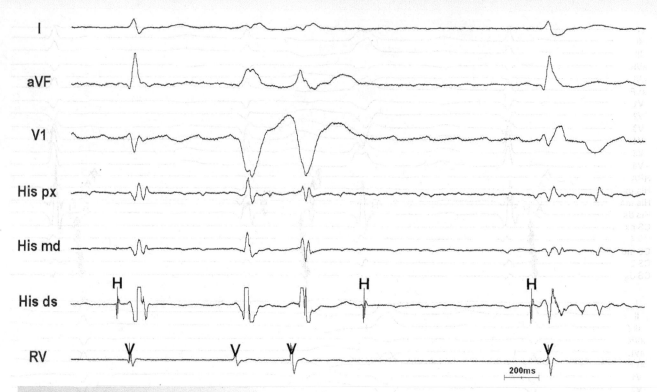

FIGURA 22-17 Conducción oculta en el sistema His-Purkinje. El ritmo subyacente es una fibrilación auricular. Un pareado (*couplet*) ventricular se oculta de forma retrógrada en el sistema His-Purkinje, volviéndolo refractario y causando un latido de bloqueo infrahisiano. Obsérvese que el complejo QRS posterior manifiesta un BRD debido a una refractariedad persistente en la rama derecha. ds: distal; md: medio; px: proximal; RV: ventrículo derecho.

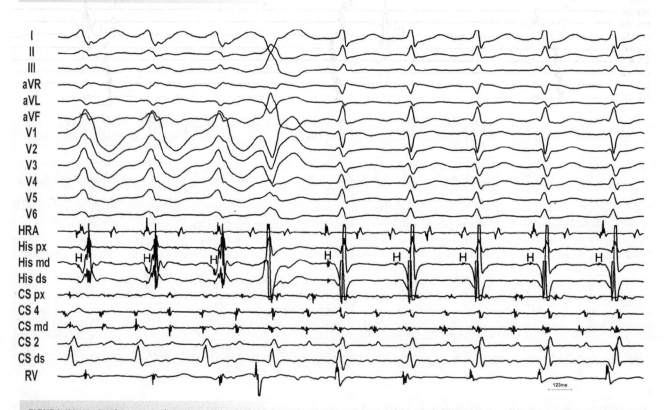

FIGURA 22-18 Conducción oculta en una vía accesoria de la pared libre izquierda. El ritmo subyacente es un aleteo auricular preexcitado. Una DVP espontánea acoplada de manera precoz y procedente del ventrículo derecho se oculta de forma retrógrada en la vía accesoria haciéndolo refractario y provocando una pérdida repentina de la preexcitación. El ocultamiento retrógrado repetitivo del sistema His-Purkinje en la vía accesoria mantiene la pérdida persistente de la preexcitación. CS: seno coronario; ds: distal; HRA: aurícula derecha alta; md: medio; px: proximal; RV: ventrículo derecho.

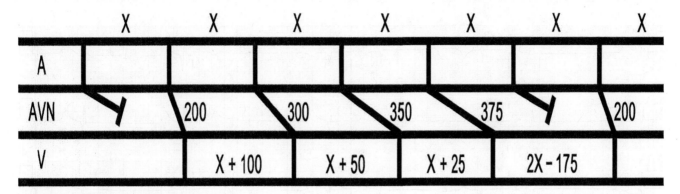

FIGURA 22-19 Diagrama de la periodicidad típica del nodo AV de Wenckebach. Mientras los intervalos PR se prolongan, el incremento en la prolongación de PR disminuye, lo que causa un acortamiento progresivo del intervalo RR. La duración de cada pausa es igual a 2 (longitud del ciclo sinusal) – incremento total de la prolongación de PR. AVN: nodo atrioventricular.

AV, los intervalos PR se prolongan progresivamente pero el incremento en la prolongación PR se acorta, lo que tiene como resultado un acortamiento sucesivo del intervalo RR (fig. 22-19).[32] El mayor incremento en la prolongación de PR, por lo tanto, sigue a la segunda onda P de cada ciclo de Wenckebach. La duración de cada pausa es igual a 2 (duración del ciclo básico) – incremento total en la prolongación de PR. Durante el Wenckebach atípico, el incremento en la prolongación del PR dentro de cada ciclo puede alargarse, acortarse o permanecer igual, de modo que los intervalos RR se alargan, se acortan o permanecen iguales. Sin embargo, además del nodo AV, el tejido enfermo de reacción «todo o nada», incluidos el sistema

His-Purkinje y el miocardio, puede mostrar fenómenos de Wenckebach (fig. 22-20; *véanse* figs. 1-13, 1-15 y 1-16).

BLOQUEO DE SALIDA

El *bloqueo de salida* es el fracaso de la propagación del impulso más allá de un foco de descarga automática cuando el tejido circundante no está en período refractario.[33] La conducción perifocal y el bloqueo pueden mostrar un comportamiento 2:1, de Mobitz tipo I (Wenckebach) o Mobitz tipo II. Los bloqueos de Mobitz tipo I y II dan lugar a una pausa inferior (Mobitz tipo I) o igual (Mobitz tipo II) al doble de la

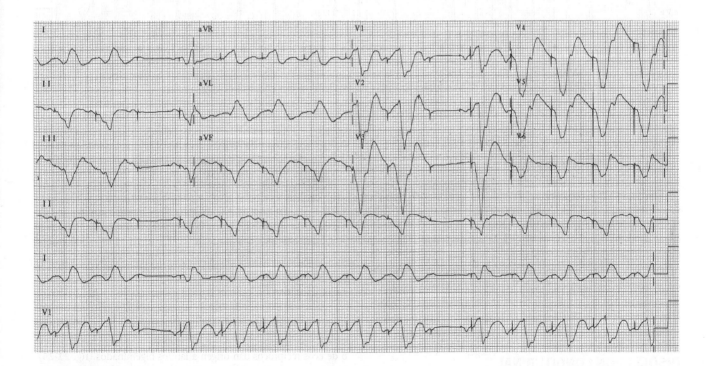

FIGURA 22-20 Wenckebach en el músculo ventricular. El ritmo subyacente es una estimulación AV secuencial con bloqueo AV completo y sin captura ventricular periódica. Los complejos ventriculares estimulados se ensanchan progresivamente hasta la falta de captura (Wenckebach miocárdico con falta de captura verdadera o captura local y fallo de la propagación ventricular [bloqueo global]).

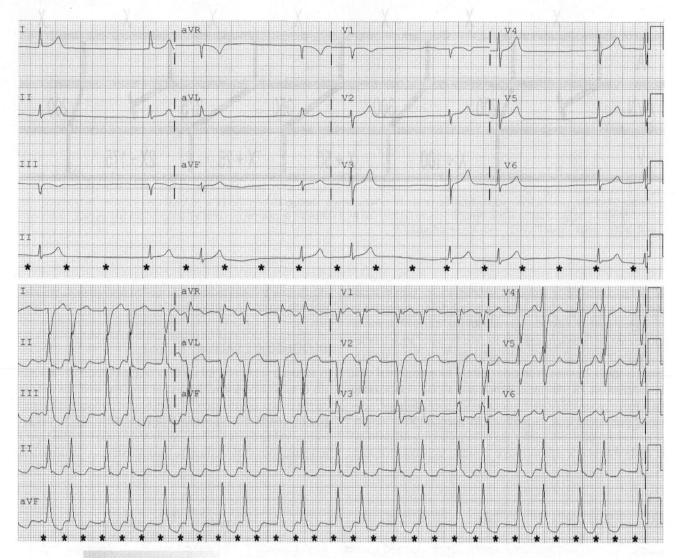

FIGURA 22-21 Bloqueo de salida. *Arriba:* taquicardia de la unión con bloqueo de Wenckebach de salida 4:2. *Abajo:* taquicardia ventricular con bloqueo de Wenckebach de salida 3:2. El *asterisco* indica el foco de descarga.

longitud del ciclo básico del foco de descarga. Se ha observado un bloqueo de salida para el nodo sinoauricular (SA), la unión AV, la taquicardia ventricular y los ritmos estimulados (fig. 22-21; *véase* fig. 1-2). Un foco de descarga automática interesante que muestra un bloqueo de salida es la parasistolia. Un foco parasistólico tiene un bloqueo de entrada (no se restablece con el ritmo sinusal) y un bloqueo de salida. Por lo tanto, las manifestaciones ECG de la parasístole son *1)* intervalos de acoplamiento variables (bloqueo de entrada), *2)* complejos de fusión y *3)* intervalos parasistólicos interectópicos que son un múltiplo de un intervalo parasistólico básico (bloqueo de salida) (fig. 22-22).[34] Sin embargo, el bloqueo de entrada incompleto hace posible el reciclaje del foco parasistólico (parasístole modulada), lo que permite la aparición de intervalos de acoplamiento fijos y latidos agrupados.

DISOCIACIÓN LONGITUDINAL

Una estructura con disociación longitudinal tiene dos vías paralelas funcionales o anatómicas: una con conducción más lenta/refracta-riedad más corta y la otra con conducción más rápida/refractarie-dad más larga. La conducción alternada por cada vía da lugar a ciclos largos-cortos y latidos agrupados. La estructura clásica con disociación longitudinal es el nodo AV (*véanse* figs. 7-45, 10-30 y 10-31).[35] En raras ocasiones, una VAcc puede mostrar una disociación longitudinal que da lugar a latidos agrupados durante la taquicardia alternante ortodrómica y antidrómica.[36] También se ha descrito una disociación longitudinal en el haz de His (fibras comprometidas destinadas al haz derecho o izquierdo) y en el istmo cavotricuspídeo.[37,38]

Otros mecanismos de latidos agrupados incluyen *1)* el bigeminismo de escape-captura y *2)* la supernormalidad. Los complejos de escape seguidos de captaciones sinusales sincronizadas fortuitamente o de ecos recíprocos dan origen a latidos bigeminados (fig. 22-23). En el contexto de un bloqueo AV, un episodio aislado o repetitivo de conducción AV anómala produce latidos agrupados (*véanse* figs. 1-34, 1-35 y 9-20).[39,40]

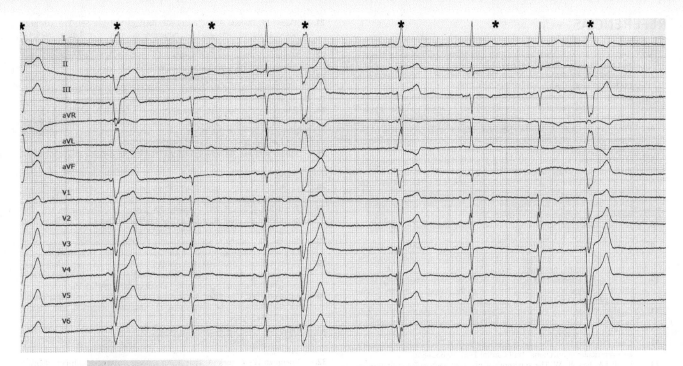

FIGURA 22-22 Parasístole. El ritmo subyacente es sinusal con frecuentes ectopias ventriculares unifocales. Los latidos ectópicos presentan morfología de BRI, transición más allá de V6 y eje superior izquierdo, lo que sugiere un origen en la banda moderadora. Muestran intervalos de acoplamiento variables (bloqueo de entrada), fusión e intervalos interectópicos que son el doble del intervalo parasistólico básico (bloqueo de salida). El *asterisco* indica el foco de descarga.

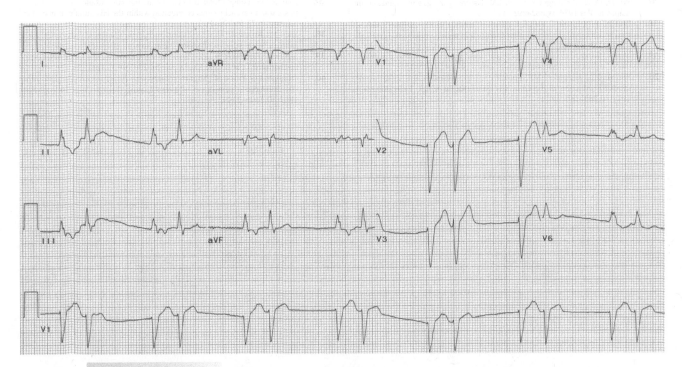

FIGURA 22-23 Bigeminismo de escape-captura. Los complejos de escape de la unión vienen seguidos de ecos atípicos del nodo AV que provocan latidos agrupados con BRI subyacente.

REFERENCIAS

1. Adrian ED, Lucas K. On the summation of propagated disturbances in nerve and muscle. J Physiol 1912;44:68–124.
2. Massumi RA, Amsterdam EA, Mason DT. Phenomenon of supernormality in the human heart. Circulation 1972;46:264–275.
3. Lum JJ, Ho RT. Dynamic effects of exercise and different escape rhythms on the supernormal period of an accessory pathway. J Cardiovasc Electrophysiol 2007;18:672–675.
4. Przybylski J, Chiale A, Sánchez RA, et al. Supernormal conduction in the accessory pathway of patients with overt or concealed ventricular pre-excitation. J Am Coll Cardiol 1987;9:1269–1278.
5. Ho RT, Stopper M, Koka A. Alternating bundle branch block. Pacing Clin Electrophysiol 2012;35:223–226.
6. Ho RT. An uncommon manifestation of atrio-ventricular block: what is the mechanism? Pacing Clin Electrophysiol 2014;37:900–903.
7. Ho RT, Rhim ES, Pavri BB, Greenspon AJ. An unusual pattern of atrioventricular block. J Cardiovasc Electrophysiol 2007;18:1000–1002.
8. Lewis T, Master AM. Supernormal recovery phase, illustrated by two clinical cases of heart block. Heart 1924;11:371.
9. Kline EM, Conn JW, Rosenbaum FF. Variations in A-V and V-A conduction dependent upon the time relations of auricular and ventricular systole: the supernormal phase. Am Heart J 1939;17:524–535.
10. McHenry PL, Knoebel SB, Fisch C. The Wolff-Parkinson-White (WPW) syndrome with supernormal conduction through the anomalous bypass. Circulation 1966;34:734–739.
11. Calabrò MP, Saporito F, Carerj S, Oreto G. "Early" capture beats in advanced A-V block: by which mechanism? J Cardiovasc Electrophysiol 2005;16:1108–1109.
12. Chang M, Miles WM, Prystowsky EN. Supernormal conduction in accessory atrioventricular connections. Am J Cardiol 1987;59:852–856.
13. Soloff LA, Fewell JW. The supernormal phase of ventricular excitation in man. Its bearing on the genesis of ventricular premature systoles, and a note on atrioventricular conduction. Am Heart J 1960;59:869–874.
14. Gallagher JJ, Damato AN, Varghese PJ, Caracta AR, Josephson ME, Lau SH. Alternative mechanisms of apparent supernormal atrioventricular conduction. Am J Cardiol 1973;31:362–371.
15. Moe GK, Childers RW, Merideth J. An appraisal of "supernormal" A-V conduction. Circulation 1968;38:5–28.
16. Wit AL, Damato AN, Weiss MB, Steiner C. Phenomenon of the gap in atrioventricular conduction in the human heart. Circ Res 1970;27:679–689.
17. Wu D, Denes P, Dhingra R, Rosen KM. Nature of the gap phenomenon in man. Circ Res 1974;34:682–692.
18. Brodine WN, Lyons C, Han J. Dual atrioventricular nodal pathways associated with a gap phenomenon in atrioventricular nodal conduction. J Am Coll Cardiol 1983;2:582–584.
19. Mirvis DM, Bandura JP. Atrioventricular nodal gap conduction as a manifestation of dual nodal pathways. Am J Cardiol 1978;41:1115–1118.
20. Bonow RO, Josephson ME. Spontaneous gap phenomenon in atrioventricular conduction produced by His bundle extrasystoles. J Electrocardiol 1977;10:283–286.
21. Akhtar M, Damato AN, Caracta AR, Batsford WP, Lau SH. The gap phenomena during retrograde conduction in man. Circulation 1974;49:811–817.
22. Massumi R. Bradycardia-dependent bundle-branch block. A critique and proposed criteria. Circulation 1968;38:1066–1073.
23. Fisch C, Miles W. Deceleration-dependent left bundle branch block: a spectrum of bundle branch conduction delay. Circulation 1982;65:1029–1032.
24. Schamroth L, Lewis CM. Normalisation of a bundle branch block pattern in early beats. The "supernormal" phase of intraventricular conduction, intraventricular block due to phase 4 diastolic depolarisation. J Electrocardiol 1971;4:199–203.
25. Mallya R, Pavri BB, Greenspon AJ, Ho RT. Recurrent paroxysmal atrioventricular block triggered paradoxically by a pacemaker. Heart Rhythm 2005;2:185–187.
26. El-Sherif N, Jalife J. Paroxysmal atrioventricular block: are phase 3 and phase 4 block mechanisms or misnomers? Heart Rhythm 2009;6:1514–1521.
27. Przybylski J, Chiale PA, Quinteiro RA, Elizari MV, Rosenbaum MB. The occurrence of phase-4 block in the anomalous bundle of patients with Wolff-Parkinson-White syndrome. Eur J Cardiol 1975;3:267–280.
28. Lerman BB, Josephson ME. Automaticity of the Kent bundle: confirmation by phase 3 and phase 4 block. J Am Coll Cardiol 1985;5:996–998.
29. Fujiki A, Tani M, Mizumaki K, Yoshida S, Sasayama S. Rate-dependent accessory pathway conduction due to phase 3 and phase 4 block. Antegrade and retrograde conduction properties. J Electrocardiol 1992;25:25–31.
30. Langendorf R. Concealed A-V conduction: the effect of blocked impulses on the formation and conduction of subsequent impulses. Am Heart J 1948;35:542–552.
31. Langendorf R, Pick A. Artificial pacing of the human heart: its contribution to the understanding of the arrhythmias. Am J Cardiol 1971;28:516–525.
32. Friedman HS, Gomes JA, Haft JI. An analysis of Wenckebach periodicity. J Electrocardiol 1975;8:307–315.
33. Fisch C, Greenspan K, Anderson GJ. Exit block. Am J Cardiol 1971;28:402–405.
34. Moe GK, Jalife J, Mueller WJ, Moe B. A mathematical model of parasystole and its application to clinical arrhythmias. Circulation 1977;56:968–979.
35. Moe GK, Preston JB, Burlington H. Physiologic evidence for a dual A-V transmission system. Circ Res 1956;4:357–375.
36. Atié J, Brugada P, Brugada J, et al. Longitudinal dissociation of atrioventricular accessory pathways. J Am Coll Cardiol 1991;17:161–166.
37. Narula OS. Longitudinal dissociation in the His bundle. Bundle branch block due to asynchronous conduction within the His bundle in man. Circulation 1977;56:996–1006.
38. Shen MJ, Knight BP, Kim SS. Fusion during entrainment at the cavotricuspid isthmus: what is the mechanism? Heart Rhythm 2018;15:787–789.
39. Satullo G, Donato A, Busà G, Grassi R. 4:2 Atrioventricular block: what is the mechanism? J Cardiovasc Electrophysiol 2003;14:1252–1253.
40. Trohman RG, Pinski SL. Supernormality with cycle length-dependent intra-His alternans: a new cause of group beating. Pacing Clin Electrophysiol 1997;20:2496–2499.

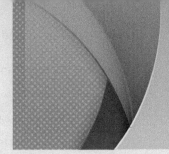

Índice alfabético de materias

Las letras *f* o *t* que vienen después de los folios indican figuras o tablas, respectivamente.

A

Ablación
   basada en el electrograma, 372-373, 374*f*
   basada en sustratos, de la TV cicatricial, 473-476, 488-489
   circunferencial de área amplia (ACAA), en la AVP, 352, 357*f*, 375
   de la fibrilación auricular, 351-375
      AVP, 351-372
      AVP por crioablación, 362-372
      AVP por radiofrecuencia, 352-362
   de la taquicardia auricular, 304
   de la taquicardia sinusal inadecuada, 379-382
   de la TRNAV, 180-194
   de la TRPU, 127, 129*f*-131*f*, 297
   de la TV izquierda idiopática, 441
   de la TV cicatricial, 473-494
   de la TVRR, 508-515
   de la unión auriculoventricular, 381-382
   de las taquicardias con RP largo, 127, 129*f*-131*f*
   de las vías accesorias, 275-299
   de potenciales tardíos, en la TV cicatricial, 489-504, 495*f*-498*f*
   del aleteo auricular dependiente del ICT, 323, 327-343
   directa del nodo AV compacto, 382, 383*f*-387*f*
   monitorización por EIC, 59-60, 60*f*
   ostial segmentaria, en AVP, 352, 357*f*, 375
   Véanse también trastornos y procedimientos específicos
ACAA. *Véase* Ablación circunferencial de área amplia
Activación ventricular, en las vías accesorias, 200, 275
Actividad desencadenada
   aceleración de la sobreestimulación, 42
   inicio, 42
   taquicardia, 40-42, 48*f*, 49*f*
   terminación, 42
   torsade de pointes (taquicardia ventricular polimorfa en entorchado), 42, 48*f*
Actividades ventriculares locales anómalas (AVLA), 494, 500*f*, 504
Adenosina
   para el AVP, 362
   para el desenmascaramiento de la preexcitación, 195
   para la ablación de las vías accesorias, 295, 296*f*
   para la ablación del aleteo auricular dependiente del ICT, 335
Aguja transeptal, 61

Aislamiento de venas pulmonares (AVP), 351-372
   ablación por radiofrecuencia, 352-362
      bloqueo de entrada y de salida, 358, 358*f*-362*f*
      circunferencial segmentaria, 352, 357*f*, 375
      complicaciones, 358
      estimulación del seno coronario, 352, 356*f*
      lesión esofágica, evitación, 358, 363*f*
      ostial segmentaria, 352, 357*f*, 375
      problemas potenciales, 362, 364*f*, 365*f*
   consideraciones anatómicas, 352, 354*f*-355*f*
   crioablación, 362-372
      complicaciones, 372
      criobalón profundo, 372, 372*f*
      criterios de valoración óptimos, 365
      fístulas auriculoesofágicas, 372
      lesión del nervio frénico, 372, 373*f*
      presión venosa pulmonar, 365, 370*f*
      retraso VP, 365, 371*f*
      signo de bastón de hockey, 362
      signos de oclusión, 362-365, 366*f*-369*f*
      técnica de la tracción descendente, 362
Aleteo (*flutter*) auricular, 323-350
   «aleteo por fármacos», 393, 396*f*
   anatomía del ICT, 323
   bloqueo AV infrahisiano, 27*f*, 28, 32*f*-33*f*
   dependiente del ICT, 323-343
      ablación, 323, 327-343
      ablación difícil, 335, 342*f*
      ablación durante el aleteo auricular, 327, 330, 331*f*-334*f*
      ablación durante el ritmo sinusal, 327
      ablación durante el RSN, 335, 336*f*-340*f*
      circuito, 323-325
      criterios de valoración del procedimiento, 335-343
      dependencia del ICT con encarrilamiento, 326, 329*f*-330*f*
      disociación longitudinal, 343
      ECG de 12 derivaciones, 325-326, 327*f*
      estudio electrofisiológico, 325-326, 328*f*
      fenómenos electrofisiológicos inusuales, 343
      mapeo, 327-335
      mapeo de brecha, 335, 341*f*
      reentrada de circuito inferior, 343
      reentrada de doble onda, 343
      reentrada intraístmica, 343
      sentido antihorario, 323-326, 324*f*-325*f*, 327*f*
      sentido horario, 323, 326*f*, 327*f*
      técnica de inversión del catéter, 331*f*, 335, 342*f*

   trasplante, 343, 346*f*
      fenómenos electrofisiológicos inusuales, 343, 346*f*-349*f*
      fusión ECG, 47*f*, 326
      postablación izquierda, 375, 376*f*
      preexcitación, 413, 415*f*
      relaciones inusuales de conducción AV, 343
         conducción AV 1:1, 343, 347*f*
         Wenckebach alternante, 327*f*, 343, 348*f*-349*f*
Aleteo postrasplante, 343, 346*f*
Alternancia PR, 134, 137*f*-138*f*
Alternancia QRS, 76
   con taquicardias del infundíbulo, 441
   con TRAVo, 244
Alternancias de longitud del ciclo
   con taquicardias con RP largo, 131, 132*f*
   con TRAVo, 244, 246*f*-247*f*
   con TRNAV, 172, 174*f*-175*f*
Anillo mitral
   taquicardia auricular, 300, 301
   taquicardias ventriculares originadas de, 441, 461*f*-462*f*
Anillo tricuspídeo
   aleteo dependiente del ICT, 323
   taquicardia auricular, 300
      ablación, 315*f*-318*f*, 320*f*
      ECG de 12 derivaciones, 301, 303*f*
   taquicardias ventriculares originadas de, 441, 462*f*
Anticoagulación, en el cateterismo transeptal, 61
Arteria pulmonar, vista por EIC, 56
Asistolia, debida a bloqueo AV, 19*f*
Atropina, 7-8
Aurícula derecha, vista por EIC, 56, 56*f*, 57*f*
Aurícula izquierda, vista por EIC, 51-52, 53*f*-55*f*
Automaticidad
   inicio, 40
   mejorada o anómala, 40
   reciclaje y supresión de la sobreestimulación, 40
   terminación, 40
   vía accesoria, 213, 213*f*
AVLA. *Véase* Actividades ventriculares locales anómalas

B

Banda moderadora, vista por EIC, 56, 57*f*
BAVP. *Véase* Bloqueo AV paroxístico
Bigeminismo escape-captura, 538, 539*f*
Bloqueo auriculoventricular (AV)
   ablación en la TRNAV, 191, 192*f*-193*f*
   asistolia, 19*f*

atropina frente a isoproterenol, 7-8
BR bilateral, 19, 24f-28f
durante la fibrilación/aleteo auricular, 27f, 28, 32f-33f
ECG de 12 derivaciones, 8-9, 9f-12f
fase 4, 19, 20f-23f, 530
fenómeno de fatiga, 28, 32f
fisiológico frente a patológico, 5-8, 5f-7f
infrahisiano, 5-8, 5f-7f, 11, 15f-19f
intrahisiano, 11, 14f
intranodal, 11, 13f
ciclo autoperpetuante, 33, 35f
latidos agrupados, 30f-31f, 214f, 538
localización del sitio, 8-11
VA nodofascicular/nodoventricular, 254
paroxístico, 19, 20f-23f, 530
patológico, con TRNAV, 139, 157f-158f
procainamida, 8
registros del haz de His, 9-11
seudo, 28-33, 34f
supernormalidad, 28, 29f-31f, 214f, 521, 528f
terminación de TRAVo, 224-235, 234f-236f
vía accesoria (preexcitación), 213, 215f-216f
Bloqueo AV intranodal, 11, 13f
asistolia, 19f
ciclo autoperpetuante, 33, 35f
terminación de TRAVo, 224, 234f
Bloqueo AV paroxístico (BAVP), 19, 20f-23f, 530
desencadenado por EAP, 19, 20f-22f
desencadenado por EUP, 11, 22f
desencadenado por EVP, 19, 23f
mal funcionamiento del marcapasos, 19, 23f
Bloqueo de fase 4
AV, 19, 20f-23f, 530
rama, 33, 35f, 526f, 530, 534f
vía accesoria, 210-213, 211f-212f, 530
Bloqueo de la vía final común superior, 139, 159f-160f
Bloqueo de rama (BR)
bilateral, 19, 24f-28f
derecha, en la TVRR atípica, 507
ECG de 12 derivaciones, 8
en las taquicardias del infundíbulo, 436, 437f-440f
enmascarado, 19, 28f
fase 4, 33, 35f, 526f, 530, 534f
izquierda, en la TVRR, 507, 510f-511f
supernormalidad, 521, 522f-523f, 528f
taquicardia auricular, 302
taquicardias de complejo ancho, 393-402
algoritmos, 402
ancho del QRS e intrinsicoide, 398
concordancia, 398, 399f-400f
derecha, 393, 398, 398f
eje QRS, 398-401
electrograma del haz de His/intervalo HV, 403, 406f-407f, 409f-410f
izquierda, 393-398, 397f
maniobras de estimulación, 410, 412f
morfología QRS, 393-398
relación AV, 401, 401f-403f
zonas de transición, 401-402, 404f
taquicardias cicatriciales, 472-473
taquicardias de complejo estrecho, 77
derecha retrógrada, 80-82, 87f-91f
TRAVa, 418, 422f
TRAVo, 218-222, 221f-224f
TRNAV, 161, 161f
Bloqueo de salida, 530, 537-538, 538f, 539f
sinoauricular, 2, 3f
Bloqueo del istmo mitral
con fibrilación auricular, 373-374

con TRAVo, 244
Bloqueo infrahisiano, 11
asistolia, 19f
avanzado, 17f
completo, 18f
de Wenckebach, 11, 15f
durante la fibrilación/aleteo auricular, 27f, 28, 32f, 33f
ECG de 12 derivaciones, 8-9, 9f-12f
fisiológico frente a patológico, 5-8, 5f-7f
registros del haz de His, 11, 15f-19f
supernormalidad, 28, 29f-31f
terminación de TRAVo, 224-235, 235f
TRNAV, 151f-153f, 157f-158f
Bloqueo infrahisiano inducido por la estimulación
fisiológico, 5, 5f
patológico, 5-8, 6f, 7f
Bloqueo intrahisiano, 11, 14f
Bloqueo subhisiano, TRNAV con, 151f-152f
Borde límbico, 61
BR. Véase Bloqueo de rama
Bradicardias, 1-36
atropina frente a isoproterenol, 7-8, 8f
bloqueo AV infrahisiano durante la fibrilación/ aleteo auricular, 27f, 28, 32f-33f
bloqueo AV paroxístico, 19, 20f-23f
bloqueo fisiológico frente a patológico, 5-8, 5f-7f
BR bilateral, 19, 24f-28f
eje NAV/His-Purkinje, 2-3
extrasístoles del haz de His no propagadas, 33, 34f
fenómeno de fatiga, 28, 32f
fenómenos electrofisiológicos inusuales, 19
función del NAV, 4-5
función del nodo sinusal, 1-2
función His-Purkinje, 5
localización del bloqueo AV, 8-11
procainamida, 8
seudobloqueo AV, 28-33, 34f
supernormalidad, 28, 29f-31f
BRD retrógrado, en las taquicardias de complejo estrecho, 80-82, 87f-91f
Brugada, síndrome de, reentrada en fase 2 en, 38

C
Captura del haz de His, ortodrómica, 97, 98f
Captura no global, 504
Captura ortodrómica del haz de His, 97, 98f, 242, 243f, 244f
en la TRAVo, 242, 243f, 244f
en las taquicardias con RP largo, 120, 121f-122f
en las taquicardias de complejo estrecho, 97, 98f
Catéter(es), EIC, 51
de matriz en fase, 51
EIC radiales, 51
Cateterismo transeptal, 61-73
aguja de localización electroanatómica, 63, 69f
colgante, tabique aneurismático, 65, 73f
despliegue del dilatador y la vaina (TD/TS), 63, 65f-70f
diferentes tabiques, 65
equipamiento, 61-62
estiramiento (tenting), 63, 64f
evitación de estructuras críticas, 62
foramen oval, 61
forma de onda de presión de la aurícula izquierda, 68f
fosa oval, 61

fracaso en la primera introducción, 65
punción, 63, 65f-68f
selectiva del sitio, 63, 72f-73f
tipos, 63
transeptal doble, 63, 71f
solución de problemas, 65
técnica de la tracción descendente, 62-63
CCD. Véase Cúspide coronaria derecha
CCI. Véase Cúspide coronaria izquierda
Cicatriz no excitable eléctricamente (CNEE), 472, 489
Circuito
aleteo auricular dependiente del ICT, 323-325
de reentrada, 37-38, 38f
taquicardia con RP largo, inferior, 113-120
TRNAV, 135-139
TV cicatricial, 472, 473f
TVRR, 507, 508f-509f
CNC. Véase Cúspide no coronaria
Complejo QRS
en el bloqueo auriculoventricular, 8-9, 9f-10f
en la preexcitación ventricular, 195
en la taquicardia ventricular por reentrada rama-rama, 507, 510f-511f
en la taquicardia ventricular del QRS estrecho, 106, 109f
en la TCA con BR, 393-402
en la TV cicatricial, 476-477, 494-495
Conducción oculta, 530
conexión transeptal, 78f, 154f, 221f, 223f, 530
fisiología AV dual, 135f, 530
nodo AV/sistema His-Purkinje, 530, 535f
sistema His-Purkinje, 23f, 32f, 530, 536f
VFCI con bloqueo AV, 148f-150f, 155f, 530
vía accesoria, 530, 536f
Conexión (linking) transeptal, 78f, 154f, 221f, 222, 223f, 232f, 530
Conexión VA (VA linking)
ausencia, en la taquicardia auricular, 304, 305f
taquicardias de complejo estrecho, 100, 103f-104f
TRAVo, 100, 103f, 244
TRNAV, 168
Continuidad aortomitral (CAM)
taquicardia auricular, 301
taquicardia del infundíbulo, 436, 456f-457f
vista por EIC, 56, 58f
Corazón trasplantado, taquicardia sinusal inadecuada en, 382, 391f
Coumel, ley de, en la aurícula, 131-133, 244
Coumel, signo de, 77, 77f, 78f, 218-222, 221f-224f
invertido, 259, 270f
Cox-laberinto, cirugía de, 351-352
Cresta terminal
taquicardia auricular, 300, 301f
ablación, 304, 313f
mapeo, 304
vista por EIC, 56, 57f
Crioablación, AVP, 362-372
complicaciones, 372
criobalón profundo, 372, 372f
criterios de valoración óptimos, 365
fístulas auriculoesofágicas, 372
lesión del nervio frénico, 372, 373f
presión venosa pulmonar, 365, 370f
retraso VP, 365, 371f
signo en bastón de hockey, 362
signos de oclusión, 362-365, 366f-369f
técnica de la tracción descendente, 362
Cúspide coronaria derecha (CCD)
anatomía, 434-436, 435f

taquicardias del infundíbulo, 436, 439f, 440,
441, 447f-452f
Cúspide coronaria izquierda (CCI)
anatomía, 440
taquicardias del infundíbulo, 436, 439f, 441,
451f-455f
Cúspide no coronaria (CNC)
ablación de las VA, 295
anatomía, 434-436
taquicardia auricular, 301, 302f
ablación, 304, 306f-309f, 319f
mapeo, 304
similar a TRNAV, 304, 305f
taquicardias del infundíbulo, 436, 450f

D

Denervación vagal, 374, 374f
Desajuste de impedancia, en las vías accesorias,
195
Descanalización de la cicatriz, 494, 499f
Despolarizaciones auriculares prematuras (DAP)
taquicardias de complejo ancho, 410, 412f
taquicardias de complejo estrecho, 106,
107f-108f
TRAVa, 418, 426f-430f
TRNAV, 168-172, 171f-173f
preexcitación, 414-417
Despolarizaciones ventriculares prematuras
(DVP)
familias de intervalo PR, 134
inicio de TCE, 79
maniobras de estimulación de TCE
DVP diastólica, 96
DVP refractarias del His, 86f, 96-97
índice de preexcitación, 96
maniobras de estimulación de TRAVo, 235
DVP diastólica, 235
DVP refractarias del His, 235, 238f-242f
índice de preexcitación, 235
maniobras de estimulación de TRPU, 254,
256f
maniobras de estimulación TRNAV, 161-164
diastólilcas, 161
DVP refractarias del His, 164
índice de preexcitación, 164
reciclaje de TRNF, 254-258, 261f-263f
taquicardia con RP largo, maniobras de
estimulación
DVP múltiples y reciclaje, 113, 126f
DVP refractarias del His, 113, 119f-126f
terminación de TCE, 80, 84f-86f
terminación de TRAVo, 235, 237f-239f
terminación de TRPU, 254, 255f
Desprendimiento de la refractariedad, 154f-155f,
530
Dilatador transeptal, 61, 63
Disociación auriculoventricular (AV), 106
Disociación longitudinal, 530, 538
con aleteo auricular dependiente del ICT, 343
con TRAVo, 222, 242f, 244, 246f-247f
nodo AV, 134-135, 174f, 222, 242f, 244,
246f-247f, 538
vía accesoria, 213, 538
Doble disparo. Véase Taquicardia dual no
reentrante del nodo AV
DVP. Véase Despolarizaciones ventriculares
prematuras
DVP diastólica
en la TRAVo, 235
en la TRNAV, 161-164
en las taquicardias de complejo estrecho, 96
DVP con His en período refractario

en la TRAVo, 235, 237f-242f
en la TRNAV, 131t, 164
en la TRNF, 131t, 254-258, 261f-263f
en la TRPU, 131t, 254, 256f
en las taquicardias con RP largo, 113,
119f-126f, 131t
en las taquicardias de complejo estrecho, 86f,
96-97

E

EAP. Véase Extrasístoles auriculares prematuras
(EAP)
EAP con unión AV en período refractario, 414-
417, 418, 426f-430f
EAP diastólica, TRNAV, 168-172, 171f-173f
ECG de 12 derivaciones
de la fisiología doble del nodo
auriculoventricular, 134-135, 135f-144f
de la taquicardia auricular, 300-302
concordancia, 301-302, 303f
morfología atípica similar a TRNAV, 300-
301, 301f
morfología bifásica (negativa-positiva), 301,
302f
morfología similar a la sinusal, 300, 301f
morfologías de la onda P, 300-301, 301f,
302f
de la taquicardia con preexcitación, 393
de la TRAVo, 218
de la TRNAV, 139, 146f-147f
de la TRPU, 250-253
de la TV cicatricial, 472-473, 474f-475f
de la TV izquierda idiopática, 441, 463f
de las taquicardias de complejo ancho, 393,
395f-406f
de las taquicardias de complejo estrecho,
74-77
de las taquicardias del infundíbulo, 436
infundíbulo derecho frente a infundíbulo
izquierdo, 436
TV del infundíbulo derecho, 436, 437f-438f
TV del infundíbulo izquierdo, 436, 439f,
440f
de las vías accesorias
signos de preexcitación, 195, 196f, 197f
ubicación, 196-200, 199f, 200f
de las vías accesorias, múltiples, 250
del aleteo auricular dependiente del ICT, 325-
326, 327f
del bloqueo AV, 8-9, 9f, 10f
Ecocardiografía intracardíaca (EIC), 51-60
función de monitorización, 59-60, 60f
tipos de catéteres para EIC, 51
vistas, 51-59
aurícula derecha, 56, 56f-57f
aurícula izquierda, 51-52, 53f-55f
tabique AV, 51, 52f
ventrículo izquierdo, 56-59, 57f-59f
vista de inicio (home view), 51, 52f
Ectopia de la unión, en la ablación en la TRNAV,
191
EIC. Véase Ecocardiografía intracardíaca
Eje de la onda delta, en la localización de vías
accesorias, 196-197, 199f, 200f
Eje de la onda P, en la localización de vías
accesorias, 197-200
Electrocardiograma (ECG). Véase ECG de 12
derivaciones
Electrocardiograma (ECG), fusión, 39-40
constante, 39, 39f-43f
oculta frente a manifiesta, en la TV cicatricial,
476-477, 478f-488f

oculta en el aleteo auricular dependiente del
ICT, 326
parasístole, 538
progresiva, 39-40, 42f-47f
Electrograma auricular fraccionado complejo
(EAFC), 372-373, 374f
Electrogramas de campo lejano, después del AVP,
362, 364f, 365f
Encarrilamiento
aleteo auricular dependiente del ICT, 326,
329f, 330f
criterios transitorios, 39-40, 39f-47f
reentrada, 38-40, 38f
taquicardia auricular
de la aurícula, 304
del ventrículo, 303
taquicardia con RP largo, 112-127
captura ortodrómica del haz de His, 120,
121f-122f
de la aurícula, 120-127
del ventrículo, 113-120
delineación del circuito inferior, 113-120
DVP múltiples y reciclaje, 113, 126f
DVP refractarias del His, 113, 119f-126f,
131t
encarrilamiento desde el ventrículo, 113-
120
encarrilamiento desde la aurícula, 120-127
intervalo postestimulación, 113, 118-120,
125f
patrones AAV, 116-118, 123f-125f, 127f
respuesta del nodo AV, 113, 118f, 119f
sobreestimulación ventricular, 120, 128f
taquicardia de complejo estrecho, 97, 98f-99f
captura ortodrómica del haz de His, 97, 98f
criterios postencarrilamiento, 97-100
intervalo postestimulación – longitud del
ciclo de taquicardia, 97-100
respuesta AV o AAV, 97, 100t
valor DHA, 98f-99f, 100
valor DVA, 98f-99f, 100
TRAVa, 418, 432f
TRAVo, 235-242
captura ortodrómica del haz de His, 242,
243f, 244f
intervalo postestimulación, 235, 243f
respuesta AV, 235, 243f, 244f
valor DHA, 235, 243f
valor DVA, 235, 243f
TRIF, 515
TRNAV, 164-168
intervalo postestimulación, 164, 166f-167f
preexcitación, 417
respuesta AV, 164, 166f-167f
valor DHA, 166f-167f, 168
valor DVA, 166f-167f, 168
TRPU, 254, 257f-260f
TV cicatricial, 476-488
circuito externo, 476f, 477, 486f-487f, 489t
circuito interno, 476f, 477, 484f, 489t
criterios, 476-488
entrada, 476-477, 476f, 483f, 489t
fusión oculta frente a manifiesta, 476-477,
476f-488f, 478f-488f
intervalo postestimulación, 477-488
intervalo postestimulación – longitud del
ciclo de taquicardia, 477-488
intervalo St-QRS frente a egm-QRS, 477,
478f-488f
istmo central, 476-477, 476f, 481f-482f,
489t

no implicada adyacente, 476f, 477, 485f, 488, 489t
no implicada remota, 476f, 477, 487f-488f, 488, 489t
salida, 476-477, 476f, 478f-480f, 489t
sitios, 476f, 488, 489t
TVRR
de la aurícula, 508
del ventrículo, 508, 515f
Encarrilamiento, mapeo de, 42-49
taquicardia auricular de macrorreentrada, 304, 321f, 322t
TV cicatricial, 476-488, 476f
Encarrilamiento transitorio, criterios, 39-40, 39f-47f
Estimulación auricular
fisiología del nodo AV dual, 135
taquicardia de complejo estrecho, 100-106, 107f-108f
TRAVa, 418, 422f-424f
TRAVo, 222-224, 225f-227f
TRNAV con preexcitación, 414-417
Véanse también trastornos y procedimientos específicos
Estimulación auricular diferencial, 200
Estimulación del VD, diferencial, en las taquicardias de complejo estrecho, 82, 91f-92f, 96
Estimulación diferencial del VD, en las taquicardias de complejo estrecho, 82, 91f-92f, 96
Estimulación parahisiana
en las taquicardias de complejo estrecho, 82-96, 93f-96f
problemas, 84
respuesta paroxística, 96
Estimulación ventricular
TCE, 80-82, 87f-91f, 96
TRAVa, 418, 425f
TRAVo, 224, 228f-231f
TRNAV, 161, 164f
Véanse también trastornos y procedimientos específicos
Estiramiento, 63, 64f
EVP de la arteria pulmonar, 445f-446f
Extrasístole del haz de His
no propagada, 33, 34f
oculta, 33, 34f
respuesta anterógrada dual frente a, 135, 145f
Extrasístoles auriculares prematuras (EAP), 19, 20f-22f
Extrasístoles de unión prematuras (EUP), 19, 22f
Extrasístoles ventriculares prematuras (EVP)
banda moderadora, 465f, 466, 467f-469f
bloqueo AV paroxístico desencadenado, 19, 23f
distintas familias, 134, 135f-137f
en el bloqueo auriculoventricular, 8, 9f, 10f
en la periodicidad de Wenckebach, 537, 537f
en la preexcitación ventricular, 195
FV idiopática desencadenada, 434, 441-466, 465f-469f
músculo papilar, 458f-460f
taquicardias del infundíbulo, 436, 437f, 439f, 440f
anteroseptal, 437f-438f, 442f-443f
arteria pulmonar, 445f-446f
continuidad aortomitral, 456f-457f
cúspide coronaria derecha, 439f, 447f-452f
cúspide coronaria izquierda, 439f, 451f-455f

F

FA. Véase Fibrilación auricular
Falsos potenciales de la VP, después del AVP, 362, 364f, 365f
Fatiga, fenómeno de, 28, 32f, 213, 530
Fenómeno de brecha, 521-530, 524f-525f, 531f-533f
Fenómenos electrofisiológicos inusuales, 521-540
aleteo auricular, 343, 346f-349f
bilaterales, retraso similar, 527f, 530
bloqueo de rama fase 4, 33, 35f, 526f, 530, 534f
bloqueo fase 4
AV, 19, 20f-23f, 530
rama, 33, 35f, 526f, 530, 534f
vía accesoria, 210-213, 211f-212f, 530
bradicardias, 19
conducción oculta, 530
disociación longitudinal, 530, 538
con aleteo auricular dependiente del ICT, 343
con TRAVo, 222, 242f, 244, 246f-247f
nodo AV, 134-135, 174f, 222, 242f, 244, 246f-247f, 538
vía accesoria, 213, 538
fenómeno de brecha, 521-530, 524f-525f, 531f-533f
latidos agrupados, 530-538
bigeminismo escape-captura, 538, 539f
bloqueo de salida, 530, 537-538, 538f, 539f
disociación longitudinal, 530, 538
periodicidad de Wenckebach, 530-537, 537f
supernormalidad, 30f-31f, 214f, 538
supernormalidad, 28, 29f-31f, 521
bloqueo AV, 28, 29f-31f, 214f, 521, 528f
bloqueo de rama, 521, 522f-523f, 528f
latidos agrupados, 30f-31f, 214f, 538
vía accesoria, 213, 214f, 521, 529f
taquicardia auricular, 304
taquicardia sinusal inadecuada, 382
taquicardias con RP largo, 131-133
taquicardias de complejo estrecho, 106
TRAVo, 244
TRNAV, 172, 174f-178f
TV cicatricial, 504
vías accesorias, 210, 271
Fibrilación auricular, 351-378
ablación, 351-375
abordaje personalizado, 375
basada en el electrograma, 372-373, 374f
bases mecanicistas, 374
criterios de valoración, 375
denervación vagal, 374, 374f
desencadenantes focales, 352-372
factores moduladores, 374
lesiones lineales, 372, 373-374
modificación del sustrato, 372-374
taquicardia/aleteo auricular izquierda postablación, 375, 376f
ablación, AVP por crioablación, 362-372
complicaciones, 372
criobalón profundo, 372, 372f
criterios de valoración óptimos, 365
fístulas auriculoesofágicas, 372
lesión del nervio frénico, 372, 373f
presión venosa pulmonar, 365, 370f
retraso VP, 365, 371f
signo de bastón de hockey, 362
signos de oclusión, 362-365, 366f-369f
técnica de la tracción descendente, 362

ablación, AVP por radiofrecuencia, 352-362
bloqueo de entrada y de salida, 358, 358f-362f
circunferencial segmentaria, 352, 357f, 375
complicaciones, 358
estimulación del seno coronario, 352, 356f
lesión esofágica, evitación, 358, 363f
ostial segmentaria, 352, 357f, 375
problemas potenciales, 362, 364f-365f
bloqueo AV hifrahisiano, 27f, 28, 32f-33f
desencadenantes focales, 351, 352f-353f
factores moduladores, 351
fisiopatología, 351
postablación izquierda, 375, 376f
preexcitación, 413, 414f
sustrato arritmógeno, 351
terminación espontánea, 79, 79f
tratamiento quirúrgico, 351-352
Fibrilación ventricular, idiopática, 434, 441-466
banda moderadora, 465f, 466, 467f-469f
fascicular, 466f
que desencadena EVP, 434, 441-466, 465f-469f
Fístulas auriculoesofágicas, 372
Foramen oval, cateterismo transeptal, 61
Fosa oval
cateterismo transeptal, 61
embriología/anatomía, 61, 62f
Frecuencia cardíaca (FC) intrínseca, 2
Fusión ECG
constante, 39, 39f-43f
progresiva, 39-40, 42f-47f
FV. Véase Fibrilación ventricular
FV idiopática de banda moderadora, 465f, 466, 467f-469f

H

Haz de His, registros del, 9-11
infrahisiano, 11, 15f-19f
intrahisiano, 11, 14f
intranodal, 11, 13f
taquicardias de complejo ancho, 403, 404f-410f
TRAVo, 218
Hipercalemia, 393, 394f
Hipersensibilidad del seno carotídeo, 2, 4f
Homogeneización endocárdica, 489, 490f-492f
HV, intervalo
en la preexcitación ventricular, 195, 197f, 198f
en la taquicardia ventricular por reentrada rama-rama, 507
en la TRAVa, 418
en las taquicardias de complejo ancho, 403, 404f-410f

I

ICT. Véase Istmo cavotricúspideo
Impulso focal y modulación del rotor (IFMR), 374
Índice de preexcitación
en la TRAVo, 235
en la TRNAV, 164
en las taquicardias de complejo estrecho, 96
Inducción del mapeo eléctrico, de la TV, 495, 504f
Infarto de miocardio, previo, y taquicardia ventricular, 393, 395f
Infundíbulo derecho (ID), taquicardia, actividad desencadenada en, 42
Infundíbulo, anatomía
ventrículo derecho, 434, 435f

ventrículo izquierdo, 434-436
Intervalo egm-QRS, en la TV cicatricial, 477, 478f-488f
Intervalo PJ, en la preexcitación ventricular, 195
Intervalo postestimulación (IPE), 42
  aleteo auricular, 343
  aleteo auricular dependiente del ICT, 326
  taquicardia auricular, 304, 319f
  taquicardia con RP largo, 113, 118-120, 125f
  taquicardia de complejo estrecho, 97-100
  taquicardias de complejo ancho, 410
  TRAVa, 418, 432f
  TRAVo, 118-120, 235, 243f
  TRNAV, 118-120, 164, 166f-167f
    preexcitación, 417
  TRPU, 254
  TV cicatricial, 476, 477-488
Intervalo RP, en las taquicardias de complejo estrecho, 74-76, 75f
Intervalo RR, en la periodicidad de Wenckebach, 537, 537f
Intervalo St-QRS, en la TV cicatricial, 477, 478f-488f, 494, 495, 502f
Intervalo VA
  en la TRAVo, 218-222
  en la TRNAV, 139
  en la TRPU, 253
  en las taquicardias con RP largo, 112
  en las taquicardias de complejo estrecho, 76, 76t
IPE. *Véase* Intervalo postestimulación
Isoproterenol, 7-8, 8f
  para el AVP, 362
  para la ablación de la TRNAV, 191
  para la ablación del aleteo auricular dependiente del ICT, 335
  para la modificación del nodo sinusal, 379
Istmo cavotricúspideo (ICT)
  anatomía, 323
  central, taquicardia auricular, 304, 321f
  mapeo, 42, 327-335
  vista por EIC, 56, 56f
Istmo cavotricúspideo (ICT), aleteo auricular dependiente de, 323-343
  ablación, 323, 327-343
    criterios de valoración del procedimiento, 335-343
    dificultad, 335, 342f
    durante el aleteo auricular, 327, 330, 331f-334f
    durante el ritmo sinusal, 327
    durante el RSN, 335, 336f-340f
    técnica de inversión del catéter, 331f, 335, 342f
  circuito, 323-325
  dependencia del ICT con encarrilamiento, 326, 329f-330f
  disociación longitudinal, 343
  ECG de 12 derivaciones, 325-326, 327f
  estudio electrofisiológico, 325-326, 328f
  fenómenos electrofisiológicos inusuales, 343
  mapeo, 327-335
  mapeo de la brecha, 335, 341f
  reentrada de circuito inferior, 343
  reentrada de doble onda, 343
  reentrada intraistmo, 343
  sentido antihorario, 323-326, 324f-325f, 327f
  sentido horario, 323, 326f, 327f
  trasplante, 343, 346f
Istmo cavotricúspideo (ICT), bloqueo del,
  en la ablación del aleteo auricular, 327-343

activación auricular/inversión de la polaridad del electrograma, 335
  confirmación, 335, 339f-340f
  dependiente de la frecuencia, 335, 338f
  estimulación auricular diferencial, 343, 344f-345f
  fuerzas de onda P terminales positivas, 336f, 343
  potenciales dobles ampliamente espaciados, 335, 336f-337f
TRAVo, 244
TRNAV, 172, 177f, 335, 339f-340f

K
Kent, haz de
  descripción, 275
  mapeo anterógrado, 275-285, 276f-285f
  mapeo retrógrado, 275, 281f, 285f-295f
Kent, (VA) potenciales de, 200, 275, 285, 285f
Koch, triángulo de, 134, 379

L
Latidos agrupados, 530-538
  bigeminismo escape-captura, 538, 539f
  bloqueo de salida, 530, 537-538, 538f, 539f
  disociación longitudinal, 530, 538
  periodicidad de Wenckebach, 530-537, 537f
  supernormalidad, 30f-31f, 214f, 538
  Véanse también tipos específicos
LCT. *Véase* Longitud del ciclo de taquicardia
Lesión esofágica, evitación en la AVP, 358, 363f
Lesiones lineales, para la ablación de la FA, 372, 373-374
Longitud del ciclo anterógrado 1:1, 206, 206f
Longitud del ciclo de taquicardia (DCT), 37
  en el aleteo auricular, 343
  en la fibrilación auricular, 375
  en la taquicardia auricular, 304, 321f
  en la taquicardia de complejo estrecho, 97-100
  en la TRAVo, 80, 218
  en la TRNAV, 139
  en la TRNAV con preexcitación, 417
  en la TRPU, 254
  en la TV cicatricial, 476, 477-488
  en la TVRR, 507
  en las taquicardias con RP largo, 112
  en las taquicardias de complejo ancho, 410
Longitud del ciclo retrógrado 1:1, 206, 211f

M
Mahaim, fibras de, 297, 298f
Mal funcionamiento del marcapasos, y bloqueo AV paroxístico, 19, 23f
Maniobras de estimulación
  de la taquicardia auricular, 303-304
  de la taquicardia de la unión, 100-106, 168-172
  de la TRAVa, 418
  de la TRAVo, 235-244
  de la TRNAV, 161-172
    preexcitación, 414-417
  de la TVRR, 508
  de las taquicardias con RP largo, 112-127
  de las taquicardias de complejo ancho, 410
  de las taquicardias de complejo estrecho, 80-106
  Véanse también trastornos y procedimientos específicos
Maniobras vagales, 106

Mapa de activación electroanatómica, 49-50, 49f
Mapas de voltaje, de la TV cicatricial, 489, 490f-494f
Mapeo (cartografía)
  activación, 42, 49-50, 49f
    taquicardia auricular de macrorreentrada, 320f
    taquicardia focal, 304, 306f-318f
    taquicardias del infundíbulo, 441, 442f-457f
    TV izquierda idiopática, 441, 464f
  brecha, 335, 341f
  encarrilamiento, 42-49
    taquicardia auricular de macrorreentrada, 304, 321f, 322t
    TV cicatricial, 476-488, 476f
  ICT, 42, 327-335
  mapeo eléctrico
    taquicardia auricular de macrorreentrada, 304, 320f
    taquicardia focal, 304, 310f
    taquicardias del infundíbulo, 441, 442f, 444f, 446f-447f, 449f, 452f-454f
    TV izquierda idiopática, 441
    TV cicatricial, 474f, 494-495, 501f-503f
  taquicardia, 42-50
  VA auriculoventricular clásica
    anterógrada, 275
    retrógrada, 275-285
  voltaje, de la TV cicatricial, 489, 490f-494f
Mapeo (cartografía) de activación, 42, 49-50, 49f
  taquicardia auricular de macrorreentrada, 320f
  taquicardia focal, 304, 306f-318f
  taquicardias del infundíbulo, 441, 442f-457f
  TV izquierda idiopática, 441, 464f
Mapeo de la brecha, ICT, 335, 341f
Mapeo eléctrico
  taquicardia auricular de macrorreentrada, 304, 320f
  taquicardia auricular focal, 304, 310f
  taquicardias del infundíbulo, 441, 442f, 444f, 446f-447f, 449f, 452f-454f
  TV cicatricial, 494-495
    intervalo St-QRS largo, 494, 495, 502f
    morfología QRS de estimulación, 474f, 494-495, 501f
    múltiples sitios de salida, 494, 495, 503f
    perfecta, 494, 501f
  TV izquierda idiopática, 441
Masaje del seno carotídeo, 2
Miocardiopatía dilatada, con TVRR, 507
Mobitz, bloqueo, de tipo I, 537-538
  ECG de 12 derivaciones, 9, 10f
Mobitz, bloqueo, de tipo II, 537-538
  ECG de 12 derivaciones, 9, 10f
Modificación del sustrato, for fibrilación auricular, 372-374
Modificación/ablación de la unión auriculoventricular, 381-382
  ablación directa del nodo AV compacto, 382, 383f-387f
  abordaje del lado derecho, 382, 383f-389f
  abordaje del lado izquierdo, 382, 390f
  aislamiento eléctrico del nodo AV, 382, 388f-389f
Múltiples sitios de salida (MSS), en la TV cicatricial, 494, 495, 503f
Músculo papilar, visto por EIC, 56-59, 57f-58f
Músculo papilar anterolateral (MPAL), visto por EIC, 56, 58f
Músculo papilar posteromedial (MPPM), visto por EIC, 56-59, 57f

N

Narula, método de, 1
Nervio frénico
    AVP, 358, 372, 373*f*
    modificación del nodo sinusal, 379
Nodo auriculoventricular (NAV)
    anatomía, 180, 379
    disociación longitudinal, 134-135, 174*f*, 222,
        242*f*, 244, 246*f*-247*f*, 538
    fisiología dual, 134-135
        alternancia PR, 134, 137*f*-138*f*
        estudio electrofisiológico, 135
        familias de intervalo PR, 134, 135*f*-137*f*
        manifestaciones ECG, 134-135, 135*f*-144*f*
        respuestas anterógradas duales, 134-135,
            139*f*-144*f*
    función, 4-5
    periodicidad de Wenckebach, 530-537, 537*f*
    períodos refractarios, 4
    vía final común inferior, 139
    vía final común superior, 135-139
    vía lenta, 134, 180-191
    vía rápida, 134, 180
Nodo auriculoventricular (NAV), modificación
    ablación compacta directa, 382, 383*f*-387*f*
    aislamiento eléctrico, 382, 388*f*-389*f*
Nodo auriculoventricular (NAV)/sistema de His-
        Purkinje, 2-3, 379
    conducción oculta, 530, 535*f*
    preexcitación, 195
    TRAVo, 218
    vías accesorias que se originan/insertan, 254-
        271
Nodo sinusal
    anatomía, 379
    función, 1-2, 379
    manifestaciones de disfunción, 2*f*
    modificación del, 379-381, 380*f*, 381*f*

O

Onda(s) P
    en el bloqueo del ICT, 336*f*, 343
    en la taquicardia auricular, 300-302,
        301*f*-303*f*
    en la taquicardia de complejo estrecho, 76
Orejuela auricular
    derecha, vista por EIC, 56, 56*f*
    izquierda, vista por EIC, 51-52, 53*f*, 55*f*
    taquicardia auricular, 300, 302, 314*f*

P

Parasístole, 538, 539*f*
Patrón de activación auricular
    en la taquicardia auricular, 302
    en la TRAVa, 418, 419*f*-420*f*
    en la TRAVo, 218, 219*f*-220*f*
    en la TRNAV, 139, 147*f*
    en las taquicardias con RP largo, 112,
        114*f*-116*f*
    en las taquicardias de complejo estrecho, 76
    en las vías accesorias, 200, 275
Periodicidad alternante de Wenckebach, 327*f*,
        343, 348*f*-349*f*
Período refractario efectivo (PRE)
    VAcc anterógradas, 201, 201*f*-205*f*
    VAcc retrógradas, 206, 207*f*-210*f*
Posdespolarizaciones
    en la taquicardia, 40-42
    tardías (PDTa), 42
    tempranas (PDTe), 40, 42
Pospotenciales tardíos, 40-42

Pospotenciales tempranos, 40
Potencial de brecha, 375, 376*f*
Potenciales de acción motores compuestos
        (PAMC), 372, 373*f*
Potenciales de vías accesorias, 200
Potenciales del haz de His, en la TVRR, 507,
        510*f*-511*f*
Potenciales VP, falsos, 362, 364*f*, 365*f*
Preexcitación
    vía accesoria, 195-196
        bloqueo AV, 213, 215*f*-216*f*
        ECG de 12 derivaciones, 195, 196*f*, 197*f*
        intermitente, 206
        intervalo HV, 195, 197*f*, 198*f*
        latente, 195
        no evidente o mínima, 195, 196*f*, 197*f*
        pérdida repentina, 206
        riesgo, 206
    Véase también Taquicardias con preexcitación
Preexcitación inaparente, 195, 196*f*, 197*f*
Preexcitación ventricular. *Véase* Preexcitación
Procainamida, 8
Punción transeptal doble, 63, 71*f*
Punción transeptal selectiva del sitio, 63, 72*f*-73*f*

R

Reentrada, 37-40
    circuito, 37-38, 38*f*
    criterios de encarrilamiento transitorio, 39-40,
        39*f*-47*f*
    de fase 2, 37-38
    de onda espiral (rotor), 37-38
    de rama-rama (RR), latidos, introducción de
        TRAVo, 224, 232*f*-233*f*
    inicio, 38, 38*f*
    reciclaje y encarrilamiento, 38-39, 38*f*
    terminación, 40
    variaciones, 37-38
Reflejo, 37-38
Regla inversa. *Véase* Maniobras de estimulación
Relación auriculoventricular (AV)
    taquicardia auricular, 302
    taquicardias de complejo ancho, 401,
        401*f*-403*f*, 403
    taquicardias de complejo estrecho, 76-77
    TRAVa, 418, 421*f*-422*f*
    TRAVo, 215*f*-216*f*, 218, 251*f*-252*f*
    TRNAV, 139, 148*f*-160*f*
    TRPU, 253
Retraso de rama
    bilateral, 527f, 530
    igual bilateral, 527f, 530
Retraso VP, en la crioablación, 365, 371*f*
Riesgo de muerte súbita, vías accesorias y, 206

S

SafeSept®, 63, 68*f*
Seno coronario
    ablación de las VA posteroseptales, 295-297
    estimulación, en la AVP, 352, 356*f*
    estimulación, para el desenmascaramiento de
        la preexcitación, 195
    taquicardia auricular, 300-301, 301*f*
        ablación, 311*f*-312*f*
    vista por EIC, 51-52, 55*f*
Seudobloqueo AV, 28-33, 34*f*
Seudotaquicardia de macrorreentrada, 50
Signo del bastón de hockey, en el AVP por
        crioablación, 362
Sistema His-Purkinje
    atropina frente a isoproterenol, 7-8, 8*f*

bloqueo fisiológico frente a patológico, 5-8,
        5*f*-7*f*
    conducción oculta, 23*f*, 32*f*, 530, 536*f*
    función, 5
    periodicidad de Wenckebach, 14*f*-15*f*, 537,
        537*f*
    procainamida, 8
    TRAVo, 218
Sobreestimulación, aceleración de la, 42
Sobreestimulación auricular
    ablación en TRNAV, 191, 193*f*
    taquicardia auricular focal, 304, 319*f*
    taquicardias de complejo estrecho, 100-106,
        105*f*-106*f*
    TRNAV, 168, 168*f*-170*f*
Sobreestimulación ventricular
    taquicardias con RP largo, 120, 128*f*
    taquicardias de complejo estrecho, 97, 100,
        101*f*-102*f*
    TRAVo, 235-244
    TRNAV, 164, 168
    TRPU, 254, 260*f*
Strauss, técnica de, 1
Supernormalidad, 28, 29*f*-31*f*, 521
    bloqueo AV, 28, 29*f*-31*f*, 214*f*, 521, 528*f*
    bloqueo de rama, 521, 522*f*-523*f*, 528*f*
    latidos agrupados, 30*f*-31*f*, 214*f*, 538
    vía accesoria, 213, 214*f*, 521, 529*f*
Supresión de la sobreestimulación, 40

T

TA. *Véase* Taquicardia auricular
Tabique (*septum*) aneurismático (colgante), 65,
        73*f*
Tabique (*septum*) colgante, 65, 73*f*
Tabique (*septum*) fibrótico, 65
Tabique (*septum*) grueso (fibrótico), 65
Tabique (*septum*) interauricular, taquicardia
        auricular, 300, 301
Taquiarritmias inducidas por digitálicos,
        actividad desencadenada en, 42, 43*f*
Taquicardia 1:2. *Véase* Taquicardia dual no
        reentrante del nodo AV
Taquicardia antidrómica, fusión ECG constante,
        39*f*
Taquicardia(s)
    actividad desencadenada, 40-42, 48*f*, 49*f*
    complejo ancho, 393-412
    complejo estrecho, 74-111
    doble, 172, 176*f*, 271, 272*f*-273*f*
    mapeo, 42-50
        activación, 42, 49-50, 49*f*
        encarrilamiento, 42-49
    mayor automaticidad, 40
    mecanismos, 37-50
    reentrada, 37-40
        circuito, 37-38, 38*f*
        criterios de encarrilamiento transitorios, 39-
            40, 39*f*-47*f*
        inicio, 38, 38*f*
        reciclaje y encarrilamiento, 38-39, 38*f*
        terminación, 40
        variaciones, 37-38
    Véanse también tipos específicos
Taquicardia auricular, 300-322
    ablación, 304
        cresta, 304, 313*f*
        cúspide no coronaria, 304, 306*f*-309*f*, 319*f*
        istmo central, 304, 321*f*
        orejuela auricular derecha, 314*f*
        seno coronario, 311*f*-312*f*
        válvula tricúspide, 315*f*-318*f*, 320*f*

vena pulmonar superior izquierda, 310*f*
características distintivas, 76-77, 76*t*
características electrofisiológicas, 302-304
   bloqueo de rama, 302
   relación AV, 302
derecha frente a izquierda, 300
ECG de 12 derivaciones, 300-302
   concordancia, 301-302, 303*f*
   morfología atípica similar a TRNAV, 300-301, 301*f*
   morfología bifásica (negativa-positiva), 301, 302*f*
   morfología similar a la sinusal, 300, 301*f*
   morfologías de la onda P, 300-301, 301*f*-302*f*
fenómenos electrofisiológicos inusuales, 304
focal
   ablación, 304, 306*f*-319*f*
   descripción, 300
   mapeo de activación, 304, 306*f*-318*f*
   mapeo eléctrico, 304, 310*f*
   sobreestimulación auricular, 304, 319*f*
macrorreentrada, 304 (*véase también* Aleteo auricular)
   descripción, 300
   extraestímulo no propagado, 304
   mapeo de encarrilamiento, 304, 321*f*, 322*t*
   mapeo eléctrico, 304, 320*f*
maniobras de estimulación
   ausencia de conexión VA, 304, 305*f*
   del ventrículo, 303
   intervalo postestimulación, 319*f*
   para la aurícula, 304
   respuesta AAV, 303
mapeo, 42
mapeo y ablación, 304, 306*f*-321*f*
preexcitación, 413
septal frente a pared libre, 300
similar a TRNAV, 304, 305*f*
superior frente a inferior, 300
TRAVo frente a, 244
TRNAV, 172, 176*f*
zonas de transición, 303
Taquicardia auricular cicatricial, 300
   mapeo, 42
Taquicardia auricular de macrorreentrada, 304
   ablación, 304, 320*f*-321*f*
   descripción, 300
   extraestímulo no propagado, 304
   mapeo de encarrilamiento, 304, 321*f*, 322*t*
   mapeo eléctrico, 304, 320*f*
   Véase también Aleteo auricular
Taquicardia auricular del istmo central, 304, 321*f*
Taquicardia auricular focal
   ablación, 304, 306*f*-319*f*
   descripción, 300
   mapeo de activación, 304, 306*f*-318*f*
   mapeo eléctrico, 304, 310*f*
   sobreestimulación auricular, 304, 319*f*
Taquicardia de His-Purkinje
   TRIF, 42, 515, 519*f*
   TVRR, 42, 507-520, 508*f*-518*f*
Taquicardia de la unión (TdU)
   maniobras de estimulación
      DAP diastólica, 168-172, 171*f*-173*f*
      extraestimulación auricular, 100-106
      sobreestimulación auricular, 100-106, 168, 169*f*-171*f*
      TRNAV frente a, 168-172, 169*f*-173*f*
Taquicardia de macrorreentrada
   mapeo, 42-49

Véase también Taquicardia auricular de macrorreentrada
Taquicardia dual no reentrante del nodo AV (TDNRNAV), 106, 108*f*, 134-135, 139*f*-144*f*
   determinantes, 134
   frente a extrasístoles del haz de His, 135, 145*f*
Taquicardia mediada por marcapasos, 393
Taquicardia paroxística sin reentrada. *Véase* Taquicardia dual no reentrante del nodo AV
Taquicardia por reentrada auriculofascicular antidrómica, 261-271, 270*f*
Taquicardia por reentrada auriculovendtricular antidrómica (TRAVa), 413, 417-418
   características electrofisiológicas, 418
      bloqueo de rama, 418, 422*f*
      patrón de activación auricular, 418, 419*f*-420*f*
      relación AV, 418, 421*f*-422*f*
   inducción, 418, 422*f*-425*f*
   maniobras de estimulación, 418
      DAP refractaria a UAV, 418, 426*f*-430*f*
      estimulación auricular rápida (preexcitación máxima), 418, 431*f*
      estimulación/encarrilamiento ventricular rápido, 418, 432*f*
   mecanismo, 417-418
   terminación, 418, 422*f*, 424*f*
   zonas de transición, 418, 422*f*-425*f*
Taquicardia por reentrada auriculoventricular ortodrómica (TRAVo), 218-249
   atípica
      patrones AAV, 116-118
      TRNAV atípica frente a, 113-120
   bloqueo del istmo mitral, 244
   características distintivas, 76-77, 76*t*
   características electrofisiológicas, 218-222
      activación auricular temprana, 218, 219*f*-220*f*
      bloqueo de rama, 218-222, 221*f*-224*f*
      ECG de 12 derivaciones, 218
      relación AV, 215*f*-216*f*, 218, 251*f*-252*f*
   con alternancia QRS, 244
   con alternancias de la longitud del ciclo, 244, 246*f*-247*f*
   con bloqueo de la VCS, 244, 248*f*
   con bloqueo del ICT, 244
   fenómenos electrofisiológicos inusuales, 244
   fibrilación auricular posterior, 351, 353*f*
   fusión ECG, 41*f*, 46*f*
   fusión ECG progresiva, 44*f*
   inicio, 222-235
      estimulación auricular, 222-224, 225*f*-227*f*
      estimulación ventricular, 224, 228*f*-231*f*
      latidos por reentrada de rama («respuesta V3»), 224, 232*f*-233*f*
   maniobras de estimulación, 235-244
      captura ortodrómica del haz de His, 242, 243*f*, 244*f*
      conexión VA, 100, 103*f*, 244
      de la aurícula, 244
      del ventrículo, 235-244
      DVP diastólica, 235
      DVP refractarias del His, 235, 238*f*-242*f*
      encarrilamiento, 235-242
      índice de preexcitación, 235
      intervalo postestimulación, 118-120, 235, 243*f*
      respuesta AV, 235, 243*f*, 244*f*
      sobreestimulación ventricular, 235-244
      valor DHA, 235, 243*f*

valor DVA, 235, 243*f*
mapeo, 42
mecanismo, 218
taquicardia auricular frente a, 244
terminación, 224-235
   con bloqueo AV intranodal, 224, 234*f*
   con bloqueo infrahisiano, 224-235, 235*f*
   con bloqueo retrógrado, 235, 236*f*
   DVP refractarias del His, 235, 237*f*-239*f*
   espontánea, 224-235, 234*f*-236*f*
   inducida, 235
   zonas de transición, 222-235
Taquicardia por reentrada en el nodo auriculoventricular (TRNAV), 134-179
   ablación, 180-194
      sobreestimulación auricular, 191, 193*f*
   ablación, vía lenta, 180-191
      abordaje fragmentado, 191
      criterios de valoración del procedimiento, 191
      criterios del sitio de destino, 180
      del lado izquierdo, 191
      ectopia de la unión, 191
      mapeo del ritmo sinusal, 180, 181*f*-186*f*
      mapeo retrógrado, 180-191, 187*f*-190*f*
      monitorización durante la aplicación de RF, 191, 192*f*-193*f*
   atípica, 114*f*, 135, 139, 146*f*-147*f*
      con VAcc NF/NV no implicada (*bystander*), 112, 113*f*, 116*f*, 123*f*-124*f*
      patrones AAV, 116-118, 123*f*-125*f*, 127*f*
      pura, 112, 113*f*
      TRAVo atípica frente a, 113-120
   características distintivas, 76-77, 76*t*
   características electrofisiológicas, 139-161
      activación auricular, 139, 147*f*
      ECG de 12 derivaciones, 139, 146*f*-147*f*
      relación AV, 139, 148*f*-160*f*
   circuito, 135-139
   con alternancias de la longitud del ciclo, 172, 174*f*-175*f*
   con bloqueo AV patológico, 139, 157*f*-158*f*
   con bloqueo de la VCS, 172, 178*f*
   con bloqueo de la VFCI, 139, 148*f*-150*f*, 154*f*-156*f*, 530
   con bloqueo de la VFCS, 139, 159*f*-160*f*
   con bloqueo de rama, 161, 161*f*
   con bloqueo de Wenckebach, 139, 151*f*-153*f*, 160*f*
   con bloqueo del ICT, 172, 177*f*, 335, 339*f*-340*f*
   con bloqueo por debajo del haz de His, 139, 149*f*-150*f*
   con bloqueo por encima del haz de His, 139, 148*f*-149*f*, 155*f*
   con otras taquicardias, 172, 176*f*, 271, 272*f*-273*f*
   con VAcc nodofascicular manifiesta/oculta no implicada (*bystander*), 259-261, 266*f*-269*f*
   fenómenos electrofisiológicos inusuales, 172, 174*f*-178*f*
   fibrilación auricular posterior, 351, 353*f*
   inducción, 161, 162*f*
   inicio, 161
   maniobras de estimulación, 161-172
      captura ortodrómica del haz de His, 120
      conexión VA, 100, 168
      DAP diastólica, 168-172, 171*f*-173*f*
      de la aurícula, 168-172
      del ventrículo, 161-168
      durante la ablación, 191, 193*f*

DVP diastólica, 161-164
DVP con His en período refractario, 131*t*, 164
encarrilamiento desde el ventrículo, 164-168
extraestímulo auricular, 100-106
extraestímulo ventricular, 161, 164*f*
intervalo postestimulación, 118-120, 164, 166*f*-167*f*
respuesta AV, 164, 166*f*-167*f*
respuestas anterógradas duales, 144*f*, 161
sobreestimulación (*overdrive*) auricular, 100-106, 168, 168*f*-170*f*, 191, 193*f*
sobreestimulación (*overdrive*) ventricular, 161, 168
valor ΔHA, 166*f*-167*f*, 168
valor ΔVA, 166*f*-167*f*, 168
mapeo, 42
oculta, 139
preexcitación, 413-417
características electrofisiológicas, 413, 416*f*
DAP con unión AV en período refractario, 414-417
estimulación auricular rápida (preexcitación máxima), 416*f*, 417
estimulación/encarrilamiento ventricular rápido, 417
maniobras de estimulación, 414-417
zonas de transición, 413-414, 416*f*-417*f*
taquicardia auricular, 304, 305*f*
taquicardia de la unión frente a, 168-172, 169*f*-173*f*
terminación, 117*f*, 150*f*, 157*f*, 161, 165*f*
típica, 135, 139, 146*f*-147*f*
zonas de transición, 161
Taquicardia por reentrada interfascicular (TRIF), 42, 515, 519*f*
Taquicardia por reentrada nodofascicular (TRNF), 112, 113*f*, 218
antidrómica, 259
maniobras de estimulación, 117*f*
captura ortodrómica del haz de His, 122*f*
DVP con His en período refractario, 131*t*
respuesta del nodo AV, 117*f*
ortodrómica, 254-259
reciclaje por DVP con His en período refractario, 254-258, 261*f*-263*f*
valor ΔAH, 258, 264*f*-265*f*
Taquicardia por reentrada nodofascicular ortodrómica, 254-259
reciclaje por DVP con His en período refractario, 254-258, 261*f*-263*f*
valor ΔAH, 258, 264*f*-265*f*
Taquicardia reciprocante permanente de la unión (TRPU), 112, 113*f*, 250-254
ablación, 127, 129*f*-131*f*, 297
características electrofisiológicas, 115*f*, 250-253
ECG de 12 derivaciones, 250-253
intervalo VA, 253
relación AV, 253
fusión ECG, 43*f*
inicio, 253-254, 253*f*
ley de Coumel en la aurícula, 131-133
maniobras de estimulación, 254
ausencia aparente de reciclaje, 126*f*
captura ortodrómica del haz de His, 121*f*
DVP con His en período refractario, 119*f*-121*f*, 125*f*, 131*t*, 254, 256*f*
encarrilamiento, 254, 257*f*-260*f*
respuesta AV, 118*f*

sobreestimulación (*overdrive*) ventricular, 128*f*
terminación, 253*f*, 254, 255*f*
TRNF ortodrómica frente a, 258
zonas de transición, 253-254
Taquicardia sinusal inapropiada (TSI), 379-392
en el corazón trasplantado, 382, 391*f*
fenómenos electrofisiológicos inusuales, 382
modificación del nodo sinusal, 379-381, 380*f*, 381*f*
modificación/ablación de la unión AV, 381-382
ablación directa del nodo AV compacto, 382, 383*f*-387*f*
abordaje del lado derecho, 382, 383*f*-389*f*
abordaje del lado izquierdo, 382, 390*f*
aislamiento eléctrico del nodo AV, 382, 388*f*-389*f*
Taquicardia supraventricular (TSV), 393
con BR, TV frente a, 393-402
algoritmos, 402
ancho del QRS e intrinsicoide, 398
BR derecha, 393, 398, 398*f*
BR izquierda, 393-398, 397*f*
concordancia, 398, 399*f*-400*f*
eje QRS, 398-401
morfología QRS, 393-398
relación AV, 401, 401*f*-403*f*
zonas de transición, 401-402, 404*f*
ECG de 12 derivaciones, 393
electrograma del haz de His/intervalo HV, 403, 409*f*
maniobras de estimulación, 410, 412*f*
Véanse también tipos específicos
Taquicardia ventricular (TV), 393
cicatricial (*véase* Taquicardia ventricular cicatricial)
ECG de 12 derivaciones, 393
electrograma del haz de His/intervalo HV, 403, 404*f*-408*f*
hipercalemia frente a, 393, 394*f*
idiopática (*véanse también* tipos específicos), 434-441
infarto de miocardio previo, 393, 395*f*
infundíbulo, 434-441
anatomía del infundíbulo derecho, 434, 435*f*
anatomía del infundíbulo izquierdo, 434-436
anteroseptal, 437*f*-438*f*, 442*f*-443*f*
continuidad aortomitral (CAM), 436, 456*f*-457*f*
cúspide de la coronaria derecha (CCD), 436, 439*f*, 440, 441, 447*f*-452*f*
cúspide no coronaria (CNC), 436, 450*f*
ECG de 12 derivaciones, 436, 437*f*-440*f*
EVP de la arteria pulmonar, 445*f*-446*f*
infundíbulo derecho frente a infundíbulo izquierdo, 436
mapeo de activación, 441, 442*f*-457*f*
mapeo eléctrico, 441, 442*f*, 444*f*, 446*f*-447*f*, 449*f*, 452*f*-454*f*
mapeo y ablación, 440-441
TV del infundíbulo derecho, 436, 437*f*-438*f*
TV del infundíbulo izquierdo, 436, 439*f*-440*f*
maniobras de estimulación, 410, 411*f*
mapeo, 42
músculo papilar, 434, 440*f*, 441, 458*f*-460*f*
QRS estrecho, 106, 109*f*
taquicardia con preexcitación frente a, 403
TSV con BR frente a, 393-402

algoritmos, 402
ancho del QRS e intrinsicoide, 398
BR derecha, 393, 398, 398*f*
BR izquierda, 393-398, 397*f*
concordancia, 398, 399*f*-400*f*
eje QRS, 398-401
morfología QRS, 393-398
relación AV, 401, 401*f*-403*f*
zonas de transición, 401-402, 404*f*
válvula mitral, 441, 461*f*-462*f*
válvula tricúspide, 441, 462*f*
Taquicardia ventricular cicatricial, 472-506
ablación basada en sustratos, 473-476, 488-489
actividades ventriculares locales anómalas, 494, 500*f*, 504
bloqueo de entrada/salida del canal de la cicatriz, 504, 505*f*
captura no generalizada, 504
circuito/modelo de circuito, 472, 473*f*
criterios de encarrilamiento, 476-488
fusión oculta frente a manifiesta, 476-477, 478*f*-488*f*
intervalo postestimulación – longitud del ciclo de taquicardia, 477-488
intervalo St-QRS frente a egm-QRS, 477, 478*f*-488*f*
criterios de valoración del procedimiento, 495-504
descanalización de la cicatriz, 494, 499*f*
ECG de 12 derivaciones, 472-473, 474*f*-475*f*
electrogramas ventriculares en ritmo sinusal, 489
fenómenos electrofisiológicos inusuales, 504
fusión ECG, 40*f*, 45*f*
homogeneización endocárdica, 489, 490*f*-492*f*
inducción del mapeo eléctrico, 495, 504*f*
mapas de voltajes, 489, 490*f*-494*f*
mapeo de encarrilamiento, 476-488, 476*f*
mapeo eléctrico, 494-495
intervalo St-QRS largo, 494, 495, 502*f*
morfología QRS de estimulación, 474*f*, 494-495, 501*f*
múltiples sitios de salida, 494, 495, 503*f*
perfecto, 494, 501*f*
potenciales tardíos, 489-494, 495-504, 495*f*-498*f*
seudoencarrilamiento (sin captura), 476, 477*f*
sitios de encarrilamiento, 476*f*, 488, 489*t*
circuito externo, 476*f*, 477, 486*f*-487*f*, 489*t*
circuito interno, 476*f*, 477, 484*f*, 489*t*
entrada, 476-477, 476*f*, 483*f*, 489*t*
istmo central, 476-477, 476*f*, 481*f*-482*f*, 489*t*
no implicada adyacente, 476*f*, 477, 485*f*, 488, 489*t*
no implicada remota, 476*f*, 477, 487*f*, 488*f*, 488, 489*t*
salida, 476-477, 476*f*, 478*f*-480*f*, 489*t*
Taquicardia ventricular del QRS estrecho, 106, 109*f*
Taquicardia ventricular idiopática, 434-441
Taquicardia ventricular izquierda idiopática, 434, 441
ablación, 441
ECG de 12 derivaciones, 441, 463*f*
mapeo de activación, 441, 464*f*
mapeo eléctrico, 441
mecanismo, 441, 463*f*
Taquicardia ventricular por reentrada rama-rama (TVRR), 507-520
ablación, 508-515

haz derecho, 508-515, 516f-517f
haz izquierdo, 515, 518f
atípica, 507
características electrofisiológicas, 507,
510f-511f
circuito, 507, 508f-509f
inicio/inducción, 507-508, 512f-513f
maniobras de estimulación, 508
encarrilamiento desde el ventrículo, 508,
515f
encarrilamiento desde la aurícula, 508
mapeo, 42, 508-515
terminación, 508, 514f
tríada clínica, 507
zonas de transición, 507-508, 512f-514f
Taquicardias con preexcitación, 393, 413-433
concordancia, 398, 400f
ECG de 12 derivaciones, 393
electrograma del haz de His/intervalo HV, 403
maniobras de estimulación, 410, 414-417
DAP con UAV en período refractario, 414-
417, 418, 426f-430f
estimulación auricular rápida (preexcitación
máxima), 416f, 417, 418, 431f
estimulación/encarrilamiento ventricular
rápido, 417, 418, 432f
no implicada (bystander), 413-417
TRAVa, 417-418
TV frente a, 403
zonas de transición, 404f, 413-414, 416f,
417f, 418, 422f-425f
Véanse también tipos específicos
Taquicardias con preexcitación no implicadas
(bystander), 413-417
Taquicardias con RP largo, 112-133
ablación, 127, 129f-131f
características electrofisiológicas, 112
activación auricular, 112, 114f-116f
terminación espontánea, 112, 117f
con alternancias de la longitud del ciclo, 131,
132f
criterios diferenciadores, 131t
fenómenos electrofisiológicos inusuales, 131-
133
ley de Coumel en la aurícula, 131-133
maniobras de estimulación, 112-127
captura ortodrómica del haz de His, 120,
121f-122f
delineación del circuito inferior, 113-120
DVP con His en período refractario, 113,
119f-126f, 131t
DVP múltiples y reciclaje, 113, 126f
encarrilamiento desde el ventrículo, 113-
120
encarrilamiento desde la aurícula, 120-127
intervalo postestimulación, 113, 118-120,
125f
patrones AAV, 116-118, 123f-125f, 127f
respuesta del nodo AV, 113, 118f, 119f
sobreestimulación ventricular, 120, 128f
tipos y diagnóstico, 112, 113f
Taquicardias de complejo ancho (TCA), 393-412
«aleteo por fármacos», 393, 396f
diagnósticos diferenciales, 393, 394f-395f
ECG de 12 derivaciones, 393, 395f-406f
estudio electrofisiológico, 403-410
electrograma del haz de His/intervalo HV,
403, 404f-410f
relación AV, 403
infarto de miocardio previo, 393, 395f
maniobras de estimulación, 410
durante el RSN, 410

durante la TCA, 410, 411f-412f
preexcitación, 398, 400f, 403
TV frente a TSV con BR, 393-402
algoritmos, 402
ancho del QRS e intrinsicoide, 398
BR derecha, 393, 398, 398f
BR izquierda, 393-398, 397f
concordancia, 398, 399f-400f
eje QRS, 398-401
morfología QRS, 393-398
relación AV, 401, 401f-403f
zonas de transición, 401-402, 404f
Véanse también tipos específicos
Taquicardias de complejo estrecho (TCE), 74-
111
alternancia QRS, 76
bloqueo de rama, 77
características electrofisiológicas, 74-77
con disociación AV, 106
estudio electrofisiológico, 76-77, 76t
fenómenos electrofisiológicos inusuales, 106
frecuencia, 76
inicio, 77-80
abrupto frente a gradual, 77
espontáneo, 77-79
inducido, 79-80, 79f
intervalo RP, 74-76, 75f
intervalo VA, 76, 76t
maniobras de estimulación, 80-106
captura ortodrómica del haz de His, 97, 98f
conexión VA, 100, 103f-104f
criterios postencarrilamiento, 97-100
de la aurícula, 100-106
del ventrículo, 80-100
durante RSN (nodo AV frente a VAcc), 80
durante TCE, 96
DVP con His en período refractario («V en
H»), 86f, 96-97
DVP diastólica, 96
DVP sin His en período refractario, 97
encarrilamiento desde el ventrículo, 97,
98f-99f
estimulación diferencial del VD, 82, 91f-
92f, 96
estimulación parahisiana, 82-96, 93f-96f
extraestímulo auricular, 100-106, 107f-108f
extraestímulo ventricular, 80-82, 87f-91f,
96
índice de preexcitación, 96
intervalo postestimulación – longitud del
ciclo de taquicardia, 97-100
maniobras vagales, 106
respuesta AV o AAV, 97, 100t
sobreestimulación (overdrive) auricular,
100-106, 105f, 106f
sobreestimulación (overdrive) ventricular,
97, 100, 101f-102f
valor ΔHA, 98f-99f, 100
valor ΔVA, 98f-99f, 100
morfología de la onda P, 76
patrón de activación auricular, 76
relación AV, 76-77
signo de Coumel, 77, 77f, 78f
terminación, 80
espontánea, 80, 82f, 83f
inducida, 80, 84f-86f
zonas de transición, 77-80
Véanse también tipos específicos
Taquicardias del infundíbulo, 434-441
anteroseptal, 437f-438f, 442f-443f
continuidad aortomitral (CAM), 436,
456f-457f

cúspide coronaria derecha (CCD), 436, 439f,
440, 441, 447f-452f
cúspide coronaria izquierda (CCI), 436, 439f,
441, 451f-455f
cúspide no coronaria (CNC), 436, 450f
ECG de 12 derivaciones, 436
infundíbulo derecho frente a infundíbulo
izquierdo, 436
TV del infundíbulo derecho, 436, 437f-438f
TV del infundíbulo izquierdo, 436, 439f,
440f
EVP de la arteria pulmonar, 445f-446f
mapeo y ablación, 440-441
mecanismo, 434
Taquicardias dobles, 172, 176f
TRAVo y TRNAV, 271, 272f-273f
Taquicardias focales, mapeo de activación, 49-50
TCA. Véase Taquicardias de complejo ancho
TCE. Véase Taquicardias de complejo estrecho
TCSA. Véase Tiempo de conducción
sinoauricular
TDNRNAV. Véase Taquicardia dual no reentrante
del nodo AV
Técnica de inversión del catéter, para la ablación
del aleteo auricular dependiente del ICT,
331f, 335, 342f
Técnica de la tracción descendente, 62-63, 362
Tiempo de conducción sinoauricular (TCSA),
1-2, 3f
Tiempo de recuperación del nodo sinusal
(TRNS), 1, 2f
Torsade de pointes (taquicardia ventricular
polimorfa en entorchado), actividad
desencadenada en, 42, 48f
TRAVo. Véase Taquicardia por reentrada
auriculoventricular ortodrómica
TRNAV. Véase Taquicardia por reentrada en el
nodo auriculoventricular
oculta, 139, 530
TRNS. Véase Tiempo de recuperación del nodo
sinusal
TRPU. Véase Taquicardia reciprocante
permanente de la unión
TSI. Véase Taquicardia sinusal inadecuada
Tubos para presión arterial, 61
TV. Véase Taquicardia ventricular
del istmo central cicatricial, 473, 476-477,
481f-482f
del músculo papilar, 434, 440f, 441,
458f-460f
TVRR. Véase Taquicardia ventricular por
reentrada rama-rama

V
«V en H», maniobra
en la TRAVo, 235, 238f-242f
en la TRNAV, 164
en las taquicardias de complejo estrecho, 86f,
96-97
VAcc. Véase Vía(s) accesoria(s)
VAcc nodofasciculares ocultas no implicadas
(bystander), 112, 113f, 116f, 123f-124f,
259-261, 266f-269f
Vaina transeptal, 61, 63
Valor ΔHA
taquicardia de complejo estrecho, 98f-99f, 100
TRAVa, 418, 432f
TRAVo, 235, 243f
TRNAV, 166f-167f, 168
preexcitación, 417
TRNF ortodrómica, 258, 264f-265f
Valor ΔVA

taquicardia de complejo estrecho, 98*f*-99*f*, 100
TRAVo, 235, 243*f*
TRNAV, 166*f*-167*f*, 168
Válvula aórtica, vista por EIC, 56-59, 58*f*-59*f*
Válvula mitral, vista por EIC, 51, 53*f*, 55*f*, 56
Válvula pulmonar, vista por EIC, 59, 59*f*
Vena cava superior (VCS), bloqueo
TRAVo, 244, 248*f*
TRNAV, 172, 178*f*
Vena(s) pulmonar(es)
anatomía, imágenes previas al procedimiento,
352, 354*f*-355*f*
del lado derecho, vista por EIC, 51, 54*f*
del lado izquierdo, vista por EIC, 51, 53*f*
fibrilación auricular desencadenada, 351, 352*f*
(*véase también* Aislamiento de la vena
pulmonar)
taquicardia auricular, 300, 301-302, 303*f*,
310*f*
Ventrículo derecho, vista por EIC, 56, 57*f*
Ventrículo izquierdo, vista por EIC, 56-59, 57*f*-
59*f*
VFCI. *Véase* Vía final común inferior
VFCS. *Véase* Vía final común superior
Vía(s) accesoria(s), 195-217
ablación, 275-299
adenosina, 295, 296*f*
anterior, derecha, 282*f*
anterolateral, derecha, 283*f*
criterios del sitios de destino, 275, 285
cúspide parahisiana frente a no coronaria, 295
derecha frente a izquierda, 295-297
estabilidad del electrograma, 295
estrategias para vías resistentes, 295
mapeo, 275-285
pared libre, 295
pared libre, izquierda, 276*f*
pared libre, oculta izquierda, 287*f*-288*f*,
292*f*, 294*f*
posterior, derecha, 281*f*
posterior, izquierda, 280*f*
posterior, oculta izquierda, 289*f*, 291*f*
posterolateral, derecha, 284*f*
posterolateral, izquierda, 277*f*-278*f*
posterolateral, oculta izquierda, 290*f*
posteroseptal, 295
posteroseptal, anillo mitral, 295
posteroseptal, anillo tricuspídeo, 295
posteroseptal, izquierda, 279*f*, 286*f*
posteroseptal, SC, 295-297
septal, 295
ubicaciones específicas, 295
VA anteroseptal, 293*f*
vías atípicas, 297, 298*f*
automaticidad, 213, 213*f*
bajo riesgo, características, 206
bloqueo AV, 213, 215*f*-216*f*

bloqueo de fase 4, 210-213, 211*f*-212*f*, 530
conducción oculta, 530, 536*f*
disociación longitudinal, 213, 538
en la taquicardia con preexcitación
integral, en la TRAVa, 413, 417-418
no implicada (*bystander*), 413-417
fenómeno de fatiga, 213
fenómenos electrofisiológicos inusuales, 210,
271
manifiesta
definición y descripción, 195
ECG de 12 derivaciones, 195, 196*f*-197*f*
intervalo HV, 195, 197*f*-198*f*
signos de preexcitación, 195-196
mecanismo de la TRAVo, 218
múltiple, 250, 251*f*-253*f*
nodofascicular o ventricular, 33
oculta
definición y descripción, 195
desajuste de impedancia, 195
propiedades electrofisiológicas, 201-206
longitud del ciclo anterógrado 1:1, 206,
206*f*
longitud del ciclo retrógrado 1:1, 206, 211*f*
período refractario efectivo anterógrado,
201, 201*f*-205*f*
período refractario efectivo retrógrado, 206,
207*f*-210*f*
que se origina/inserta en el nodo AV/sistema
His-Purkinje, 254-271
riesgo de muerte súbita, 206
supernormalidad, 213, 214*f*, 521, 529*f*
tipos inusuales, 250-274
ubicación, 196-200
ECG de 12 derivaciones, 196-200,
199*f*-200*f*
eje de la onda delta, 196-197, 199*f*-200*f*
eje de la onda P, 197-200
estudio electrofisiológico, 200
sitio más temprano de activación auricular,
200
sitio más temprano de activación
ventricular, 200
VAcc o potenciales de Kent, 200
VAcc clásica (haz de Kent)
descripción, 275
mapeo anterógrado, 275, 276*f*-285*f*
mapeo retrógrado, 275-285, 281*f*,
285*f*-295*f*
Vía accesoria auriculofascicular, 261-271, 297,
298*f*
larga, 261-271
Vía accesoria fasciculoventricular, 271, 271*f*, 297
Vía final común inferior (VFCI), bloqueo, 139,
148*f*-150*f*, 154*f*-156*f*, 530
Vía final común inferior (VFCI), del nodo AV,
139

Vía final común superior (VFCS), del nodo AV,
135-139
Vía lenta, del NAV, 134, 180
ablación, 180-191
abordaje fraccionado, 191
criterios de valoración del procedimiento,
191
criterios del sitio de destino, 180
del lado izquierdo, 191
ectopia de la unión, 191
mapeo del ritmo sinusal, 180, 181*f*-186*f*
mapeo retrógrado, 180-191, 187*f*-190*f*
monitorización durante la aplcación de RF,
191, 192*f*-193*f*
sobreestimulación auricular, 191, 193*f*
Vía rápida, del NAV, 134, 180
Vías accesorias múltiples, 250, 251*f*-253*f*
Vías accesorias nodofasciculares/
nodoventriculares, 33, 254-261, 297
bloqueo AV, 254
características electrofisiológicas, 254
manifiestas/ocultas, TRNAV, 112, 113*f*, 116*f*,
259-261, 266*f*-269*f*
taquicardias asociadas, 254-261
Vías accesorias ventriculares (nodofasciculares),
33
Vista esofágica, EIC, 51, 54*f*

W
Wenckebach, bloqueo de, 537-538
infrahisiano, 11, 15*f*
intrahisiano, 11, 14*f*
intranodal, 11
TRNAV, 139, 151*f*-153*f*, 160*f*
Wenckebach, ciclo de, longitud, 5
Wenckebach, periodicidad de, 530-537
alternante, 327*f*, 343, 348*f*-349*f*
atípica, 530, 537
nodo AV, 530-537, 537*f*
sistema His-Purkinje, 14*f*-15*f*, 537, 537*f*
típica, 530-537, 537*f*
Wolff-Parkinson-White (WPW), patrón/
síndrome de, 195, 206

Z
Zonas de transición
en la taquicardia auricular, 303
en la taquicardia ventricular por reentrada
rama-rama, 507-508, 512*f*-514*f*
en la TRAVa, 418, 422*f*-425*f*
en la TRAVo, 222-235
en la TRNAV con preexcitación, 413-414,
416*f*, 417*f*
en la TRPU, 253-254
en las taquicardias de complejo estrecho,
77-80